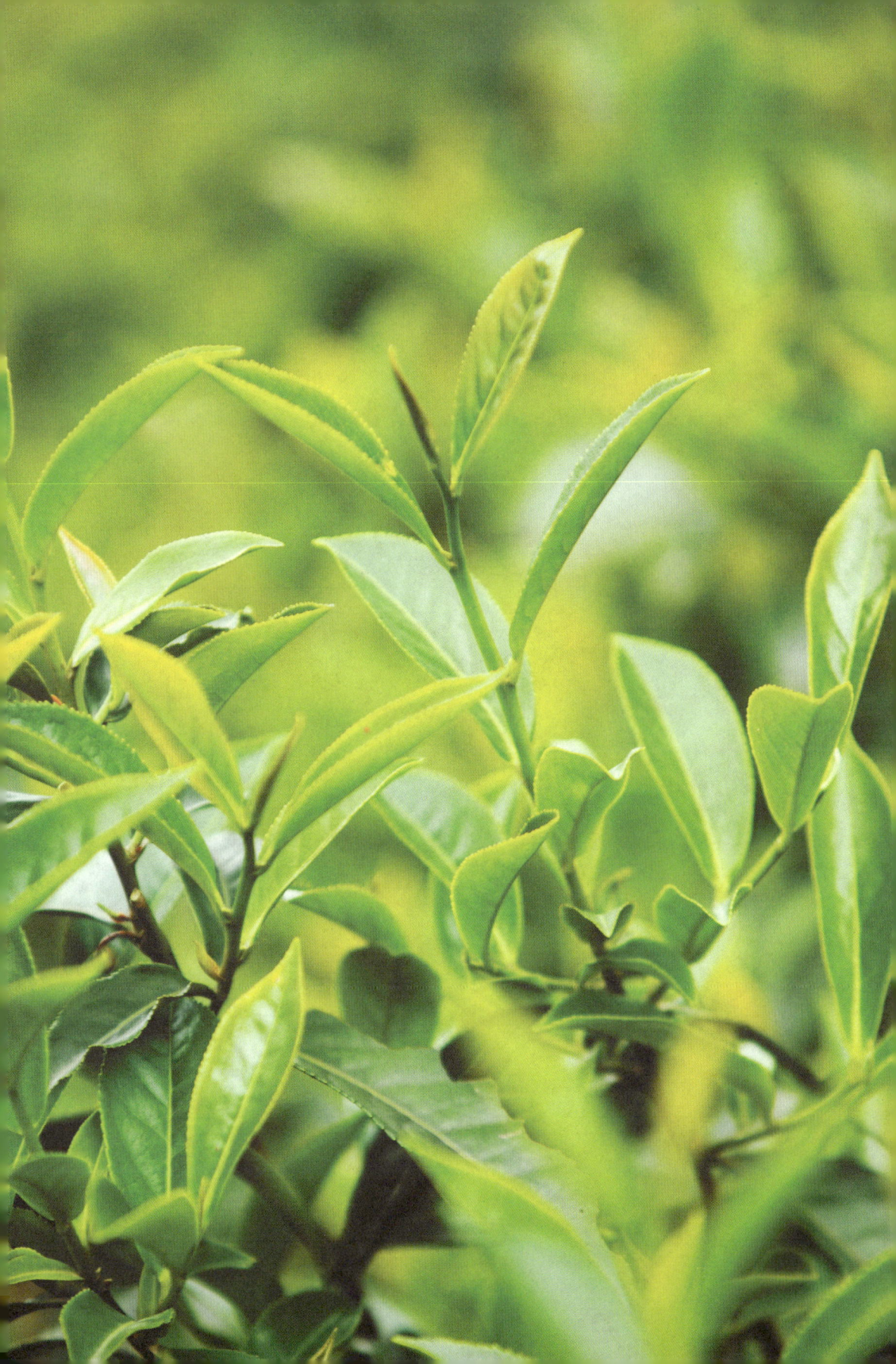

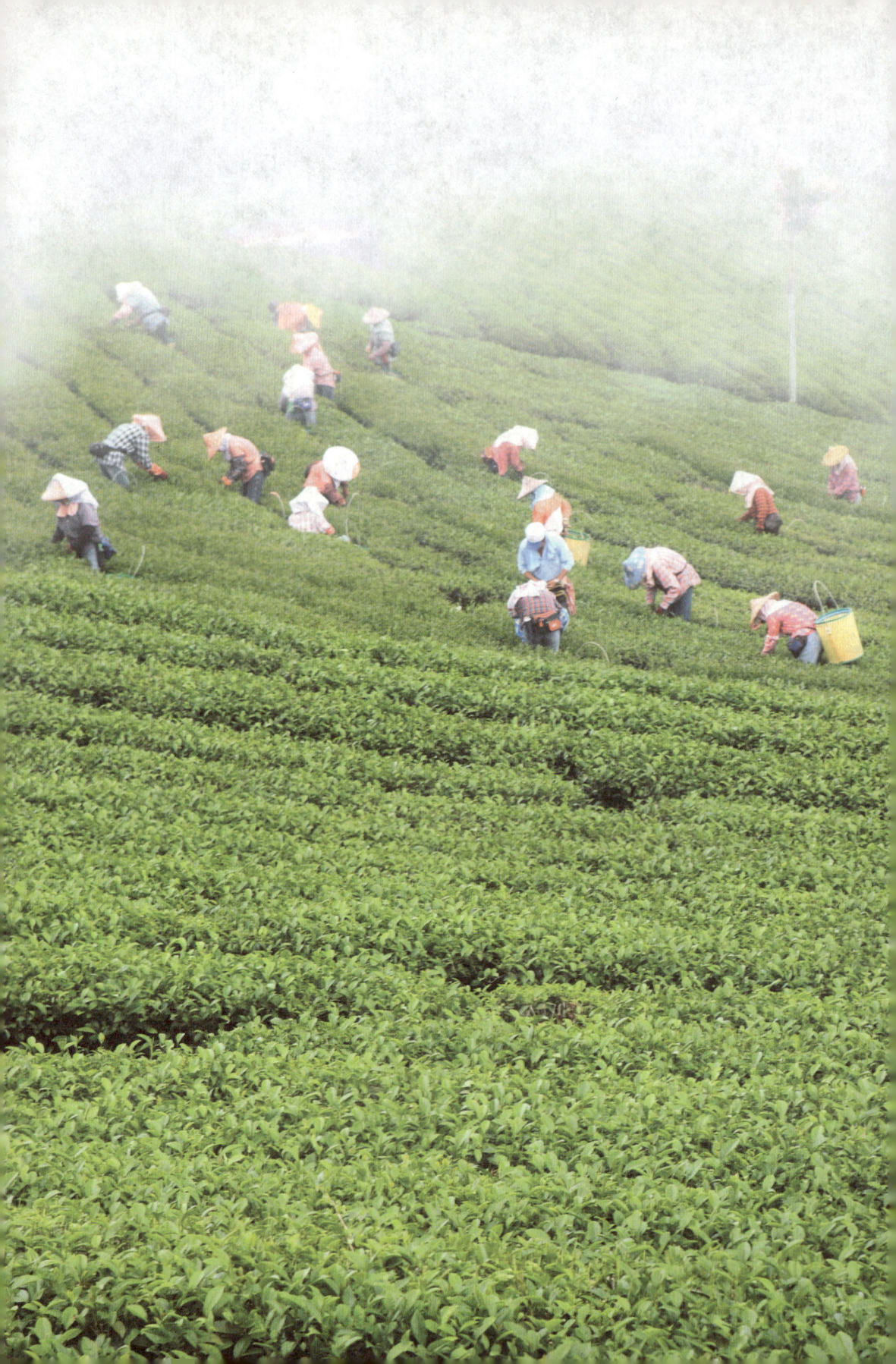

HE HAO CHA BU SHENG BING——
ZHONG GUO MING CHA YU JIAN KANG CHA FANG DA QUAN SHU

喝好茶不生病——
中国名茶与健康茶方大全书

《健康大讲堂》编委会　主编

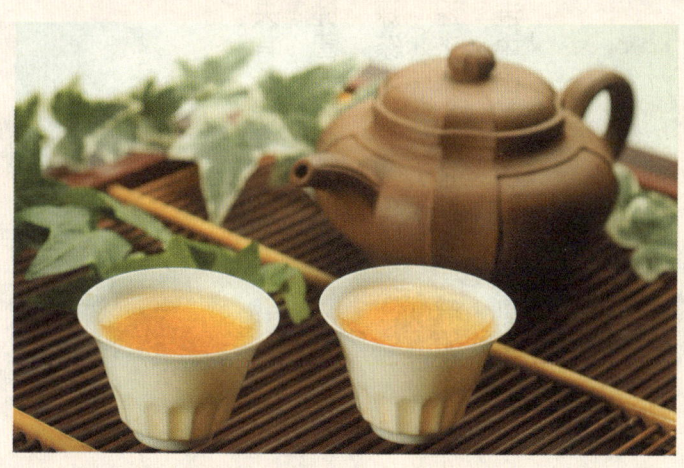

黑龙江出版集团
黑龙江科学技术出版社

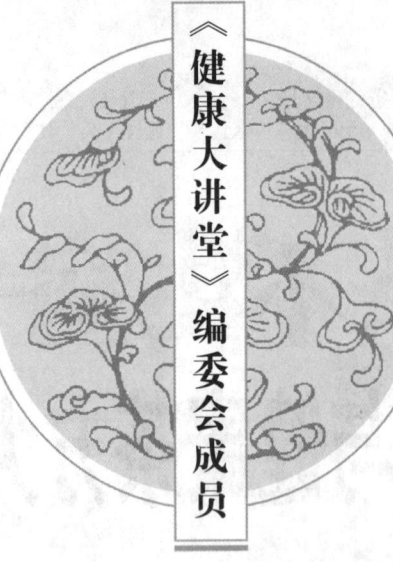

《健康大讲堂》编委会成员

胡维勤　中央首长保健医师

陈志田　保健营养大师

陈友谋　资深茶人

徐琦楠　资深茶人、《琦楠号》普洱茶创始人、香港中国茶文化研究会副会长

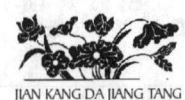

前 言

中国是茶叶的故乡，茶叶被西方人称为"神奇的东方树叶"。茶，是中华民族的举国之饮，它发乎神农，闻于周公，兴起于唐代，如今已成为风靡世界的三大无酒精饮料（茶、咖啡和可可）之一。

中国茶叶与茶文化历史悠久，寻根溯源，如今世界各国最初所饮用的茶叶、引种的茶树，以及饮茶的方法、栽培技术、茶事礼俗等，均是直接或间接地由中国传播的。中国是茶的发源地，被誉为"茶的鼻祖"。

茶叶含有茶多酚类、植物碱、蛋白质、氨基酸、维生素、果胶素、有机酸、脂多糖、糖类、酶类、色素、钾、钙、镁、钴、铁、锰等多种营养成分，具有养胃护胃、排毒瘦身、美容养颜、抗衰老、杀菌消毒、防癌抗癌等保健功效。由于现代人们生活节奏加快，生活不规律，导致越来越多的人身体处于亚健康状态，还相伴患发高血压、高脂血症、高血糖、肥胖、癌症等病症，让人烦得不能再烦，可谓苦不堪言。但如果平时经常饮茶，则可以预防上述疾病的发生，因为茶是一种具有调节人体生理功能作用的保健食品，在增强人体抵抗力和预防疾病方面有很好的保健功能。

本书按结构分为上篇和下篇两部分。上篇详述中国名茶，下篇主要介绍健康茶方。

上篇共分为八章，第一章是中国茶文化，介绍了中国茶的起源与历史、中国茶的四大茶区、中国茶的基本分类、茶的主要成分和营养功效、茶叶的选购窍门与贮藏方法、泡茶必备茶具的介绍和茶具的搭配、中国茶的冲泡方法等茶叶文化必备知识。本书第二章至第八章分别介绍了绿茶、红茶、黄茶、白茶、黑茶、乌龙茶以及花茶。上篇介绍了220多种中国名茶，每一种茶叶均详述其茶叶介绍、最佳产地、选购要点、贮藏提示、保健功效、茶叶特点、冲泡品饮等，而且每一类茶还精选一种名茶，通过茶艺师的演绎，不但让读者了解这种茶的冲泡方法，还能让其领略到其中所蕴含的茶文化和美好意境。此外，本书每一种茶叶均配有展示干茶、茶汤、叶底的图片，所有图片均真实、精美，让读者了解基本茶叶知识的同时还能了解到每一种茶叶的不同特点。

下篇共分为四章，第一章简述茶方知识，主要介绍了茶方的营养功效、常见茶饮的种类、选购及储存、根据体质选对茶饮、饮茶的宜与忌、健康茶方常见茶材的选购等内容；第二章介绍的是"日常保健茶饮"；第三章告诉读者"不同人群如何选择茶饮"；第四章则重点介绍"不同季节茶饮"。下篇共精选了近600道健康茶方，详细介绍了每一种茶方的原料、做法、适应证、茶效、重点提示等内容。

喝一杯好茶，可以养生保健，可以预防疾病的发生，使您更加享受甘美的人生。如今，喝茶已经成为一种生活，成为一种时尚，更成为对一种健康理念的实践。空闲时以茶会友，喝上一杯清香四溢的好茶，是人生的一大享受。

中国茶文化历史悠久，茶叶知识博大精深，本书在编撰过程中难免有纰漏之处，希望广大读者谅解并批评指正！

《健康大讲堂》编委会

目录 Content

● 上篇 | 中国名茶

第一章 中国茶文化

中国茶的起源与历史......026
中国茶的四大茶区......027
江南茶区......027
华南茶区......027
江北茶区......027
西南茶区......027
中国茶的基本分类......028
绿茶......028
红茶......029
黄茶......029
白茶......030
黑茶......030
乌龙茶......030
花茶......031
中国十大名茶品鉴......032
西湖龙井......032
洞庭碧螺春......032
黄山毛峰......032
庐山云雾茶......033
六安瓜片......033
君山银针......033
信阳毛尖......034
武夷岩茶......034
安溪铁观音......034
祁门红茶......034
茶的主要成分和保健功效......035
茶的主要成分......035
茶的保健疗效......035
茶叶的选购窍门与贮藏方法......038
茶叶的选购窍门......038
茶叶的贮藏方法......039
专家教您鉴别中国茶......041
绿茶的鉴别......041
红茶的鉴别......041
白茶的鉴别......041
黄茶的鉴别......042
黑茶的鉴别......042
乌龙茶的鉴别......042
泡茶必备茶具介绍和茶具搭配......043
泡茶主茶具介绍......043
辅助茶具......044

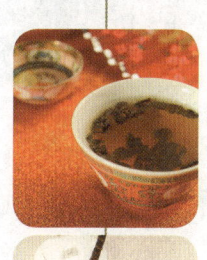
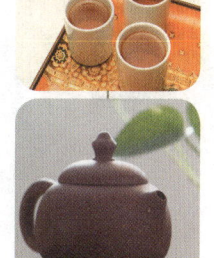

目录 Content

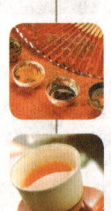

茶具的搭配……………046	饮茶的宜与忌……………050
泡茶四要素与冲泡程序.049	哪些人宜喝茶……………050
泡茶四要素……………049	喝茶的禁忌……………050
泡茶程序……………049	

第二章　绿茶

绿茶品鉴……………054	余姚瀑布仙茗……………074
绿茶茶艺展示——	羊岩勾青……………075
西湖龙井的泡茶步骤…055	临海蟠毫……………076
西湖龙井……………056	泰顺三杯香……………077
浙江龙井……………058	泰顺云雾茶……………078
桂花龙井……………059	开化龙顶……………080
大佛龙井……………060	平水珠茶……………081
浙江碧螺春……………061	天目青顶……………082
安吉白茶……………062	江山绿牡丹……………083
松阳香茶……………064	洞庭碧螺春……………084
千岛玉叶……………065	南京雨花茶……………086
径山茶……………066	金坛雀舌……………088
惠明茶……………067	阳羡雪芽……………089
鸠坑毛尖……………068	无锡毫茶……………090
雁荡毛峰……………069	花果山云雾茶……………091
普陀佛茶……………070	茅山青峰……………092
松阳银猴……………071	太湖翠竹……………093
武阳春雨……………072	金山翠芽……………094
顾渚紫笋……………073	茅山长青……………095

宝华玉笋……096	桂林毛尖……129
六安瓜片……097	象棋云雾……130
黄山毛峰……098	古劳茶……131
太平猴魁……100	白毛猴……132
黄山银毫……102	天山绿茶……133
顶谷大方……103	白沙绿茶……134
休宁松萝……104	西乡炒青……135
金山时雨……105	午子仙毫……136
舒城兰花……106	紫阳毛尖……137
天柱剑毫……107	日照绿茶……138
天方富硒绿茶……108	崂山绿茶……139
婺源茗眉……109	信阳毛尖……140
庐山云雾……110	竹叶青……141
上饶白眉……112	峨眉毛峰……142
双井绿……114	青城雪芽……143
大沽白毫……116	蒙顶银针……144
得雨活茶……117	蒙顶甘露……145
小布岩茶……118	峨眉山峨蕊……146
狗牯脑茶……119	蒙顶石花……147
浮瑶仙芝……120	云南玉针……148
靖安白茶……121	蒸酶茶……149
南岳云雾茶……122	女儿环……150
安化松针……124	糯米香……151
湘波绿……125	都匀毛尖……152
恩施玉露……126	遵义毛峰……153
采花毛尖……127	绿宝石……154
石崖茶……128	湄潭翠芽……155

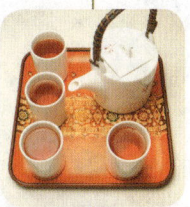
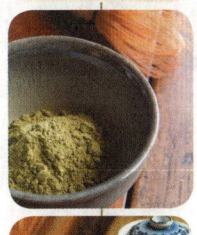
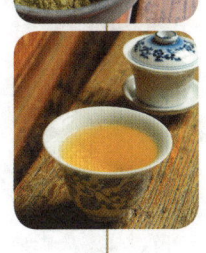

目录 Content

第三章　红茶

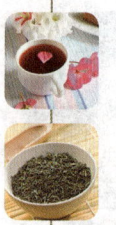

红茶品鉴 158
红茶茶艺展示——
祁门工夫的泡茶步骤 159
九曲红梅 160
越红工夫 162
宜兴红茶 163
苏红工夫 164
宁红工夫 165
祁门工夫 166
宜红工夫 168
湖红工夫 169
金骏眉 170
正山小种 172
坦洋工夫 174
政和工夫 175
白琳工夫 176
英德红茶 177
荔枝红茶 178
昭平红茶 179
海红工夫 180
台湾日月潭红茶 181
蜜香红茶 182
信阳红茶 184
川红工夫 186
峨眉山红茶 188
金丝红茶 189
滇红工夫 190
遵义红茶 192
黔红工夫 193

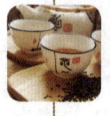

第四章　黄茶

黄茶品鉴 196
黄茶茶艺展示——
霍山黄芽的泡茶步骤 197
莫干黄芽 198
霍山黄芽 200
北港毛尖 201
沩山毛尖 202
君山银针 203
广东大叶青 204
蒙顶黄芽 205

第五章　白茶

白茶品鉴.....................208
白茶茶艺展示——
白毫银针的泡茶步骤....209
白毫银针.....................210
白牡丹.........................212
贡眉（寿眉）.............214
福鼎白茶.....................215
月光白.........................216
峨眉山白茶.................217

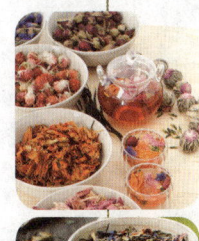

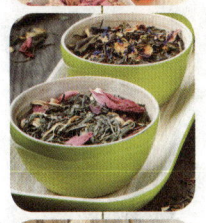

第六章　黑茶

黑茶品鉴.....................220
黑茶茶艺展示——
普洱砖茶的泡茶步骤...221
茯砖茶.........................222
湖南千两茶.................224
天尖茶.........................225
花砖茶.........................226
黑毛茶.........................227
黑砖茶.........................228
黄金砖.........................229
青砖茶.........................230
六堡散茶.....................232
金尖茶.........................234
普洱茶砖.....................236
金瓜贡茶.....................238
勐海沱茶.....................239
邦盆古树茶.................240
老班章寨古树茶.........242
云南七子饼.................244
普洱散茶.....................245
宫廷普洱.....................246
凤凰普洱沱茶.............247
下关沱茶.....................248
普洱小沱茶.................249
布朗生茶.....................250
橘普茶.........................251

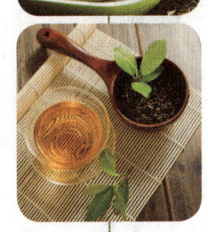

目录

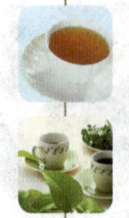

第七章　乌龙茶

乌龙茶品鉴 254
乌龙茶茶艺展示——
安溪铁观音的泡茶步骤 255
安溪铁观音 256
武夷大红袍 258
铁罗汉 260
白鸡冠 262
水金龟 264
本山茶 265
黄金桂 266
武夷肉桂 268
武夷水仙 270
永春佛手 271
漳平水仙 272
老枞水仙 273
凤凰单丛 274
凤凰水仙 276
岭头单丛 278
福寿凌云 279
冻顶乌龙茶 280
阿里山乌龙茶 282
台湾大禹岭茶 284
梨山乌龙 286
木栅铁观音 287
台湾高山茶 288
金萱乌龙 289
台湾人参乌龙 290
文山包种茶 291

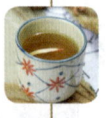

第八章　花茶

花茶品鉴 294
花茶茶艺展示——
菊花的泡茶步骤 295
玉兰花茶 296
玳玳花茶 297
野菊米 298
婺源皇菊 299
福州茉莉花茶 300
茉莉红茶 301
贵妃玉环 302
茉莉龙珠 303
珠兰花茶 304
茉莉花茶 305
月季花 306

茉莉银毫 …… 307	一见钟情 …… 323
碧潭飘雪 …… 308	双龙戏珠 …… 324
金银花茶 …… 309	旭日彩虹 …… 324
桂花茶 …… 310	秋水伊人 …… 325
横县茉莉花茶 …… 312	蝶恋花 …… 325
玉蝴蝶 …… 313	出水芙蓉 …… 326
红巧梅茶 …… 314	步步高升 …… 326
小叶苦丁茶 …… 315	七星伴月 …… 327
玫瑰花茶 …… 316	百合花篮 …… 327
菊花茶 …… 317	钟爱一生 …… 328
百合花茶 …… 318	金龙吐珠 …… 328
七彩菊 …… 319	锦上添花 …… 329
洛神花 …… 320	七子献寿 …… 329
玉衣金莲 …… 321	茉莉仙女 …… 330
飞雪迎春 …… 321	金盏银坛 …… 330
万紫千红 …… 322	仙桃献瑞 …… 331
百花仙子 …… 322	花开富贵 …… 331
丹桂飘香 …… 323	

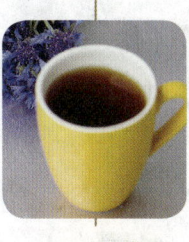
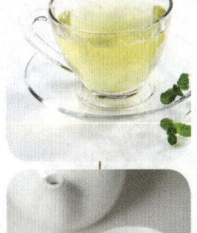
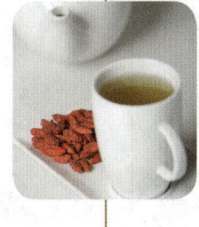
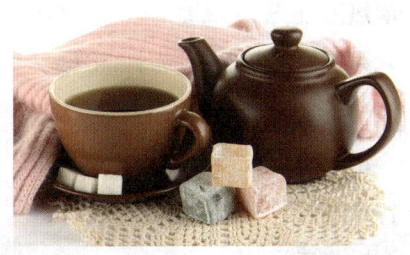
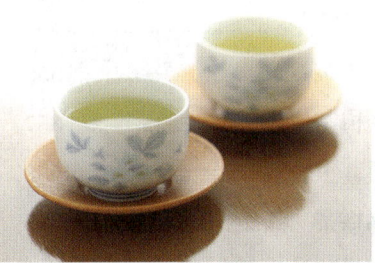

目录 Content

♥下篇 | 健康茶方

第一章 喝对茶饮，为健康加分

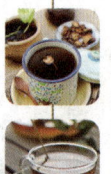

茶的主要成分和保健功效..334
1.茶的主要成分..............334
2.茶的保健功效..............334
常见茶饮的种类及选购、冲泡、保存知识..............337
1.汉方药草茶和青草茶........337
2.芳香花草茶................338
根据体质选对茶饮............340
1.热性体质..................340

2.寒性体质..................340
3.实性体质..................340
4.虚性体质..................340
饮茶的宜与忌................341
1.哪些人宜喝茶..............341
2.喝茶的禁忌................342
健康茶方常见茶材有哪些..344
1.常见花草茶材..............344
2.常见药草茶材..............347

第二章 日常保健茶饮

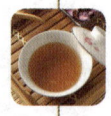

消暑解渴....................354
消暑解渴茶..................354
山楂甘草茶..................355
麦冬枸杞茶..................355
柚子蜜茶....................356
苦丁茶......................356
酸梅茶饮....................357
桑葚玉竹茶..................358
乌梅茶......................358
苹果茶......................359

乌梅桂花醒酒茶..............359
消暑茶......................360
丁香绿茶....................360
荷叶甘草茶..................361
清热凉血茶..................361
六月神仙茶..................362
清咽茶......................362
金银山楂茶..................363
柠檬红茶....................363
金银花茶....................364

金银花连翘茶……364	蜂蜜红茶……376
生姜大米绿茶……364	桂花普洱茶……377
夏日败火凉茶……365	茉莉花香茶……377
苦瓜莲藕茶……365	茉莉洛神茶……378
冬瓜祛湿茶……365	香蜂草凉茶……378
增强免疫力……**366**	茉莉鲜茶……379
清凉百草茶……366	玫瑰蜜奶茶……380
红枣党参茶……367	玫瑰普洱茶……380
薏米茶……367	迷迭香玫瑰茶……381
西洋沙参茶……368	玫瑰茄香花茶……381
黄芪普洱茶……369	莲花蜜茶……382
人参红枣茶……369	薰衣草柠檬茶……382
灵芝绿茶……370	人参黄芪茶……383
玫瑰杞枣茶……370	菊花人参茶……383
桃花玉蝴蝶茶……371	薄荷菊花茶……384
人参茶……371	枸杞茶……384
参芪桂枝茶……372	迷迭香薄荷茶……384
洋菊茅根茶……372	葡萄布丁茶……385
二参茶……373	香蕉红茶……385
党参紫苏茶……373	橙子绿茶……385
西洋参茶……374	**养胃护胃**……**386**
桂花黄芪茶……374	橘皮茶……386
薄荷灵芝茶……374	甜姜紫苏茶……387
甘蒲茶……375	陈皮甘草茶……387
灵芝茶……375	麦冬竹茹茶……388
生姜红糖茶……375	生姜红枣茶……388
提神健脑……**376**	化食茶……389

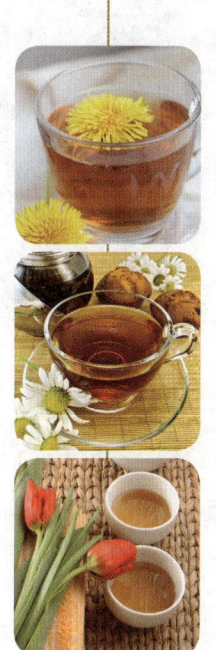

目录
Content

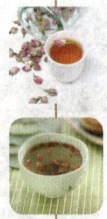

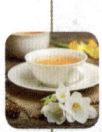

橘皮枣茶 390
金盏菊健胃茶 390
菊花普洱茶 391
芙蓉荷叶消食茶 391
益胃茶 392
紫苏梅子绿茶 392
健胃红茶 393
黑枣茶 394
香兰凉茶 394
姜片茶 395
沙斛五味茶 395
猕猴桃薄荷茶 396
牛奶红茶 396
洛神果茶 396
桂花茉莉茶 397
缓泻消痛茶 397
芡实乌梅茶 397

养心护心 398
麦冬滋阴茶 398
普洱茶 399
莲子茶 399
丹参安神茶 400
养心安神茶 400
桂圆冰糖茶 401
山楂红茶饮 402
红枣红茶 402

桂圆白兰地茶 403
丹参活血茶 403
红枣莲子茶 404
刺五加五味子茶 404
刺五加强心茶 405
莲子桂圆饮 405
东洋参温暖茶 406
百合枸杞养心茶 406
合欢玫瑰茶 406
菩提薄荷茶 407
洋参黄芪茶 407
逍遥花茶 407

润肺止咳 408
杏桃茶 408
罗汉果茶 409
麦冬熟地饮 409
百合洋参茶 410
天冬甘草茶 410
麦芽糖红茶 411
止咳糖水饮 412
罗汉果绿茶 412
杏仁桂花茶 413
宣肺化痰茶 413
桂花蜜茶 414
款冬花止咳茶 414
苹果雪梨饮 415

麦冬胖大海菊花茶 416	女贞子枣茶 429
紫苏止咳茶 416	**保护视力** 430
乌梅罗汉果茶 417	花香茶 430
铁观音绿茶 417	菊杞红茶 431
百合雪梨饮 418	菊花桑葚茶 431
荞麦茶 418	天麻决明茶 432
绿合海糖茶 419	养肝明目茶 432
核桃葱姜茶 419	决明夏枯草茶 433
保肝护肾 420	五味子绿茶 434
葛根茶 420	苦瓜蜜茶 434
菊花乌梅陈皮茶 421	明目茶 435
清肝定喘茶 421	迷迭香山楂茶 435
红枣五味子绿茶 422	玉竹薄荷茶 436
养肝利胆茶 422	玉竹西洋参茶 436
枸杞白芍茶 423	薄荷甘草茶 437
疏肝解郁茶 424	清心明目茶 437
鹿茸乌龙茶 424	谷精草茶 438
菊槐绿茶 425	决明苦丁茶 438
生地糖茶 425	五味子茶 438
洛神花茶 426	桑菊甘草茶 439
平肝降压茶 426	清目除烦茶 439
苦丁桑叶茶 427	菊花蜜饮 439
三七绿茶 427	**降火祛火** 440
菊楂决明茶 428	玄参绿茶 440
何首乌绿茶 428	冬瓜鱼腥草茶 441
三花行气茶 429	三花清凉茶 441

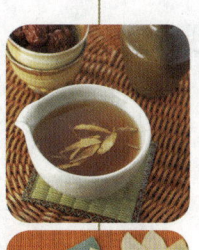
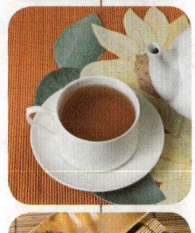
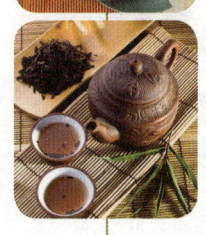

目录 Content

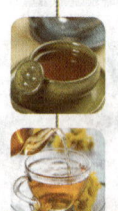
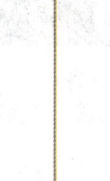

甘草莲子心茶 442
天麻茶 442
桂圆生姜茶 443
金银花百合茶 444
葡萄柚茶 444
罗汉三宝茶 445
桑菊绿茶饮 445
生地莲子心茶 446
茉莉菊槐清火茶 446
红巧梅苦丁栀子茶 447
款冬菊花茶 447
苏叶羌活茶 448
清火茶 448
三花降火茶 448
莲子饮 449
洛神洋参茶 449
苏叶茶 449

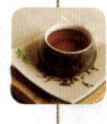

活血化瘀 450
丹参茶 450
当归黄芪茶 451
山楂冰糖茶 451
桂圆绿茶 452
浮小麦绿茶 452
白芍姜糖茶 453
山楂洛神茶 454
月季花红茶 454

郁金川芎茶 455
生姜益母草茶 455
金银花马鞭草茶 456
番红花茶 456
红花绿茶饮 457
山楂桂花茶 457
玫瑰益母茶 458
玫瑰茉莉花茶 458
玫瑰泽兰茶 459
玫瑰益母草茶 459
山楂三七茶 460
陈皮红花茶 460
桃仁红花茶 460
当归桃仁茶 461
当归绿茶 461
金盏玫瑰茶 461

通便利尿 462
桃花清肠茶 462
醒神舒筋茶 463
桂花决明茶 463
蜂蜜绿茶 464
红糖茶 464
菩提柠檬茶 465
苹果绿茶 466
苦瓜绿茶 466
柠檬草甘丁茶 467

芝麻核桃玫瑰茶..................467	知母茶..................480
白茅根洋菊茶..................468	一夜好眠茶..................481
柠檬马鞭草茶..................469	沉静舒眠茶..................481
百合莲藕茶..................469	甘草芡实茶..................482
川七红花茶..................470	生地麦冬茶..................482
茉莉迷迭茶..................470	枸杞天冬茶..................483
荷叶决明茶..................471	薰衣草舒眠茶..................483
金钱草迷迭茶..................471	桂圆冰糖茶..................484
泽兰茶..................472	桑葚生地茶..................484
莲心茶..................472	菟丝子柏仁茶..................484
白茅根绿茶..................472	花草木三友茶..................485
马蹄冬瓜茶..................473	桂圆枣仁茶..................485
车前金钱草茶..................473	白芍黄连茶..................485
车前蒲公英茶..................473	百合玄参茶..................486
改善睡眠..................**474**	紫罗兰护肤茶..................486
勿忘我薰衣草茶..................474	莱菔子茶..................486
菊花人参花茶..................475	西洋参桂圆茶..................487
天麻防己茶..................475	营养红茶..................487
天麻绿茶..................476	石菖蒲绿茶..................487
玫瑰茉莉菩提茶..................476	**防治脱发**..................**488**
桂圆茶..................477	芝麻养发茶..................488
红枣甘麦茶..................478	杜仲茶..................489
浮小麦枣仁茶..................478	松针首乌茶..................489
夏枯草黄连茶..................479	花生红枣饮..................490
麦冬莲子茶..................479	甘草白术茶..................490
金盏菊玫瑰茶..................480	乌发茶..................491

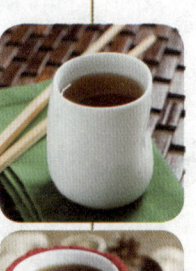

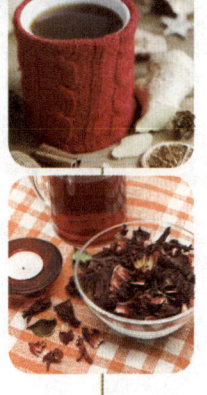

目录 Content

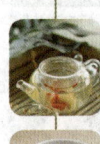
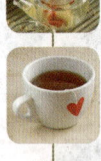

核桃仁首乌茶……491
淮山生地茶……492
黑芝麻桑叶茶……492
山楂红花茶……493
首乌红枣茶……493
黑芝麻枸杞茶……494
乌发养颜茶……494
桂花红枣生发茶……495
双地首乌茶……495

延缓衰老……496

延寿红茶……496
乌龙山楂茶……497
乌龙茯苓溶脂茶……497
康乃馨茶……498
芝麻绿茶……498

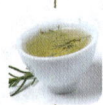

草菇红茶饮……499
桃花百合柠檬茶……499
益智安神茶……500
补肾健骨茶……500
人参养生茶……501
香蜂柠檬草茶……501
延年益寿茶……502
延龄长寿茶……502
芙蓉洋甘菊茶……503
西洋参玉竹茶……503

灵芝蜜茶……504
延年养生茶……504
补气杏仁茶……504
川七天花茶……505
龟鹿柠檬茶……505
龟鹤二仙茶……505

防癌抗癌……506

冬贝茶……506
金盏润肠茶……507
绿茶乌梅饮……507
绞股蓝茶……508
薏米红枣茶……508
参花补气茶……509
樱桃红茶……509
绿茶大蒜饮……510
绿茶赤芍饮……510
川七灵芝茶……511
泽兰灵芝茶……511
杜仲金缨茶……512
红枣黄芪茶……512
灵芝茯苓茶……512
绞股蓝绿茶……513
甘草绿茶……513
萝卜香椿茶……513

第三章 不同人群如何选择茶饮

中老年人茶饮 516
山桑降脂茶 516
丹参绿茶 517
腊梅花茶 517
苦瓜绞股蓝茶 518
黄芪蜜茶 518
罗布麻山菊茶 519
枸杞柠檬茶 519
首乌决明茶 520
川七首乌茶 520
鸡蛋蜜茶 521
决明子绿茶饮 522
薄荷戒烟茶 522
沙参麦冬茶 523
沙苑子茶 523
葫芦降脂茶 524
龙茶散 524
菊花决明茶 525
滋润馨香柳橙茶 526
桂花减压茶 526
马蹄茅根茶 527
荷叶薏米茶 527
金钱玉须茶 528
大黄绿茶 528

清肝火茶 529
番石榴蕊叶茶 529
降脂茶 530
番石榴消食茶 531
大黄通便茶 531
消脂山楂茶 532
荷叶茶 532
何首乌茶 533
山楂五味子茶 533
白芍姜枣茶 534
决明麻仁茶 534
白芍当归茶 535
茯苓绿茶 535
海金沙茶 536
双草茶 536
双草茅根茶 536
双色芝麻乌龙茶 537
益母草陈皮茶 537
桑葚乌梅茶 537
沙梨茶 538
赤豆川七茶 538
玉米须绿茶 538
芝麻核桃蜜茶 539
三味内金茶 539

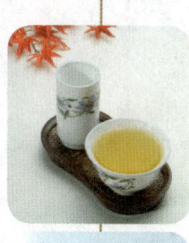

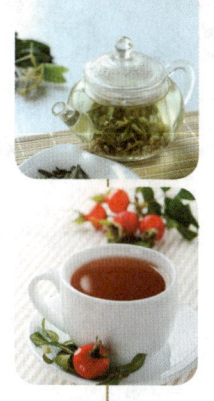

目录 Content

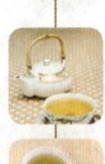
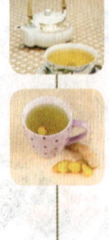

玫瑰花灯芯茶 539
儿童健康茶饮 **540**
梅干红茶 540
乌梅太子参茶 541
白梨绿茶 541
食醋绿茶 542
浮小麦饮 542
李子茶 543
桃花蜜茶 544
西洋参黑糖茶 544
青茶绿豆冰糖茶 545
黄豆红枣茶 546
干姜红枣茶 546
枣花蜜绿茶 547
桂花绿茶 547
三鲜茶 548
花生冰糖茶 548
莱菔子绿茶 548
透疹甘胡茶 549
二胡茶 549
车前子红茶 549
女性养颜茶饮 **550**
美肌润肤茶 550
柳橙美颜茶 551
苹果红茶 551
青橄榄绿茶 552
天然润白奶茶饮 552

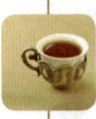

玫瑰薏米乌龙茶 553
润肤红茶 554
润肤茶 554
柠檬草瘦腿茶 555
草本瘦身茶 555
淡斑美白茶 556
芦荟清心美颜茶 556
粉色甜味蜜桃茶 557
飘香桂花润肤茶 557
美白薏米茶 558
荷叶山楂减肥茶 558
山楂减肥茶 559
鲜活美颜茶 560
麦冬竹叶茶 560
秘制珍珠净颜茶 561
蜜醋润颜散寒茶 561
薏米焕彩茶 562
养颜茶 562
绿茶 563
珍珠茶 563
银耳美白润颜茶 564
菊枣养颜茶 564
勿忘我花茶 565
荷叶减肥茶 565
茉莉紫罗兰茶 566
莲花心金盏茶 566
驻颜绿药茶 567

橙香美颜茶 …………………… 567	玉米须茶 …………………… 579
迷迭杜松果茶 ………………… 568	乌龙金银花减肥茶 …………… 580
减腹茶 ………………………… 568	甘菊罗兰茶 …………………… 580
降压茶 ………………………… 569	金盏马鞭草茶 ………………… 580
迷迭香茶 ……………………… 569	勿忘我番泻叶茶 ……………… 581
红豆养血茶 …………………… 570	猕猴桃柠檬茶 ………………… 581
山楂陈皮茶 …………………… 570	苹果普洱茶 …………………… 581
花生壳茶 ……………………… 571	灵芝车前草茶 ………………… 582
党参陈皮麦芽茶 ……………… 571	荷叶纤体茶 …………………… 582
草莓红茶 ……………………… 572	清络茶 ………………………… 582
消脂乌龙茶 …………………… 572	丁茉绿茶 ……………………… 583
减肥祛湿茶 …………………… 573	枸杞知母茶 …………………… 583
柠檬橙子茶 …………………… 573	代代花茶 ……………………… 583
窈窕绿茶 ……………………… 574	**男性茶饮** …………………… **584**
海带薏米茶 …………………… 574	橘叶茶 ………………………… 584
乌龙玫瑰茶 …………………… 575	郁金丹参茶 …………………… 585
月季花茶 ……………………… 576	北沙参保健茶 ………………… 585
西红柿绿茶 …………………… 576	土牛膝川七茶 ………………… 586
洋菊银花茶 …………………… 576	人参川七茶 …………………… 586
勿忘我美容茶 ………………… 577	陈皮东洋参茶 ………………… 587
桑叶桑葚茶 …………………… 577	枸杞槐花茶 …………………… 587
三叶瘦身茶 …………………… 577	菖蒲天麻茶 …………………… 588
荷叶茵陈茶 …………………… 578	橄榄阿胶茶 …………………… 588
橘皮荷叶茶 …………………… 578	绿豆莲藕茶 …………………… 589
郁金川七茶 …………………… 578	土牛膝车前草茶 ……………… 590
洋甘菊马鞭草茶 ……………… 579	车前防己茶 …………………… 590
洛神牡丹茶 …………………… 579	紫罗兰迷迭茶 ………………… 591

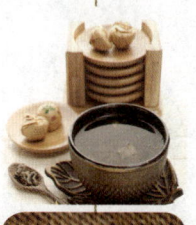
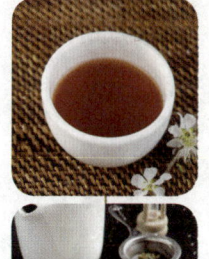
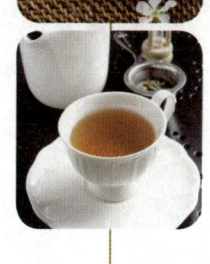

目录

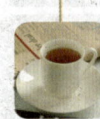

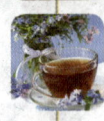

茯苓陈皮茶 592
荷梗山楂茶 592
柠檬蜜茶 593
生地菊花茶 593
红花山楂橘皮饮 594
川七丹参泽泻茶 594
白术茶 594
芹荷茶 595
郁金枸杞茶 595
龙井菊花茶 595

上班族茶饮 596
杂锦果茶 596
熏衣茉莉茶 597
薰衣草橙花茶 597
玫瑰薰衣茶 598
茉莉醒脑茶 598
红枣菊花绿茶 599
夏枯草枸杞茶 600
丹菊山楂茶 600

迷迭紫苏茶 601
普洱提神茶 601
浮小麦洋参茶 602
花旗参蜂蜜绿茶 602
清香安神茶 603
玫瑰佛手柑茶 604
柴胡洋参茶 604
牛蒡子清热祛脂茶 605
菖蒲苁蓉茶 605
柴胡绿茶 606
枣仁洋参茶 606
菊花枸杞红茶 607
杏仁润肠茶 608
枸杞淮山茶 608
甘菊洋参茶 608
玫瑰奶茶 609
玫瑰百里香茶 609
玫瑰红花茶 609

第四章 四季茶饮

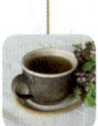

春季茶饮 612
甘蔗红茶 612
菊杞药茶 613
茉莉金银花茶 613
蒲公英龙井茶 614

枇杷叶百合茶 614
决明子柠檬茶 615
玉蝴蝶决明子茶 616
蒲公英甘草茶 616
乌龙杞菊养肝茶 617

蒲公英清凉茶 617
茯苓清菊消肿茶 618
两山柳枝茶 618
荷楂菊茶 619
生姜葱白茶 619
夏季茶饮 **620**
麦芽山楂茶 620
泡沫绿茶 621
薄荷绿茶 621
菊花山楂茶 622
山楂绿茶饮 622
藿香茶 623
薄荷罗汉果凉茶 623
生葱茶 624
薄竹桑菊茶 624
绿菊茶 624
薄荷茶 625
百合红枣茶 625
西瓜皮凉茶 625
秋季茶饮 **626**
萝卜茶 626
养生姜茶 627
养生盐茶 627

养生糖茶 628
银耳茶 628
菊花茶 629
罗汉果胖大海茶 629
冬季茶饮 **630**
糯米红茶 630
黄芪红茶 631
加味绿茶 631
芦荟红茶 632
柠檬蜜糖茶 632
补血养生茶 633
桑菊银花茶 633
脾胃保健茶 633
绿豆菊花柠檬茶 634
大麦茶 634
银耳山楂茶 634
虾仁乌龙茶 635
清热解毒养生茶 635
党参黑枣茶 635
绿萼梅茶 636
山楂鲜柚茶 636
马蹄胡萝卜茶 636

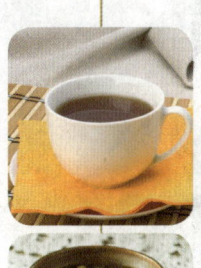

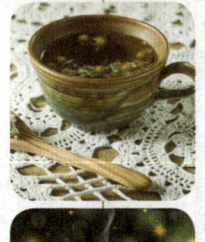

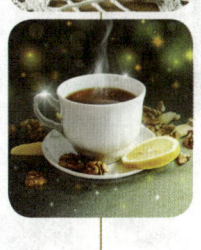

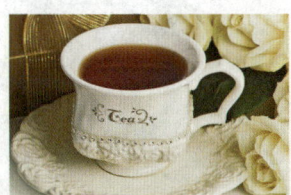

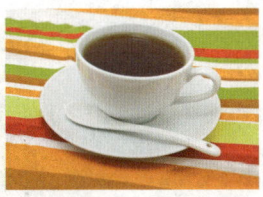

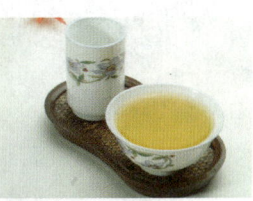

上篇
中国名茶

中国是茶叶的故乡,茶叶被西方人称为"神奇的东方树叶"。中国茶文化历史悠久,博大精深。本篇共分为八章,将为大家详细介绍中国茶文化、绿茶、红茶、黄茶、白茶、黑茶、乌龙茶以及花茶。品一杯好茶,体味人生乐趣,可以给身心带来不一样的感受!

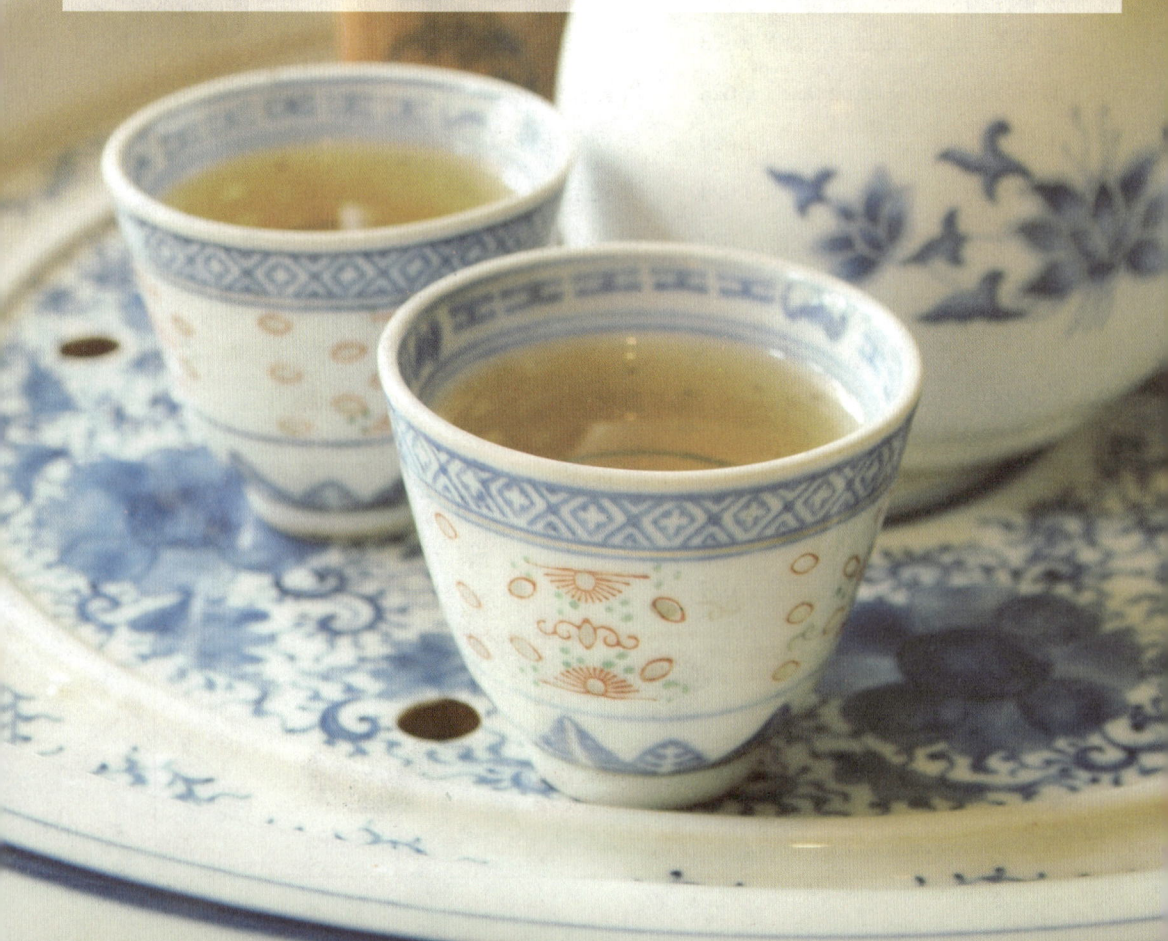

第一章 中国茶文化
Zhongguo Chawenhua

茶是中华民族的举国之饮。它发乎神农,闻于鲁周公,兴于唐朝,盛行于宋代,如今是风靡于世界的三大无酒精饮料(茶叶、咖啡和可可)之一。饮茶嗜好遍及全球;全世界已有50余个国家种茶。寻根溯源,世界各国最初所饮的茶叶、引入的茶树,以及饮茶方法等都是直接或间接由中国传播出去的。

本章将为大家介绍中国茶的起源与历史、中国茶的四大茶区、中国茶的基本分类、中国十大名茶品鉴、茶的主要成分和保健功效、茶叶的选购窍门与贮藏方法等常识。

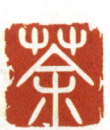
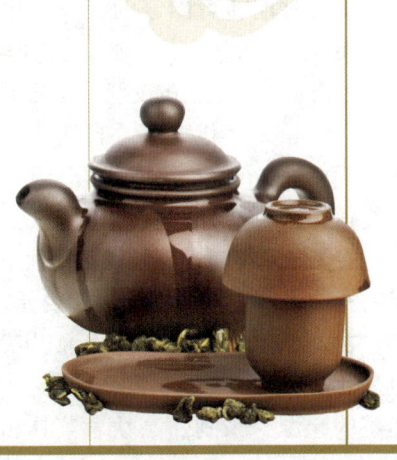

中国茶的起源与历史

寻根溯源,世界各国最初所饮的茶叶、所栽的茶树,以及饮茶方法、栽培技术、加工工艺、茶事礼俗等,都是直接或间接地从中国引进的。中国是茶的发祥地,被誉为"茶的祖国"。世界的哪个角落,凡提及茶事者,无不与中国联系在一起。茶,是中华民族的骄傲!以下将为大家介绍中国茶的起源与历史。

中国是茶树的原产地。中华民族是最早发现和利用茶叶的,他们经过长期的实践,创造了丰富多彩的茶文化,并将其传播世界,造福人类。中国茶叶和茶文化有着漫长的发展历史,贯穿于中华民族5000多年文明的发展进程中。

从远古到南北朝时期,相传由神农氏尝百草而发现茶。到战国以后,在古文献中即有"茶"的记载。

根据晋·常璩《华阳国志·巴志》的记载可知,在我国商末周初时期,古之巴蜀地区即已种茶产茶。《尔雅》中记载,"槚,苦茶"。

东汉华佗在《食论》中指出,"苦茶久食,益意思",说明饮茶具有开发智力的功效。

隋唐时期随着国家的统一,经济的发展,南北大运河的开通,便利了茶叶的运输和茶叶文化的交流。上古无茶字,以"荼"字代茶字。自唐代,将"荼"字减去一笔,写成"茶"字,自此便有了专用的茶字。

唐代开元年间,倡导饮茶,饮茶的风俗开始由南方向北方发展。公元758年左右,陆羽《茶经》问世,成为我国也是世界第一部茶叶专著。《茶经》分述茶的起源、采制、烹饮、茶具和茶史,极大地推动了我国茶业和茶文化的发展。

宋元时期随着茶区的扩大,种茶、制茶、点茶的技艺精进,出现一批茶学专著,如蔡襄《茶录》、宋子安《东溪试茶录》、黄儒《品茶要录》,特别是宋徽宗赵佶所著的《大观茶论》等,从一个侧面反映了北宋以来我国茶业的发达程度和制茶技术的发展状况。

明代,我国茶叶生产由团饼茶为主转为散茶为主。茶类有了很大发展,在绿茶基础上,白茶、黑茶、黄茶、乌龙茶、红茶及花茶等茶类相继创造出来。

清朝,随着海外交通发展,国际贸易兴起,茶叶成为我国主要的出口商品。康熙二十三年间,清朝开放海禁,我国饮茶文化和茶叶商品传往西方。民国初期设立了初级茶叶专科学校,设置茶叶专修科和茶叶系,推广新法种茶、机器制茶,建立茶叶商品检验制度,制定了茶叶质量检验标准。

新中国成立后,我国政府十分重视茶业。1949年11月23日,专门负责茶业事务的中国茶业公司成立。自此,茶叶在生产、加工、贸易、文化等多方面得到了蓬勃发展。

中国茶的四大茶区

中国目前有茶园面积110万公顷。茶区分布辽阔，东从东经122度的台湾省东部海岸，西到东经95度的西藏自治区易贡，南自北纬18度的海南岛榆林，北到北纬37度的山东省荣成市，东西跨经度27度，南北跨纬度19度。共有21个省（区）967个县市生产茶叶。全国分四大茶区，即江南茶区、华南茶区、江北茶区和西南茶区。

江南茶区

江南茶区位于中国长江中下游南部，包括浙江、湖南、江西等省和皖南、苏南、鄂南等地，是中国茶叶主要产区之一，年产量约占全国总产量的2/3。生产的茶叶主要有绿茶、红茶、黑茶、花茶以及品质各异的特种名茶。

茶园主要分布在丘陵地带。这些地区年平均气温为15～18℃，冬季气温一般在－8℃。年降水量1400～1600毫米。茶区土壤主要为红壤，部分为黄壤或棕壤，少数为冲积壤。

华南茶区

华南茶区位于中国南部，包括广东、广西、福建、台湾、海南等省（区），是中国最适宜茶树生长的地区。主要生产红茶、乌龙茶、花茶、白茶和六堡茶等品种。

除闽北、粤北和桂北等少数地区外，年平均气温为19～22℃，最低月平均气温为7～14℃；年降水量也是中国茶区之最，一般为1200～2000毫米。茶区的土壤以砖红壤为主，部分地区也有红壤和黄壤分布，土层深厚，有机质含量丰富。

江北茶区

江北茶区位于长江中下游北岸，包括河南、陕西、甘肃、山东等省和皖北、苏北、鄂北等地。主要生产绿茶。

茶区的年平均气温为15～16℃，冬季的最低气温一般为－10℃左右。年降水量较少，为700～1000毫米，且分布不匀，常使茶树受旱。茶区土壤多属黄棕壤或棕壤，但少数山区有良好的气候和土壤，故茶的质量亦不亚于其他茶区，如六安瓜片、信阳毛尖等。

西南茶区

西南茶区位于中国西南部，包括云南、贵州、四川三省以及西藏东南部，是中国最古老的茶区。茶树品种资源丰富，生产红茶、绿茶、沱茶、紧压茶和普洱茶等，是中国发展大叶种红碎茶的主要基地之一。

云贵高原为西南茶区茶树原产地中心。地形复杂，有些同纬度地区海拔高低悬殊，气候差异较大，大部分地区均属亚热带季风气候。四川、贵州和西藏东南部以黄壤为主，有少量棕壤；云南主要为赤红壤和山地红壤。土壤有机质含量丰富，较为适合茶树生长。

中国茶的基本分类

茶类有很多种划分方法：有的根据制作方法不同和品质不同划分；有的根据茶叶加工分为初、精制两个阶段来划分。综上所述，我国茶叶根据其典型加工过程归纳起来，主要分为七大类：绿茶、红茶、黄茶、白茶、黑茶、乌龙茶和花草茶。

绿茶

绿茶是我国茶叶产量最多的一类，绿茶属不发酵茶，具有"清汤绿叶"的品质特征。绿茶的工艺流程为杀青—揉捻—干燥。杀青的方式有锅炒杀青和蒸汽杀青两种。以蒸汽杀青制成的绿茶称"蒸青绿茶"。以锅杀青的绿茶根据干燥方式的不同，又有炒干、烘干和晒干之别，分别称为炒青、烘青和晒青。杀青的目的是为了杀死鲜叶中的催化酶，保持茶叶的绿色，使之失去部分水分，变得柔软，以便成型。揉捻的目的是为了使茶叶形成一定的形状，并使茶叶细胞破裂，使叶汁附在叶表，冲泡时便于茶汁溶解于水。干燥的目的是为了防止茶叶变质，便于贮藏。

绿茶的花色品种有数百种。其中著名的炒青绿茶有西湖龙井、洞庭碧螺春、雨花茶、庐山云雾、六安瓜片等；著名的烘青绿茶有黄山毛峰、敬亭绿雪等；著名的蒸青绿茶为湖北恩施的玉露，它是我国目前保留下来的为数不多的蒸青绿茶之一。绿茶可以分为以下四种：

烘青绿茶

鲜叶经过杀青、揉捻而后烘干的

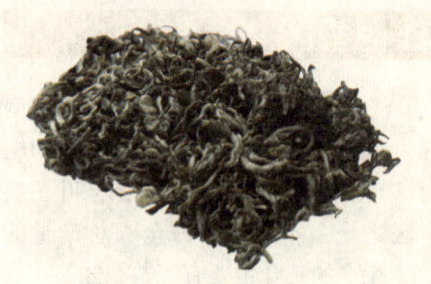

绿茶称为烘青绿茶。烘青绿茶的条形完整，常显锋苗，白毫显露，色泽多为绿润，冲泡后茶汤香气清新，滋味鲜醇，叶底嫩绿明亮。烘青绿茶根据原料的老嫩和制作工艺不同又可分为普通烘青与细嫩烘青两类。

炒青绿茶

最终以炒干方式干燥制成的绿茶称为"炒青绿茶"。炒青绿茶是我国绿茶中的大宗产品，其中又有"长炒青"、"圆炒青"和"细嫩炒青"之别。

晒青绿茶

新鲜茶叶经过杀青、揉捻后利用

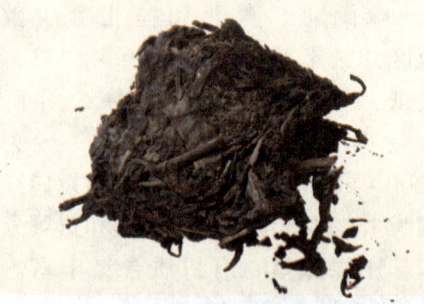

日光晒干的绿茶统称为"晒青绿茶"。晒青绿茶的产地主要有云南、四川、贵州、广西、湖北、陕西等省（区）。有云南的"滇青"、陕西的"陕青"等品种。

蒸青绿茶

以蒸汽杀青方式制成的绿茶统称为"蒸青绿茶"。蒸青绿茶是我国古代最早发明的一种茶类，它以蒸汽将茶鲜叶蒸软，而后揉捻、干燥而成。蒸青绿茶由于"色绿、汤绿、叶绿"的三绿特点，美观诱人。

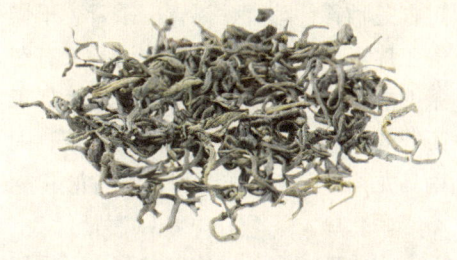

红茶

红茶是以适宜制作本品的茶树新梢为原料，经萎凋、揉捻、发酵、干燥等工艺精制而成，因干茶色泽和冲泡后的茶汤以红色为主调，故得名。根据成品茶的品质风格的不同，红茶可分为功夫红茶、小种红茶和红碎茶。

功夫红茶

功夫红茶是我国特有的红茶品种，也是我国传统出口商品，因制造工艺讲究、技术性强而得名。加工中特别强调，发酵时一定要到绿叶变成铜红色才能烘干，而且要烘出香甜浓郁的味道才算是恰到好处。

小种红茶

小种红茶起源于16世纪，是福建省的特产。小种红茶的产生众说纷纭。小种红茶因产地和品质不同，分为正山小种和外山小种。

正山小种的外形条索肥厚重实，色泽乌润有光泽，冲泡后汤色鲜红，经久耐泡，滋味醇厚似桂圆汤，气味芬芳浓烈带松香味。

红碎茶

红碎茶是指在加工过程中，将鲜叶经加工后制作成颗粒状，与普通红茶的碎末不可混为一谈。

我国红碎茶是国际茶叶市场的大宗产品，目前占世界茶叶总出口量的80%左右，红碎茶在我国的发展仅有30余年的时间。

黄茶

黄茶属轻发酵的茶类，有"黄叶黄汤"的特点。制作工艺与绿茶有相似之处，不同点是在制茶过程中须加以焖黄。黄茶制造历史悠久，有不少名茶皆属于此类。黄茶按鲜叶的嫩度和芽叶的大小，分为黄大茶、黄小茶和黄芽茶三类。

黄大茶中著名的品种有安徽黄大茶、广东的大叶青茶等。

黄小茶中著名的品种有湖南岳阳的北港毛尖、湖南宁乡的沩山毛尖、浙江的平阳黄汤、湖北远安的远安鹿苑。

黄芽茶中著名的品种有湖南岳阳的

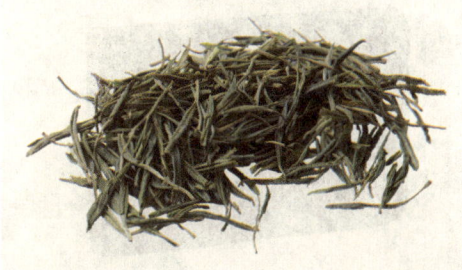

君山银针、安徽霍山黄芽等。

白茶

白茶是我国的特产，属轻微发酵茶，因为成品茶多芽头，满披白毫，色白隐绿而得名。目前我国白茶产地主要有福建省福鼎、建阳等县。

白茶的制作工艺相对简单，但对原料有非常特殊的要求，必须采摘满披白毫的嫩芽以及以下1~2片嫩叶。制作时只晒干或用文火烘干即可，使白色绒毛在茶的外表较为完整地保留下来。

白茶的主要品种有白毫银针、白牡丹等。

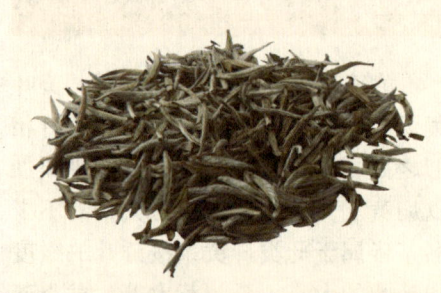

黑茶

黑茶属后发酵茶，是我国特有的茶类。黑茶的原料一般较粗老，采摘时多为一芽五六叶，叶粗梗长，加工时要经过高温杀青、揉捻、堆积作色、干燥等工序。由于堆积发酵时间较长，叶色多呈黑褐色，所以称黑茶。

黑茶同时也是制作紧压茶的原料，主要供边疆少数民族饮用，又被称为边销茶。黑茶是我国第三大茶类，主要产于湖南、湖北、四川、广西、云南等省，黑茶主要有湖南黑茶、四川边茶、普洱茶、六堡茶等。

乌龙茶

乌龙茶又名青茶，它综合了绿茶和红茶的制法，属半发酵茶类，基本工艺过程是晒青、晾青、摇青、杀青、干燥等工序。乌龙茶既有绿茶的清香又有红茶的醇厚浓鲜。乌龙茶由于产地、加工工艺的不同，又可分为闽北乌龙茶、闽南乌龙茶、广东乌龙茶和台湾乌龙茶。

闽北乌龙茶

闽北乌龙属于福建乌龙茶，而福建乌龙茶是按做青程度为分闽北乌龙茶和闽南乌龙茶两大类的。闽北乌龙茶做青时发酵程度较重，揉捻时无包揉工序，因而条索壮结弯曲，干茶色泽较乌润，香气为熟香型，汤色橙黄明亮，叶底三红七绿，红镶边明显。主要有崇安（除武夷山外）、建瓯、建阳、水吉等产区。

闽南乌龙茶

闽南乌龙茶主产于福建南部安溪、永春、南安、同安等地。茶鲜叶经晒

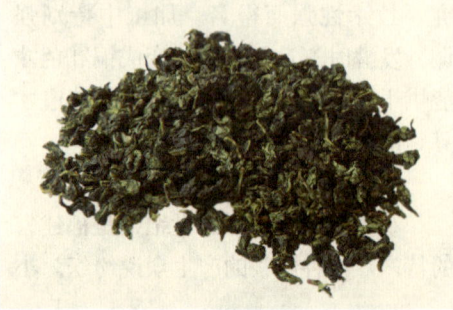

青、晾青、做青、杀青、揉捻、毛火、包揉，再干制而成。主要有铁观音、黄金桂、闽南水仙、永春佛手等品类。

广东乌龙茶

广东乌龙茶是中国独有茶类，其生产历史源远流长，在国内外享有盛誉。广东乌龙茶产于潮安、饶平、丰顺、蕉岭、平远等。其主要产品有凤凰水仙、凤凰单枞、岭头单枞、大叶奇兰、兴宁奇兰等。以潮安的凤凰单枞和饶平的岭头单枞最为著名。

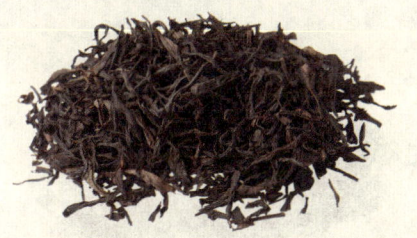

台湾乌龙茶

台湾乌龙茶的白毫较多，呈铜褐色，汤色橙红，滋味醇和，尤以馥郁的清香冠台湾各种茶类之上。干茶具有明显花香，冲泡后汤色呈金黄色，味带甜，香气清柔，具有"香、浓、醇、韵、美"五大特点。

花茶

花茶，又称为"香片"，主要是以绿茶、红茶或者乌龙茶作为茶坯，配以能够吐香的鲜花作为原料，采用窨制工艺制作而成的茶叶。茶香与花香混合在一起，闻起来使人精神愉悦，喝起来使人神清气爽，同时还具有许多保健功效，深受人们的喜爱。大体上，花茶可分为窨制花茶、花草茶和工艺花茶。

窨制花茶

用茶叶和香花进行拼和窨制，使茶叶吸收花香而制成的香茶，亦称熏花茶。花茶的主要产区有福建的福州、浙江的金华、江苏的苏州等地。

花茶因窨制的香花不同分为茉莉花茶、珠兰花茶等。各种花茶独具特色，但总的品质皆香气鲜灵浓郁，滋味浓醇鲜爽，汤色明亮。茶美花香，珠联璧合，相得益彰，韵味芬芳。

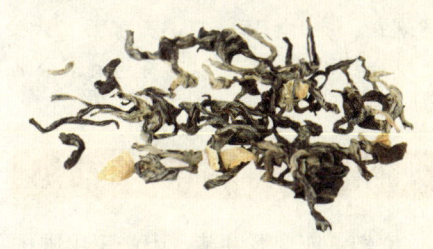

花草茶

一般我们所谓的花草茶，特指那些不含茶叶成分的香草类饮品，所以花草茶其实是不含"茶叶"的成分。正确地说，花草茶指的是将植物之根、茎、叶、花或皮等部分加以煎煮或冲泡，而产生芳香味道的草本饮料。花草茶有玫瑰花、洛神花、金银花等。

工艺花茶

工艺花茶是最近几年刚兴起的一种再加工茶。这种茶极大地改变了传统的花茶的鲜花窨制茶叶，最后去花留茶的做法，而是将干花包藏于茶叶之中。冲泡时茶叶渐渐舒展，干花吸水慢慢开放，极大地提高了人们的观赏性，增加了茶的趣味性。

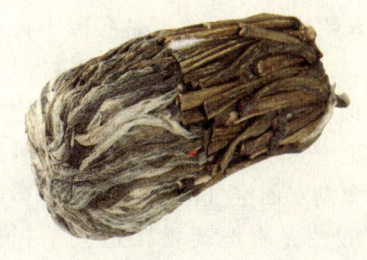

中国十大名茶品鉴

中国茶叶历史悠久，各种各样的茶类品种如春天的鲜花竞相争艳，使万里山河分外妖娆。中国名茶是茶叶中的珍品。同时，中国名茶在国际上享有很高的声誉。名茶，有传统名茶和历史名茶之分。

中国的十大名茶是由1959年全国"十大名茶"评比会所评选，包括西湖龙井、洞庭碧螺春、黄山毛峰、庐山云雾茶、六安瓜片、君山银针、信阳毛尖、武夷岩茶、安溪铁观音、祁门红茶。以下将为大家分别介绍中国十大名茶。

西湖龙井

介绍：西湖龙井茶，因产于中国杭州西湖的龙井茶区而得名，是中国十大名茶之一。龙井既是地名，又是泉名和茶名。其有1200多年历史，明代列为上品，清顺治列为贡品。

特点：西湖龙井有"色绿、香郁、味甘、形美"的特点。特级西湖龙井茶扁平光滑挺直，色泽嫩绿光润，香气清高扑鼻，滋味鲜爽甘醇，叶底细嫩呈朵。形状扁平挺直，大小长短匀齐，色泽嫩绿或翠绿，鲜艳有光，香气清高鲜爽，滋味甘甜，有鲜橄榄的回味。叶底嫩匀成朵，一旗一枪，交错相映，茶汤清碧。

洞庭碧螺春

介绍：洞庭碧螺春是我国十大名茶之一，属于绿茶。碧螺春茶叶早在隋唐时期也有盛名，有千余年的历史，它产于江苏省苏州市太湖洞庭山。太湖水面空气湿润，土壤呈微酸性或酸性，质地疏松，适宜茶树生长。由于茶树与果树间种，所以碧螺春茶叶有特殊的花朵香味。

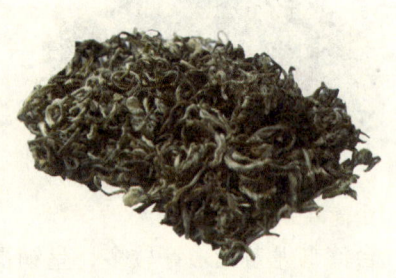

特点：茶外形紧密，条索纤细，嫩绿隐翠，清香幽雅，鲜爽生津，汤色碧绿清澈，叶底柔匀，细嫩微白，饮后回味甘甜。

黄山毛峰

介绍：黄山毛峰是我国十大名茶之一，是徽茶，属于绿茶。它产于安徽省黄山，由清代光绪年间谢裕泰茶庄所创制。由于新制茶叶白毫披身，芽尖似锋芒，且鲜叶采自黄山高峰，遂将该茶取名为黄山毛峰。每年清明谷雨，选摘初展肥壮嫩芽，手工炒制。

分类：分为特级、一级、二级、三级。

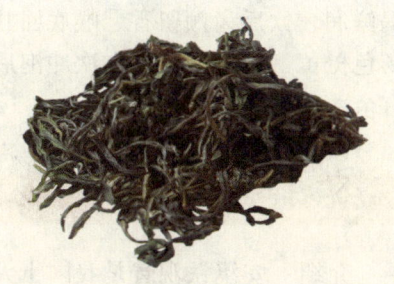
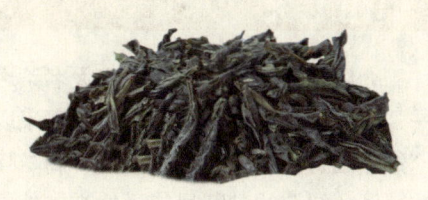

特点：外形微卷，形状如雀舌，绿中泛黄，银毫显露，且带有金黄色鱼叶，汤色清碧微黄，叶底黄绿有活力，滋味醇甘，香气如兰。

叶。"六安瓜片"具有悠久的历史底蕴和丰厚的文化内涵。

特点：成品呈瓜子形，形如莲花，汤色翠绿明亮，香气清高，味甘鲜醇。汤色清澈晶亮，有浓郁的清香味。

庐山云雾茶

介绍：庐山云雾茶是我国十大名茶之一，属于绿茶。因产自中国江西的庐山而得名。始于中国汉朝，宋代列为"贡茶"。

特点：叶厚毫多，茶汤清淡，宛若碧玉，茶味醇香甘润。

君山银针

介绍：君山银针是我国十大名茶之一，属于黄茶。因产于湖南岳阳洞庭湖中的君山，形细如针，故名君山银针。其成品茶芽头茁壮，长短大小均匀，茶芽内面呈金黄色，外层白毫显露完整，而且包裹坚实，茶芽外形很像一根根银针，雅称"金镶玉"。君山银针茶的历史悠久，唐代就已生产。

特点：全部是由芽头制成，茶身满布毫毛，色泽鲜亮，香气高爽，汤色橙黄，滋味甘醇。长久放置，味道并不改变。冲泡的时候可以从明亮的杏黄色茶汤中看到根根银针直立向上，几番飞舞之后，团聚一起立于杯底。

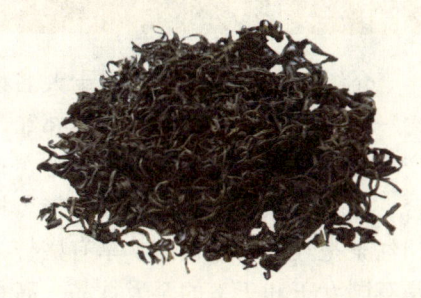

六安瓜片

介绍：六安瓜片是我国十大历史名茶之一，简称瓜片，为绿茶特种茶类，产自安徽省六安。唐代称为"庐州六安茶"，明称"六安瓜片"，为上品、极品茶。清为朝廷贡茶。是采自当地特有品种，经扳片、剔去嫩芽及茶梗，通过独特的工艺制成的形似瓜子的片形茶

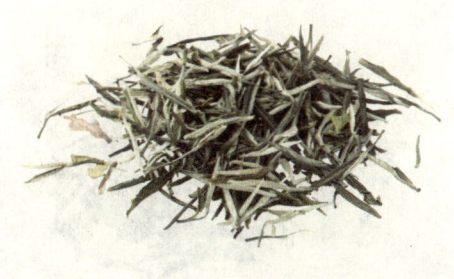

信阳毛尖

介绍：信阳毛尖是我国十大名茶之一，河南省著名特产。信阳毛尖素来以"细、圆、光、直、多白毫、香高、味浓、汤色绿"的独特风格而饮誉中外，有生津解渴、清心明目、提神醒脑、去腻消食等多种功效。

特点：信阳毛尖外形匀整、鲜润有光泽，干净，不含杂质，香气高雅清新，味道鲜爽，醇香回甘，汤色明亮清澈。

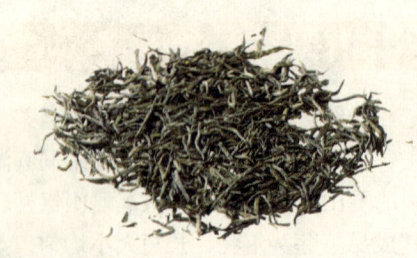

武夷岩茶

介绍：武夷岩茶是我国十大名茶之一，其历史悠久，为乌龙茶。它产于闽北"秀甲东南"的名山武夷，茶树生长在岩缝之中。武夷岩茶具有绿茶的清香，红茶的甘醇，是中国乌龙茶中的极品。武夷岩茶属半发酵的青茶，制作方法介于绿茶与红茶之间。

特点：条形壮结、匀整，色泽绿褐鲜润，饮后齿颊留香、喉底回甘、汤色橙黄、叶底明亮，七次冲泡后仍有余香。

安溪铁观音

介绍：安溪铁观音是我国十大名茶之一，属于乌龙茶类，介于绿茶和红茶之间，属于半发酵茶类，铁观音独具"观音韵"——清香雅韵。有抗衰老、抗癌症、抗动脉硬化、防治糖尿病、减肥健美、防治龋齿、清热降火、醒酒等功效。

特点：茶条卷曲，肥壮圆结，沉重匀整，色泽砂绿，整体形状似蜻蜓头。冲泡后汤色金黄浓艳似琥珀，有天然馥郁的兰花香，滋味醇厚甘鲜，俗称有"音韵"。铁观音茶香高而持久，可谓"七泡仍有余香"。

祁门红茶

介绍：祁门红茶是我国十大名茶之一，为著名红茶精品，简称祁红，产于安徽省祁门、东至、贵池、石台、黟县，以及江西的浮梁一带。祁门红茶是红茶中的极品，享有盛誉，是英国女王和王室的至爱饮品，高香美誉，香名远播，有"群芳最"、"红茶皇后"的美称。

特点：茶条索紧细苗秀，色泽乌润，金毫显露，汤色红艳明亮，滋味鲜醇酣厚，香气清新芬芳，馥郁持久，有明显的甜香，有时带有玫瑰花香。

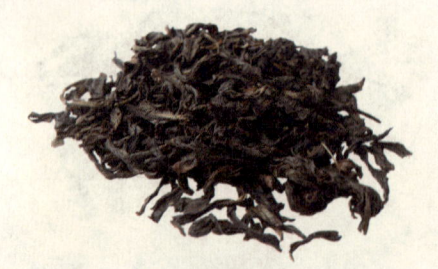

茶的主要成分和保健功效

茶叶的化学成分主要有儿茶素、茶多酚、咖啡因、维生素和微量元素等。其中，儿茶素和茶多酚具有降低血压、稀释血液、抗凝溶栓、预防动脉粥样硬化等功效。

有研究发现，各种茶叶均有阻断亚硝胺产生的作用，尤其以绿茶和乌龙茶的阻断作用最大。研究证实，饮用绿茶能大幅降低患胃癌和肝癌的危险性……凡此种种，都印证了唐代认为茶是万病之药的说法。

茶的主要成分

针对和人体健康息息相关的茶叶药用成分，我们分成以下几类来说明。

生物碱

生物碱主要有咖啡因、茶碱和可可碱三种。其中，咖啡因含量较高，是一种中枢神经兴奋剂，可以提神，且在人体正常饮用剂量下，不会有致病、致癌和突变的危险。

酚类衍生物质

其为可溶性化合物，它主要由儿茶素类、黄酮类化合物、花青素和酚酸组成。其中又以儿茶素类化合物含量最高，它的功效很多，如防止血管硬化、动脉粥样硬化以及降血脂、消炎抑菌、防辐射、抗癌、抗突变等。

维生素

茶叶的维生素C含量很高，能增强抵抗力，促进伤口愈合，防治坏血病；含量少维生素E，可以阻止人体脂质的过氧化，具有抗衰老功效；而少量维生素K更可以促进肝脏合成凝血素。要想从茶中摄取足够的维生素其实相当简单，只要每天饮用五杯茶就可以了。

氨基酸

以茶氨酸的含量最高，为茶中游离氨基酸。氨基酸是人体必需的营养成分，如谷氨酸能降低血氨、治疗肝昏迷，蛋氨酸能调整脂肪代谢等。

矿物质

茶叶中含有多种矿物质，且多数对人体健康有益。其中，微量元素氟的含量极高，可有效预防蛀牙。

茶的保健疗效

茶不仅具有生津解渴的作用，还可以延年益寿、抗老强身，这从中医理论和过去茶、医、药三方面的典籍论述中都可以知道。而近代更有研究证明，茶对包括恶性肿瘤在内的许多慢性疾病有良好的预防与治疗作用，可以说茶对人

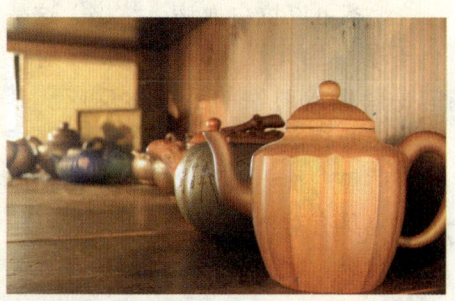

体健康的功效显著。

那么，茶的保健疗效到底有哪些呢？以下将为大家一一介绍。

增强免疫力

人体的免疫防御系统是通过免疫球蛋白体的形成，识别入侵的病原，再由白细胞和淋巴细胞产生抗体和巨噬细胞对病原进行围歼的。喝茶能够提高人体中白细胞和淋巴细胞的数量和活力，因而能够促进脾脏细胞中白细胞间介素的形成，提高人体的免疫力。

保护牙齿

茶叶中含有氟，氟离子与牙齿的钙质有很大的亲和力，能变成一种较为难溶于酸的"氟磷灰石"，提高了牙齿的防酸能力。

提神健脑

茶叶中的咖啡碱能促使人体中枢神经兴奋，增强大脑皮质的兴奋，起到提神益思、清心的效果。

预防流感

茶叶中的儿茶素具有抑制流感病毒活性的作用，坚持用茶水漱口可有效地预防流感。春秋季节是流感易发作的时期，流感病毒主要附着在鼻子和嗓子中突起的黏膜细胞上而且不断增殖而致人生病。经常用茶水漱口，儿茶素能够覆盖在突起的黏膜细胞上，防止流感病毒和黏膜结合并杀死病毒。

防癌抗癌

饮茶可以抗白血病、抗癌，这是由于茶中的儿茶素可以中和放射性锶，降低放射性的生物学反应。其次，茶叶含锰、硒等微量元素，而锰可以防癌、抗癌。再次，茶叶对亚硝胺致癌具有对抗性作用，可降低亚硝胺的合成。此外，茶还可以提高人体的免疫能力，进而抑制细胞的突变行为，可以直接杀伤癌细胞。

保护心脏

据研究表明，每天至少喝一杯茶可使心脏病发作的危险降低44%。喝茶之所以有如此的功效，可能是因为茶叶中含有大量类黄酮和维生素等可使血细胞不易凝结成块的天然物质。

降低胆固醇

喝茶能降低胆固醇主要是因为茶中叶绿素能阻碍胃肠管对胆固醇的消化和吸收，叶绿素破坏进入肠、肝循环中的胆固醇，使胆固醇的含量降低。

降低血糖

糖尿病患者的病症是血糖高，口渴、口干，浑身乏力。医学实验表明，饮茶可以有效地降低血糖，有止渴、增强体力的功效。糖尿病患者一般宜饮用绿茶，饮茶量可稍增多一些。

防治眼病

饮茶具有"明目"、"清头目"的功效。茶所含的维生素类，特别是胡萝卜素、维生素C、维生素B_1等是维持眼睛生理功能必不可缺的营养物质。茶叶中的胡萝卜素含量很高，每克茶中约含54.6微克。而茶中的胡萝卜素在人体内会转化成维生素A，在眼睛的视网膜和蛋白质合成紫红质，从而增强视网膜的感旋旋光性，防治夜盲症，经常喝茶就是在这种物质的作用下"明目"的。

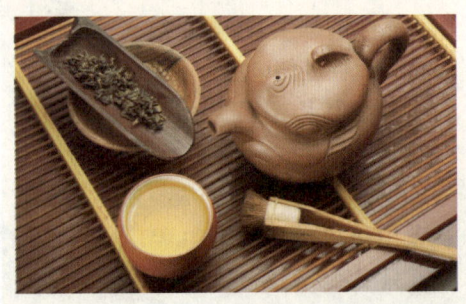

防治肝病

茶中的儿茶素能防止血液及肝脏中胆固醇、中性脂肪的积累，因此饮茶能够清肝。儿茶素还有利于肝脏对烟、酒等的解毒作用，因为肝脏的解毒功能主要取决于蛋白质，而茶叶中的蛋白质含量较高，所以饮茶能在一定程度上加强肝脏的解毒功能。

防治慢性胃炎

幽门螺杆菌是慢性活动性胃炎的直接病因。通过临床研究表明，经常饮茶能减少慢性胃炎的感染，饮茶的年数越长和饮茶量越多，患慢性胃炎的概率越低。

防治坏血病

维生素C被称为抗坏血酸，缺乏维生素C时，血管壁完整性会受到损害，齿龈、黏膜、皮肤及身体其他部位有出血或渗血现象，严重者可以危及生命。饮茶有一定的预防和治疗坏血病的作用，主要是茶叶中的维生素在起防护作用。

防治动脉粥样硬化

血脂增高会引起人体肥胖，血脂沉积在血管壁上则引起动脉粥样硬化等症。目前研究认为，饮茶防治动脉粥样硬化与茶多酚、维生素、氨基酸等成分有关，尤其是茶多酚类对脂肪代谢起到了重要的作用。茶中的多酚类物质能防止血液和肝脏中的胆甾醇及烯醇类和中性脂肪的积累，能够防止动脉和肝脏硬化。另外茶色素也具有很好的防治动脉粥样硬化的效果。因为茶色素具有对抗纤维蛋白原对血的凝固作用，一定数量的茶色素能使纤维蛋白原失去凝血功能。

此外，茶叶中的甾醇能调节脂肪代谢，从而降低血液中的胆甾醇，进而防治动脉粥样硬化。茶叶中的维生素C、维生素B_1、叶酸、泛酸、肌醇、蛋氨酸、卵磷脂、胆碱等，都具有防治动脉粥样硬化的作用。

预防脑血管疾病

脑血管病是较常见的疾病，其发病率较高，严重影响人体的健康。其病因主要由于人体血液处于高凝状态，红细胞聚集，血流缓慢，而形成血栓，或使血管壁的脆性增加，经外界不良因素的刺激，血管破裂而导致出血。

脑血管疾病是可以预防的。近年来经过大量的临床研究证明，长期饮茶可以减少其发病机会。

增强性功能

茶叶的芳香油可使茶水散发出沁人心脾的清香，具有兴奋神经、激发性欲的作用。茶叶中含有许多生物碱，如咖啡碱、茶碱和可可碱等，人体吸收后对中枢神经系统有明显的兴奋作用，能提神益智，消除疲劳，振奋精神，提高机体对性刺激的感受能力和反应能力。因此，适量饮茶可增强和改善人的性功能。

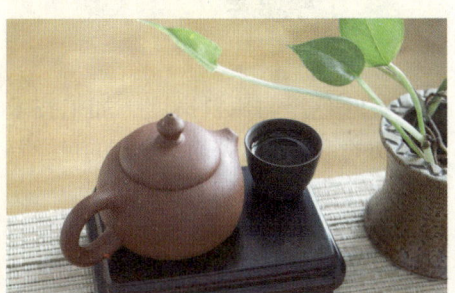
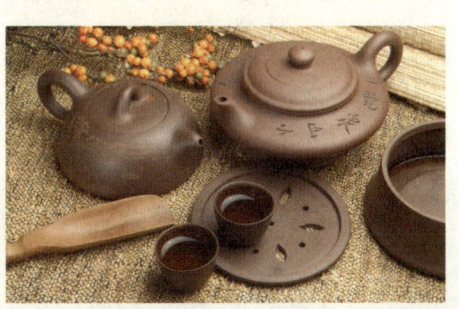

茶叶的选购窍门与贮藏方法

对于每个刚开始接触茶叶的人来说,面对各种各样的茶叶,如何才能选购到好茶叶是一个技术活儿。

怎样才能选购到好茶叶?买回来的茶叶要如何贮藏?面对这些困惑,怎么办,本文就将告诉您一些选购好茶叶的窍门以及茶叶的贮藏方法。

茶叶的选购窍门

茶叶的选购不是易事,要想得到好茶叶,需要掌握大量的知识。茶叶的好坏,主要从色、香、味、形四个方面鉴别,但是对于普通饮茶之人,购买茶叶时,一般只能观看干茶的外形和色泽,闻干香,这使得判断茶叶的品质更加不易。选择干茶时主要从五个方面来看,即嫩度、条索、色泽、整碎和净度。

嫩度

嫩度是决定品质的基本因素,一般嫩度好的茶叶,容易符合该茶类的外形要求。此外,还可以从茶叶有无锋苗去鉴别。锋苗好,白毫显露,表示嫩度好,做工也好。如果原料嫩度差,做工再好,茶条也无锋苗和白毫。但是不能仅从茸毛多少来判别嫩度,因各种茶的具体要求不一样,如极好的狮峰龙井是体表无茸毛的。再者,茸毛容易假冒,人工做上去的很多。但有些芽叶嫩度可以依茸毛多少做判断依据,如毛峰、毛尖、银针等"茸毛类"茶。

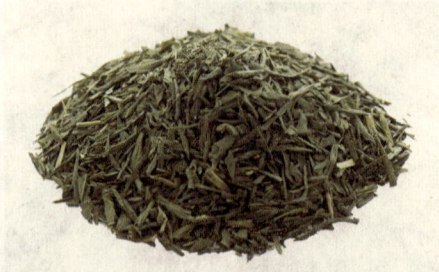

条索

条索是各类茶具有的一定外形规格。一般长条形茶,看松紧、弯直、壮瘦、圆扁、轻重;圆形茶看颗粒的松紧、匀正、轻重、空实;扁形茶看平整光滑程度和是否符合规格。一般来说,条索紧、身骨重、圆(扁形茶除外)而挺直,说明原料嫩,做工好,品质优;如果外形松、扁(扁形茶除外)、碎,并有烟、焦味,说明原料老,做工差,品质劣。

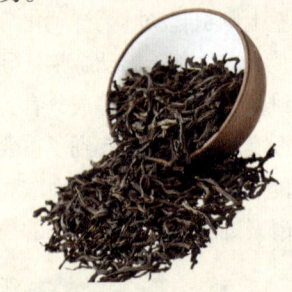

色泽

茶叶色泽与原料嫩度、加工技术有密切关系。各种茶均有一定的色泽要求,如红茶乌黑油润、绿茶翠绿、乌龙茶青褐色、黑茶黑油色等。但是无论何种茶类,好茶均要求色泽一致,光泽明亮，油润鲜活。

　　茶叶的色泽还和茶树的产地以及季节有很大关系。如高山绿茶，色泽绿而略带黄，鲜活明亮；低山茶或平地茶色泽深绿有光。制茶过程中，由于技术不当，也往往使色泽劣变。

　　购茶时，应根据具体购买的茶类来判断。比如龙井，最好的是狮峰龙井，其明前茶并非翠绿，而是有天然的糙米色，呈嫩黄色。这是狮峰龙井的一大特色，在色泽上明显区别于其他龙井。

净度

　　主要看茶叶中是否混有茶片、茶梗和制作过程中混入的竹屑、木片、石灰、泥沙等夹杂物的多少。净度好的茶，不含任何夹杂物。

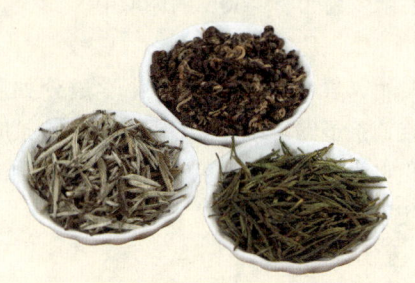

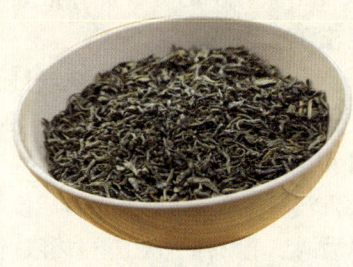

茶叶的贮藏方法

　　茶叶的贮藏方法是广大茶叶消费者颇为关心的问题，因为茶叶贮藏得好坏将使茶叶色、香、味品质受到直接的影响。茶叶从加工结束到消费者饮用，其间需经很多流通环节，要有很长一段时间。家庭日常购买的茶也需要存放一定的时间。由于茶叶质地疏松，有很多孔隙，并具有很强的吸湿性和容易感染异味的特点，如果贮藏不当，在短期内就会发生严重变质。

　　为了保持茶叶品质不变，有必要了解茶叶贮藏的注意事项。

整碎

　　整碎就是茶叶的外形和断碎程度，以匀整为好，断碎为次。一般是将茶叶放在盘中，使茶叶在旋转力的作用下，依形状大小、轻重、粗细、整碎形成有次序的分层。其中粗壮的在最上层，紧细重实的集中于中层，断碎细小的沉积在最下层。各茶类，都以中层茶多为好。上层一般粗老叶子多，滋味较淡，水色较浅；下层碎茶多，冲泡后往往滋味过浓，汤色较深。

茶叶必须干燥

　　茶叶包装前含水量必须控制在5%～6%。当含水量达7%时，任何保鲜技术和包装材料，都无法保持茶叶的新鲜风味。

低温贮藏

　　低温可以减缓茶叶变质的速度。通过人们的经验表明，茶叶贮藏温度一般应控制在5℃以下，最好是在-10℃的冷库或冷柜中贮藏，才能较长时间地保持

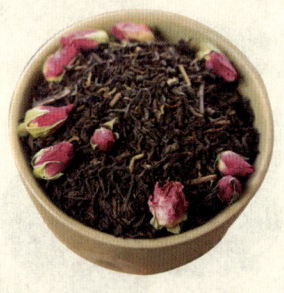

茶叶味道不变。

低湿环境

在湿度高的环境中，茶叶因吸潮而使含水量增加。因此，茶叶包装应选用防水材料好的产品，并将茶叶贮藏在相对湿度为30%~50%的环境中。

低氧环境

氧气会使茶叶中的化学成分如脂类、茶多酚、维生素C等氧化，使茶叶变质。因此，茶叶包装贮藏容器内的氧气含量应控制在0.1%。

避光贮藏

光能引起茶叶中叶绿素等物质的氧化，使茶叶的绿色退去而变为棕黄色。光还能使茶叶变为"日晒味"，导致茶叶香气降低。因此茶叶应避光保存。

为了保持茶叶固有的茶香味形，因此必须设法充分保持干燥，避免与带有异味的物品接触，还要使茶叶不受挤压和撞击，以保持其原形、本色、真味。

茶叶的保鲜保管方法有以下几种：

1.普通瓶、罐保管法：日常使用的保管茶叶的容器有各种不同大小规格的，如一般的马口铁罐、陶罐、白铁桶等，设备简单，使用方便。

2.真空常温保管法：将茶叶装入铁皮罐内封口，用抽气机抽去罐内空气，使其成真空，在常温下可贮藏二三年，且茶叶色香味变化较小。此法适用于一般茶叶样品保存或用于较长时期的贮藏。

3.热装密封保管法：热装密封保管法是首先将茶叶烘或炒到足干的程度（含水量在2%左右）。乘热满装入马口铁罐或其他容器内，尽量不留有间隙，立即进行密封。茶叶用此方法可以在常温条件下贮藏一二年，仍基本保持品质不变。此法适合于样品茶和家庭较长时间的贮藏。

4.抽气冲氮保管法：将茶叶存入双层铝箔复合袋内，然后抽去袋内空气，注入氮气或二氧化碳，然后封口密闭，也能提高贮藏效果，经一两年贮藏仍可保持茶叶原有的色、香、味。因氮气是惰性气体，不会引起茶叶的自动氧化。

5.低温冷藏保管法：是利用冷藏室（室内要有防潮装置）或电冰箱贮藏，是茶叶作为低温贮藏的一种新方法。在低温条件下茶叶中的各种成分很难氧化，能较好地保持茶叶品质。

6.干燥剂保管法：用生石灰或目前市场上出售的高级干燥剂（硅胶）来吸收茶叶中的水分，使茶叶充分保持干燥，效果较好。新茶贮藏一个月后换一次，以后两三个月换一次。这样经过较长的时间贮藏，也能保持茶叶品质。

7.木炭、炒米保管法：木炭贮藏适用于红茶，用干燥木炭数斤，并用干净布袋装好，放入坛中，吸收茶叶中的水分，隔一两个月换木炭一次，效果较好。

炒米适宜于炒青绿茶类贮藏，其方法是把炒米放入瓦坛或铁桶中，茶叶用薄质牛皮纸或食品塑料袋装好放入，利用炒米吸收茶叶中水分潮气而使其干燥，一两个月后，将发软的炒米重新复炒，再次使用。

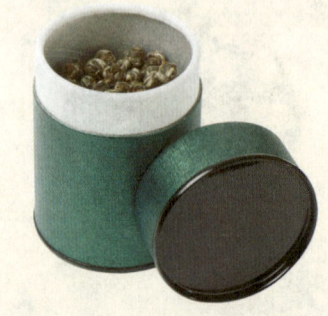

专家教您鉴别中国茶

中国茶品种丰富，每种茶叶有各自的特色，因而在品鉴方面也各有所异。中国茶的品质鉴别可以通过茶叶的外形、汤色、滋味等方面，以下将为大家介绍绿茶、红茶、白茶、黄茶、黑茶、乌龙茶的品质鉴别。

绿茶的鉴别

绿茶的种类很多，千姿百态的绿茶，不同的外形是其重要特征，因此绿茶品质审评要点首先注重外形。

长炒青的外形要求条索细紧、匀齐，有锋苗，色泽绿润。而烘青绿茶条索紧直，有锋苗，显毫，色泽深绿油润。珠茶外形要求圆结如珠，重实匀净，色泽绿润。蒸青煎茶外形紧直，色泽深绿油润。名优的绿茶更加注重外形，如单芽形绿茶必须芽形挺直完整，直条形绿茶条索必须紧直如针。

绿茶的品质除了注重外形之外，内质也是非常重要的。绿茶的内质一般要求香高持久，汤色黄绿明亮，滋味浓而不涩，鲜而不淡。

绿茶香气常见弊病有：烟焦气味、油墨、塑料等异味，水闷气味。绿茶汤色常见弊病有：黄汤，混浊不明亮。绿茶滋味常见弊病是：有烟焦味，粗涩不鲜爽，淡薄。

红茶的鉴别

高级红茶的茶芽含量高，条形细紧或肥壮紧实，色泽乌黑有油光，茶条上金色毫毛较多；有甜香浓郁的香气，滋味甜醇鲜爽，汤色红艳，碗壁与茶汤接触处有一圈金黄色的光圈。

中档茶芽含量少，乌黑稍有光泽，稍有金色毫毛；香气稍有甜香，滋味甜且稍淡，汤色红尚亮，金圈欠黄亮。

低档茶芽少，以成熟摊开叶片为主，条形松而轻，色泽乌稍枯，短缺光泽，无金毫；香气带粗气，滋味平庸。

白茶的鉴别

白茶主要是从色、香、赏、品来品鉴。

看白茶的颜色：白茶鲜叶越嫩越饱满，白化程度越强，制成的干茶越显金黄，品质越高，越显尊贵。

闻香：嫩香是大山坞白茶的特色之一，无论是干茶还是冲泡后的茶汤，嫩香越浓，越持久，品质越高。

赏：用95℃左右的开水冲泡，不要加盖，3分钟后，观白茶舒展，如果呈

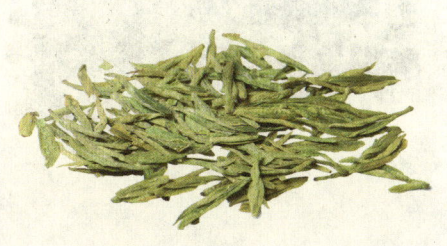

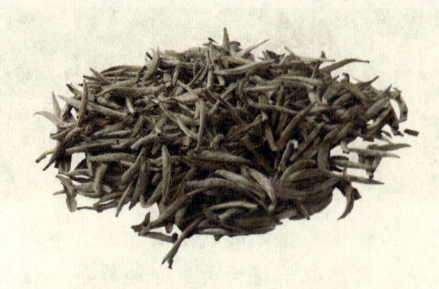

玉白色，叶片莹薄透明，叶脉翠绿色，叶底完整均匀、成朵，汤色嫩绿明亮则为佳。

品：待茶汤凉至可入口时，细细品味，滋味鲜爽，甘味生津，唇齿留香者为佳。

黄茶的鉴别

黄茶的品鉴主要是从看、闻、摸、沏来品鉴。

看黄茶：看黄茶也就是看它的外形，将干茶捧在手上对着光线检视，看茶叶的颜色是否鲜活——冬茶应是翠绿，春茶应为墨绿色，最好有砂绿白霜。同时还应注意茶叶是否隐存红边，有红边的发酵适度。

闻：手捧着干黄茶，头贴近茶叶，吸三口气，如果香高持久即是好茶。

摸：茶拿在手上抖动时有分量，叶尖没有刺手感就是好茶。

沏：即开汤冲泡。以冲泡后汤色明亮浓稠，没有青草味，茶汤冷却后香气依然存在的黄茶为佳。

黑茶的鉴别

黑茶的品鉴主要通过三看、三闻、三品、三回味来品鉴。

三看：一看干茶的外观形状；二看茶汤的色泽，把装着安化黑茶茶汤的玻璃杯，对着光内倾45°，仔细欣赏茶的美妙汤色；三看叶底的整碎度、柔韧度和色泽。

三闻：一闻茶香的纯度，看是否夹杂有异味。二闻黑茶特有的本香，看黑茶是否有本香味。三闻香气的持久性。

三品：一品黑茶入口的感觉。二品黑茶的醇和感。三品黑茶在四泡之后是否有显露出的太和之气。

三回味：一是舌本回味甘甜，满口生津；二是口腔回味甘醇，齿颊留香；三是喉底回味甘爽，心旷神怡。

乌龙茶的鉴别

乌龙茶属半发酵茶，是中国几大茶类中，独具鲜明特色的茶叶品类。乌龙茶由宋代贡茶龙团、凤饼演变而来。

看乌龙茶的整碎：以匀整为好，断碎为次。

闻香味：品鉴乌龙茶首先要闻干茶香味，把干茶捧在手里，埋头贴紧着闻，连续深吸三次。如果香气持续，甚至越来越强劲，便是好茶，较次者，吸第二口气时，就会露出马脚。

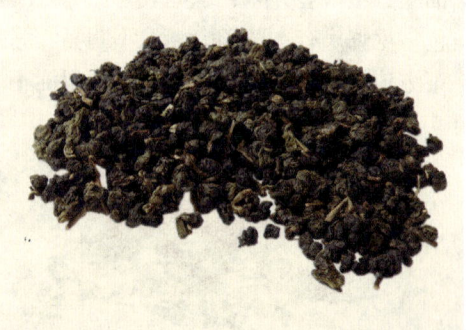

泡茶必备茶具介绍和茶具搭配

茶具伴随茶叶在中国有着悠久的历史发展，也有着悠久的历史。由于各个历史时期人们饮茶风俗的不同及人们审美情趣的进步，茶具也发生了相应的变化。以下将为大家介绍一些常用泡茶茶具及茶具的搭配常识。

泡茶主茶具介绍

泡茶、饮茶主要的用具为泡茶主茶具。

茶壶

茶壶在唐代以前就有了。唐代人把茶壶称"注子"，其意是指从壶嘴里往外倾水。茶壶为主要的泡茶容器，主要是用来实现茶叶与水的融合，茶汤再由壶嘴倾倒而出。

按质地分，茶壶一般以陶壶为主，此外还有瓷壶、银壶、石壶等。

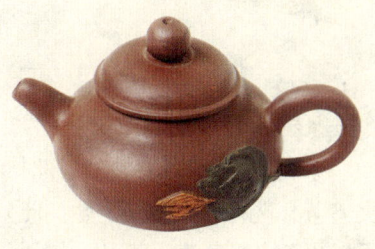

茶杯

茶杯的使用，牵连了品茗心境，若

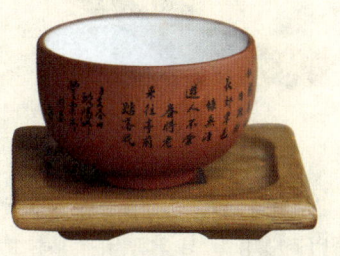

没有好茶杯，难令茶生辉。

茶杯的种类、大小应有尽有，但喝不同的茶应该用不同的茶杯。近年来更流行边喝茶边闻茶香的闻香杯。根据茶壶的形状、色泽，选择适当的茶杯，搭配起来也颇具美感。为便于欣赏茶汤颜色及容易清洗，杯子内面最好上釉，而且是白色或浅色。对杯子的要求，最好能做到"握拿"舒服，"就口"舒适，"入口"顺畅。喝茶用大杯，止渴消暑，好过瘾！品茗用小杯，杯面香，杯底香，香气入鼻、入口，好品味！品茗用杯，可随着泡的茶种不同而有变化，可收茶趣。

盖碗

盖碗或称盖杯，分为茶碗、碗盖、托碟三部分，置茶3克于碗内，冲水约150毫升，加盖五六分钟后饮用。以此法泡茶，通常喝上一泡已足，最多再加冲一次。

公道杯

茶壶内的茶汤浸泡至适当浓度后，茶汤倒至茶海，再分倒于各小茶杯内，以求茶汤的浓度均匀。亦可于茶海上覆一层滤网，以滤去茶渣、茶末。没有专用的茶海时，也可以用茶壶充当。其大致功用为：盛放泡好的茶汤，再分倒各杯，使各杯茶汤浓度相宜。茶海可以用来沉淀茶渣。

茶盘

茶盘是用以盛放茶杯或其他茶具的盘子,以盛接泡茶过程中流出或倒掉的茶水。茶盘有竹制品、塑料制品、不锈钢制品,形状有方形、圆形、长方形等多种。

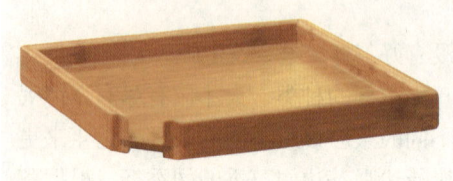

水盂

一种小型瓷缸,用来装温热茶具后不要的水、冲泡完的茶叶、茶梗,俗称"废水缸",其容量小于茶池。算是品茗时的"无名英雄",缺少它便无法施展泡茶的真功夫,无法去芜存真。

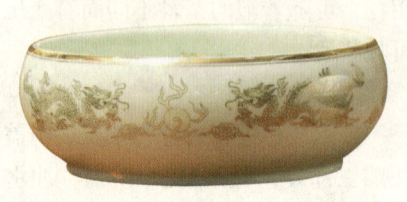

煮水器

泡茶的煮水器在古代用风炉和陶壶,目前较常见者为酒精灯及电壶,此

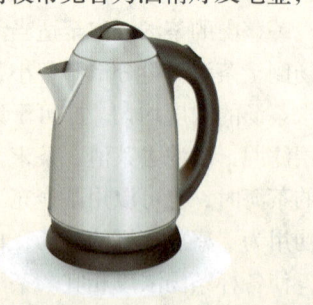

外尚有用煤气灶及饮水机的,也可以用电炉和陶壶。

辅助茶具

辅助茶具指泡茶、饮茶时所需的各种器具,其作用主要是增加美感,方便操作。

茶道六用即:茶筒、茶则、茶匙、茶夹、茶漏、茶针。茶道六用是泡茶时的辅助茶具,可以为整个泡茶过程提供雅观及方便工具。

茶则

茶则是茶道六用之一,量器的一种。茶则为盛茶入壶之用具,更可以作为度量茶叶的量器以保证注入适量的茶叶。茶则是茶与壶的桥梁。

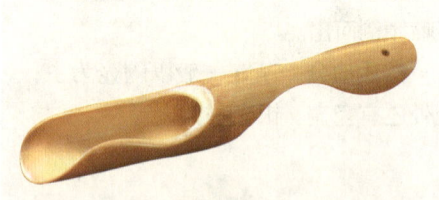

茶夹

茶夹又称"茶筷",温杯时拿它来夹着茶杯洗杯,防烫又卫生。此外,还可以用茶夹将茶渣从茶壶中夹出。

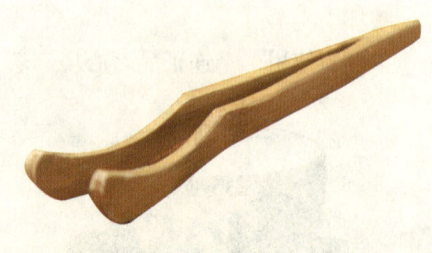

茶匙

茶匙又称"茶扒",形状像汤匙所以称茶匙,其主要用途是挖取泡过的

茶壶内的茶叶。茶叶冲泡过后，往往会紧紧塞满茶壶，加上一般茶壶的口都不大，用手挖出茶叶既不方便也不卫生，故可使用茶匙。

茶漏

茶漏在置茶时放在壶口上，以导茶入壶，防止茶叶掉落壶外。

茶针

茶针的功用是疏通茶壶的内网（蜂巢），以保持水流畅通。

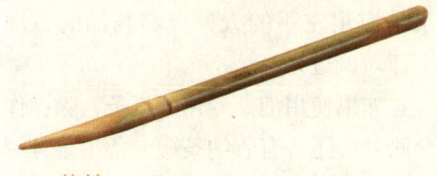

茶筒

茶筒是用来盛放茶则、茶匙、茶夹、茶漏、茶针的茶具。

茶荷

茶荷又称"茶碟"，是用来放置已量定的备泡茶叶，同时还可放置观赏用样茶的茶具。其主要用途是将茶叶由茶罐移至茶壶。主要为竹制和瓷制，既实用又可当艺术品，一举两得。没有茶荷时可用质地较硬的厚纸板折成茶荷形状使用。

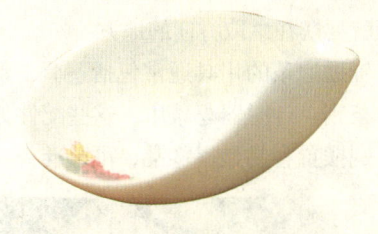

茶叶罐

茶叶罐用来保存茶叶。茶叶很容易受潮，对水分的吸附作用很强，于是茶叶罐应运而生。茶叶罐一般有陶瓷、铁制、锡制、玻璃、纸制等，

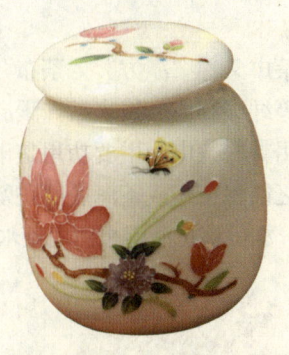

其中以选用有双层盖的铁制彩色茶罐和长颈锡瓶为佳，用陶瓷器具贮存茶叶，则以口小腹大者为宜。

杯托

杯托又名杯垫，用来放置茶杯、闻香杯，防止杯里或底部的水溅湿桌子。杯托有许多种，一般是木质、竹、瓷等质地。与品茗杯配套使用，也可以随意搭配。使用后的杯托要清洗干净，并于通风处晾干。

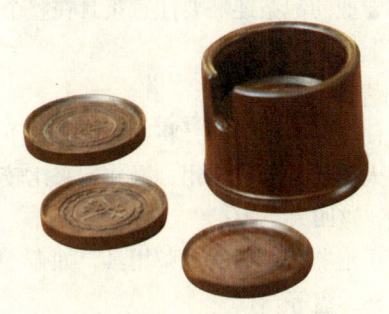

茶玩

茶玩又名茶趣，用来装点和美化茶桌。茶玩大多数是紫砂陶制作而成的，造型丰富多样，有小狗、小猪、鸭子等。

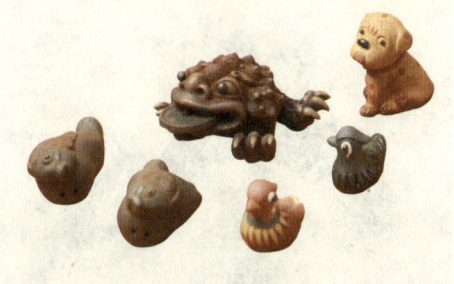

茶巾

茶巾又称"涤方""茶布",是以棉麻等纤维制成,用来揩抹溅溢茶水的清洁用具。茶巾的主要功用是干壶,于酌茶之前将茶壶或茶海底部残留的水渍擦干,亦可擦拭滴落桌面之茶水。

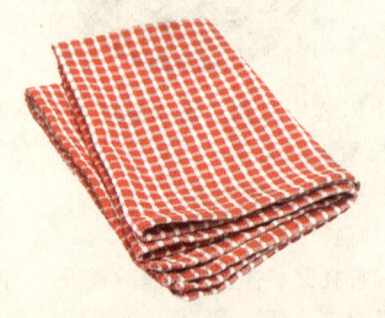

茶具的搭配

茶具的搭配包括主茶具与辅助茶具的合理搭配,也包括茶具与茶叶的搭配,专业的泡茶还需要注意茶具在整个桌面上的动态与静态。

茶具的分区

使用茶具泡茶时,将茶具区分成下列四大类,并分区使用,操作起来比较方便,这四大类为:

主泡器:主要的泡茶用具,如壶、盅、杯、盘等。

辅泡器:辅助泡茶的用具,如茶荷、茶巾、茶匙、茶则等。

备水器:提供泡茶用水的器具,如煮水器、热水瓶等。

储茶器:存放茶叶的罐子,泡茶时将主泡器放置在自己的正前方,辅泡器放在右手边,备水器放在左手边,储茶器一般是用后收拾于茶车的内柜或茶桌旁的侧柜内。

将备水器设置在左手边是希望以右手拿茶壶,以左手拿水壶,双手分工合作。若嫌左手力量不够而将水壶等也放在右手边,那右手会很忙,都用右手单边操作,也显得不平衡。如果是惯用左手的人,可将物品的方向全部对调过来。

如果使用泡茶专用的桌子,除操作台面外,还备有收纳茶罐、备用茶具等物品的内柜。如果使用一般桌子泡茶,最好准备一张侧柜,将茶罐、备用茶具等物品收拾起来,避免这此物品全摆上桌面,显得零乱。甚至还可将煮水器、热水瓶、水盂等备水器也设置于侧柜上,让桌面显得更清爽。

备水器是提供泡茶用水的器具,如果使用电壶等煮水器,那热水瓶只是用以补充煮水器的热水,煮水器摆在方便拿取的地方,热水瓶则收藏于茶车的内柜或茶桌的侧柜内。如果直接使用热水瓶泡茶,那就不必使用煮水器,这时热水瓶就要摆在拿取方便的地方。

辅助泡茶的用具通常包括茶荷、茶匙、茶则、计时器与茶巾,这些配件如果个别摆置容易显得零乱,可以准备一

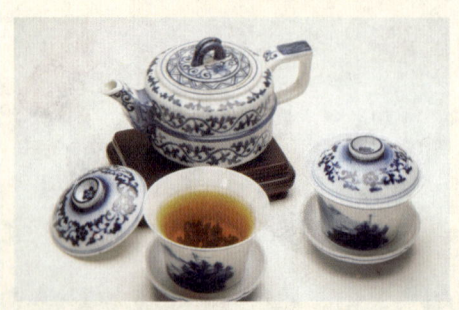

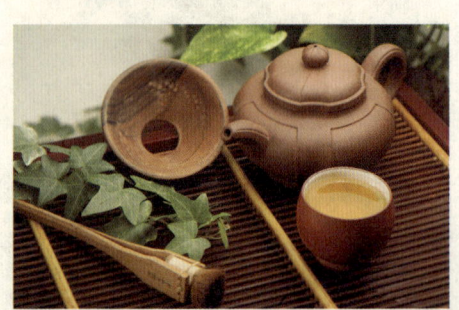

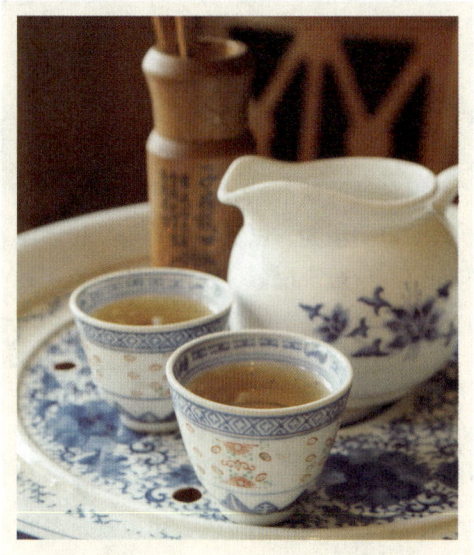

件如"茶巾盘"之类的盘状物将之收纳起来。

茶具摆放的美感

无论是主泡器本身,还是主泡器与辅泡器、备水器、储茶器的相关位置,都要视为一幅画、一件雕塑作品或是一出戏在舞台上演出的情形加以布置与规划,务必使之看来和谐又美观。这部分牵涉到审美上的修养,如果不是运用自己的创新能力,那就要依照老师提供的基本模式进行。

茶具与茶叶的搭配

茶具与茶叶的搭配包含两层意义,一层是壶具质地与茶汤的关系;另一层意义是茶具的颜色、质感与所泡茶叶的协调性。

如果冲泡龙井、碧螺春等绿茶,使用一组深颜色的紫砂壶,给人的感觉会很不协调;如果换成一组青瓷,那就可以把绿茶的翠绿、清凉衬托得更好。相反,冲泡陈年普洱用一组精致的薄胎纯白瓷也会令人有穿错衣服的感觉,而且茶汤在纯白的杯子里会显得太暗,一副不好喝的样子;但如果换成一组手拉成形的暗铁红陶器,杯子又是盏形宽口,那老和尚般的普洱茶性就更有味道了。

茶具必须具备的功能

容量:茶壶所需容量要因杯子大小与杯子数量而定。天气热,又是活动量大的场合,杯子要大;天气冷,又是整天坐在会议室里,杯子要小。

壶的大小最好能让一壶茶一次全部倒干,若壶大杯小或杯少,冲水时不要冲满,只加到需要的水量即可。如果另备一把茶盅,茶泡妥后将茶汤全倒入盅内,这时只要考虑茶盅是否可以一次让壶内的茶汤倒光即可。

断水:倒过茶,不会有残水沿着壶嘴外壁往下滑,这就是所谓的能断水,也就是这把壶或这把盅不会流口水,用这样的壶或盅泡茶时,茶水才不会到处滴落。

滤渣:壶与盅要有良好的滤渣功能,起码要能将茶的粗渣滤掉,而且避免茶渣将出水口堵住倒不出水来。最好是能将细渣也滤掉,倒出的茶汤干干净净看着很舒服,为达到这个目

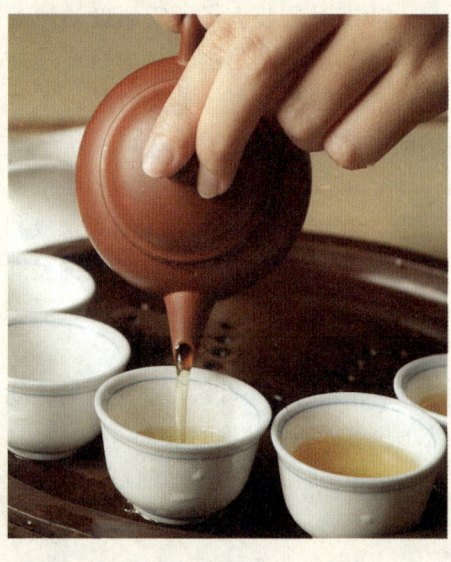

的，可以在壶身或盅口加装高密度的不锈钢滤网。

好提：所谓好提就是容易掌握壶或盅的重心，原则上，壶把或盅把愈靠近壶或盅的重心愈好提。如何提壶，如何持盅，可多方尝试，并对着镜子观看，找出该壶该盅最适当、最美观的拿法。至于单手操作还是双手操作并无规则可循，小壶小盅单手可以操作就单手操作，超过300毫升的中大型壶或盅大概需要双手拿才稳当，也就是一手持壶，一手按住盖纽。

席上茶具的动态与静态

茶具的静态是指泡茶席上的茶具都已清洗干净，陈放在操作台上，呈备用的状态。茶具的动态则是将静态的茶具摆放成即将泡茶的样子。两者之间主要的差别如下：

1.静态的茶具或许有一条布类的东西覆盖着，动态时则将之掀开。

2.静态时的煮水器只是装入少量的安全性用水，动态时则加满所需的泡茶用水，而且视需要开始加热。如果使用热水瓶泡茶，静态时是空热水瓶，动态时是装上了所需温度的泡茶用水。存放补充用水的热水瓶亦是如此，静态时是空置，动态时是装入热水或冷水的。

3.静态时的主泡器与辅泡器是摆成利于"陈放"的方式，动态时是摆成利于"使用"的方式。其中最明显的差别是杯子，静态时多呈覆盖的样子，动态时才将之掀开。

4.静态时的茶叶罐可能是空的，动态时则装入所要冲泡的茶叶。

5.静态时的茶巾是与辅泡器放在一起，呈"陈放"的样子，动态时的茶巾则将之摆放在茶壶与茶盅的下方。

各种茶的茶具选配

茶具材料多种多样，造型千姿百态，纹饰百花齐放。茶具的选用主要是根据各地的饮茶风俗习惯和饮茶者对茶具的审美情趣，以及品饮的茶类和环境而定。一般来说，现在通行的各类茶具中以瓷器茶具、陶器茶具最好，玻璃茶具次之，搪瓷茶具再次之。

绿茶：透明玻璃杯，应无色、无花、无盖。或用白瓷、青瓷、青花瓷无盖杯。因为玻璃材料密度高，硬度亦高，具有很高的透光性，可以观赏茶叶在茶杯中的姿态，增添饮茶的情趣。

红茶：以白瓷质地为佳，因为红茶冲泡后，白瓷杯衬托其红艳的汤色，有很高的观赏价值。

花茶：青瓷、青花瓷等盖碗、盖杯。

黄茶：奶白或黄釉瓷及黄橙色壶杯具、盖碗、盖杯。

白茶：白瓷、黄泥炻器壶杯及内壁有色黑瓷。

乌龙茶：紫砂壶杯具，或以白瓷壶杯具、盖碗、盖杯为佳。

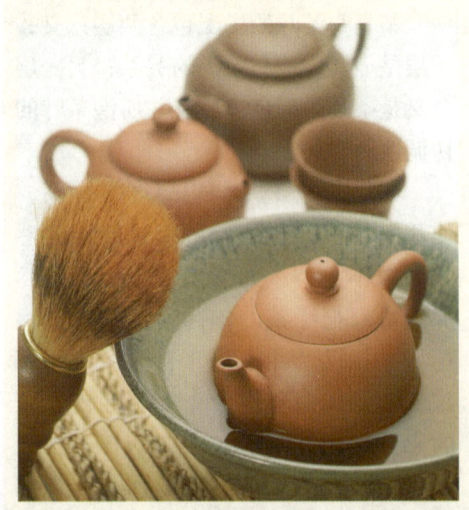

泡茶四要素与冲泡程序

中国茶有着悠久的历史和深厚的文化底蕴，品一杯好茶，会给我们身心带来诸多好处。要想冲泡好一杯茶，我们必须了解泡茶的四要素和掌握泡茶的冲泡程序。

泡茶四要素

泡茶技术包括四要素：茶叶用量、泡茶水温、冲泡时间和冲泡次数。

茶叶用量

茶叶用量是泡茶技术的第一要素，由于茶类及饮茶习惯不尽相同，不可能要求每人都按照统一的标准去做，但是，一般而言，标准的茶叶用量是以1克茶叶搭配50毫升的水。

泡茶水温

其是指将水烧开后，再让其冷却到所需的温度。如果是无菌的生水，只要烧到所需的水温就可以。一般来说，泡茶水温的高低，与茶中可溶于水的浸出物的浸出速度相关。水温越高浸出速度越快，在相同的冲泡时间内，茶汤的滋味也就越浓。反之，水温越低浸出速度越慢，茶汤的滋味也相对淡一些。

冲泡时间

茶叶冲泡的时间差异很大，这主要是与茶叶种类、泡茶水温、用茶数量和饮茶习惯等有关，不可能一概而论。为了获取一杯鲜爽甘醇的茶汤，对大宗红茶、绿茶而言，头泡茶以冲泡3分钟左右饮用为好。

冲泡数量

一泡、二泡、三泡等。

泡茶程序

不同的茶类有不同的冲泡方法，即使是同一种茶类也可能有不同的冲泡方法。但不管是哪一类茶，其泡茶次序都大致相同，具体冲泡次序如下：

温具

用热水冲淋茶壶，包括壶嘴、壶盖，同时烫淋茶杯。随即将茶壶、茶杯沥干。主要是为了提高茶具温度，使茶叶冲泡后温度相对稳定。

置茶

按茶壶或茶杯的大小，置一定数量的茶叶入壶。

冲泡

置茶后，按照茶与水的比例，将开水冲入壶中。冲水时，除乌龙茶冲水需溢出壶口、壶嘴外，通常以冲水八分满为宜。

奉茶

奉茶时，主人需面带笑容，最好用茶盘托着送给客人。如果直接用茶杯奉茶，放置客人处，手指并拢伸出，以示敬意。

赏茶

如果是高级名茶，那么，茶叶一经冲泡后，则不可急于饮茶，应先观色察形，接着端杯闻香，再啜汤赏味。

饮茶的宜与忌

茶能提神，让人清醒，但饮茶前应多几分清醒。茶的优点虽然很多，但并非完美无缺，饮茶要因时因地因人而异。喝茶的好处有许多，但是哪些人适合喝茶也是有讲究的，本文将为大家介绍适宜喝茶的人群以及不宜喝茶的人群。

哪些人宜喝茶

糖尿病患者宜多饮茶：糖尿病患者因血糖过高，有口干口渴、身体乏力的症状。饮茶有降低血糖，止渴、增强体力的功效。

早晨起床后宜饮淡茶：经过一昼夜的新陈代谢，人体消耗大量的水分，血液的浓度会增大。饮一杯淡茶，不仅可以补充水分，而且还可以稀释血液，降低血压。

腹泻时宜多饮茶：腹泻时会使人脱水，多饮一些较浓的茶，对水分的吸收较快，同时也有杀菌止痢的作用。

吃油腻食物后宜饮茶：茶汁会和脂肪类食物形成乳浊液，有利于加快排入肠道，使胃部舒畅。

吃太咸的食物后宜饮茶：吃太咸的食物后饮茶，有利尿的效果，从而排出盐分。

出大汗后宜饮茶：进行过量体力劳动，会引发大量排汗，这时饮茶能快速补充人体所需的水分，降低血液浓度，加速排泄体内废物，减轻肌肉酸痛，逐步消除疲劳。

辐射环境工作者宜喝茶：采矿工人、从事X射线透视的医生、电脑工作者、长时间看电视者和打印复印店的工作者宜饮茶，因为这一类工作的人会受到一定的辐射，而茶叶中的茶多酚具有抗辐射作用。

脑力劳动者和夜晚工作者宜饮茶：因为茶叶中含有咖啡碱等，有提神醒脑的作用。

讲演、说书和演唱等宜饮茶：长时间用嗓者常饮茶能够润喉，滋润声带，使发音清脆，也可以减轻咽喉充血肿胀，防止咽喉炎的发生。

喝茶的禁忌

尽管喝茶对人体有很多好处，但喝茶并不是对所有的人有益，因为茶叶中含有鞣酸和咖啡碱，对患有某些疾病的人来说，却成为是利是弊的不确定因素。

以下几类人群应少饮茶。

儿童饮茶应适度：茶水对儿童健康是有益的。但每日饮量一般是2～3小杯（每杯用茶量为0.5～2.0克），尽量在白天饮用，茶汤要偏淡并温饮。越小的儿童越不能过量，更不要饮浓茶和凉茶。饮茶过多，会使儿童体内水分增多，加重其心肾负担。饮茶过浓，会使孩子过度兴奋，而使心跳加快、小便次数增多，并引起失眠。同时婴儿也不能饮用茶水，这是因为茶中的鞣酸在肠管内可与铁生成不溶性的鞣酸铁盐，不能被机体吸收利用。

女性饮茶应避"五期"：女性平时最好饮一般浓度的茶，但处在行经期、妊娠期、临产期、哺乳期、更年期的女性则不宜饮茶，更不能饮浓茶。

1.行经期：经血中含有比较高的血红蛋白、血浆蛋白和血色素，所以女性在经期或是经期过后要多吃含铁比较丰富的食物。而茶叶中含有鞣酸，它会妨碍肠黏膜对铁元素的吸收。

2.妊娠期：茶叶中富含咖啡碱，饮茶会加剧孕妇的心跳速度，增加其心、肾负担，不利于胎儿的健康发育。

3.临产期：这期间饮茶会因咖啡碱的作用而导致分娩时产妇无力，造成难产。

4.哺乳期：茶中的鞣酸被胃黏膜吸收，会影响奶汁的分泌，造成奶汁不足。此外，因为咖啡碱有兴奋的作用，导致母亲不能得到充分地睡眠，且乳汁中的咖啡碱进入婴儿体内，亦会使婴儿发生肠痉挛而啼哭。

5.更年期：女性45岁开始进入更年期，除了头晕、乏力，有时还会心动过速，易感情冲动，并引起失眠等症状，常饮茶则会加重症状。

老年饮茶贵在品：老年人饮茶不要过量。有饮茶习惯的老年人，每次饮茶最好不超过30毫升。由于老年人的心肺功能减退，若短期内大量饮茶，较多的水分进入人体的血液循环，会使容量增加，加重心脏的负担。

感冒患者发热时不宜饮茶：感冒患者发热是由于细菌、病毒感染或其他多种疾病引起的症状。这种病人，往往皮肤血管扩张，大量出汗，使病体内水分和电解质及营养物质消耗，引起口渴多饮。这时饮浓茶，会因为茶叶里茶碱成分会提高人体的温度，加剧发热。

神经衰弱者饮茶要有选择：神经衰弱者不宜饮高级名优茶，因为这些茶的咖啡碱含量大，影响神经衰弱者的精神自我调控和睡眠质量。

素食者和体瘦者少饮茶：茶中多酚类会阻碍人体对蛋白质的吸收，长久饮茶容易造成蛋白质吸收障碍，同时也会抑制人体对钙和B族维生素的吸收，因此太瘦或饮食缺乏蛋白质的人，最好不要长久或过量喝茶。

溃疡患者少饮茶：胃内有一种名叫磷酸二酯酶的物质，它能抑制胃壁细胞分泌胃酸，而茶叶中的茶碱能抑制磷酸二酯酶的活力，在其受到抑制后，胃壁细胞就会分泌大量胃酸，胃酸一多会影响溃疡面的愈合，加重病情，并使患者产生疼痛等症状。

便秘患者不宜饮茶：茶叶中含有大量鞣酸，能减缓肠管蠕动，加重便秘。

缺铁性贫血患者不宜饮茶：因为茶叶中的鞣酸会使食物中的铁形成不被人体吸收的沉淀物，加重贫血症状。

缺钙或骨折者不宜饮茶：因为茶叶中的生物碱类物质会抑制十二指肠对钙质的吸收，同时还能导致缺钙和骨质疏松，使骨折难以康复。

低血糖患者不能饮茶：因为茶中的儿茶素可以在短时间快速降低人体血液中的血糖含量，会加重病症。

心血管病人饮茶需谨慎：心血管病患者不应饮高档茶，特别是大叶种等咖啡碱及多酚类含量高的茶，也不应喝浓茶和不足一周的新茶。

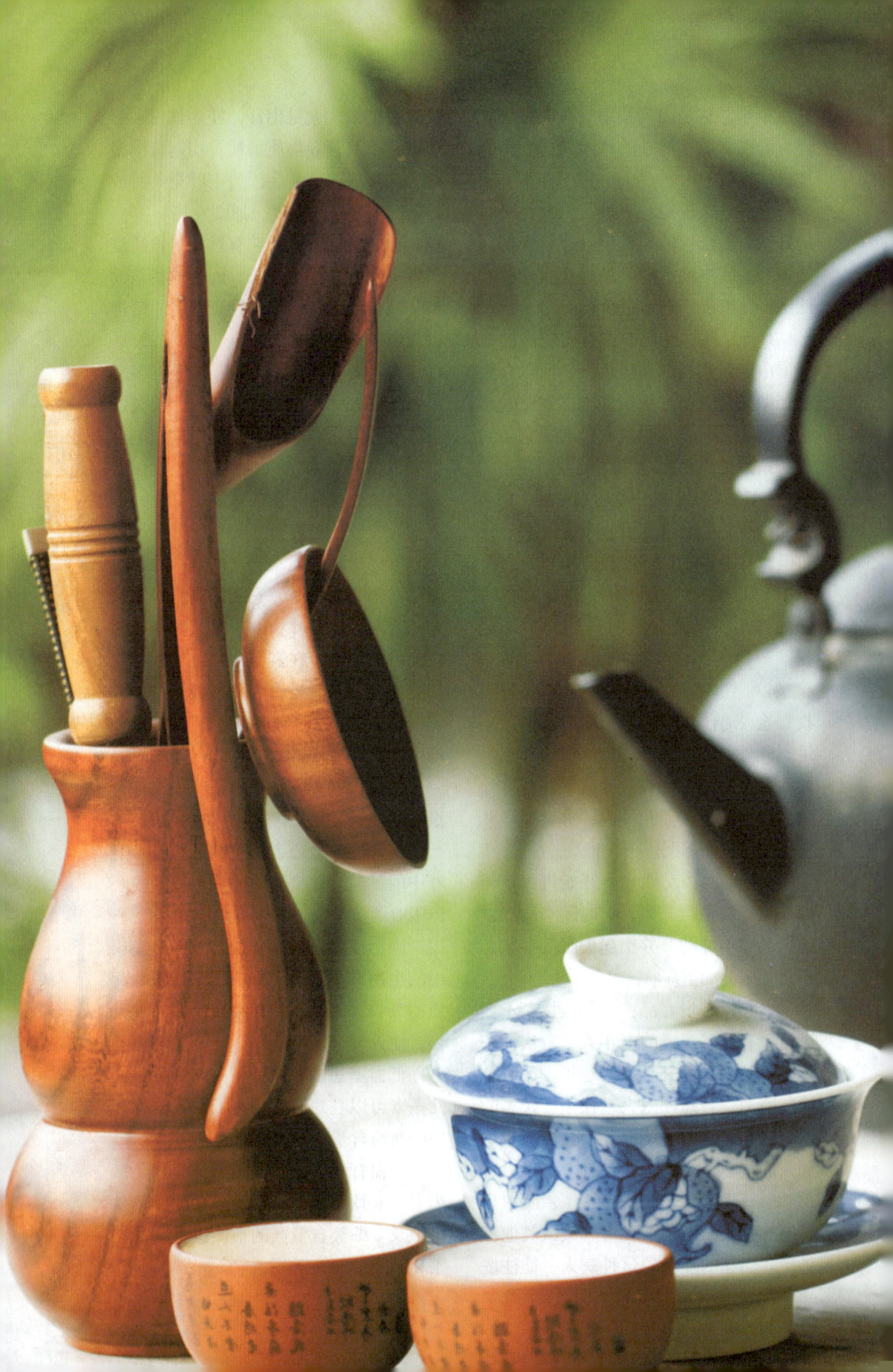

第二章

绿茶
Lücha

绿茶是指采取茶树新叶，未经发酵，经杀青、揉捻、干燥等典型工艺制成的茶叶。由于绿茶未经发酵，因此茶性新鲜自然，而且还保留了茶叶中的成分。

绿茶在中国产量最大，位居六大初制茶之首，也是饮用最为广泛的一种茶。中国是世界主要的绿茶产地之一，其中以浙江、湖南、湖北、贵州等省份居多。名贵绿茶有：西湖龙井、洞庭碧螺春、六安瓜片、信阳毛尖、千岛玉叶、南京雨花茶等。

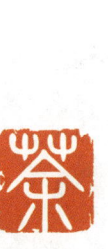
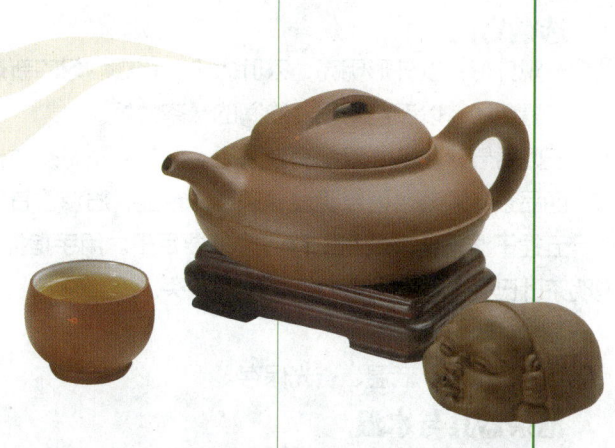

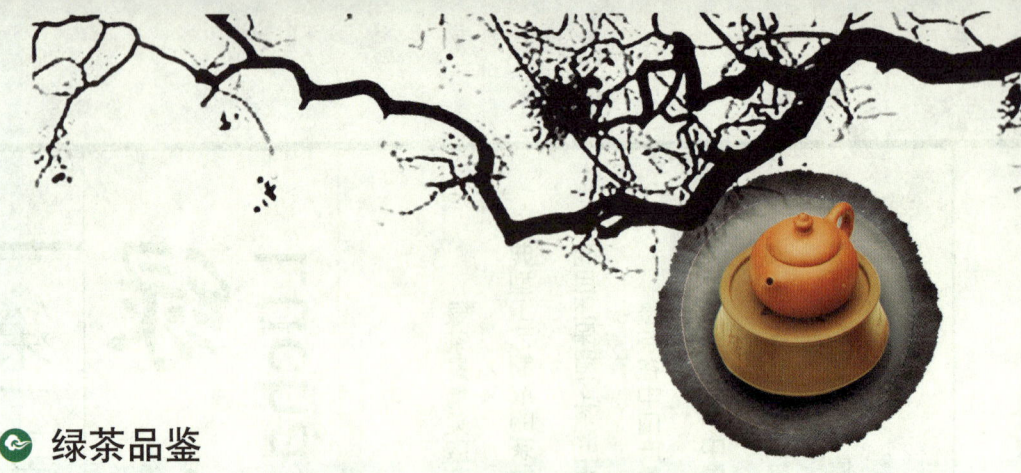

🍵 绿茶品鉴

绿茶在所有茶类中形状最多，且多呈细条状，茶形较美。绿茶是茶多酚氧化程度最轻的茶，冲泡后茶汤较多地保存了鲜茶叶的绿色主调，因此绿茶的茶汤色泽翠绿、黄绿明亮；香气鲜嫩、清雅；滋味鲜、嫩、爽。

营养成分
绿茶含有丰富的营养物质，其中包含叶绿素、维生素C、胡萝卜素、儿茶素等。

营养功效
1. 降低胆固醇：绿茶中的儿茶素能降低血液中的胆固醇，可以降低动脉硬化发生率，并且可以抑制血小板凝集。
2. 抑制心血管疾病：绿茶中的黄酮醇类具有抗氧化作用，能减少血液系统发生病变，可以有效防止血液凝块、血小板成团，因此可以有效地抑制心血管疾病。
3. 排毒瘦身：绿茶中的茶碱和咖啡因能活化分解蛋白质激酶、三酰甘油等物质，可以有效减少人体内堆积的脂肪，达到排毒瘦身的效果。
4. 预防蛀牙：绿茶中的儿茶素具有杀菌功能，可以抑制细菌的生长，有效地预防蛀牙和牙周炎；此外茶叶中的单宁酸成分则可以防止因食物残渣而导致的细菌滋生。
5. 延缓衰老：绿茶中含有大量抗氧化剂，常饮绿茶有助于增进肌肤抵抗力，有延缓衰老的作用。

选购窍门
一观外形：以外形明亮，茶叶大小、粗细均匀的新茶为佳。
二看色泽：以颜色翠碧、油润的绿茶为好。
三闻香气：新茶一般都有新茶香。好的新茶，茶香格外明显。
四品茶味：汤色碧绿明澄，茶叶先苦涩，后浓香甘醇者质优。
五捏干湿：新茶要耐贮存，必须要足干。用手指捏一捏茶叶，若捏不成粉末状，说明茶叶已受潮，含水量较高，不宜购买。

保存方法
密封、干燥、低温、避光保存。

泡茶器具与水温
绿茶味道清淡，适合用瓷壶或瓷盖杯来冲泡，这样能使香味更容易挥发出来。适合冲泡绿茶的水温为70～85℃。

绿茶茶艺展示——西湖龙井的泡茶步骤

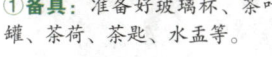
①**备具**：准备好玻璃杯、茶叶罐、茶荷、茶匙、水盂等。

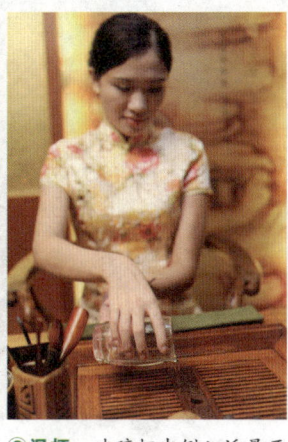
②**温杯**：玻璃杯中倒入适量开水，旋转使玻璃杯壁均匀受热，弃水不用（可倒入水盂中）。

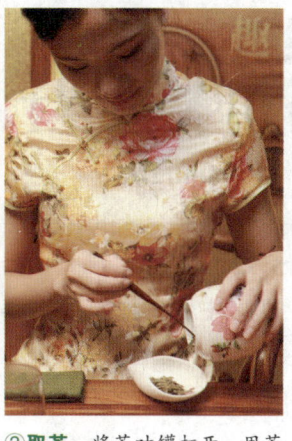
③**取茶**：将茶叶罐打开，用茶匙从茶叶罐中取出适量茶叶放在茶荷中。

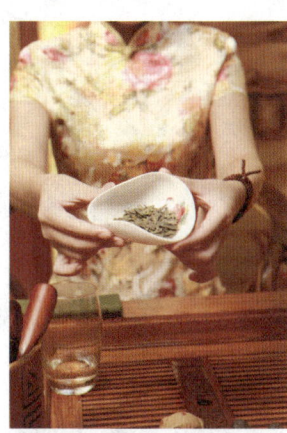
④**赏茶**：泡茶之前先请客人观赏干茶的茶形、色泽，还可以闻闻茶香。

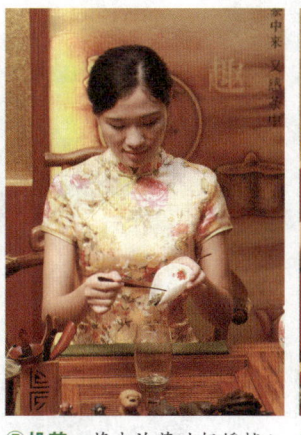
⑤**投茶**：将少许茶叶轻缓拨入玻璃杯中。

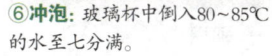
⑥**冲泡**：玻璃杯中倒入80~85℃的水至七分满。

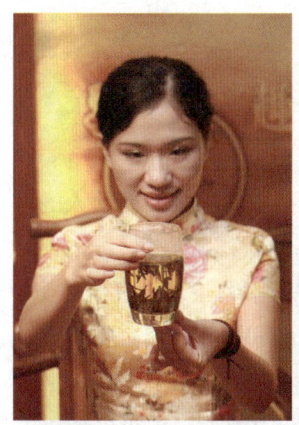
⑦**观茶**：可以欣赏茶叶在水中慢慢漂落、浮沉的整个过程。

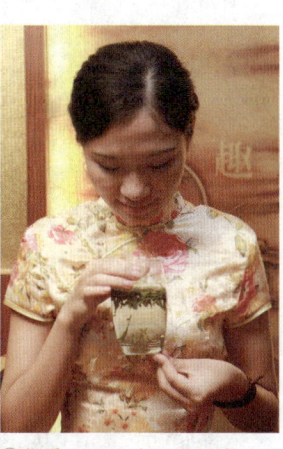
⑧**闻香**：品饮前，可闻香，西湖龙井香气清香优雅。

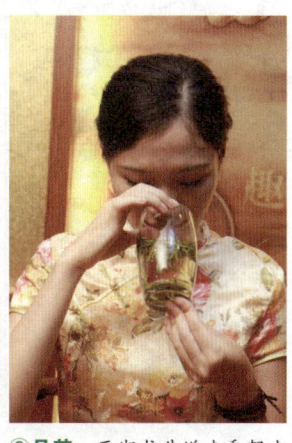
⑨**品茶**：西湖龙井滋味香郁味醇，令人回味无穷。

茶艺师 谭玉情 中级

第一章 中国茶文化 | 第二章 绿茶 ▶ | 第三章 红茶 | 第四章 黄茶 | 第五章 白茶 | 第六章 黑茶 | 第七章 乌龙茶 | 第八章 花茶

055

【浙·江·绿·茶】

西湖龙井
Xihu Longjing

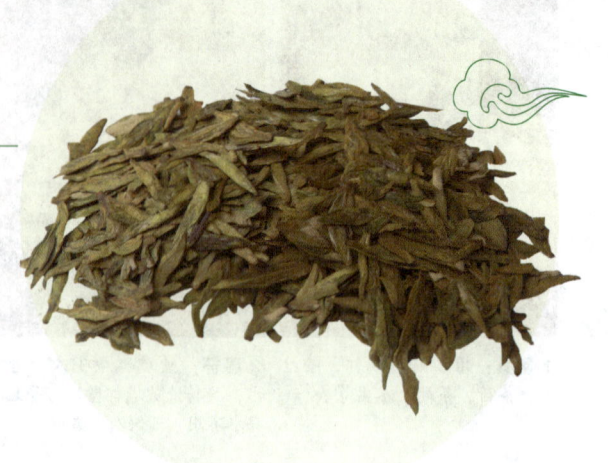

茶叶介绍
西湖龙井是我国十大名茶之一。西湖龙井因产于浙江省杭州西湖山区的龙井茶区而得名。龙井茶区分布于"春夏秋冬皆好景，雨雪晴阴各显奇"的杭州西湖风景区，龙井既是地名，又是泉名和茶名，而龙井茶又有"形美、色绿、香郁、味甘"四绝之誉，因此又有"三名巧合，四绝俱佳"之喻。

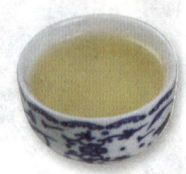

茶汤 碧绿明亮

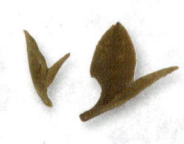

叶底 成朵匀齐

最佳产地
浙江省杭州市西湖。

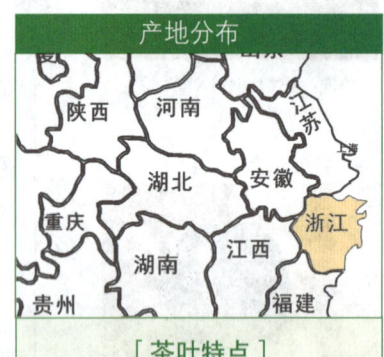

[茶叶特点]

1. 外形：光滑平直
2. 色泽：色翠略黄
3. 汤色：碧绿明亮
4. 香气：清香幽雅
5. 叶底：成朵匀齐
6. 滋味：香郁味醇

选购要点
选购西湖龙井时，要特别注意外观、香气、汤色、叶底。正宗龙井茶味道清香，假冒龙井茶则多是青草味，夹蒂较多，手感不光滑。因此，最好应该选择购买正规、有品牌、有知名度的西湖龙井。

贮藏提示
密封、干燥、低温冷藏最佳。

保健功效
1.提神健脑：龙井茶中的咖啡因能使人的中枢神经系统兴奋起来。

2.排毒瘦身：龙井茶中的茶多酚和维生素C可以有效降低人体胆固醇和血脂，而且咖啡因、叶酸和芳香类物质等多种化合物可以很好地调节人体脂肪代谢，因此可以有效地排毒瘦身。

3.防癌抗癌：龙井茶中的茶多酚、儿茶素等成分具有非常好的杀菌作用，能抑制血管老化，可以降低癌症的发生率。

制作工序

西湖龙井的制作要经过多重繁复的工艺流程。西湖龙井对茶叶的采摘有一定的要求，一般遵循早、嫩和勤的原则。即早采，以清明前采制的"明前茶"最好；强调细嫩和完整，这是指嫩芽采摘标准是鲜嫩的一芽一叶。采回的鲜叶需在室内进行薄摊，目的是散发青草气，增进茶香，减少苦涩味，增加氨基酸含量，提高鲜爽度，还要滤掉黄色茶叶叶片，筛去茶叶碎末，使成型茶叶能够大小均匀，不会参差不齐。炒制时，分"青锅"、"焊锅"两个工序，炒制手法很复杂，一般有抖、带、甩、挺、拓、扣、抓、压、磨、挤等十大手法。炒制时，依鲜叶质量高低和锅中茶坯的成型程度，不时地改换手法，因势利炒而成。最后还要根据不同重量需求，分包装置。

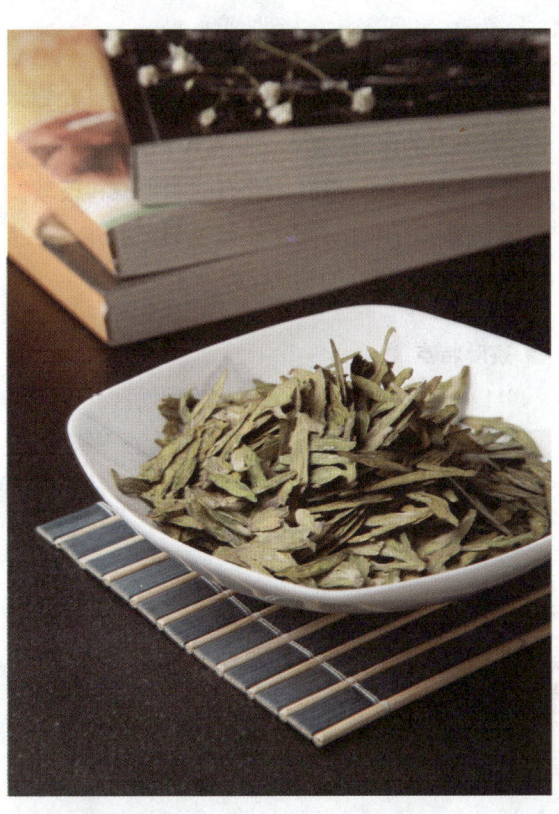

冲泡品饮

备具 透明玻璃杯或盖碗1个，西湖龙井3克。

洗杯、投茶 将开水倒入玻璃杯中进行冲洗，弃水不用，然后倒入85℃左右的水，七分满即可。

冲泡 将西湖龙井轻轻拨入玻璃杯中。

赏茶 可以欣赏茶叶在水中慢慢飘落、浮沉的整个过程。

出汤 赏茶片刻后即可品饮。

品茶 茶汤香郁味醇、甘鲜醇和，品饮后令人产生齿颊留香、甘泽润喉的感觉，令人回味无穷。

特别提醒

1.特级龙井可以不洗茶。

2.龙井不宜用沸水冲泡，否则会将茶叶烫熟影响茶叶的色泽口味等。

3.西湖龙井最好用玻璃杯冲泡，这样就能看清茶在水中翻落沉浮的过程。

【浙·江·绿·茶】
浙江龙井
Zhejiang Longjing

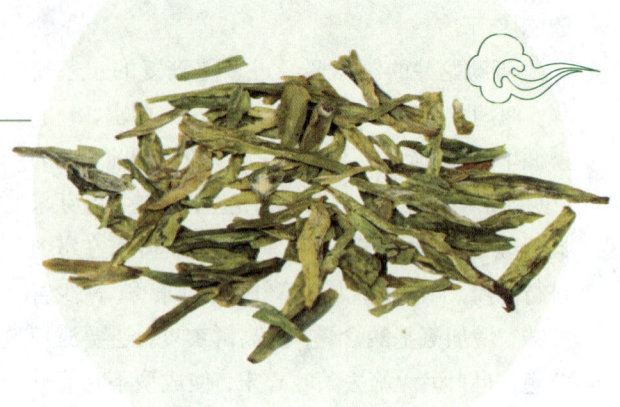

茶汤 嫩绿明亮　　叶底 嫩绿匀整

🍵 茶叶介绍

龙井茶是我国著名绿茶，位列中国十大名茶之首。龙井茶产区由原先的浙江杭州西湖一带，已逐渐扩展至钱塘江流域、越州区域，除西湖产区168平方千米的茶叶叫作西湖龙井外，其他两地产的俗称为浙江龙井。浙江龙井茶为绿黄色，手感光滑，一芽一叶或二叶。

🍵 最佳产地

浙江省的钱塘江流域、越州一带。

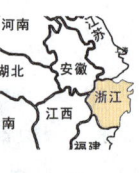

🍵 选购要点

仔细观察，能发现浙江龙井的芽头略瘦，色泽翠绿，闻起来带着一些因炒制带出的火工味。

🍵 贮藏提示

要将茶叶保存在空气相对湿度为60%左右的地方，并且严禁茶叶与异味接触。

🍵 保健功效

1.缓解疲劳：茶叶中含有的咖啡碱，能起到兴奋中枢神经的作用，帮助缓解疲劳、增进思维。

2.通便利尿：茶叶中含有的咖啡碱和茶碱，能起到利尿的作用，对于小便不利、水肿、水潴留等症状都有很好的辅助治疗作用。

🍵 茶叶特点

1. 外形：扁平光滑
2. 色泽：色泽翠绿
3. 汤色：嫩绿明亮
4. 香气：清香馥郁
5. 叶底：嫩绿匀整
6. 滋味：甘醇爽口

🍵 冲泡品饮

备具
玻璃杯或白瓷盖碗1个，浙江龙井茶约5克。

冲泡
用茶匙将浙江龙井从茶荷中拨入玻璃杯中，往玻璃杯中冲入75~85℃的水至七分满即可。

品茶
汤色嫩绿明亮，香气清香馥郁，叶底嫩绿匀整，入口后甘醇爽口。

【浙·江·绿·茶】

桂花龙井

Guihua Longjing

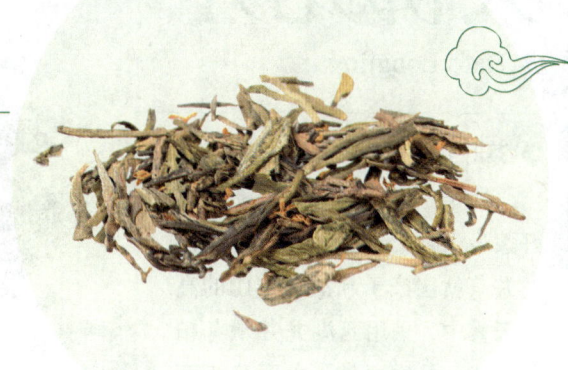

茶叶介绍

桂花龙井是"绿茶皇后"西湖龙井茶坯与杭州市花桂花窨制而成的一种名贵花茶，早在宋代便已存在。其窨制工艺包括原料配比、茶坯窨花、通花散热、筛除花渣、复烘干燥、包装贮藏六个方面的内容。桂花龙井的等级划分主要是以西湖龙井的茶坯等级为依据，一般采用特级、一级、二级的西湖龙井茶坯为主。

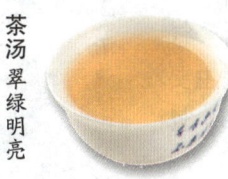

茶汤翠绿明亮

叶底成朵匀齐

最佳产地

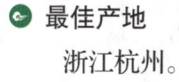

浙江杭州。

选购要点

桂花龙井的等级高低主要看所用的西湖龙井茶坯的好坏，因而选购时应以桂花为紫红色、龙井茶坯扁平光滑、色泽鲜活、匀齐洁净的，且茶叶的芽比其旁边的叶子长或者一样长的为佳品。

贮藏提示

于阴燥干凉、不受阳光直射处贮藏为宜。

保健功效

1. 除臭解毒：桂花龙井香气清新迷人，可用于排解体内毒素、消除口臭。
2. 除湿润肺：桂花龙井可除体内湿气、舒畅精神、养心润肺、平衡神经系统。

茶叶特点

1. 外形：细长片形
2. 色泽：青绿馨黄
3. 汤色：翠绿明亮
4. 香气：浓郁芬芳
5. 叶底：成朵匀齐
6. 滋味：清鲜回甜

冲泡品饮

备具
透明玻璃杯1个，桂花龙井茶4克。

冲泡
将茶叶拨入到玻璃杯中，倒入75~85℃的热水至七分满，并加盖加以闷泡。

品茶
静待数秒，茶叶徐徐伸展，汤色翠绿明亮，香气浓郁芬芳，叶底成朵匀齐，清鲜回甘。

【浙·江·绿·茶】
大佛龙井
Dafo Longjing

🍃 茶叶介绍
所谓"南方有嘉木，新昌有好茶""高山云雾出名茶"，大佛龙井茶就出产于新昌天姥山的高山云雾中，采用西湖龙井嫩芽精制而成，品质卓越。主要分为两种基本定型、具有两种不同风格的茶品，分别为绿版及黄版，区别在于成品茶的外形色泽和对香气的不同追求。新昌大佛龙井主要得益于得天独厚的自然环境，具备了茶叶典型的高山风味。

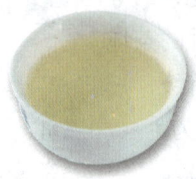
茶汤 黄绿明亮

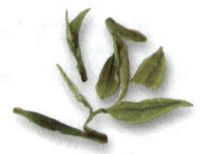
叶底 细嫩成朵

🍃 最佳产地
浙江省的新昌县。

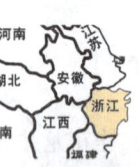

🍃 选购要点
选购大佛龙井时可以通过叶片来鉴别。大佛龙井的叶片较小，比西湖龙井产的时间稍晚一些，但味道与西湖龙井并重。

🍃 贮藏提示
大佛龙井一般需要储藏在避潮湿和异味的地方。

🍃 保健功效
1.排毒养颜：大佛龙井茶属于绿茶中的珍品，常喝可以排毒养颜、抗衰老以及防辐射。

2.兴奋作用：茶叶中的咖啡碱能够兴奋人的中枢神经系统，帮助人们振奋精神，缓解疲劳。

🍃 茶叶特点
1.外形：扁平光滑　　4.香气：略带花香
2.色泽：绿翠匀润　　5.叶底：细嫩成朵
3.汤色：黄绿明亮　　6.滋味：鲜爽甘醇

🍃 冲泡品饮

备具
大佛龙井约5克左右，玻璃杯1个。

冲泡
将绿茶小心翼翼置入玻璃杯内，倒入水温80℃的开水冲泡。

品茶
静待茶叶下沉，此刻就能够静心感受到大佛龙井茶略带花香，茶汤滋味鲜爽甘醇的特点。

【浙·江·绿·茶】

浙江碧螺春

Zhejiang Biluochun

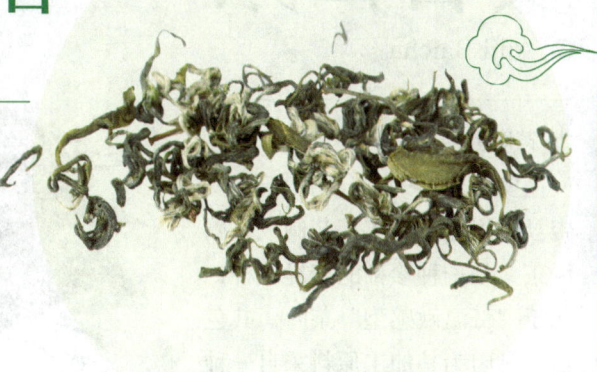

茶叶介绍

浙江碧螺春为新创名茶，是碧螺春诸多品种中的一种，创制于20世纪80年代。浙江碧螺春是选取明前采摘的一芽一叶嫩芽为原料，经过杀青、揉捻、搓团显毫、烘干等一系列工序制作而成的。从采摘到制作一整套工序要在一天内完成，而所制成的茶品更具有"清而且纯"的品质特征。

最佳产地

浙江省的丽水市。

选购要点

要选购纯天然无添加色素的浙江碧螺春，挑选时以色泽柔和自然、茶汤清澈柔和、青黄明亮者为佳，其绒毛是满皮白毫，有白色的小绒毛者为真。

贮藏提示

用保鲜纸分层紧扎，隔绝空气，置于阴凉干燥通风处。

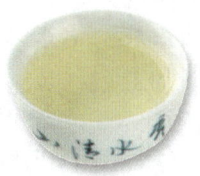

茶汤 嫩绿清澈

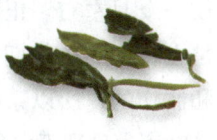

叶底 嫩绿明亮

保健功效

1.减肥作用：茶中含有多种维生素，对人体有调节脂肪代谢的作用，常饮还能帮助减肥。

2.降压作用：茶叶中含有的茶多酚和维生素C，能起到防止动脉硬化的作用，因此适合高血压、冠心病患者饮用。

茶叶特点

1.外形：条索细长
2.色泽：银白隐翠
3.汤色：嫩绿清澈
4.香气：清香淡雅
5.叶底：嫩绿明亮
6.滋味：鲜醇甘厚

冲泡品饮

备具
茶壶一个，浙江碧螺春茶6克。

冲泡
投入茶叶到茶壶中，以冷却至70℃以下的开水浸泡茶叶40秒后，继续冲水至七分满即止。

品茶
一尝二酌三回味：初尝香幽鲜雅；二酌鲜醇甘厚，舌根回味甘甜；三回味，令身心都超脱自然。

【浙·江·绿·茶】
安吉白茶
Anji Baicha

茶叶介绍
安吉白茶，产于浙江省安吉县，用绿茶加工工艺制成，属绿茶，是一种珍稀的变异茶种，属于"低温敏感型"茶叶。其色白，是因为其加工原料采自一种嫩叶全为白色的茶树。茶树产"安吉白茶"的时间很短，通常仅一个月左右。正因为安吉白茶是在特定的白化期内采摘、加工和制作的，所以茶叶经冲泡后，其叶底也呈现玉白色。

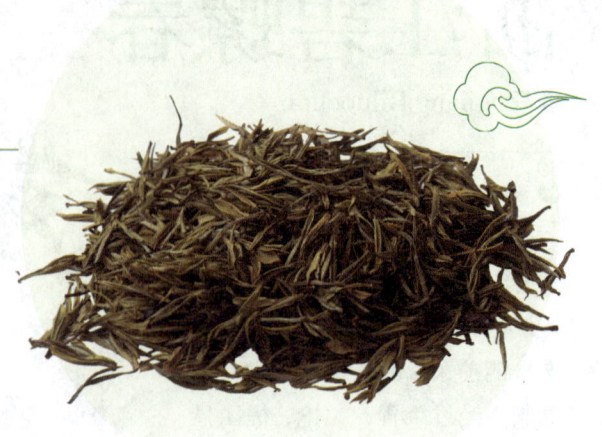

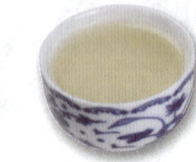
茶汤 清澈明亮

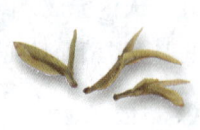
叶底 嫩绿明亮

最佳产地
浙江省安吉县。

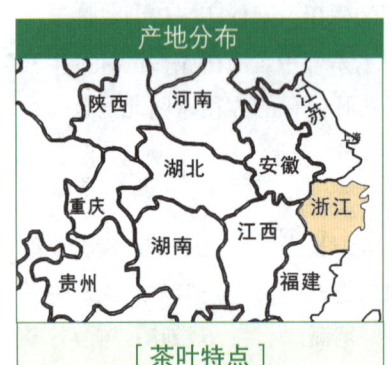
产地分布

[茶叶特点]

1. 外形：挺直略扁
2. 色泽：色泽翠绿
3. 汤色：清澈明亮
4. 香气：清香高扬
5. 叶底：嫩绿明亮
6. 滋味：滋味鲜爽

选购要点
以外形挺直略扁，色泽翠绿，白毫显露，清香高扬且持久，叶底嫩绿明亮，滋味鲜爽者为最佳品。要选择一芽二叶初展，干茶翠绿鲜活略带金黄色，香气清高鲜爽，外形细秀、匀整的优质安吉白茶。

安吉白茶色、香、味、形俱佳，在冲泡过程中必须掌握一定的技巧才能使饮品都充分领略到安吉白茶形似凤羽，叶片玉白，茎脉翠绿，鲜爽甘醇的视觉和味觉享受。

贮藏提示
密封以后储存在冰箱，且不可挤压。

保健功效
1. 防治粉刺：安吉白茶具有抗菌、消炎和减少激素活动的作用，是防治粉刺的上佳选择。
2. 护眼明目：安吉白茶中的维生素C等成

分，能降低眼睛晶体混浊度，经常饮茶，对减少眼疾、护眼明目均有积极的作用。

3.抗衰老：茶中维生素E是一种抗氧化剂，可以阻止人体中脂质的过氧化过程，因此具有抗衰老的效应。

4.护肝：茶叶中维生素K的含量每克成茶300~500国际单位，维生素K可促进肝脏合成凝血素。

制作工序

安吉白茶虽然名为白茶，实为绿茶，它是按照绿茶的加工方法制作而成。安吉白茶通常是在谷雨前后开采，采摘期只有30天左右。标准为一芽一叶，大小均匀。要求不采碎叶、不带蒂头、老叶、鱼叶。安吉白茶是以"白叶1号"茶树品种的春季白化鲜叶为原料，经过适度摊放、杀青、摊凉、初烘、复烘等工艺加工而成。

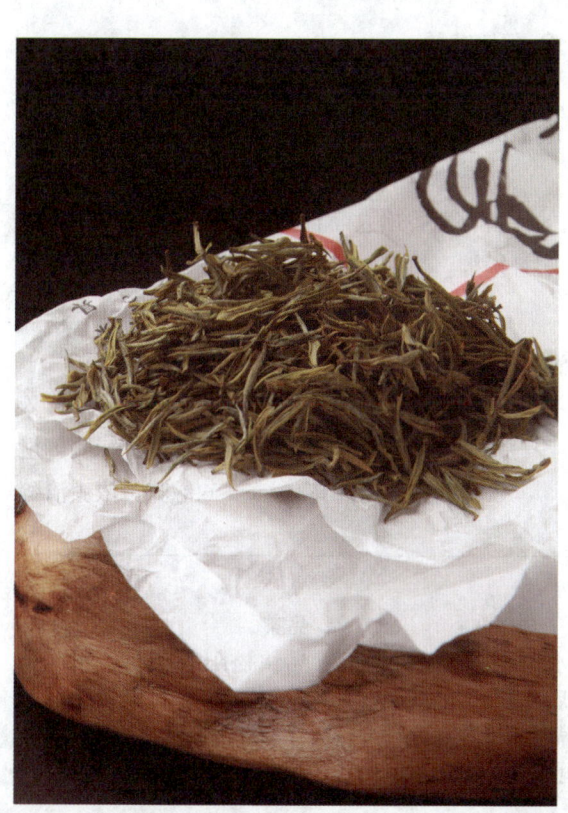

冲泡品饮

备具 透明玻璃杯1个，安吉白茶4克。

洗杯、投茶 将开水倒入玻璃杯中进行冲洗，弃水不用，将茶叶拨入玻璃杯中。

冲泡 在杯中冲入85℃左右的水，七分满即可，冲泡2~3分钟。

赏茶 冲泡后，茶叶玉白成朵，好似玉雪纷飞，叶底嫩绿明亮，芽叶朵朵可辨。

出汤 赏茶片刻后，即可出汤品饮。

品茶 安吉白茶味道鲜爽，无苦涩味，回味甘甜。

特别提醒

1.适宜高血压、高血脂、糖尿病、油腻食品食用过多者及醉酒者。

2.不适宜发热、肾功能不良、习惯性便秘、消化道溃疡、神经衰弱、失眠者，尤其是孕妇、哺乳期妇女、儿童饮用。

3.饭前饭后不能饮茶，尤其是空腹饮茶易刺激和破坏胃壁黏膜，更易引起饥饿感。

【浙·江·绿·茶】

松阳香茶

Songyang Xiangcha

🍃 茶叶介绍

松阳香茶,以香得名,以形而诱人,整个生产过程中都以"精"为主。开发于20世纪的90年代,主要以其条索细紧、色泽翠润、香高持久、滋味浓爽的独特风格为人们所喜爱。松阳香茶的炒制工艺过程包括鲜叶的摊放、杀青、揉捻和干燥四道工序。每道工序都要求精确细致,要求它的原汁原味得到保留。

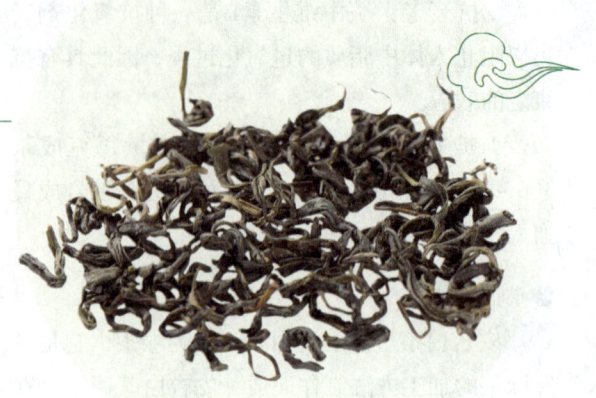

🍃 最佳产地

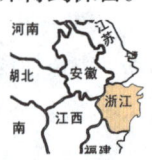

浙江省松阳县。

🍃 选购要点

要选择做工精细,而且口感上乘的松阳香茶。

🍃 贮藏提示

普遍的贮藏方式有使用塑料袋和锡箔纸贮藏的,常温下或者冷藏都可以。

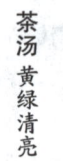
茶汤 黄绿清亮

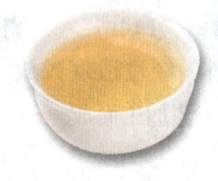

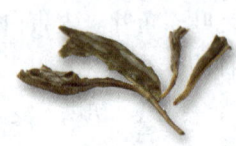
叶底 绿明匀整

🍃 保健功效

1. 促消化:茶叶中含有单宁酸,可以消化饮食后的油腻感,促进肠管消化。

2. 提神作用:松阳香茶的香气得到比较完整的保留,清香怡人而且持久,因此常饮香茶可以宁神提神。

🍃 茶叶特点

1. 外形:条索细紧
2. 色泽:色泽翠润
3. 汤色:黄绿清亮
4. 香气:清高持久
5. 叶底:绿明匀整
6. 滋味:浓爽清醇

🍃 冲泡品饮

备具	冲泡	品茶
冲泡香茶选用小型的紫砂壶为佳,能使茶叶的香气持久。	冲泡水温在90℃左右,洗茶后,再将开水缓缓冲入壶中,等待1分钟左右即可。	品饮松阳香茶时,可将香气与香茶的爽口和回甘一起尽收心底。

【浙·江·绿·茶】

千岛玉叶

Qiandao Yuye

茶叶介绍

千岛玉叶是1982年创制的名茶，原称"千岛湖龙井"。千岛玉叶月白新毫，翠绿如水，纤细幼嫩，获得了茶叶专家的一致好评。千岛玉叶制作略似西湖龙井，而又有别于西湖龙井。其所用鲜叶原料，均要求嫩匀成朵，标准为一芽一叶初展，并要求芽长于叶。

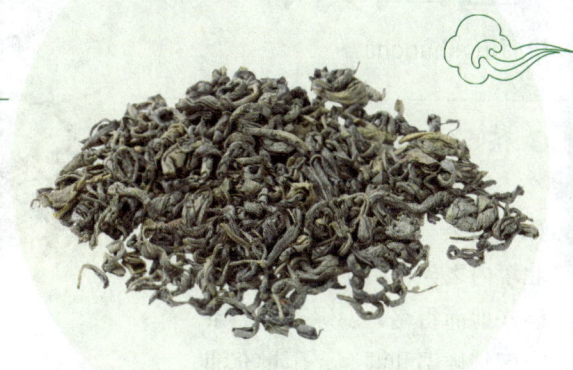

最佳产地

浙江省淳安县千岛湖畔。

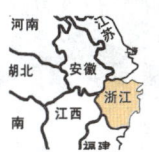

选购要点

以外形扁平挺直，绿翠显毫，内质清香持久，汤色黄绿明亮，滋味醇厚鲜爽，叶底嫩绿成朵者为最佳品。

贮藏提示

密封、干燥，且低温下冷藏最佳。

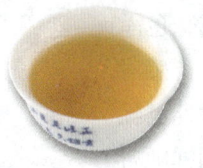

茶汤 黄绿明亮

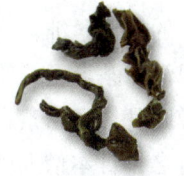

叶底 嫩绿成朵

保健功效

1. 降低胆固醇：千岛玉叶中的儿茶素能降低血液中的胆固醇。
2. 养颜护肤：长期饮用千岛玉叶，有养颜护肤的功效。

茶叶特点

1. 外形：扁平挺直
2. 色泽：绿翠露毫
3. 汤色：黄绿明亮
4. 香气：清香持久
5. 叶底：嫩绿成朵
6. 滋味：醇厚鲜爽

冲泡品饮

备具
盖碗1个，千岛玉叶3克左右。

冲泡
投入茶叶后将开水倒入盖碗中进行冲洗，弃水不用，然后投入85℃左右的水，七分满即可。

品茶
放入茶叶后，可欣赏茶叶在杯中根根直立，如舞如蹈的骄人姿态，1分钟后即可品饮。

【浙·江·绿·茶】
径山茶
Jingshancha

茶叶介绍

径山茶又名径山毛峰茶，简称径山茶。产于浙江省余杭县西北境内之天目山东北峰的径山，因产地而得名，属绿茶类名茶。产区气候温和湿润，雨量充沛，岭峰高处多雾，土质肥沃，为茶树的生长提供了良好的条件。茶叶的外形紧细，毫毛显露，色泽翠绿，茶汤呈鲜明绿色，口感清醇回甘。径山茶在唐宋时期已经有名，日本僧人南浦昭明禅师曾经在径山寺研究佛学，后来把茶籽带回日本，是当今很多日本茶叶的茶种。

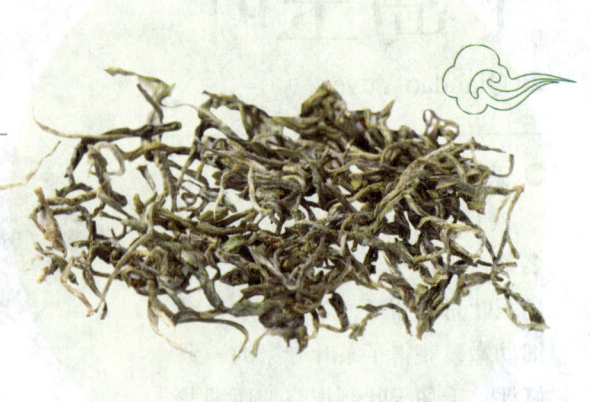

茶汤 嫩绿莹亮　　叶底 嫩匀明亮

亮者为最佳品。

最佳产地

浙江省的余杭县。

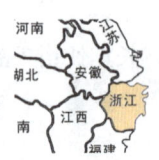

贮藏提示

密封、干燥、低温冷藏最佳。

保健功效

径山茶中的茶多酚、儿茶素等成分具有杀菌作用，能抑制血管老化，降低癌症发生率。

选购要点

条索纤细苗秀，芽锋显露，色泽翠绿，香气清幽，滋味鲜醇，汤色嫩绿莹亮，叶底嫩匀明亮者为最佳品。

茶叶特点

1. 外形：纤细苗秀
2. 色泽：翠绿油润
3. 汤色：嫩绿莹亮
4. 香气：清幽持久
5. 叶底：嫩匀明亮
6. 滋味：鲜醇爽口

冲泡品饮

备具
茶碗1个，径山茶约5克。

冲泡
将径山茶拨入茶碗中，在杯中冲入85℃左右的水，七分满即可。

品茶
1分钟后即可品饮。入口后，滋味甘醇爽口，香气清幽，回甘明显。

【浙·江·绿·茶】
惠明茶
Huimingcha

茶叶介绍
景宁惠明茶是浙江传统名茶,古称"白茶"。又称景宁惠明,简称惠明茶。产于景宁畲族自治县红垦区赤木山的惠明村。惠明茶外形细紧,稍卷曲,色绿润,具有回味甜醇、浓而不苦、滋味鲜爽、耐于冲泡、香气持久等特点,是名茶中的珍品。惠明茶的鲜叶标准以一芽二叶初展为主,采回后进行筛分,使芽叶大小、长短一致。惠明茶的加工工艺分为摊青、杀青、揉条、辉锅四道工序。

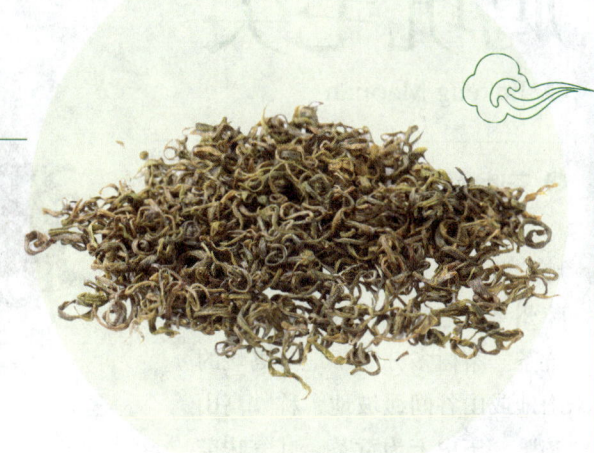

茶汤 清澈明绿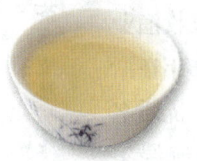

叶底 嫩绿匀整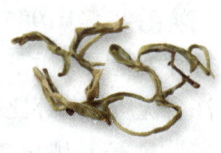

最佳产地
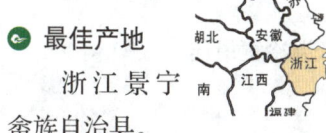
浙江景宁畲族自治县。

选购要点
以外形条索紧缩壮实,颗粒饱满,色泽翠绿光润,全芽披毫,茶味鲜爽甘醇,带有兰花香,汤色清澈明绿者为最佳品。

贮藏提示
干燥、低温冷藏,并远离有异味的东西,防止挤压。

保健功效
茶多酚可以阻断亚硝酸胺等多种致癌物质在体内合成,能直接杀伤癌细胞。

茶叶特点
1. 外形:紧缩壮实
2. 色泽:翠绿光润
3. 汤色:清澈明绿
4. 香气:清高持久
5. 叶底:嫩绿匀整
6. 滋味:鲜爽甘醇

冲泡品饮

备具
透明玻璃杯1个,惠明茶6克。

冲泡
将惠明茶轻轻拨入玻璃杯中,冲入80℃左右的开水,七分满即可。

品茶
入口后有兰花香味,有"一杯鲜,二杯浓,三杯甘又醇,四杯五杯茶韵犹存"的感觉。

【浙·江·绿·茶】

鸠坑毛尖

Jiukeng Maojian

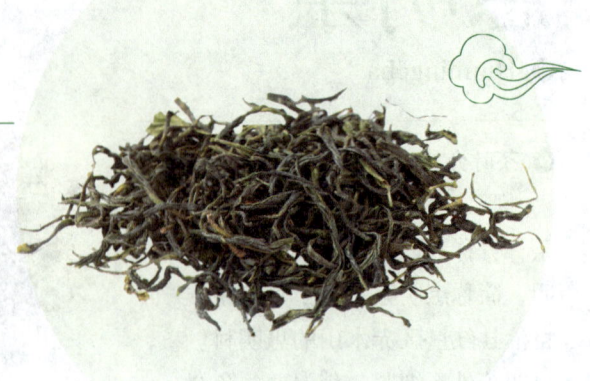

茶叶介绍

鸠坑毛尖产于浙江省淳安县鸠坑源。该县隋代为新安县，属睦州（今建德），故又称睦州鸠坑茶。茶树多分布于地势高峻的山地或山谷间缓坡地，称"高山茶"。历史上为贡茶，其气味芳香，饮之生津止渴，齿颊留香。鸠坑毛尖茶于1985年被农牧渔业部评为全国优质茶；1986年在浙江省优质名茶评比中获"优质名茶"称号。鸠坑毛尖除制绿茶外，亦为窨制花茶的上等原料，窨成的"鸠坑茉莉毛尖""茉莉雨前"均为茶中珍品。

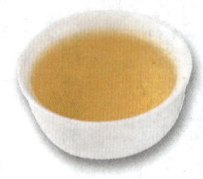 茶汤清澈明亮

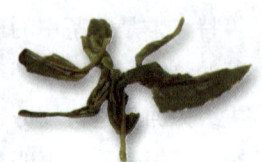 叶底黄绿嫩匀

黄绿，滋味浓厚，鲜爽耐泡者为最佳品。

最佳产地

浙江省淳安县鸠坑源。

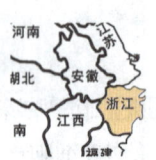

选购要点

外形硕壮挺直，色泽嫩绿，白毫显露，香气清高，隽永持久，汤色嫩黄，清澈明亮，叶底

贮藏提示

密封、干燥、低温冷藏最佳。

保健功效

鸠坑毛尖所含的抗氧化剂有助于抵抗老化。SOD（超氧化物歧化）是自由基清除剂。

茶叶特点

1. 外形：硕壮挺直
2. 色泽：色泽嫩绿
3. 汤色：清澈明亮
4. 香气：隽永清高
5. 叶底：黄绿嫩匀
6. 滋味：浓厚鲜爽

冲泡品饮

备具
透明玻璃杯或盖碗1个，鸠坑毛尖3克。

冲泡
将茶叶拨入玻璃杯中。在杯中冲入85℃左右的水，七分满即可。

品茶
入口后，茶味芬芳而带有熟栗子香，滋味鲜浓，一般五泡还有极佳的茶香味。

【浙·江·绿·茶】

雁荡毛峰

Yandang Maofeng

茶叶介绍

雁荡毛峰，又称雁荡云雾，旧称"雁茗"，雁山五珍之一，产于浙江省乐清市境内的雁荡山，这里山水奇秀，天开图画，是中国名山之一。此饮品有一饮加"三闻"之说。即一闻浓香扑鼻，再闻香气芬芳，三闻茶香犹存；滋味头泡浓郁，二泡醇爽，三泡仍有感人茶韵。雁荡毛峰为雁荡地区著名的高山云雾茶，明代即列为贡茶，佳茗之声名闻遐迩。著名产茶区有龙渊背、斗蟀（室）洞及雁湖岗。

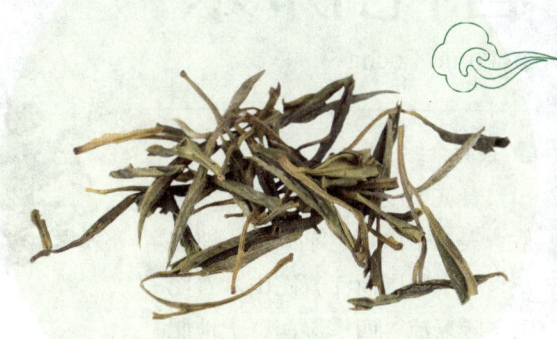

茶汤 浅绿明净

叶底 嫩匀成朵

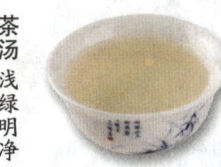

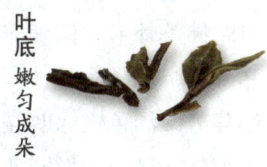

最佳产地

浙江省乐清市雁荡山。

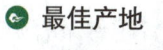
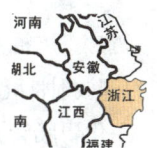

选购要点

选购时应该以色翠、香郁、味甘、形美为最佳，外形紧细卷曲，色泽绿润，汤色浅绿清莹，香气滋味清高浓醇。

贮藏提示

密封、干燥、低温冷藏最佳。

保健功效

1. 益思健脑：雁荡毛峰所含的咖啡因会让你活力十足，工作起来头脑清醒、思维活跃。
2. 抗衰老：茶多酚有生理活性，可抗衰老。

茶叶特点

1. 外形：秀长紧结
2. 色泽：色泽翠绿
3. 汤色：浅绿明净
4. 香气：香气高雅
5. 叶底：嫩匀成朵
6. 滋味：滋味甘醇

冲泡品饮

备具
泡茶茶碗1个，雁荡毛峰5克。

冲泡
将茶叶拨入备好的茶碗中。在碗中冲入80℃左右的水，七分满即可。

品茶
片刻后即可品饮。雁荡毛峰滋味甘醇，有一种清新之感，令人回味无穷。

[浙·江·绿·茶]

普陀佛茶

Putuo Focha

🌿 茶叶介绍

普陀佛茶又称普陀山云雾茶，是中国绿茶类古茶品种之一，产于中国浙江普陀山。普陀山冬暖夏凉，四季湿润，土地肥沃，茶树大都分布在山峰向阳面和山坳避风的地方，为茶树的生长提供了十分优越的自然环境。普陀佛茶外形"似螺非螺，似眉非眉"，色泽翠绿披毫，香气馥郁芬芳，汤色嫩绿明亮，味道清醇爽口，又因其似圆非圆的外形略像蝌蚪，故亦称"凤尾茶"。

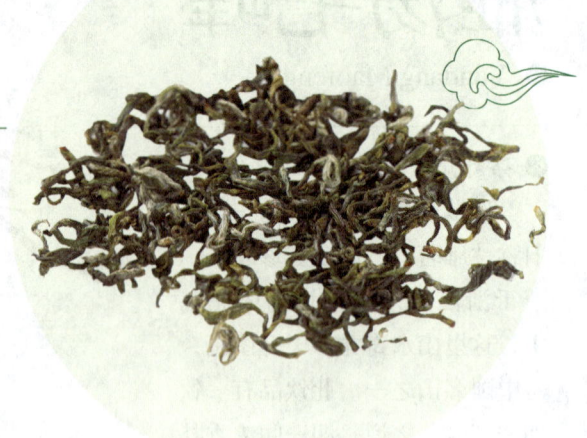

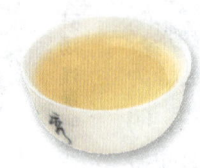
茶汤 黄绿明亮

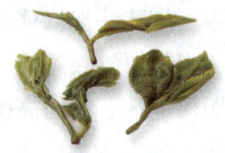
叶底 芽叶成朵

🌿 最佳产地

浙江省的普陀山。

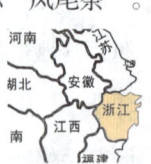

🌿 选购要点

外形紧细，卷曲呈螺状，色泽翠绿微黄，茶汤明净，香气清馥，滋味隽永，爽口宜人者为最佳品。

🌿 贮藏提示

密封、干燥、低温、避光保存。

🌿 保健功效

1. 提神醒脑、防癌、防辐射：普陀佛茶有防癌、防治坏血病和护御放射性元素等功能。

2. 消食去腻、净化胃肠管：普陀佛茶有净化人体消化器官的作用，茶叶中的黄烷醇可使人体消化道松弛，净化消化道，消食去腻。

🌿 茶叶特点

1.外形：紧细卷曲	4.香气：清香高雅
2.色泽：绿润显毫	5.叶底：芽叶成朵
3.汤色：黄绿明亮	6.滋味：鲜美浓郁

🌿 冲泡品饮

备具
泡茶砂壶1个，普陀佛茶4克。

冲泡
将茶叶拨入砂壶中。然后冲入85℃左右的水，七分满即可。

品茶
片刻后即可品饮。滋味鲜美浓郁，气味清香高雅，品饮后令人神清气爽，回味无穷。

【浙·江·绿·茶】
松阳银猴
Songyang Yinhou

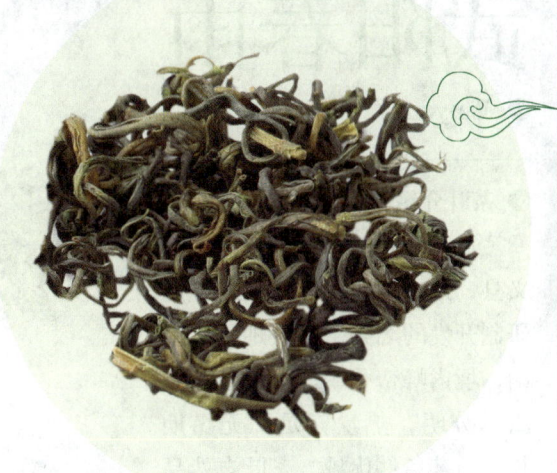

茶叶介绍
松阳银猴茶为浙江省新创制的名茶之一。因条索卷曲多毫，形似猴爪，色泽如银而得名。银猴茶采制技术精巧，开采早、采得嫩、拣得净是银猴茶的采摘特点。此茶清明前开采，谷雨时结束。采摘标准为特级茶为一芽一叶初展，1～2级茶为一芽一叶至一芽二叶初展。该茶品质优异，饮之心旷神怡，回味无穷，被誉为"茶中瑰宝"。

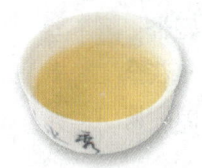

茶汤 绿明清澈

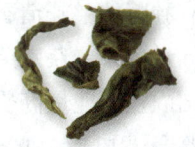

叶底 黄绿明亮

最佳产地
浙江省松阳瓯江上游的古市区。

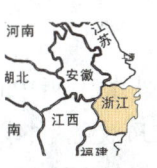

选购要点
外形似猴爪，壮实卷曲，叶底黄绿明亮，茶汤绿明清澈者为最佳品。

贮藏提示
干燥、低温冷藏，并远离有异味的东西，防止挤压。

保健功效
1. 抗菌杀菌：松阳银猴中的有益成分茶多酚有助于保护消化道，防止消化道肿瘤发生。
2. 保护口腔健康：松阳银猴漱口可预防牙龈出血和杀灭口腔细菌，保持口腔清洁。

茶叶特点
1. 外形：卷曲多毫
2. 色泽：色泽如银
3. 汤色：绿明清澈
4. 香气：香气浓郁
5. 叶底：黄绿明亮
6. 滋味：甘甜鲜爽

冲泡品饮

备具
透明玻璃杯1个，松阳银猴3克。

冲泡
将茶叶拨入玻璃杯中。在杯中冲入75～85℃的水，七分满即可。

品茶
1分钟后即可品饮。入口后，香气浓郁，滋味甘甜鲜爽。

【浙·江·绿·茶】

武阳春雨

Wuyang Chunyu

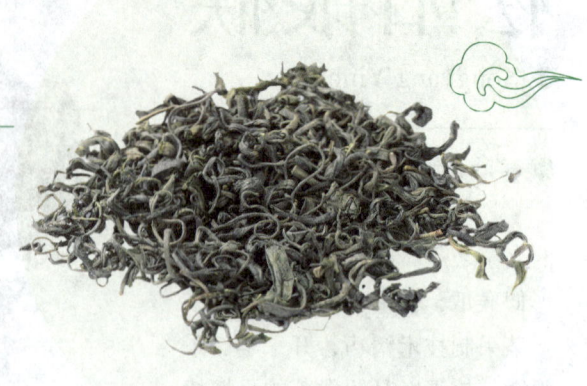

茶叶介绍

武阳春雨茶产于浙江省武义县，是1994年由武义县农业局研制开发的名茶。武义地处浙中南，境内峰峦叠翠，环境清幽，四季分明，热量充足，无霜期长，植茶条件优越，茶叶自然品质"色、香、味、形"独特，具有独特的兰花清香，享有盛誉。问世以来屡获殊荣，1999年获全国农业行业最高奖99中国国际博览会"中国名牌产品"。

茶汤清澈明亮　叶底叶底嫩绿

最佳产地

浙江省的武义县。

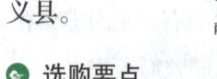

选购要点

形似松针丝雨，色泽嫩绿稍黄，香气清高幽远，滋味甘醇鲜爽者为最佳品。

贮藏提示

密封、干燥、低温冷藏最佳。

保健功效

1. 美白及防紫外线：茶叶中的儿茶素类物质能预防UV-B（中波红斑效应紫外线）引发的皮肤癌。

2. 有助于抑制心血管疾病：茶多酚中的儿茶素ECG和EGC及其氧化产物茶黄素等，能使形成血凝黏度增强的纤维蛋白原降低。

茶叶特点

1. 外形：形似松针
2. 色泽：嫩绿稍黄
3. 汤色：清澈明亮
4. 香气：清高幽远
5. 叶底：叶底嫩绿
6. 滋味：甘醇鲜爽

冲泡品饮

备具
泡茶的盖碗1个，武阳春雨5克。

冲泡
将茶叶拨入盖碗中。在杯中冲入80℃左右的水，七分满即可。

品茶
3分钟后即可品饮。入口后，香气清高幽远，滋味甘醇鲜爽，有独特的兰花香气。

【浙·江·绿·茶】
顾渚紫笋
Guzhu Zisun

茶叶介绍
顾渚紫笋茶亦称湖州紫笋、长兴紫笋，是浙江传统名茶，早在1200多年前已负盛名。由于制茶工艺精湛，茶芽细嫩，色泽带紫，其形如笋，故此得名为"紫笋茶"，早在唐代便被茶圣陆羽论为"茶中第一"。该茶有"青翠芳馨，嗅之醉人，啜之赏心"之誉。每年清明节前至谷雨期间，采摘一芽一叶或一芽二叶初展。其制作程序，经摊青、杀青、理条、摊凉、初烘、复烘等工序制成。

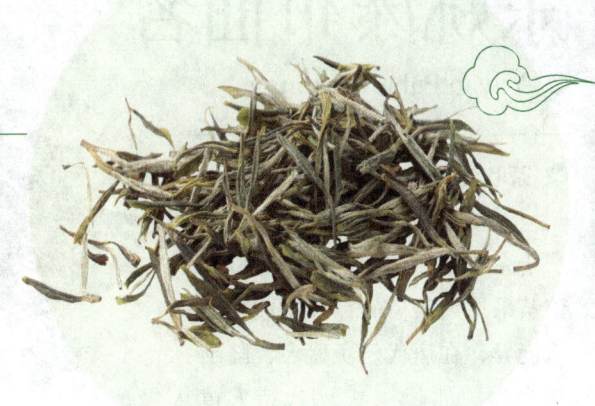

茶汤 清澈明亮

叶底 细嫩成朵

亮，叶底细嫩成朵者为最佳品。

最佳产地
浙江省湖州市长兴县水口乡顾渚山。

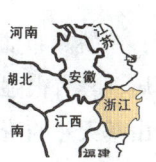

选购要点
外形紧洁，完整而灵秀，色泽翠绿，银毫明显，香蕴兰蕙之清，味甘醇而鲜爽，茶汤清澈明

贮藏提示
密封，储于冰箱，并保证茶叶干燥无异味。

保健功效
顾渚紫笋茶叶中含有的儿茶素能抑制人体致病菌增生。

茶叶特点
1. 外形：外形紧洁
2. 色泽：色泽翠绿
3. 汤色：清澈明亮
4. 香气：香气馥郁
5. 叶底：细嫩成朵
6. 滋味：甘醇鲜爽

冲泡品饮

备具
透明玻璃杯1个，顾渚紫笋茶4克。

冲泡
将茶叶拨入玻璃杯中，在杯中冲入85℃左右的水，静待3分钟。

品茶
入口后，茶味鲜醇，回味甘甜，有一种沁人心脾的优雅感觉。

【浙·江·绿·茶】
余姚瀑布仙茗
Yuyao Pubu Xianming

茶叶介绍

余姚瀑布仙茗茶属绿茶类，产于余姚市四明山区的瀑布岭。该茶采用大茶树的芽叶制成，品质优异，在唐代已负盛名，陆羽誉之为"仙茗"。明代诗人黄宗羲还写了一首名为《余姚瀑布茶》的诗，"炒青已到更阑后，犹试新分瀑布泉"，就是其中的名句。道士山在瀑布岭山腰，海拔400多米，茶园四周树竹茂盛，溪流交错，茶树常年沉浴在云蒸霞蔚之中，形成特有的天然品质。1980年荣获"浙江省一类名茶称号"。

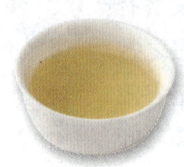
茶汤绿而明亮

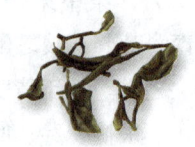
叶底嫩匀成朵

最佳产地

浙江余姚市四明山区瀑布岭。

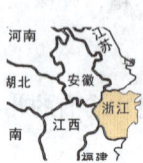

选购要点

外形紧密，苗秀略扁，色泽绿润，香气清鲜，滋味鲜醇，汤色绿而明亮，叶底嫩匀成朵者为最佳。

贮藏提示

密封、干燥、低温冷藏最佳。

保健功效

驻颜、抗衰老：余姚瀑布仙茗茶里边含有一种名叫茶多酚的物质，具有很强的生理活性和抗氧化性，是人体自由基天然的清除剂，经常饮用有美颜抗衰老功效。

茶叶特点

1. 外形：苗秀略扁
2. 色泽：色泽绿润
3. 汤色：绿而明亮
4. 香气：香气清鲜
5. 叶底：嫩匀成朵
6. 滋味：滋味鲜醇

冲泡品饮

备具	冲泡	品茶
透明玻璃杯1个，余姚瀑布仙茗茶3克。	将茶叶拨入玻璃杯中，在杯中冲入85℃左右的水，七分满即可。	入口后香气清新，滋味鲜醇，令人回味无穷。

【浙·江·绿·茶】

羊岩勾青

Yangyan Gouqing

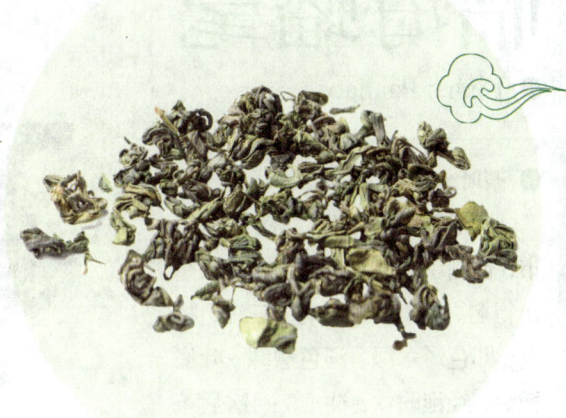

🍃 茶叶介绍

　　羊岩勾青茶是台州名茶，味道尤甚龙井茶。制作羊岩勾青的茶树为当地群体良种，采摘鲜叶嫩度以一芽一叶开展为主，采后经摊放、杀青、揉捻、炒小锅、炒对锅等工序。成茶外形呈腰圆，色泽翠绿，汤色黄绿明亮，香味醇厚，较耐冲泡。产量较多，市场占有量大，信誉良好，是群众喜爱的一种中高档名优绿茶。所含氨基酸、儿茶素、叶绿素、维生素C等，有益健康。

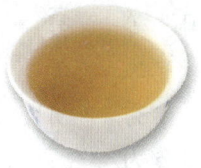
茶汤 清澈明亮

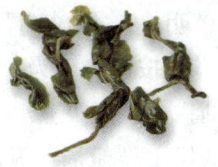
叶底 细嫩成朵

🍃 最佳产地

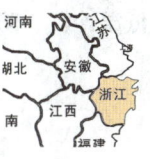

　　浙江省临海市河头镇羊岩山茶场。

🍃 选购要点

　　形状勾曲，条索紧实，色泽翠绿鲜嫩，汤色清澈明亮，叶底细嫩成朵，香高持久，滋味醇爽者为最佳品。

🍃 贮藏提示

　　密封、干燥、低温冷藏最佳。

🍃 保健功效

　　消脂、助消化：茶中的咖啡碱能提高胃液的分泌量，可以帮助消化，增强分解脂肪的能力。

🍃 茶叶特点

1. 外形：形状勾曲
2. 色泽：翠绿鲜嫩
3. 汤色：清澈明亮
4. 香气：香高持久
5. 叶底：细嫩成朵
6. 滋味：滋味醇爽

🍃 冲泡品饮

备具	冲泡	品茶
茶碗1个，羊岩勾青茶6克。	将茶叶拨入茶碗中。然后冲入80℃左右的水即可。	冲泡后茶香香高持久，显嫩栗香，滋味醇爽，口感佳。

【浙·江·绿·茶】

临海蟠毫

Linhai Panhao

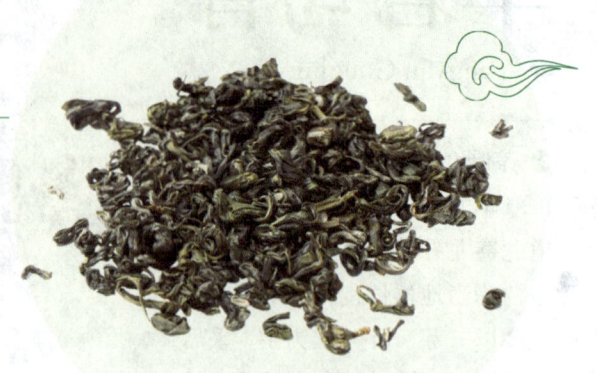

茶叶介绍

临海蟠毫茶产自浙江省临海市，创制于1981年，因其蟠曲显毫而得名。临海蟠毫具有"三绿"特色，即色泽翠绿、汤色碧绿、叶底嫩绿，经泡耐饮，冲泡3~4次后茶味犹存。临海蟠毫品类繁多，按采制季节迟早可分为"雷鸣"、"明前"、"清明"、"谷雨"等茶，按形状分为"雀舌"、"凤眉"（或凤眼）、"珍眉"、"秀眉"、"蛾眉"等，按标号分为"天上丁"、"一生春"、"七杯茶"（或碗茶）等。

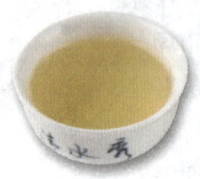

茶汤 清澈明亮

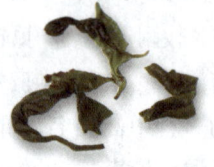

叶底 嫩绿成朵

最佳产地

浙江省的临海市。

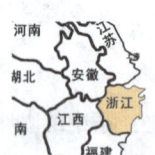

选购要点

外形条索紧细、匀整、翠绿，锋苗挺秀，茸毛特多，香似珠兰，清雅持久，滋味浓厚回甘，汤色清澈明亮者为最佳品。

贮藏提示

密封、干燥、低温冷藏，防止异味侵入，以免破坏茶叶的原味。

保健功效

防癌抗癌：临海蟠毫茶含有茶多酚，具有抗氧化作用，可抑制促癌物质和癌细胞的生长。

茶叶特点

1. 外形：条索紧细
2. 色泽：色泽翠绿
3. 汤色：清澈明亮
4. 香气：清雅持久
5. 叶底：嫩绿成朵
6. 滋味：浓厚回甘

冲泡品饮

备具
透明玻璃杯1个，临海蟠毫3克。

冲泡
温杯之后，将茶叶轻轻拨入玻璃杯中。在杯中冲入85℃左右的水即可。

品茶
冲泡后，香气鲜嫩持久香，入口后滋味浓厚回甘，犹如新鲜橄榄。幽香四溢，齿颊留香。

【浙·江·绿·茶】

泰顺三杯香

Taishun Sanbeixiang

茶叶介绍

泰顺三杯香产于浙江泰顺县——浙江省最南端和福建省福鼎市交界处。它以香高味醇、冲泡三次后仍有余香而得名，属于炒青绿茶。品质以春茶为优，秋茶居中，夏茶居次。三杯香的采摘标准是一芽二叶。近年来，由于制茶工艺的改进，三杯香的清香更比名眉持久，因而连续多次荣获省级名茶奖，被列为浙江省优质地方名茶。制法基本上与炒青绿茶相似，即经杀青、揉捻、粉焙、炒二青、整形等工序精制而成。

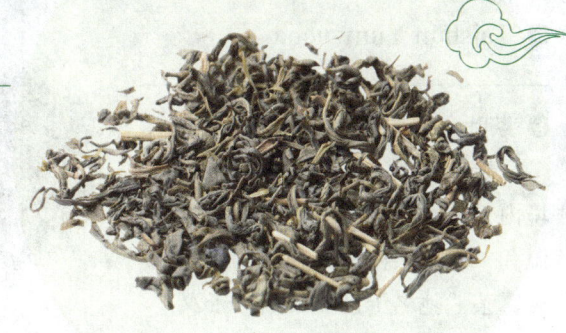

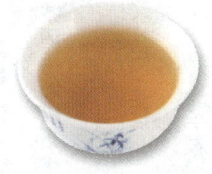

茶汤 清澈明亮

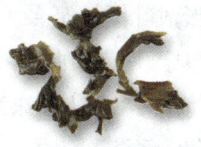

叶底 嫩匀鲜活

最佳产地

浙江省的泰顺县。

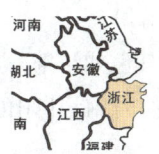

选购要点

外形细紧苗直，大小均匀，滋味浓醇，回味甘甜，汤色清澈明亮，叶底嫩匀黄绿者为最佳品。

贮藏提示

密封后储于冰箱，保证茶叶干燥无异味。

保健功效

抗菌消毒、防辐射：茶多酚是水溶性物质，能清除面部油腻、收敛毛孔、消毒灭菌、抗皮肤老化、减少紫外线辐射对皮肤的损伤等功效。

茶叶特点

1. 外形：细紧苗直
2. 色泽：油润黄绿
3. 汤色：清澈明亮
4. 香气：清香持久
5. 叶底：嫩匀鲜活
6. 滋味：浓醇清爽

冲泡品饮

备具
盖碗1个，泰顺三杯香4克。

冲泡
将茶叶拨入盖碗中。往盖碗冲入85℃左右的水即可。

品茶
1分钟后即可品饮。入口后，香气清高，有清爽怡人的绿豆清香，口感回味悠长。

【浙·江·绿·茶】
泰顺云雾茶
Taishun Yunwucha

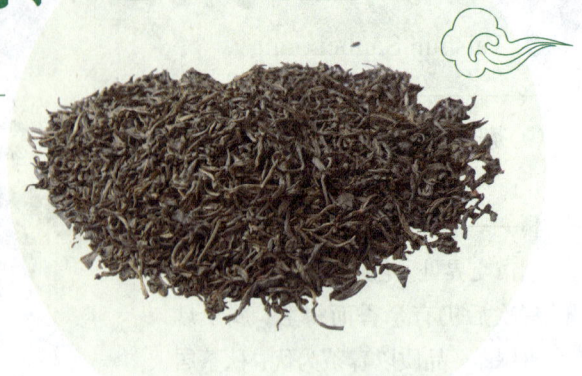

茶叶介绍

泰顺云雾茶产于泰顺县，境内云雾弥漫，雨量充沛，气候温和，产茶条件得天独厚，素以云雾茶"驰名于世"，始产于汉代，宋代列为"贡茶"。泰顺云雾茶由于受高山凉爽多雾的气候及日光直射时间短等条件影响，形成叶厚、毫多、醇甘耐泡，含单宁、芳香油类和维生素较多等特点，且以"味醇、色秀、香馨、汤清"而久负盛名。

最佳产地

浙江省泰顺县。

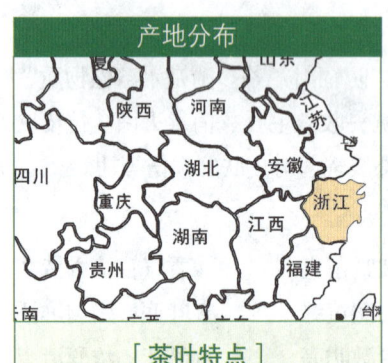

茶叶特点

1. 外形：条索紧细
2. 色泽：嫩绿油润
3. 汤色：清澈明亮
4. 香气：清香持久
5. 叶底：黄绿嫩匀
6. 滋味：浓醇味甘

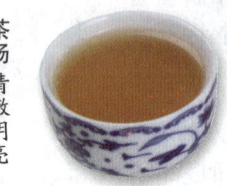

茶汤 清澈明亮　　叶底 黄绿嫩匀

泰顺云雾茶具备了所有高山茶甘、醇、香、甜的特征，同时它比一般高山茶回甘更长，更加耐泡，茶性更加温和。

仔细品尝，其色如沱茶，却比沱茶清淡，宛若碧玉盛于碗中。若用幕阜山的山泉沏茶焙茗，就更加香醇可口。

选购要点

以外形条索紧细，色泽嫩绿油润，汤色清澈明亮，清香持久，滋味浓醇味甘，叶底黄绿嫩匀者为佳。

贮藏提示

密封、干燥、低温冷藏于冰箱内。

保健功效

1. 醒脑提神：泰顺云雾茶中的咖啡碱能促使人体中枢神经兴奋，增强大脑皮质的兴奋过程，起到提神益思、清心醒脑的效果。
2. 减肥消脂：茶叶中的生物碱，与人体内磷酸等结合形成核苷酸，核苷酸可以对氮化合物进行分解、转化，达到减肥消脂的功效。

3.利尿解乏：泰顺云雾茶中的咖啡碱可刺激肾脏，促使尿液迅速排出体外，提高肾脏的滤出率，减少有害物质在肾脏中的滞留时间。咖啡碱还可排除尿液中的过量乳酸，有助于使人体尽快消除疲劳。

制作工序

泰顺县主产绿茶，茶叶受云雾滋润，集天地精华，香高味醇，久负盛名，具有鲜明的高山云雾茶之风韵。泰顺云雾茶属于炒青绿茶之列，炒青绿茶因干燥方式采用炒干而得名。炒青绿茶初制工序有：鲜叶、杀青、揉捻、炒干。干燥方法和烘青绿茶相异，不是烘干而是炒干。炒干是形成炒青绿茶特有的形状、色泽、香味的关键工序。

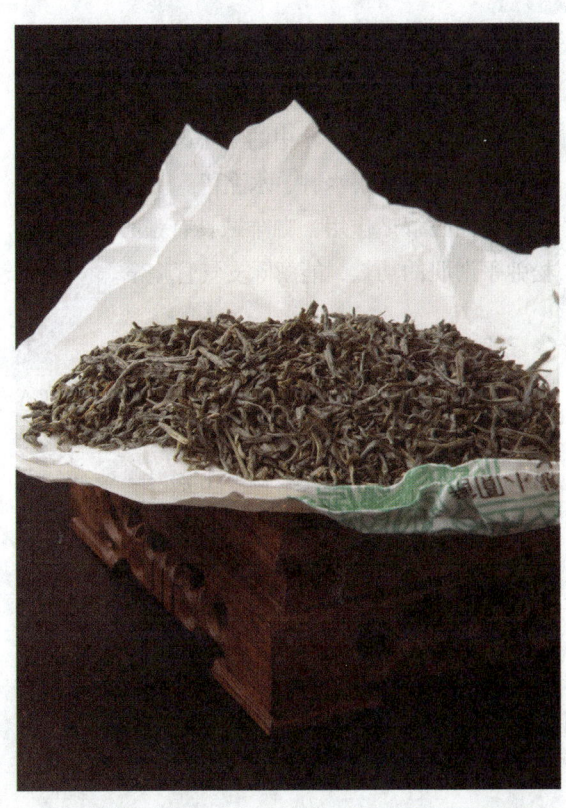

冲泡品饮

备具 玻璃杯1个，茶匙、茶荷等，泰顺云雾茶4克。

洗杯、投茶 将热水倒入玻璃杯中进行温杯，而后弃水不用，再冲入85℃左右的水至玻璃杯七分满即可。

冲泡 用茶匙将茶叶从茶荷中拨入玻璃杯中。

赏茶 放入茶叶后，用开水冲泡，只见茶叶徐徐伸展，汤色清澈明亮，香气清香持久，叶底黄绿嫩匀。

出汤 片刻后即可出汤品饮。

品茶 入口后滋味浓醇，味甘，清香持久。

特别提醒

1.泰顺云雾茶在饮用时无须洗茶。

2.最好采用晶莹剔透的水晶茶具来沏泡它，因为这样可以看到泰顺云雾茶遇开水后的舒展过程。

3.建议冲泡3~5次，冲泡次数少容易浪费，次数过多又影响茶味。

【浙·江·绿·茶】

开化龙顶

Kaihua Longding

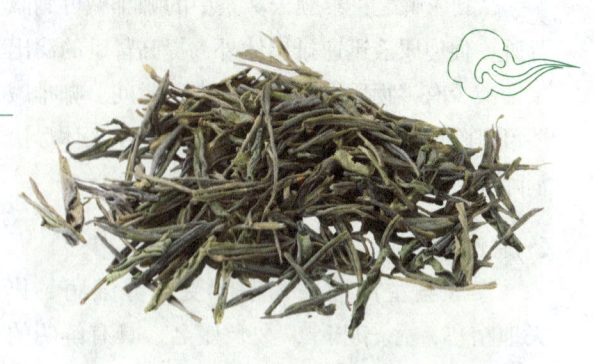

茶叶介绍

开化龙顶茶产于浙江开化县齐溪乡白云山。该茶采于清明、谷雨间，选取茶树上长势旺盛健壮枝梢上的一芽一叶或一芽二叶初展为原料。开化龙顶茶炒制工艺分杀青、揉捻、初烘、理条、烘干等五道工序。开化龙顶茶为中国的名茶新秀。1985年在浙江省名茶评比中，荣获食品工业协会颁发的名茶荣誉证书，同年被评为"全国名茶"之一。

最佳产地

浙江开化县齐溪乡白云山。

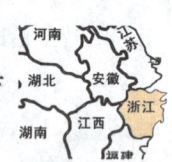

选购要点

外形紧直苗秀，身披银毫，色泽绿翠，香气清高持久，并伴有幽兰清香，滋味浓醇鲜爽，汤色嫩绿清澈，叶底嫩匀成朵者为最佳品。

贮藏提示

密封以后储存在冰箱，并保证茶叶干燥无异味。

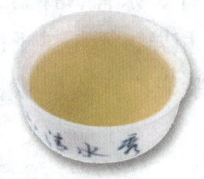

茶汤 嫩绿清澈

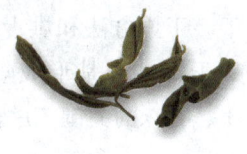

叶底 嫩匀成朵

保健功效

1.利尿消肿：茶叶中的咖啡碱和茶碱具有利尿作用，用于缓解水肿、水潴留。

2.强心解痉作用：咖啡碱具有强心、解痉、松弛平滑肌的功效，能解除支气管痉挛。

茶叶特点

1.外形：紧直苗秀　　4.香气：清幽持久
2.色泽：色泽绿翠　　5.叶底：嫩匀成朵
3.汤色：嫩绿清澈　　6.滋味：浓醇鲜爽

冲泡品饮

备具
品茗盖碗1个，开化龙顶茶4克。

冲泡
将茶叶拨入盖碗中。往盖碗中冲入80℃左右的水，七分满即可。

品茶
入口后，香气扑鼻馥郁持久，分别有板栗香和兰花香，以兰花香为上品。

【浙·江·绿·茶】

平水珠茶

Pingshui Zhucha

茶叶介绍

平水珠茶，也称圆茶，是浙江独有的传统名茶，素以形似珍珠、色泽绿润、香高味醇的特有风韵而著称于世，其中尤以"天坛""骆驼"牌特级珠茶为佼佼者。冲后的茶汤香高味浓，经久耐泡。1984年9月，在西班牙马德里举行的第二十三届世界优质食品评选会上，特级珠茶荣获金质奖。此前，在1981年获国家优质产品银质奖。

最佳产地

浙江绍兴。

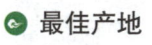

选购要点

外形圆紧，呈颗粒状，色泽绿润，身骨重实，宛如珍珠者为最佳品。

贮藏提示

低温、干燥、避光、密闭储藏，且不可挤压。

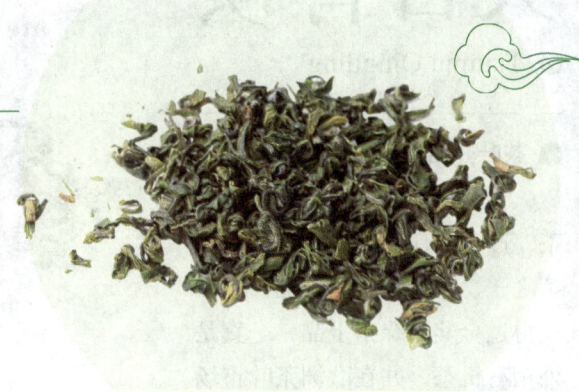

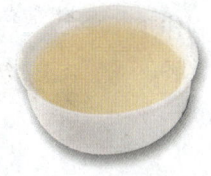

茶汤 清澈明亮

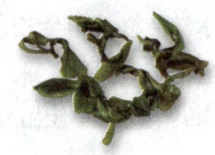

叶底 芽嫩明亮

保健功效

1. 抑制心血管疾病：平水珠茶中的黄酮醇类具有抗氧化作用，可以有效防止血液凝块，血小板成团，减少血液系统发生病变。

2. 排毒瘦身：平水珠茶中的茶碱和咖啡因可以有效减少人体内脂肪的堆积。

茶叶特点

1. 外形：宛如珍珠
2. 色泽：墨绿光润
3. 汤色：清澈明亮
4. 香气：浓郁持久
5. 叶底：芽嫩明亮
6. 滋味：醇厚爽口

冲泡品饮

备具
玻璃杯或盖碗1个，平水珠茶5克。

冲泡
放入茶叶后，冲入80℃左右的水至玻璃杯七分满即可。

品茶
3分钟后即可品饮。冲泡后香气高而持久，汤色明亮。入口后醇厚爽口，香高味浓。

【浙·江·绿·茶】

天目青顶

Tianmu Qingding

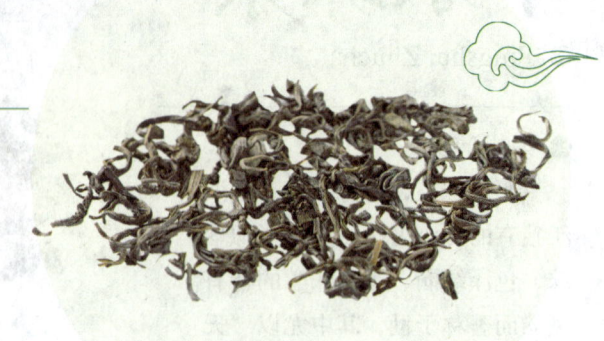

茶叶介绍

天目青顶，又称天目云雾茶，产于浙江天目山，为历史名茶之一，也是在国际商品评比中获得过金奖的绿茶上品，一直是外销有机茶，并在欧洲茶叶市场有较高知名度。天目山古木参天，山峰灵秀，终年云雾缭绕，非常适合茶树生长。该茶制作工艺精细，原料上乘，是色、香、味俱全的茶中佳品。

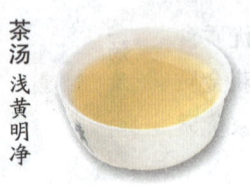

茶汤浅黄明净

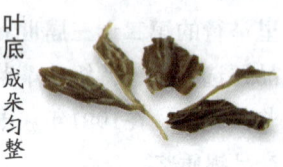

叶底成朵匀整

最佳产地

浙江省临安天目山。

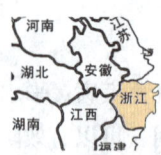

选购要点

以外形紧结挺直成条，叶质肥厚，芽毫显露，色泽深绿，滋味鲜醇爽口，清香持久，汤色清澈明净，芽叶朵朵可辨者为佳。

贮藏提示

密封、干燥储存于冰箱内，并远离异味，以免破坏茶味。

保健功效

1. 护齿健齿：茶，可抑制人体钙质的减少，这对预防龋齿、护齿、坚齿，都是有益的。
2. 护眼明目：茶中的维生素C等成分，能降低眼睛晶体混浊度，经常饮茶，对减少眼疾、护眼明目均有积极的作用。

茶叶特点

1. 外形：挺直成条
2. 色泽：翠绿油润
3. 汤色：浅黄明净
4. 香气：清香持久
5. 叶底：成朵匀整
6. 滋味：鲜醇爽口

冲泡品饮

备具
玻璃杯1个，天目青顶茶叶3克。

冲泡
将茶叶放入玻璃杯后，冲入80℃左右的水，使茶叶上下翻滚。

品茶
2分钟后即可品饮。入口后滋味鲜醇爽口。连泡3次，色、香、味犹存。

【浙·江·绿·茶】

江山绿牡丹

Jiangshan Lümudan

茶叶介绍

江山绿牡丹产于江山市境内仙霞岭北麓。那一带山高雾重，漫射光多，雨量充沛，土壤肥沃，有机质含量丰富，适宜茶树生长。茶树芽叶萌发早，芽肥叶厚，持嫩性强，一般于清明前后采摘一芽一、二叶初展。以传统工艺制作，经摊放、炒青、轻揉、理条、轻复揉、初烘、复烘等工序。始制于唐代，北宋文豪苏东坡誉之为"奇茗"，明代列为御茶。

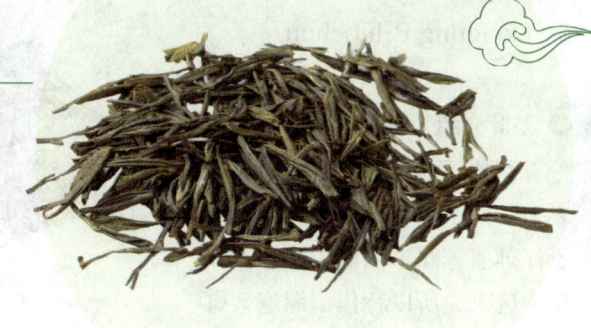

茶汤 碧绿清澈

叶底 嫩绿明亮

最佳产地

浙江省江山市裴家地、龙井。

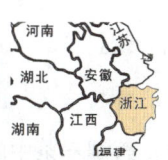

选购要点

条直形状自然，白毫显露，色泽翠绿诱人，香气清高，滋味鲜醇爽口，汤色碧绿清澈，芽叶朵朵分明，叶色嫩绿明亮者为最佳品。

贮藏提示

密封、干燥、低温冷藏，防止异味侵入，以免破坏茶叶的原味。

保健功效

健齿护齿：江山绿牡丹含有氟，茶中儿茶素有抑制生龋菌作用，有助于减少牙菌斑及牙周炎的发生。

茶叶特点

1. 外形：白毫显露
2. 色泽：色泽翠绿
3. 汤色：碧绿清澈
4. 香气：香气清高
5. 叶底：嫩绿明亮
6. 滋味：鲜醇爽口

冲泡品饮

备具
盖碗1个，江山绿牡丹5克。

冲泡
将茶叶拨入盖碗中。往盖碗冲入85℃左右的水即可。

品茶
3分钟后即可品饮。入口后香气清高，具嫩栗香，滋味鲜醇爽口。

【江·苏·绿·茶】

洞庭碧螺春

Dongting Biluochun

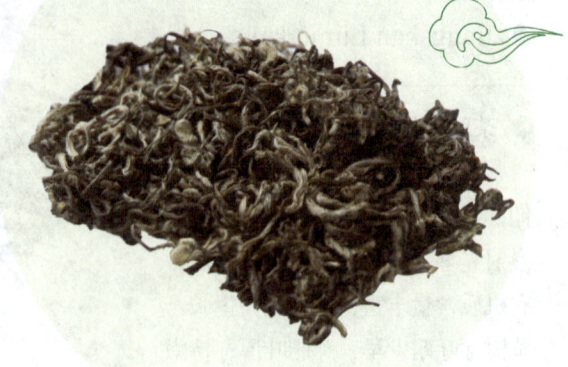

🍃 茶叶介绍

碧螺春茶是中国十大名茶之一，属于绿茶。洞庭碧螺春产于江苏省苏州市洞庭山（今苏州吴中区），所以称作"洞庭碧螺春"。据记载，碧螺春茶叶早在隋唐时期即负盛名，有千余年历史。传说清康熙皇帝南巡苏州赐名为"碧螺春"。洞庭碧螺春条索紧结，蜷曲似螺，边沿上有一层均匀的细白绒毛。"碧螺飞翠太湖美，新雨吟香云水闲"，喝一杯碧螺春，仿如品赏传说中的江南美女。

茶汤 碧绿清澈　　叶底 嫩绿明亮

🍃 最佳产地

江苏省苏州市洞庭山。

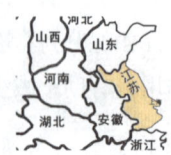

🍃 选购要点

以条索纤细，卷曲成螺，满身披毫，银白隐翠，清香淡雅，鲜醇甘厚，回味绵长，汤色碧绿清澈，叶底嫩绿明亮香者为佳。

🍃 贮藏提示

最好用铝箔袋密封，放于10℃冰箱里保存。

🍃 保健功效

1. 利尿消肿：碧螺春茶中的咖啡碱和茶碱具有利尿作用，可用于辅助治疗水肿、水潴留。
2. 减肥瘦身：咖啡碱能调节脂肪代谢，从而起消脂减肥作用。

🍃 茶叶特点

1. 外形：卷曲成螺
2. 色泽：翠绿油润
3. 汤色：碧绿清澈
4. 香气：清香淡雅
5. 叶底：嫩绿明亮
6. 滋味：鲜醇甘厚

🍃 冲泡品饮

备具	冲泡	品茶
玻璃杯或盖碗1个，碧螺春茶4克，茶匙、茶荷等。	用茶匙将茶叶从茶荷中拨入玻璃杯中，冲入80～85℃左右的水至玻璃杯七分满即可。	只见茶叶徐徐伸展，汤色碧绿清澈，清香淡雅，茶汤入口后鲜醇甘厚。

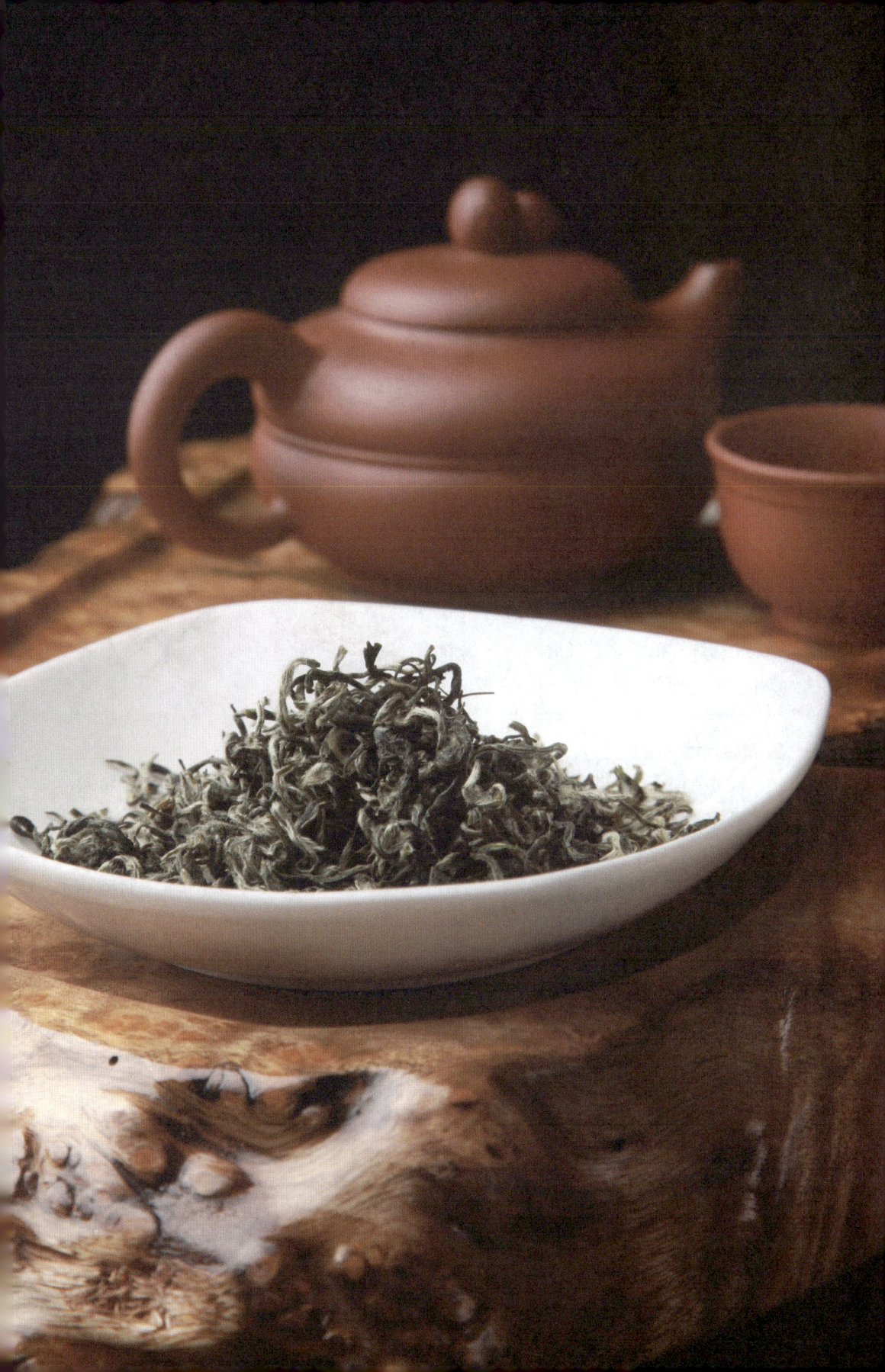

【江·苏·绿·茶】
南京雨花茶
Nanjing Yuhuacha

茶叶介绍

雨花茶是全国十大名茶之一，茶叶外形圆绿，如松针，带白毫，紧直。雨花茶因产南京雨花台而得名。雨花茶必须在谷雨前采摘，采摘下来的嫩叶要长有一芽一叶，经过杀青、揉捻、整形、烘炒四道工序，且全工序皆用手工完成。紧、直、绿、匀是雨花的茶品质特色。雨花茶冲泡后茶色碧绿、清澈，香气清幽，滋味醇厚，回味甘甜。

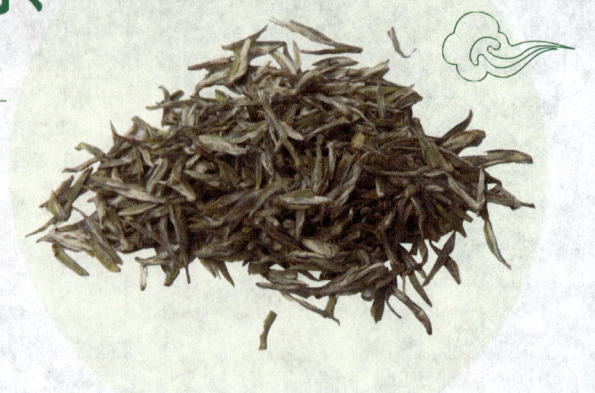

茶汤 绿而清澈　　叶底 嫩匀明亮

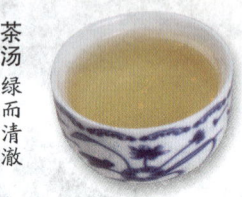

最佳产地

江苏省南京市雨花台。

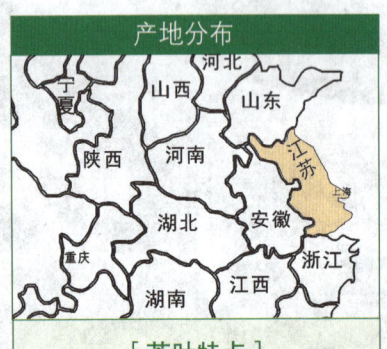

产地分布

[茶叶特点]

1. 外形：形似松针
2. 色泽：色呈墨绿
3. 汤色：绿而清澈
4. 香气：浓郁高雅
5. 叶底：嫩匀明亮
6. 滋味：鲜醇宜人

选购要点

以形似松针，条索紧直、浑圆，两端略尖，锋苗挺秀，茸毫隐露，色呈墨绿，香气浓郁高雅，滋味鲜醇，汤色绿而清澈，叶底嫩匀明亮者为佳。雨花茶共分为特级一等雨花茶、特级二等雨花茶、一级雨花茶、二级雨花茶四个等级。雨花茶采摘的鲜叶应大小匀称、整齐。不带单片叶、对夹叶、鱼叶、虫伤叶、紫叶、红芽、空心芽等。优质雨花茶应具有正常商品的外形及固有的色、香、味，无异味，无劣变。

贮藏提示

密封、干燥、低温、避光保存，不可挤压。

保健功效

1. 预防疾病：雨花茶中的儿茶素能降低血液中的胆固醇，可以降低动脉硬化发生率，抑制血小板凝集。

2.通便、助消化：雨花茶中的茶多酚可以促进胃肠蠕动，帮助消化，同时又可以通便，预防便秘。

3.防癌抗癌：雨花茶中的茶多酚、儿茶素等成分具有非常好的杀菌作用，能抑制血管老化，可以降低癌症的发生率。

制作工序

雨花茶的采摘精细，要求嫩度均匀，长度一致，采回的鲜叶在室温20℃左右的条件下进行摊放。通过摊放，散发部分水分，促使茶多酚等生化成分发生轻微的变化，从而消除成品茶的青涩味，增加鲜醇度。手工炒制雨花茶工序为杀青、揉捻、整形干燥、筛分四道。当茶叶达到细紧、浑圆、光滑、干度达九成以上时起锅。最后通过圆、抖、飘、筛，分清大小、长短、粗细、轻重。

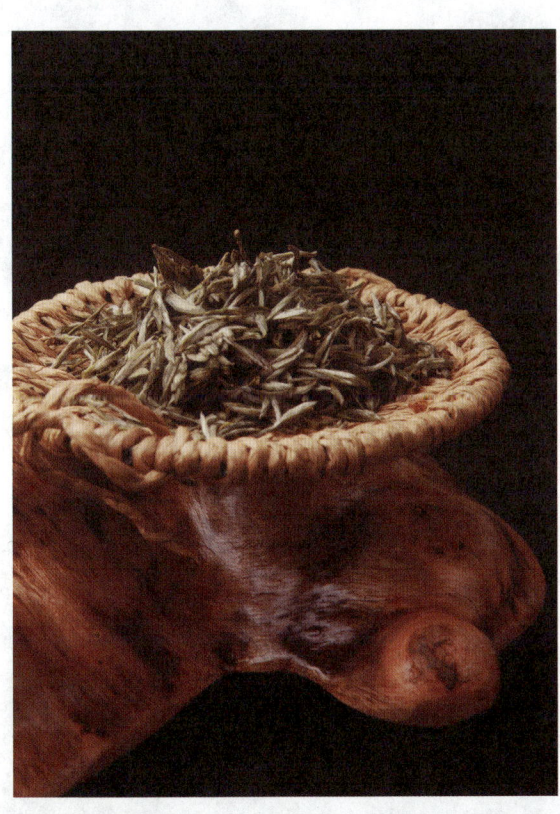

冲泡品饮

备具 玻璃杯或盖碗1个，雨花茶6克。

洗杯、投茶 将热水倒入玻璃杯中进行温杯，而后弃水不用，再后冲入80℃左右的水至玻璃杯七分满即可。

冲泡 用茶匙将茶叶从茶荷中拨入玻璃杯中。

赏茶 放入茶叶后，再用开水冲泡，只见茶叶徐徐伸展，汤色绿而清澈，香气浓郁高雅，叶底嫩匀明亮。

出汤 2分钟后即可品饮。

品茶 入口后鲜醇宜人。

特别提醒

1.水温80~90℃为宜，因为水温太烫会把雨花茶烫熟，破坏茶叶中的活性成分，叶片冲泡过后太过发黄就是泡熟的表现。

2.高等的雨花茶不用洗茶，可以直接冲泡饮用。

3.南京雨花茶性寒，体寒者不宜过多饮用。

[江·苏·绿·茶]

金坛雀舌

Jintan Queshe

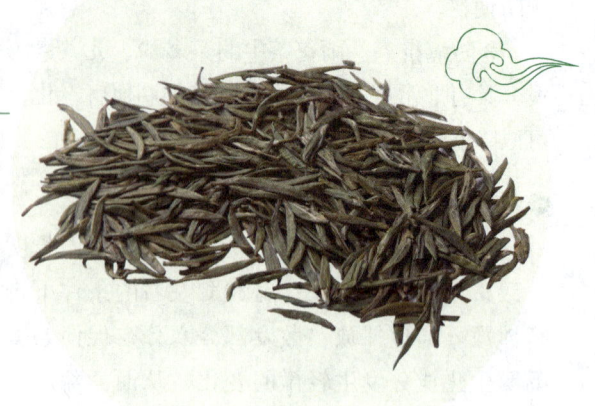

茶叶介绍

金坛雀舌产于江苏省金坛市方麓茶场，为江苏省新创制的名茶之一。属扁形炒青绿茶，以其形如雀舌而得名。且以其精巧的造型、翠绿的色泽和鲜爽的嫩香屡获好评。内含成分丰富，水浸出物茶多酚、氨基酸、咖啡碱含量较高。

最佳产地

江苏省常州金坛市。

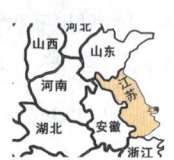

茶汤碧绿明亮

叶底嫩匀成朵

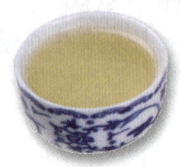

选购要点

选购时以条索匀整，状如雀舌，干茶色泽绿润，扁平挺直；冲泡后香气清高，色泽绿润，滋味鲜爽，汤色明亮，叶底嫩匀成朵明亮者为佳。

贮藏提示

干燥、低温、避光保存，存储于冰箱内更佳，且要远离异味，防止挤压。

保健功效

1.消炎止泻：茶多酚有较强的收敛作用，对病原菌、病毒有明显的抑制和杀灭作用，对消炎止泻有明显效果。

2.美容护肤：金坛雀舌的茶叶还能用于清除面部的油腻。

茶叶特点

1.外形：扁平挺直　　4.香气：嫩香清高
2.色泽：翠绿圆润　　5.叶底：嫩匀成朵
3.汤色：碧绿明亮　　6.滋味：鲜醇爽口

冲泡品饮

备具	冲泡	品茶
玻璃杯或盖碗1个，金坛雀舌3克。	放入茶叶后，冲入80℃左右的水至玻璃杯七分满即可。	2分钟后即可品饮。入口后滋味鲜醇爽口，香气清高持久。

【江·苏·绿·茶】

阳羡雪芽

Yangxian Xueya

茶叶介绍

阳羡雪芽茶，其茶名是根据苏轼"雪芽我为求阳羡"诗句而得之，是宜兴老字号名茶。阳羡雪芽采制非常重视鲜叶原料，主要是槠叶、浙农139等良种茶树上的芽苞或一芽一叶初展，采取传统工艺和现代名茶机械精制而成，以汤清、芬芳、味醇的特点而誉满全国。

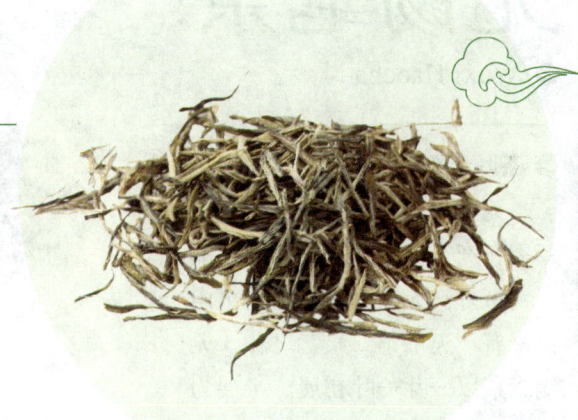

茶汤 清澈明亮

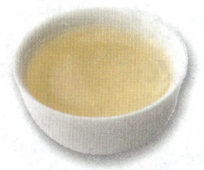

叶底 色绿黄亮

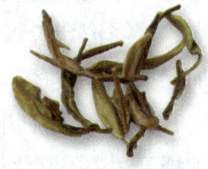

最佳产地

江苏省的宜兴市。

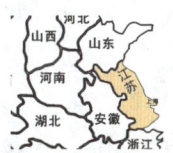

选购要点

以外形纤细挺秀，色绿润，银毫显露，香气清鲜幽雅，滋味浓厚清鲜，汤色清澈明亮，叶底幼嫩，色绿黄亮者为佳。

贮藏提示

储存于阴凉处，避光保存或者直接放入冰箱低温保存，以便更好地保持茶味。

保健功效

1. 坚固牙齿：阳羡雪芽茶叶中含氟量较高，这对预防龋齿、护齿、健齿，都是有益的。

2. 美容养颜，延年益寿：阳羡雪芽茶叶中的微量元素锰能清除氧自由基，抑制脂质过氧化，起驻颜抗衰作用。

茶叶特点

1. 外形：纤细挺秀
2. 色泽：嫩绿油润
3. 汤色：清澈明亮
4. 香气：清香幽雅
5. 叶底：色绿黄亮
6. 滋味：浓厚清鲜

冲泡品饮

备具
冲泡茶碗1个，阳羡雪芽茶5克。

冲泡
冲入80℃左右的水至茶碗中。放入茶叶后，再用少许开水冲泡。

品茶
1分钟后即可品饮。香气清香优雅，入口后浓厚清鲜。

【江·苏·绿·茶】

无锡毫茶

Wuxi Haocha

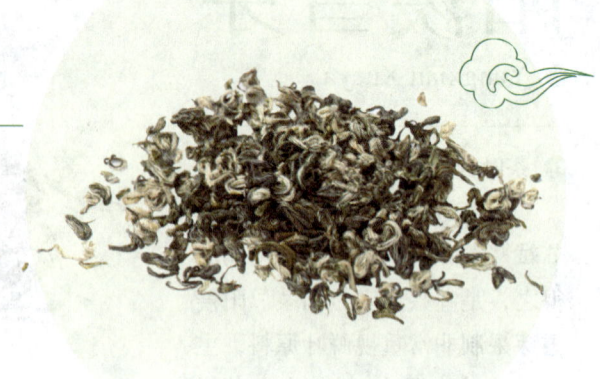

🍃 茶叶介绍

无锡毫茶是江苏名茶中的新秀，产于美丽富饶的太湖之滨无锡市郊。无锡北面惠山的惠山泉素有"天下第二泉"之称。无锡毫茶以一芽一叶初展、半展为主体，经杀青、揉捻、搓毛、干燥等工序精制而成。投放市场以来，深受消费者青睐，在历次参加名茶和优质食品评比中多次获奖，1991年在杭州国际茶文化节被授予"中国文化名茶"称号。

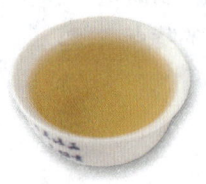
茶汤 绿而明亮

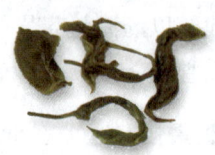
叶底 嫩绿匀齐

🍃 最佳产地

江苏省无锡市郊区。

🍃 选购要点

选购以外形肥壮卷曲，香气清高，汤色青绿而明亮者为佳。有四个级别，以"惠泉牌"最知名。

🍃 贮藏提示

密封、干燥储存于冰箱内，并远离异味，以免破坏茶味。

🍃 保健功效

1. 预防疾病：茶中的儿茶素能降低血液中的胆固醇，抑制血小板凝集，可以降低动脉硬化发生率。

2. 抗衰老：茶含有一种名叫茶多酚的物质，是人体自由基天然的清除剂，可以促使皮肤光滑细腻。

🍃 茶叶特点

1.外形：肥壮卷曲	4.香气：香气清高
2.色泽：翠绿油润	5.叶底：嫩绿匀齐
3.汤色：绿而明亮	6.滋味：鲜醇爽口

🍃 冲泡品饮

备具	冲泡	品茶
冲茶的玻璃杯1个，无锡毫茶6克。	放入茶叶后，冲入80℃左右的水至玻璃杯七分满即可。	片刻后即可品饮。入口后香高味鲜，嫩香持久。

【江·苏·绿·茶】

花果山云雾茶

Huaguoshan Yunwucha

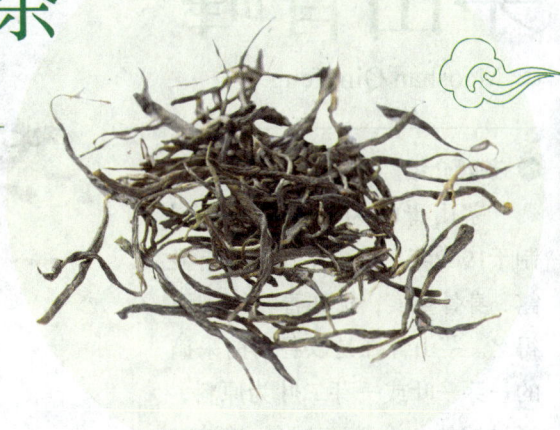

茶叶介绍

花果山云雾茶是绿茶类名茶，产于江苏省连云港市花果山。花果山云雾茶形似眉状，叶形如剪，清澈浅碧、略透粉黄，润绿显毫；冲泡后透出粉黄的色泽，条束舒展，如枝头新叶，阴阳向背，碧翠扁平，香高持久，滋味鲜浓。花果山云雾茶又因它生于高山云雾之中，纤维素较少，可以多次冲泡，啜尝品评，余味无穷。

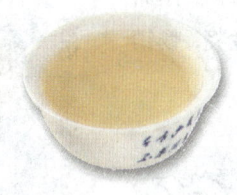

茶汤 嫩绿清澈

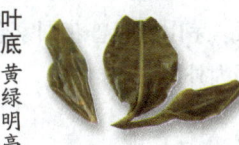

叶底 黄绿明亮

最佳产地

江苏省连云港市花果山。

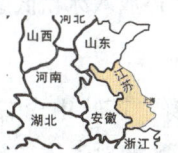

选购要点

选购时以形似眉状，叶形如剪，茶汤清澈浅碧、略透粉黄，润绿显毫者为佳。

贮藏提示

密封、干燥储存于冰箱内，并远离异味，以免破坏茶味。

保健功效

1.醒脑提神：茶中的咖啡碱能促使人体中枢神经兴奋，增强大脑皮质的兴奋过程，起到提神益思、清心醒脑的效果。

2.利尿解乏：茶中的咖啡碱可刺激肾脏，促使尿液迅速排出体外，提高肾脏的滤出率，减少有害物质对肾脏的伤害。

茶叶特点

1. 外形：条束舒展
2. 色泽：润绿显毫
3. 汤色：嫩绿清澈
4. 香气：香高持久
5. 叶底：黄绿明亮
6. 滋味：鲜浓甘醇

冲泡品饮

备具
盖碗1个，花果山云雾茶3克。

冲泡
放入茶叶后，冲入80℃左右的水至盖碗七分满即可。

品茶
2分钟后即可品饮。入口后鲜浓甘醇，香气清高持久。

【江·苏·绿·茶】

茅山青峰

Maoshan Qingfeng

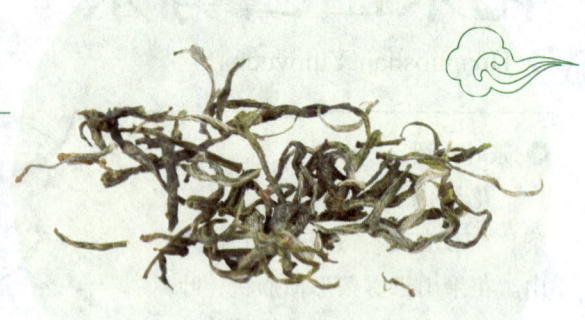

茶叶介绍

茅山青峰为新创名茶，创制于1982年，因茶叶外形锋苗显露，身骨重实，犹如青峰短剑而得名。茅山青峰是以谷雨前采摘的一芽一叶或一芽二叶为原料，经过摊放、杀青、整形、摊凉、辉锅、精制等一系列工序制作而成。茅山青峰曾获国家金奖，畅销国内外。

最佳产地

江苏省金坛市的茅麓镇茅麓茶场。

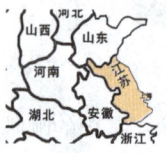

选购要点

挑选茶叶时，要以闻起来香气高爽，尝起来鲜爽醇厚，茶叶的汤色清澈明亮，而叶底嫩绿均匀者为佳。

贮藏提示

先套上两层高密度聚乙烯袋，然后扎紧，再放入冰箱低温冷藏。

茶汤 黄绿明亮

叶底 嫩绿均匀

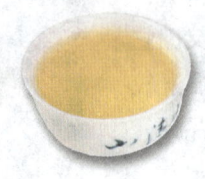

保健功效

1.减肥瘦身：茶叶中含有的咖啡碱、茶多酚、维生素C、叶酸对人体能起到调节脂肪代谢的作用，常饮还能帮助减肥。

2.降压作用：茶叶中含有的茶多酚和维生素C，能降压护肝，有防止动脉硬化的作用。

茶叶特点

1.外形：扁平挺直
2.色泽：绿润显毫
3.汤色：黄绿明亮
4.香气：清香高爽
5.叶底：嫩绿均匀
6.滋味：鲜爽醇厚

冲泡品饮

备具	冲泡	品茶
玻璃杯1个，茅山青峰茶6克。	放入茶叶后，冲入85℃左右的水至玻璃杯七分满即可。	1分钟后即可品饮。入口后鲜爽醇厚，回味悠长。

【江·苏·绿·茶】
太湖翠竹
Taihu Cuizhu

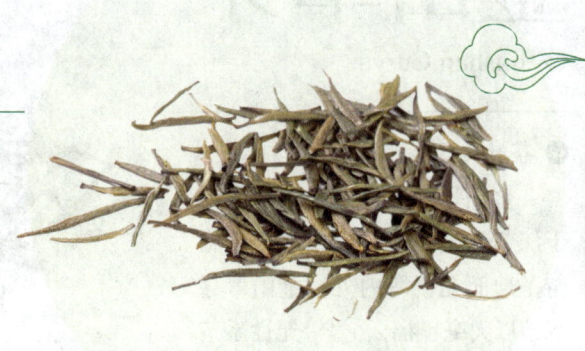

茶汤 黄绿明亮　　叶底 嫩绿匀整

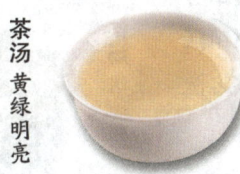
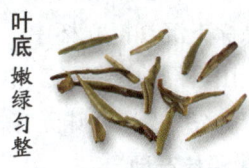

茶叶介绍

太湖翠竹为创新名茶，产于江苏省无锡市，采用福丁大白茶等无性系品种芽叶，于清明节前采摘单芽或一芽一叶初展鲜叶。首创于1986年，2011年获得了国家地理标志证明商标。该茶泡在杯中，茶芽徐徐舒展开来，形如竹叶，亭亭玉立，似群山竹林，因而得名。

最佳产地

江苏省无锡市锡北镇。

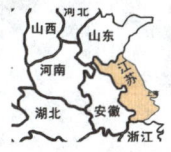

选购要点

以色泽光亮绿润，内含单芽，芽体匀整，形似竹叶者为佳。

贮藏提示

贮藏时应避免潮湿、高温，且不可与清洁剂、香料、香皂等共同保存。

保健功效

1.抗衰老作用：茶叶中含有的抗氧化剂，能起到抵抗老化的作用，对保护皮肤、抚平细纹等都有很好的功效。

2.提神消疲：茶中的咖啡碱借由刺激大脑皮质来兴奋神经中枢，促成提神、思考力集中。

茶叶特点

1.外形：扁似竹叶
2.色泽：翠绿油润
3.汤色：黄绿明亮
4.香气：清高持久
5.叶底：嫩绿匀整
6.滋味：鲜醇回甘

冲泡品饮

备具
盖碗、茶匙、茶荷、品茗杯各1个，太湖翠竹4克。

冲泡
用茶匙将茶叶从茶荷中拨入盖碗中。浸泡茶叶40秒后，继续冲水至七分满即止。

品茶
将茶汤倒入品茗杯中品饮。入口后鲜醇回甘，余味悠远。

【江·苏·绿·茶】

金山翠芽

Jinshan Cuiya

茶叶介绍

金山翠芽系中国名茶，原产于江苏省镇江市，因镇江金山旅游圣地而名扬海内外。金山翠芽绿茶以大毫、福云6号等无性系茶树品种的芽叶为原料，高度发挥制茶工艺研制而成。该茶外形扁平挺削，色翠香高，冲泡后翠芽徐徐下沉，挺立杯中，形似镇江金山塔倒映于扬子江中，饮之滋味鲜浓，令人回味无穷。

最佳产地

江苏省镇江市。

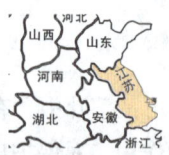

选购要点

外形扁平挺削匀整，色翠显毫，嫩香，滋味鲜醇，汤色嫩绿明亮，叶底肥壮嫩绿明亮者为佳。

贮藏提示

干燥、低温、避光保存，存储于冰箱内更佳，且要远离异味，防止挤压。

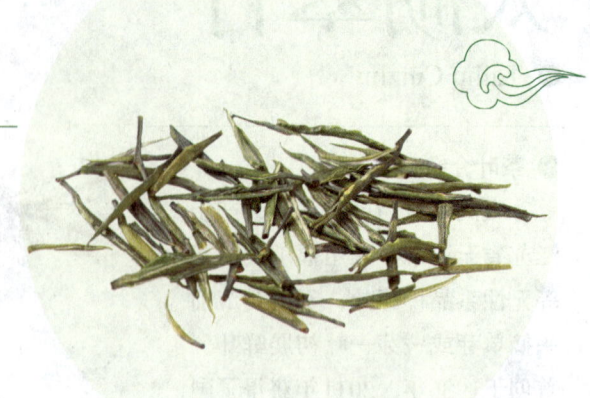

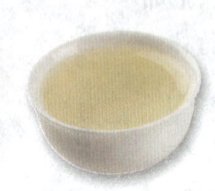

茶汤 嫩绿明亮　　叶底 肥匀嫩绿

保健功效

1.抗衰老：金山翠芽中的茶多酚具有很强的抗氧化性和生理活性，是人体自由基的清除剂，有助于抗衰老。

2.抑制心血管疾病：茶多酚抑制动脉粥样硬化；黄酮醇类有抗氧化作用，有助于降低心血管的发病率。

茶叶特点

1.外形：扁平匀整　　4.香气：清高持久
2.色泽：黄翠显毫　　5.叶底：肥匀嫩绿
3.汤色：嫩绿明亮　　6.滋味：鲜醇浓厚

冲泡品饮

备具	冲泡	品茶
紫砂壶1个，金山翠芽4克。	将茶叶拨入紫砂壶中。在杯中冲入85℃左右的水，七分满即可。	片刻后即可品饮。滋味浓郁回甘，香气馥郁，品饮后令人神清气爽，回味无穷。

【 江·苏·绿·茶 】

茅山长青

Maoshan Changqing

茶叶介绍

茅山长青，产于江苏句容市，属绿茶类，于1992年经国家林业部审定为优质名茶，因茅山道教旅游圣地而名扬海内外。茅山长青茶精选优质芽孢制成，选料考究，加工工艺精细，其质优良，色、香、味俱佳，风格独特，回味有甘，香高持久，滋味鲜爽。浸泡时，或悬挂水面，或站立杯底，犹如春笋滴翠，具有极高的品赏价值。

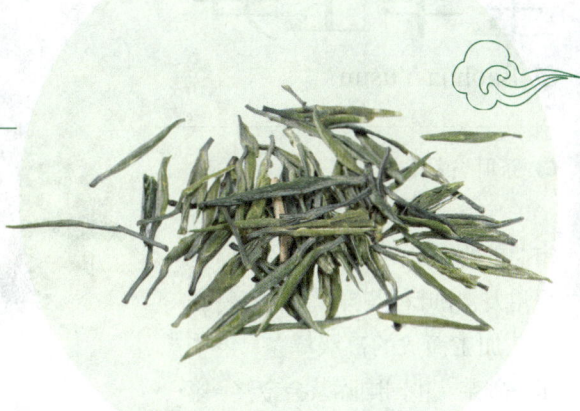

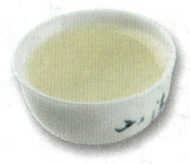

茶汤 嫩绿清爽

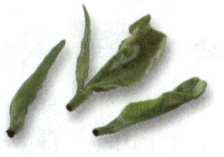

叶底 嫩绿明亮

最佳产地

江苏省的句容市。

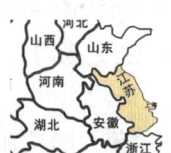

选购要点

挑选茅山长青时，要以闻起来香气高爽，尝起来滋味鲜醇的为宜。

贮藏提示

贮藏时应避免潮湿、高温，且不可与清洁剂、香料、香皂等共同保存。

保健功效

杀菌作用：茶叶中含有的儿茶素，能对引起疾病的部分细菌起到抑制作用，同时又不会伤害到肠内有益菌的繁衍，具有调节肠胃、除菌整肠的作用。

茶叶特点

1. 外形：挺直如剑
2. 色泽：翠绿油润
3. 汤色：嫩绿清爽
4. 香气：高爽清幽
5. 叶底：嫩绿明亮
6. 滋味：鲜醇浓郁

冲泡品饮

备具
玻璃杯1个，茅山长青茶5克。

冲泡
用茶匙将茶叶从茶荷中拨入玻璃杯中。冲入85℃左右的水至玻璃杯七分满即可。

品茶
2分钟后即可品饮。入口后滋味鲜醇，啜饮倍感鲜爽。

【江·苏·绿·茶】

宝华玉笋

Baohua Yusun

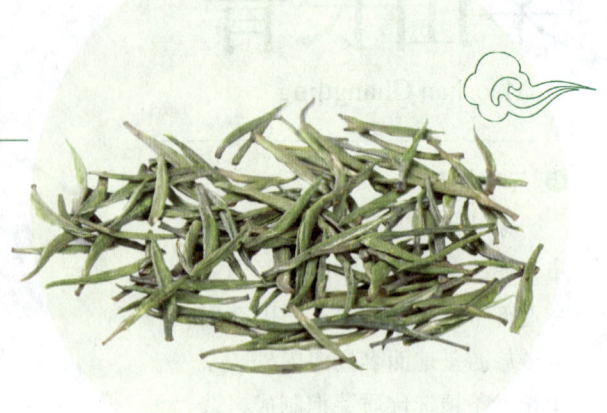

茶叶介绍

宝华玉笋,产于江苏省句容市北部的宝华山国家森林公园,是采用大、中叶种茶鲜叶原料经特殊工艺加工而成的高级绿茶。宝华玉笋曾荣获中国国际茶会金奖、第二届"中茶杯"全国名优茶评比一等奖、江苏省"陆羽杯"特等奖。

最佳产地

江苏句容市宝华山国家森林公园。

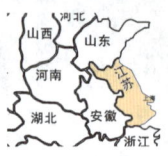

选购要点

选购时,以茶叶外形挺直紧结,色泽翠绿鲜活的为佳品,闻起来清鲜持久,泡出来汤色浅绿明亮,尝起来鲜醇爽口者质优。

贮藏提示

将茶叶置于通风、干燥的地方,并密封保存。

保健功效

1.杀菌作用:茶叶中含有的

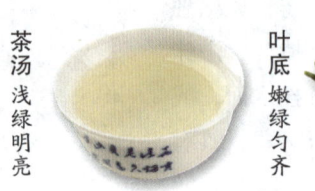

茶汤浅绿明亮

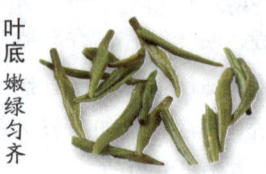

叶底嫩绿匀齐

儿茶素,能对引起疾病的部分细菌起到抑制作用,同时又不会伤害到肠内有益菌的繁衍,具有调节肠胃、除菌整肠的作用。

2.抗癌作用:茶叶中含有的黄酮类物质能起到一定程度的体外抗癌作用。

3.生津清热:茶中的多酚类能使口腔觉得滋润,是消暑生津的佳品。

茶叶特点

1.外形:挺直紧结　　4.香气:清鲜持久
2.色泽:翠绿鲜活　　5.叶底:嫩绿匀齐
3.汤色:浅绿明亮　　6.滋味:鲜醇爽口

冲泡品饮

备具	冲泡	品茶
玻璃杯、茶匙、茶荷各1个,宝华玉笋茶5克。	用茶匙将茶叶从茶荷中拨入玻璃杯中。冲入85℃左右的水至玻璃杯八分满。	2分钟后品饮。只见茶叶亭亭玉立于杯底,似雨后春笋。入口后滋味鲜醇,香气清鲜持久。

【安·徽·绿·茶】

六安瓜片

Liuan Guapian

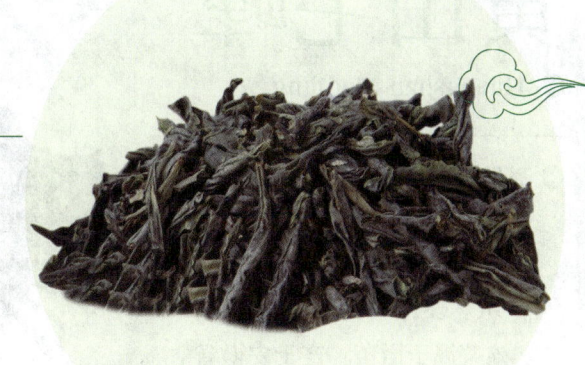

茶叶介绍

六安瓜片是中国历史名茶，也是中国十大历史名茶之一，简称瓜片，具有悠久的历史底蕴和丰厚的文化内涵，唐称"庐州六安茶"，明始称"六安瓜片"，为上品、极品茶。清为朝廷贡茶。六安瓜片（又称片茶），为绿茶特种茶类。采自当地特有品种，是经扳片、剔去嫩芽及茶梗，通过独特的传统加工工艺制成的形似瓜子的片形茶叶。

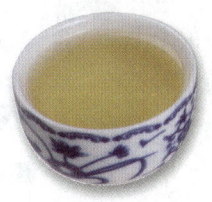

茶汤翠绿明亮　　叶底绿嫩明亮

最佳产地

安徽省六安。

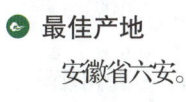

选购要点

以叶缘向背面翻卷，呈瓜子形，翠绿有光，汤色翠绿明亮，香气清高，味甘鲜醇，叶底绿嫩明亮者为佳。

贮藏提示

储藏时不可挤压，要密封、干燥、低温、避光保存。

保健功效

1. 抗菌：六安瓜片中的儿茶素对细菌有抑制作用，因此具有抗菌的功效。

2. 防龋齿、清口臭：六安瓜片含有氟，其中儿茶素可以抑制生龋菌作用，减少牙菌斑及牙周炎的发生。

茶叶特点

1. 外形：呈瓜子形
2. 色泽：翠绿有光
3. 汤色：翠绿明亮
4. 香气：清香高爽
5. 叶底：绿嫩明亮
6. 滋味：味甘鲜醇

冲泡品饮

备具
盖碗1个，茶匙1个，六安瓜片茶4克。

冲泡
用茶匙将茶叶拨入盖碗中，冲入80℃左右的水至玻璃杯七分满。

品茶
1分钟后即可品饮。入口后幽香扑鼻，味甘鲜醇。

【安·徽·绿·茶】

黄山毛峰

Huangshan Maofeng

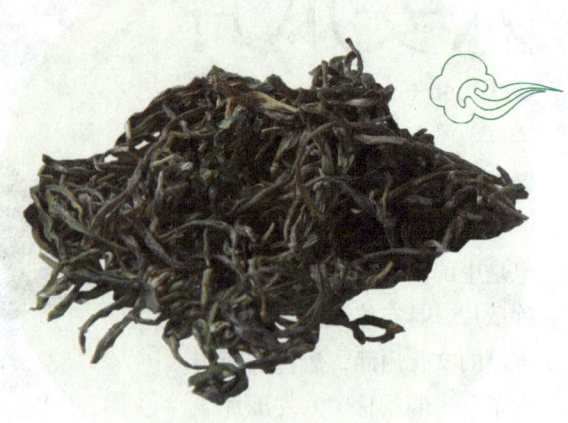

🍃 茶叶介绍

　　黄山毛峰，为中国历史名茶之一，中国十大名茶之一，1986年被外交部评为外事活动礼品茶。该茶属于徽茶，产于安徽省黄山，由清代光绪年间谢裕泰茶庄所创制。由于新制茶叶白毫披身，芽尖如锋芒，且鲜叶采自黄山高峰，遂将该茶取名为黄山毛峰。每年清明谷雨，选摘初展肥壮嫩芽，经手工炒制而成。

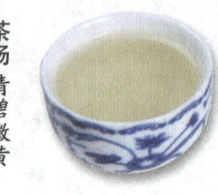

茶汤 清碧微黄　　叶底 嫩匀成朵

🍃 最佳产地

安徽省黄山市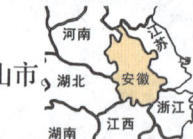

🍃 选购要点

　　以外形微卷，状似雀舌，绿中泛黄，银毫显露，且带有金黄色鱼叶（俗称黄金片），入杯冲泡雾气结顶，汤色清碧微黄，叶底黄绿，滋味醇甘者为佳。

🍃 保健功效

　　1.抗菌消炎：黄山毛峰茶中的茶多酚和鞣酸作用于细菌，能凝固细菌的蛋白质，将细菌杀死。

　　2.降低血糖、降低血脂：茶叶中的儿茶素和茶多糖能有效降低血浆中的胆固醇总量和降低血糖、尿糖水平。

🍃 贮藏提示

　　密封、干燥，于低温、避光处保存。

🍃 茶叶特点

1.外形：状似雀舌	4.香气：馥郁如兰
2.色泽：绿中泛黄	5.叶底：嫩匀成朵
3.汤色：清碧微黄	6.滋味：浓郁醇和

🍃 冲泡品饮

备具

玻璃杯1个，黄山毛峰茶叶6克，茶荷、茶匙等。

冲泡

用茶匙将茶叶从茶荷中拨入玻璃杯中，冲入90℃左右的水至玻璃杯八分满即可。

品茶

只见茶叶徐徐伸展，汤色清碧微黄，香气如兰，叶底嫩匀成朵，入口后味道鲜浓醇和，回味甘甜。

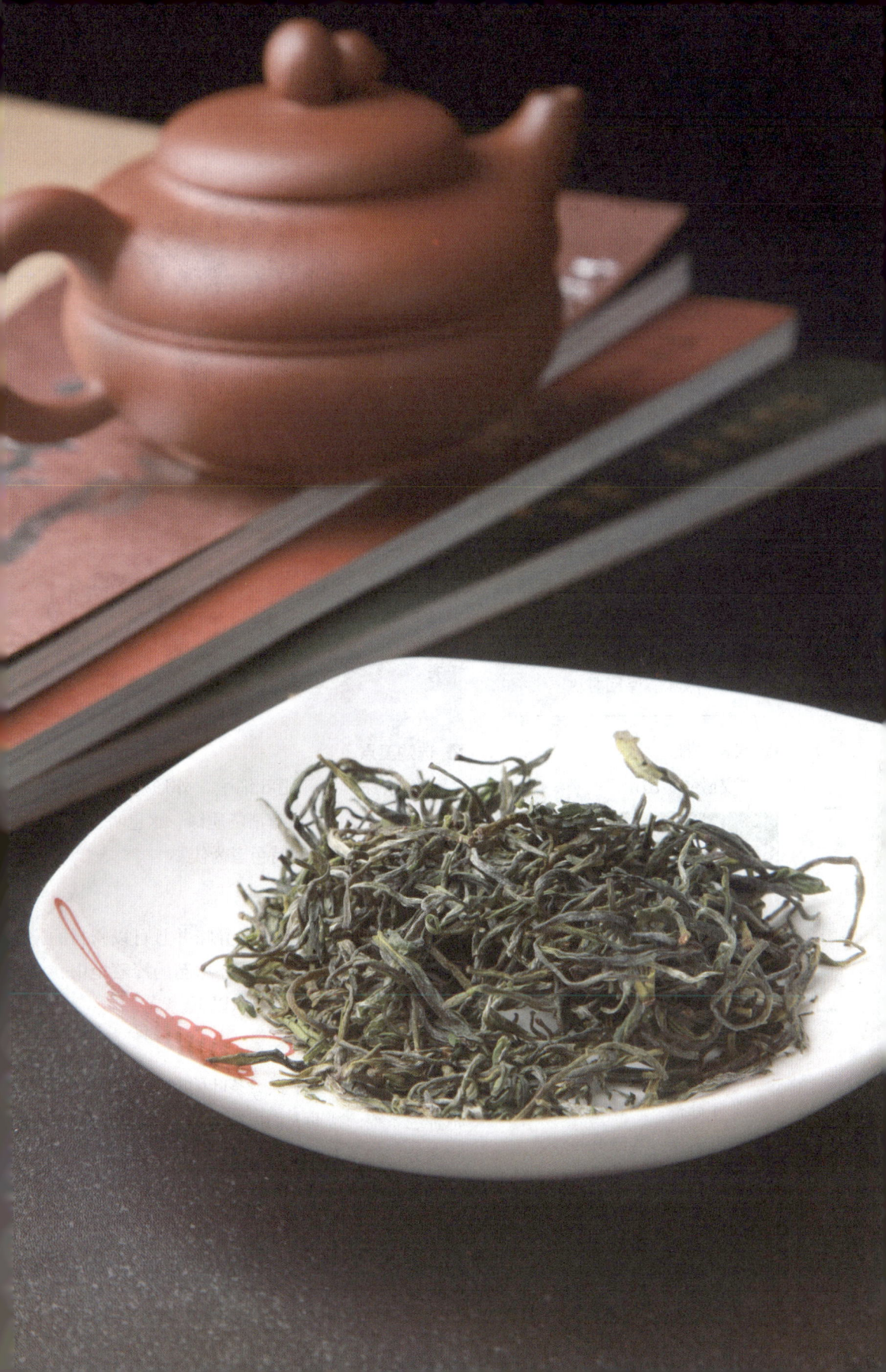

【安·徽·绿·茶】

太平猴魁

Taiping Houkui

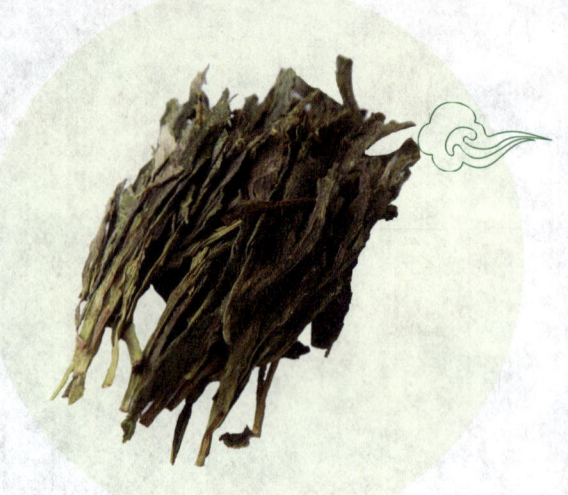

茶叶介绍

太平猴魁属绿茶类尖茶,是中国历史名茶,创制于1900年,产于安徽省黄山市北麓的黄山区(原太平县)新明、龙门、三口一带,曾出现在非官方评选的"十大名茶"之列中。太平猴魁外形两叶抱芽,扁平挺直,自然舒展,白毫隐伏,有"猴魁两头尖,不散不翘不卷边"之称。叶色苍绿匀润,叶脉绿中隐红,兰香高爽,滋味醇厚回甘。

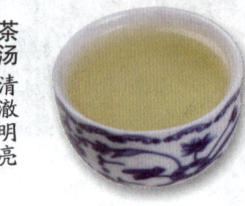

茶汤 清澈明亮

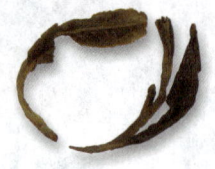

叶底 嫩匀肥壮

最佳产地

安徽省黄山市。

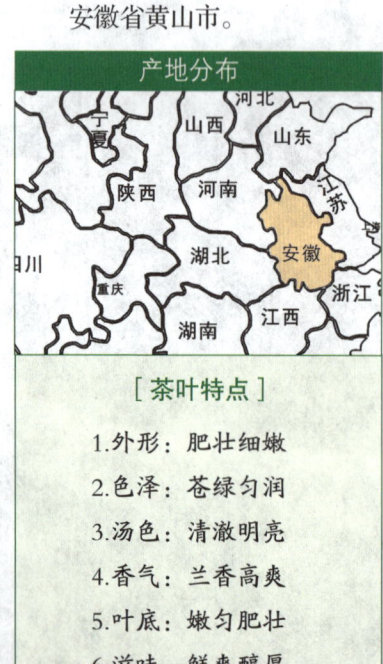

产地分布

[茶叶特点]

1. 外形:肥壮细嫩
2. 色泽:苍绿匀润
3. 汤色:清澈明亮
4. 香气:兰香高爽
5. 叶底:嫩匀肥壮
6. 滋味:鲜爽醇厚

选购要点

以茶芽挺直,肥壮细嫩,外形魁伟,色泽苍绿,全身毫白,具有清汤质绿、水色明、香气浓、滋味醇、回味甜特色者为佳。

贮藏提示

把茶叶放在干燥、无异味并且可以密封的盛器中,然后再将茶叶放在冰箱的冷藏柜中,冷藏柜的温度最好调在5℃以下。

保健功效

1. 抗疲劳:太平猴魁茶叶的咖啡碱能兴奋中枢神经系统,帮助人们振奋精神、增进思维、消除疲劳、提高工作效率。

2. 抑制动脉硬化作用:茶叶中的茶多酚和维生素C都有活血化瘀、防止动脉硬化的作用。所以经常饮茶的人当中,高血压和冠心病的发病率较低。

3.防龋齿作用：太平猴魁茶中含有氟，氟离子与牙齿的钙质有很大的亲和力，能变成一种较为难溶于酸的"氟磷灰石"，就像给牙齿加上一个保护层，提高了牙齿的防酸抗龋能力。

制作工序

太平猴魁在谷雨至立夏之间采摘，茶叶长出一芽三叶或四叶时开园，立夏前停采。"拣尖"后按照杀青、毛烘、足烘、复焙四道工序当天制作。用直径70厘米的桶锅，锅壁要光滑清洁。以木炭为燃料，确保锅温稳定。锅温110℃左右，每锅投叶量75～100克。炒时要求"带得轻、捞得净、抖得开"，用时2～3分钟。杀青结束前，要适当理条。杀青叶要求毫尖完整，梗叶相连，自然挺直，叶面舒展。

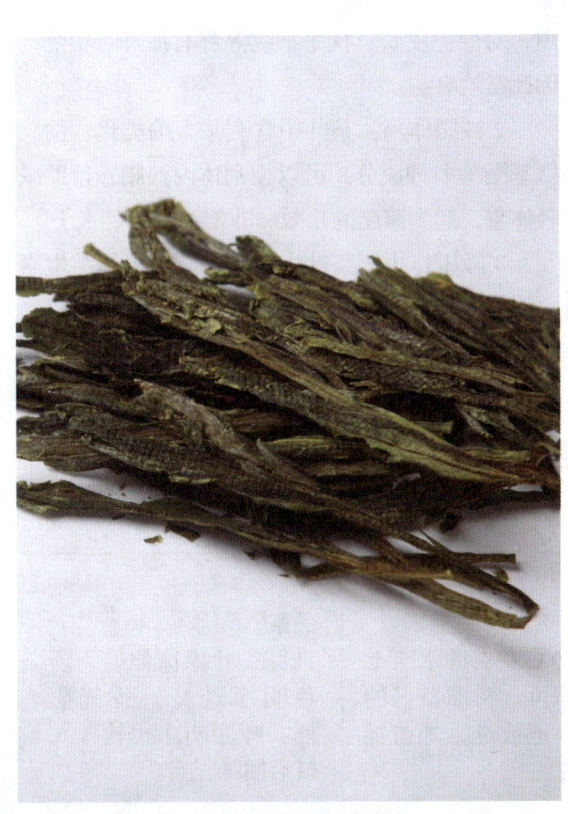

冲泡品饮

备具 玻璃杯或盖碗1个，太平猴魁茶6克。

洗杯、投茶 将热水倒入玻璃杯中进行温杯，而后弃水不用，再冲入90℃左右的水至玻璃杯七分满即可。

冲泡 用茶匙将太平猴魁从茶荷中轻轻拨入玻璃杯中。

赏茶 用开水冲泡，只见茶叶徐徐伸展，汤色清澈明亮，香气高爽持久，叶底嫩匀肥壮。

出汤 2分钟后即可品饮。

品茶 入口后鲜爽醇厚。

特别提醒

1.冲泡时，要将茶叶根部朝下放置在杯中，用90℃左右的开水冲泡。

2.用紫砂壶冲泡时，不宜闷太久，一般1～2分钟即可，然后将茶壶打开。

3.贫血患者不宜饮太平猴魁茶，因为茶中的鞣酸可与铁结合成不溶性的终合物，使体内得不到足够铁的来源。

【安·徽·绿·茶】

黄山银毫

Huangshan Yinhao

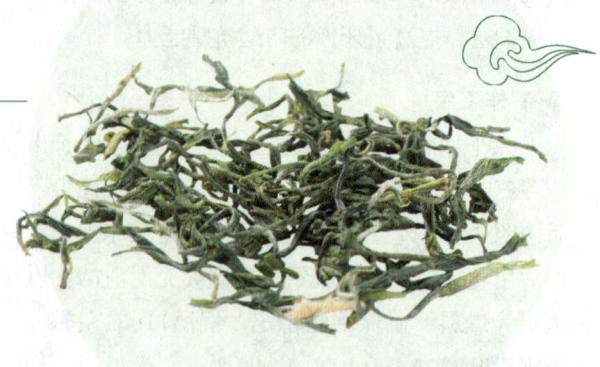

茶叶介绍

黄山银毫是创新名茶，产自安徽黄山，采摘清明前后一芽一叶嫩芽，要求做到三个一致即"大小一致，老嫩一致，长短一致"，每500克鲜叶，嫩芽数在3000个以上。其精制包括手工拣剔、杀青、揉捻、整形与提毫、烘焙干燥、拣剔与包装等工序。

最佳产地

安徽黄山。

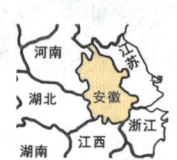

选购要点

以外形条索紧直、匀整，香气清高持久，滋味醇厚鲜爽者为佳品。

贮藏提示

将茶叶置于通风、干燥的地方，并密封保存起来。

保健功效

1.抗衰老作用：茶叶中含有的抗氧化剂，能起到抵抗老化作用，对保护皮肤、抚平细纹等都有很好的功效，因此常饮有益。

2.减肥作用：茶叶中含有茶多酚类化合物、氨基酸等多种成分，可以搜刮体内油脂，帮助减轻体重，起到减肥的功效，非常适合肥胖人士。

3.降压作用：茶叶中含有的茶多酚和维生素

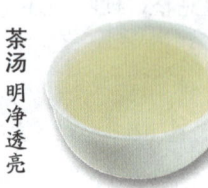

茶汤 明净透亮

叶底 明净柔软

茶叶特点

1.外形：外形成条
2.色泽：墨绿油润
3.汤色：明净透亮
4.香气：馥郁持久
5.叶底：明净柔软
6.滋味：回味甘甜

冲泡品饮

备具
盖碗1个，黄山银毫3克。

冲泡
冲入80℃左右的水至七分满即可。将准备好的茶叶快速放进，加盖摇动茶碗。

品茶
只见茶叶徐徐伸展，汤色明净透亮，香气馥郁，叶底明净柔软，入口后回味无穷。

【安·徽·绿·茶】
顶谷大方
Dinggu Dafang

茶叶介绍

顶谷大方又名"竹铺大方"、"拷方"、"竹叶大方"。创制于明代，在清代被列为贡茶。大方茶产于黄山市歙县，尤以竹铺乡的老竹岭、大方山和金川乡的福泉山所产的品质最优，被誉称"顶谷大方"。顶谷大方制作方法独特，不仅色香味俱全，而且还有丰富的营养价值和药用价值，它对消肥减胖有特效，故被誉为茶叶中的"减肥之王"。

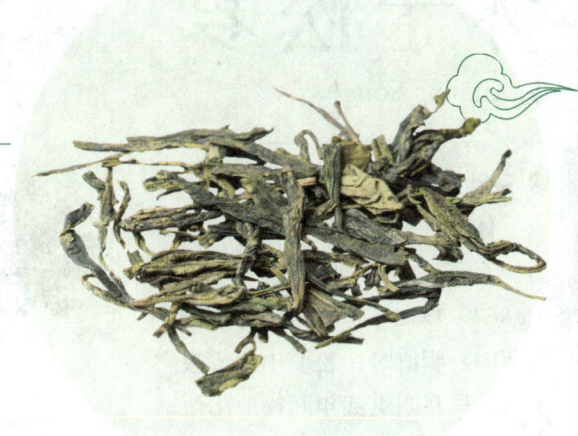

茶汤清澈微黄　　叶底芽叶肥壮

最佳产地

安徽省黄山市歙县。

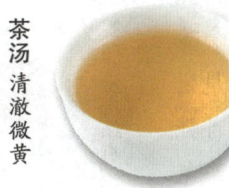

选购要点

以外形扁平匀齐，挺秀光滑，翠绿微黄，色泽稍暗，满披金毫，隐伏不露；汤色清澈微黄，香气高长，有板栗香，滋味醇厚爽口，叶底嫩匀，芽叶肥壮者为佳。

贮藏提示

密封、干燥、低温、避光保存，且避免与有异味的东西一起存放。

保健功效

消脂减肥：顶谷大方含有茶碱及咖啡碱，能减少脂肪细胞堆积，因此达到减肥功效。

茶叶特点

1. 外形：扁平匀齐
2. 色泽：翠绿微黄
3. 汤色：清澈微黄
4. 香气：高长清幽
5. 叶底：芽叶肥壮
6. 滋味：醇厚爽口

冲泡品饮

备具
玻璃杯或盖碗1个，顶谷大方茶4克。

冲泡
冲入90℃左右的水至玻璃杯七分满即可。放入茶叶后，加盖摇动茶碗。

品茶
1分钟后即可品饮。只见扁平肥壮的茶叶逐渐舒展。入口后醇厚爽口，回味甘甜。

【安·徽·绿·茶】

休宁松萝

Xiuning Songluo

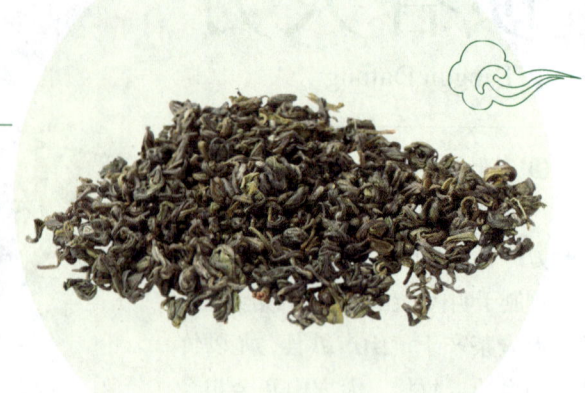

茶叶介绍

休宁松萝属绿茶类，为历史名茶，创于明代隆庆年间（1567~1572年），产于休宁县松萝山。明清时，松萝山为佛教圣地，早在明洪武年间松萝山盈福寺已名扬江南，香火鼎盛。松萝茶区别于其他名茶的显著特点是"三重"，即色重、香重、味重。"色绿、香高、味浓"是松萝茶的显著特点。饮后令人神驰心怡，古人有"松萝香气盖龙井"之赞辞。

茶汤 汤色绿明

叶底 绿嫩柔软

最佳产地

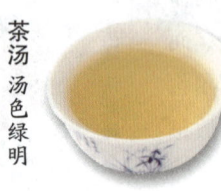

安徽省休宁县。

选购要点

以条索紧卷匀壮，色泽绿润，香气高爽，滋味浓厚，带有橄榄香味，汤色绿明，叶底绿嫩者为佳。

贮藏提示

储藏时应该干燥、低温、避光保存，且不可挤压。

保健功效

降脂、降胆固醇：休宁松萝含有的儿茶酸能促进维生素C的吸收，使胆固醇从动脉移至肝脏，降低胆固醇，还可增强血管的弹性和渗透能力，降低血脂，对冠心病、高血压起作用。

茶叶特点

1. 外形：紧卷匀壮
2. 色泽：色泽绿润
3. 汤色：汤色绿明
4. 香气：幽香高长
5. 叶底：绿嫩柔软
6. 滋味：甘甜醇和

冲泡品饮

备具	冲泡	品茶
玻璃杯1个，休宁松萝茶5克。	冲入90℃左右的水至玻璃杯七分满即可。轻轻放入茶叶。	2分钟后即可品饮。入口后滋味甘甜醇和，回味无穷。

【安·徽·绿·茶】

金山时雨

Jinshan Shiyu

茶叶介绍

"时雨",是皖南一种名茶的代名词,品名"金山时雨",产于著名学者胡适先生的故乡——绩溪县上庄镇上庄的邻村上金山。茶园分布于海拔600~900米的山坡,叶芽富含多酚类、氨基酸和儿茶素,属徽茶良种之一。金山时雨主产安徽绩溪金山一带的条形炒青绿茶。研制于清末,后失传。1978年恢复生产,因形似珍眉,细若"雨丝"而得名。

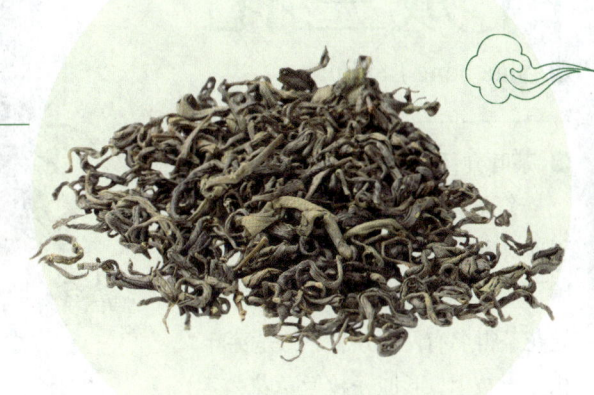

茶汤清澈明亮　　叶底嫩绿金黄

最佳产地

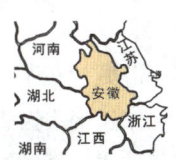

安徽省的绩溪县。

选购要点

选购金山时雨时,要以条索紧细,形似雨丝,微带白毫,汁醇厚,味芳香,爽口,回味甘,汤色清澈明亮,叶底嫩绿金黄者为佳。

贮藏提示

密封、干燥、低温、避光储藏,避免与刺激性物质如咸鱼、腊肉等接触。

保健功效

健齿护齿:金山时雨茶是碱性饮料,可抑制人体钙质的流失,预防龋齿,健齿护齿。

茶叶特点

1. 外形:形似雨丝
2. 色泽:翠绿油润
3. 汤色:清澈明亮
4. 香气:香高持久
5. 叶底:嫩绿金黄
6. 滋味:醇厚回甘

冲泡品饮

备具
盖碗1个,金山时雨茶3克。

冲泡
冲入90℃左右的水至盖碗中七分满即可。放入茶叶后,加盖摇晃盖碗。

品茶
1分钟后即可品饮。只见汤色明亮,朵朵如兰,含香渗苦,微涩清凉,后有回甘。

【安·徽·绿·茶】

舒城兰花

Shucheng Lanhua

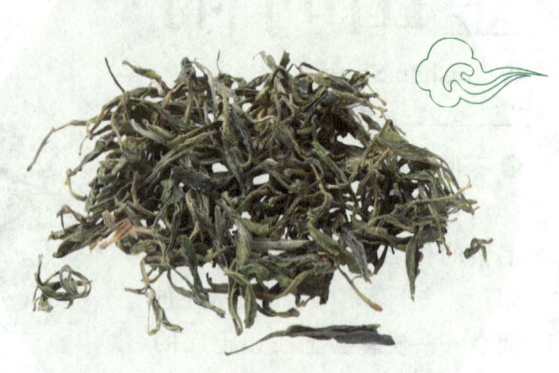

茶叶介绍

舒城兰花为历史名茶，创制于明末清初，我国安徽舒城、通城、庐江、岳西一带生产兰花茶。兰花茶得名有两种说法：一是芽叶相连于枝上，形似一枚兰草花；二是茶叶采制时正值山中兰花盛开，茶叶吸附兰花香，故而得名。舒城兰花外形芽叶相连似兰草，色泽翠绿，匀润显毫。冲泡后如兰花开放，枝枝直立杯中，有特有的兰花清香，俗称"热气上冒一支香"。

茶汤嫩绿明净

叶底黄绿匀整

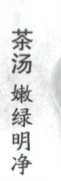

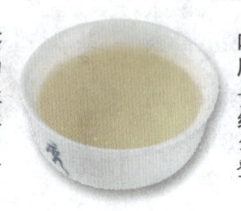

最佳产地

安徽省的舒城。

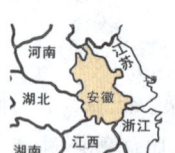

选购要点

以外形条索细卷呈弯钩状，芽叶成朵，色泽翠绿，有兰花香气的舒城兰花为佳。

贮藏提示

密封、干燥、低温冷藏最佳，应避免阳光。

冲泡品饮

保健功效

1.益思健脑：舒城兰花茶中所含的咖啡碱会让人活力十足，工作起来头脑清醒、思维活跃。

2.美白、防紫外线：舒城兰花中的儿茶素类物质能抗UV-B所引发之皮肤癌。

茶叶特点

1.外形：卷曲如钩	4.香气：鲜爽持久
2.色泽：翠绿匀润	5.叶底：黄绿匀整
3.汤色：嫩绿明净	6.滋味：甘醇鲜香

备具	冲泡	品茶
盖碗一个，舒城兰花茶3克。	加入茶叶到盖碗中，冲入85℃左右的水。	入口后甘醇鲜香，有兰花香气，令人回味无穷。

【安·徽·绿·茶】
天柱剑毫
Tianzhu Jianhao

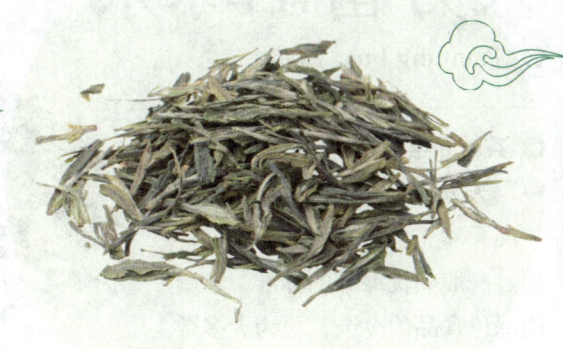

茶叶介绍

天柱剑毫属绿茶类，因其外形扁平如宝剑而得名。产于安徽省天柱山，茶叶因常年受云霭浸漫，为淑气所钟，不用熏焙便有自然清香。每年谷雨前后茶农开始采摘新茶，由于均选用"一芽一叶"，因而产量有限，所以极为珍贵。天柱剑毫以其优异的品质、独特的风格、峻峭的外表已跻身于全国名茶之列，1985年全国名茶展评会上被评定为全国名茶之一。

最佳产地

安徽省潜山县天柱山。

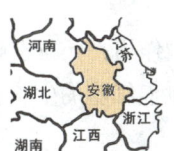

选购要点

选购时以扁平挺直、翠绿显毫，有清香者为佳。

贮藏提示

密封、干燥，且低温下避光保存。

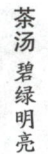
茶汤 碧绿明亮

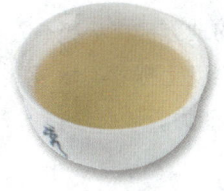
叶底 匀整嫩鲜

保健功效

1. 消食祛腻、止渴生津：天柱剑毫内含丰富的多酚类、氨基酸等多种有益成分，起到消食祛腻的作用。

2. 利尿作用：茶中的咖啡碱可刺激肾脏，促使尿液迅速排出体外，提高肾脏的滤出率。

茶叶特点

1. 外形：扁平挺直　　4. 香气：清雅持久
2. 色泽：翠绿显毫　　5. 叶底：匀整嫩鲜
3. 汤色：碧绿明亮　　6. 滋味：鲜醇回甘

冲泡品饮

备具
盖碗1个，天柱剑毫4克。

冲泡
将茶叶拨入盖碗中，冲入75～85℃的水。

品茶
2分钟后即可品饮。入口后鲜醇可口，香气清雅持久，令人回味无穷。

【安·徽·绿·茶】

天方富硒绿茶

Tianfang Fuxi Lücha

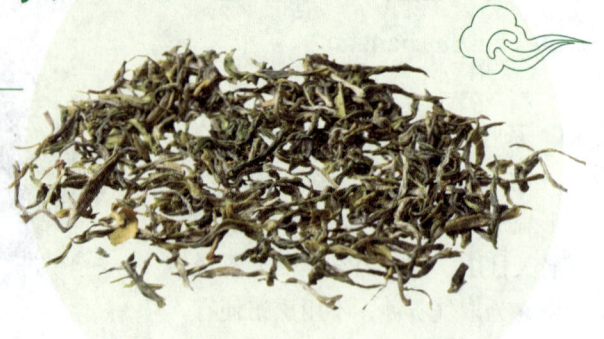

茶叶介绍

天方富硒绿茶被认为是一种"纯天然、富含硒的健康茶",超过一般名优绿茶的标准,在崇尚绿色食品的今天,更为大多数人所喜爱。天方富硒绿茶产自九华山、黄山之间,属于原始森林"大山村",也被称作"长寿村",这是一个富含硒的地方。常饮此茶,还能从某种程度上提高人的免疫力和增强抗癌能力。

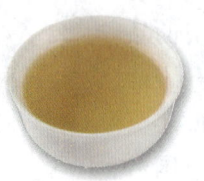

茶汤 嫩绿明亮

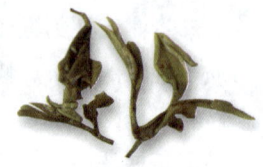

叶底 鲜明完整

最佳产地

安徽省石台大山村。

选购要点

天方富硒绿茶以外形质朴,条索带有微黛绿色,经过加工以后略有碎片,香气清亮持久者为佳。

贮藏提示

要在防潮、无异味的地方贮藏,避开高温或阳光直射处。

冲泡品饮

保健功效

1.预防肿瘤作用:天方富硒绿茶中富含硒,它可以有效抑制癌细胞的生长和分化,控制癌病患者病情发展。

2.保护肠胃作用:硒能够帮助我们清除肠胃的过氧化物,修复肠胃黏膜和辅助消化。

茶叶特点

1.外形:叶条紧实	4.香气:馥郁清洌
2.色泽:清澈明亮	5.叶底:鲜明完整
3.汤色:嫩绿明亮	6.滋味:回味甘甜

备具
选用玻璃杯和透明度较好的茶具,注意器具要干净整洁,天方富硒绿茶3克。

冲泡
加入茶叶后,用85℃左右的沸水冲泡,水倒至容器的三分之二到四分之三。

3.品茶:
待茶叶完全湿润后品尝一口清茶,唇齿之间留住的是饱满清香的感觉。

【江·西·绿·茶】

婆源茗眉

Wuyuan Mingmei

茶叶介绍

婆源茗眉茶因其条索纤细如仕女之秀眉而得名，主要产于浙江、安徽、江西等地。眉茶中的品种主要有特珍、珍眉、凤眉、雨茶、贡熙、秀眉和茶片等。婆眉的采摘标准为一芽一叶初展，要求大小一致，嫩度一致。其外形弯曲似眉，翠绿紧结，银毫披露，外形虽花色各异，但内质为清汤绿叶，香味鲜醇，浓而不苦，回味甘甜。滋味鲜爽甘醇为其特点。眉茶为长炒青绿茶精制产品的统称。

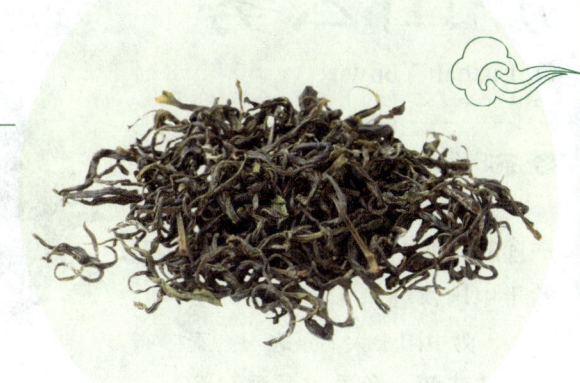

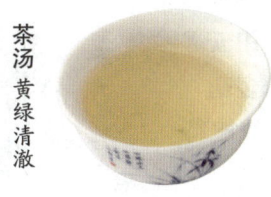
茶汤 黄绿清澈

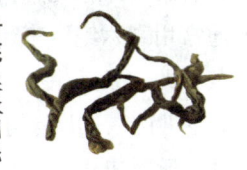
叶底 柔嫩明亮

最佳产地

江西省的婆源县。

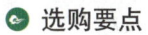

选购要点

选购时以弯曲似眉，呈翠绿色，有清香味，汤底黄绿清澈者为佳。

贮藏提示

密封、干燥、低温冷藏。

保健功效

1. 护齿健齿：茶，可抑制人体钙质的减少，这对预防龋齿、护齿、坚齿，都是有益的。

2. 护眼明目：茶中的维生素C等成分，能降低眼睛晶体混浊度，经常饮茶，对减少眼疾、护眼明目均有积极的作用。

茶叶特点

1. 外形：弯曲似眉
2. 色泽：翠绿光润
3. 汤色：黄绿清澈
4. 香气：清高持久
5. 叶底：柔嫩明亮
6. 滋味：鲜爽甘醇

冲泡品饮

备具
玻璃杯1个，婆源茗眉茶6克。

冲泡
放入茶叶后，冲入80℃左右的水至玻璃杯七分满即可。

品茶
1分钟后即可品饮。入口后鲜爽回甘，回味悠长。

【江·西·绿·茶】

庐山云雾

Lushan Yunwu

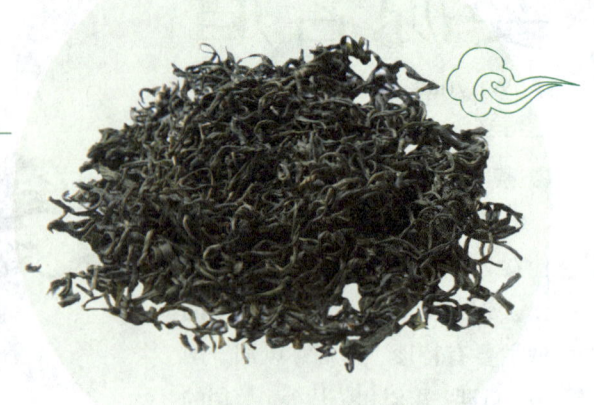

茶叶介绍

庐山云雾茶，属于绿茶，因产自于中国江西的庐山而得名。始于中国汉朝，宋代列为"贡茶"，为中国十大名茶之一。素来以"味醇、色秀、香馨、汤清"享有盛名。其茶汤清淡，宛若碧玉，味似龙井而更为醇香。通常用"六绝"来形容庐山云雾茶，即"条索粗壮、青翠多毫、汤色明亮、叶嫩匀齐、香凛持久、醇厚味甘"。

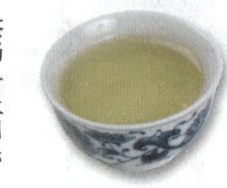

茶汤 清澈明亮

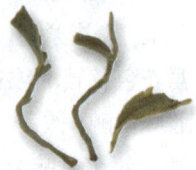

叶底 嫩绿匀齐

最佳产地

江西省庐山。

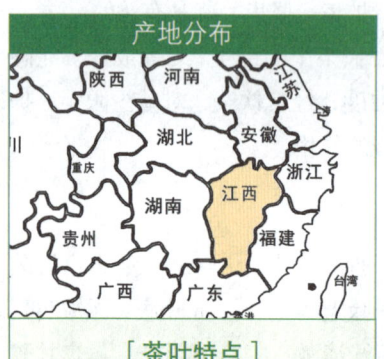

产地分布

[茶叶特点]

1. 外形：紧凑秀丽
2. 色泽：光润青翠
3. 汤色：清澈明亮
4. 香气：鲜爽持久
5. 叶底：嫩绿匀齐
6. 滋味：醇厚甘甜

选购要点

以条索紧结重实，香气鲜爽持久，滋味醇厚甘甜，汤色绿而明亮，叶底嫩绿微黄者为佳。

贮藏提示

干燥、避光、密闭存储，且要避开有异味的东西，且不可挤压，以免影响绿茶的清香味。

保健功效

1. 抗菌杀菌：庐山云雾茶中儿茶素对引起人体致病的部分细菌有抑制效果，绿茶中的有益成分茶多酚有助于保护消化道，能够防止消化道肿瘤发生。

2. 保护口腔健康：庐山云雾茶漱口可预防牙龈出血和杀灭口腔细菌，保持口腔清洁。绿茶含有氟和儿茶素可以抑制生龋菌生长，减少牙菌斑及牙周炎的发生。

3.瘦身减肥：庐山云雾茶中含有茶碱以及咖啡碱，可以经由许多作用活化蛋白质激酶及三酰甘油解脂酶，减少脂肪细胞堆积，因此达到减肥功效。

制作工序

一般在谷雨之后至立夏之间开园采摘。采摘标准为一芽一叶初展，长度不超过5厘米，剔除紫芽、病虫害叶，采后摊于阴凉通风处，放置4～5小时后始进行炒制。一共经过杀青、抖散、揉捻、炒二青、理条、搓条、拣剔、提毫、烘干九道工序。

每道工序都有严格要求，最后将茶叶烘干，待茶叶用手能捻成粉末，含水量达6%时下烘，稍摊凉，装罐收藏。

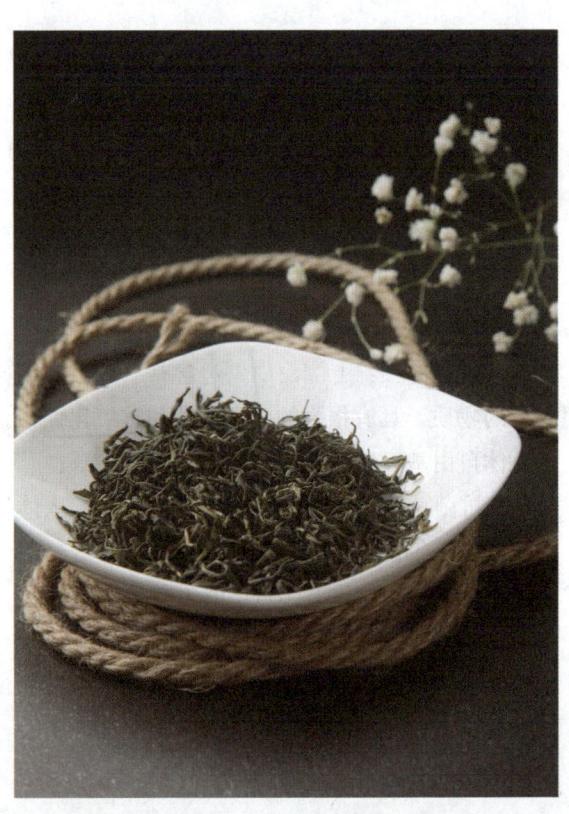

冲泡品饮

备具 玻璃杯或盖碗1个，庐山云雾茶3克。

洗杯、投茶 将热水倒入玻璃杯中进行温杯，而后弃水不用，再冲入85℃左右的水至玻璃杯七分满即可。

冲泡 用茶匙将茶叶从茶荷中拨入玻璃杯中。

赏茶 放入茶叶后，用开水冲泡，只见茶叶徐徐伸展，汤色清澈明亮，香气鲜爽持久，叶底嫩绿匀齐。

出汤 片刻后即可品饮。

品茶 入口后醇厚甘甜。

特别提醒

1.庐山云雾茶不能和其他任何物品混放。

2.从冷库里拿出的茶叶不能立即打开，应在室内放置一下，因为如果袋内温度和袋外温度不一致会加速茶叶变质。

3.采用85～90℃水温冲泡，切忌用沸腾的开水冲泡，那样将会使它的营养成分，特别是维生素C受到破坏。

【江·西·绿·茶】

上饶白眉

Shangrao Baimei

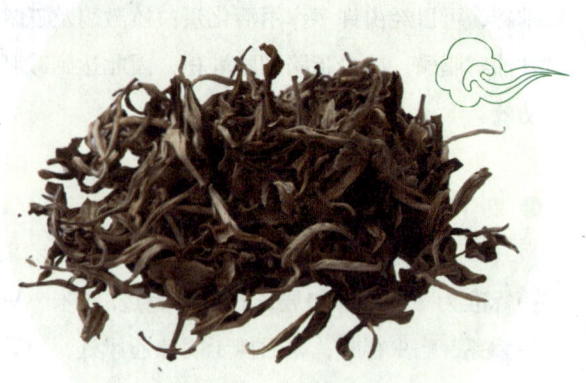

茶叶介绍

上饶白眉是江西省上饶县创制的特种绿茶，它满披白毫，外观雪白，外形恰如老寿星的眉毛，故而得此美名。其鲜叶采自大面白茶树种。由于鲜叶嫩度不同，白眉茶分为银毫、毛尖和翠峰三个花色，它们各具风格，品质皆优，总称上饶白眉。1995年，上饶白眉在第二届中国农业博览会上获"金牌"奖，并被评为中国名茶。

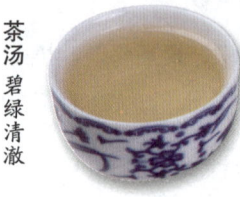

茶汤 碧绿清澈

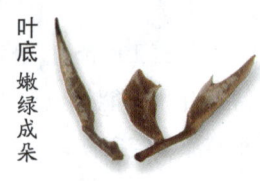

叶底 嫩绿成朵

最佳产地

江西省上饶市上饶县。

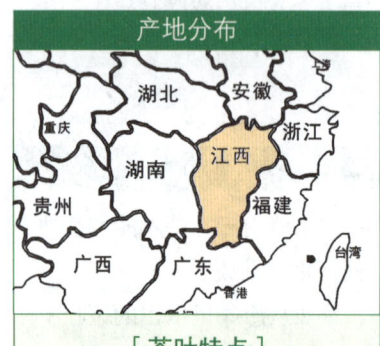

产地分布

[茶叶特点]

1. 外形：条索匀直
2. 色泽：绿润披毫
3. 汤色：碧绿清澈
4. 香气：清高持久
5. 叶底：嫩绿成朵
6. 滋味：滋味鲜浓

选购要点

以外形壮实，条索匀直，白毫特多，色泽绿润，香气清高，滋味鲜浓，叶底嫩绿者为佳。

贮藏提示

低温、干燥、避光、密闭储存。

保健功效

1. 抗衰驻颜：上饶白眉里边含有一种名叫茶多酚的物质，具有很强的生理活性和抗氧化性，是人体自由基天然的清除剂。

2. 抗菌杀菌：上饶白眉中儿茶素对引起人体致病的部分细菌有抑制效果；茶中的有益成分茶多酚有助于保护消化道，防止消化道肿瘤发生。

3. 保护口腔健康：上饶白眉漱口可预防牙龈出血和杀灭口腔细菌，保持口腔清洁；茶中含有氟和儿茶素可以抑制生龋菌作用，减少牙菌斑及牙周炎的发生。

4.瘦身减肥：上饶白眉含有茶碱及咖啡碱，可以经由许多作用活化蛋白质激酶及三酰甘油解脂酶，减少脂肪细胞堆积，因此达到减肥功效。

制作工序

上饶白眉制作时总的要求：嫩、匀、鲜、净。采摘标准为一芽一叶初展、一芽一叶开展、一芽二叶初展，分别加工成白眉银毫、白眉毛尖、白眉翠峰。采下茶叶要及时放入小竹篾盘里，置于室内通风的地方。在摊放过程中，部分青气散发，蛋白质分解为氨基酸，透出清香，即可炒制。炒制有杀青、搓揉、烘焙三道工序。

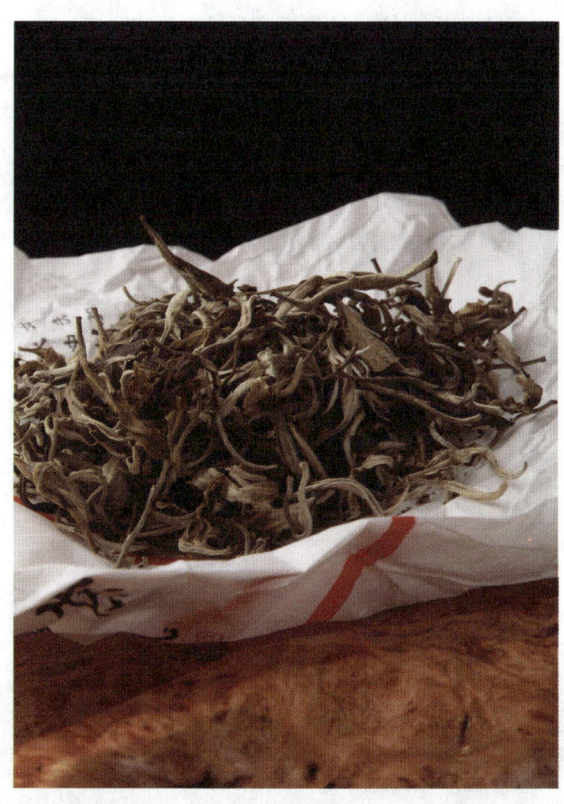

冲泡品饮

备具 玻璃杯或盖碗1个，上饶白眉茶3克。

洗杯、投茶 将热水倒入玻璃杯中进行温杯，而后弃水不用，再冲入80℃左右的水至玻璃杯七分满即可。

冲泡 用茶匙将茶叶从茶荷中拨入玻璃杯中。

赏茶 放入茶叶后，用开水冲泡，只见朵朵茶芽犹如雀舌，婷婷玉立，汤色碧绿清澈，叶底嫩绿。

出汤 大约3分钟后即可出汤品饮。

品茶 入口后滋味鲜醇，香高持久。

特别提醒

1.用玻璃杯和白瓷碗为宜，因为这样可以看到上饶白眉遇水后的舒展过程。

2.水温80~90℃为宜，因为水温太烫会把上饶白眉烫熟，破坏茶叶中的活性成分，叶片冲泡过以后太过发黄就是泡熟的表现。

【江·西·绿·茶】

双井绿

Shuangjinglü

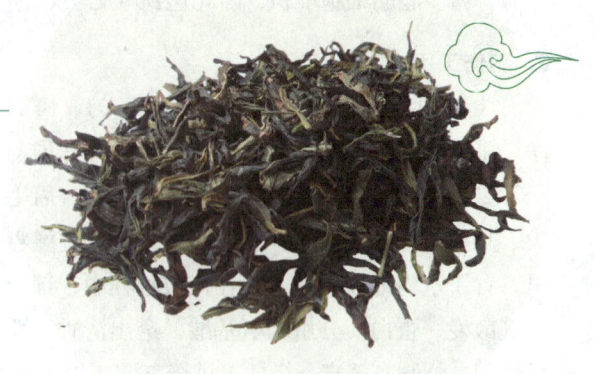

茶叶介绍

双井绿的产地依山傍水，土质肥厚，温暖湿润，时有云雾，茶树芽叶肥壮，柔嫩多毫。欧阳修的《归田录》中还将它推崇为全国"草茶第一"。双井绿分为特级和一级两个品级。特级以一芽一叶初展，芽叶长度为2.5厘米左右的鲜叶制成；一级以一芽二叶初展的鲜叶制成。

最佳产地

江西修水县杭口乡"十里秀水"双井村。

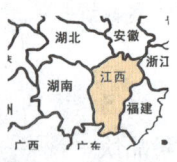

选购要点

选购时以外形圆紧略曲，形如凤爪，锋苗润秀，银毫显露；内质香气清高持久；滋味鲜醇爽厚；汤色清澈明亮，叶底嫩绿匀净者为佳。

贮藏提示

干燥、低温、避光保存，存储于冰箱内更佳，且要远离异味，防止挤压。

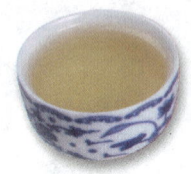

茶汤 清澈明亮

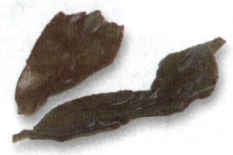

叶底 嫩绿匀净

保健功效

茶叶内含的咖啡碱和儿茶素能促使人体血管壁松弛，还能够增大血管有效直径，使血管壁保持弹性。

茶叶特点

1. 外形：圆紧略曲
2. 色泽：银毫显露
3. 汤色：清澈明亮
4. 香气：清高持久
5. 叶底：嫩绿匀净
6. 滋味：鲜醇爽厚

冲泡品饮

备具
玻璃杯1个，双井绿4克。

冲泡
冲入80℃左右的水至玻璃杯七分满即可，用茶匙将茶叶从茶荷中拨入玻璃杯中浸润。

品茶
汤色清澈明亮，香高持久，叶底绿嫩匀整，入口后滋味鲜醇爽厚，回甘无穷。

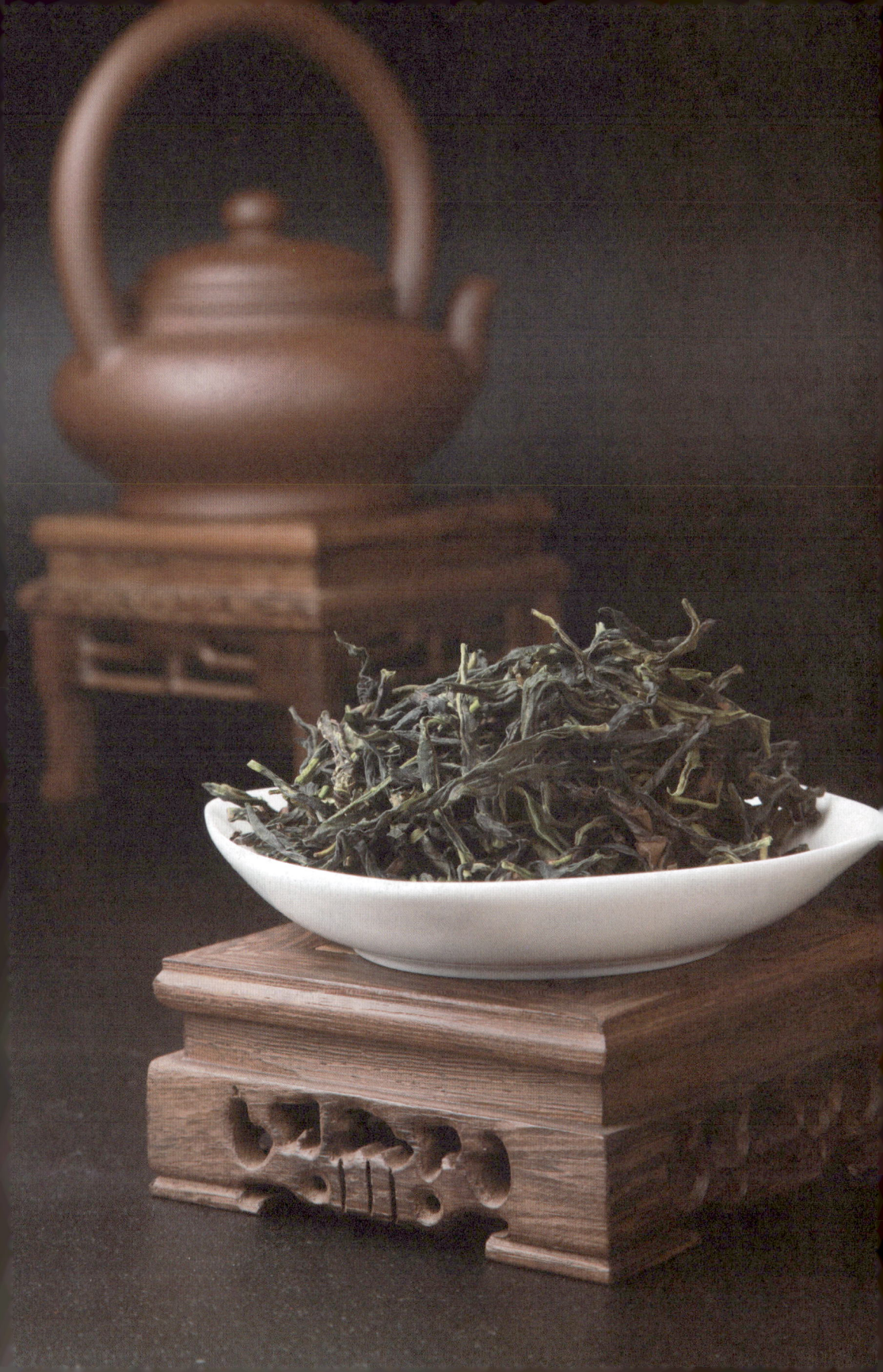

﹝江·西·绿·茶﹞

大沽白毫

Dagu Baihao

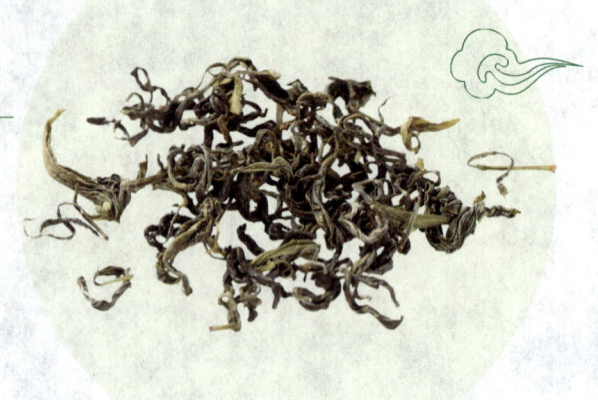

茶叶介绍

大沽白毫产于江西省宁都县大沽乡，其产地有着优越的自然条件，那里群山绵延，云雾缭绕，空气清新，是茶叶的理想产地。该茶多次获得世界级的评奖，是名优绿茶。其外形紧细显毫，色泽绿润，具备一般优质茶叶所具有的特点，属江西八大名茶之一。

最佳产地

江西省宁都县大沽乡。

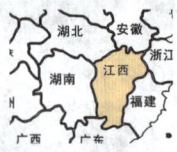

选购要点

质优大沽白毫的色泽绿润，选购时需要注意色泽泛黄的大沽白毫不纯正。

贮藏提示

密封、置于阴凉干燥处。避免阳光照射。

保健功效

1.香气怡人作用：大沽白毫

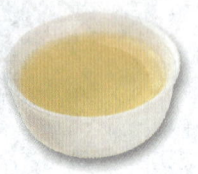

茶汤 清澈明亮　　叶底 匀整幼嫩

与其他品种茶叶所不同之处是香气里所带的嫩香，清幽动人，有沁脾益神的作用。

2.美容作用：大沽白毫属于优质绿茶，有助于促进肠胃消化，减轻体重，抵抗辐射。

3.预防和抗癌功效：茶多酚可以阻断亚硝酸胺等多种致癌物质在体内合成，并具有直接杀伤癌细胞和提高机体免疫能力的功效。

茶叶特点

1.外形：紧细显毫　　4.香气：嫩香怡人
2.色泽：翠绿油润　　5.叶底：匀整幼嫩
3.汤色：清澈明亮　　6.滋味：鲜爽回甘

冲泡品饮

备具	冲泡	品茶
茶壶1个，盖碗1个，大沽白毫4克。	放入适量茶叶于茶壶中，加入85℃热水冲泡。	3～4分钟后即可品饮，茶汤入口后鲜爽回甘，香气怡人。

［江·西·绿·茶］

得雨活茶

Deyu Huocha

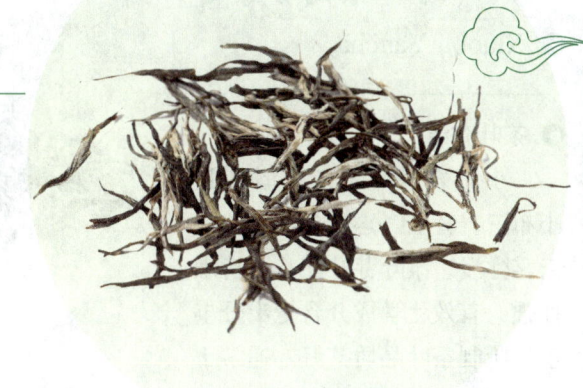

茶叶介绍

得雨活茶是采用了独特的生物菌膜保鲜技术，使茶叶能长期保存而色、香、味如新，故名"活茶"。此茶是国家指定的绿色产品，被称为是国宴茶，同时也是兰花香之国宴珍品茶。在春天来临茶树发新枝的时候，登岩采集，一芽二叶，再用小窝香柴精心烘焙制作。清香持久，常饮此茶对健康有益。

最佳产地

江西婺源。

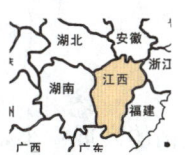

选购要点

真正的得雨活茶具有入水即沉的特点，这是由于高山茶微量元素较高的原因。茶水通常呈现雾气状，这也是得雨活茶名副其实的云雾特色。

贮藏提示

置于阴凉干燥处，不受阳光的直射。

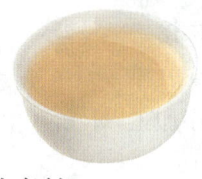

茶汤 黄绿明亮　　叶底 卷曲青绿

保健功效

1.抗菌抗毒：得雨活茶的生产基地在海拔400米以上的高山上，没有污染，且不施化肥、农药，保证了茶叶的优良品质，常饮有助于抗菌抗病毒。

2.清心醒脑：咖啡碱能促使人体中枢神经兴奋，增强大脑皮质的兴奋过程，能提神益思、清心。

茶叶特点

1.外形：条索壮实
2.色泽：灰绿光润
3.汤色：黄绿明亮
4.香气：清香持久
5.叶底：卷曲青绿
6.滋味：味醇浓甘

冲泡品饮

备具
茶壶或者玻璃壶1个，得雨活茶4克。

冲泡
将得雨活茶放入壶内。第一次冲泡不宜用太多的水，稍微等一阵子再加水。

品茶
待茶水味道更浓一些时再细细品茗，味道甘甜。

【江·西·绿·茶】

小布岩茶
Xiaobu Yancha

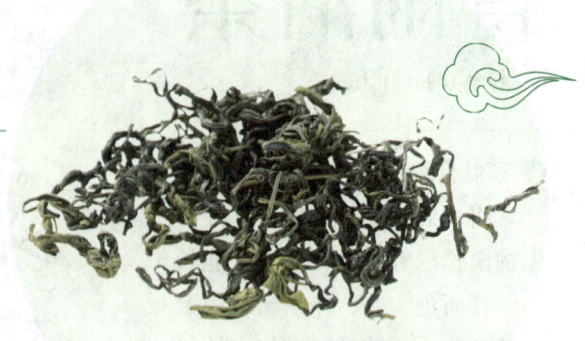

茶叶介绍

小布岩茶产于江西省郡县小布镇岩背脑。这里林海茫茫，云雾弥漫，茶叶芽叶肥壮，持嫩性强，有效化学成分含量十分丰富，所制茶叶品质甚好。通常于3月上旬（惊蛰前后）开采，其主产品贡品级标准为一芽一叶初展，鲜叶经摊放、杀青、揉捻、炒二青、复揉、初干理条、摊凉、提毫、烘焙等八道工序加工而成。

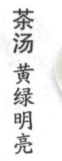
茶汤黄绿明亮

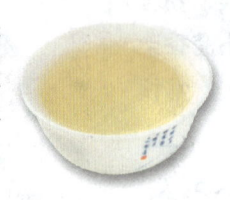
叶底嫩绿匀净

最佳产地

江西郡县小布镇岩背脑。

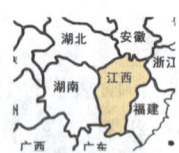

选购要点

以似弯眉显毫，条索秀丽；内质嫩香持久，且伴自然花清香的小布岩茶为佳。

贮藏提示

密封、干燥、低温、避光保存。

保健功效

1. 抑制细菌的发展：小布岩茶中含有茶多酚，能增强身体的抵抗能力。

2. 防癌抗癌：小布岩茶中所含的茶多酚、儿茶素等成分可降低癌症的发生率。

3. 防衰老：茶中所含的茶多酚具有很强的抗氧化性和生理活性，是人体自由基的清除剂。

茶叶特点

1. 外形：条索秀丽
2. 色泽：乌润显毫
3. 汤色：黄绿明亮
4. 香气：浓郁温顺
5. 叶底：嫩绿匀净
6. 滋味：醇厚鲜爽

冲泡品饮

备具	冲泡	品茶
玻璃杯或盖碗1个，小布岩茶3克。	用茶匙将茶叶从茶荷中拨入玻璃杯中，冲入85℃左右的水至玻璃杯七分满即可。	片刻后即可品饮。入口后醇厚鲜爽，香气持久，伴兰花清香。

【江·西·绿·茶】

狗牯脑茶

Gougu naocha

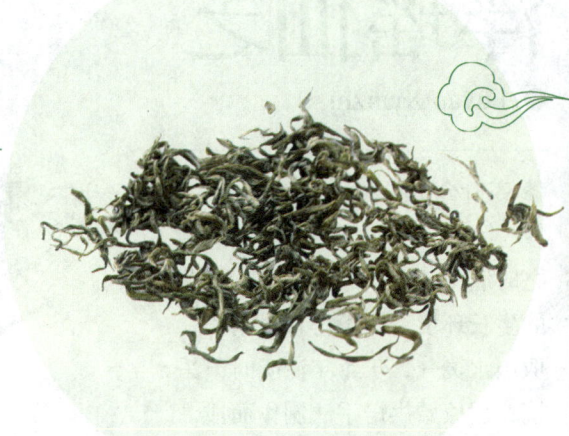

茶叶介绍

狗牯脑茶，又叫狗牯脑山石山茶，创制于清代，因其产地的山形似狗，命名"狗牯脑"。该茶是江西珍贵名茶之一，其采制要求十分精细，四月初开始采摘，鲜叶标准为一芽一叶初展，不采摘露水叶，雨天和晴天中午均不采摘，鲜叶后续还要经过挑选工序。味道清凉可口，醇厚清爽。

最佳产地

江西遂川汤湖乡狗牯脑山。

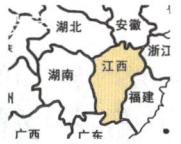

选购要点

优质的狗牯脑茶外形应该是紧结秀丽，而且略带花香的。

贮藏提示

最佳贮藏方式是冰箱冷藏。

保健功效

1. 提神醒脑作用：狗牯脑茶茶叶表面覆盖一层白绒毫，茶水清莹而显略黄，饮后感觉清凉芳醇，口中甘味持久，能够提神醒脑。

2. 维持生理平衡作用：狗牯脑茶有利于增强机体免疫力，有益肝脾，更有助于利尿解毒，补充营养。

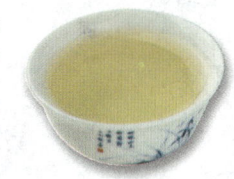
茶汤 黄绿清明

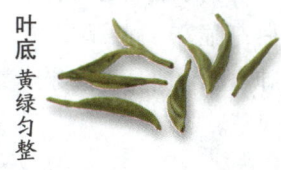
叶底 黄绿匀整

茶叶特点

1. 外形：紧结秀丽
2. 色泽：白毫显露
3. 汤色：黄绿清明
4. 香气：略有花香
5. 叶底：黄绿匀整
6. 滋味：醇厚清爽

冲泡品饮

备具
盖碗1个，狗牯脑茶4克即可。

冲泡
将茶叶拨入盖碗中，泡茶水温80℃，第一遍洗茶叶，第二遍泡茶。开水沿着杯壁冲入茶中。

品茶
入口后回味甘甜，略有花香。

【江·西·绿·茶】

浮瑶仙芝

Fuyao Xianzhi

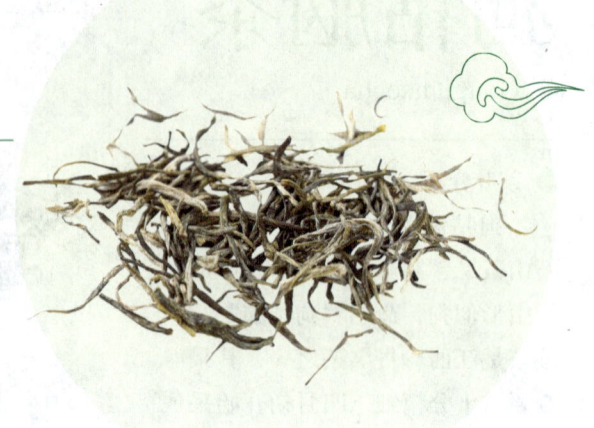

茶叶介绍

"晴天早晚遍地雾，阴雨之时满山云"，这就是浮瑶仙芝的生长环境。此茶得日月精华，取山水灵气，于每年清明时节采摘，用原始烘焙手法制作而成。产品远销俄罗斯、英国、欧美等市场。浮瑶仙芝具有条索紧细、白毫显露、色泽翠绿、清香入肺、汤色明亮、滋味鲜爽的珍品风范。

最佳产地

江西省浮梁县。

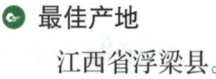

选购要点

以条索紧细，白毫微显，色泽翠绿，有兰花香气，汤色明亮，滋味鲜爽，叶底匀嫩者为佳。

贮藏提示

阴凉干燥处保存最佳。

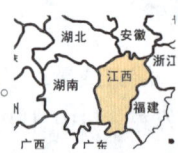

茶汤 汤色明亮

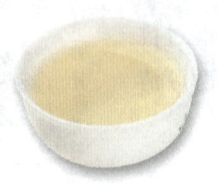

叶底 匀整幼嫩

保健功效

1.抗衰老作用：绿茶所含的抗氧化剂有助于抵抗老化，常饮此茶，有延缓衰老作用。

2.抗菌作用：绿茶中的儿茶素对于引起人体疾病的病菌有抑制作用，同时又不致伤害人体肠内有益菌的繁衍，因此也具备整肠功能。

茶叶特点

1. 外形：条索紧细
2. 色泽：翠绿透亮
3. 汤色：汤色明亮
4. 香气：兰花高香
5. 叶底：匀整幼嫩
6. 滋味：鲜爽甜口

冲泡品饮

备具
冲茶杯1个，以及其他品茗器具，浮瑶仙芝5克。

冲泡
冲入少量90℃左右的水浸润茶叶。将水滤去，可闻到杯中茶香。再冲入80℃开水，勿加盖。

品茶
品茶后当茶汤剩下三分之一时继续加开水冲饮，可冲4到6次。

【江·西·绿·茶】

靖安白茶

Jingan Baicha

茶叶介绍

靖安白茶,是中国地理标志产品。经过长期优选优育,靖安白茶形成了独特的品质优势。其外形圆紧秀直匀整,色泽白嫩,茶香浓郁,滋味甜和;汤色嫩黄明亮,叶底成朵并还原呈玉白色,叶脉翠绿。产品获2006年江西省名优茶评比银奖、2006年第三届中国国际茶业博览会金奖等荣誉。

最佳产地

江西省靖安县

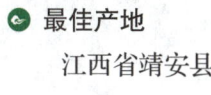

选购要点

选购时,以茶叶紧结挺直、色泽晶莹明亮的为佳品。闻起来鲜爽馥郁,泡出来的汤色嫩绿明亮,尝起来甘味生津者质优。

贮藏提示

贮藏时应避免潮湿、高温,且不可与清洁剂、香料、香皂等共同保存。

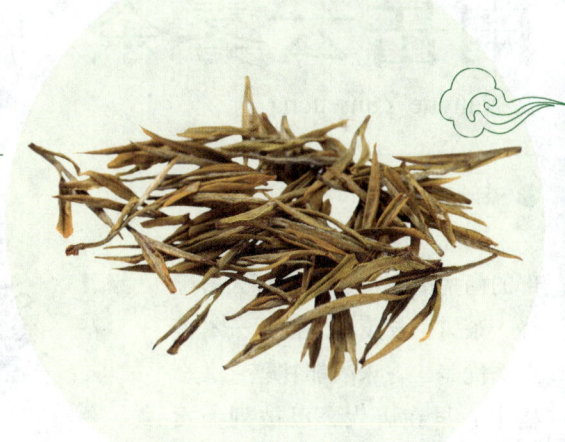

茶汤 嫩绿明亮

叶底 匀整碧绿

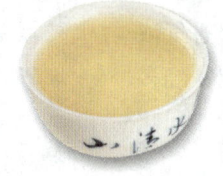

保健功效

1.护齿作用:茶叶中含有氟,氟离子对牙齿中的钙质能起到很大的帮助作用,因此可提高牙齿的防酸抗龋能力。

2.兴奋作用:茶叶中含有的咖啡碱,能起到兴奋中枢神经的作用,有助于缓解疲劳,帮助增进思维。

茶叶特点

1.外形:紧结挺直　　4.香气:鲜爽馥郁
2.色泽:晶莹明亮　　5.叶底:匀整碧绿
3.汤色:嫩绿明亮　　6.滋味:甘味生津

冲泡品饮

备具	冲泡	品茶
玻璃杯或盖碗1个,靖安白茶5克。	用茶匙将茶叶从茶荷中拨入玻璃杯中。冲入85℃左右的水至玻璃杯七分满即可。	片刻后即可品饮。入口后口感细致,丝丝如扣,留香持久。

121

【湖·南·绿·茶】
南岳云雾茶
Nanyue Yunwucha

茶叶介绍

南岳云雾茶产于湖南省中部的南岳衡山。这里终年云雾缭绕，茶树生长茂盛。南岳云雾茶造型优美，香味浓郁甘醇，久享盛名，早在唐代，已被列为贡品。其形状独特，叶尖且长，状似剑，以开水泡之，尖朝上，叶瓣斜展如旗，颜色鲜绿，香气浓郁，纯而不淡，浓而不涩，经多次泡饮后，仍然汤色清澈、回味无穷。

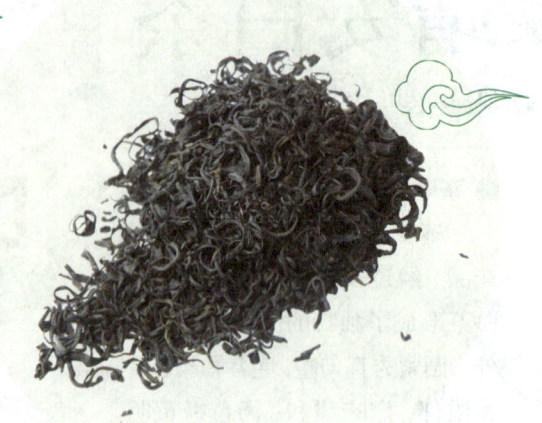

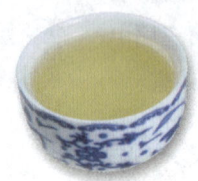

茶汤嫩绿明亮

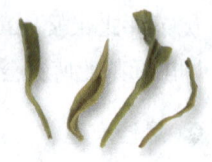

叶底清澈明亮

最佳产地

湖南省中部的南岳衡山。

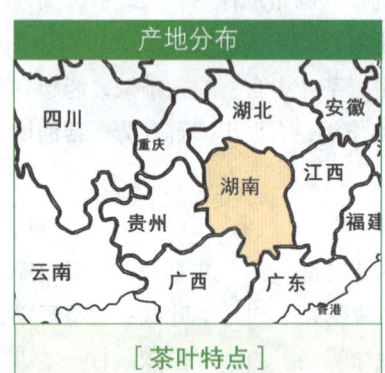

产地分布

[茶叶特点]

1. 外形：条索紧细
2. 色泽：绿润光泽
3. 汤色：嫩绿明亮
4. 香气：清香浓郁
5. 叶底：清澈明亮
6. 滋味：甘醇爽口

选购要点

选购时以外形条索紧细，有浓郁的清香，叶底清澈明亮者为佳。

贮藏提示

密封、干燥储存于冰箱内，并远离异味，比如腌菜、咸鱼，以免破坏茶味。

对采下的鲜叶，必须及时集中，装入通透性好的竹筐或编织袋内，并防止挤压，尽快送入茶厂付制。

不同茶树品种的原料分开，晴天叶和雨天叶分开，正常叶和劣变叶分开，成年茶树叶和衰老茶树叶分开，上午采的叶和下午采的叶分开。这样做有利于提高茶叶品质。

保健功效

1. 防癌抗癌：茶多酚可以阻断亚硝酸胺等多种致癌物质在体内合成，并具有直接杀伤癌细胞和提高机体免疫能力的功效。

2.预防和治疗辐射伤害：茶多酚及其氧化产物具有吸收放射性物质锶90和钴60毒害的能力。

3.抑制和抵抗病毒菌：茶多酚有较强的收敛作用，对病原菌、病毒有明显的抑制和杀灭作用，对消炎止泻有明显效果。

制作工序

南岳云雾茶的加工工艺分为杀青、清风、初揉、初干、整形、提毫、摊凉和烘焙八道工序。

第一道工序杀青是奠定南岳云雾茶品质的关键，操作难度极大。对这一工序的操作者当地人们尊称为"炒手"。鲜叶下锅啪啪作响，锅温130℃左右，"炒手"徒手炒，这种精湛的技艺，令人赞叹。杀青叶须过清风，以散热气，适当初揉后，进行初干、整形，待茶叶达八成干时，进入提毫收锅阶段，炒至白毫显露，茶香透发，出锅摊凉、烘焙干之后收藏。

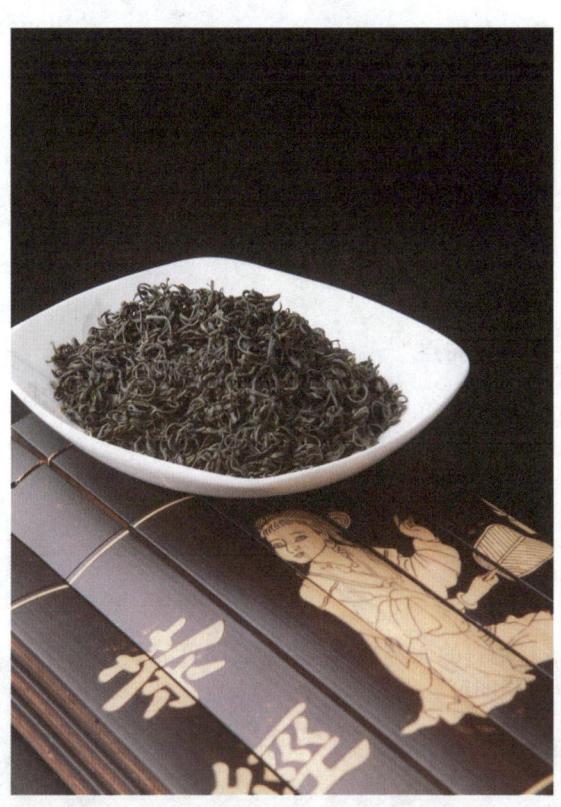

冲泡品饮

备具　玻璃杯或盖碗1个，南岳云雾茶3克。

洗杯、投茶　将热水倒入玻璃杯中进行温杯，而后弃水不用，再后冲入80℃左右的水至玻璃杯七分满即可。

冲泡　用茶匙将茶叶从茶荷中拨入玻璃杯中。

赏茶　放入茶叶后，用开水冲泡，只见茶叶徐徐伸展，汤色嫩绿明亮，叶底清澈明亮。

出汤　片刻后即可品饮。

品茶　入口后甘醇爽口，清香浓郁。

特别提醒

1.泡茶的水温，要求在80℃左右最为适宜（水烧开后再冷却）。

2.选用玻璃杯或白瓷杯饮茶，增加透明度，便于人们赏茶观姿。

3.胃寒者需饭后饮用。

【湖·南·绿·茶】

安化松针

Anhua Songzhen

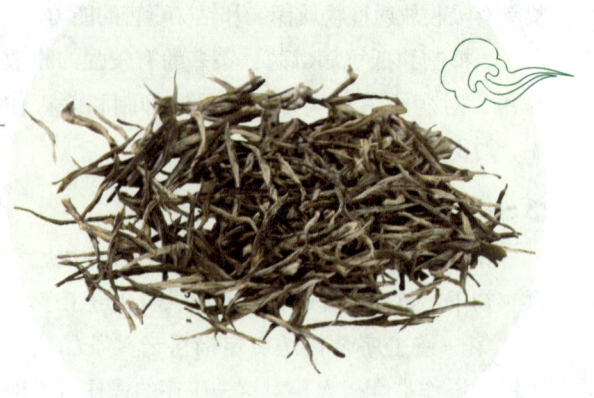

茶叶介绍

安化松针，产于湖南省安化县，是中国特种绿茶中针形绿茶的代表，因其外形挺直、细秀、翠绿，状似松树针叶而得名。安化松针的制作极为精巧，其制法有如玉露茶，具体操作分为鲜叶摊放、杀青、揉捻、炒坯、摊凉、整形、干燥、筛拣等八道工序。此茶形质俱佳，可耐冲泡，逗人喜爱。

最佳产地

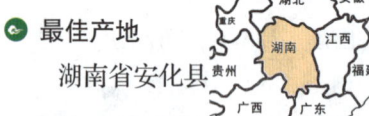

湖南省安化县

选购要点

外形翠绿匀整，条索长直、圆浑、紧细，其形状宛如松针；冲泡后香气浓厚，滋味甜醇；茶汤清澈明亮者质优。

贮藏提示

低温、干燥、避光，且要密闭储藏。

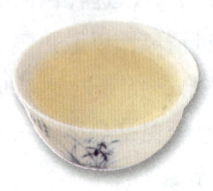

茶汤 清澈明亮　　叶底 匀整幼嫩

保健功效

1.防癌抗癌：安化松针中的茶多酚、儿茶素等成分具有非常好的杀菌作用，能抑制血管老化，可以降低癌症的发生率。

2.增强心脏血管保健功能：安化松针中的黄酮醇类成分能起到抗氧化的作用，可以有效防止血液凝块。

茶叶特点

1. 外形：宛如松针
2. 色泽：翠绿显毫
3. 汤色：清澈明亮
4. 香气：馥郁浓厚
5. 叶底：匀整幼嫩
6. 滋味：甘爽甜醇

冲泡品饮

备具	冲泡	品茶
玻璃杯或盖碗1个，安化松针茶3克。	冲入85℃左右的水至玻璃杯七分满即可。	片刻后即可品饮。入口后滋味甜醇甘爽，香气香馥郁浓厚。

【湖·南·绿·茶】
湘波绿
Xiangbolü

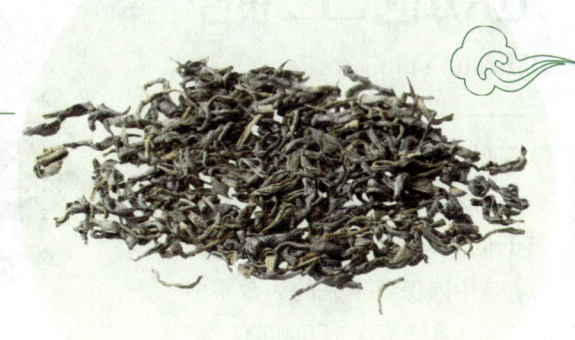

茶叶介绍

湘波绿是湖南省茶叶研究所1961年创制的新名茶。其原料标准为一芽二叶初展，全部采自无性系良种。湘波绿不但茶叶很好，它的名称也十分美丽，并以其独特的诗情画意卓立于全国万千茶名之中。该茶富含茶多酚、水浸出物、氨基酸、儿茶素、咖啡碱等，品质甚优。

最佳产地

湖南省茶叶研究所。

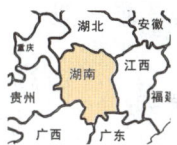

选购要点

外形条索紧结弯曲，色泽绿翠显毫，香气高锐鲜爽，汤色清澈明亮，滋味醇厚爽口，叶底黄绿光鲜者为最佳品。

贮藏提示

密封、干燥、低温，且避光保存。

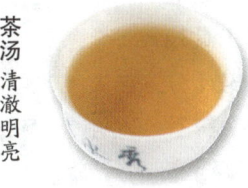

茶汤 清澈明亮

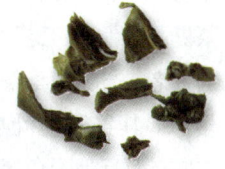

叶底 黄绿光鲜

保健功效

1. 保护神经细胞：湘波绿中所含茶多酚、水浸出物、氨基酸、儿茶素、咖啡碱含量较高，能保护神经细胞。
2. 预防心血管疾病：茶叶中的儿茶素能降低胆固醇，抑制血小板凝集，减少动脉硬化发生。

茶叶特点

1. 外形：紧结弯曲
2. 色泽：绿翠显毫
3. 汤色：清澈明亮
4. 香气：高锐鲜爽
5. 叶底：黄绿光鲜
6. 滋味：醇厚爽口

冲泡品饮

备具
透明玻璃杯或盖碗1个，湘波绿3克。

冲泡
将茶叶拨入玻璃杯中。在杯中冲入85℃左右的水，七分满即可。

品茶
1～2分钟后即可品饮。此茶汤醇厚爽口，高悦鲜爽，品饮后令人神清气爽，回味无穷。

【湖·北·绿·茶】

恩施玉露

Enshi Yulu

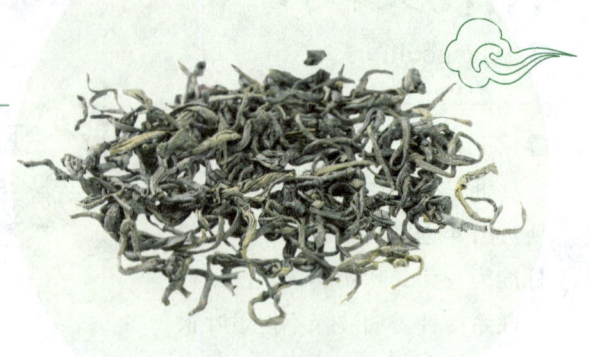

茶叶介绍

恩施玉露是中国传统名茶，产于世界硒都——湖北省恩施市，是中国保留下来的为数不多的一种蒸青绿茶，自唐时即有"施南方茶"的记载。1965年，恩施玉露被评为"中国十大名茶"，2009年被评为"湖北省第一历史名茶"。其制作工艺及所用工具相当古老，与陆羽《茶经》所载十分相似。其茶不但叶底绿亮、鲜香味爽，而且外形色泽油润翠绿，毫白如玉，故名"恩施玉露"。

茶汤 清澈明亮

叶底 嫩绿匀整

最佳产地

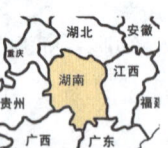

湖北省恩施市

选购要点

以条索紧细、圆直，外形白毫显露，色泽苍翠润绿，形如松针，汤色清澈明亮，香气清鲜，滋味醇爽，叶底嫩绿匀整者为佳。

贮藏提示

低温、干燥、避光、密闭保存，且要远离异味。

保健功效

预防疾病：硒在人体中的含量很低，一般只有13毫克。硒缺乏可使动物产生各种疾病，如肌坏死、心肌变性、胰脏萎缩、水肿、贫血溶血、生殖机能衰退等。

茶叶特点

1.外形：条索紧细　　4.香气：馥郁清鲜
2.色泽：苍翠润绿　　5.叶底：嫩绿匀整
3.汤色：清澈明亮　　6.滋味：醇爽甘甜

冲泡品饮

备具
玻璃杯或盖碗1个，恩施玉露绿茶3克。

冲泡
冲入85℃左右的水至玻璃杯七分满即可，放入茶叶。

品茶
片刻后即可品饮。入口后滋味甘爽，令人回味。

[湖·北·绿·茶]

采花毛尖

Caihua Maojian

茶叶介绍

采花毛尖是绿茶的一种,产自素有"中国名茶之乡"的湖北省五峰土家族自治县。此处群山环绕,云雾蒸腾,空气清新,雨水丰沛,出产的茶叶以味醇、汤浓、汤碧、香清及强身健体而著称。其选用优质芽叶和绿色食品精制而成,外形细直,色泽油绿,香气清醇。

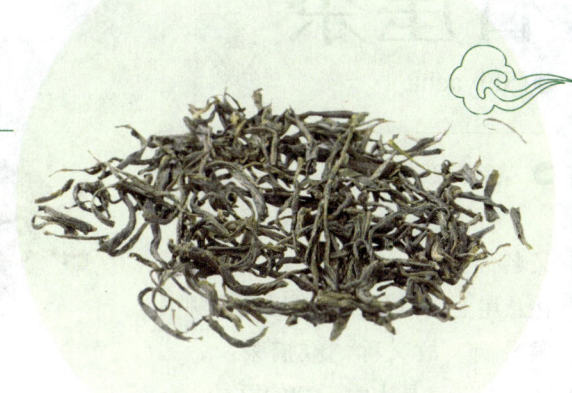

最佳产地

湖北省五峰土家族自治县。

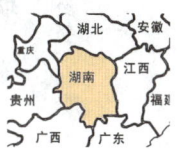

选购要点

正宗采花毛尖是高山茶,茶树是大叶种,选购时应选芽头肥实、体积大、色泽一致的茶叶,以汤色清澈、无杂质、耐泡、香气持久者为正宗高山采花毛尖。

贮藏提示

干燥、低温、避光,且密封保存。

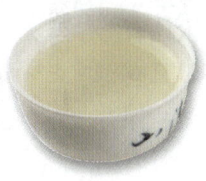

茶汤 碧绿清澈

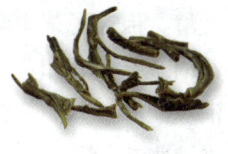

叶底 翠绿明亮

保健功效

1.强身健体:采花毛尖中含有维持人体生理系统正常运行的硒、锌等微量元素,经常饮用可提高人体免疫力,强身健体。

2.清新口气:茶叶中所含的茶多酚能提高人体内酶的活性,清新口气。

茶叶特点

1.外形:细秀匀直
2.色泽:鲜嫩翠绿
3.汤色:碧绿清澈
4.香气:清新甘醇
5.叶底:翠绿明亮
6.滋味:鲜爽回甘

冲泡品饮

备具
透明玻璃杯1个,茶匙、茶荷等,采花毛尖茶5克。

冲泡
用茶匙将茶叶从茶荷中拨入玻璃杯中。冲入80℃左右的水至玻璃杯八分满即可。

品茶
入口后醇厚鲜爽,让茶汤在舌面上往返流动,品尝茶味和汤中香气后再咽下。

【广·西·绿·茶】

石崖茶

Shiyacha

茶叶介绍

石崖茶是桂林的地方名茶，又名石岩茶、石山茶，因其生长在悬崖上而得名；旧时民间须驯猴采摘，故又称"猴摘茶"、"仙茶"，是古时天朝的贡品。石崖茶按绿茶的加工工艺制作而成，外形紧结、重实，且其不经发酵，保存了茶中众多对人体有益的微量成分如黄酮类等，具有消炎润肺、养颜等保健功效，深受消费者喜爱。

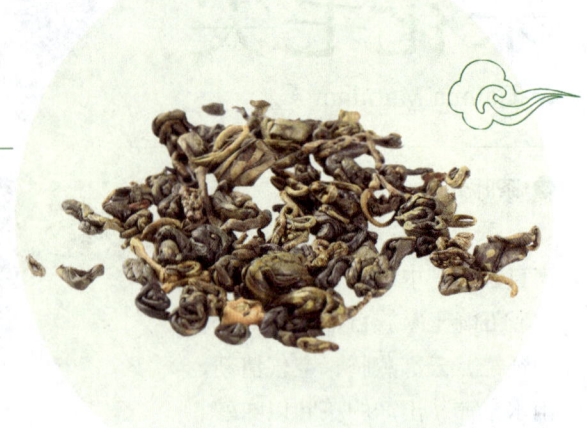

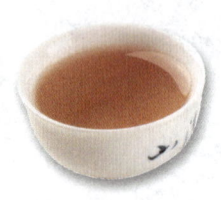
茶汤 碧绿清亮

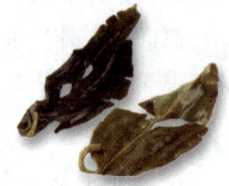
叶底 碧绿匀整

最佳产地

广西昭平南部大瑶山。

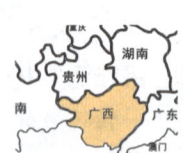

选购要点

石崖茶产于悬崖峭壁之上，属高山茶，选购时以芽叶肥厚、外形墨绿色、匀整光洁、条索紧结卷曲、叶上有白霜或蓝叶底者为佳。（"白霜"是黄酮类物质的结晶体。）

贮藏提示

密封避光保存。

保健功效

养颜美容：石崖茶中含有高达20%的黄酮类物质，是茶中水果，具有很强的抗氧化作用，能帮助延缓衰老、美容养颜。

茶叶特点

1. 外形：条索紧结
2. 色泽：津灰墨绿
3. 汤色：碧绿清亮
4. 香气：馥郁持久
5. 叶底：碧绿匀整
6. 滋味：鲜爽回甘

冲泡品饮

备具
茶盖1个，茶匙、茶荷等，石崖茶3克。

冲泡
用茶匙将茶叶从茶荷中拨入壶中。往壶中快速倒入90～95℃左右的热水，至七分满即可。

品茶
约30秒后即可出汤。入口后醇厚饱满，鲜爽回甘。

【广·西·绿·茶】
桂林毛尖
Guilin Maojian

茶叶介绍
桂林毛尖为绿茶类新创名茶，20世纪80年代初创制成功。桂林毛尖茶原产于桂林尧山脚下的广西桂林茶叶科研所。该茶滋味醇厚鲜爽，外形秀挺，白毫显露，色泽翠绿，香高持久，味醇甘爽，令人心旷神怡。1993年在泰国曼谷举办的1993年中国优质农产品及科技成果展览会上获金奖。而且，桂林毛尖还是富硒茶，有良好的保健作用。

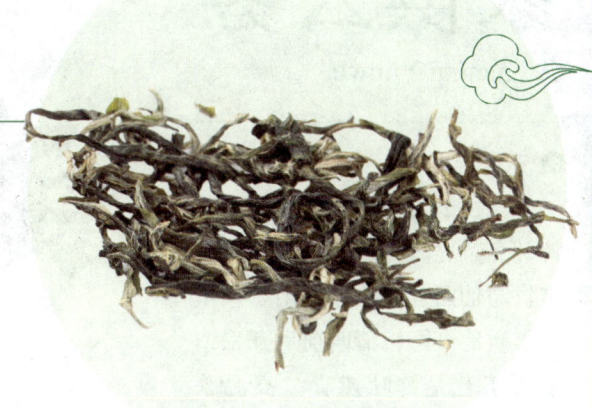

茶汤 碧绿清澈　　叶底 嫩绿明亮

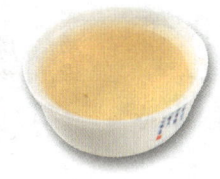 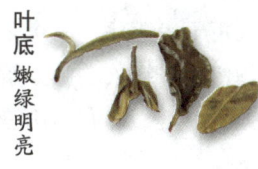

最佳产地
广西桂林尧山地带。

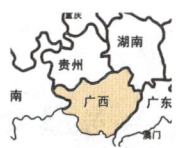

选购要点
选购以条索紧细，色泽翠绿光润，汤色碧绿清澈，有清高香气者为佳。

贮藏提示
干燥、低温、避光保存，且要远离异味，防止挤压。

保健功效
1. 保持健康：茶汤中阳离子含量较多而阴离子较少，属于碱性食品，可帮助体液维持碱性。
2. 降低血压：抗氧化、抗突然异变、抗肿瘤、降低血液中胆固醇及低低密度酯蛋白含量、抑制血压上升。

茶叶特点
1. 外形：条索紧细
2. 色泽：翠绿光润
3. 汤色：碧绿清澈
4. 香气：清高持久
5. 叶底：嫩绿明亮
6. 滋味：醇和鲜爽

冲泡品饮

备具
玻璃杯或盖碗1个，桂林毛尖5克。

冲泡
拨入茶叶至玻璃杯后，冲入温度80℃左右的水至玻璃杯七分满即可。

品茶
片刻后即可品饮。茶汤入口后醇和鲜爽，嫩香持久。

【广·西·绿·茶】

象棋云雾

Xiangqi Yunwu

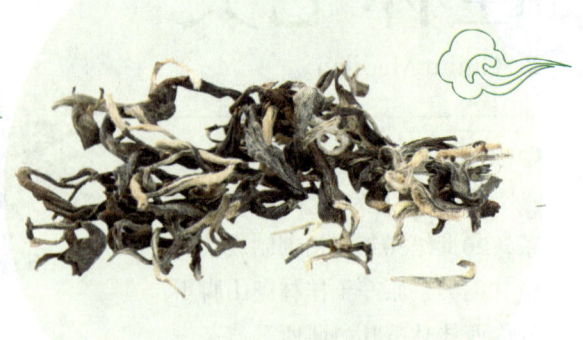

茶叶介绍

象棋云雾是广西壮族自治区特种名茶之一，产于广西昭平县文竹与仙回乡间的象棋山。象棋云雾质地细嫩，清明前后开采，主要工艺是鲜叶摊青、高温杀青、过筛散热、初揉成条、烘干失水、复揉紧条、滚炒造形、文火足干等工序。象棋云雾饮之齿颊留芳，畅人心脾，解暑消炎，强身益寿，确有高山云雾茶的特色。

最佳产地

广西昭平县象棋山。

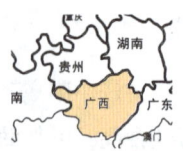

选购要点

选购时以条索紧细微曲，色泽翠绿油润，香高馥郁，伴有蜜糖花香，滋味鲜爽回甘，汤色嫩绿清澈，叶底嫩绿明亮者为佳。

贮藏提示

低温、干燥、避光保存，防止受潮，受挤压。

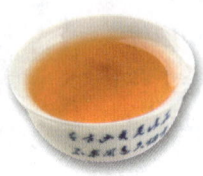

茶汤 嫩绿清澈

叶底 黄绿明亮

保健功效

清心解暑、除疲劳：象棋云雾能提神醒脑、清热解暑、消除疲劳、促进消化，它含有多种维生素，特别是具有抗癌效果的维生素C的含量最高，适量饮入可补充人体所需多种维生素。

茶叶特点

1. 外形：紧细微曲
2. 色泽：翠绿油润
3. 汤色：嫩绿清澈
4. 香气：香味馥郁
5. 叶底：黄绿明亮
6. 滋味：鲜爽回甘

冲泡品饮

备具
玻璃杯或盖碗1个，象棋云雾4克。

冲泡
冲入80℃左右的水至玻璃杯七分满即可。

品茶
片刻后即可品饮。入口后鲜爽回甘，沁人心脾。

【广·东·绿·茶】
古劳茶
Gulaocha

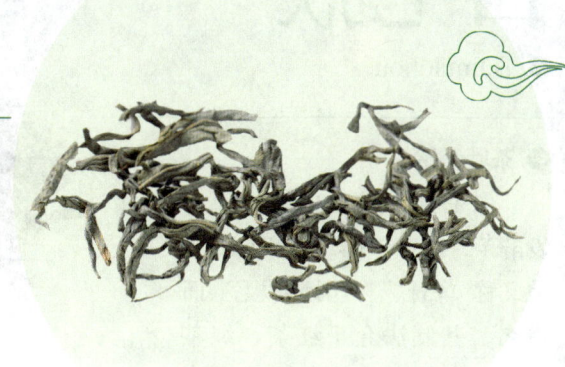

茶汤 绿而明亮　　叶底 细嫩匀整

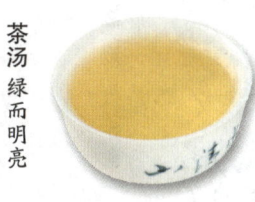

茶叶介绍
古劳茶是广东省的历史名茶。据史书记载，古劳茶山产茶于"宋元时期已现端倪"，而茶山顶的良道坪、大坑坪、永安、七星坑、锣鼓地、塔磨塘等六处村庄在550年前已开始植茶。古劳茶采自当地的古劳茶树，古劳茶树分青芽型和红芽型两种类型。青芽型称青蕊，香气清高；红芽型称红蕊，茶香低。古劳银针多采用青芽型鲜叶加工而成。

最佳产地
广东高鹤县古劳镇的丽水。

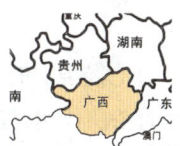

选购要点
选购古劳茶时应以圆直、银灰色、香气高纯者为佳。

贮藏提示
选用密度高、厚实、强度好、无异味的食品包装袋保存。茶叶可以事先用较柔软的净纸包好，然后置于食品袋内，封口即成。

保健功效
有助于护齿明目：古劳茶可抑制人体钙质的减少；茶中含有维生素C等成分，能降低眼睛晶体混浊度，经常饮茶，对减少眼疾、护眼明目均有很好的疗效。

茶叶特点
1. 外形：紧结圆直
2. 色泽：银灰显毫
3. 汤色：绿而明亮
4. 香气：高纯持久
5. 叶底：细嫩匀整
6. 滋味：醇和回甘

冲泡品饮

备具
玻璃杯或盖碗1个，古劳茶3克。

冲泡
冲入85℃左右的水至玻璃杯七分满即可。

品茶
片刻后即可品饮。入口后鲜和回甘，滋味令人回味。

【福·建·绿·茶】

白毛猴

Baimaohou

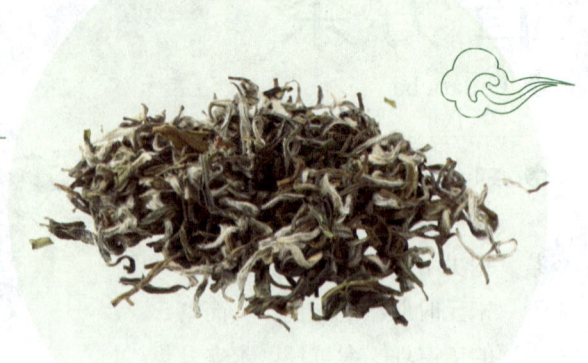

茶汤 清绿泛黄　叶底 嫩绿完整

茶叶介绍

白毛猴，或称白绿，属半发酵茶，原产于福建政和县，当地又称"白猴"，因形似毛猴而得名。其制法介于红茶、绿茶之间，外形重"保毫"和"做形"，内质重萎凋适度，使成茶香清味醇。采摘一芽二、三叶。白毛猴外形条索粗壮卷曲，白毫显现，犹如毛猴静伏而得名。

最佳产地

福建省的政和县。

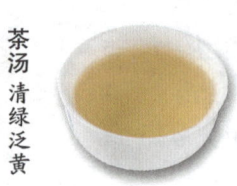

选购要点

以外形条索粗壮卷曲，白毫显现；内质毫香鲜爽纯正，滋味醇和微甘，汤水清绿泛黄，叶底嫩绿、完整、匀净、无杂为佳。

保健功效

防癌抗癌：白毛猴茶中的茶多酚、儿茶素等成分具有非常好的杀菌作用，能抑制血管老化，可以降低癌症的发生率。

贮藏提示

将茶叶置于干燥、无异味、能密封的盛器瓶中，放入冰箱的冷藏柜中即可。

茶叶特点

1. 外形：粗壮卷曲
2. 色泽：绿中带白
3. 汤色：清绿泛黄
4. 香气：毫香鲜爽
5. 叶底：嫩绿完整
6. 滋味：醇和微甘

冲泡品饮

备具	冲泡	品茶
玻璃杯或盖碗1个，白毛猴茶3克。	拨入茶叶至玻璃杯中，冲入90℃左右的水至玻璃杯七分满即可。	片刻后即可品饮。入口后醇和微甘、毫香鲜爽。

【福·建·绿·茶】
天山绿茶
Tianshan Lǜcha

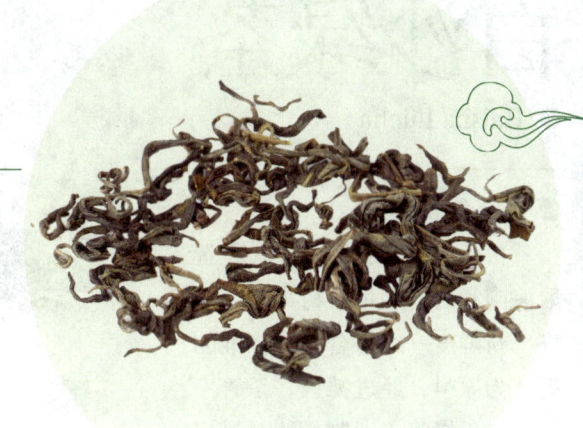

茶叶介绍
天山绿茶为福建烘青绿茶中的极品名茶，原产于西乡天山冈下章后的中天山、铁坪坑和际头的梨坪村。品质特优，尤其是里、中、外天山所产的绿茶品质更佳，称之"正天山绿茶"。素以"三绿"著称，即色泽翠绿，汤色碧绿，叶底嫩绿。该茶很耐冲泡，泡饮三四次以后，余香犹存。

最佳产地
福建省天山。

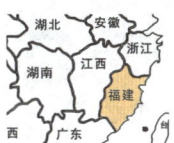

选购要点
以外形条索紧细、匀整、翠绿，锋苗挺秀，茸毛特多，香似珠兰，清雅持久，滋味浓厚回甘，汤色清澈明亮者为佳。

贮藏提示
干燥、避光，且要密闭存放于冰箱。

茶汤 清澈明亮

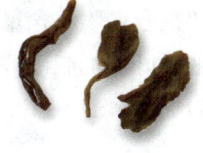

叶底 叶底嫩绿

保健功效
1.防癌抗癌：天山绿茶中的茶多酚、儿茶素等成分具有非常好的杀菌作用，能抑制血管老化，可以降低癌症的发生率。

2.提神健脑：天山绿茶所含的咖啡因会让人活力十足，工作起来头脑清醒、思维活跃。

茶叶特点
1.外形：条索紧细
2.色泽：色泽翠绿
3.汤色：清澈明亮
4.香气：清雅持久
5.叶底：叶底嫩绿
6.滋味：浓厚回甘

冲泡品饮

备具
玻璃杯或盖碗1个，天山绿茶3克。

冲泡
冲入85℃左右的水至玻璃杯七分满即可。放入茶叶后，用开水冲泡。

品茶
片刻后即可品饮。饮之幽香四溢，齿颊留芳，令人心旷神怡。

【海·南·绿·茶】
白沙绿茶
Baisha Lücha

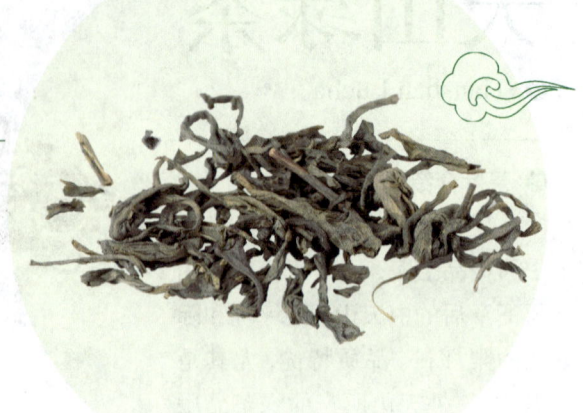

茶叶介绍
白沙绿茶为新创名茶，是选取海南和云南多种茶树嫩度、净度、新鲜度一致符合规定标准的鲜叶为原料，经过摊放、杀青、揉捻、干燥等工序制成的。最好的白沙绿茶产自白沙农场的陨石冲击坑，因其生物活性较强，有机质及矿物质含量高，因此产出的茶叶更加肥硕鲜嫩，内含物也较为丰富。

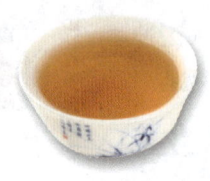

茶汤 黄绿明亮

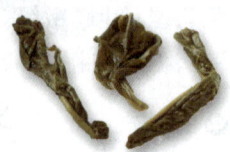

叶底 细嫩匀净

最佳产地
海南省五指山区白沙黎族自治县白沙农场。

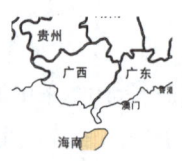

选购要点
选购时，以茶叶紧结匀整，色泽绿润有光，闻起来清香持久，泡出来汤色黄绿明亮，尝起来浓醇鲜爽的为佳品。

贮藏提示
将茶叶置于通风、干燥的地方，并密封保存起来。

保健功效
1.抗衰老作用：茶叶中含有的抗氧化剂，能起到抵抗老化的作用。
2.减肥作用：茶叶中含有茶多酚类化合物、氨基酸等多种成分，可以搜刮体内油脂。

茶叶特点
1.外形：紧结匀整　　4.香气：清香持久
2.色泽：绿润有光　　5.叶底：细嫩匀净
3.汤色：黄绿明亮　　6.滋味：浓醇鲜爽

冲泡品饮

备具	冲泡	品茶
玻璃杯或盖碗1个，白沙绿茶5克。	用茶匙将茶叶从茶荷中拨入玻璃杯中。冲入沸水，至七分满即可。	将茶汤倒入至茶杯八分满即可。入口后浓醇鲜爽。

【陕·西·绿·茶】

西乡炒青

Xixiang Chaoqing

茶叶介绍

西乡炒青是产自陕西的一种半烘炒绿茶，其制作过程一般经过杀青、分青、揉碾、烘焙和入锅炒制五个步骤。茶叶一芽一叶时即可采摘，此时茶因多酚类物质含量较高而味道浓醇，糖类芳香油使茶香持久浓郁，而氨基酸则令其口感甘爽。其形如条索紧结、色泽翠绿怡人、汤色黄绿明亮，有很好的天然保健功效。

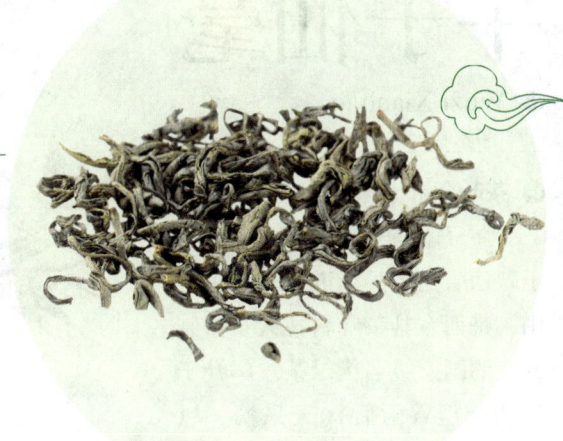

茶汤 黄绿明亮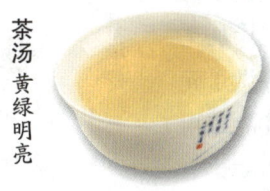

叶底 芽叶成朵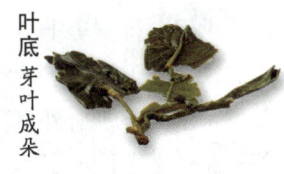

最佳产地

陕西。

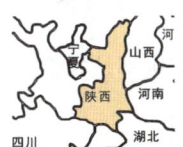

选购要点

选购时以一芽一叶者为上品，外观上紧结匀齐、稍有嫩茎者为佳；冲泡后叶底嫩绿透亮、汤色清澈无杂碎者为优品。

贮藏提示

应该于干燥、低温、密闭处存放。

保健功效

1.强身健体：西乡炒青中含有维持人体生理系统正常运行的硒、锌等微量元素，经常饮用可提高人体免疫力，强身健体。

2.延缓衰老：西乡炒青属绿茶，其中含有抗氧化的成分，有助于延缓衰老。

茶叶特点

1.外形：条索匀整
2.色泽：墨绿油润
3.汤色：黄绿明亮
4.香气：鲜爽香醇
5.叶底：芽叶成朵
6.滋味：涩中泛甜

冲泡品饮

备具
茶壶、茶杯各1个，西乡炒青茶4克，茶匙、茶荷等。

冲泡
用茶匙将茶叶从茶荷中拨入壶中。冲入80℃左右开水至杯容量的七分满即可。

品茶
约40秒后即可出汤，将茶汤倒入茶杯中，入口后爽口回甘。

【陕·西·绿·茶】
午子仙毫
Wuzi Xianhao

茶叶介绍

午子仙毫为名优绿茶,产于陕西省西乡县南道教圣地午子山,是西乡县茶叶科技人员研制开发的国家级名优绿茶。鲜叶于清明前至谷雨后10天采摘,以一芽一二叶初展为标准,经摊放、杀青、清风、揉捻、初干做形、烘焙、拣剔等七道工序加工而成。富含天然锌、硒等微量元素,是陕西省政府外事礼品专用茶,人称"茶中皇后"。

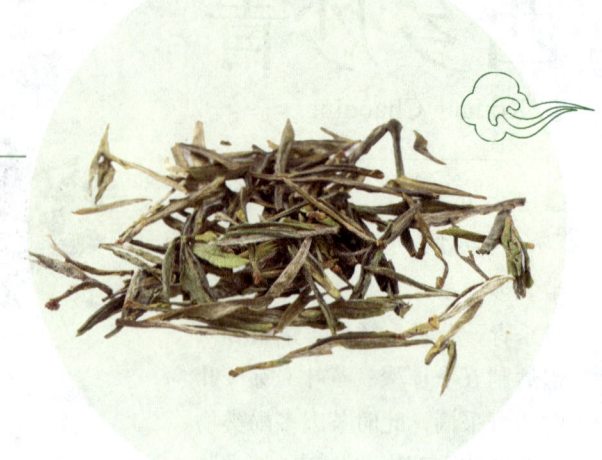

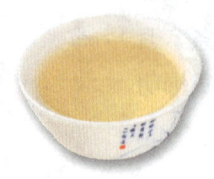

茶汤清澈明亮　叶底芽匀成朵

最佳产地

陕西西乡县南名山午子山。

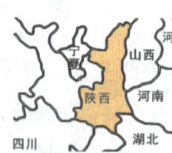

选购要点

新茶色泽较清新悦目,呈嫩绿或墨绿色。午子仙毫外形匀齐显毫,细秀如眉,如果条索枯暗、外形不整,甚至有茶梗、茶籽者则是下品。午子仙毫香气持久。如果闻到茶有一股青涩气、粗老气、焦煳气则不是好茶。

贮藏提示

低温、干燥、避光、密闭保存。

保健功效

提升消炎药功效:只要用5%浓度的午子仙毫绿茶水服送消炎药,就可提升消炎药的功效。

茶叶特点

1. 外形:状似兰花
2. 色泽:翠绿鲜润
3. 汤色:清澈明亮
4. 香气:清香持久
5. 叶底:芽匀成朵
6. 滋味:醇厚爽口

冲泡品饮

备具	冲泡	品茶
玻璃杯或盖碗1个,午子仙毫茶3克。	拨入茶叶,冲入80℃左右的水至玻璃杯七分满即可。	3分钟后即可品饮,入口后有板栗香,滋味醇厚。

[陕·西·绿·茶]

紫阳毛尖

Ziyang Maojian

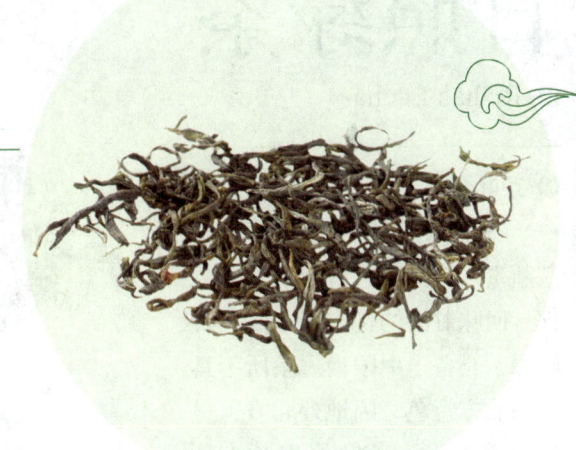

茶叶介绍

紫阳毛尖产于陕西汉江上游、大巴山麓的紫阳县近山峡谷地区，系历史名茶。紫阳毛尖所用的鲜叶，采自绿茶良种紫阳种和紫阳大叶泡，茶芽肥壮，茸毛特多。紫阳县汉江两岸的近山峡谷地区，层峦叠峰，云雾缭绕，冬暖夏凉，气候宜茶。紫阳毛尖富含人体必需的微量元素——硒，具有较高的保健和药用价值，越来越受到人们的喜爱和重视，加工工艺分为杀青、初揉、炒坯、复揉、初烘、理条、复烘、提毫、足干、焙香十道工序。

最佳产地

陕西省的紫阳县。

选购要点

以外形条索圆紧、肥壮、匀整，色泽翠绿，白毫显露，内质嫩香持久，汤色嫩绿清亮，滋味鲜爽回甘，色香味俱全者为佳。

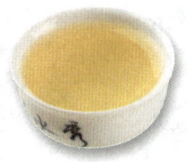

茶汤 嫩绿清亮

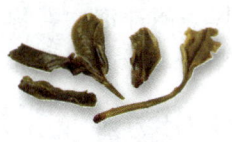

叶底 嫩绿明亮

贮藏提示

密闭、低温、干燥存储在冰箱内，防止挤压。

保健功效

防癌、抗衰老：紫阳毛尖富含硒元素，可延缓衰老，降血脂。

茶叶特点

1. 外形：条索圆紧
2. 色泽：翠绿显毫
3. 汤色：嫩绿清亮
4. 香气：嫩香持久
5. 叶底：嫩绿明亮
6. 滋味：鲜爽回甘

冲泡品饮

备具
玻璃杯或盖碗1个，紫阳毛尖茶5克。

冲泡
置入茶叶后，冲入85℃左右的水至玻璃杯七分满即可。

品茶
片刻后即可品饮。入口后鲜爽回甜。

【山·东·绿·茶】
日照绿茶
Rizhao Lücha

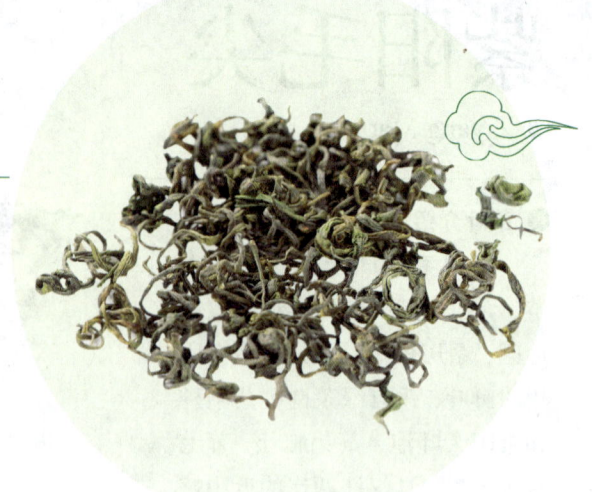

茶叶介绍
日照绿茶被誉为"中国绿茶新贵",集汤色黄丽、栗香浓郁、回味甘醇的优点于一身。日照绿茶具备了中国南方茶所不具备的北方特色,因地处北方,昼夜温差极大,茶叶的生长十分缓慢,但香气高、滋味浓、叶片厚、耐冲泡,素称"北方第一茶",属绿茶中的皇者。

最佳产地
山东日照。

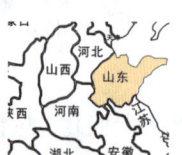

选购要点
日照绿茶按照产季不同被分为春夏秋三种茶。其中春茶为极品,茶叶嫩小叶片厚,但口感清新香甜,在冲泡后小嫩芽逐渐张开,汤色青中带黄,即使隔夜茶色也能保持不变。夏茶与秋茶叶芽较大,冲泡后逐渐变黄铜色。

贮藏提示
贮藏方式有碳贮法、石灰块保存法和冷藏法。切忌贮藏在潮湿、高温、有异味的环境下。

茶汤 黄绿明亮
叶底 均匀明亮

保健功效
1.保健作用:日照绿茶中富含对身体有益的维生素,常饮能够预防脑心血管疾病。

2.抗辐射作用:日照绿茶中富含茶多酚和脂多糖等成分,有利于电脑工作者抵御辐射。

茶叶特点
1.外形:条索细紧　　4.香气:清高馥郁
2.色泽:翠绿墨绿　　5.叶底:均匀明亮
3.汤色:黄绿明亮　　6.滋味:味醇回甜

冲泡品饮

备具	冲泡	品茶
白瓷盖碗或玻璃杯1只。	取茶入杯,倒入开水少许,来回摇动数次后过滤出来。冲入80℃左右的水。	约2分钟后即可出汤。闻其香品其韵,日照绿茶的馥郁久久在舌尖上萦绕。

【山·东·绿·茶】

崂山绿茶

 Laoshan Lücha

🍃 茶叶介绍
崂山绿茶是山东青岛崂山地域的产品，因茶叶中带有独特的栗子香而备受青睐。与日照绿茶有相似之处，也是有春夏秋茶之分。不同的是，崂山绿茶作为"南茶北引"的先例，茶叶产量较低。

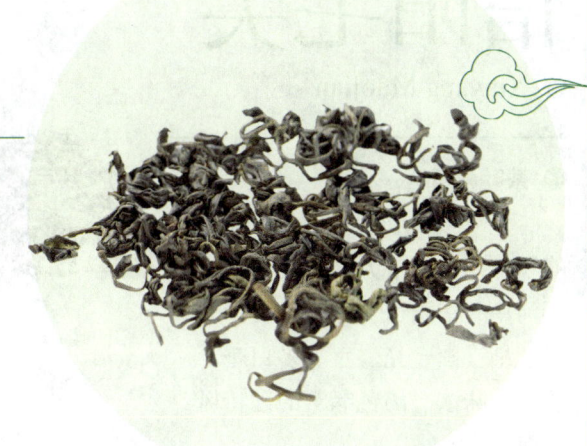

🍃 最佳产地
山东省青岛市崂山区。

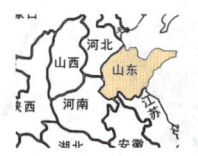

🍃 选购要点
茶坯略显粗，偶有大叶夹杂其中，颜色有绿黄感觉，表面有白毫。闻起来有豆香味。

🍃 贮藏提示
①坛藏法：即选用干燥无味的坛器。②罐藏法：以锡瓶、铁罐、木盒等贮藏，罐内要保持干燥、洁净，置于阴凉处，可用透明胶纸封口，避免空气、潮湿和阳光直射。③袋藏法，即用塑料袋保存茶叶，这是目前最经济的保存法。④冷藏法，用冰箱冷藏茶叶，温度越低效果越好。

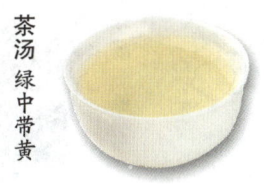

茶汤 绿中带黄　　叶底 芽叶完整

🍃 保健功效
抗衰老：绿茶对人体的抗衰老作用主要体现在能够增强免疫力，从而起到抗衰老的作用，使人获得长寿。

🍃 茶叶特点
1. 外形：叶片大厚
2. 色泽：表露白毫
3. 汤色：绿中带黄
4. 香气：清而不腻
5. 叶底：芽叶完整
6. 滋味：不苦不涩

🍃 冲泡品饮

备具	冲泡	品茶
玻璃杯或者白瓷杯1个，崂。	控制茶与水的比例，一杯茶投入3～5克崂山绿茶。可以采用上投法投入崂山茶叶。	崂山绿茶喝完以后可以续杯，宜在茶水喝到一半时续，一杯茶冲泡三四次左右，茶香最好。

【河·南·绿·茶】

信阳毛尖

Xinyang Maojian

🍃 茶叶介绍

信阳毛尖，亦称"豫毛峰"，是中国十大名茶之一，产于河南省信阳市。信阳毛尖素来以"细、圆、光、直、多白毫、香高、味浓、汤色绿"的独特风格而饮誉中外。

🍃 最佳产地

主要产地在河南信阳市和罗山县及境内大别山一带。

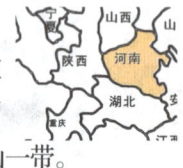

🍃 选购要点

选购时首先要看一下信阳毛尖的外形，不论档次高低茶叶外形都要匀整，不含非茶叶夹杂物；茶叶要干，拿到手里要唰唰作响，这样的茶叶含水量低。

🍃 贮藏提示

密闭冷藏，置于干燥无异味处（以冰箱冷藏）为佳，且不可挤压。

🍃 保健功效

强身健体作用：信阳毛尖含有丰富的蛋白质、氨基酸、生物碱、茶多酚、糖尖、有机酸、芳香物质和维生素A、维生素B_1、维生素B_2、维生素C、维生素K、维生素P、维生素PP等以及水溶性矿物质，具有生津解渴、清心明目、提神醒脑、去腻消食、抑制动脉粥样硬化以及防癌、防治坏血病和防御放射性元素等多种功能。

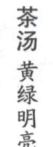
茶汤 黄绿明亮

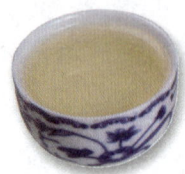

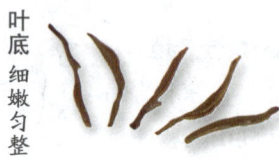
叶底 细嫩匀整

🍃 茶叶特点

1. 外形：细秀匀直
2. 色泽：翠绿光润
3. 汤色：黄绿明亮
4. 香气：清香持久
5. 叶底：细嫩匀整
6. 滋味：鲜浓醇香

🍃 冲泡品饮

备具	冲泡	品茶
玻璃杯或盖碗1个，信阳毛尖茶4克。	将热水倒入玻璃杯中进行温杯，而后弃水不用再冲入80℃左右的水至玻璃杯。	片刻后即可品饮。入口后鲜浓醇香。

【四·川·绿·茶】

竹叶青

Zhuyeqing

茶叶介绍

峨眉竹叶青是在总结峨眉山万年寺僧人长期种茶制茶基础上发展而成的，于1964年由陈毅命名，此后开始批量生产。四川峨眉山产茶历史悠久，宋代苏东坡题诗赞曰："我今贫病长苦饥，盼无玉腕捧峨眉。"竹叶青茶采用的鲜叶十分细嫩，加工工艺十分精细。一般在清明前3~5天开采，标准为一芽一叶或一芽二叶初展，鲜叶嫩匀，大小一致。竹叶青茶扁平光滑色翠绿，是形质兼优的礼品茶。

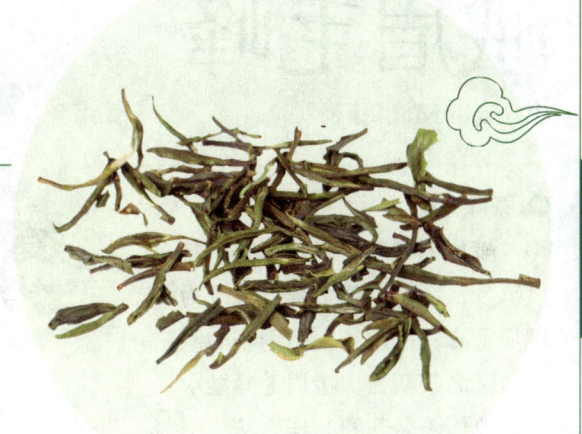

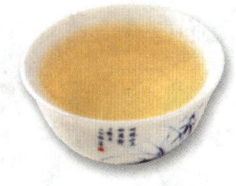

茶汤 黄绿明亮

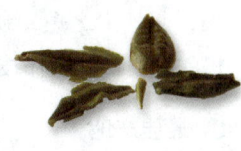

叶底 嫩绿匀整

最佳产地

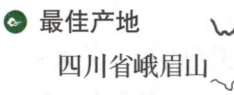

四川省峨眉山

选购要点

以外形扁平，条索紧直，肥厚带毫，两头尖细；内质香气高鲜；茶汤黄绿明亮，香浓味爽；叶底嫩绿匀整者为佳。

贮藏提示

低温、干燥、避光，且要密闭存储。

保健功效

1. 排毒减肥作用：竹叶青茶中的咖啡碱、肌醇、叶酸，能调节脂肪代谢。

2. 抑制癌细胞作用：竹叶青茶中的黄酮类物质有不同程度的体外抗癌作用。

茶叶特点

1. 外形：形似竹叶
2. 色泽：嫩绿油润
3. 汤色：黄绿明亮
4. 香气：高鲜馥郁
5. 叶底：嫩绿匀整
6. 滋味：香浓味爽

冲泡品饮

备具
玻璃杯或盖碗1个，峨眉竹叶青茶3克。

冲泡
冲入80℃左右的水至玻璃杯七分满即可。

品茶
3分钟后即可品饮。入口后鲜嫩醇爽，是解暑佳品。

【四·川·绿·茶】

峨眉毛峰

Emei Maofeng

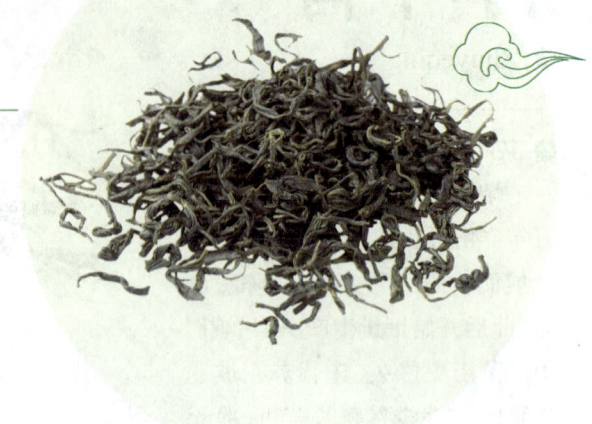

茶汤 微黄而碧　　叶底 嫩绿匀整

🍃 茶叶介绍

峨眉毛峰产于四川省雅安县凤鸣乡，原名凤鸡毛峰，现改为峨眉毛峰，是近年来新创制的蒙山地区名茶新秀。峨眉毛峰继承了当地传统名茶的制作方法，引用现代技术，采取烘炒结合的工艺，炒、揉、烘交替，扬烘青之长，避炒青之短，研究成独具一格的峨眉毛峰制作技术。

🍃 最佳产地

四川省雅安县凤鸣乡。

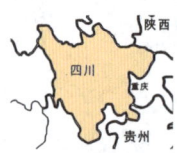

🍃 选购要点

条索紧卷，呈针状，银芽秀丽，白毫显露，香气鲜洁，滋味浓爽，汤色微黄而碧，叶底嫩绿匀整者为最佳品。

🍃 贮藏提示

1. 切忌茶叶中水分太多，水分太多容易引起霉变。
2. 切忌接触有异味的东西。
3. 不要将茶叶放在高温之下，因高温环境能使茶叶的氧化程度加剧。
4. 在保存茶叶的时候，避免光照，如果光线直接照射的话，茶叶中的活性成分氧化会加剧。

🍃 茶叶特点

1. 外形：条索紧卷
2. 色泽：嫩绿油润
3. 汤色：微黄而碧
4. 香气：鲜洁清高
5. 叶底：嫩绿匀整
6. 滋味：浓爽回甘

🍃 冲泡品饮

备具
透明玻璃杯或盖碗1个，峨眉毛峰5克。

冲泡
将茶叶拨入玻璃杯中。在杯中冲入80℃左右的水，七分满即可。

品茶
滋味浓爽，有天然的香气，品饮后令人神清气爽，久久回味。

【四·川·绿·茶】
青城雪芽
Qingcheng Xueya

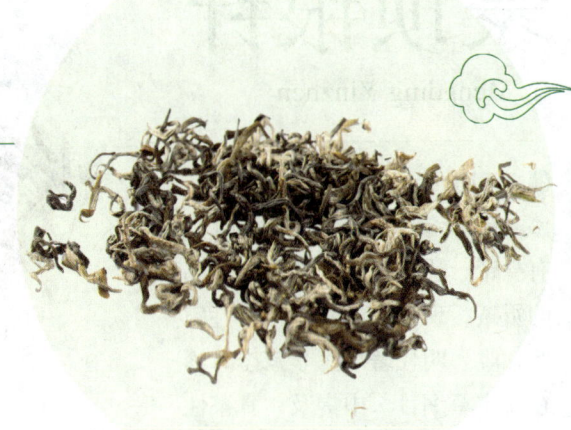

茶叶介绍

青城雪芽，为20世纪50年代创制的新茶品种，产于四川省都江堰市灌县西南15公里的青城山区。这里峰峦叠翠，古树参天，有"青城天下幽"之誉。产区夏无酷暑，冬无严寒，雨雾蒙蒙，土层深厚，土质肥沃。青城山在宋代就开始设茶场，并形成一套制茶工艺。该茶叶内每100克含氨基酸高达484.29毫克，色、香、味、形都臻上乘，1982年被评为四川省优质产品。

茶汤 碧绿清澈

叶底 鲜嫩匀整

最佳产地

四川省都江堰青城山。

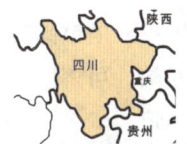

选购要点

外形秀丽微曲，白毫显露，汤绿清澈，耐冲泡，叶底鲜嫩匀整者为最佳品。

贮藏提示

密封干燥、低温避光保存。

保健功效

1.利尿作用：青城雪芽中的咖啡碱和茶碱具有利尿作用，用于缓解水肿、水潴留。

2.强心解痉作用：青城雪芽中的咖啡碱具有强心、解痉、松弛平滑肌的功效，能解除支气管痉挛。

茶叶特点

1.外形：秀丽微曲	4.香气：香高持久
2.色泽：白毫显露	5.叶底：鲜嫩匀整
3.汤色：碧绿清澈	6.滋味：鲜浓甘醇

冲泡品饮

备具	冲泡	品茶
透明玻璃杯或盖碗1个，青城雪芽4克。	将茶叶拨入玻璃杯中。在杯中冲入85℃左右的水，七分满即可。	片刻后即可品饮。滋味鲜浓，香高持久，品饮后令人神清气爽，回味无穷。

【四·川·绿·茶】

蒙顶银针

Mengding Yinzhen

茶叶介绍

四川蒙顶银针茶是古时只有皇帝、达官贵人才能有幸一品的贡茶，现已逐渐被寻常百姓家所知晓。明代著名医学家李时珍在《本草纲目》中提及"真茶性冷，唯雅州蒙顶山出者温而主祛疾"。这就表明了蒙顶山茶是唯一中性茶的独特功效。加之蒙顶银针嫩润可口，常饮此茶，对人体健康大有裨益。

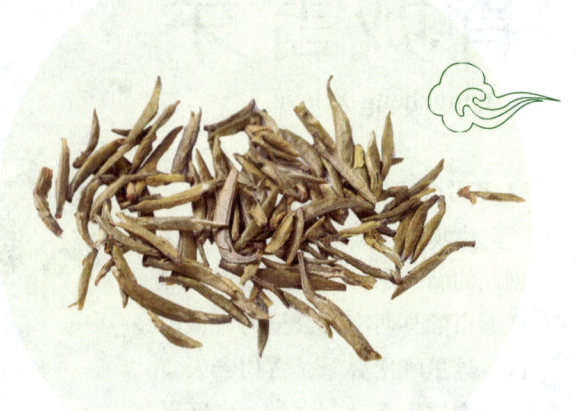

茶汤 橙黄鲜亮　　叶底 嫩黄明亮

最佳产地

四川省境内的蒙顶山。

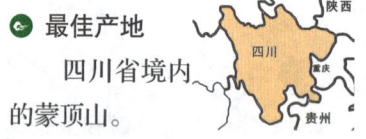

选购要点

优质的蒙顶银针以沸水冲泡时，茶叶在杯中一根根垂直立起，踊跃上冲，悬空竖立。

贮藏提示

要将茶叶贮藏在干燥、低温、无异味处。

保健功效

1.抗癌作用：蒙顶银针茶中所含物质丰富，如茶多酚、氨基酸、可溶糖、维生素等，对防治食管癌有明显功效。

2.缓解疲劳：酷暑天喝蒙顶银针自然有消暑止渴、安定心神、缓解疲劳的作用。

茶叶特点

1.外形：芽头茁壮
2.色泽：色黄而碧
3.汤色：橙黄鲜亮
4.香气：味甘而清
5.叶底：嫩黄明亮
6.滋味：甘醇爽口

冲泡品饮

备具	冲泡	品茶
白色瓷杯碗或优质玻璃杯1个，要求透明度较好，蒙顶银针5克。	水温在80℃左右，取茶3～5克，用水冲开。	茶汤凉至适口后，小口品尝茶汤滋味，齿颊留芳，沁人肺腑。

【四·川·绿·茶】
蒙顶甘露
Mengding Ganlu

茶叶介绍

蒙顶甘露为中国十大名茶、中国顶级名优绿茶、卷曲型绿茶的代表，产于地跨四川省名山、雅安两县的蒙山。四川蒙顶山上清峰有汉代甘露祖师吴理真手植七株仙茶的遗址。蒙顶甘露是中国最古老的名茶，被尊为茶中故旧，名茶先驱。蒙顶甘露目前为中国"国礼茶"，在我国外事活动中深得国外嘉宾喜爱。"扬子江中水，蒙顶山上茶"，历代文人雅士对它赞扬不绝。

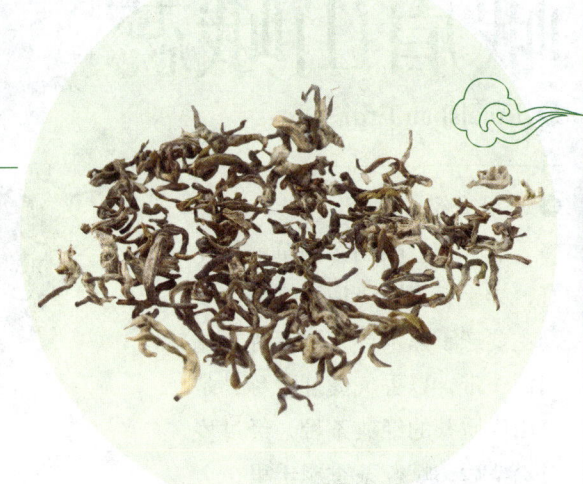

茶汤 碧清微黄

叶底 嫩绿鲜亮

最佳产地

四川省邛崃山脉之中的蒙山。

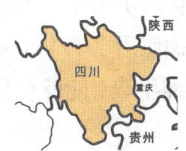

选购要点

形状纤细，叶整芽全，身披银毫，叶嫩芽壮；色泽嫩绿油润；汤碧微黄，香气馥郁，芬芳鲜嫩，滋味鲜爽，浓郁回甘；叶底嫩芽秀丽完整者为佳品。

贮藏提示

干燥、低温冷藏，并远离异味，防止挤压。

保健功效

护齿明目：蒙顶甘露含氟量高，每100克含10~15毫克，饮之可健齿；有利于减少眼疾、护眼明目。

茶叶特点

1. 外形：紧卷多毫
2. 色泽：嫩绿色润
3. 汤色：碧清微黄
4. 香气：香气馥郁
5. 叶底：嫩绿鲜亮
6. 滋味：浓郁回甘

冲泡品饮

备具	冲泡	品茶
透明玻璃杯或盖碗1个，蒙顶甘露5克。	将茶叶拨入玻璃杯中。在杯中冲入85℃左右的水即可。	1分钟后即可品饮。滋味浓郁回甘，香气馥郁，品饮后令人神清气爽，回味无穷。

【四·川·绿·茶】

峨眉山峨蕊

Emeishan Erui

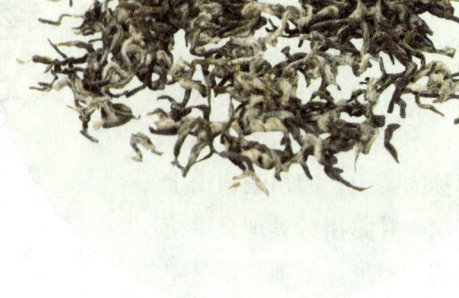

🍃 茶叶介绍

唐代有"峨山多药草，茶尤好，异于天下"一说，峨眉山峨蕊主要产于黑水寺、万年寺、龙门洞一带，以香气馥郁著称，是高山优质茶的经典茶种，经过岁月沧桑后，峨蕊茶香飘千里，久享盛誉，产品畅销国内外。

🍃 最佳产地

四川省境内的峨眉山。

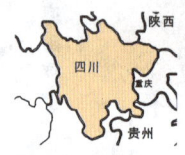

🍃 选购要点

细嫩多毫是峨眉山峨蕊的一个重要辨识特征。

🍃 贮藏提示

茶叶贮藏条件十分讲究，需要隔绝空气，放入冰箱内或者贮藏在防潮容器中。

🍃 保健功效

1.益气健脾：峨蕊香高气爽，常饮此茶可以精神爽朗，有

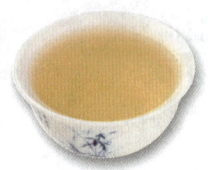

茶汤 碧绿清澈　　叶底 嫩芽明亮

益气健脾之功效。

2.减肥功效：茶中的咖啡碱、肌醇、叶酸、泛酸和芳香类物质等多种化合物，能调节脂肪代谢；茶多酚和维生素C能降低胆固醇和血脂，所以饮茶能减肥。

🍃 茶叶特点

1.外形：紧秀匀卷　　4.香气：清香馥郁
2.色泽：嫩绿鲜润　　5.叶底：嫩芽明亮
3.汤色：碧绿清澈　　6.滋味：鲜爽生津

🍃 冲泡品饮

备具	冲泡	品茶
茶盅及其他茶具，峨眉山峨蕊4克。	先冲入开水后放茶，水温保持70~80℃。	饮其味，头酌色淡，幽香；二酌翠绿，芬芳；三酌碧青，回甘。

【四·川·绿·茶】

蒙顶石花

Mengding Shihua

茶叶介绍

蒙顶石花是中国十大名茶之一，也是中国最早出现的扁形茶。蒙顶石花的制作工艺一直沿用唐宋时期的"三炒三晾"制法，造型自然而美好似花。此茶产于蒙山，所以名曰蒙顶石花，以其滋味鲜美、品质超群而名扬天下。

最佳产地

四川省西南的雅安市名山县。

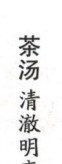

选购要点

蒙顶石花传统上是依靠感官评审对色、香、味进行评定，优质的蒙顶石花表现为重实、扁平、绿润、肥壮。

贮藏提示

在干燥低温环境下贮藏。

保健功效

1. 抗病灭菌的作用：蒙顶石花中的茶多酚有较强的收敛作用，对病原菌及病毒有明显的抑制和杀灭作用。

2. 护肤美容作用：蒙顶石花富含茶多酚，该物质具有抗氧化功效，与维生素等结合，能达到补充水分、紧致肌肤的作用。

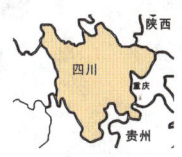
茶汤 清澈明亮

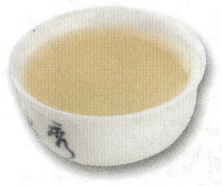

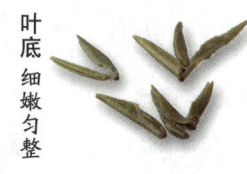
叶底 细嫩匀整

茶叶特点

1. 外形：扁平直翠
2. 色泽：嫩绿油润
3. 汤色：清澈明亮
4. 香气：芬芳鲜嫩
5. 叶底：细嫩匀整
6. 滋味：香醇回甘

冲泡品饮

备具
水洗、盖碗、杯子、滤网、茶荷、品茗杯各一，蒙顶石花3克。

冲泡
泡茶的水温为75～80℃。将茶叶放入盖碗中，注水盖碗至三分满。

品茶
蒙顶石花初泡清香，二泡甘甜，再泡浓香。

【云·南·绿·茶】

云南玉针
Yunnan Yuzhen

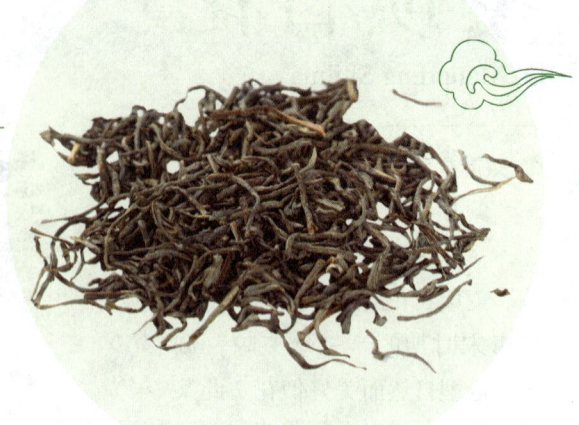

茶汤汤色清丽

叶底匀整嫩绿

茶叶介绍
云南玉针，又名青针，为新创制茶，因条索纤细尖翘，形似玉针故得名玉针，又因产于云南，又叫云绿，具有色泽绿润，条索肥实，回味甘甜，饮后回味悠长的特点。因为有生津解热、止渴润喉的作用，所以特别适合夏季饮用，令人感觉凉爽舒适。

最佳产地
云南省。

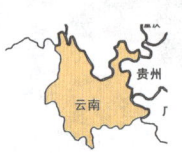

选购要点
挺直似针，紧结显毫，色泽黄绿相间，香气高爽者为佳。

贮藏提示
云南玉针适合存放在清洁的环境中，要求能够通风，无异味。

保健功效
1. 保健的作用：云南玉针也是属于绿茶的一种，具备了预防疾病和抗癌、防辐射、防衰老等多种作用。
2. 消暑止渴：云南玉针有生津解热、润喉止渴的作用，盛夏饮用倍感凉爽。
3. 消食祛痰：云南玉针冲泡后，茶色碧绿而清澈，能起到消食利尿、治喘、祛痰、除烦去腻等功效。

茶叶特点
1. 外形：挺秀光滑
2. 色泽：显毫翠润
3. 汤色：汤色清丽
4. 香气：高爽持久
5. 叶底：匀整嫩绿
6. 滋味：鲜爽回甘

冲泡品饮

备具
透明玻璃杯及其他茶具各一，云南玉针4克。

冲泡
投入茶叶。也可根据品茶习惯加减投量。玻璃杯水为八分满，静待1~2分钟。

品茶
入口后，让自己陶醉在云南玉针的芬芳馥郁里。

[云·南·绿·茶]

蒸酶茶

Zhengmeicha

茶叶介绍

蒸酶茶的主要特色是回甘好，外形微霜显露，滋味清香，而且经久耐泡。此茶选用云南大叶种优良品种经蒸汽杀青及特殊工艺精制而成，是茶叶中的珍品，饮后令人回味不已。

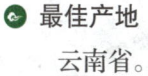

最佳产地
云南省。

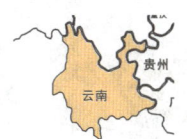

选购要点
条索紧实浑圆，外形微霜显露，汤色玉绿明亮，滋味甘醇清新者为佳。

贮藏提示
放于清洁、干燥、无异味环境中即可。

保健功效

1.排毒抗辐射作用：茶叶中的茶多碱能起到防辐射的作用，分解排出体内毒素。

2.提神醒脑作用：茶叶中的成分有提神、集中注意力的作用，还有消除疲劳的效果，适合上班一族饮用。

3.助消化：蒸酶茶内含物质丰富，可消暑解渴、美容、益寿、助消化，实为茶叶中之珍品。

4.消炎解毒：蒸酶茶清香回甘，经久耐泡，具有有消炎、解毒、利尿等保健作用，对身体健康具有益处。

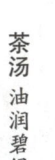

茶汤 油润碧绿

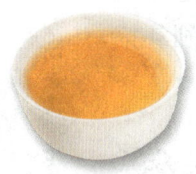

叶底 绿色明亮

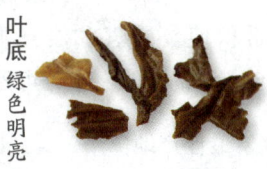

茶叶特点

1.外形：条索紧直
2.色泽：清澈明亮
3.汤色：碧绿油润
4.香气：清香回甘
5.叶底：绿色明亮
6.滋味：甘甜滋润

冲泡品饮

备具
准备1个干净透明的玻璃杯，蒸酶茶3克。

冲泡
以70～80℃水冲泡茶叶，茶叶与水的比例约为1∶50至1∶60，静候茶叶完全吸收水分。

品茶
入口后即可品赏蒸酶茶的清香和纯正。

【云·南·绿·茶】
女儿环

Nüerhuan

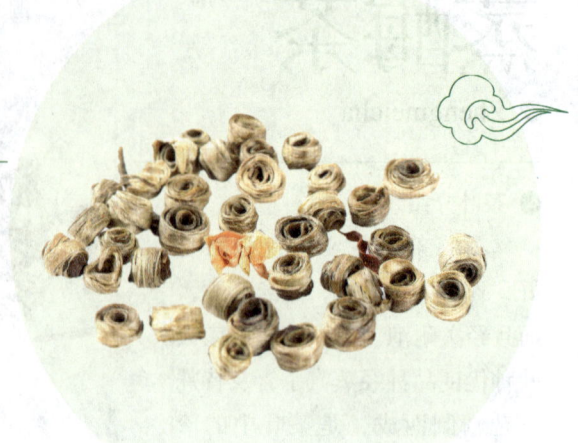

茶叶介绍

女儿环因能手工揉绕成小巧玲珑的耳环形状而得名，产于云南，属绿茶类，采用上等绿茶做原料，经手工精心制作而成。此茶保持了生叶的鲜绿特点，外形圆卷状，香高味长，品质优异，且造型独特，具有较高的艺术欣赏价值。香气和滋味亦别具特色，清汤绿叶，十分可爱。

最佳产地

云南省普洱市思茅区。

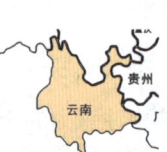

选购要点

女儿环的茶叶上覆盖的这一层白色绒毛要远多于其他种类的绿茶。而且这种绒毛越多，品质越好。

贮藏提示

将茶叶贮藏在干燥、避光、低温、密封的环境下，且避免接触异味。

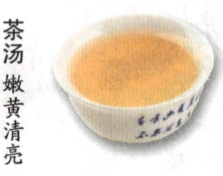

茶汤 嫩黄清亮

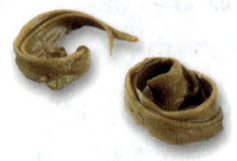

叶底 肥壮长美

保健功效

1. 利尿作用：女儿环中含有的咖啡碱和茶碱，能起到利尿的作用，对于小便不利、水肿、水潴留等症状都有很好的辅助治疗作用。

2. 护齿作用：茶叶中含有氟，氟离子对牙齿中的钙质有保护作用。

茶叶特点

1. 外形：呈圆环状
2. 色泽：灰白油润
3. 汤色：嫩黄清亮
4. 香气：香气高长
5. 叶底：肥壮长美
6. 滋味：醇厚回甘

冲泡品饮

备具
玻璃杯1个，女儿环3克，茶匙、茶荷等。

冲泡
用茶匙将茶叶从茶荷中拨入壶中。往壶中冲入75~85℃的水至七分满即可。

品茶
将茶汤倒入茶杯中，具有色绿、香郁、味甘、形美等特征，入口后醇厚回甘。

【云·南·绿·茶】

糯米香

Nuomixiang

茶叶介绍

糯米香属于绿茶，是在云南绿茶原料内加入一种野生草本物——"糯米香"的叶子精制而成。古时傣族人十分喜欢此茶，于是种于竹楼四周，以便随时采摘，想喝时便抓几片入碗，饮后能使人感到身心舒爽。

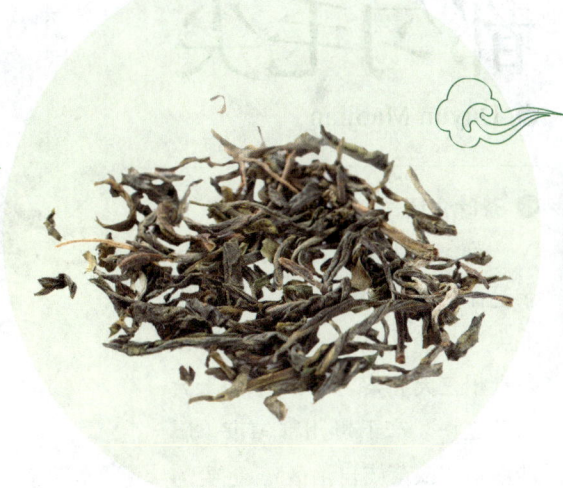

最佳产地

云南省西双版纳傣族自治州。

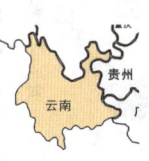

选购要点

条索紧结，有锋苗，身披白毫，茶色绿润，水浸出物多，汤色黄绿明亮者为佳。

茶汤 汤色金黄

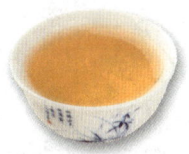

叶底 叶肥芽壮

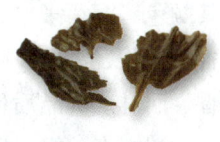

贮藏提示

需要密封、干燥，且无异味储存。

保健功效

1.保健作用：滋阴补肾，抗衰养颜，清凉解热，降脂减肥。

2.消食醒酒作用：以前傣族人习惯在酒后饮用此茶，因其具有特殊的醒酒和消食功效。

3.补肾健胃：糯米香含香草醇等多种芳香成分和对人体有益的氨基酸。其香气清雅、滋味醇正爽口，并具有独特的糯米清香口感，有清热解毒、养颜抗衰、补肾健胃之功效，是理想的天然饮料。

茶叶特点

1.外形：多露白毫
2.色泽：色泽墨绿
3.汤色：汤色金黄
4.香气：香气清雅
5.叶底：叶肥芽壮
6.滋味：滋味甘厚

冲泡品饮

备具
茶杯，或玻璃杯或壶及其他器具各一，糯米香茶叶4克。

冲泡
加入少许开水摇洗茶叶，然后滤去水。加入的开水要刚刚好淹过茶叶。

品茶
色、香、味俱佳而不落俗，品一口茶，滋味甘醇清雅。

【贵·州·绿·茶】

都匀毛尖

Duyun Maojian

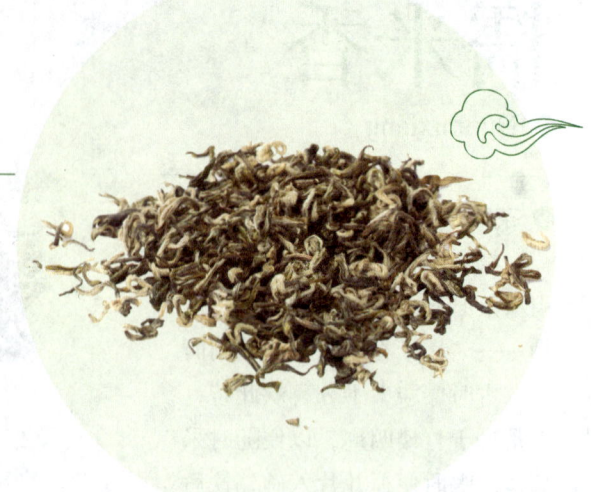

茶叶介绍

都匀毛尖由毛泽东于1956年亲笔命名,又名"白毛尖""细毛尖""鱼钩茶""雀舌茶",是贵州三大名茶之一,中国十大名茶之一。产于贵州都匀市(属黔南布依族苗族自治区)。毛尖的色、香、味、形均有独特个性,其颜色鲜润、干净,不含杂质,香气高雅、清新,味道鲜爽、醇香、回甘。其品质优佳,形可与太湖碧螺春并提,质能同信阳毛尖媲美。著名茶界前辈庄晚芳先生曾写诗赞曰:"雪芽芳香都匀生,不亚龙井碧螺春。饮罢浮花清爽味,心旷神怡功关灵!"

最佳产地

贵州省都匀市。

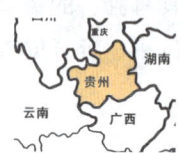

选购要点

以色泽翠绿、外形匀整、白毫显露、条索卷曲、香气清嫩、

茶汤清澈明亮　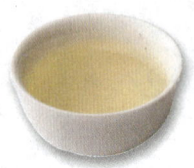　叶底叶底明亮

滋味鲜浓、回味甘甜、汤色清澈、叶底明亮、芽头肥壮者为佳。

贮藏提示

密封、干燥、低温、避光保存。

保健功效

都匀毛尖具有净化人体消化器官的作用。

茶叶特点

1. 外形:条索卷曲
2. 色泽:翠绿油润
3. 汤色:清澈明亮
4. 香气:清高幼嫩
5. 叶底:叶底明亮
6. 滋味:鲜爽回甘

冲泡品饮

备具
玻璃杯1个,都匀毛尖茶5克。

冲泡
将茶叶放入玻璃杯中,冲入80℃左右的水至玻璃杯七分。

品茶
片刻后即可品饮。入口后回味甘香。

【贵·州·绿·茶】
遵义毛峰
Zunyi Maofeng

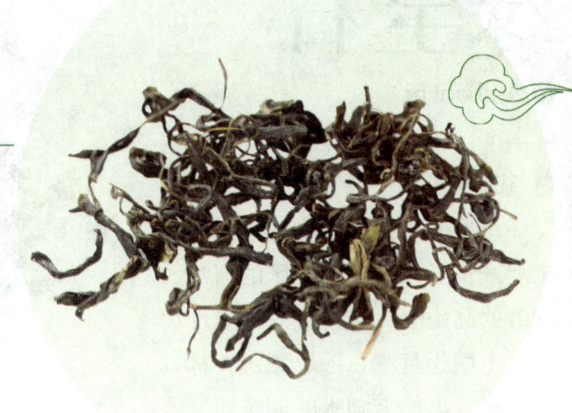

茶叶介绍
遵义毛峰茶，是绿茶类新创名茶，是为纪念著名的遵义会议于1974年而创制，于每年清明节前后10～15天采摘，经过杀青、揉捻、干燥三道工序制成。其叶片紧细翠润，白毫显露，汤液清碧香醇。因炒制工艺有独到之处，自1978年外运展销以来，深受国内外人士赞赏，是宾客往来和旅游待客、馈赠礼物之佳品。

最佳产地
贵州省遵义市湄潭县。

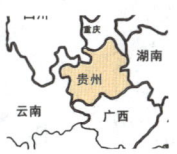

选购要点
选购遵义毛峰时，要特别注意外观、香气、汤色、叶底。要以紧细圆直、翠绿油润，有清香者为佳品。

贮藏提示
选有封口且为装食品用之塑料袋，装入茶叶后将袋中空气挤出，密封后放置于冰箱内。

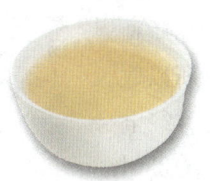

茶汤 碧绿明净
叶底 成朵匀齐

保健功效
抗衰老：遵义毛峰中所含的抗氧化剂有助于抵抗老化。遵义毛峰中含有的SOD是自由基清除剂，能有效清除过剩自由基，阻止自由基对人体的损伤。

茶叶特点
1. 外形：紧细圆直
2. 色泽：翠绿油润
3. 汤色：碧绿明净
4. 香气：清香幽雅
5. 叶底：成朵匀齐
6. 滋味：清醇爽口

冲泡品饮

备具	冲泡	品茶
玻璃杯1个，茶匙、茶荷各1个，遵义毛峰4克。	用茶匙将茶叶从茶荷中拨入玻璃杯中，倒入少量开水，以浸透茶叶为度。	入口后口感清醇爽口，令人回味无穷。

【贵·州·绿·茶】
绿宝石
Lübaoshi

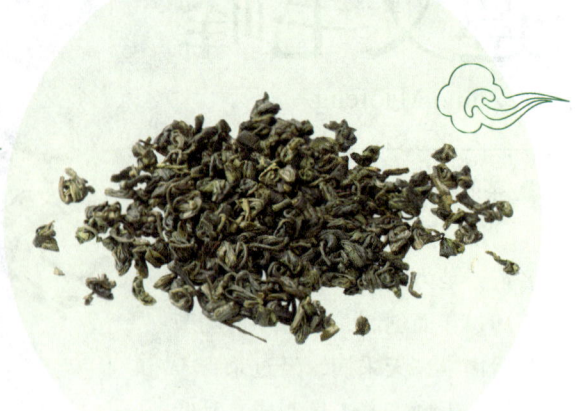

茶叶介绍

绿宝石茶是绿茶中的名品，主要产于贵州省黔中茶区的阿哈湖畔的高山上。这里生态环境良好，土壤为黄壤，深厚肥沃，林木茂盛，再加上湖水的调节使气候湿润，种植的茶树高产并且优质。此茶因条索紧结圆润，呈颗粒状，绿润光亮，饮用后品质独特，如同宝石一样高贵，所以取名"绿宝石"。除此之外，绿宝石的加工技术十分独特，为贵州十大名茶之一。

茶汤 清澈明亮

叶底 鲜活完整

最佳产地

贵州省遵义市。

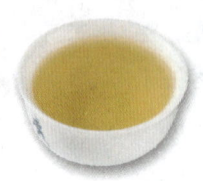

选购要点

以颗粒紧结圆润，颜色绿润光亮，香气清香持久，汤色清澈明亮，叶底鲜活完整，滋味鲜醇回甘者为佳。

贮藏提示

密闭、干燥、低温储藏。

保健功效

1.防癌抗癌：绿宝石中的茶多酚、儿茶素等成分具有非常好的杀菌作用，能抑制血管老化，可以降低癌症的发生率。

2.益思健脑：绿宝石所含的咖啡碱会让人活力十足，工作起来头脑清醒、思维活跃。

茶叶特点

1.外形：紧结圆润　　4.香气：清香持久
2.色泽：绿润光亮　　5.叶底：鲜活完整
3.汤色：清澈明亮　　6.滋味：鲜醇回甘

冲泡品饮

备具	冲泡	品茶
盖碗1个，绿宝石茶6克。	将茶叶拨入盖碗中，冲入80℃左右的水至七分满即可。	2分钟后即可品饮。入口后鲜醇回甘，沁人心脾。

【贵·州·绿·茶】

湄潭翠芽

Meitan Cuiya

茶叶介绍

湄潭翠芽，原名湄江茶，因产于湄江河畔而得名，创制于1943年，为贵州省的扁形名茶，湄江翠片采自湄江良种苔茶的嫩梢，清明前后开采，以明前茶品质最佳，制作精湛。冲泡后茶叶似一朵朵小花在杯中匀整飘舞，散发出一股股清香嫩爽的茶香，给人们以美的享受。湄潭翠芽因能与狮峰极品龙井媲美而畅销省内外。

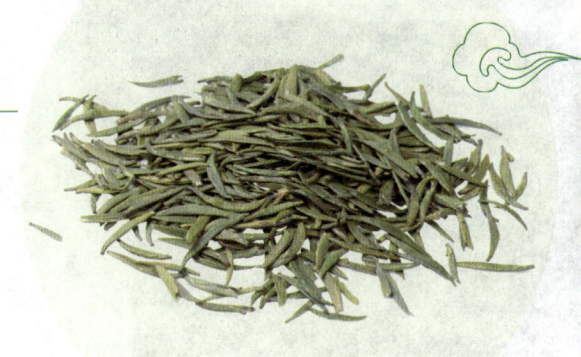

茶汤 黄绿明亮　叶底 嫩绿匀整

最佳产地

贵州省的湄潭县。

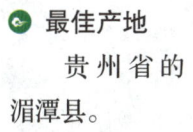

选购要点

以外形扁平光滑，形似葵花子，隐毫稀见，色泽绿翠，香气清芬悦鼻，栗香浓并伴有新鲜花香，滋味醇厚爽口，回味甘甜，汤色黄绿明亮，叶底嫩绿匀整者为佳品。

贮藏提示

密封、干燥、低温、避光保存。

保健功效

防癌抗癌：湄潭翠芽茶中的茶多酚、儿茶素等成分具有非常好的杀菌作用，能抑制血管老化，可以降低癌症的发生率。

茶叶特点

1. 外形：扁平光滑
2. 色泽：绿翠油润
3. 汤色：黄绿明亮
4. 香气：清芬悦鼻
5. 叶底：嫩绿匀整
6. 滋味：醇厚爽口

冲泡品饮

备具
玻璃杯1个，湄潭翠芽茶5克。

冲泡
将茶叶入玻璃杯中，冲入85℃左右的水至玻璃杯七分满即可。

品茶
2分钟后即可品饮。入口后醇厚爽口，回味悠长。

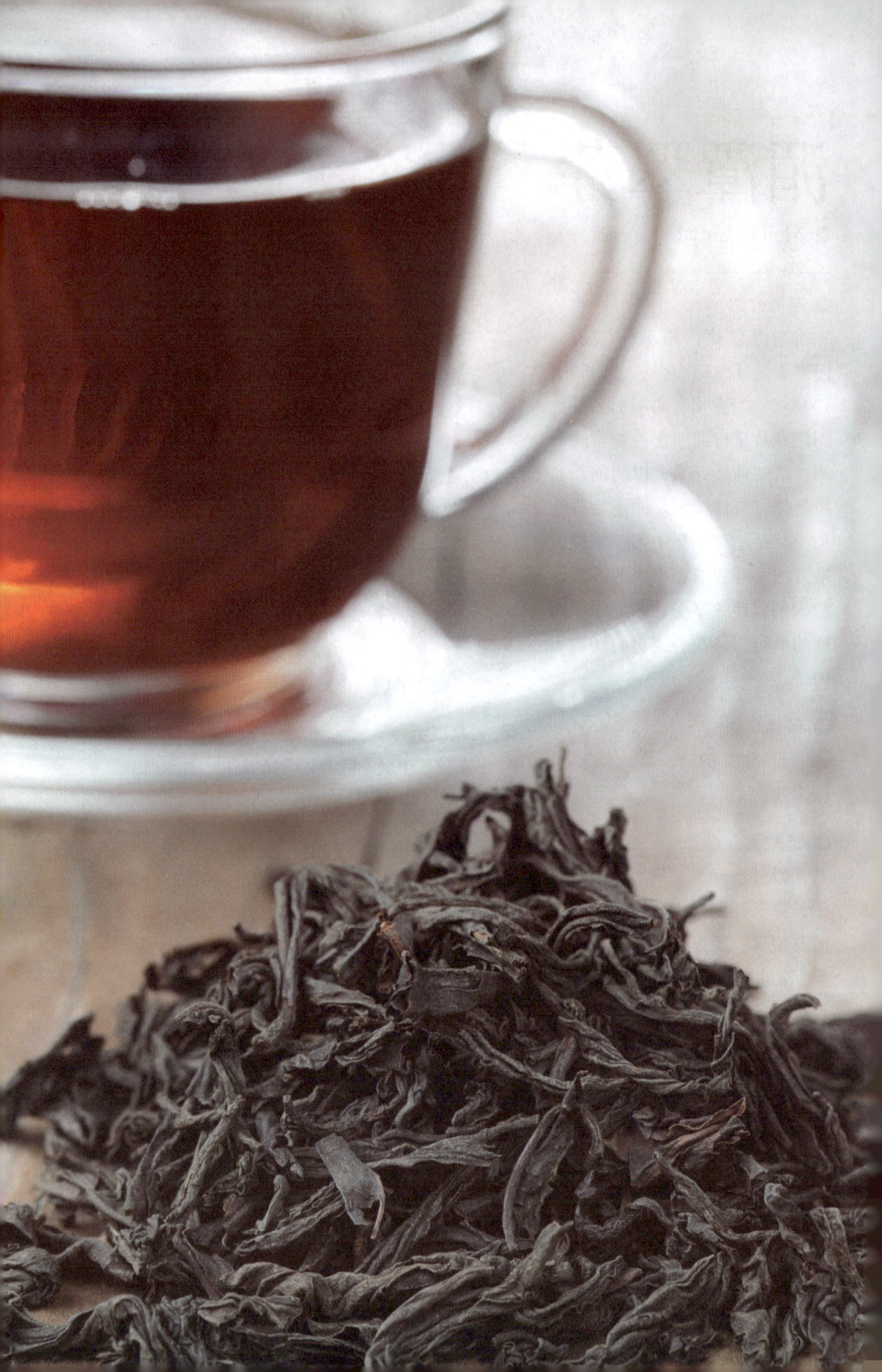

第三章

红茶 Hongcha

红茶的鼻祖在中国，世界上最早的红茶由中国福建武夷山茶区的茶农发明，名为『正山小种』。红茶属于全发酵茶类，是以茶树的芽叶为原料，经过萎凋、揉捻（切）、发酵、干燥等典型工艺过程精制而成。因其干茶色泽和冲泡的茶汤以红色为主调，故名红茶。红茶种类较多，产地较广。其中祁门红茶闻名天下，工夫红茶和小种红茶处处留香。中国红茶品种主要有：金骏眉、正山小种、祁红、滇红、越红、苏红、川红、黔红、海红等。

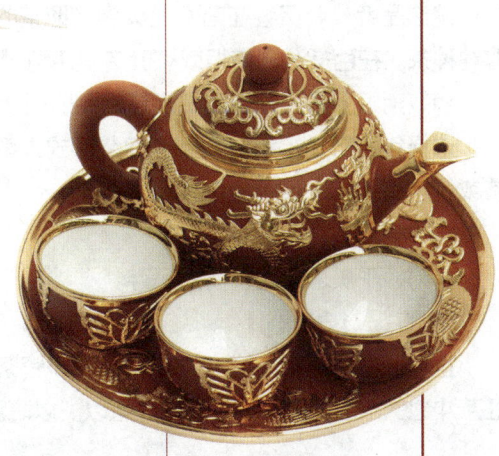

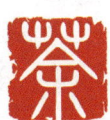

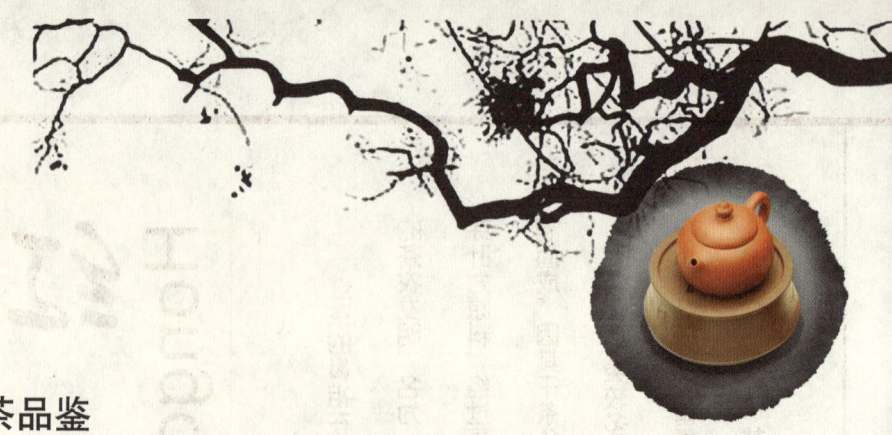

红茶品鉴

红茶干茶经过完全发酵,茶叶内含的物质完全氧化,因此干茶色泽乌黑润泽。红茶干茶条索匀整或颗粒均匀;红茶茶汤汤色红亮;滋味浓厚鲜爽,甘醇厚甜,口感柔嫩滑顺;叶底整齐,呈褐色。

营养成分
红茶富含胡萝卜素、维生素A、钙、磷、镁、钾、咖啡碱、异亮氨酸、亮氨酸、赖氨酸、谷氨酸、丙氨酸、天门冬氨酸等多种营养元素。

营养功效
1.提神消疲:红茶中的咖啡碱借由刺激大脑皮质来兴奋神经中枢,促成提神、思考力集中,进而使思维反应更敏锐,记忆力增强,达到消除疲劳的效果。

2.生津清热:夏天饮红茶能止渴消暑,是因为茶中的多酚类、糖类、氨基酸、果胶等与口涎产生化学反应,且刺激唾液分泌,导致口腔滋润,并且产生清凉感。

3.利尿:在红茶中的咖啡碱和芳香物质联合作用下,能增加肾脏的血流量,提高肾小球过滤率,扩张肾微血管,并抑制肾小管对水的再吸收,于是促成尿量增加。

4.养胃护胃:红茶是经过发酵烘制而成的,不仅不会伤胃,反而能够养胃。

选购窍门
挑选品牌:消费者在市面上买到产地茶的,大多数是厂商已经调配过的口味,而非纯种茶。在百货公司专柜或茶叶专卖店可试闻试喝,寻着品牌去买。

有效期限:购买红茶时更需注意制造日期和有效期限,以免买到过期的红茶。

选择包装方式:我们看到的包装形式大都为茶包或铁罐装茶叶。如果你要喝产地茶或特色茶,最好买罐装红茶。

保存方法
密封、干燥、低温、避光保存。

泡茶器具与水温
宜选用精美的细花瓷壶和细瓷杯配以瓷茶盘为组合,这样比较温馨并富有情趣;红茶冲泡的水温为90~95℃,这样可以"以高温冲出茶香"。

红茶茶艺展示——祁门工夫的泡茶步骤

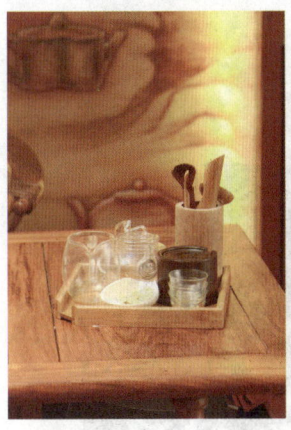

①**备具**：盖碗、公道壶、品茗杯、茶叶罐、茶荷、茶匙、茶巾等。

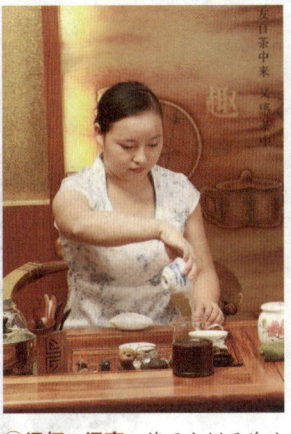

②**温杯、温壶**：将开水倒至盖碗中，再注至公道壶和品茗杯中。

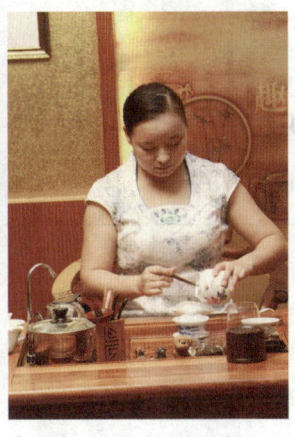

③**盛茶**：用茶则将茶叶罐中的茶叶拨入茶荷中。

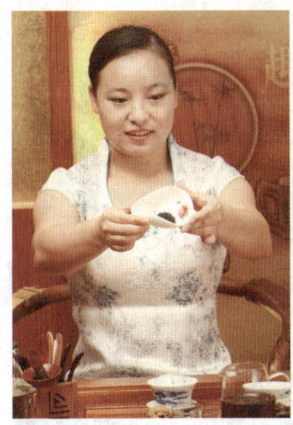

④**赏茶**：泡茶之前先请客人观赏干茶的茶形、色泽，还可以闻闻茶香。

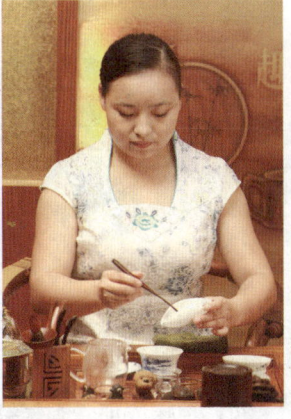

⑤**投茶**：用茶匙将祁门红茶拨入盖碗内。

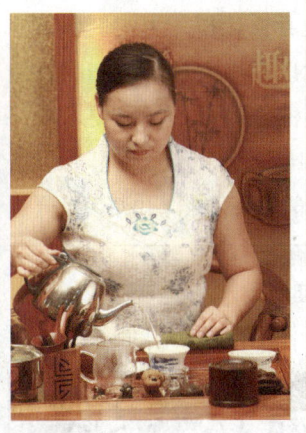

⑥**冲泡**：向盖碗中倾入90~100℃的开水，由外向内撇去浮沫，加盖静置2~3分钟。

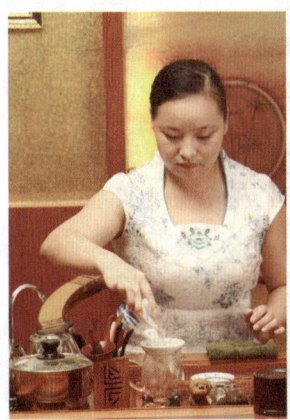

⑦**出汤**：将茶汤斟入公道壶中。

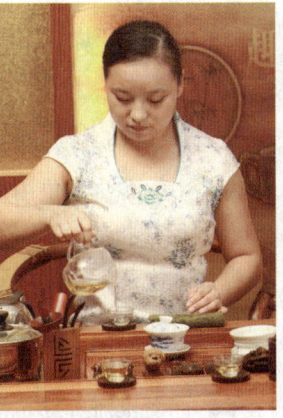

⑧**分茶**：将公道壶中的茶汤一一分到各个品茗杯中。

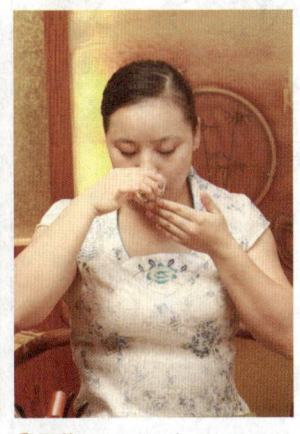

⑨**品茶**：祁门红茶入口后，滋味醇厚。

茶艺师曾小玲 初级

【浙·江·红·茶】
九曲红梅
Jiuqu Hongmei

茶叶介绍
九曲红梅简称"九曲红"，因其色红香清如红梅，故称九曲红梅，是杭州西湖区另一大传统拳头产品，是红茶中的珍品。九曲红梅茶产于西湖区周浦乡的湖埠、上堡、大岭、张余、冯家、灵山、社井、仁桥、上阳、下阳一带，尤以湖埠大坞山所产品质最佳。九曲红梅采摘标准要求一芽二叶初展；经杀青、发酵、烘焙而成，关键在发酵、烘焙。

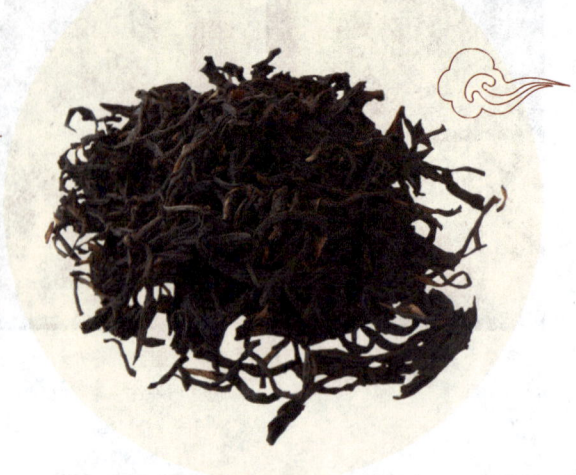

茶汤 红艳明亮

叶底 红艳成朵

最佳产地
浙江省西湖区周浦乡。

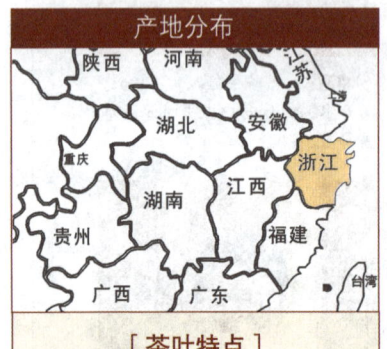

产地分布

[茶叶特点]
1. 外形：弯曲如钩
2. 色泽：乌黑油润
3. 汤色：红艳明亮
4. 香气：香气芬馥
5. 叶底：红艳成朵
6. 滋味：浓郁回甘

选购要点
以外形条索细若发丝，弯曲细紧如银钩，抓起来互相勾挂呈环状，披满金色的绒毛；色泽乌润；滋味浓郁；香气芬馥；汤色鲜亮；叶底红艳成朵者为佳。

贮藏提示
密封、干燥、常温长期储存，亦可低温存储。

保健功效
1. 提神消疲：经由医学实验发现，九曲红梅茶中的咖啡碱借由刺激大脑皮质来兴奋神经中枢，促成提神、思考力集中，进而使思维反应更加敏锐，记忆力增强；它也对血管系统和心脏具兴奋作用，强化心搏，从而加快血液循环以利新陈代谢，同时又促进发汗和利尿，由此双管齐下，加速排泄乳酸（使肌肉感觉疲劳的物质）及其他体内老废物质，达到消除疲劳的效果。

2.生津清热：夏天饮九曲红梅茶能止渴消暑，是因为茶中的多酚类、糖类等与口涎产生化学反应，且刺激唾液分泌，导致口腔滋润，能产生清凉感。

3.利尿：在九曲红梅茶中的咖啡碱和芳香物质联合作用下，能增加肾脏的血流量，提高肾小球过滤率，扩张肾微血管，并抑制肾小管对水的再吸收，于是促成尿量增加。如此有利于排除体内的乳酸、尿酸（与痛风有关）、过多的盐分（与高血压有关）、有害物等，以及缓和心脏病或肾炎造成的水肿。

制作工序

九曲红梅以湖埠大坞山所产品质居上。九曲红梅是由采摘后的嫩芽叶经过萎凋、揉捻、发酵、烘焙、干燥等多道工序制成。近两年又出现了创新制法，即重萎凋及日光萎凋跟轻发酵之间的配合，这令九曲红梅的滋味更加特别。

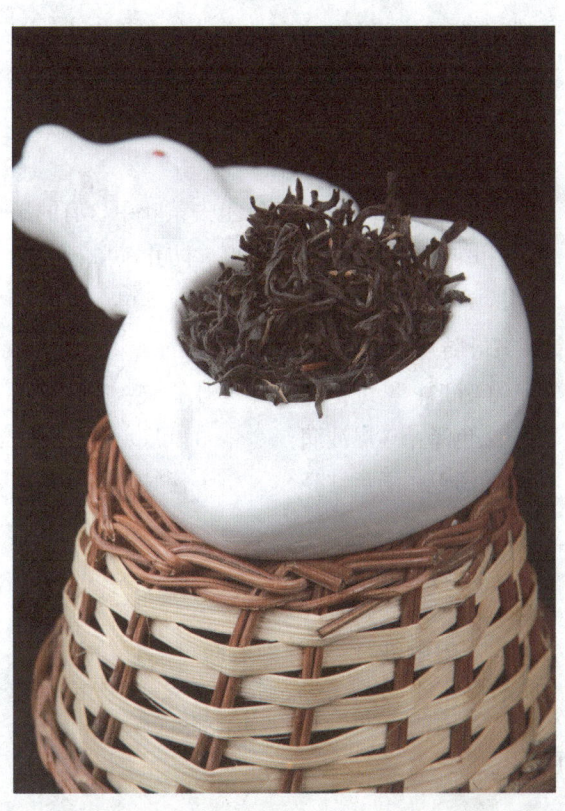

冲泡品饮

备具　盖碗1个，九曲红梅茶3克及其他的茶具或装饰茶具。

洗杯、投茶　将热水倒入壶中进行温杯，弃水不用，再冲入95℃左右的热水冲泡即可。

冲泡　用茶匙将茶叶从茶荷中拨入茶壶中。

赏茶　放入茶叶后，用开水冲泡，只见茶叶徐徐伸展，汤色鲜亮，香气芬馥，叶底红艳成朵。

出汤　3分钟之后即可出汤品饮。

品茶　九曲红梅入口后滋味浓郁。

特别提醒

1.结石病人和肿瘤患者一般不允许饮九曲红梅。

2.正在服药的人，九曲红梅红茶会破坏药效。

3.哺乳期女性不适宜饮九曲红梅，因为红茶中的鞣酸影响乳腺的血液循环，会抑制乳汁的分泌，影响哺乳质量。

【浙·江·红·茶】
越红工夫
Yuehong Gongfu

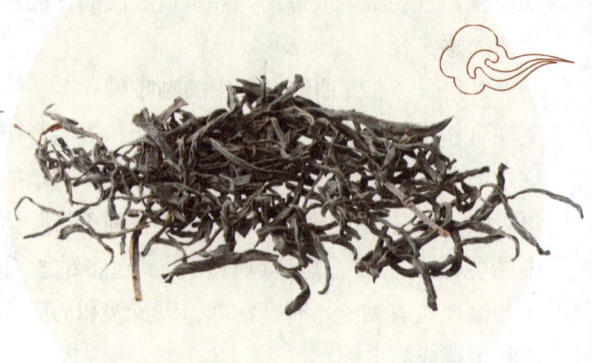

茶叶介绍
越红工夫系浙江省出产的工夫红茶，以条索紧结挺直，重实匀齐，锋苗显，净度高的优美外形称著。越红毫色呈银白或灰白。浦江一带所产红茶，茶索紧结壮实，香气较高，滋味亦较浓，镇海红茶较细嫩。总的来说，越红条索虽美观，但叶张较薄，香味较次。

最佳产地
浙江绍兴

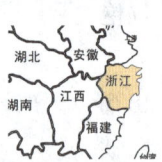

选购要点
以条索紧细挺直，色泽乌润，外形优美，内质香味纯正，汤色红亮较浅，叶底稍暗者为佳。

贮藏提示
密封、干燥、常温长期储存。

保健功效
1.养胃护胃：越红工夫是全

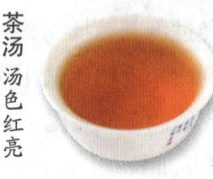
茶汤 汤色红亮

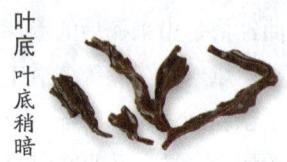
叶底 叶底稍暗

发酵性茶叶，茶多酚在氧化酶的作用下发生酶促氧化反应，含量减少，对胃部的刺激性就随之减小了，因此能够养胃，还能消炎、保护胃黏膜，对治疗溃疡也有一定效果。

2.抑制动脉硬化：越红工夫茶叶中含有的茶多酚和维生素C都有活血化瘀、防止动脉硬化的作用。

茶叶特点
1. 外形：紧细挺直　　4. 香气：香味纯正
2. 色泽：乌黑油润　　5. 叶底：叶底稍暗
3. 汤色：汤色红亮　　6. 滋味：醇和浓爽

冲泡品饮

备具	冲泡	品茶
盖碗1个，越红工夫茶3克。	将热水倒入盖碗中进行温杯，而后弃水不用，再冲入95℃左右的水冲泡即可。	片刻后即可品饮。入口后滋味浓爽，香气纯正，有淡香草味。

【江·苏·红·茶】

宜兴红茶

Yixing Hongcha

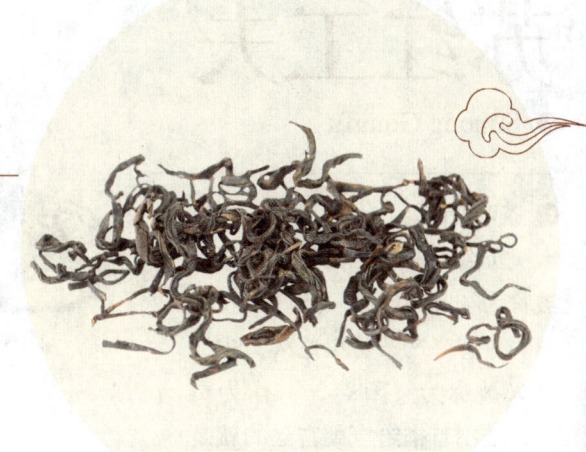

茶叶介绍

宜兴红茶，又称阳羡红茶，又因其兴盛于江南一带，故享有"国山茶"的美誉。在品种上，人们了解较多的一般都是祁红以及滇红，再细分则有宜昌的宜红和小种红茶。在制作上则有手工茶和机制茶之分。宜兴红茶源远流长，唐朝时已誉满天下，尤其是唐朝年间有"茶圣"之称的卢仝也曾有诗句云"天子未尝阳羡茶，百草不敢先开花"，则将宜兴红茶文化底蕴推向了极致。

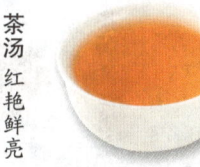

茶汤 红艳鲜亮

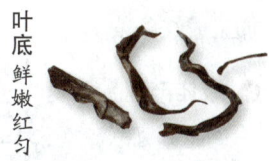

叶底 鲜嫩红匀

最佳产地

江苏省宜兴市。

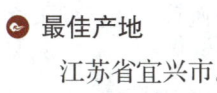

选购要点

选购时，以外形紧细匀齐，色泽乌润，闻上去清鲜纯正，隐显玉兰花香，冲泡后汤色红艳鲜亮，尝起来鲜爽醇甜者为佳。

贮藏提示

避开阳光、高温及有异味的物品。首选的储藏器具为铁器，因能保证其新鲜感。无需冰箱冷藏。

保健功效

1. 预防疾病：用红茶漱口能预防由于病毒引起的感冒。
2. 增强抵抗力：红茶中的多酚类有抑制破坏骨细胞物质的活力，可增强人体抵抗力。

茶叶特点

1. 外形：紧结秀丽
2. 色泽：乌润显毫
3. 汤色：红艳鲜亮
4. 香气：清鲜纯正
5. 叶底：鲜嫩红匀
6. 滋味：鲜爽醇甜

冲泡品饮

备具	冲泡	品茶
紫砂壶1个，宜兴红茶3克，茶杯3个。	将热水倒入壶中进行温杯，冲入95℃左右的水至七分满。将茶叶快速放进，加盖摇动。	倒入茶杯中，每次出汤都要倒尽，之后每次冲泡加5~10秒钟。入口后浓厚甜润。

【江·苏·红·茶】

苏红工夫

Suhong Gongfu

🍵 茶叶介绍

苏红工夫属红茶,因此也被称为"宜兴红茶"或"阳羡红茶"。宜兴产茶历史悠久,古代宜兴被称为"阳羡",作为贡茶,陆羽首推给唐朝宫廷的就是"阳羡茶"。苏红以楮叶和鸠坑两种茶树品种的鲜叶为原料,只加工成红条茶。

🍵 最佳产地

江苏宜兴。

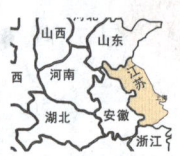

🍵 选购要点

选购时,以色泽乌润有光泽,闻起来鲜甜有果香,冲泡后的汤色淡红明亮,尝起来滋味甜醇者为佳。

🍵 贮藏提示

干燥、避光、低温、密封,且避免接触异味。

🍵 保健功效

1.利尿:苏红功夫中的咖啡碱和芳香物质联合作用,能增加肾脏的血流量,提高肾小球过滤率,扩张肾微血管,能促成尿量增加。

2.生津清热:茶中的多酚类、糖类等与口涎产生化学反应,能刺激唾液分泌,使口腔觉得滋润,并且能产生清凉感。

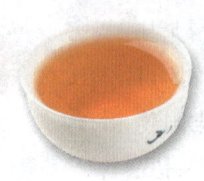
茶汤 淡红明亮

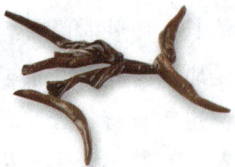
叶底 厚软红亮

🍵 茶叶特点

1.外形:条索紧细　　4.香气:鲜甜果香
2.色泽:乌润光泽　　5.叶底:厚软红亮
3.汤色:淡红明亮　　6.滋味:深厚甘醇

🍵 冲泡品饮

备具
盖碗1个,苏红工夫3克。

冲泡
将热水倒入盖碗中进行温杯,而后弃水不用,再冲入95℃左右的水至七分满即可。

品茶
每次出汤都要倒尽,之后每次冲泡加5~10秒钟。入口后滋味浓厚甘醇,回味无穷。

【江·西·红·茶】

宁红工夫

Ninghong Gongfu

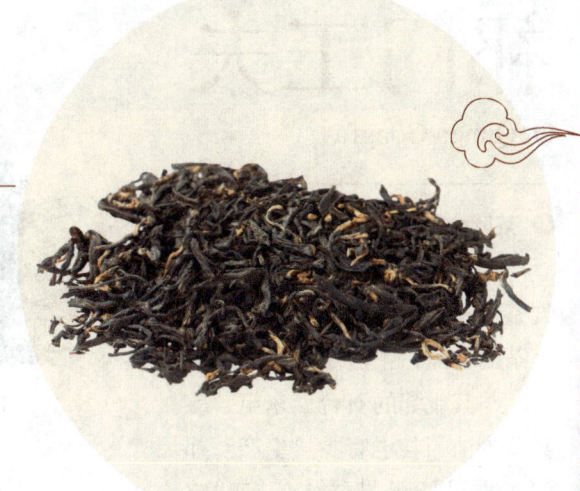

茶叶介绍

修水古称定州，所产红茶取名宁红工夫茶，简称宁红。宁红工夫茶，属于红茶类，是我国最早的工夫红茶之一。远在唐代时，修水县就已盛产茶叶，生产红茶则始于清朝道光年间，到19世纪中叶，宁州工夫红茶已成为当时著名的红茶之一。1914年，宁红工夫茶参加上海赛会，荣获"茶誉中华，价甲天下"的大匾。

茶汤 红艳清亮

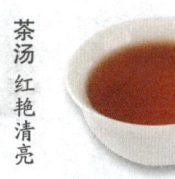

叶底 红亮匀整

最佳产地

江西修水县。

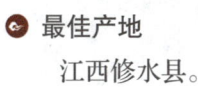

选购要点

以条索紧结秀丽，金毫显露，锋苗挺拔，色泽乌润，香味持久，叶底红亮，滋味浓醇者为佳。

贮藏提示

密封、干燥、常温长期储存。

保健功效

1.提神消疲：宁红工夫茶中的咖啡碱借由刺激大脑皮质来兴奋神经中枢，促成提神、思考力集中，进而使思维反应更加敏锐，记忆力增强。

2.消炎杀菌：宁红工夫茶中的儿茶素类能与单细胞的细菌结合，借此抑制和消灭病原菌。

茶叶特点

1.外形：紧结秀丽　　4.香气：香味持久
2.色泽：乌黑油润　　5.叶底：红亮匀整
3.汤色：红艳清亮　　6.滋味：浓醇甜和

冲泡品饮

备具
盖碗1个，宁红工夫茶3克。

冲泡
将宁红工夫放入茶壶中，再冲入95℃左右的热水即可。

品茶
2分钟后即可品饮。入口后滋味浓醇甜和。

【安·徽·红·茶】

祁门工夫

Qimen Gongfu

🍵 茶叶介绍

工夫红茶,是中国特有的红茶。祁门工夫是中国传统工夫红茶的珍品,主产于安徽省祁门县,与其毗邻的石台、东至、黟县及贵池等县也有少量生产。祁门工夫以外形苗秀,色有"宝光"和香气浓郁而著称,享有盛誉。有百余年的生产历史,也是中国传统出口商品。与印度的大吉岭红茶、斯里兰卡的乌瓦红茶并称"世界三大高香茶"。

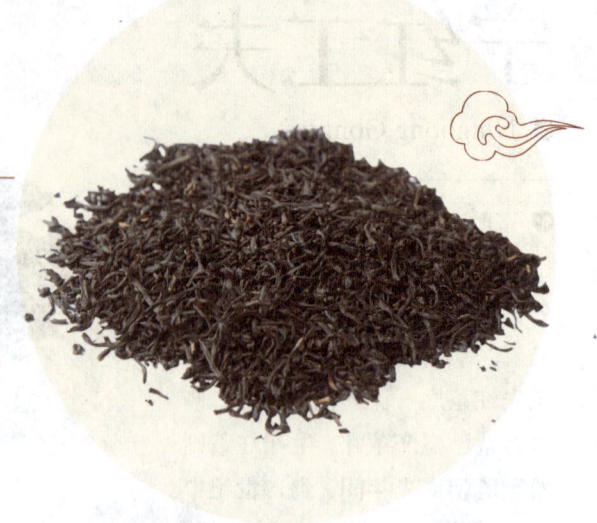

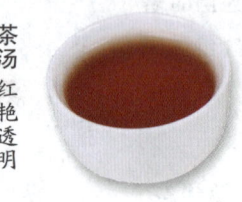

茶汤 红艳透明

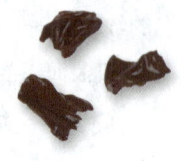

叶底 鲜红明亮

🍵 最佳产地

安徽省祁门县。

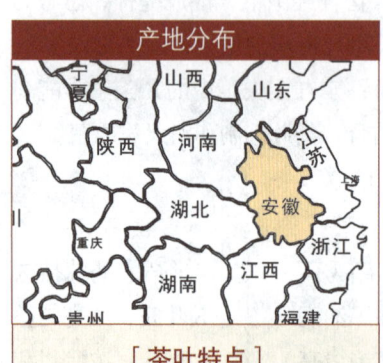

产地分布

[茶叶特点]

1. 外形:条索紧细
2. 色泽:乌黑油润
3. 汤色:红艳透明
4. 香气:清香持久
5. 叶底:鲜红明亮
6. 滋味:醇厚回甘

🍵 选购要点

以外形条索紧细,苗秀显毫,色泽乌润;茶叶香气清香持久,似果香又似兰花香,汤色红艳透明,叶底鲜红明亮,滋味醇厚,回味隽永者为佳。

🍵 贮藏提示

选用干燥、无异味、密闭的陶瓷坛一个,用牛皮纸把茶叶包好,分置于坛的四周,中间嵌放石灰袋一个,上面再放茶叶包,装满坛后,用棉花包盖紧。石灰隔1~2个月更换一次。这种方法是利用生石灰的吸湿性能,使茶叶不受潮,效果较好,能在较长时间内保持茶叶品质。

🍵 保健功效

1. **消炎杀菌**:祁门工夫红茶中儿茶素类能与单细胞的细菌结合,使蛋白质凝固沉淀,借此抑制和消灭病原菌。

2. **养胃护胃**:红茶是经过发酵烘制而成的,

不仅不会伤胃，反而能够养胃。经常饮用加糖、加牛奶的祁门工夫红茶，能消炎、保护胃黏膜，对治疗溃疡也有一定效果。

3.抗癌：关于茶叶具有抗癌作用的说法很流行，研究发现祁门工夫红茶同绿茶一样，同样有很强的抗癌功效。

制作工序

祁门红茶的采摘季节是在春夏两季。茶农们只采鲜嫩茶芽的一芽二叶，然后经过初制、揉捻、发酵等多道工序加工而成。红茶的加工与绿茶相比，最重要的是增加了发酵的过程。揉捻细碎的嫩芽发酵后，由绿色变成了深褐色，还要经过人们细心挑选，将茶梗剔除。祁红现采现制，以保持鲜叶的有效成分，分为初制和精制两大过程。初制包括萎凋、揉捻、发酵、烘干等工序；精制则将长短粗细、轻重曲直不一的毛茶，经过筛分、整形、审评提选、分级归堆。

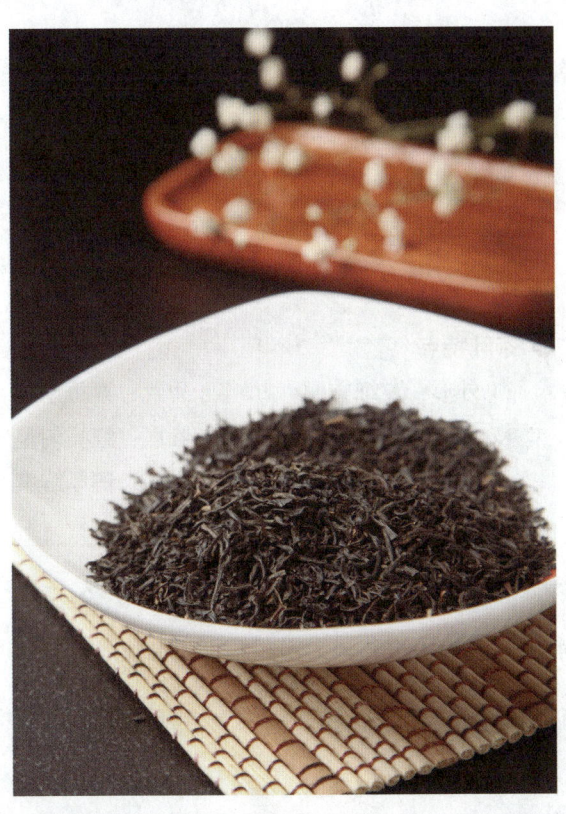

冲泡品饮

备具 陶瓷茶壶1个，祁门工夫红茶3克。

洗杯、投茶 将热水倒入茶壶中进行温杯，而后弃水不用，再冲入90℃左右的热水即可。

冲泡 用茶匙将茶叶从茶荷中拨入茶壶中。

赏茶 放入茶叶后，用开水冲泡，只见茶叶徐徐伸展，汤色红艳透明，香气清香持久，叶底鲜红明亮。

出汤 倒入茶杯中之后，2分钟后即可品饮。

品茶 入口后滋味醇厚回甘。

特别提醒

1.祁门工夫以8月份茶最鲜，味道最佳，可加糖饮用。

2.祁门工夫十分细紧挺秀，冲泡时不用洗茶，可直接冲泡饮用。

3.有贫血、精神衰弱、失眠的人不适合喝红茶，祁门工夫红茶的提神醒脑功效会使失眠症状加重。

【湖·北·红·茶】

宜红工夫

Yihong Gongfu

🏷 茶叶介绍

宜红工夫茶产于鄂西山区的鹤峰、长阳、恩施、宜昌等县，是湖北省宜昌、恩施两地区的主要土特产品之一。问世于19世纪中叶，至今已有百余年历史，早在茶圣陆羽的《茶经》之中便有相关的记载。因其加工颇费工夫，故又称"宜红工夫茶"。宜红工夫茶条索紧细有毫，色泽乌润，香气甜纯，汤色红艳，滋味鲜醇，叶底红亮。高档茶的茶汤还会出现"冷后浑"的现象。

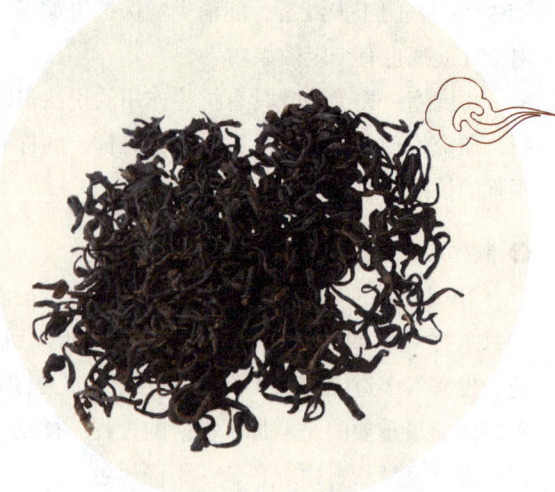

茶汤 红艳明亮

叶底 红亮匀整

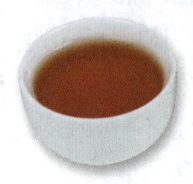

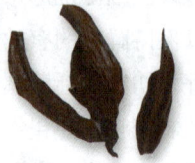

🏷 最佳产地

湖北省的宜昌市。

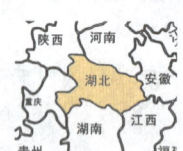

🏷 选购要点

以条索紧结重实，色泽乌润，香气甜纯，汤色明亮，滋味鲜醇，叶底红亮者为佳。

🏷 贮藏提示

密封、干燥、常温储存。

🏷 保健功效

1. 解毒：宜红工夫茶中的茶多碱能吸附重金属和生物碱，并沉淀分解，具有解毒功效。

2. 强壮骨骼：红茶中的多酚类能抑制破坏骨细胞物质的活力，为了防治骨质疏松症，建议每天服用一小杯红茶，坚持数年效果明显。

🏷 茶叶特点

1. 外形：紧细秀丽
2. 色泽：乌黑显亮
3. 汤色：红艳明亮
4. 香气：栗香悠远
5. 叶底：红亮匀整
6. 滋味：醇厚鲜爽

🏷 冲泡品饮

备具	冲泡	品茶
茶壶1个，宜红工夫茶3克。	将热水倒入茶壶中进行温杯，而后弃水不用，而后冲入95℃左右的水即可。	2分钟后即可品饮。入口后滋味醇厚鲜爽。

【湖·南·红·茶】

湖红工夫

Huhong Gongfu

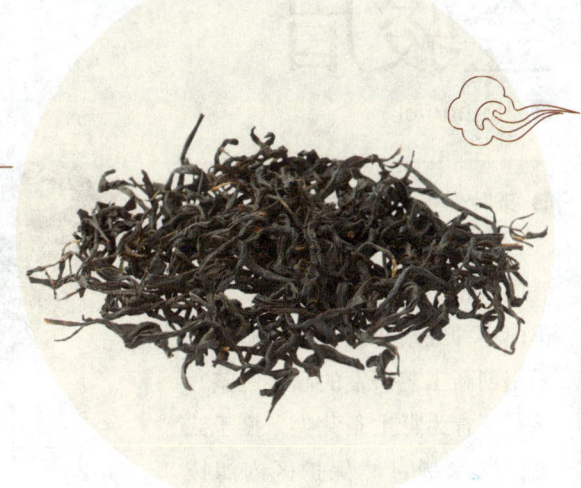

茶叶介绍

湖红工夫是中国历史悠久的工夫红茶之一，对中国工夫茶的发展起到十分重要的作用。湖红工夫茶主产于湖南省安化、桃源、涟源、邵阳、平江、浏阳、长沙等县市，湖红工夫以安化工夫为代表，外形条索紧结尚肥实，香气高，滋味醇厚，汤色浓，叶底红稍暗。

最佳产地

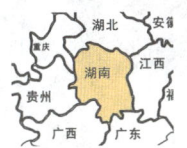

湖南省益阳市安化县。

选购要点

以外形条索紧细，锋苗挺秀，茸毛多，香气高久，滋味醇厚爽口，汤色红浓，叶底红亮稍暗者为佳。

贮藏提示

密封、干燥、常温长期储存或者存放于冰箱内。

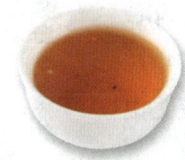

茶汤 红浓尚亮

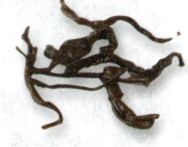

叶底 嫩匀红亮

保健功效

1. 提神消疲：红茶中的咖啡可兴奋神经中枢，使思维反应更加敏锐，记忆力增强。
2. 生津清热：茶中的多酚类、糖类等与口涎产生化学反应，使口腔滋润，并且产生清凉感。

茶叶特点

1. 外形：条索紧结
2. 色泽：色泽乌润
3. 汤色：红浓尚亮
4. 香气：香高持久
5. 叶底：嫩匀红亮
6. 滋味：醇厚爽口

冲泡品饮

备具
紫砂壶1个，湖红工夫茶3克。

冲泡
将热水倒入壶中进行温壶，而后弃水不用，再冲入95℃左右的水冲泡即可。

品茶
片刻后即可品饮。入口后醇厚爽口，回味悠长。

【福·建·红·茶】

金骏眉

Jinjunmei

◆ 茶叶介绍

金骏眉，于2005年由福建武夷山正山茶业首创研发，是在正山小种红茶传统工艺基础上，采用创新工艺研发的高端红茶。该茶茶青为野生茶芽尖，摘于武夷山国家级自然保护区内海拔1200~1800米高山的原生态野茶树，6万~8万颗芽尖方制成500克金骏眉，是可遇不可求之茶中珍品。其外形黑黄相间，乌黑之中透着金黄，显毫香高。

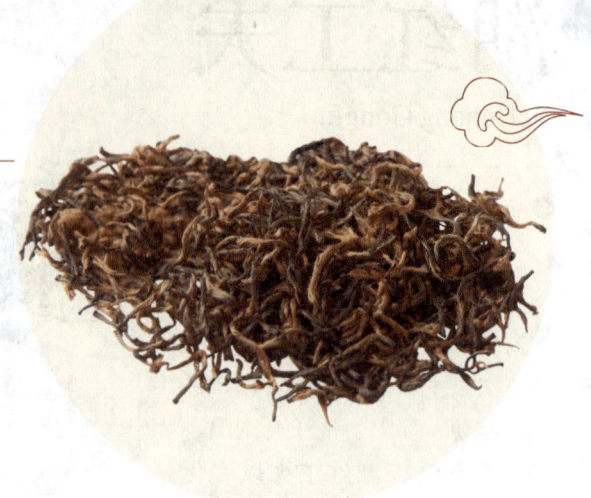

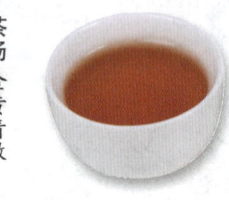

茶汤 金黄清澈

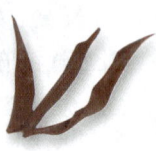

叶底呈金针状

◆ 最佳产地

福建省武夷山市。

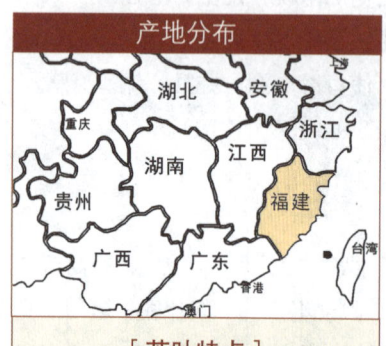

产地分布

[茶叶特点]

1. 外形：圆而挺直
2. 色泽：金黄油润
3. 汤色：金黄清澈
4. 香气：清香悠长
5. 叶底：呈金针状
6. 滋味：甘甜爽滑

◆ 选购要点

以条索紧结纤细、圆而挺直，有锋苗，身骨重，匀整，香气特别，干茶有清香，热汤香气清爽纯正，温汤熟香细腻，冷汤清和幽雅，清高持久者为佳。

◆ 贮藏提示

用铁罐或锡罐、瓷罐、玻璃瓶装好茶叶密封，条件充足者可存放于冰箱。

◆ 保健功效

1.抑制动脉硬化：金骏眉茶叶中的茶多酚和维生素C都有活血化瘀、防止动脉硬化的作用，所以经常饮茶的人当中，高血压和冠心病的发病率较低。

2.减肥作用：金骏眉茶中的咖啡碱、肌醇、叶酸、泛酸和芳香类物质等多种化合物，能调节脂肪代谢，特别是乌龙茶对蛋白质和脂肪有很好的分解作用。茶多酚和维生素C能降低胆固醇和血脂，所以饮茶能减肥。

3.防癌抗癌：金骏眉中的黄酮类物质有不同程度的体外抗癌作用，作用较强的有牡荆碱、桑色素和儿茶素。

4.利尿：金骏眉中的咖啡碱和芳香物质联合作用，能增加肾脏的血流量，提高肾小球过滤率，扩张肾微血管，并抑制肾小管对水的再吸收，于是促成尿量增加。

制作工序

金骏眉的制作工艺传承正山小种的传统工艺，全程由师傅手工制作，是难得的茶中珍品。金骏眉的采摘时间一般是在清明后到5月底，必须选择生长于千米以上高山，竹林边缘处林下的老茶树春季单芽。采摘时，还要等太阳出来，茶芽上的露水全干之后方可开采。其全程由手工精制而成，为世界顶级红茶。

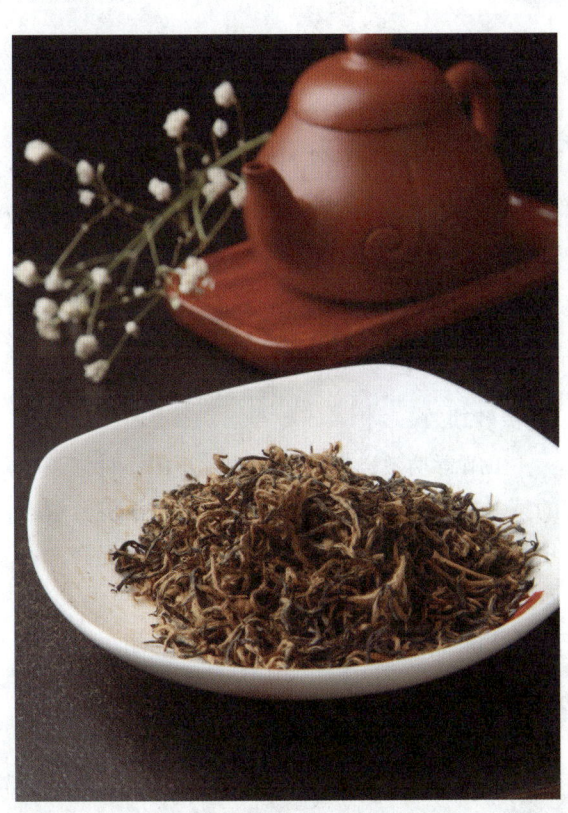

冲泡品饮

备具 陶瓷茶壶1个，金骏眉红茶3克。

洗杯、投茶 将热水倒入茶壶进行温杯，而后弃水不用，再冲入95℃左右的水即可。

冲泡 用茶匙将茶叶从茶荷中拨入茶壶中。

赏茶 放入茶叶后，用开水冲泡，只见茶叶徐徐伸展，汤色金黄清澈，香气清高，叶底呈金针状。

出汤 片刻后即可品饮。

品茶 入口后甘甜爽滑。

特别提醒

1.金骏眉为纯手工红茶，一般不用洗茶，在冲泡前用少量温水进行温润后，再注水冲泡，口味更佳。

2.建议选用红茶专用杯组或者高脚透明玻璃杯，这样在冲泡时既可以享受金骏眉茶冲泡时清香飘逸的茶香，又可以欣赏金骏眉芽尖在水中舒展的优美姿态。

【福·建·红·茶】

正山小种

Zhengshan Xiaozhong

茶叶介绍

正山小种红茶，是世界红茶的鼻祖，又称拉普山小种，是中国生产的一种红茶，茶叶是用松针或松柴熏制而成，有着非常浓烈的香味。因为熏制的原因，茶叶呈黑色，但茶汤为深红色。正山小种产地在福建省武夷山市，受原产地保护。正山小种红茶是最古老的一种红茶，后来在正山小种的基础上发展了工夫红茶。

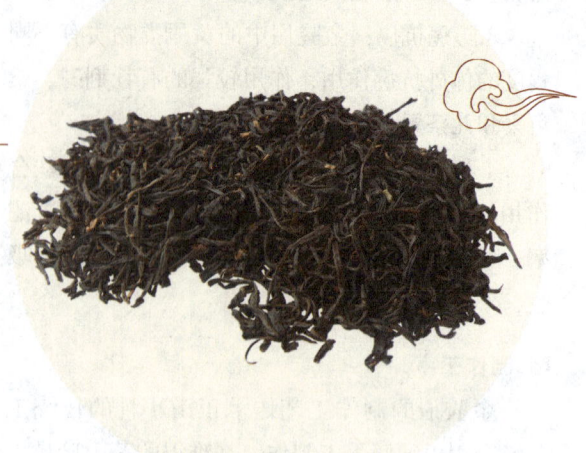

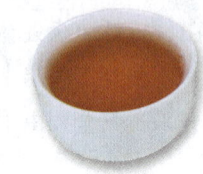

茶汤橙黄清明

叶底肥软红亮

最佳产地

福建省武夷山市。

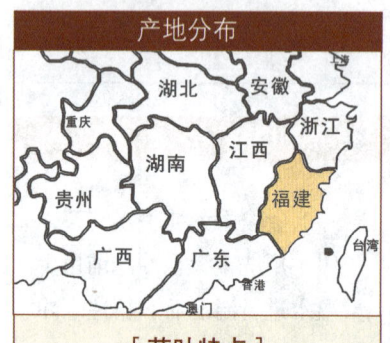

产地分布

[茶叶特点]

1. 外形：紧结匀整
2. 色泽：铁青带褐
3. 汤色：橙黄清明
4. 香气：细而含蓄
5. 叶底：肥软红亮
6. 滋味：味醇厚甘

选购要点

以外形紧结匀整，色泽铁青带褐，较油润，有天然花香，香不强烈，细而含蓄，味醇厚甘爽，喉韵明显，汤色橙黄清明，叶底欠匀净者为佳。

贮藏提示

采用常温下密封、避光保存，存放1～2年后，茶味更加浓厚甘甜。

保健功效

1.解毒功效：据实验证明，正山小种红茶中的茶多碱能吸附重金属和生物碱，并沉淀分解，这对饮水和食品受到工业污染的现代人而言，不啻是一项福音。

2.抗癌：一般认为茶叶的抗癌作用主要表现在绿茶方面，最近有了新的进展。研究发现，正山小种红茶红茶同绿茶一样，同样有很强的抗癌功效。

3.舒张血管：美国医学界一项研究与红茶有关。研究发现，心脏病患者每天喝4杯红茶，血管舒张度可以从6%增加到10%。常人在受刺激后，则舒张度会增加13%。

4.养胃护胃：正山小种红茶是经过发酵烘制而成的。红茶不仅不会伤胃，反而能够养胃。

制作工序

正山小种主要产于高寒山区，茶树的品种无法经受低温和长期霜冻，且茶树萌芽晚，所以开采期通常是在立夏之后。新鲜叶片的采摘要求新萌出的梢芽达到一定的成熟度，取开面采（顶芽形成驻芽），采二叶或三叶为最优。采摘后经过萎凋、揉捻、发酵、锅炒、复揉、薰焙、筛分拣剔、复焙匀堆等工序制作而成。其中比较重要的是薰焙，让茶叶吸收松柴的烟熏味，形成独特的松烟香。

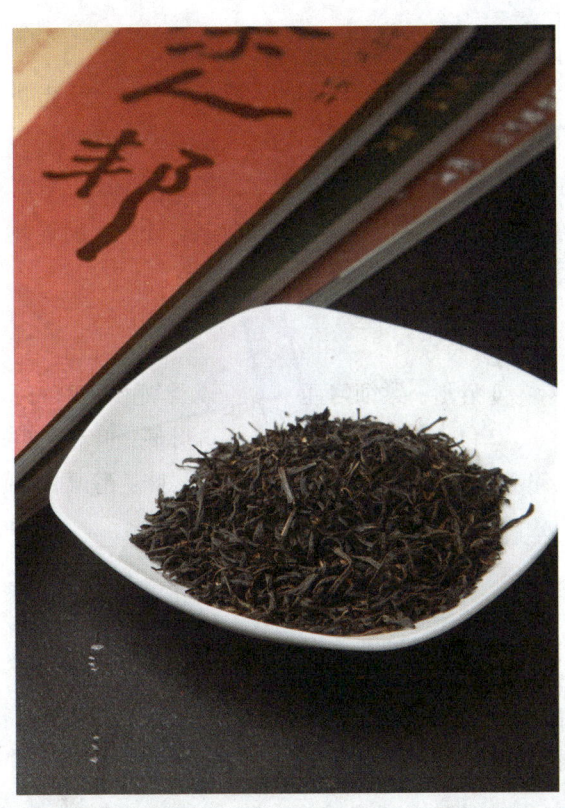

冲泡品饮

备具 陶瓷茶壶1个，正山小种红茶3克。

洗杯、投茶 将热水倒入茶壶中进行温杯，而后弃水不用，再冲入95℃左右的水即可。

冲泡 用茶匙将茶叶从茶荷中拨入茶壶中。

赏茶 放入茶叶后，用开水冲泡，片刻后，汤色橙黄清明，香气细而含蓄，叶底肥软匀亮。

出汤 片刻后即可品饮。

品茶 入口后味醇厚甘。

特别提醒

1.水温要在95℃左右，初沸稍凉的水，正好用于冲泡。而高冲可以让茶叶在水的激荡下，充分浸润，以利于色、香、味的充分发挥。

2.红茶香气比较浓郁，可加入适量的牛奶或者红糖，口味更加绵甜可口，深受女士们的喜爱。

【福·建·红·茶】
坦洋工夫
Tanyang Gongfu

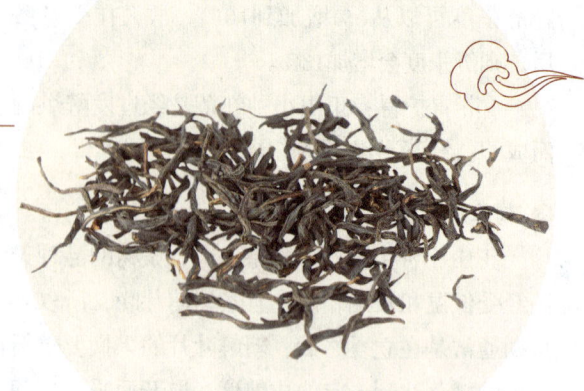

茶汤 红艳明亮

叶底 叶亮红明

茶叶介绍
坦洋工夫为历史名茶，是福建三大工夫红茶之首。坦洋工夫选取了每年4月上旬一芽二叶或一芽三叶的嫩叶为原料，经过萎凋、揉捻、发酵、干燥等一系列工序制作而成。随着时代的变迁，坦洋工夫的制作工艺手法也与时俱进，不断寻求创新，但仍旧注重保留其"坦洋工夫"红茶的品质特征。

最佳产地
福建省福安市坦洋村。

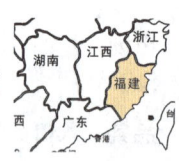

选购要点
选购时，以外观颜色纯而泽，茶叶汤色明亮清晰的为佳品，质量好的茶叶应是均匀一致的，所掺杂的杂质较少。

贮藏提示
干燥、避光、低温、密封贮藏，且避免接触异味。

保健功效
1.减肥作用：坦洋的咖啡碱在身体燃烧脂肪供应热能时保留肝醋，达到减肥健身的效果。

2.解毒作用：坦洋中含有的茶多碱能吸附重金属和生物碱，并将其沉淀分解，还能起到解毒作用。

茶叶特点
1.外形：紧细匀直　　4.香气：香高持久
2.色泽：乌润有光　　5.叶底：叶亮红明
3.汤色：红艳明亮　　6.滋味：醇厚甘甜

冲泡品饮

备具	冲泡	品茶
红泥壶或盖碗1个，坦洋工夫茶3克。	将热水倒入壶中进行温杯，将茶叶从茶荷中拨入壶中。冲入90℃的水至七分满即可。	静待片刻，即可将茶汤倒入茶杯中。入口后醇厚甘甜。

【福·建·红·茶】
政和工夫
Zhenghe Gongfu

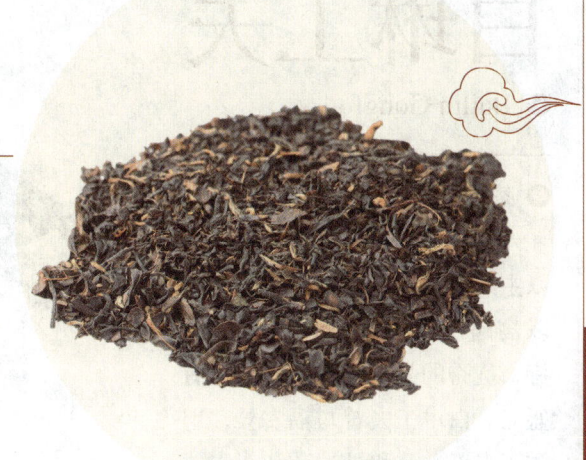

🌿 茶叶介绍
政和工夫茶为福建省三大工夫茶之一，亦为福建红茶中最具高山品种特色的条型茶。原产于福建北部，以政和县为主产区。政和工夫以大茶为主体，扬其毫多味浓之优点，又适当拼以高香之小茶，因此高级政和工夫体态特别匀称，毫心显露，香味俱佳。

🌿 最佳产地
福建政和县。

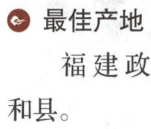

🌿 选购要点
以条索肥壮重实、匀齐，色泽乌黑油润，毫芽显露金黄色，颇为美观；香气浓郁芬芳，隐约之间颇似紫罗兰香气；汤色红艳，滋味醇厚者为佳。

🌿 贮藏提示
应密封、干燥，且常温长期储存。

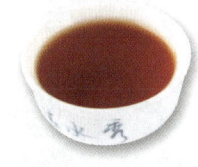
茶汤 红艳明亮

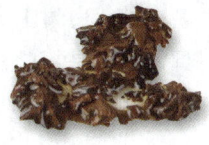
叶底 红匀鲜亮

🌿 保健功效
1. 利尿：政和工夫茶中的咖啡碱和芳香物质联合作用，能抑制肾小管对水的再吸收，于是促成尿量增加。

2. 扩张血管：研究发现，心脏病患者每天喝4杯红茶，血管舒张度可以从6%增加到10%。

🌿 茶叶特点
1. 外形：条索肥壮
2. 色泽：乌黑油润
3. 汤色：红艳明亮
4. 香气：浓郁芬芳
5. 叶底：红匀鲜亮
6. 滋味：醇厚甘爽

🌿 冲泡品饮

备具
盖碗1个，政和工夫茶3克。

冲泡
将热水倒入茶壶中进行温杯，而后弃水不用，再冲入95℃左右的水即可。

品茶
片刻后即可品饮。入口后滋味醇厚回甘。

【福·建·红·茶】

白琳工夫

Bailin Gongfu

茶叶介绍

白琳工夫是福鼎工夫红茶，以主产地福建省福鼎白琳命名，以高超的纯手工制作技艺和独特、优秀的品质，在海内外享有盛名。白琳工夫曾与福安县"坦洋工夫"、政和县"政和工夫"并列为"闽红三大工夫茶"而驰名中外。白琳工夫传承久远，独具魅力，是福鼎极其宝贵的非物质文化遗产。

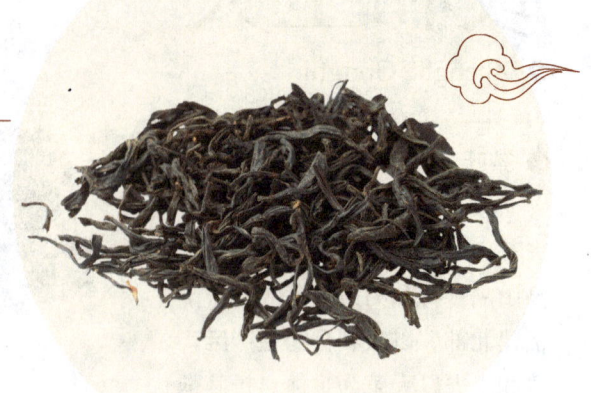

茶汤 浅亮艳丽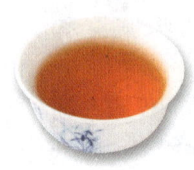

叶底 鲜红带黄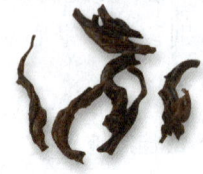

最佳产地

福建省福鼎县。

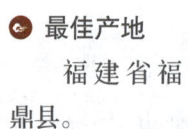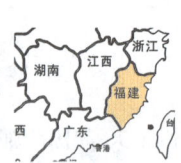

选购要点

以外形条索细长弯曲，茸毫多呈颗粒绒球状，色泽黄黑，内质汤色浅亮，香气鲜纯有毫香，滋味清鲜甜和，叶底鲜红带黄者为佳。

贮藏提示

应密封、干燥，且常温长期储存。

保健功效

1.提神消疲：白琳工夫茶中的咖啡碱可刺激大脑皮质来兴奋神经中枢，使思维反应更加敏锐，记忆力增强。

2.消炎杀菌：茶叶中的儿茶素类能与细菌结合，使蛋白质凝固沉淀，抑制和消灭病原菌。

茶叶特点

1.外形：细长弯曲　　4.香气：鲜纯沁心
2.色泽：色泽黄黑　　5.叶底：鲜红带黄
3.汤色：浅亮艳丽　　6.滋味：味清鲜甜

冲泡品饮

备具	冲泡	品茶
茶壶1个，白琳工夫茶3克。	将热水倒入茶壶中进行温壶，而后弃水不用，再冲入95℃左右的水即可。	3分钟后即可品饮，入口后味清鲜甜，令人愉悦。

[广·东·红·茶]

英德红茶

Yingde Hongcha

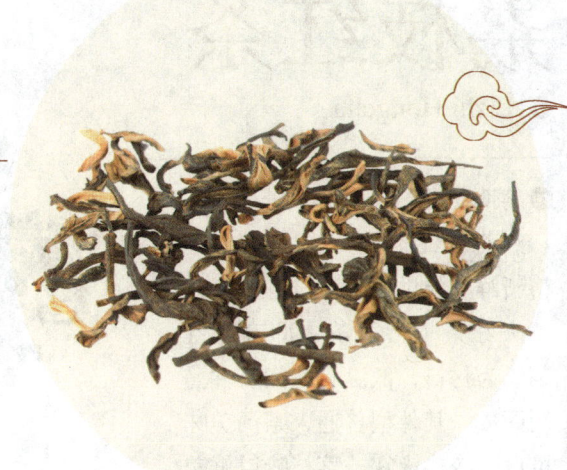

茶叶介绍

英德红茶，简称"英红"，始创于1959年，由广东英德茶厂创制。英德红茶以云南大叶种和凤凰水仙茶为基础，选取一芽二叶、一芽三叶为原料，经过萎凋、揉切、发酵、烘干等多道工序制成，具有香高味浓的品质特色。英德红茶共分为叶、碎、片、末四种花色，以金毫茶为红茶之最。

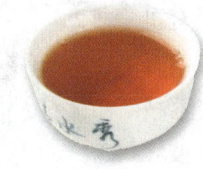

茶汤 红艳明亮

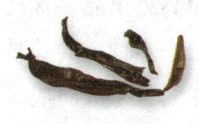

叶底 柔软红亮

最佳产地

广东省英德市。

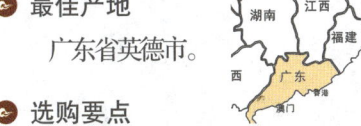

选购要点

质优的英德红茶，闻起来有茶叶固有的香气，而不夹带青腥气或其他异味，观察其茶叶，叶片的锯齿以上部密而深、下部稀而浅为佳。

贮藏提示

将茶叶贮藏在干燥、低温、密封的环境下，且避免接触异味。

保健功效

1.抗衰老作用：茶叶中含有的抗氧化剂，能起到抵抗老化的作用。

2.减肥作用：茶叶中含有的茶碱和咖啡碱，能够活化蛋白质激酶和三酰甘油解脂酶，进而减少脂肪细胞堆积，达到减肥效果。

茶叶特点

1.外形：细嫩匀整
2.色泽：乌黑油润
3.汤色：红艳明亮
4.香气：鲜纯浓郁
5.叶底：柔软红亮
6.滋味：浓厚甜润

冲泡品饮

备具
盖碗1个，英德红茶3克。

冲泡
将热水倒入盖碗中进行温杯，而后弃水不用，再冲入95℃左右的水至七分满即可。

品茶
每次出汤都要倒尽，之后每次冲泡加5～10秒钟。入口后浓厚甜润。

【广·东·红·茶】
荔枝红茶
Lizhi Hongcha

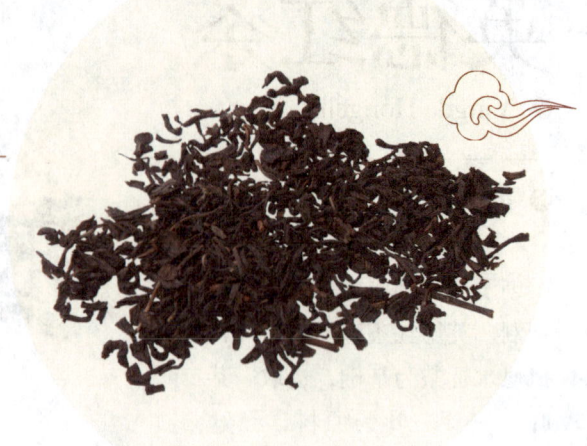

🍵 茶叶介绍
荔枝红茶是广东名茶，是将新鲜荔枝烘成干果过程中，以工夫红茶（指贡茶，即高等红茶）为材料，低温长时间合并熏制而成。其外型普通，茶汤美味可口，冷热皆宜。荔枝味道鲜美甘甜，口感软韧，是人们心目中的高级果品。荔枝红茶采用有机生态园种植的荔枝与工夫红茶合并熏制干燥而成。唐朝时将荔枝和工夫红茶合并熏制而成荔枝红茶，深受皇室喜爱。

🍵 最佳产地
广东英德市。

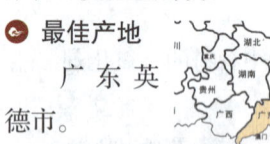

🍵 选购要点
外形紧细纤秀，色泽乌褐油润，汤色浓红清澈，香高持久，叶底肥软，口味甘醇者最佳。

🍵 贮藏提示
密封、干燥、低温，且要避光贮藏。

茶汤 浓红清澈

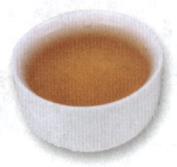

叶底 肥软红亮

🍵 保健功效
1. 兴奋作用：荔枝红茶中的咖啡碱能兴奋中枢神经系统，帮助人们消除疲劳，提高工作效率。

2. 利尿作用：荔枝红茶中的咖啡碱和茶碱具有利尿作用，用于辅助治疗水肿、水潴留。

🍵 茶叶特点
1. 外形：紧细纤秀　　4. 香气：香高持久
2. 色泽：乌褐油润　　5. 叶底：肥软红亮
3. 汤色：浓红清澈　　6. 滋味：口味甘醇

🍵 冲泡品饮

备具
陶瓷茶壶1个，茶匙、茶荷等，荔枝红茶3克。

冲泡
用茶匙将茶叶从茶荷中拨入茶壶中，而后冲入100℃左右的水即可。

品茶
只见茶叶徐徐伸展，汤色浓红清澈，有一股淡淡的荔枝香味，入口后甘甜爽滑，香气怡人。

【广·西·红·茶】
昭平红茶
Zhaoping Hongcha

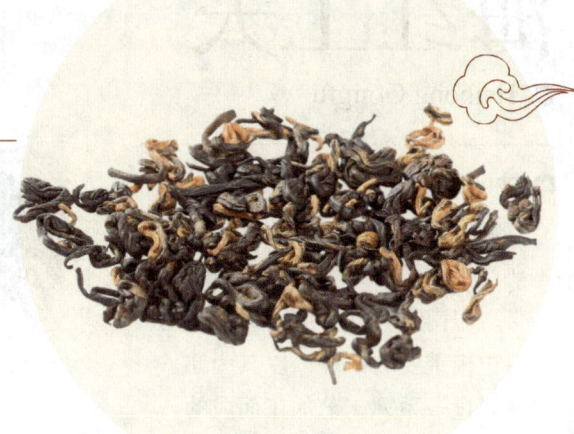

茶叶介绍
昭平红茶是广西省昭平县有名的红茶新品种，经过不断完善红茶产品加工工艺研制而成，为广西茶叶的发展开辟了一条新路子。

最佳产地
广西昭平县。

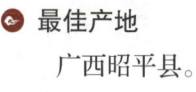

选购要点
外形上以颗粒匀整紧实、条索紧细者为优品，茶叶松散、色泽枯暗者为次品；冲泡后茶汤红匀透亮、杯边有金圈者为佳品，汤中有浮渣、汤色暗沉者为次品。

贮藏提示
密封、低温保存，防湿、防潮。

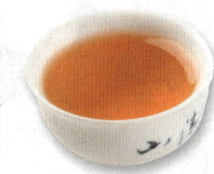

茶汤 红艳明亮　　叶底 红匀明亮

保健功效
1. 提神消疲：昭平红茶中的咖啡碱可以刺激大脑皮质，兴奋神经中枢，达到提醒、集中思考力的功效。

2. 消炎杀菌：昭平红茶中的儿茶素能与单细胞的细菌结合，使蛋白质凝固沉淀，借此来抑制和消灭病原体。

3. 解毒：昭平红茶中的茶多碱能吸附重金属和生物碱，并能沉淀分解，达到解毒的功效。

4. 养胃护胃：昭平红茶是经过发酵烘制而成的。红茶不仅不会伤胃，反而能够养胃。

茶叶特点
1. 外形：条索紧细
2. 色泽：乌润金灿
3. 汤色：红艳明亮
4. 香气：醇木清香
5. 叶底：红匀明亮
6. 滋味：醇香馥郁

冲泡品饮

备具
玻璃杯1个，昭平红茶5克。

冲泡
将热水倒入玻璃杯中进行温杯，而后冲入95℃的开水至玻璃杯八分满即可。

品茶
入口后醇香馥郁、甘纯爽滑，让茶汤在舌面上往返流动，品尝茶味和汤中香气后再咽下，回味无穷。

【海·南·红·茶】
海红工夫
Haihong Gongfu

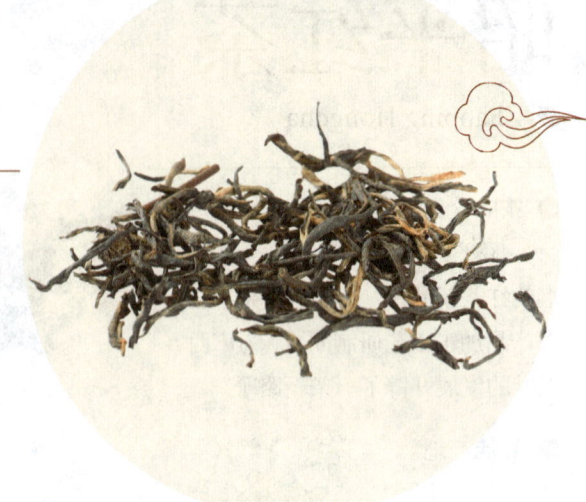

茶叶介绍
海红工夫为海南大叶种茶，主要产自海南省五指山和尖峰岭一带。海南大叶种是海南的产茶原料中极重要的一种，以其为原料，经过一系列工艺加工而成的海红工夫也逐渐发展成为海南的重要茶种之一。

最佳产地
海南省五指山和尖峰岭。

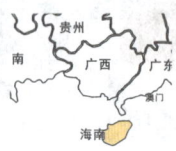

选购要点
选购时，海红工夫以乌黑有油光，茶条上金色毫毛较多，香气甜香浓郁者为佳。

贮藏提示
避光防潮、防异味、低温干燥密封保存。

保健功效
1.抗衰老作用：茶叶中含有的抗氧化剂，能起到的抵抗老化的作用，对保护皮肤、抚平细纹等都有很好的功效。

2.杀菌作用：茶叶中含有的儿茶素，能对引起疾病的部分细菌起到抑制作用，同时又不会伤害到肠内有益菌的繁衍，具有调节肠胃、除菌整肠的作用。

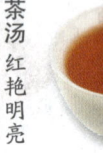
茶汤 红艳明亮

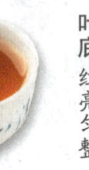
叶底 红亮匀整

茶叶特点
1.外形：粗壮紧结　　4.香气：香高持久
2.色泽：乌黑油润　　5.叶底：红亮匀整
3.汤色：红艳明亮　　6.滋味：浓强鲜爽

冲泡品饮

备具	冲泡	品茶
盖碗1个，海红工夫3克。	将热水倒入盖碗中进行温杯，而后弃水不用，再冲入95℃左右的水至七分满即可。	每次出汤都要倒尽，之后每次冲泡加5~10秒钟。入口后浓强鲜爽，富刺激性。

【台·湾·红·茶】
台湾日月潭红茶

Taiwan Riyuetan Hongcha

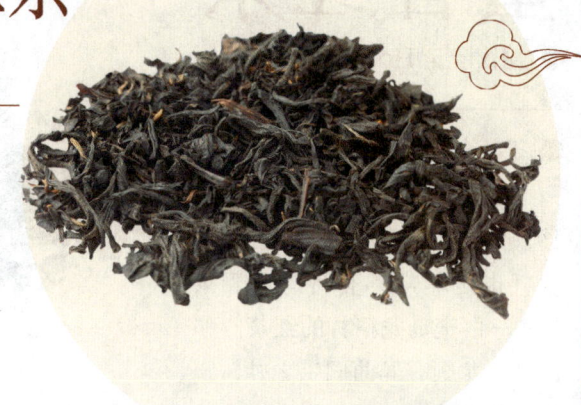

茶汤 澄清明亮　　叶底 肥嫩鲜活

茶叶介绍

台湾日月潭红茶，属全发酵茶。台湾早在100年前即用本地种植的小叶种来制造红茶，其品质滋味不够香醇，台湾日据时期为改善台湾红茶品质，于1925年自印度引进大叶种阿萨姆（AssAm）茶来台湾明潭地区种植，发展出日月潭红茶。此茶汤色艳红清澈，香气醇和甘润，滋味浓厚，是台湾知名的茶品。

最佳产地

台湾日月潭。

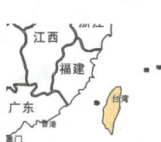

选购要点

以条索精细紧结匀整，触感重实有光泽，色泽近紫色，汤色鲜明艳红，茶汤沿杯缘，有明亮黄金色，香气清纯浓郁，滋味醇和回甘，叶底肥嫩鲜活者为佳。

贮藏提示

密封、干燥、低温，且要避光贮藏。

保健功效

1. 提神消疲：红茶中的咖啡碱可使思维反应敏锐，记忆力增强，达到消除疲劳的效果。
2. 养胃护胃：红茶是经过发酵烘制而成的，不仅不会伤胃，反而能够养胃。

茶叶特点

1. 外形：紧结匀整
2. 色泽：紫色光泽
3. 汤色：澄清明亮
4. 香气：清纯浓郁
5. 叶底：肥嫩鲜活
6. 滋味：醇和回甘

冲泡品饮

备具
陶瓷茶壶1个，日月潭红茶3克。

冲泡
将热水倒入茶壶中进行温杯，而后弃水不用，再冲入100℃左右的水即可。

品茶
片刻后即可品饮。入口后醇和回甘，浓强鲜爽。

【台·湾·红·茶】
蜜香红茶
Mixiang Hongcha

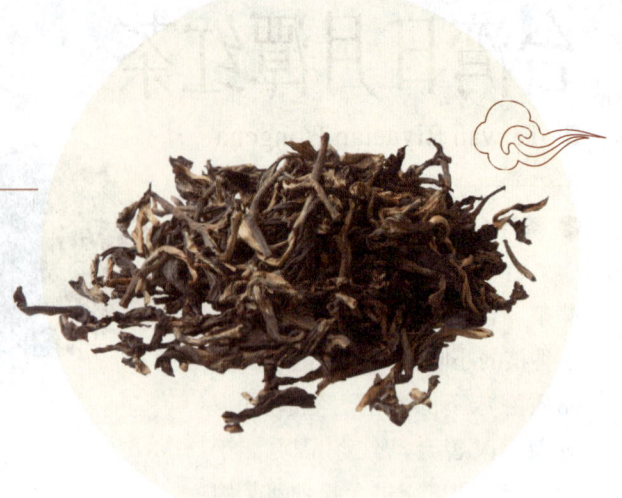

茶叶介绍

蜜香红茶，产于台湾花莲县，是由茶业改良场台东分场研发，也是非常具有台湾代表茶品——白毫乌龙精神的红茶。和白毫乌龙颇有异曲同工之妙，蜜香红茶因茶树生长过程中，叶片遭小绿叶蝉叮咬（传统称之为"着涎"）后，遂而使之带有独特的果香和蜜香。因为无喷洒农药，属纯天然绿色有机茶，茶汤甘醇浓郁。

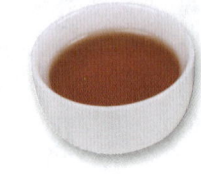
茶汤深如琥珀

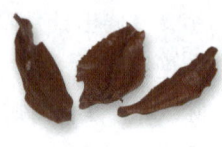
叶底柔软匀整

最佳产地

台湾花莲县。

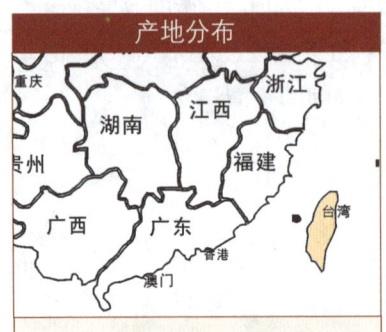
产地分布

茶叶特点

1. 外形：卷曲细长
2. 色泽：乌褐润泽
3. 汤色：深如琥珀
4. 香气：茶香浓郁
5. 叶底：柔软匀整
6. 滋味：醇厚甘甜

选购要点

以条索卷曲细长，色泽乌褐，茶香浓郁，茶汤透亮，深如琥珀，叶底柔软，滋味醇厚甘甜者为佳。

贮藏提示

密封、干燥，常温下长期储存。

保健功效

1.消炎杀菌：蜜香红茶中的多酚类化合物具有消炎的效果，再经由实验发现，儿茶素类能与单细胞的细菌结合，使蛋白质凝固沉淀，借此抑制和消灭病原菌。所以细菌性痢疾及食物中毒患者喝红茶颇有益，民间也常用浓茶涂伤口、褥疮和香港脚。

2.养胃护胃：人在没吃饭的时候饮用绿茶会感到胃部不舒服，这是因为茶叶中所含的重要物质——茶多酚具有收敛性，对胃有一定的刺激作用，在空腹的情况下刺激性更强。而红茶就不一样了。它是经过发酵烘制而成的。红茶不仅不会伤胃，反而能够养胃。经常饮用加糖、加牛奶的红茶，能消炎、保护胃黏膜，对治疗溃疡也有一定效果。

3.抗癌：关于茶叶具有抗癌作用的说法很流行，世界各地的研究人员也对此做过许多的探索，如今有了新的进展，研究发现，蜜香红茶同绿茶一样，同样有很强的抗癌功效。

制作工序

蜜香红茶属于全发酵茶，有独特的蜜香韵味。蜜香红茶在人工采摘时，选用夏季经小绿叶蝉咬噬过而卷曲的最幼嫩的一心一叶，经萎凋、揉捻、发酵、干燥等步骤后烘制而成。为了制成有丰富花香的蜜香红茶，其种植不喷洒农药，无毒栽培，属全天然绿色食品。蜜香红茶一年中只有夏季收成，年产量极少，因此十分珍贵。

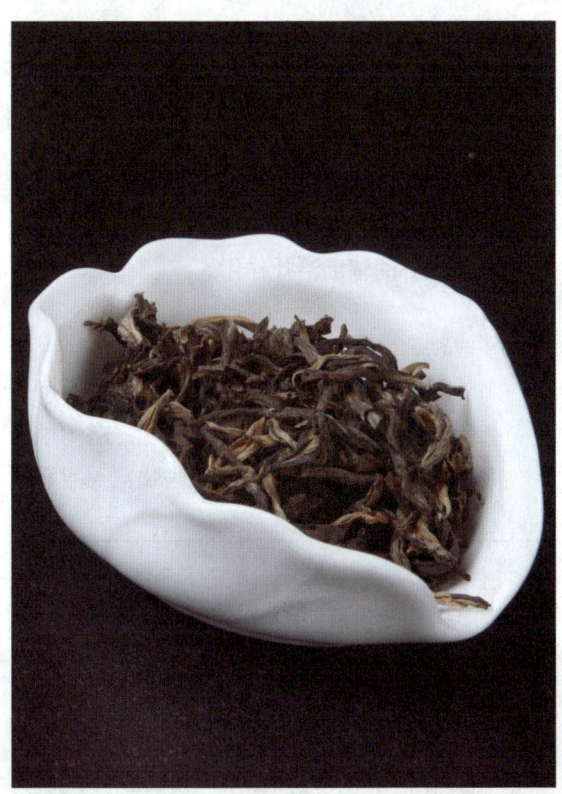

冲泡品饮

备具 茶壶、盖碗、茶匙、茶荷各1个，蜜香红茶3克。

洗杯、投茶 将热水倒入茶壶中进行温杯，而后弃水不用，再冲入95℃左右的水即可。

冲泡 用茶匙将茶叶从茶荷中拨入茶壶中。

赏茶 放入茶叶后，用开水冲泡，只见茶叶徐徐伸展，汤色深如琥珀，茶香浓郁，叶底柔软。

出汤 2分钟后即可出汤，将茶汤倒入盖碗中。

品茶 入口后醇厚甘甜。

特别提醒

1.蜜香红茶的成因决定了它必须为全天然绿色食品，且年产极少，十分珍贵，冲泡时不须洗茶。

2.蜜香红茶冷泡后不建议回冲。

【河·南·红·茶】

信阳红茶

Xinyang Hongcha

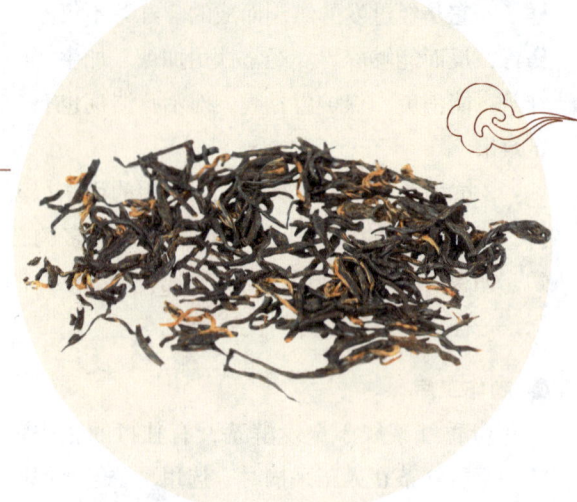

茶叶介绍

信阳红茶，是以信阳毛尖绿茶为原料，选取其一芽二叶、一芽三叶优质嫩芽为茶坯，经过萎凋、揉捻、发酵、干燥等九道工序加工而成的一种茶叶新品。信阳红茶属于新派红茶，其滋味醇厚甘爽，发酵工艺苛刻，原料选用严格，具有"品类新、口味新、工艺新、原料新"的特点，其保健功效也逐渐受到人们重视。

最佳产地

河南省信阳市。

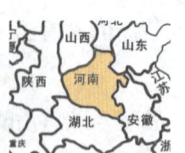

选购要点

选购信阳红茶时，以叶子呈现铜红色，外形紧细匀整，且伴有清新花果香的为佳品，其香味俗称为"蜜糖香"。

贮藏提示

干燥、避光、低温、密封贮藏，且避免接触异味。

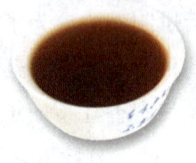

茶汤 红润透亮

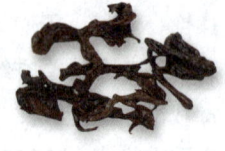

叶底 嫩匀柔软

保健功效

1. 提神作用：茶叶中含有的咖啡碱可兴奋神经中枢，达到提神醒脑、提高注意力的作用。

2. 保护骨骼：茶叶中含有的多酚类能对破坏骨细胞物质活力的物质起到抑制作用，对骨质疏松症起到很好的辅助治疗作用。

茶叶特点

1. 外形：紧细匀整
2. 色泽：乌黑油润
3. 汤色：红润透亮
4. 香气：醇厚持久
5. 叶底：嫩匀柔软
6. 滋味：绵甜厚重

冲泡品饮

备具
盖碗1个，信阳红茶5克，茶杯1个。

冲泡
将热水倒入盖碗进行温杯，而后弃水不用，而后冲入95℃左右的水至八分满即可。

品茶
将盖碗中茶汤倾倒而出，置于茶杯中。入口后绵甜厚重。

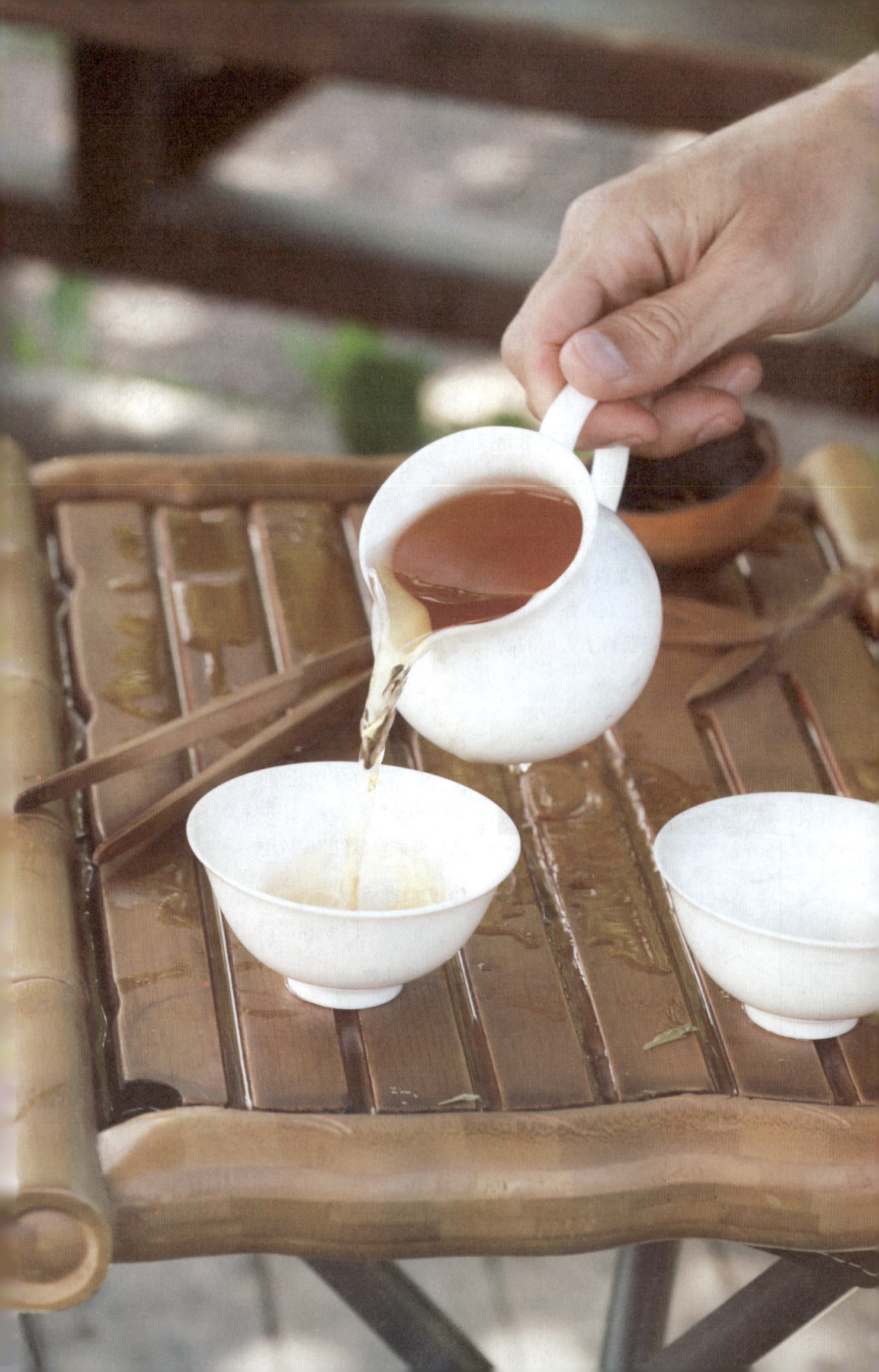

【四·川·红·茶】
川红工夫
Chuanhong Gongfu

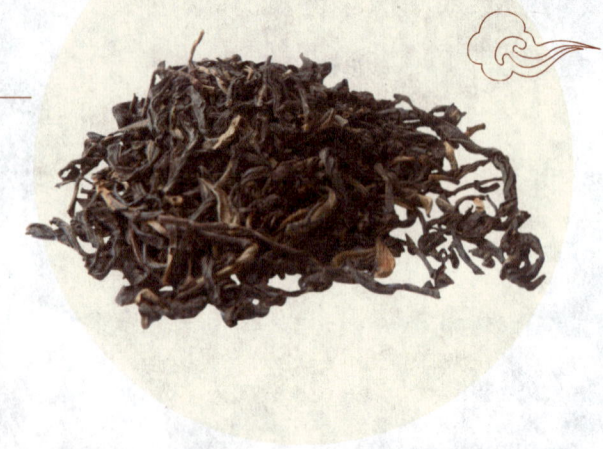

茶叶介绍
川红工夫是中国三大高香红茶之一，是20世纪50年代创制的工夫红茶。川红精选本土优秀茶树品种种植，以提采法甄选早春幼嫩饱满芽叶精制而成。顶级产品以金芽秀丽，芽叶显露，香气馥郁，回味悠长为品质特征。川红之珍品"早白尖"更是以条索紧细，毫锋显露，色泽乌润，香气鲜嫩浓郁的品质特点获得了人们的高度赞誉。

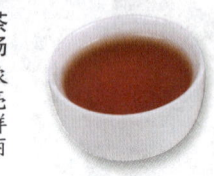

茶汤 浓亮鲜丽

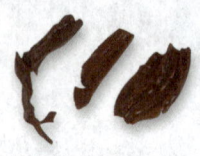

叶底 厚软红匀

最佳产地
四川省宜宾市。

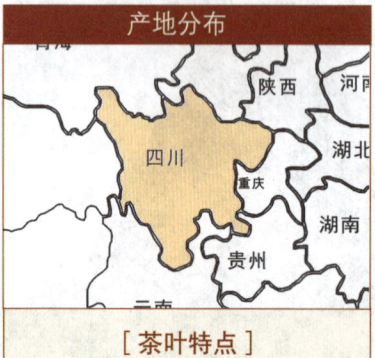

产地分布

选购要点
以外表条索肥壮圆紧，显金毫，色泽乌黑油润，内质香气清鲜，滋味醇厚鲜爽，汤色浓亮艳丽，叶底厚软红匀者为佳。

贮藏提示
密封、干燥、常温下长期储存。

保健功效
1.舒张血管：美国医学界一项研究与红茶有关。研究发现，心脏病患者每天喝4杯红茶，血管舒张度可以从6%增加到10%。常人在受刺激后，则舒张度会增加13%。

2.消炎杀菌：川红工夫茶中的多酚类化合物具有消炎的效果，再经由实验发现，儿茶素类能与单细胞的细菌结合，使蛋白质凝固沉淀，借此抑制和消灭病原菌。所以细菌性痢疾及食物中毒患者喝红茶颇有益，民间也常用浓茶涂伤口、褥

[茶叶特点]

1. 外形：肥壮圆紧
2. 色泽：乌黑油润
3. 汤色：浓亮鲜丽
4. 香气：香气清鲜
5. 叶底：厚软红匀
6. 滋味：醇厚鲜爽

疮和香港脚。

3.强壮骨骼：2002年5月13日美国医师协会指出，饮用红茶的人骨骼强壮，红茶中的多酚类（绿茶中也有）有抑制破坏骨细胞物质的活力。为了防治女性常见骨质疏松症，建议每天服用一小杯红茶，坚持数年效果明显。如在红茶中加上柠檬，强壮骨骼效果更强，在红茶中也可加上各种水果，能起协同作用。

制作工序

川红工夫茶的采摘标准对芽叶的嫩度要求较高，基本上是以一芽二三叶为主的鲜叶制成。20世纪50~70年代，"川红"一直沿袭古代贡茶制法，其关键工艺在于采用"自然萎凋"、"手工精揉"、"木炭烘焙"，所制茶叶紧细秀丽，具有浓郁的花果或橘糖香。70年代后，为了适应国际市场的大量需求，改用人工加温萎凋，揉捻机揉制，烘干机烘干的技术。

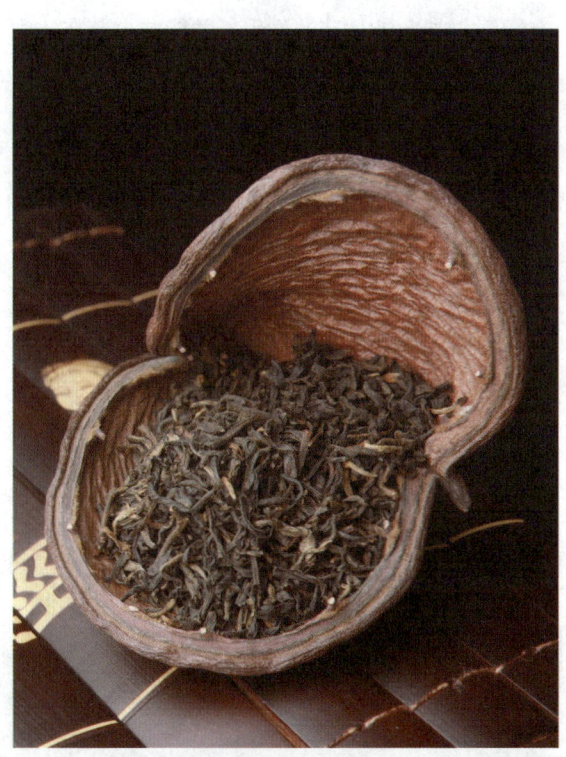

冲泡品饮

备具 透明茶壶1个，川红工夫3克。

洗杯、投茶 将热水倒入茶壶中进行温杯，而后弃水不用，再冲入90℃左右的水即可。

冲泡 用茶匙将茶叶从茶荷中拨入茶壶中。

赏茶 放入茶叶后，用开水冲泡，只见茶叶徐徐伸展，汤色浓亮，香气清鲜，叶底厚软红匀。

出汤 静待3分钟后，可出汤，即可品饮。

品茶 入口后醇厚鲜爽。

特别提醒

1.正式冲泡川红工夫前，可以温热水快速洗茶数秒，以便在正式冲泡时更好地散发茶香、茶味。

2.红茶泡好后，在茶稍微凉下来以后，加少许蜂蜜，有润肠胃、排毒的作用。

【四·川·红·茶】
峨眉山红茶
Emeishan Hongcha

茶叶介绍
红茶是在绿茶的基础上以适宜的茶树新芽叶为原材料，经过凋萎、揉捻、发酵、干燥等过程精制而成。峨眉山红茶外形细紧，锋苗秀丽，棕褐油润，金毫显露，韵味悠扬，极其珍罕。

最佳产地
四川省的峨眉山。

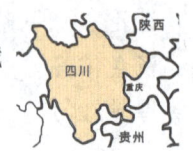

茶汤 红润油亮

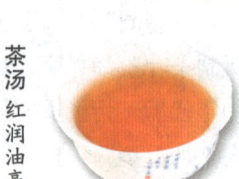

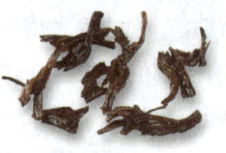

叶底 红润明亮

选购要点
选购红茶时请留意茶叶的干度，看是否已经吸潮。

贮藏提示
密封储藏，避免阳光照射。

保健功效
1.温胃养胃：红茶具有温胃养胃作用，可去油腻，助消化，是老少咸宜的纯天然保健品。

2.强健骨骼：红茶品性温和，味道醇厚，富含微量元素钾，当冲泡后百分之七十的钾可溶于水内，而钾有增强心脏血液循环的作用，并能减少钙在体内的消耗，因此起到强健骨骼的作用。

3.保健作用：红茶能够改善人体的血管功能，对健康有明显益处。

茶叶特点
1.外形：金毫显露	4.香气：甜香浓郁
2.色泽：棕褐油润	5.叶底：红润明亮
3.汤色：汤色红亮	6.滋味：甘甜爽滑

冲泡品饮

备具
紫砂壶或茶碗各1个，峨眉山红茶5克左右。

冲泡
用沸水冲入壶内，倒出，将茶叶浸泡在沸水中，茶水比例为1:50，冲泡3~5分钟。

品茶
峨眉山红茶入口后甘甜爽滑，口感甚佳。

【浙·江·红·茶】
金丝红茶
Jinsi Hongcha

茶叶介绍
大众普遍认为金丝红茶在红茶中是属上乘的一种。此茶大部分产于云南的高原地区，是红茶之中带有独特香气的一种，滋味十分浓厚，香气十足，耐泡是其一大特色。

最佳产地
云南高原。
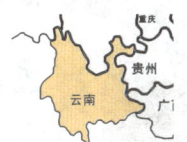

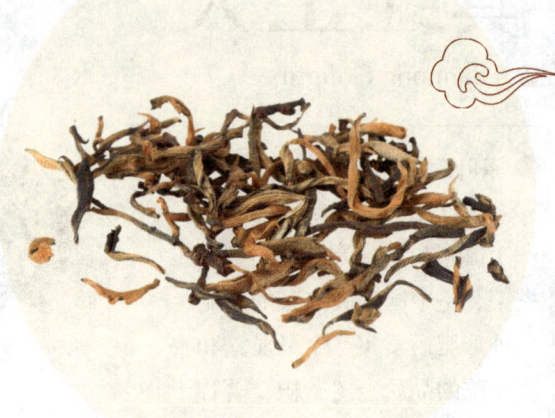

选购要点
金丝红茶一个最大的特点是它的叶子独特，通常都概括为叶大而粗，并且富有韧性。这点可以作为选购时的一个标准。

贮藏提示
金丝红茶需要贮藏在通风干燥的地方，同时要保持清洁，避免阳光直射，防止异味。

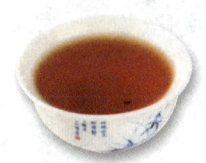
茶汤 清澈透明

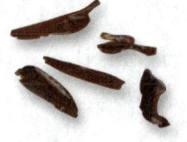
叶底 粗大尚红

保健功效
1. 杀菌消炎作用：金丝红茶中含有大量的多酚类化合物，而这一类的化合物对于我们日常生活具有杀菌消炎功效。

2. 益神提思：金丝红茶中所含的咖啡碱有刺激神经中枢的作用，它可提升注意力，消除疲劳。

茶叶特点
1. 外形：条索紧结
2. 色泽：乌润红褐
3. 汤色：清澈透明
4. 香气：馥郁清高
5. 叶底：粗大尚红
6. 滋味：浓厚甘醇

冲泡品饮

备具
白瓷茶碗1个。根据需要选择其他品茗用具。

冲泡
把白瓷茶碗烫温，放入适量金丝红茶茶叶。先滤洗一遍后，把沸水冲入到茶碗中。

品茶
2分钟后即可品饮。入口后茶汤浓稠，鲜美。

【滇·江·红·茶】

滇红工夫

Dianhong Gongfu

茶叶介绍

滇红工夫茶创制于1939年，产于滇西南，属大叶种类型的工夫茶，是中国工夫红茶的新葩，以外形肥硕紧实、金毫显露和香高味浓的品质独树一帜，著称于世。尤以茶叶的多酚类化合物、生物碱等成分含量，居中国茶叶之首。其品质具有季节性变化，一般春茶比夏、秋茶好。

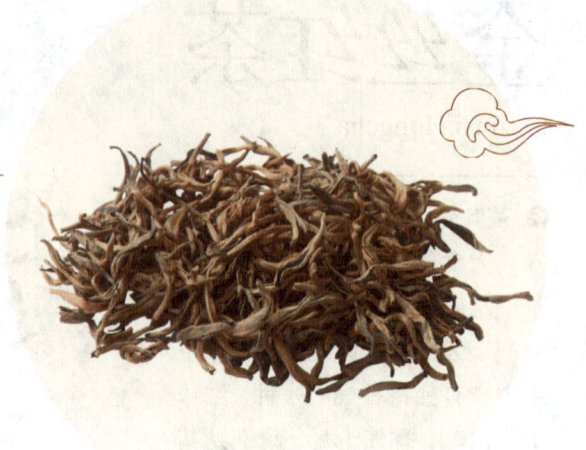

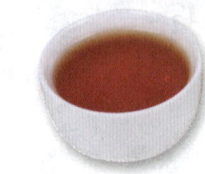

茶汤 红浓透明

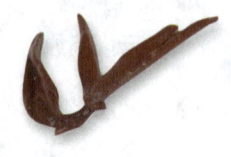

叶底 红匀明亮

最佳产地

云南省临沧市。

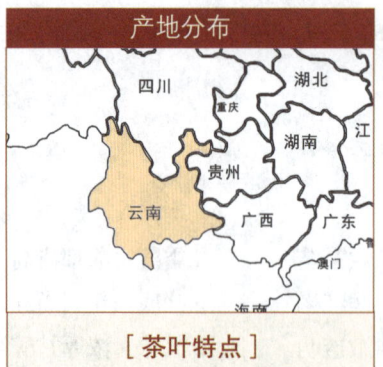

产地分布

[茶叶特点]

1. 外形：紧直肥壮
2. 色泽：乌黑油润
3. 汤色：红浓透明
4. 香气：高醇持久
5. 叶底：红匀明亮
6. 滋味：浓厚鲜爽

选购要点

以条索紧直肥壮，苗锋秀丽完整，金毫多而显露，色泽乌黑油润，汤色红浓透明，滋味浓厚鲜爽，香气高醇持久，叶底红匀明亮者为佳。

贮藏提示

密封、干燥、常温长期储存。

保健功效

1.利尿功效：在滇红工夫茶中的咖啡碱和芳香物质联合作用下，可增加肾脏的血流量，提高肾小球过滤率，扩张肾微血管，并抑制肾小管对水的再吸收，于是促成尿量增加。有利于排除体内的乳酸、尿酸、过多的盐分、有害物等，以及缓和心脏病或肾炎造成的水肿。

2.消炎杀菌功效：滇红工夫茶茶中的多酚类化合物具有消炎的效果，再经由实验发现，儿茶素类能与单细胞的细菌结合，使蛋白质凝固沉淀，借此抑制和消灭病原菌。所以细菌性痢疾及食物中毒患者喝红茶颇有益，民间也常用浓茶涂伤口、褥疮和香港脚。

3.清热解毒功效：滇红工夫茶中的茶多碱能吸附重金属和生物碱，并沉淀分解，这对饮水和食品受到工业污染的现代人而言，是一项福音。

制作工序

滇南茶树生长旺盛，采摘期长，从3月初到10月底，一年9个月都有芽叶可采，量多质优。一年之中所采滇红茶，春茶比夏秋茶好。春茶条索肥硕，身骨重实，净度好，叶底嫩匀；夏茶正值雨季，芽叶生长快，节间长，虽芽毫显露，但净度较低，叶底稍显硬、杂；秋茶正处于凉季节，茶树生长代谢作用转弱，成茶身骨轻，净度低，嫩度不及春、夏茶。

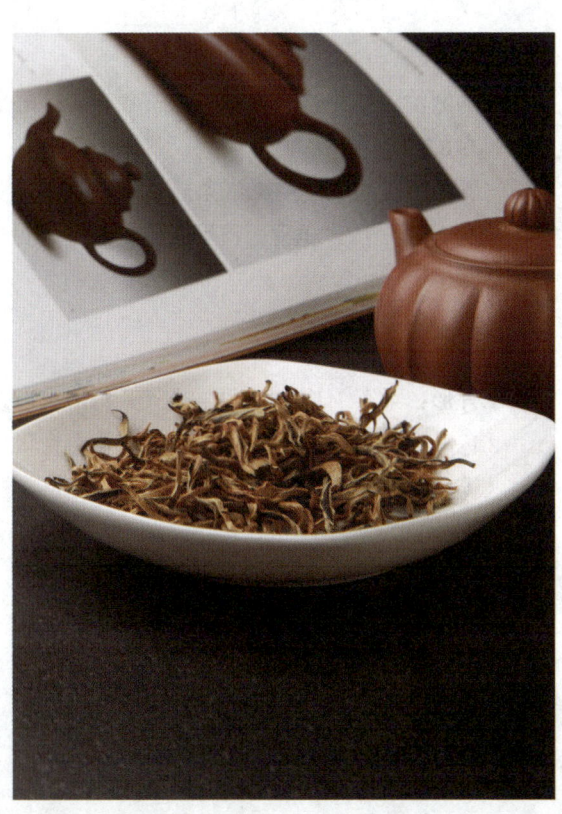

冲泡品饮

备具 茶壶、茶匙、茶荷各1个，滇红工夫茶3克及茶杯。

洗杯、投茶 将热水倒入茶壶中进行温杯，而后弃水不用，而后冲入100℃左右的水满即可。

冲泡 用茶匙将茶叶从茶荷中拨入茶壶中。

赏茶 放入茶叶后，用开水冲泡，只见茶叶徐徐伸展，汤色红浓透明，香气高醇持久，叶底红匀明亮。

出汤 片刻后即可出汤，将茶汤倒入茶杯中品饮。

品茶 此茶入口后浓厚鲜爽。

特别提醒

1.以选用白瓷杯为宜，以便观其色泽。通常冲水至八分满为止。如果用壶煮，那么，应先将水煮沸，而后放茶配料。

2.滇红工夫茶经冲泡3分钟后，即可先闻其香，再观察红茶的汤色。这种做法，在品饮高档红茶时尤为时尚。

3.一般可冲泡2～3次，三泡过后，滋味就显得淡薄了。

江南茶区　华南茶区　江北茶区　西南茶区

【贵·州·红·茶】
遵义红茶
Zunyi Hongcha

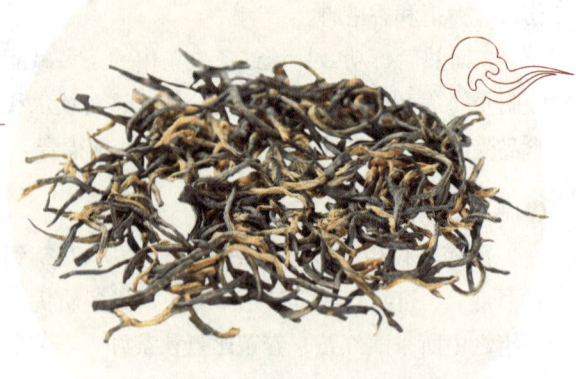

🍵 茶叶介绍
　　遵义红茶产于贵州省遵义市，属低纬度高海拔的亚热带季风湿润气候，土壤中含有锌等对人体有益的大量微元素，是遵义红茶香高味浓的优良品质之源。由于红茶在加工过程中发生了以茶多酚促氧化为中心的化学反应，鲜叶中的化学成分发生了较大的变化，香气物质比鲜叶明显增加，所以红茶便具有了红茶、红叶、红汤和香甜味醇的特征。

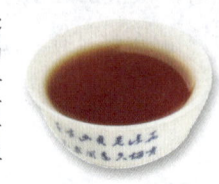
茶汤　金黄清澈

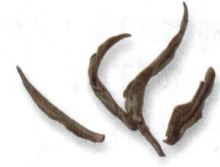
叶底呈金针状

🍵 最佳产地
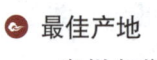
贵州省遵义市

🍵 选购要点
　　遵义红茶外形紧细，秀丽披毫，色泽褐黄；优质的遵义红茶香气纯正悠长。

🍵 贮藏提示
　　红茶制好后通过氧化，储藏期还会发酵，一般选择放置在密封干燥容器内，避光、避高温。

🍵 保健功效
　　1.保健治疗作用：遵义红茶具备暖胃、抗感冒和抑菌的作用。
　　2.清理肠胃作用：遵义红茶能够刮油解腻，促进消化，对于消化积食，清理肠胃有着十分明显的效果。

🍵 茶叶特点
1.外形：紧实细长	4.香气：鲜甜爽口
2.色泽：金毫显露	5.叶底：呈金针状
3.汤色：金黄清澈	6.滋味：喉润悠长

🍵 冲泡品饮

备具
热水壶内倒入泉水加热，用初沸之水注入瓷壶以及杯中，为壶、杯升温。

冲泡
将遵义红茶拨入壶中。高冲让茶叶在水的激荡下充分地浸润，以利于色、香、味的充分发挥。

品茶
缓啜一口遵义红茶，醇而不腻，爽滑润喉，回味隽永。

【浙·江·红·茶】

黔红工夫

Qianhong Gongfu

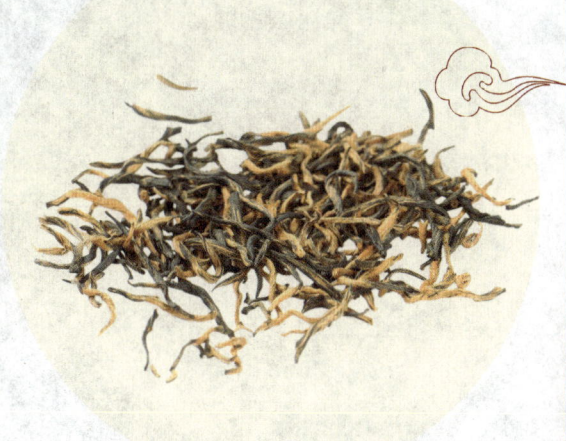

茶汤 红艳明亮

叶底 红艳明亮

茶叶介绍

黔红工夫是中国红茶的后起之秀，发源于贵州省湄潭县，于20世纪50年代兴盛，其原料来源于茶场的大叶型品种、中叶型品种和地方群体品种。虽然目前黔红茶中以红碎茶的市场份额最大，但是，黔红工夫依然占据着重要的地位，其上品茶的鲜爽度和香味甚至可与优质的锡兰红茶相媲美。

最佳产地

贵州省遵义市湄潭县。

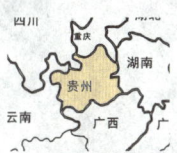

选购要点

选购黔红工夫时，以条索紧结，肥壮匀整，闻起来带有浓厚的蜜糖香，尝起来甜醇鲜爽，茶叶的汤色红艳明亮，叶底应匀嫩红亮的为佳。

贮藏提示

将茶叶置于通风、干燥的地方，并密封保存起来。

保健功效

1. 抗衰老作用：茶叶中含有的抗氧化剂，能起到抵抗老化的作用，对保护皮肤、抚平细纹等都有很好的功效，因此常饮有益。

2. 杀菌作用：茶叶中含有的儿茶素，能对引起疾病的部分细菌起到抑制作用。

茶叶特点

1. 外形：肥壮匀整
2. 色泽：乌黑油润
3. 汤色：红艳明亮
4. 香气：清高悠长
5. 叶底：红艳明亮
6. 滋味：甜醇鲜爽

冲泡品饮

备具
盖碗1个，黔红工夫3克。

冲泡
将热水倒入盖碗中进行温杯，而后弃水不用，再冲入95℃左右的水至七分满即可。

品茶
每次出汤都要倒尽，之后每次冲泡加5~10秒钟。入口后甜醇鲜爽。

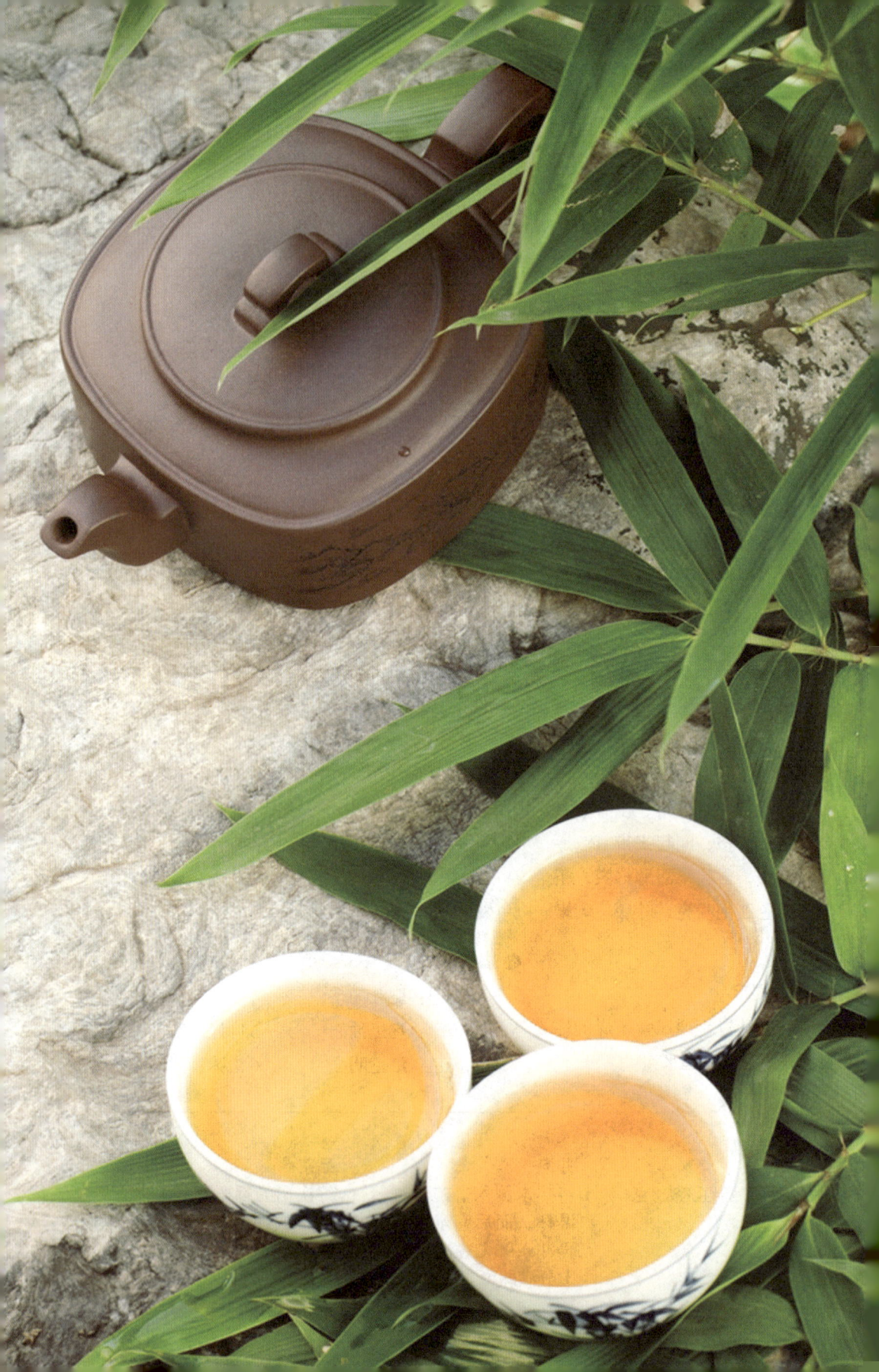

第四章

黄 茶
Huangcha

黄茶的名称由来：人们从炒青绿茶中发现，由于杀青、揉捻后干燥不足或不及时，叶色即变黄，于是产生了新的茶类——黄茶。

黄茶是轻度发酵茶，根据茶叶的嫩度和大小分为黄芽茶、黄大茶和黄小茶。主要产自安徽、湖南、四川、浙江等省，较有名的黄茶品种有莫干黄芽、霍山黄芽、君山银针、北港毛尖等。

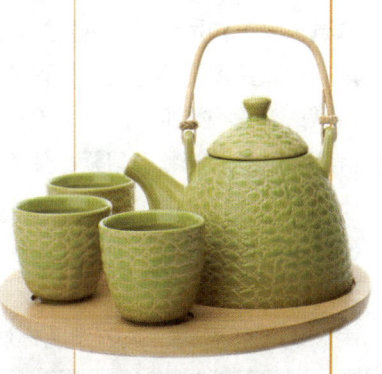

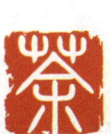

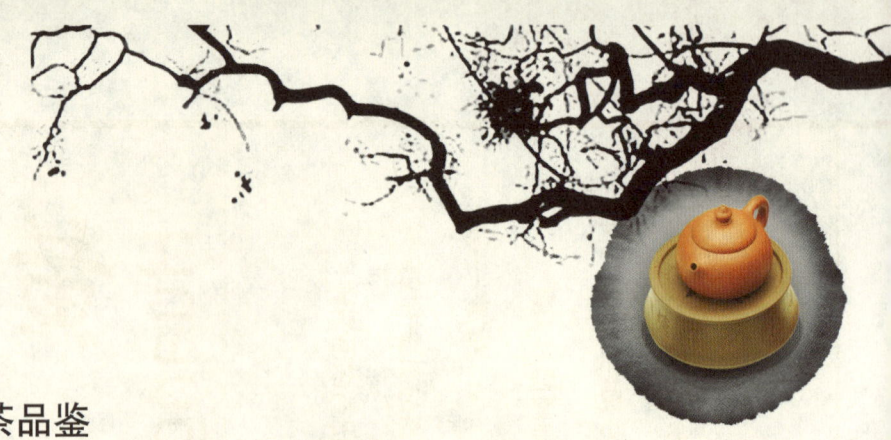

黄茶品鉴

黄茶的制作工艺与绿茶相似，只是多了一道"闷黄"的工序。黄茶的"闷黄"工序是经过湿热作用使茶叶内含成分发生了变化，因此形成了黄茶干茶色泽金黄或黄绿、嫩黄，汤色黄绿明亮，叶底嫩黄匀齐，滋味鲜醇、甘爽、醇厚的特点。

营养成分

黄茶中富含茶多酚、氨基酸、可溶性糖、维生素等营养物质。

营养功效

1.祛除胃热：黄茶性微寒，适合于胃热者饮用。黄茶是沤茶，在沤的过程中会产生大量的消化酶，对脾胃最有好处。

2.预防食管癌：黄茶中富含茶多酚、氨基酸、可溶性糖等营养物质，对防治食管癌有明显功效。

3.消炎杀菌：黄茶鲜叶中的天然物质保留有85%以上，这些物质对杀菌、消炎均有特殊效果。

4.消脂减肥：黄茶沤制中产生的消化酶能促进脂肪代谢，减少脂肪堆积，在一定程度上能消除脂肪，是减肥佳品。

选购窍门

外形：叶肥厚成条，梗长壮，梗叶相连为好；叶片壮，梗细短，梗叶分离或梗断叶破为差。

色泽：以金黄色鲜润为优，色枯暗为差。

香气：以火功足有锅巴香为好，火功不足为次，有青闷气或粗青气为差。

汤色：以黄汤明亮为优，黄暗或黄浊为次。

滋味：以醇和鲜爽、回甘、收敛性弱为好，苦、涩、淡、闷为次。

叶底：以芽叶肥壮、匀整、黄色鲜亮的为好，芽叶瘦薄黄暗的为次。

保存方法

密封、干燥、常温长期储存。

泡茶器具与水温

用玻璃杯或盖碗，尤以玻璃杯泡黄茶为最佳，可欣赏茶叶似群笋破土，缓缓升降，有"三起三落"的妙趣奇观；适合冲泡的水温为85℃。

黄茶茶艺展示——霍山黄芽的泡茶步骤

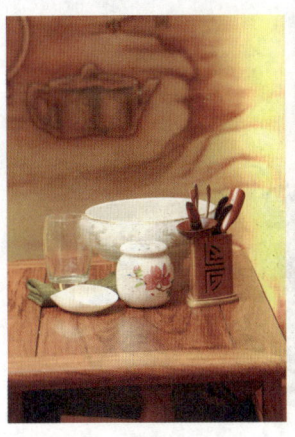

①**备具**：茶叶罐、玻璃杯、茶匙、茶荷、茶巾、水盂等。

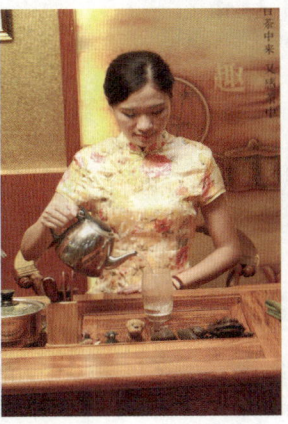

②**温杯**：温杯后，用茶巾轻轻擦去杯底的水渍，将水倒入其中。

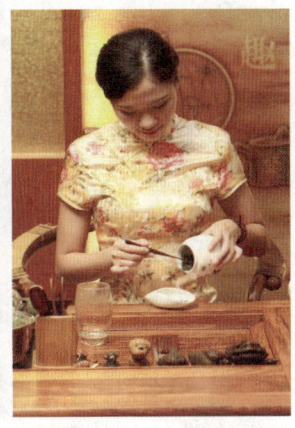

③**取茶**：用茶则盛茶叶拨至茶荷中供赏茶。

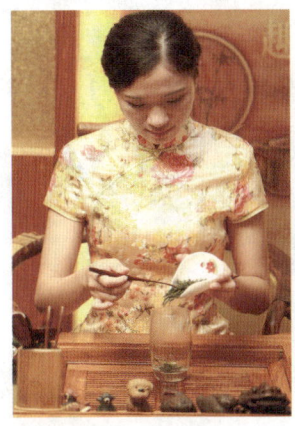

④**投茶**：用茶匙将茶叶拨入玻璃杯内。

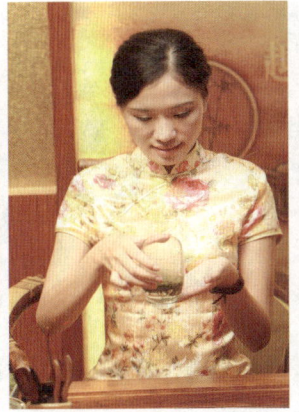

⑤**温茶**：冲入适量开水，旋转玻璃杯，温润茶叶使茶叶均匀受热。

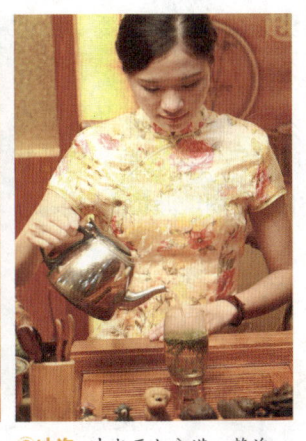

⑥**冲泡**：冲水至七分满，静泡1~2分钟。

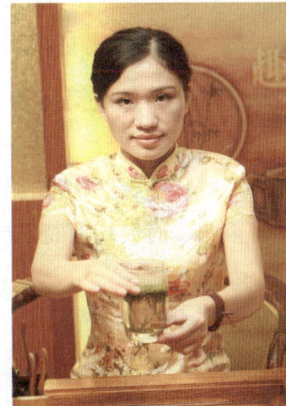

⑦**奉茶**：沏泡完毕后，要向客人奉茶。

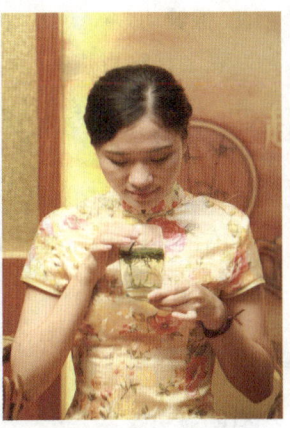

⑧**闻香**：饮用之前，先闻茶香。

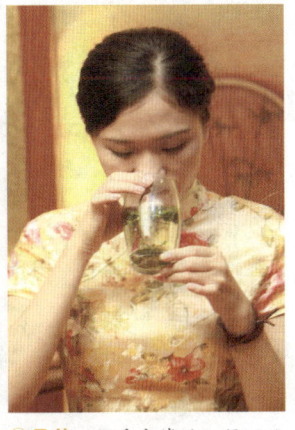

⑨**品茶**：闻香完毕后，便可品尝霍山黄芽的滋味了。

茶艺师谭玉情 中级

【浙·江·黄·茶】

莫干黄芽

Mogan Huangya

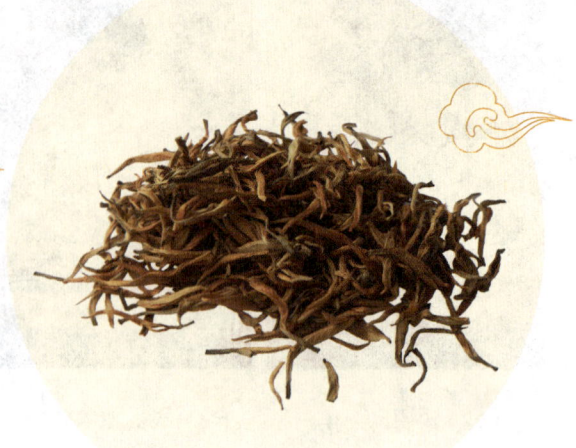

茶叶介绍

莫干黄芽,又名横岭1号。产于浙江省德清县的莫干山,为浙江省第一批省级名茶之一。这里常年云雾笼罩,空气湿润;土质多酸性灰、黄壤,腐殖质丰富,为茶叶的生长提供了优越的环境。莫干黄芽条紧纤秀,细似莲心,含嫩黄白毫芽尖。此茶属莫干云雾茶的上品,其品质特点是"黄叶黄汤",这种黄色是制茶过程中进行闷堆渥黄的结果。

茶汤 橙黄明亮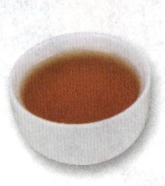

叶底 细嫩成朵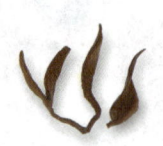

最佳产地

浙江省德清县。

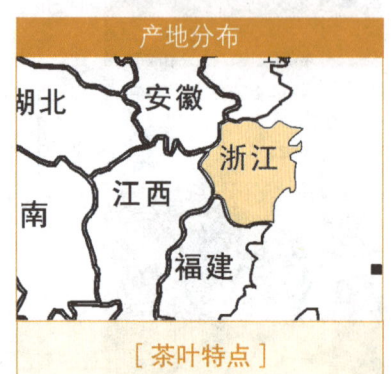

[茶叶特点]

1. 外形:细如雀舌
2. 色泽:黄嫩油润
3. 汤色:橙黄明亮
4. 香气:清鲜幽雅
5. 叶底:细嫩成朵
6. 滋味:鲜美醇爽

选购要点

从外形上看,品质优的莫干黄芽干茶芽叶肥壮显毫,细如雀舌,色泽油润、黄嫩。

贮藏提示

密封、干燥、常温长期储存。

保健功效

1. 祛除胃热:黄茶性微寒,适合于胃热者饮用。莫干黄芽茶中的消化酶,有助于缓解消化不良、食欲不振。

2. 消炎杀菌:莫干黄芽茶鲜叶中天然物质保留有85%以上,这些物质对杀菌、消炎均有特殊效果。

3. 预防食道癌:莫干黄芽茶中的茶多酚、氨基酸、可溶性糖、维生素等物质,对防治食管癌有明显功效。

4. 消脂减肥:多喝莫干黄芽茶在一定程度上

能消除脂肪，是减肥佳品。

制作工序

莫干黄芽的采摘标准为一芽一叶展开至一芽二叶初展的鲜叶。加工工艺主要包括摊放、杀青、揉捻、焖黄初烘、锅炒、足烘等，堆积焖黄是形成其黄叶黄汤这一特点的主要工序。

莫干黄芽的制作工序和绿茶的制作工序有相似之处，不同的一点是，莫干黄芽在制作过程中会加入焖黄，这能够使制成后的茶汤呈现出黄汤和黄叶的特色，十分好看。堆积焖黄可分为揉前堆积焖黄、揉后堆积焖黄、久摊焖黄，甚至有一些还会分初烘后堆积焖黄以及再烘时堆积焖黄，十分细致。

从所制成的成品外形上看，莫干黄芽的芽叶完整、净度良好，外形紧细，呈条似莲心，芽叶肥壮，冲泡后的汤色橙黄明亮，香气清鲜，滋味醇爽。

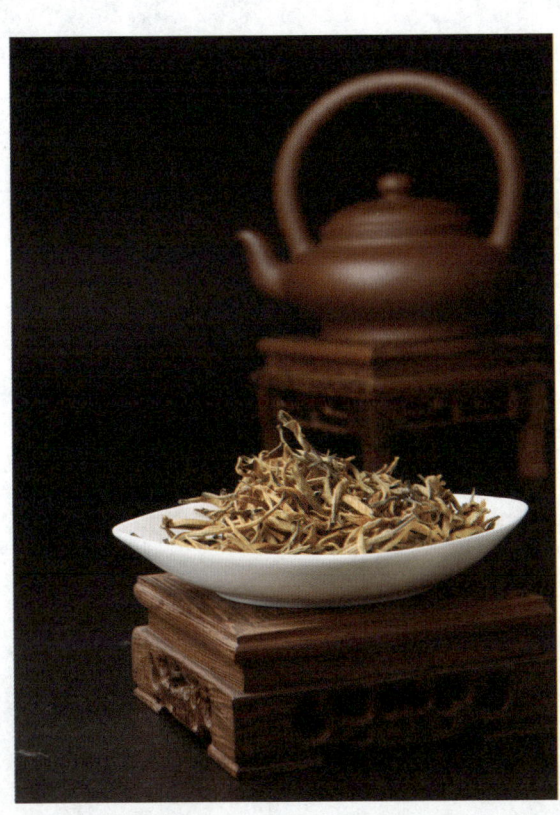

冲泡品饮

备具 白瓷盖碗一个，莫干黄茶3克及其他茶具或装饰茶具。

洗杯、投茶 将热水倒入盖碗进行温杯，而后弃水不用，再冲入80℃左右的水冲泡即可。

冲泡 用茶匙将茶叶从茶荷中拨入茶盖碗中冲入开水。

赏茶 片刻后，汤色橙黄明亮，香气清鲜，叶底细嫩成朵。

出汤 2分钟后即可出汤品饮。

品茶 莫干黄芽茶入口后滋味醇爽。

特别提醒

1. 建议水温75～80℃，水温太高会把茶烫熟。
2. 建议采用纯净水来冲泡黄茶，而自来水或含钙或镁离子高的矿泉水不适宜泡茶。
3. 莫干黄芽茶在发酵过程中会产生大量的酶，对人体有益，此茶可直接冲泡。

[安·徽·黄·茶]

霍山黄芽

Huoshan Huangya

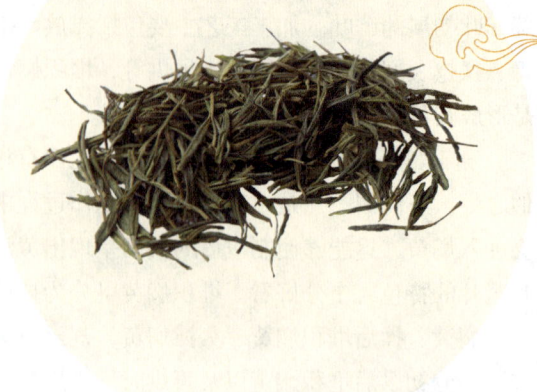

茶叶介绍

霍山黄芽产于安徽霍山大花坪金子山、漫水河金竹坪、上土市九宫山、单龙寺、磨子潭、胡家河等地。霍山黄芽源于唐朝之前。唐李肇《国史补》曾把寿州霍山黄芽列为十四品目贡品名茶之一。霍山黄芽为不发酵自然茶，保留了鲜叶中的天然物质，富含氨基酸、茶多酚、维生素、脂肪酸等多种有益成分。

最佳产地

安徽省霍山县。

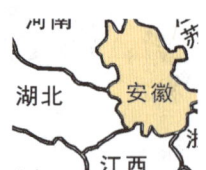

选购要点

以外形条直微展、匀齐成朵、形似雀舌、嫩绿披毫，香气清香持久、滋味鲜醇、浓厚回甘、汤色黄绿清澈明亮、叶底嫩黄明亮者为佳。

贮藏提示

密封、干燥、常温储存。

冲泡品饮

茶汤 黄绿清澈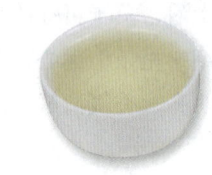

叶底 嫩黄明亮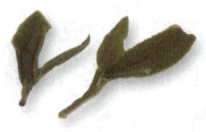

保健功效

1. 降脂减肥：黄芽茶中的茶多酚可清除血管壁上胆固醇的蓄积，达到降低血脂的作用。

2. 增强免疫力：此茶可提高白细胞、淋巴细胞的数量和活性，促进脾脏细胞中白细胞间素的形成，从而增强人体免疫力。

茶叶特点

1. 外形：形似雀舌
2. 色泽：嫩绿披毫
3. 汤色：黄绿清澈
4. 香气：清香持久
5. 叶底：嫩黄明亮
6. 滋味：鲜醇浓厚

备具	冲泡	品茶
玻璃杯1个，霍山黄芽茶4克。	将茶叶拨入玻璃杯中，冲入80℃左右的水冲泡即可。	片刻后，汤色黄绿清澈，香气清香持久，叶底嫩黄明亮，片刻后即可品饮。

【湖·南·黄·茶】
北港毛尖
Beigang Maojian

茶叶介绍
北港毛尖是条形黄茶的一种，在唐代就有记载，清代乾隆年间已有名气。茶区气候温和，雨量充沛，湖面蒸气冉冉上升，形成了北港茶园得天独厚的自然环境。北港毛尖鲜叶一般在清明后五六天开园采摘，要求一号毛尖原料为一芽一叶，二号、三号毛尖为一芽二、三叶。于1964年被评为湖南省优质名茶。

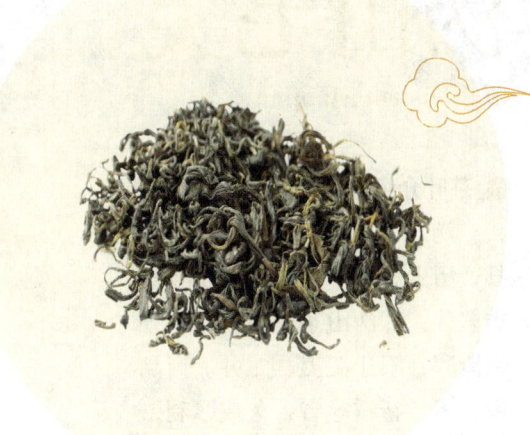

茶汤 汤色橙黄

叶底 嫩黄似朵

最佳产地
湖南省岳阳市北港。

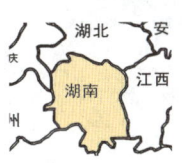

选购要点
以外形芽壮叶肥，毫尖显露，呈金黄色，内质香气清高，汤色橙黄，滋味醇厚，叶底嫩黄似朵者为佳。

贮藏提示
将买回的茶叶，立即分成若干小包，装于茶叶罐或筒里。

保健功效
1. 抗御辐射：北港毛尖含有防辐射的有效成分，包括茶多酚类化合物、脂多糖、维生素等，能够达到抗辐射效果。

2. 抗衰老：北港毛尖茶中含有维生素C和类黄酮，能有效抗氧化和抗衰老。

茶叶特点
1. 外形：芽壮叶肥
2. 色泽：呈金黄色
3. 汤色：汤色橙黄
4. 香气：香气清高
5. 叶底：嫩黄似朵
6. 滋味：甘甜醇厚

冲泡品饮

备具
玻璃杯1个，北港毛尖5克。

冲泡
用茶匙将茶叶从茶荷中拨入玻璃杯中，而后冲入85℃左右的水冲泡即可。

品茶
汤色橙黄，香气清高，叶底嫩黄似朵，入口后滋味醇厚。

【湖·南·黄·茶】

沩山毛尖

Weishan Maojian

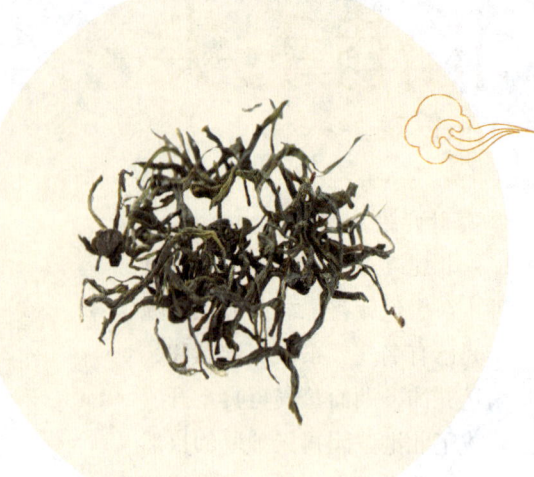

茶叶介绍

沩山毛尖产于湖南省宁乡县，历史悠久。1941年《宁乡县志》载："沩山茶雨前采制，香嫩清醇，不让武夷、龙井。商品销甘肃、新疆等省，久获厚利，密印寺院内数株味尤佳。"沩山毛尖制造分杀青、焖黄、轻揉、烘焙、拣剔、熏烟六道工序。烟气为一般茶叶所忌，而这烟香，却是沩山毛尖品质的特点。

最佳产地

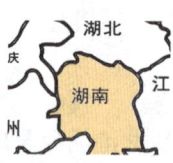

湖南省宁乡县。

选购要点

以外形叶缘微卷成块状，色泽黄亮油润，白毫显露，汤色橙黄明亮，松烟香芬芳浓厚，滋味醇甜爽口，叶底黄亮嫩匀者为佳。

贮藏提示

密封、干燥、常温情况下长期储存。

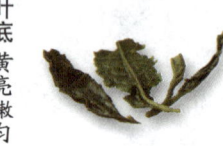

茶汤 橙黄明亮　　叶底 黄亮嫩匀

保健功效

1.抗御辐射：沩山毛尖含有茶多酚类化合物和脂多糖，能够起到抗氧化作用。

2.护齿明目：此茶含氟量较高，能起到护齿明目的作用。

茶叶特点

1.外形：叶缘微卷	4.香气：芬芳浓厚
2.色泽：黄亮油润	5.叶底：黄亮嫩匀
3.汤色：橙黄明亮	6.滋味：醇甜爽口

冲泡品饮

备具	冲泡	品茶
茶壶1个，沩山毛尖3克。	用茶匙将茶叶从茶荷中拨入茶壶中，倒入开水冲泡。	冲泡后茶香芬芳，入口后醇甜爽口，令人回味无穷。

【湖·南·黄·茶】

君山银针

Junshan Yinzhen

茶叶介绍

君山银针是中国"十大名茶"之一，属于黄茶类针形茶，有"金镶玉"之称。君山茶旧时曾经用过黄翎毛、白毛尖等名，后来，因为它的茶芽挺直，布满白毫，形似银针而得名"君山银针"。君山银针的制作工艺非常精湛，需经过杀青、摊凉、复包、足火等八道工序，历时三四天之久。优质的君山银针茶在制作时特别注意杀青、包黄与烘焙的过程。

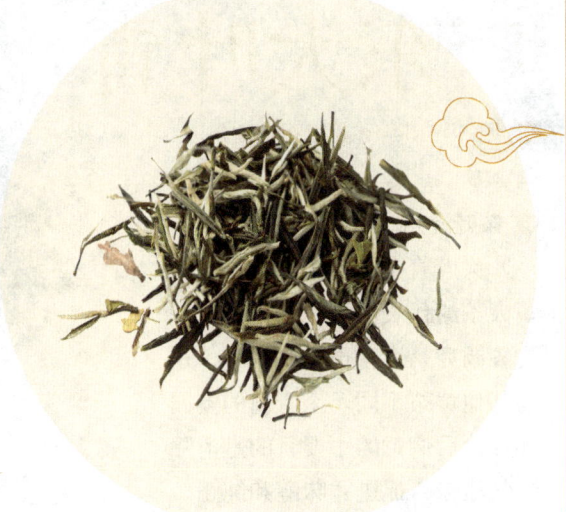

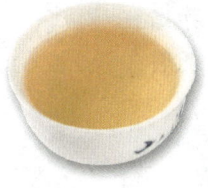

茶汤 杏黄明净

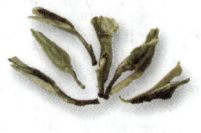

叶底 肥厚匀亮

最佳产地

湖南省洞庭湖。

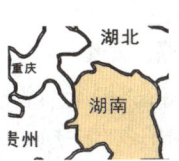

选购要点

优质的君山银针芽头呈金黄色，享有"金镶玉"的美称，外层是鲜亮的白毫。

贮藏提示

密封、干燥、常温储存。

保健功效

1. 预防食道癌：君山银针中富含茶多酚、氨基酸、可溶性糖、维生素等丰富的营养物质，对防治食管癌有明显功效。
2. 消炎杀菌：君山银针鲜叶中天然物质保留有85%以上，对杀菌、消炎有特殊效果。

茶叶特点

1. 外形：芽头茁壮
2. 色泽：金黄发亮
3. 汤色：杏黄明净
4. 香气：毫香鲜嫩
5. 叶底：肥厚匀亮
6. 滋味：甘醇甜爽

冲泡品饮

备具
盖碗1个，君山银针茶5克。

冲泡
将茶叶拨入盖碗中，冲入90℃左右的水冲泡。

品茶
茶汤杏黄明净，香气毫香鲜嫩，叶底肥厚匀亮。片刻后即可品饮，入口后甘醇甜爽。

【广·东·黄·茶】

广东大叶青

Guangdong Dayeqing

茶叶介绍

大叶青茶是广东的特产，是黄大茶的代表品种之一。制法是先萎凋后杀青，再揉捻闷堆，这与其他黄茶不同。杀青前的萎凋和揉捻后焖黄的主要目的是消除青气涩味，促进香味醇和纯正。大叶青以云南大叶种茶树的鲜叶为原料，采摘标准为一芽二三叶。大叶青制造分萎凋、杀青、揉捻、焖黄、干燥五道工序。

最佳产地

广东省韶关市。

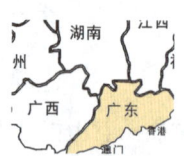

选购要点

以外形条索肥壮、紧结重实，老嫩均匀，叶张完整、显毫，色泽青润显黄，香气纯正，滋味浓醇回甘，汤色橙黄明亮，叶底淡黄者为佳。

贮藏提示

密封、干燥、常温储存。

冲泡品饮

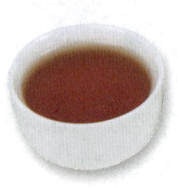

茶汤 橙黄明亮

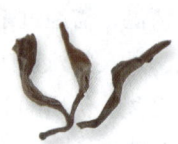

叶底 叶底淡黄

保健功效

1. 防治食管癌：大叶青黄茶中所含的茶多酚、氨基酸、可溶糖等，对防治食管癌有明显功效。

2. 提高免疫力：常饮大叶青可以提高人体中的白细胞和淋巴细胞的数量，促进脾脏细胞中白细胞间素的形成，从而提高人体的免疫功能。

茶叶特点

1. 外形：条索肥壮
2. 色泽：青润显黄
3. 汤色：橙黄明亮
4. 香气：纯正浓郁
5. 叶底：叶底淡黄
6. 滋味：浓醇回甘

备具	冲泡	品茶
透明玻璃杯1个，茶匙1个，大叶青茶3克。	用茶匙将茶叶拨入玻璃杯中，再冲入85℃左右的水冲泡即可。	3分钟后，只见茶叶徐徐伸展，汤色橙黄明亮，香气纯正，入口后浓醇回甘。

【四·川·黄·茶】

蒙顶黄芽

Mengding Huangya

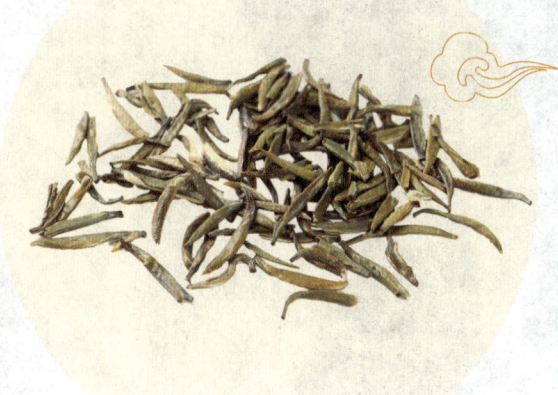

茶叶介绍

蒙顶黄芽，属黄茶，为黄茶之极品。20世纪50年代，蒙顶茶以黄芽为主，近来多产甘露，黄芽仍有生产。采摘于春分时节，茶树上有10%的芽头鳞片展开，即可开园采摘。选圆肥单芽和一芽一叶初展的芽头，经复杂制作工艺，使成茶芽条匀整，扁平挺直，色泽黄润，金毫显露；汤色黄中透碧，甜香鲜嫩，甘醇鲜爽。

最佳产地

四川蒙山。

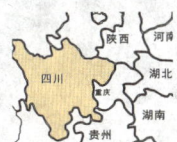

选购要点

以芽多、锋苗多、叶质细嫩、白毫较多的蒙顶黄芽为佳品。

贮藏提示

密封、干燥，且常温下长期储存。

保健功效

1. 护齿明目：黄芽茶叶含氟量较高，常饮此茶对护牙坚齿、防龋齿等有明显作用。

2. 抗衰老：蒙顶黄芽中含有丰富的维生素C和类黄酮，能有效抗氧化、抗衰老。

3. 增强免疫力：饮茶可以提高人体中的白细胞和淋巴细胞的数量、活性，有助于增强人体免疫功能。

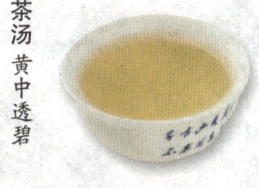

茶汤 黄中透碧　　叶底 全芽嫩黄

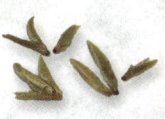

茶叶特点

1. 外形：扁平挺直
2. 色泽：色泽黄润
3. 汤色：黄中透碧
4. 香气：甜香鲜嫩
5. 叶底：全芽嫩黄
6. 滋味：甘醇鲜爽

冲泡品饮

备具
透明玻璃杯1个，茶匙1个，蒙顶黄芽3克。

冲泡
用茶匙将茶叶拨入玻璃杯中，冲入85℃左右的水冲泡即可。

品茶
汤色黄中透碧，香气甜香鲜嫩，叶底全芽嫩黄，品饮后甘醇鲜爽。

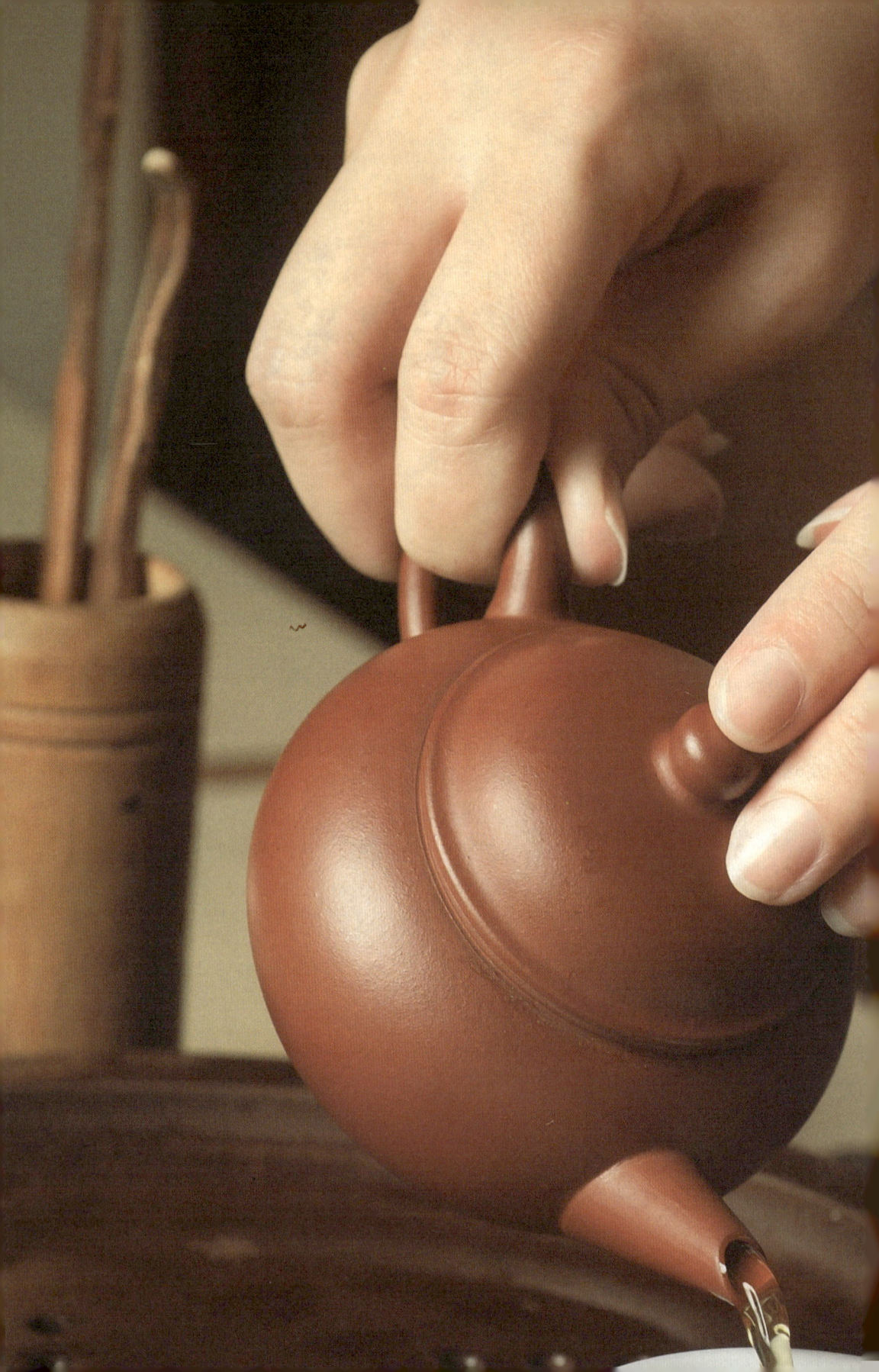

第五章 白茶 Baicha

白茶属于轻微发酵茶,外观呈白色,因其成品茶多为芽头,满披白毫,如银似雪而得名,是我国茶类中的特殊珍品。

白茶的制作工序包括萎凋、烘焙(或阴干)、拣剔、复火等工序。萎凋是形成白茶品质的关键工序。但现代白茶的制作工序一般只有萎凋、干燥两道工序。白茶主要产于福建省的福鼎、政和、建阳等地,著名的品种有白牡丹、寿眉等。

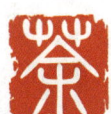

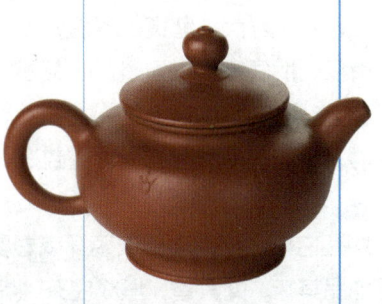

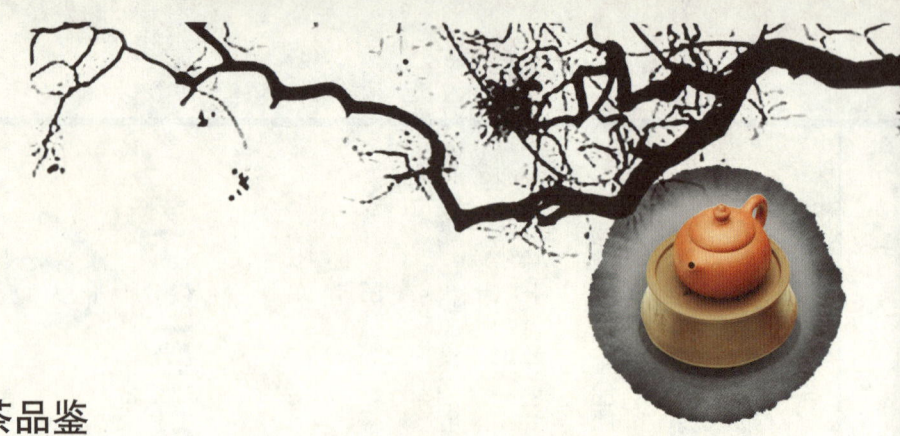

白茶品鉴

白茶因没有揉捻工序,所以茶汤冲泡出来的速度比其他茶类要慢一些,因此白茶的冲泡时间比较长。白茶的色泽灰绿、银毫披身、银白,汤色黄绿清澈,滋味清醇甘爽。夏天适合喝白茶,因为白茶性寒味甘,具有清热、降暑、祛火的功效。

营养成分
白茶中富含茶多酚、氨基酸、可溶性糖、活性酶、维生素等营养物质。

营养功效
1.促进血糖平衡:白茶含有人体所必需的活性酶,长期饮用白茶可以显著提高体内脂酶活性,促进脂肪分解代谢,有效控制胰岛素分泌量,延缓葡萄粉的肠吸收,分解体内血液多余的糖分,促进血糖平衡。

2.明目:白茶中还含有丰富的维生素A原,它被人体吸收后,能迅速转化为维生素A,能使眼睛在暗光下看东西更清楚,可预防夜盲症与干眼病。

3.保肝护肝:白茶片富含的二氢杨梅素等黄酮类天然物质,可以保护肝脏,加速乙醇代谢产物乙醛迅速分解,变成无毒物质,降低对肝细胞的损害。

选购窍门
外形:以条索粗松带卷,色泽褐绿为上,无芽,色泽棕褐为次。
色泽:色泽以鲜亮为好,花杂、暗红、焦红边为差。
香气:香气以毫香浓郁、清鲜纯正为上,淡薄、生青气、发霉失鲜、有红茶发酵气为次。
汤色:汤色以橙黄明亮或浅杏黄色为好,红、暗、浊为劣。
滋味:以鲜美、酵爽、清甜为上,粗涩、淡薄为差。
叶底:叶底嫩度以匀整、毫芽多为上,带硬梗、叶张破碎、粗老为次。

保存方法
将茶叶用袋子或者茶叶罐密封好,将其放在冰箱内储藏,温度最好为5℃。

泡茶器具与水温
冲泡白茶宜选用透明玻璃杯或透明玻璃盖碗。玻璃杯可以尽情展现白茶的形态,更好地品其味、闻其香,形成白茶独特的韵味;水温要求在95℃以上。

白茶茶艺展示——白毫银针的泡茶步骤

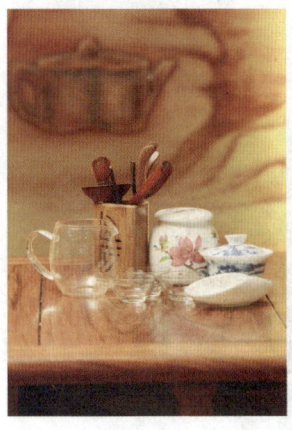

①备具：盖碗、公道杯、品茗杯、茶叶罐、茶荷、茶匙等。

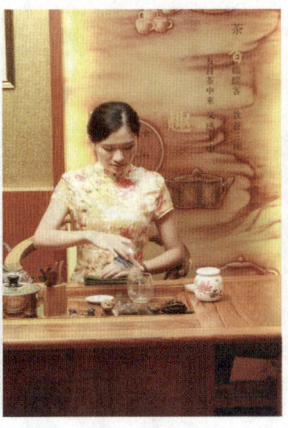

②温杯：将热水冲入盖碗中，并用温盖碗的水依次温公道杯、品茗杯。

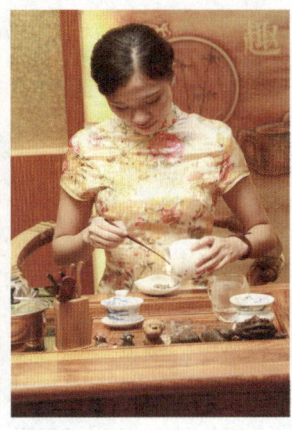

③取茶：取茶3克左右，用茶匙将茶叶轻轻拨入茶荷中。

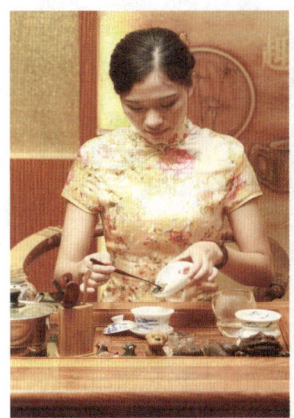

④投茶：用茶匙将茶荷中的干茶轻轻拨入盖碗中。

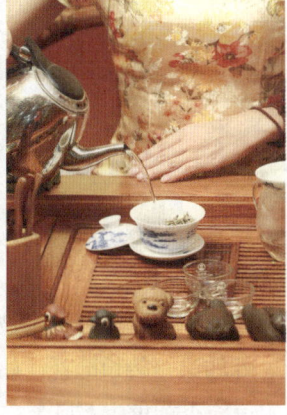

⑤冲泡：将开水倒入盖碗中，静泡1分钟左右。

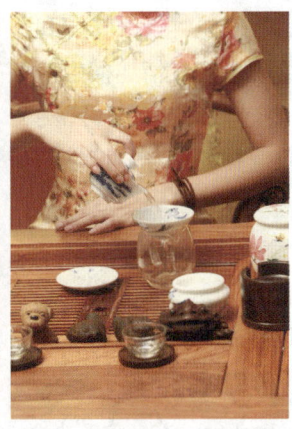

⑥出汤：将茶汤倒入公道杯中使茶汤均匀。

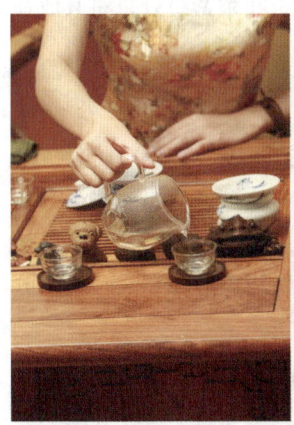

⑦奉茶：将公道杯中的茶汤分于品茗杯中，向客人奉茶。

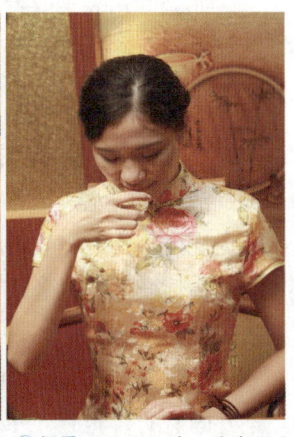

⑧闻香：饮用之前，要先闻白毫银针茶汤的香。

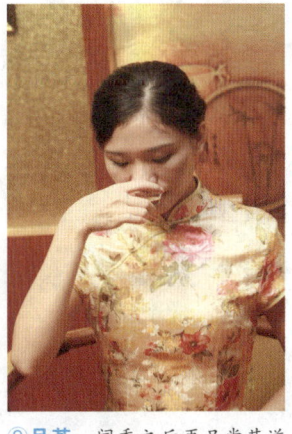

⑨品茶：闻香之后再品尝其滋味，入口后甘醇清鲜。

茶艺师谭玉情 中级

【福·建·白·茶】

白毫银针

Baihao Yinzhen

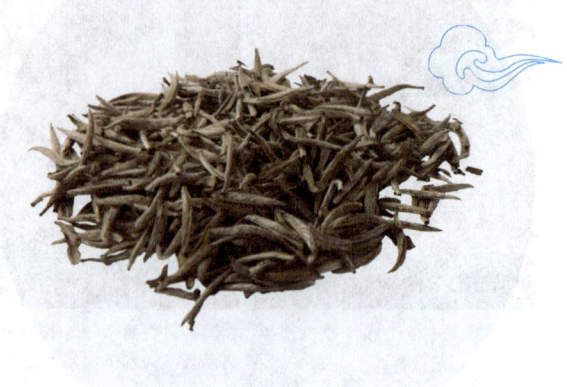

茶叶介绍

白毫银针，简称银针，又叫白毫，素有茶中"美女"、"茶王"之美称。由于鲜叶原料全部是茶芽，白毫银针制成为成品茶之后，形状似针，白毫密被，色白如银，因此命名为白毫银针。冲泡后，香气清鲜，滋味醇和，杯中的景观也使人情趣横生。茶在杯中冲泡，即出现白云凝光闪，满盏浮花乳，芽芽挺立，蔚为奇观。

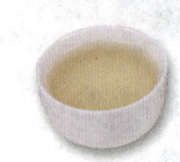

茶汤 清澈晶亮

叶底 肥嫩全芽

最佳产地

福建省福鼎市。

产地分布

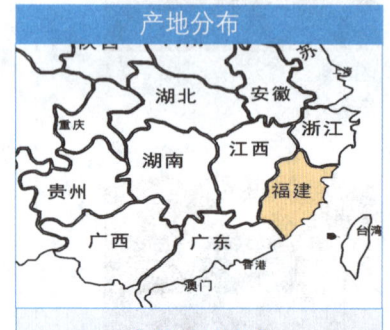

[茶叶特点]

1. 外形：茶芽肥壮
2. 色泽：鲜白如银
3. 汤色：清澈晶亮
4. 香气：毫香浓郁
5. 叶底：肥嫩全芽
6. 滋味：甘醇清鲜

选购要点

以茶芽肥壮，满披白色茸毛，色泽鲜白，闪烁如银，条长挺直，如棱如针，汤色清澈晶亮，呈浅杏黄色，入口毫香显露，甘醇清鲜者为佳。

贮藏提示

将茶叶用袋子或者茶叶罐密封好，将其放在冰箱内储藏，温度最好为5℃。

保健功效

1.治麻疹：白毫银针防癌、抗癌、防暑、解毒、治牙痛，尤其是陈年的可用作患麻疹的幼儿的退烧药，其退烧效果比抗生素更好。在中国华北及福建产地，白毫银针被广泛视为治疗养护麻疹患者的良药。

2.促进血糖平衡：白毫银针茶除了含有其他茶叶固有的营养成分外，还含有人体所必需的活性酶，国内外医学研究证明长期饮用白茶可以显著提高体内脂酶活性，促进脂肪分解代谢，有效控制胰岛素分泌量，延缓葡萄粉的肠吸收，分解体内血液多余的糖分，促进血糖平衡。

3.预防夜盲症：白毫银针中含有丰富的维生素A原，它被人体吸收后，能迅速转化为维生素A，维生素A能合成视紫红质，能使眼睛在暗光下看东西更清楚，可预防夜盲症与干眼病。

制作工序

白毫银针的原料采摘标准为春茶嫩梢萌发一芽一叶时即将其采下，然后用手指将真叶、鱼叶轻轻地予以剥离。剥出的茶芽均匀地薄摊于水筛上（一种竹筛），勿使重叠，置微弱日光下或通风荫凉处，晒晾至八九成干，再用焙笼以30～40℃文火焙至足干即成，也有用烈日代替焙笼晒至全干的，称为毛针。毛针筛取肥长茶芽，再用手工摘去梗子（俗称银针脚），并筛簸拣除叶片、碎片、杂质等，最后再用文火焙干，趁热装箱。

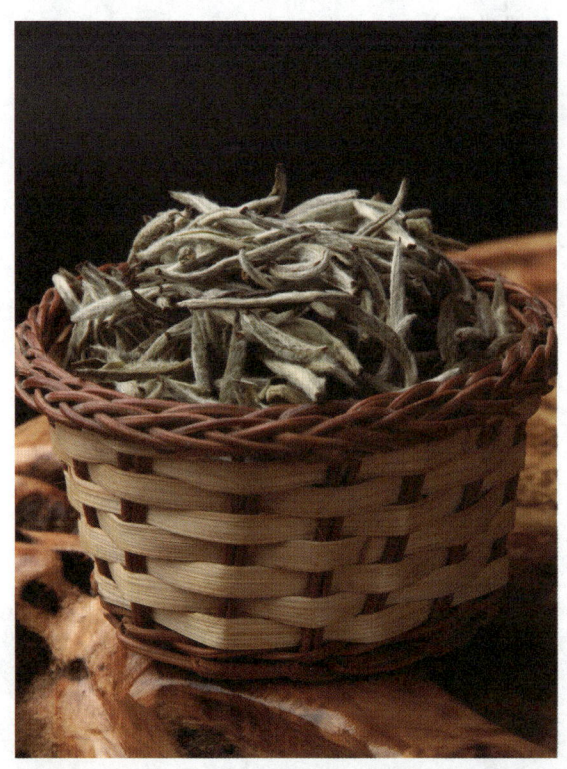

冲泡品饮

备具 透明玻璃杯1个，白毫银针茶3克及其他茶具或装饰茶具。

洗杯、投茶 将热水倒入玻璃杯中进行温杯，而后弃水不用。

冲泡 用茶匙将茶叶从茶荷中拨入玻璃杯中，倒入开水冲泡片刻后。

赏茶 片刻后，汤色清澈晶亮，香气毫香浓郁，叶底肥嫩全芽。

出汤 2分钟后即可品饮。

品茶 入口后甘醇清鲜。

特别提醒

1.白毫银针泡茶时，新茶不需要洗茶，陈茶药性明显，更不宜洗茶，可在第一次冲泡就直接品饮。

2.水温最好用90℃左右的沸水，因为白毫银针未经揉捻，茶汁不宜浸出。

【福·建·白·茶】

白牡丹

Baimudan

🍵 茶叶介绍

白茶主要品种有白牡丹、白毫银针。白牡丹，产于福建政和、建阳、福鼎、松溪等县，是中国福建历史名茶，采用福鼎大白茶、福鼎大毫茶为原料，经传统工艺加工而成。因其绿叶夹银白色毫心，形似花朵，冲泡后绿叶托着嫩芽，宛如蓓蕾初放，故得美名白牡丹茶。白牡丹具有祛暑、通血管、明目、抗辐射、解毒之功效。

🍵 最佳产地

福建省政和、建阳、福鼎、松溪等县。

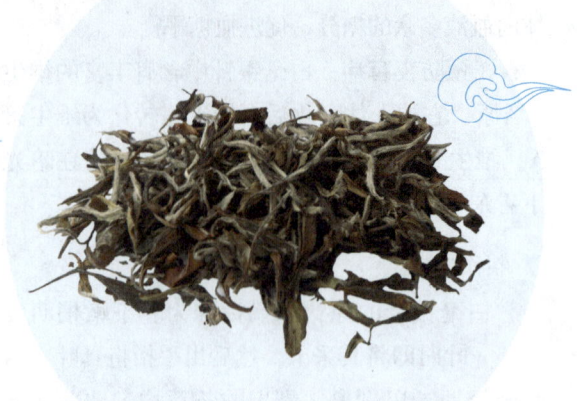

茶汤 杏黄明净

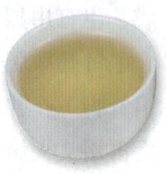

叶底 浅灰成朵

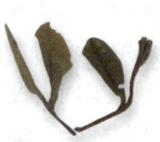

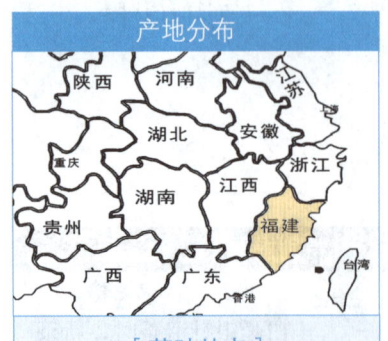

产地分布

[茶叶特点]

1. 外形：叶张肥嫩
2. 色泽：灰绿显毫
3. 汤色：杏黄明净
4. 香气：毫香浓显
5. 叶底：浅灰成朵
6. 滋味：鲜爽清甜

🍵 选购要点

以其叶张肥嫩，叶态伸展，毫心肥壮，色泽灰绿，毫色银白，毫香浓显，清鲜纯正，滋味醇厚清甜，汤色杏黄明净者为佳。

🍵 贮藏提示

将茶叶用袋子或者茶叶罐密封好，将其放在冰箱内储藏，温度最好为5℃。

🍵 保健功效

1.防辐射：白牡丹茶中有防辐射物质，对人体的造血机能能起到显著的保护作用，还能减少辐射的危害。

2.保肝护肝：白牡丹茶富含的二氢杨梅素等黄酮类天然物质能起到保护肝脏的作用，因为它能加速乙醇代谢产物乙醛迅速分解，变成无毒物质，从而降低对肝细胞的损害。

3.预防夜盲症：白牡丹茶中还含有丰富的维

生素A原，维生素A原在被人体吸收后，能迅速转化为维生素A，维生素A能合成视紫红质，能使眼睛在暗光下看东西更清楚，因此能起到预防夜盲症、干眼病的作用。

制作工序

白牡丹的制造不炒揉，只有萎凋及焙干两道工序，但工艺不易掌握。精制工艺比较简单，用手工拣出梗、片、蜡叶、红张、暗张后低温焙干，趁热拼和装箱。烘焙火候要适当，过高香味欠鲜爽，不足则香味平。白牡丹两叶抱一芽，叶态自然，色泽深灰绿或暗青苔色，叶张肥嫩，呈波纹隆起，叶背遍布洁白茸毛，叶缘向叶背微卷，芽叶连枝。汤色杏黄或橙黄，叶底浅灰，叶脉微红，汤味鲜醇。

冲泡品饮

备具 透明玻璃杯1个，白牡丹茶3克及其他茶具或装饰茶具。

洗杯、投茶 将热水倒入玻璃杯中进行温杯，而后弃水不用，再冲入90℃左右的水。

冲泡 用茶匙将茶叶从茶荷中拨入玻璃杯中。

赏茶 见茶叶徐徐伸展，汤色杏黄明净，香气毫香浓显，叶底浅灰。

出汤 片刻后即可品饮。

品茶 入口后醇厚清甜。

特别提醒

1. 白牡丹中富含多种营养成分，冲泡时不用洗茶。
2. 以玻璃杯为最佳冲泡器具。
3. 白牡丹耐冲泡，可冲泡6～8次，香味依然在。
4. 白牡丹茶宜续饮，不宜间断，否则，难以起到功效。

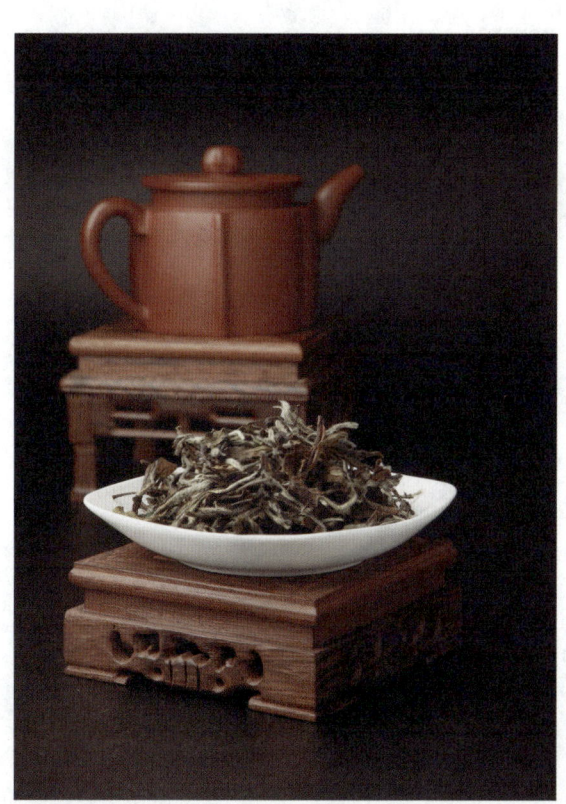

【福·建·白·茶】
贡眉（寿眉）
Gongmei

茶叶介绍
贡眉，有时称作寿眉，产于福建建阳县。用茶芽叶制成的毛茶称为"小白"，以区别于福鼎大白茶、政和大白茶茶树芽叶制成的"大白"毛茶。茶芽曾用以制造白毫银针，其后改用大白制白毫银针和白牡丹，而小白则用以制造贡眉。一般以贡眉表示上品，质量优于寿眉，近年则一般只称贡眉，而不再有寿眉的商品出口。

最佳产地
福建省建阳县。

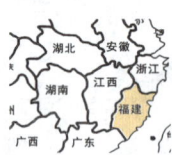

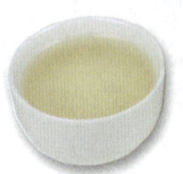

茶汤绿而清澈

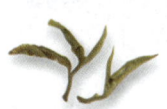

叶底嫩匀明亮

选购要点
以紧圆略扁、匀整，形似扁眉，披毫，色泽翠绿，香高清鲜，滋味醇厚爽口，汤色绿而清澈，叶底嫩匀明亮者为佳。

贮藏提示
将茶叶用袋子或者茶叶罐密封好，将其放在冰箱内储藏，温度最好为5℃。

保健功效
1.增强免疫：贡眉中的茶多酚含量高，是天然的抗氧化剂，能增强免疫力、保护心血管。

2.消署解渴：贡眉中含有多种氨基酸，可清热、消署、降火。

茶叶特点
1.外形：形似扁眉	4.香气：香高清鲜
2.色泽：色泽翠绿	5.叶底：嫩匀明亮
3.汤色：绿而清澈	6.滋味：醇厚爽口

冲泡品饮

备具
透明玻璃杯一个，贡眉茶3克及其他茶具或装饰茶具。

冲泡
将茶叶入入玻璃杯中，冲入90℃左右的水冲泡即可。

品茶
只见茶叶徐徐伸展，汤色绿而清澈，香气香高清鲜，叶底嫩匀明亮，片刻后即可品饮。

【福·建·白·茶】
福鼎白茶
Fuding Baicha

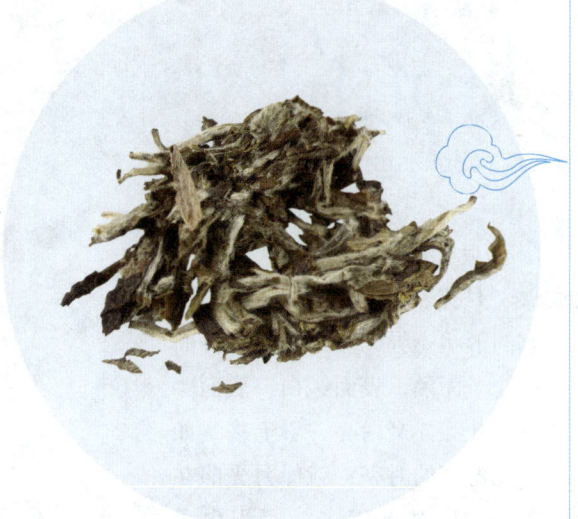

茶叶介绍

福建是白茶之乡,以福鼎白茶品质最佳、最优。福鼎白茶是通过采摘最优质的茶芽,再经过萎凋和干燥、烘焙等一系列精制工艺而制成的。福鼎白茶有一特殊功效,在于可以缓解或解决部分人群因为饮用红酒上火的难题,长此以往,福鼎白茶也成了成功人士社交应酬的忠实伴侣。

最佳产地

福建省福鼎县。

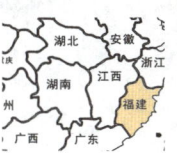

选购要点

整体感官黑褐暗淡;注意闻茶香,一般福鼎白茶都是幽香阵阵,香气清而纯的。

贮藏提示

适宜在低温下贮藏。

保健功效

1. 清热降火作用:白茶性凉,能消暑解热、降火祛火。

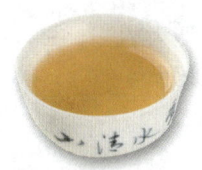

茶汤 杏黄清透

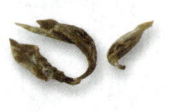

叶底 浅灰薄嫩

2. 美容养颜功效:白茶中的自由基含量较低,可以起到延缓衰老、美容养颜的作用。俗称福鼎白茶为"女人茶"。

3. 抑制细菌作用:福鼎白茶对引起葡萄球菌感染、肺部感染、肺炎、链球菌感染具有一定的预防作用。

茶叶特点

1. 外形:分支浓密
2. 色泽:叶色黄绿
3. 汤色:杏黄清透
4. 香气:香味醇正
5. 叶底:浅灰薄嫩
6. 滋味:回味甘甜

冲泡品饮

备具
准备200毫升透明玻璃杯1个,福鼎白茶5克。

冲泡
在玻璃杯内倒入沸水,等候5分钟。

品茶
白茶每一口都让人有清新的口感,适合小口品饮,夏季可选择冰镇后饮用。

【云·南·白·茶】
月光白
Yueguangbai

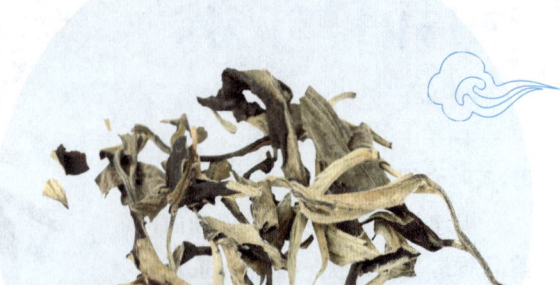

茶汤 金黄透亮

叶底 红褐匀整

茶叶介绍
月光白，又名月光美人，它的形状奇异，一芽一叶，一面白，一面黑，表面绒白，底面黝黑，叶芽显毫白亮，看上去犹如一轮弯弯的月亮，就像月光照在茶芽上，故此得名。月光白采用普洱古茶树的芽叶制作，是普洱茶中的特色茶，因其采摘手法独特，且制作的工艺流程秘而不宣，更增添了几分神秘色彩。

最佳产地
云南省思茅地区。

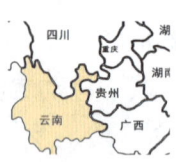

选购要点
用古树制作的月光白，以一芽一叶为主，夹杂黄叶较少，且持久耐泡，稳定性强，品尝起来醇厚饱满，香醇温润，闻起来有强烈的花果香。

贮藏提示
贮藏在阴凉、透风避光处。

保健功效
1.护肤抗皱：茶叶中的醇酸能去除死皮，促使新细胞更快到达皮肤表层，帮助对抗皱纹。

2.降低固醇：茶叶中含有咖啡碱、氨基酸、茶多酚类化合物等，能促使体内胆固醇和三酰甘油脂的减少，帮助恢复人体健康。

茶叶特点
1.外形：茶绒纤纤　　4.香气：馥郁缠绵
2.色泽：面白底黑　　5.叶底：红褐匀整
3.汤色：金黄透亮　　6.滋味：醇厚饱满

冲泡品饮

备具	冲泡	品茶
紫砂壶或盖碗一个，月光白茶3克及其他茶具或装饰茶具。	往壶中快速倒入90℃左右的水，再放入茶叶。	片刻后，汤色金黄透亮，香气馥郁缠绵，叶底红褐匀整，入口醇厚饱满。

【四·川·白·茶】
峨眉山白茶
Emeishan Baicha

🍵 茶叶介绍
白茶是茶中的瑰宝，因毫色银白，素有"绿妆素裹"之美感，故称为"白茶"。中医药理证明，白茶茶性清凉，能起到退热、解毒、清火、理气的良好功效。峨眉山白茶的香味奇异，含有人体所需的活性酶，因此被视若瑰宝。

🍵 最佳产地
四川省峨眉山地区。

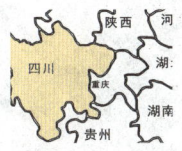

🍵 选购要点
在选购时要注意：峨眉山白茶无论是干茶还是冲泡后的茶汤，嫩香越浓就越持久，同时品质越高。

🍵 贮藏提示
密封冷藏，最好采用包装茶叶专用的锡箔纸包装。

🍵 保健功效
1.提高免疫力：白茶中茶多酚的含量较高，是天然的抗氧化剂，可以帮助提高免疫力和保护心血管。

2.促进血糖平衡：白茶中含有人体所必需的活性酶，可以帮助促进脂肪的分解代谢，有效控制胰岛素的分泌量，有效分解体内多余的糖分，促进血糖平衡。

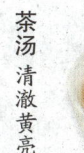
茶汤 清澈黄亮

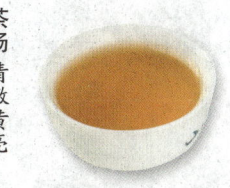

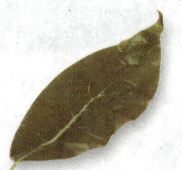
叶底 幼嫩匀整

🍵 茶叶特点
1.外形：毫色银白
2.色泽：鲜叶嫩白
3.汤色：清澈黄亮
4.香气：芬芳馥郁
5.叶底：幼嫩匀整
6.滋味：甘味生津

🍵 冲泡品饮

备具
茶壶1个，峨眉山白茶4克。

冲泡
将茶叶拨入茶壶中，倒入热水冲泡茶，切勿加盖，等候3分钟。

品茶
待到茶凉可入口时，细细品味，唇齿留香。

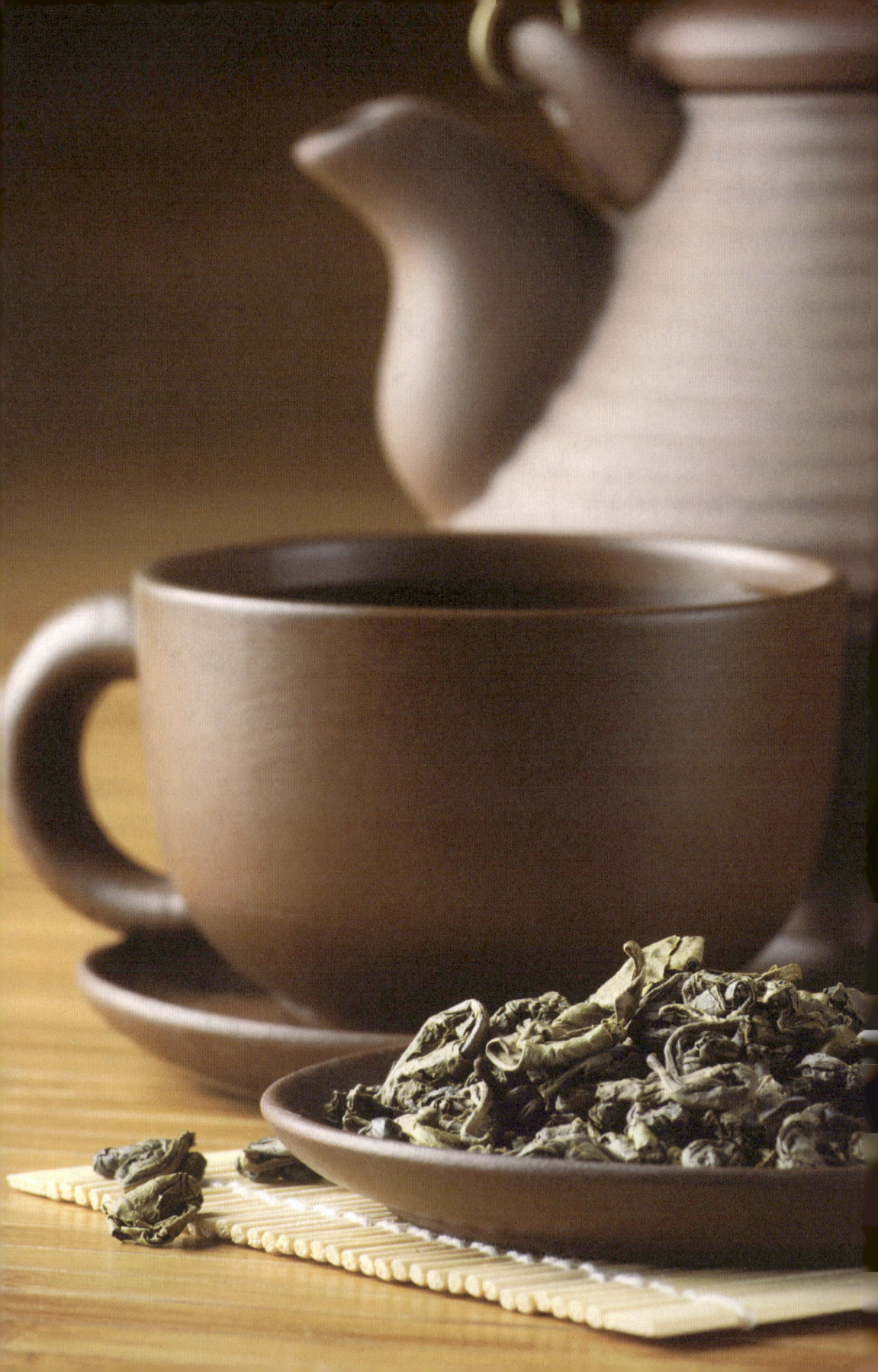

第六章

黑茶 Heicha

黑茶属于后发酵茶,由于采用的原料粗老,在加工制作过程中堆积发酵的时间也比较长,因此叶色多呈现暗褐色,故称为黑茶。

黑茶是紧压茶的原料,因此也被称为紧压茶。黑茶是我国特有的茶叶品种,需要经过杀青、揉捻、渥堆、复揉和烘焙五道工序。在地域分布上,黑茶的产地有我国的湖南、四川、云南、广西等省,品种主要有湖南黑茶、四川黑茶、云南普洱茶、广西六堡散茶等。

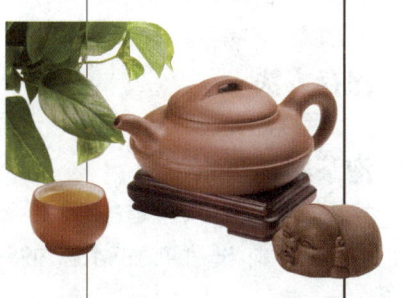

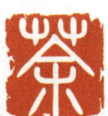

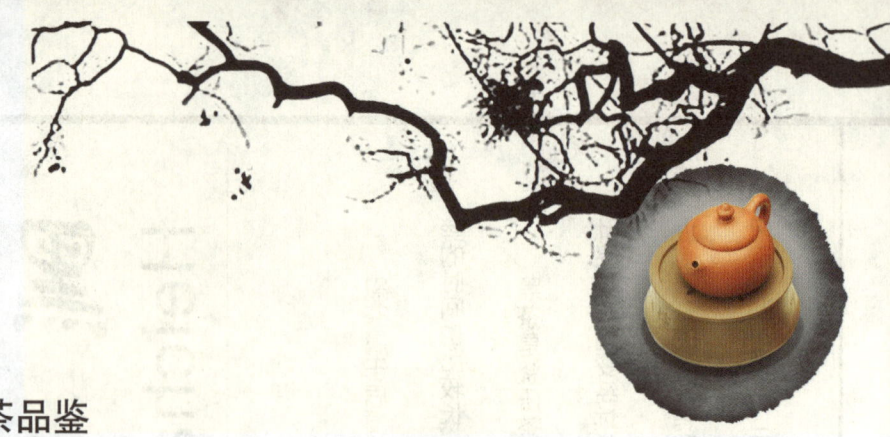

黑茶品鉴

黑茶是后发酵茶，茶汤一般为深红、暗红或者亮红色，不同种类的黑茶有一定的差别。普洱生茶茶汤浅黄，普洱熟茶茶汤深红明亮。优质黑茶茶汤顺滑，入口后茶汤与口腔、喉咙接触不会有刺激、干涩的感觉。茶汤滋味醇厚，有回甘。

营养成分

黑茶中含有丰富的营养物质，其中包括多种维生素、矿物质、蛋白质、氨基酸、糖类等。

营养功效

1.消食：黑茶中的咖啡碱、维生素、氨基酸、磷脂等有助于人体消化，调节脂肪代谢，咖啡碱的刺激作用更能提高胃液的分泌量，从而增进食欲，帮助消化。

2.降脂减肥：黑茶具有良好的降解脂肪、抗血凝、促纤维蛋白原溶解作用可显著抑制血管内血小板聚集，达到降压、软化血管，防治心血管疾病的目的。

3.抗氧化：黑茶中的儿茶素、茶黄素、茶氨酸和茶多糖，尤其是含量较多的复杂类黄酮等都具有清除自由基的功能，因而具有抗氧化、延缓细胞衰老的作用。

选购窍门

观外形：看干茶色泽、条索、含梗量，闻干茶香。黑茶有发酵香，老茶有陈香；紧压茶砖面完整，模纹清晰，棱角分明，侧面无裂缝；散茶条索匀齐、油润则品质佳。

看汤色：橙黄明亮，陈茶汤色红亮如琥珀。

闻香气：带甜酒香或松烟香，陈茶有陈香。

品茶味：醇厚，陈茶润滑、回甘。

看叶底：黑褐色。

保存方法

黑茶保存需要在通风、干燥、无异味的环境中。

泡茶器具与水温

黑茶有吸味的特点，适合用紫砂陶、傣族竹制器具、景德镇瓷器，能提升黑茶的香气，滋味更醇厚；适合冲泡的水温为95~100℃。不宜长时间浸泡，否则苦涩味重。

黑茶茶艺展示——普洱砖茶的泡茶步骤

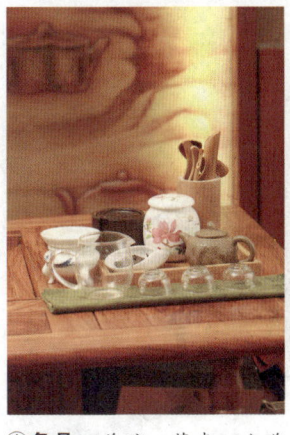

①备具：盖碗、茶壶、公道杯、品茗杯、茶叶罐、茶荷、茶匙、杯垫等。

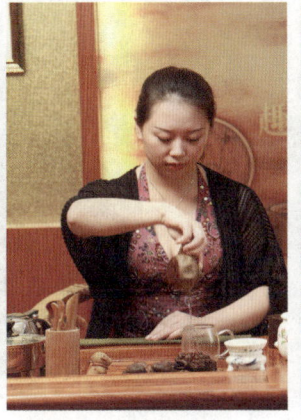

②温杯：将热水冲入茶壶中，并用温茶壶的水依次温公道杯、品茗杯。

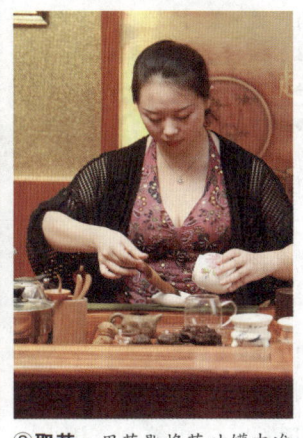

③取茶：用茶匙将茶叶罐中准备好的普洱砖茶拨入茶荷中。

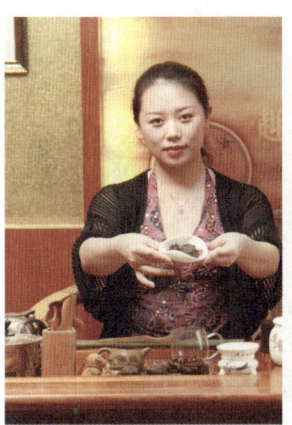

④赏茶：此时可以向客人展示普洱茶。

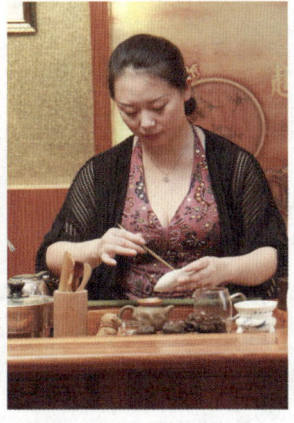

⑤投茶：将普洱茶仔细拨入茶壶中。

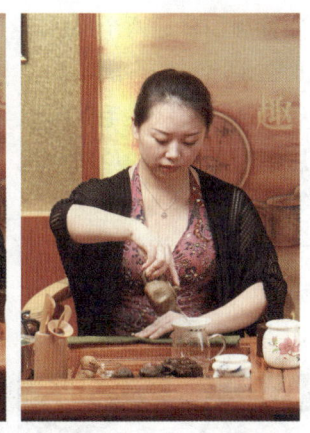

⑥洗茶：将沸水冲入盖碗中泡茶，第一泡应迅速从杯中倒掉，避免茶味被过度洗走。

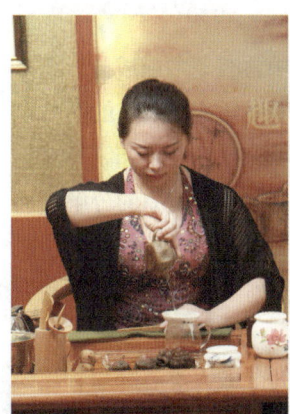

⑦冲泡：再次倒入沸水冲泡，冲泡后即可出汤。

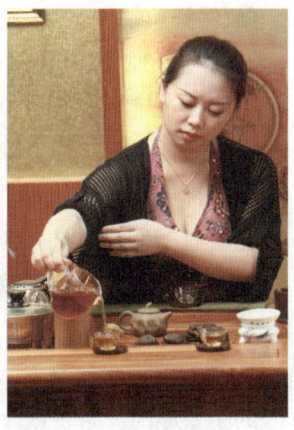

⑧出汤：将茶汤倒入公道杯，匀好茶汤后，倒入品茗杯中。

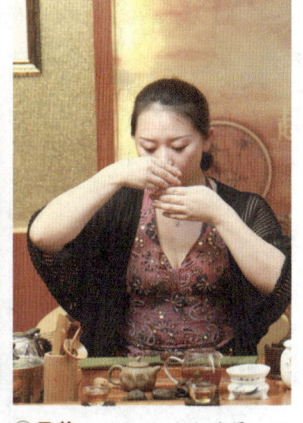

⑨品茶：入口后滋味醇厚，回甘十分明显。

茶艺师 吴蕴菁 中级

【湖·南·黑·茶】

茯砖茶
Fuzhuancha

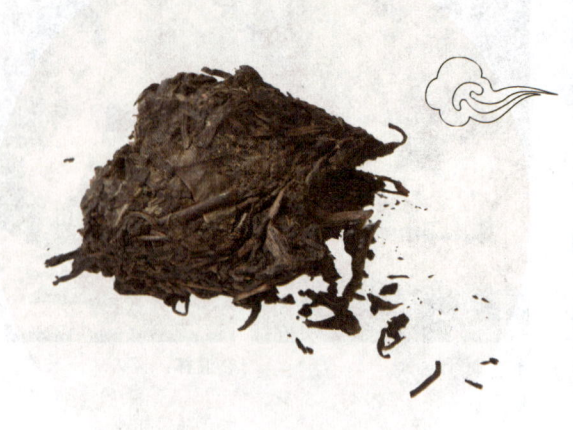

茶叶介绍

茯砖茶是黑茶中一个最具特色的产品,约在公元1368年问世,采用湖南、陕南、四川等地的茶为原料,手工筑制,因原料送到泾阳筑制,称"泾阳砖",因在伏天加工,故称"伏茶"。茯砖茶分特制和普通两个品种,主要区别在于原料的拼配不同。特制茯砖全部用三级黑毛茶作原料,而压制普通茯砖的原料中包含多种等级的黑毛茶。

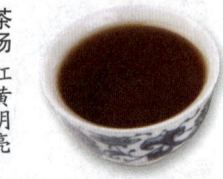
茶汤 红黄明亮

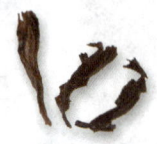
叶底 黑褐粗老

最佳产地

湖南省安化县。

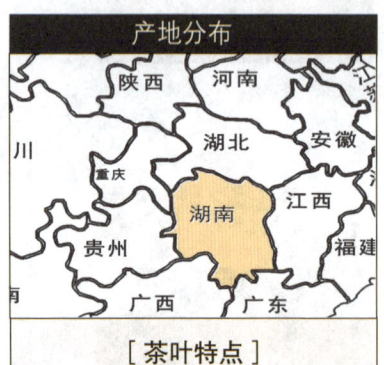

产地分布

[茶叶特点]

1. 外形:长方砖形
2. 色泽:黑褐油润
3. 汤色:红黄明亮
4. 香气:纯正清高
5. 叶底:黑褐粗老
6. 滋味:醇和尚浓

选购要点

挑选时可根据茯砖茶的外包装进行简单的辨别,包括纸张的材质、标签字样、商标等。

贮藏提示

放置于阴凉、通风、开阔、无异味的地方。

保健功效

1. 降血糖:茯砖茶中含有茶多糖成分,茶多糖能通过抗氧化作用和增强葡萄糖激酶的活性来有效降低血糖。肾上腺素、甲状腺素和胰高血糖素等都可使血糖升高,并加速肝糖原的分解,而能使血糖下降的只有胰岛素,所以茶多糖的降血糖作用与其保护和刺激胰岛素细胞的分泌活动有关,常饮有益。

2. 降血脂:高血脂是导致人类心脑血管疾病的主要原因。茶多糖能与脂蛋白酶结合,促进动脉壁脂蛋白酶而起到抗动脉粥样硬化的作用。

3. 抗血凝、抗血栓作用：茯砖茶中含有茶多糖，茶多糖在体内、体外均有显著的抗血凝作用，并减少血小板数，延长血凝从而影响血栓的形成。另外，茶多糖还能提高纤维蛋白溶解的活力。由此可见，茶多糖可作用于血栓形成的所有环节，效果显著。

制作工序

茯砖茶打开砖块后，常见金花茂盛，这是因其所特有的"发花"工序所致。"发花"的一个重要的条件是要求砖体松紧适度，更便于微生物的繁殖活动。因此，茯砖从砖模退出后，不是直接送进烘房烘干，而是先包好商标纸，再送进烘房缓慢烘干，以求缓慢"发花"。经过这个过程后的成品，砖内冠突散囊菌（俗称"金花"）普遍茂盛，干嗅有金花的清香。其关键技艺"发花"工序仍为国家二级机密，能做出金花非常茂盛的茯砖茶的厂家仍不多。

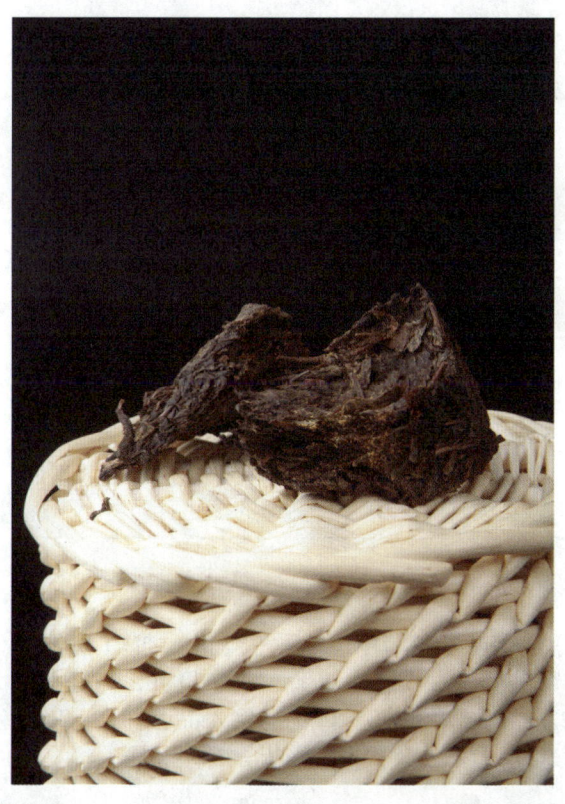

冲泡品饮

备具 紫砂壶、公道杯、品茗杯各1个，茯砖茶5克。

洗杯、投茶 将热水倒入紫砂壶中进行温壶、温杯，而后弃水不用。

冲泡 用茶匙将茶叶从茶荷中拨入紫砂壶中，冲入100℃沸水，冲泡8～10分钟。

赏茶 沏泡后，茶香纯正，有金花的清香，茶汤橙黄明亮，煞是可爱。

出汤 冲泡结束后，将茶汤从紫砂壶中倒入公道杯中，充分均匀茶汤后，倒入品茗杯中。

品茶 入口后滋味醇和无涩味，回甘十分明显。

特别提醒

1. 日晒会使茶品极速氧化，产生一些令人不愉快的化学成分。

2. 忌用塑料袋密封，可用牛皮纸等通透性好的材料包装。

3. 在品饮时最好不要洗茶，以免将该茶中最为珍贵的营养成分浪费。

【湖·南·黑·茶】

湖南千两茶

Hunan Qianliangcha

茶叶介绍

千两茶是20世纪50年代绝产的传统工艺茶品。千两茶是安化的一种传统名茶,以每卷的茶叶净含量合老秤一千两而得名,又因其外表的篾篓包装成花格状,故又名"花卷茶"。吸天地之灵气,收日月之精华,日晒夜露是"千两茶"品质形成的关键工艺,也因此该茶被权威的台湾茶书誉为"茶文化的经典,茶叶历史的浓缩,茶中的极品"。

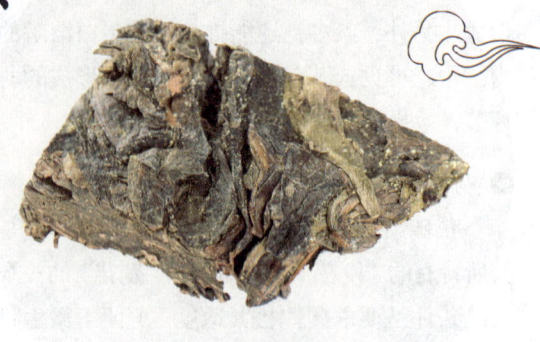

最佳产地

湖南省安化县。

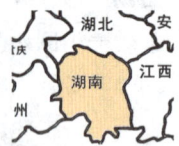

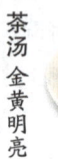
茶汤 金黄明亮

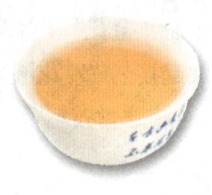

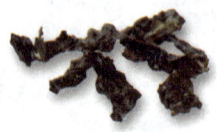
叶底 黑褐嫩匀

选购要点

应挑选完整的茶胎,且通体乌黑有光泽,紧细密致。成饼时锯面应平整光滑无毛糙处,结实如铁。

贮藏提示

通风避光、干燥无异味。

保健功效

1.降血糖:千两茶中的茶多糖能通过抗氧化作用和增强葡萄糖激酶的活性来有效降低血糖。

2.消脂减肥:茶中的多酚类及其氧化产物能溶解脂肪,促进脂类物质排出;还可活化蛋白质激酶,加速脂肪分解,降低体内脂肪的含量。

茶叶特点

1.外形:呈圆柱形　　4.香气:高香持久
2.色泽:黄褐油亮　　5.叶底:黑褐嫩匀
3.汤色:金黄明亮　　6.滋味:甜润醇厚

冲泡品饮

备具
紫砂壶、公道杯、品茗杯等各1个,千两茶5克左右。

冲泡
用茶匙将茶叶从茶荷中拨入紫砂壶中,冲入100℃左右的沸水,冲泡2~3分钟。

品茶
香气纯正,带有松烟香,汤色橙黄,匀好茶汤后倒入品茗杯,入口滋味醇浓回味。

【湖·南·黑·茶】

天尖茶

Tianjiancha

茶叶介绍

历史上湖南安化黑茶系列产品有"三尖"之说，即"天尖、生尖、贡尖"。天尖黑茶地位最高，茶等级也最高，明清时就被定为皇家贡品，专供皇室家族品用，故名"天尖"，为众多湖南安化黑茶之首。天尖茶既可以泡饮，也可煮饮；既适合清饮，亦适合制作奶茶，特别在南方各茶馆煮泡壶茶，家庭煎泡冷饮茶，很合时宜。

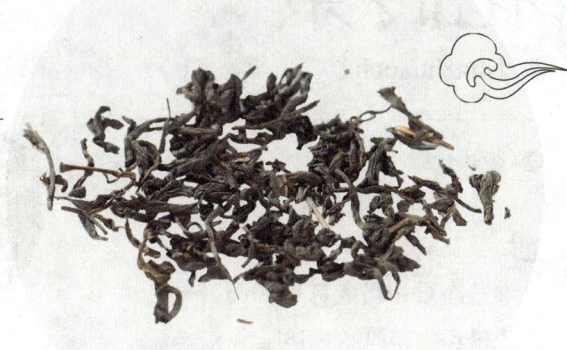

茶汤 橙黄明亮　　叶底 黄褐尚嫩

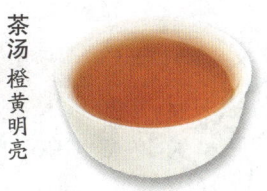

最佳产地

湖南省安化县。

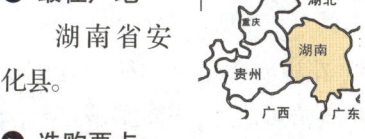

选购要点

以干净、整洁、无异味的天尖茶为佳品，而且优质的天尖茶有一种松烟香。

贮藏提示

保持阴凉通风，防日晒。

保健功效

1. 杀菌消炎：黑茶汤色的主要组成成分是茶黄素和茶红素，有明显的抗菌作用。

2. 利尿解毒：天尖茶中的咖啡碱对膀胱的刺激作用既能协助利尿，又有助于醒酒，解除酒毒，还有很强的吸附作用，可缓解重金属的毒害作用。

茶叶特点

1. 外形：条索紧结
2. 色泽：乌黑油润
3. 汤色：橙黄明亮
4. 香气：醇和带松烟香
5. 叶底：黄褐尚嫩
6. 滋味：醇厚爽口

冲泡品饮

备具
陶壶或厚壁紫砂壶1个，公道杯1个，天尖茶3克左右。

冲泡
用茶匙将茶叶从茶荷中拨入紫砂壶中，水温100℃左右，冲泡时间为1~2分钟。

品茶
茶水醇和带松烟香，色泽乌黑油润。入口后口感醇和，不苦不涩，口齿生津。

【湖·南·黑·茶】

花砖茶

Huazhuancha

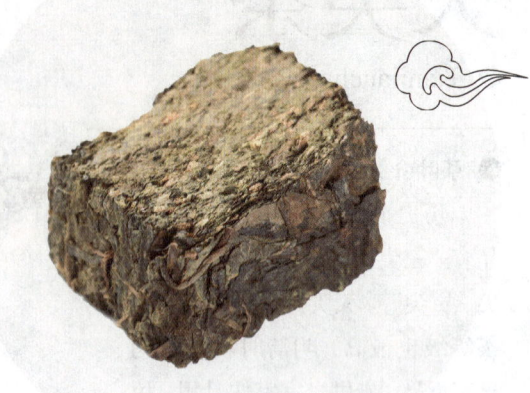

茶叶介绍

花砖茶,历史上又叫"花卷",又有别名"千两茶",因一卷茶净重相当老秤1000两。一般规格均为35厘米×18厘米×3.5厘米。做工精细、品质优良。因为砖面的四边都有花纹,为区别于其他砖茶,取名"花砖"。砖面色泽黑褐,内质香气醇正。

最佳产地

湖南安化高家溪和马家溪。

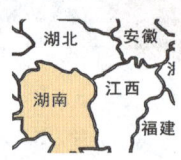

选购要点

正品花砖茶砖身压制紧实,砖面乌润光滑,斜纹图案清晰,棱角分明。

贮藏提示

由于花砖茶越陈久其口感越醇和,所以应该将花砖茶堆放在通风、避光、干燥、无异味的地方进行保存。

茶汤 红黄明亮

叶底 老嫩匀称

保健功效

1. 止咳止泻:花砖茶除能帮助消化,缓解咳嗽、腹泻,且腹胀时亦可饮用,疗效显著。

2. 消暑降温:夏季时,将泡好的花砖茶冷却后放入冰箱冷藏,饮用起来非常舒爽,还能起到消暑降温的特效。

茶叶特点

1. 外形:砖面平整
2. 色泽:色泽黑褐
3. 汤色:红黄明亮
4. 香气:香气纯正
5. 叶底:老嫩匀称
6. 滋味:浓厚微涩

冲泡品饮

备具
温壶或碗状器具1只,花砖茶适量。

冲泡
用95℃的水倒入壶中,20分钟后倒出。

品茶
气味微香,尝起来微涩,先抿一口,将茶水置于舌根底部停留约3秒,令人神清气爽。

【湖·南·黑·茶】

黑毛茶

Heimaocha

茶叶介绍

黑毛茶，是指没有经过压制的黑茶，一般经过杀青、初揉、渥堆、复揉、干燥这五道制作工序制作而成，而作为原料的嫩芽则依据不同等级而有所不同，通常等级越高采摘嫩芽的时间越早，一级茶品要求以一芽二叶或一芽三叶为原料。如今，湖南著名的紧压茶，如黑砖茶、花砖茶、湘尖茶等都是以黑毛茶为原料制成的。

最佳产地

湖南省安化县。

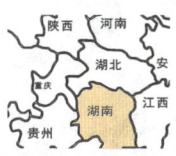

选购要点

选购时，以外形粗卷，叶片阔大，色泽黑褐油润，闻上去有火候香、松烟香，冲泡后汤色红褐，尝起来滋味醇厚者为佳。

贮藏提示

要密封保存在干燥避光、低温处。

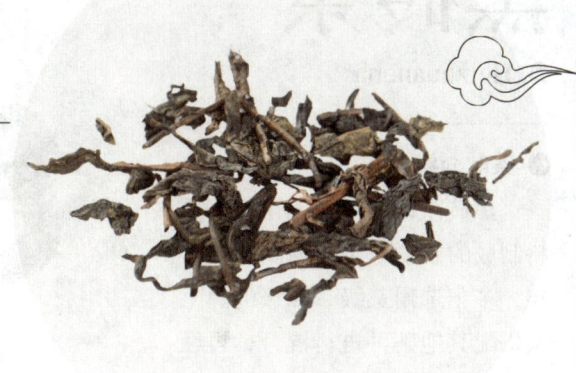

茶汤 红褐明亮

叶底 乌褐叶大

保健功效

1.抗菌作用：茶汤中的茶黄素能够起到清除自由基的作用，还能对肉毒芽杆菌、肠类杆菌、金黄色葡萄球菌、荚膜杆菌等起到明显的抗菌作用。

2.降压作用：茶叶中特有的茶氨酸能通过活化多巴胺到神经元，起到抑制血压升高的作用。

茶叶特点

1.外形：条粗叶阔
2.色泽：黑褐油润
3.汤色：红褐明亮
4.香气：带松烟香
5.叶底：乌褐叶大
6.滋味：醇厚鲜爽

冲泡品饮

备具
玻璃杯或盖碗1个，黑毛茶3克及其他茶具或装饰茶具若干。

冲泡
用茶匙将茶叶从茶荷中拨入玻璃杯中，冲入100℃左右的水至七分满即可。

品茶
静待片刻，只见茶叶徐徐伸展，汤色红褐明亮，香气带松烟香，入口后醇厚鲜爽。

【湖·南·黑·茶】

黑砖茶

Heizhuancha

茶叶介绍

黑砖茶，是以黑毛茶作为原料制成的半发酵茶，创制于1939年，多半选用三级、四级的黑毛茶搭配其他茶种进行混合，再经过筛分、风选、拼堆、蒸压、烘焙、包装等一系列工序制成。黑砖茶的外形通常为长方砖形，规格为35厘米×18厘米×3.5厘米，因砖面压有"湖南省砖茶厂压制"八个字，因此又被称为"八字砖"。

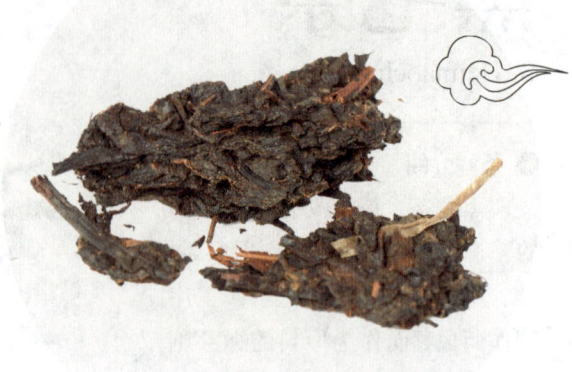

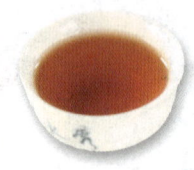

茶汤 黄红稍褐

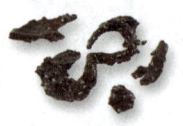

叶底 黑褐均匀

最佳产地

湖南安化县。

选购要点

选购时，以外形匀整光滑，色泽黑褐，闻上去香气纯正，冲泡后的汤色黄红稍褐，尝起来浓醇微涩的为佳品。

贮藏提示

将茶叶贮藏在通风、阴凉、干燥、无异味的避光处。

保健功效

1. 抗菌作用：黑砖茶茶汤中的茶黄素能清除自由基，还能起到明显的抗菌作用。

2. 消食作用：黑砖茶茶叶中含有的咖啡碱具有刺激作用，能帮助提高胃液的分泌量，从而增进食欲，进而促进消化。

茶叶特点

1. 外形：平整光滑
2. 色泽：黑褐油润
3. 汤色：黄红稍褐
4. 香气：清香纯正
5. 叶底：黑褐均匀
6. 滋味：浓醇微涩

冲泡品饮

备具
紫砂壶或盖碗1个，黑砖茶3克及其他茶具或装饰茶具若干。

冲泡
冲入100℃左右的水至七分满即可。

品茶
待茶汤稍凉，先抿一口，入口后浓醇微涩，回味无穷。

【湖·南·黑·茶】

黄金砖

Huangjinzhuan

茶叶介绍

黄金砖，因具有黄叶黄汤的特点而且外形似砖，故得其名，属于湖南君山黄茶系列的新品之一，推出以后丰富了君山黄茶的发展空间。湖南君山黄茶是盛唐时期名茶，后有宋人形容它——"色满、香韵、味绝、形佳"。

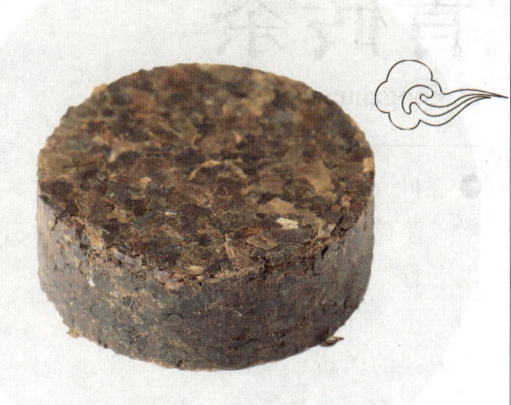

最佳产地

湖南省岳阳市。

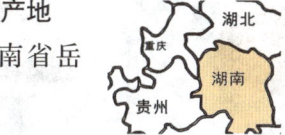

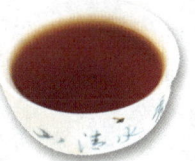

茶汤橙红明亮

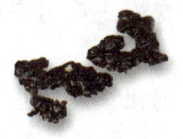

叶底黄褐柔软

选购要点

金黄色的包装锡纸内，若是乌黑油润的茶砖，浓郁的香气沁人心脾，便是优质的黄金砖茶。冲泡后色泽明亮，显琥珀光，清香纯正者质优。

保健功效

1. 养肝养胃：黄金砖中含有茶黄素，有养肝养胃之效。

2. 降低血压：茶叶中特有的氨基酸能通过活化多巴胺到神经元，起到抑制血压升高的作用。

3. 消食解腻：黑茶中含的维生素、咖啡碱等能促进消化，调节脂肪的代谢，增进食欲。

贮藏提示

密封贮藏在避光、阴凉、干燥处。

茶叶特点

1. 外形：棱角分明
2. 色泽：色泽黄明
3. 汤色：橙红明亮
4. 香气：甘爽纯正
5. 叶底：黄褐柔软
6. 滋味：甘爽香醇

冲泡品饮

备具
茶壶1个，黄金砖茶3克以及其他茶具或装饰茶具若干。

冲泡
冲入100℃左右的水至七分满即可。

品茶
只见茶叶徐徐伸展，汤色红艳明亮，香气鲜纯浓郁，叶底柔软红亮。入口后浓厚甜润。

【湖·北·黑·茶】

青砖茶

Qingzhuancha

茶叶介绍

青砖茶属黑茶种类，是以老青茶作原料，经压制而成的。其产地主要在湖北省咸宁地区的蒲圻、通山、崇阳等县，已有200多年的历史。青砖茶的外形为长方形，色泽青褐，香气纯正，汤色红黄，滋味香浓。饮用青砖茶，除生津解渴外，还具有清新提神、帮助消化、杀菌止泻等功效。主要销往内蒙古等西北地区。

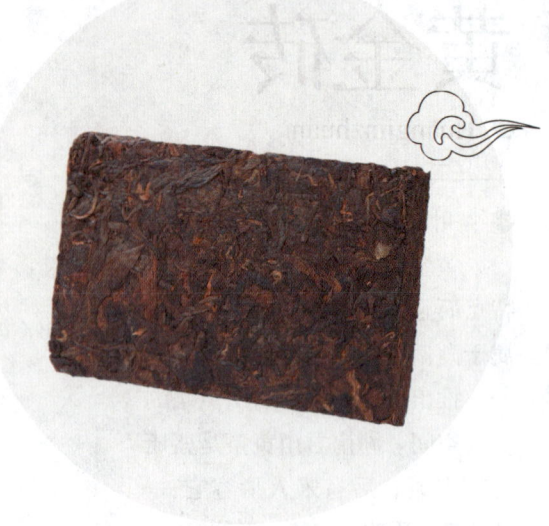

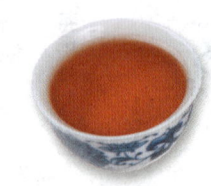
茶汤 红黄尚明

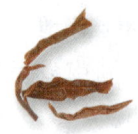
叶底 暗黑粗老

最佳产地

湖北省咸宁市。

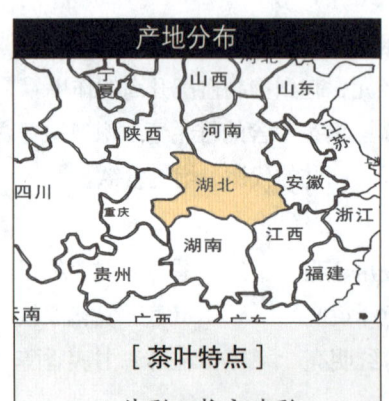

产地分布

[茶叶特点]

1. 外形：长方砖形
2. 色泽：青褐油润
3. 汤色：红黄尚明
4. 香气：纯正馥郁
5. 叶底：暗黑粗老
6. 滋味：味浓可口

选购要点

选购青砖茶时，要根据外包装进行简单的辨别，其中包括纸张的材质、标签字样、商标等，选择包装完整者为佳。以外形呈长方砖形，色泽青褐油润，闻上去纯正馥郁，冲泡后的汤色红黄尚明，尝起来味浓可口的为佳品。

贮藏提示

储藏青砖茶时需保持干燥、通风、避光的环境，常温保存。

保健功效

1. 安神宁心：饮用青砖茶，除能生津解渴外，还具有清新提神、杀菌止泻的功效，适当饮用，效果甚好。

2. 杀菌、助消化：青砖茶富含膳食纤维，具有调理肠胃的功能，且有益生菌参与，能改善肠道微生物环境，助消化。

3.暖身御寒、去脂减肥作用：青砖茶中含有多种营养成分，可以有效抑制体内脂肪细胞的聚集，并有效抑制脂肪细胞的肥大，表明青砖茶有很好的减肥、去脂功效。

制作工序

青砖茶的压制分洒面、二面和里茶三个部分。青砖茶面上的一层叫洒面，质量最好；底面的一层叫二面，质量次之；洒面和二面中间夹的一层叫包心茶，又叫里茶，质量较差。

青砖茶质量的高低取决于鲜叶的质量和制茶的技术。鲜叶采割后先加工成毛茶。面茶分杀青、初揉、初晒、复炒、复揉、渥堆、晒干等七道工序。里茶则相对简单一些，分杀青、揉捻、渥堆、晒干等四道工序，经过这四道工序后则制成毛茶。毛茶通常要求再经过筛分、压制、干燥的程序，然后包装，就成了我们所见的青砖茶。

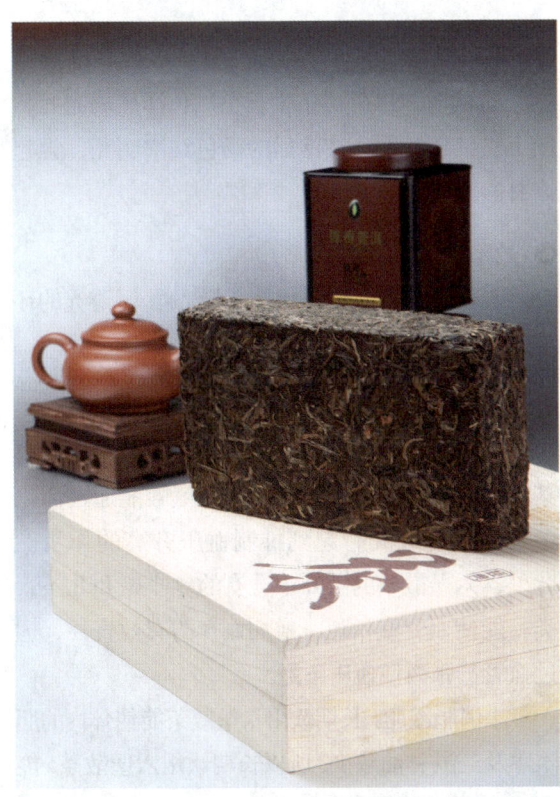

冲泡品饮

备具 紫砂壶、公道杯、品茗杯各1个，青砖茶5克左右。

洗杯、投茶 将热水倒入紫砂壶中温壶、温杯，而后弃水。

冲泡 用茶匙将茶叶从茶荷中拨入紫砂壶中，冲入100℃左右的沸水，冲泡10分钟左右。

赏茶 沏泡后，茶香隽永纯浓，香气纯正，茶汤红黄明亮，十分可爱。

出汤 冲泡结束后，将茶汤从紫砂壶中倒入公道杯中，充分均匀茶汤后，倒入品茗杯中。

品茶 茶香纯正、柔和，待茶汤稍凉，先抿一口，入口后浓香可口，有回甘。

特别提醒

1.青砖茶在冲泡前可适当洗茶数秒，以让茶香在正式冲泡时可以充分地释放出来。

2.青砖茶冲泡时间至少应保证以沸水冲泡10分钟左右；冲泡时应加盖，以让茶香、茶味充分释放。青砖茶煮饮效果更佳。

【广·西·黑·茶】

六堡散茶

Liubaosancha

茶叶介绍

六堡散茶已有200多年的生产历史，因原产于广西苍梧县大堡乡而得名。现在六堡散茶产区相对扩大，分布在浔江、郁江、贺江、柳江和红水河两崖，主产区是梧州地区。六堡茶素以"红、浓、陈、醇"四绝著称，品质优异，风味独特，尤其是在海外侨胞中享有较高的声誉，被视为养生保健的珍品。民间流传有耐于久藏、越陈越香的说法。

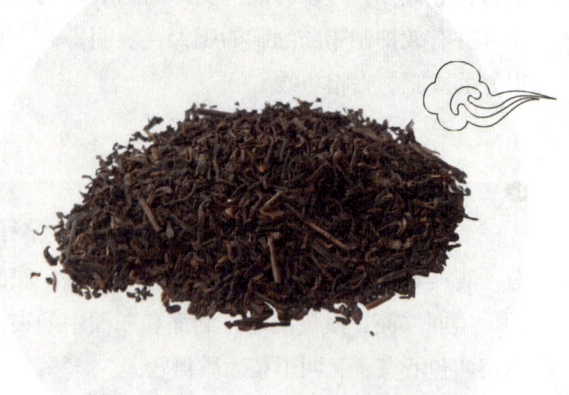

茶汤红浓明亮　　叶底呈铜褐色

最佳产地

广西苍梧县大堡乡。

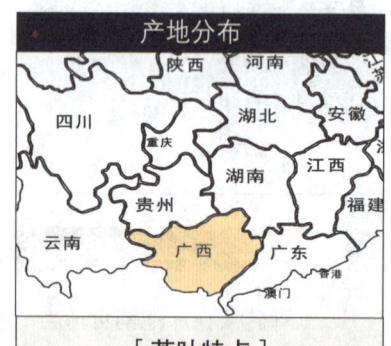

产地分布

[茶叶特点]

1. 外形：条索长整
2. 色泽：黑褐光润
3. 汤色：红浓明亮
4. 香气：纯正醇厚
5. 叶底：呈铜褐色
6. 滋味：甘醇爽口

选购要点

选购时，以外形条索长整，色泽黑褐光润，闻上去纯正醇厚，冲泡后的汤色红浓明亮，尝起来甘醇爽口者为佳。

贮藏提示

储藏六堡散茶时需保持干燥、通风、避光的环境，常温保存。

保健功效

1.降血压、防止动脉硬化：六堡散茶中含有其特有的氨基酸——茶氨酸，茶氨酸能通过活化多巴胺到神经元，起到抑制血压升高的作用。此外，六堡散茶的茶叶中含有的咖啡碱和儿茶素类，能使血管壁松弛，增加血管的有效直径，通过血管舒张而使血压下降。

2.消脂减肥：长期饮用六堡散茶能使体内的胆固醇及三酰甘油减少，所以长期饮用六堡散茶，能起到治疗肥胖症的作用。

3.延年益寿：六堡散茶中含有的维生素C、维生素E、茶多酚、氨基酸和微量元素等多种有效成分，能帮助起到延缓衰老、益寿延年的作用，老年人饮用，对滋补身体有很好的效果。

制作工序

六堡茶采用当地的大叶种茶树的鲜叶为原料。该茶茶叶的采摘标准是成熟新梢的一芽四、五叶，可分原料加工和蒸压两个过程。鲜叶稍经晾凉，再经过特殊的渥堆工序，经干燥后成为毛茶，再经精制，然后会按成品级别进行拼配，使之成为原料后再用蒸汽蒸软了投入特别的容器中压紧。紧压是一个重要的工序，经过压制而成的六堡茶为圆柱形，方底圆身，高57厘米，直径53厘米。而且压制后的六堡散茶通常要放入仓库中晾贮半年之久，才可以最终形成六堡茶"红、浓、醇、陈"的品质特点。

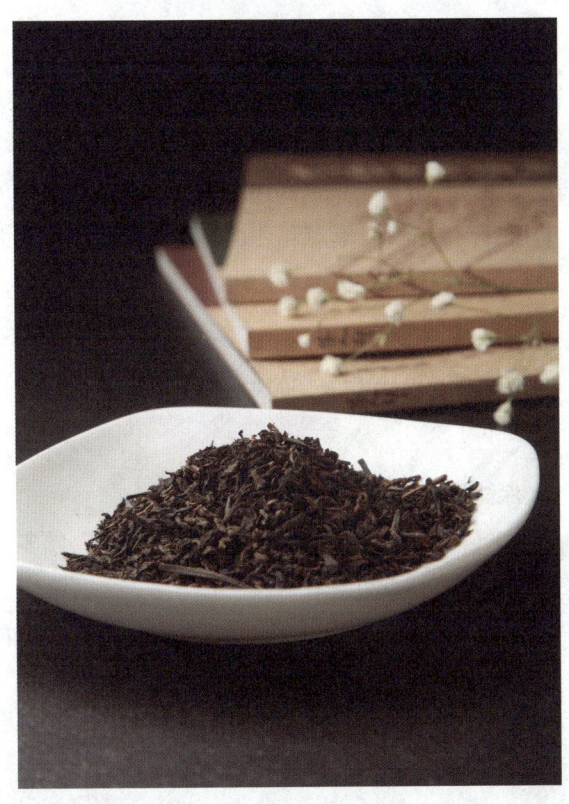

冲泡品饮

备具 盖碗、茶荷、茶匙、公道杯、品茗杯等各1个，六堡散茶3~4克。

洗杯、投茶 将热水倒入盖碗中进行温杯，而后弃水不用。

冲泡 用茶匙将茶叶从茶荷中拨入盖碗中，水温90~100℃，冲泡时间为1~3分钟。

赏茶 沏泡后，茶色红亮通透。

出汤 冲泡结束后，将茶汤从盖碗中倒入公道杯中，充分均匀茶汤后，倒入品茗杯中。

品茶 入口后香气高扬浓郁，带来强烈的回甘，滋味生津持久。

特别提醒

1. 储存六堡茶时，应远离有异味的物品。

2. 处在生理期间的女性不宜饮用茶。

3. 泡茶的水温应为90~100℃，冲泡时间不宜过长。

[四·川·黑·茶]

金尖茶
Jinjiancha

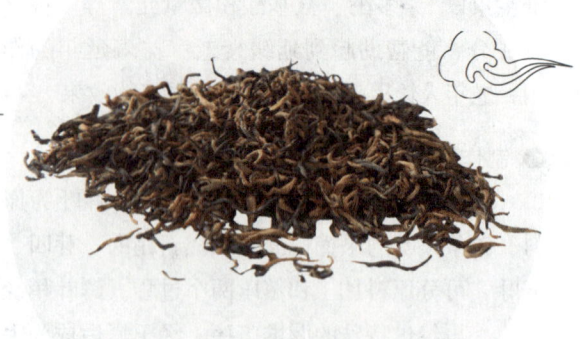

茶叶介绍
金尖茶产于四川雅安,原料选自海拔1200米以上云雾山中有性繁殖的成熟茶叶和红苔,经过32道工序精制而成。藏族谚语说"宁可三日无粮,不可一日无茶",表达了对金尖茶的依赖之情。金尖茶常见规格为每块净重2.5千克,圆角枕形。

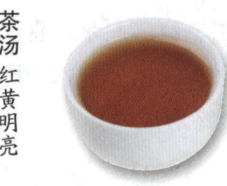

茶汤 红黄明亮　　叶底 暗褐粗老

最佳产地
四川省雅安地区。

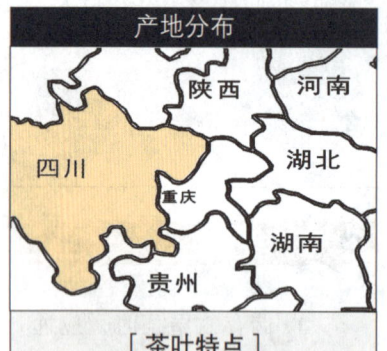

产地分布

[茶叶特点]
1. 外形:圆角枕形
2. 色泽:棕褐油润
3. 汤色:红黄明亮
4. 香气:清香平和
5. 叶底:暗褐粗老
6. 滋味:醇香浓郁

选购要点
正宗金尖茶色泽青褐,干茶包装呈圆角枕形,平整而紧实,无脱层,色泽棕褐,香气纯正、平和。此外,选购时还可根据金尖茶的外包装进行简单辨别,包括纸张的材质、标签字样、商标等,选择包装完整者为佳。

贮藏提示
储藏时保持干燥、通风、避光的环境,常温储藏即可。

保健功效
1. 降胆固醇:金尖茶经过陈放,可生成多糖、茶红素、茶黄素等物质,其中茶黄素有降血脂的独特功能,不但能与胆固醇结合,减少食物中胆固醇的吸收,还有助于抑制人体自身胆固醇的合成。

2. 降脂:金尖茶含有多酚类及其氧化产物,

能溶解脂肪，促进脂类物质排出，还可活化蛋白质激酶，加速脂肪分解，降低体内脂肪的含量。

3.抗衰老：金尖茶中含有维生素C、维生素E、茶多酚、氨基酸和微量元素等，常饮可有效抗衰、益寿延年。

制作工序

金尖是经过蒸压而成的砖形茶。筑制金尖的原料来源广泛，类别也很多，有做庄茶、有级外晒青茶、条茶、茶梗、茶果等。所以毛茶原料必须预先过细整理，再经过筛分、切铡整形、风选、拣剔等繁复的工序，务求做到沙石、草木除净，梗长适度，还要制成形状匀整的洒面和里茶，金尖茶对这一系列的制作工序要求都特别细致。在这之后再按国家规定的质量标准进行合理配料，经过称茶、蒸茶和筑压等制造工序，就制成了金尖茶。

冲泡品饮

备具 紫砂壶、公道杯、品茗杯等各1个，金尖茶4克左右。

洗杯、投茶 将热水倒入紫砂壶中进行温壶、温杯后弃水。

冲泡 用茶匙将茶叶从茶荷中拨入紫砂壶中，冲入100℃左右的沸水，冲泡10分钟左右。其间需淋壶，以保持壶温。

赏茶 沏泡后，香气纯正，茶汤红黄明亮。

出汤 冲泡结束后，将茶汤从紫砂壶中倒入公道杯中，充分均匀茶汤后，倒入品茗杯中。

品茶 入口后口感醇和，不苦不涩，醇和而有回甘，口齿生津。

特别提醒

1.金尖茶在冲泡前可洗茶数秒，让茶香充分释放出来。

2.金尖茶在冲泡时若以沸水冲泡，需冲泡10分钟左右，让茶香及茶中有效营养成分得以充分释放。

3.储存时应远离异味。

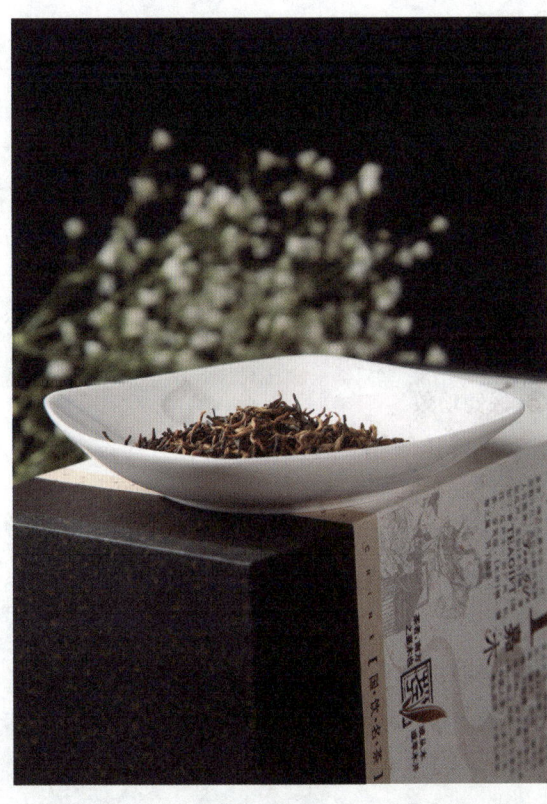

【云·南·黑·茶】

普洱茶砖

Puer Chazhuan

茶叶介绍

普洱茶砖产于云南省思茅市普洱县，精选云南乔木型古茶树的鲜嫩芽叶为原料，以传统工艺制作而成。所有的砖茶都是经蒸压成型的，但成型方式有所不同。如黑砖、花砖、茯砖、青砖是用机压成型；康砖茶则是用棍锤筑造成型。汽蒸沤堆是茯砖压制中特有工序，同时它还有一个特殊的过程，即让黄霉菌在其上面生长，俗称"发金花"。

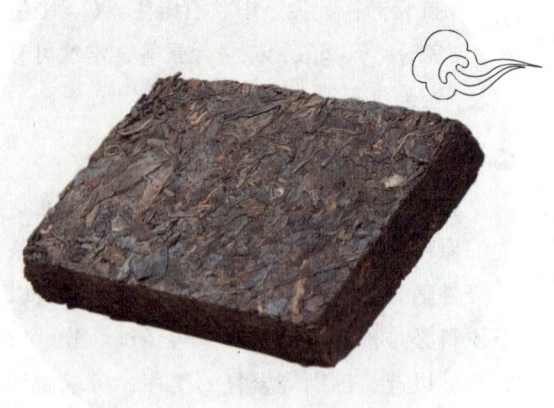

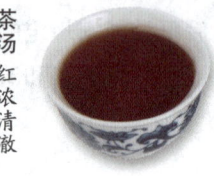

茶汤 红浓清澈

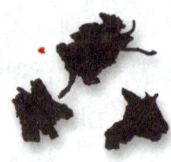

叶底 肥软红褐

最佳产地

云南省思茅市普洱县。

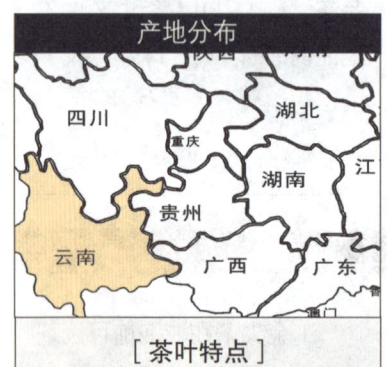

产地分布

[茶叶特点]

1. 外形：端正均匀
2. 色泽：黑褐油润
3. 汤色：红浓清澈
4. 香气：陈香浓郁
5. 叶底：肥软红褐
6. 滋味：醇厚浓香

选购要点

选购普洱茶时，应注意外包装一定要尽量完整，无残损，茶香陈香浓郁，轻轻摇晃包装，以无散茶者为佳。

贮藏提示

存放时应避免阳光直射，阴凉通风，远离气味浓厚的物品即可长期保存。

保健功效

1.降压降脂：普洱茶叶中含有的茶碱等物质，能起到降低血压、防治动脉硬化的作用，对老年人调理身体有益。

2.防癌抗癌：普洱茶砖中含有锗元素，锗可以抗癌，是有强大启动白细胞作用的物质，它可以使身体里的超氧供应增加，随之白血球的辨认灵敏度也提高了，癌细胞等就逃不过白血球的吞噬了。

3.健牙护齿、消炎灭菌：普洱茶砖中含有许多生理活性成分，具有杀菌消毒的作用，因此能祛除口腔异味，保护牙齿。

4.延年益寿、抗衰老：普洱茶砖中含有维生素C、维生素E、茶多酚、氨基酸和微量元素等多种营养成分，能起到有效抗衰、益寿延年的作用，常饮有益。

制作工序

普洱茶是用优良品种云南大叶种精制而成。首先第一步就是采摘其鲜叶，然后以经过杀青后揉捻晒干的晒青茶（滇青）作为原料，再经过泼水堆积发酵（沤堆）的特殊工艺加工制成。其中要注意的是发酵工序，因为发酵期间的温度控制很重要——温度低的话发酵会发不起来，温度高的话发酵烧堆，因此在这道工序中必须视温度变化及时翻堆调节温度。以普洱散茶为原料蒸压加工成的紧压茶有普洱沱茶、七子饼茶（圆茶）、普洱茶砖等。

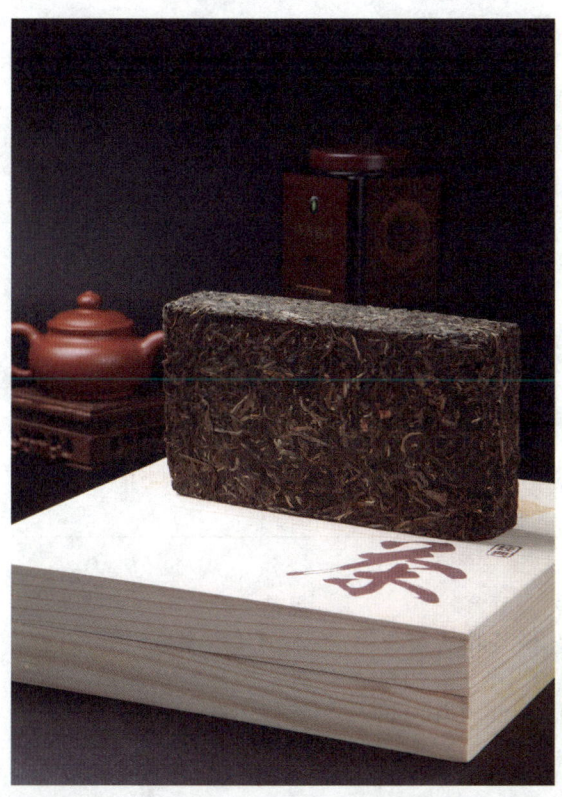

冲泡品饮

备具 盖碗、茶荷、茶匙、品茗杯等各1个，普洱茶砖3克左右。

洗杯、投茶 将热水倒入盖碗中进行温杯，而后弃水不用。

冲泡 用茶匙将茶叶从茶荷中拨入盖碗中，水温90~100℃，冲泡时间约为1分钟。

赏茶 普洱茶沏泡后，茶色红浓清澈。

出汤 冲泡结束后，将茶汤从盖碗中倒入公道杯中，充分均匀茶汤后，倒入品茗杯中。

品茶 入口后滋味醇厚，回甘十分明显。

特别提醒

1.冲泡时，用90℃沸水冲泡1分钟即可。

2.要将普洱茶存放在能避免阳光直射的地方，且远离气味浓厚的物品。

3.女性在生理期间最好不要饮用普洱茶。

【云·南·黑·茶】

金瓜贡茶

Jingua Gongcha

茶叶介绍

金瓜贡茶也称团茶、人头贡茶，是普洱茶独有的一种特殊紧压茶形式，因其形似南瓜，茶芽长年陈放后色泽金黄，得名金瓜。早年的金瓜茶是专为上贡朝廷而制，故名"金瓜贡茶"。此茶茶香浓郁，隐隐有竹香、兰香、檀香和陶土的香气，清新自然，润如三秋皓月，香于九畹之兰，是普洱茶家族中当之无愧的茶王。

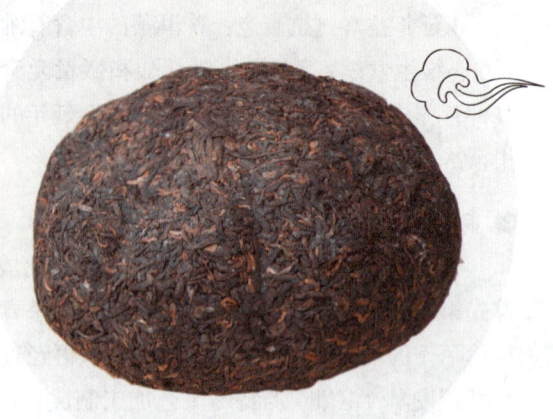

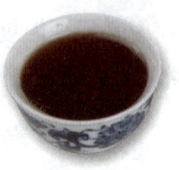

茶汤 黑褐明亮

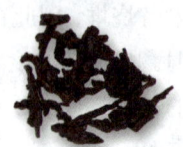

叶底 肥软匀亮

最佳产地

云南省布朗山。

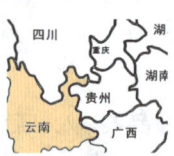

选购要点

选购时应首选形状匀整端正，棱角整齐，不缺边少角且厚薄一致、松紧适度的金瓜贡茶。

贮藏提示

储藏时应保存在通风干燥、避光的环境。

保健功效

1. 降脂消炎：金瓜贡茶有降血脂、减肥、预防糖尿病及前列腺肥大、抗菌消炎等健康功效。

2. 抗菌作用：金瓜贡茶中含有黄酮醇类、儿茶素、茶多酚等，具有很强的抗菌、抗氧化能力，经常饮用，能起到一定的预防糖尿病、前列腺肥大的作用。

茶叶特点

1. 外形：匀整端正
2. 色泽：黑褐光润
3. 汤色：黑褐明亮
4. 香气：纯正浓郁
5. 叶底：肥软匀亮
6. 滋味：醇香浓郁

冲泡品饮

备具
盖碗、茶荷、茶匙、公道杯、品茗杯各1个，金瓜贡茶3克左右。

冲泡
用茶匙将茶叶从茶荷中拨入盖碗中，水温90℃左右，冲泡时间约为1分钟。

品茶
茶汤丝滑柔顺，醇香浓郁，色泽金黄润泽，其香沁心脾，入口后口感醇和，不苦不涩。

【云·南·黑·茶】
勐海沱茶

Menghai Tuocha

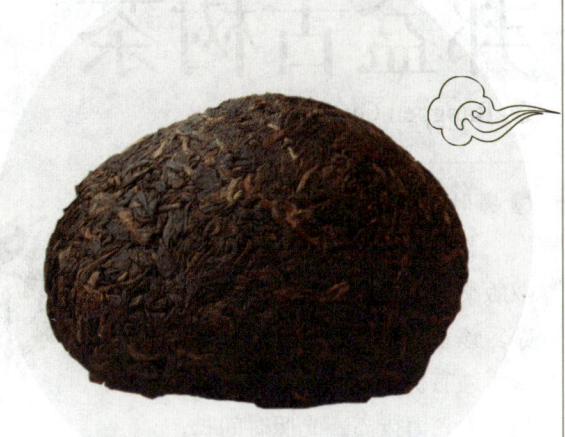

🍵 茶叶介绍

勐海沱茶产于云南省西双版纳傣族自治州勐海县,以勐海地区乔木茶树为原料,用料细嫩精致,采用一、二级原料进行拼配。老嫩适中、芽头肥壮紧实的"勐海沱茶",香气浓郁、生津效果极佳,乃青沱之上品。优质勐海沱茶沱形端正、厚薄均匀、松紧适度、芽毫鲜露。

🍵 最佳产地

云南省西双版纳傣族自治州勐海县。

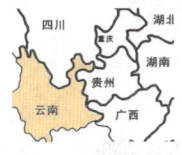

茶汤 橙黄明亮

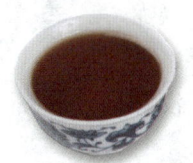

叶底 绿黄明亮

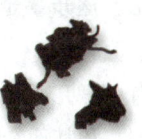

🍵 选购要点

选购时,应注意其外观,正品形状呈碗状,厚薄均匀且松紧适度,以毫毛显露者尤佳。

🍵 贮藏提示

阴凉通风处保存,且要远离异味的物品。

🍵 保健功效

1.美容:勐海沱茶能调节新陈代谢,促进血液循环,自然平衡体内功能,因而有美容的效果。

2.防辐射:应用勐海沱茶能解除因钴60辐射引起的伤害。

🍵 茶叶特点

1.外形:端正均匀　　4.香气:纯正浓郁
2.色泽:黑褐油润　　5.叶底:绿黄明亮
3.汤色:橙黄明亮　　6.滋味:醇厚鲜爽

🍵 冲泡品饮

备具
盖碗,茶荷、茶匙、品茗杯等各1个,勐海沱茶3~4克。

冲泡
用茶匙将茶叶从茶荷中拨入盖碗中,水温90~100℃,冲泡时间约为1分钟。

品茶
入口后滋味浓厚,茶香四溢。

【云·南·黑·茶】

邦盆古树茶
Bangpen Gushucha

🍵 茶叶介绍

邦盆古树茶产于云南省西双版纳傣族自治州勐海县邦盆老寨。该茶不施任何化肥、农药，属于纯有机茶。邦盆古树茶由于树龄大，海拔高，光照时间长，茶滋灵动性好，高山韵直接入喉。邦盆古树茶回甘是从舌底开始，逐步蔓延至整个口腔，喉咙清爽无燥感，舌面没有涩感，只有两腮形成的持久生津感，没有烟味和其他杂味。

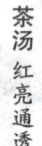
茶汤 红亮通透

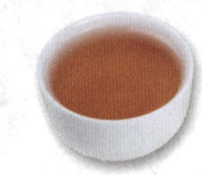
叶底 肥软油润

🍵 最佳产地

云南省勐海县邦盆老寨。

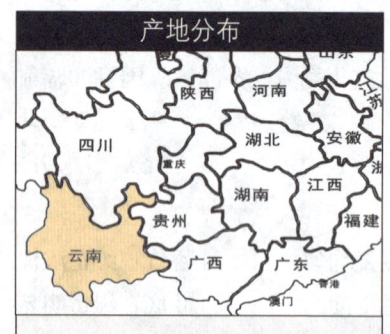
产地分布

[茶叶特点]

1. 外形：匀整紧结
2. 色泽：灰黑墨绿
3. 汤色：红亮通透
4. 香气：纯高浓郁
5. 叶底：肥软油润
6. 滋味：醇厚回甘

🍵 选购要点

选购邦盆古树茶时，应注意观察其外观是否完整，以干茶条索粗大、匀整紧结、薄厚均匀的为佳品。冲泡时，汤色红亮通透，闻起来香气浓郁，其叶底肥软油润，仔细品尝，醇厚回甘，香浓持久者质优。

🍵 贮藏提示

将邦盆古树茶密封保存于干燥、通风的地方，越陈越香。

🍵 保健功效

1.减肥作用：长期饮用邦盆古树茶，能使体内的胆固醇及三酰甘油减少，有排毒瘦身，防治肥胖症的功用。

2.防癌抗癌：邦盆古树茶杀死癌细胞的作用最为强烈，甚至常人饮用2％浓度的茶即有明显的作用，所以常饮邦盆古树茶有一定的防癌、抗癌的作用。

3.防辐射：饮用邦盆古树茶可以解除钴60辐射引起的伤害，上班族或经常对着电脑、手机的人适当饮用邦盆古树茶，能起到一定的防辐射、抗辐射的作用。

制作工序

邦盆古树茶一般都必须经过杀青。杀青是邦盆古树茶的初制工序之一，其主要的作用是通过高温破坏鲜叶种的氧化酶的活性，从而促使茶叶中的香气形成，这是邦盆古树茶叶品质形成的关键工序之一。茶叶杀青的方式有多种，包括炒青、烘青和泡青等。其次是揉捻，揉捻则是为了促进茶叶色香味的浓度，也是为了使茶形好看。揉捻通常还因茶叶品种、气候、海拔等不同会有不同的方式。再经过晾晒，以及紧压等细致的制作工序，就完成邦盆古树茶的制作工序了。

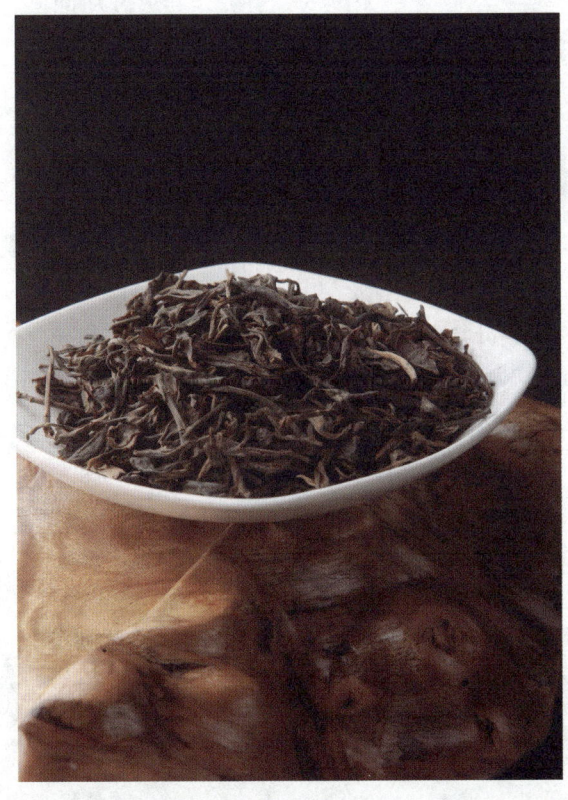

冲泡品饮

备具 盖碗、茶荷、茶匙、品茗杯等各1个，邦盆古树茶3~4克。

洗杯、投茶 将热水倒入盖碗中进行温杯，而后弃水不用。

冲泡 用茶匙将茶叶从茶荷中拨入盖碗中，水温90~100℃，冲泡时间为1~3分钟。

赏茶 古树茶沏泡后，茶色红亮通透。

出汤 冲泡结束后，将茶汤从盖碗中倒入公道杯中，充分均匀茶汤后，倒入品茗杯中。

品茶 入口后香气高扬浓郁，生津持久。

特别提醒

1.储藏时避免挤压或置于有异味的空间。

2.泡茶时间应为1~3分钟，不能太长，否则会影响口感。

3.女性生理期间不宜饮用。

【云·南·黑·茶】

老班章寨古树茶

Laobanzhangzhai Gushucha

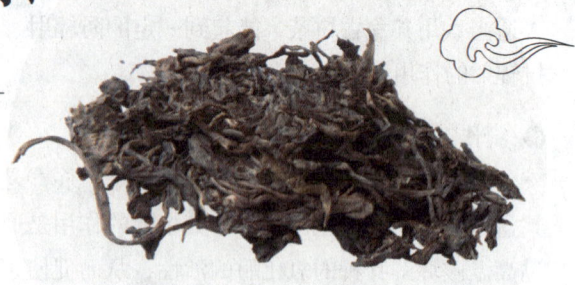

茶叶介绍

老班章寨古树茶专指用云南省西双版纳州勐海县布朗山乡老班章村老班章茶区的古树大叶种乔木晒青毛茶压制的云南紧压茶，有"茶王"之称。按产品形式此茶可分为沱茶、砖茶、饼茶和散茶，按加工工艺可分为生茶和熟茶。老班章寨是云南少有的不使用化肥、农药等无机物，纯天然、无污染、原生态古树茶产地，其古树茶以质重、气强著称。

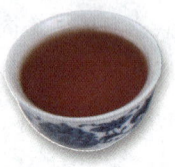

茶汤 清亮稠厚

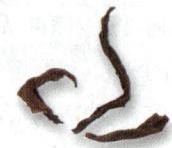

叶底 柔韧显毫

最佳产地

云南西双版纳傣族自治州勐海县。

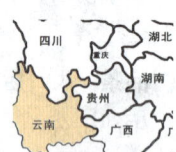

选购要点

选购时应注意观察其干茶茶色及形状，优质的老班章条索粗壮、显毫，色泽油亮。

贮藏提示

干燥、通风处常温储存。

保健功效

1. 护齿：老班章寨古树茶含有许多生理活性成分，能杀菌消毒，祛除口腔异味，保护牙齿。

2. 防癌抗癌：普洱茶中含有多种丰富的抗癌微量元素，老班章寨古树普洱茶杀癌细胞的作用更是强烈，常饮对防癌抗癌有一定的积极作用。

茶叶特点

1. 外形：条索细长
2. 色泽：墨绿油亮
3. 汤色：清亮稠厚
4. 香气：厚重醇香
5. 叶底：柔韧显毫
6. 滋味：厚重醇香

冲泡品饮

备具
盖碗，茶荷、茶匙、品茗杯等各1个，老班章寨古树茶3～4克。

冲泡
用茶匙将茶叶从茶荷中拨入盖碗中，水温90～100℃，冲泡时间为1～3分钟。

品茶
入口即能明显感觉到茶汤的劲度和力度，口感冰甜、鲜香。

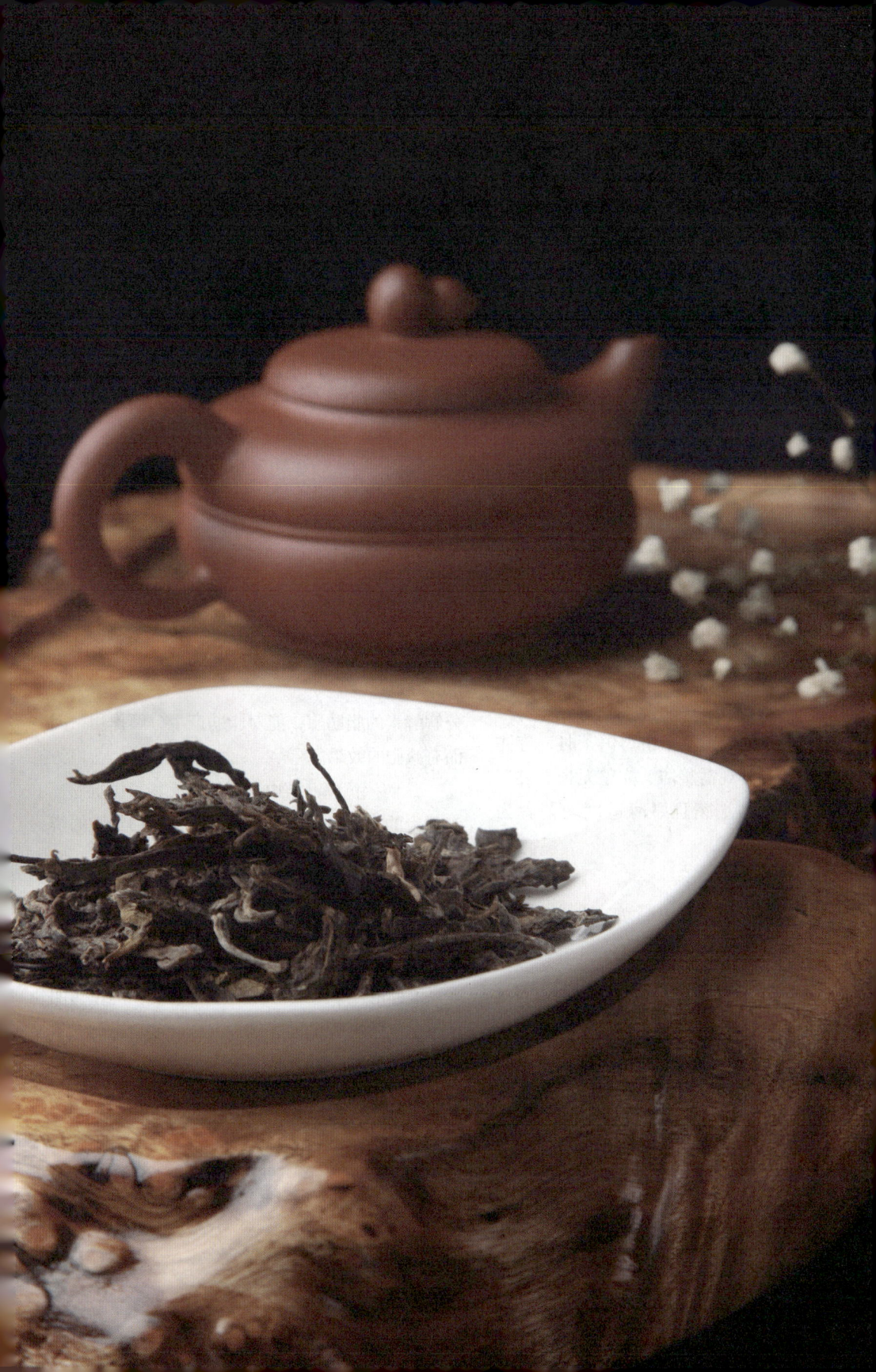

【云·南·黑·茶】

云南七子饼

Yunnan Qizibing

🏷 茶叶介绍

云南七子饼亦称"圆饼",是云南普洱茶中的著名产品,系选用云南一定区域内的大叶种晒青毛茶为原料,适度发酵,经高温蒸压而成,具有滋味醇厚、回甘生津、经久耐泡的特点。该茶保存于适宜的环境下越陈越香。

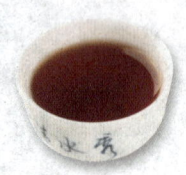

🏷 最佳产地

云南省大理市。

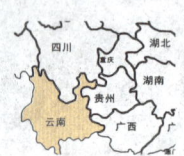

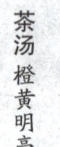

茶汤 橙黄明亮

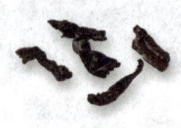

叶底 嫩匀完整

🏷 选购要点

选购云南七子饼普洱茶时,应注意外观需整洁、完整无损,挑选紧结端正且厚薄适度均匀者为佳。

🏷 贮藏提示

储藏时应避光、通风,并远离气味浓厚的物品。

🏷 保健功效

1. 降脂减肥:七子饼茶与脂肪的代谢关系密切,其含有脂肪分解酵素的脂肪酶,能对脂肪产生分解作用,因而有减肥的效果。

2. 防癌抗癌:茶中含有的锗元素可以抗癌,有强大的启动白细胞作用的物质,使白细胞的辨认灵敏度提高。

3. 健齿护齿:茶叶可抑制人体钙质的减少,这对预防龋齿、护齿坚齿,都是有益的。

🏷 茶叶特点

1. 外形:紧结端正
2. 色泽:乌润油亮
3. 汤色:橙黄明亮
4. 香气:纯正馥郁
5. 叶底:嫩匀完整
6. 滋味:醇厚甘甜

🏷 冲泡品饮

备具	冲泡	品茶
盖碗或紫砂壶1个,茶荷、茶匙、公道杯、品茗杯等各1个,七子饼茶3克左右。	用茶匙将茶叶从茶荷中拨入盖碗中,水温90℃左右,冲泡约1分钟。	茶色橙黄,十分诱人。入口后滋味鲜爽回甘,回味无穷。

【云·南·黑·茶】
普洱散茶
Puer Sancha

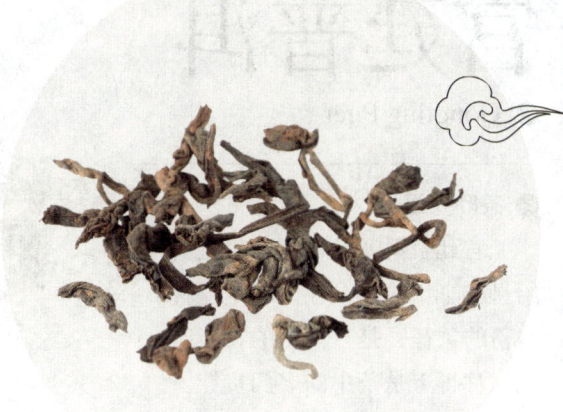

茶叶介绍
普洱散茶属于普洱茶的一种，是以优质云南大叶种为原料，经过杀青、揉捻、晒干、渥堆、晾干、筛分等工序制作而成的。普洱散茶的历史非常悠久，一般是以嫩度来划分等级的，嫩度越高的茶叶级别也就越高。普洱散茶属于晒青毛茶，若在合适的条件下进行保存，年份越久，其品质则越佳。

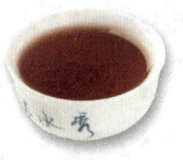

茶汤 红浓明亮

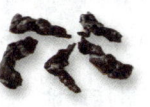

叶底 深猪肝色

最佳产地
云南普洱。

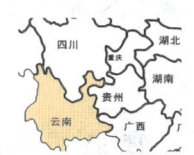

选购要点
以条形完整、芽头多、嫩度高的茶叶为上品。干茶闻起来陈香显露，无异味，具有油润光泽，条索肥壮，断碎茶少，尝起来醇和、滑口、回甘者质优。

贮藏提示
将茶叶贮藏在干燥通风遮光的地方，且严禁与异味接触。

保健功效
1. 减肥作用：茶叶中的脂肪酶含有脂肪分解酵素，能对脂肪产生分解作用，帮助燃烧多余脂肪，因此具有减肥作用。

2. 养胃作用：普洱散茶进入肠胃后会形成一层保护膜附着在胃表层，对胃部起到保护作用。

茶叶特点
1. 外形：粗壮肥大
2. 色泽：褐中泛红
3. 汤色：红浓明亮
4. 香气：独特陈香
5. 叶底：深猪肝色
6. 滋味：醇厚回甘

冲泡品饮

备具
腹大的茶壶1个，普洱散茶3克及其他茶具或装饰茶具若干。

冲泡
用茶匙将茶叶从茶荷中拨入壶中，稍没茶器底即可。

品茶
只见茶叶徐徐伸展，汤色红浓明亮，具有独特陈香，叶底呈现深猪肝色，入口醇厚回甘。

【云·南·黑·茶】

宫廷普洱
Gongting Puer

茶叶介绍

宫廷普洱,是古代专门进贡给皇族享用的茶,在旧时是一种身份的象征,是普洱中的特级茶品,称得上是茶中的名门贵族。宫廷普洱的制作颇为严格,是选取二月份上等野生大叶乔木芽尖中极细且微白的芽蕊,经过杀青、揉捻、晒干、渥堆、筛分等多道复杂的工序才最终制成。

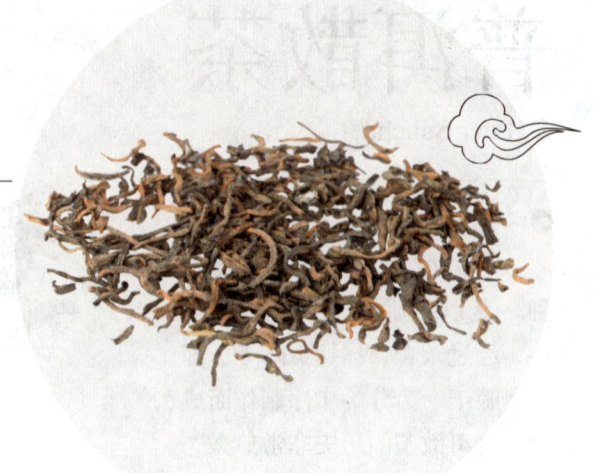

最佳产地

云南省昆明市、西双版纳傣族自治州。

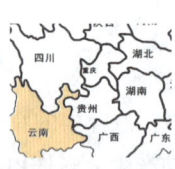

选购要点

以外形紧细匀整、色泽褐红油润,且金毫显现的为佳品,闻起来陈香浓郁,冲泡后的汤色红浓明亮,尝起来浓醇爽口者质优。

贮藏提示

干燥通风遮光,远离异味。

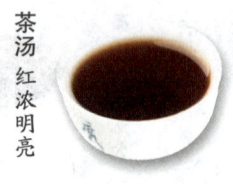
茶汤 红浓明亮

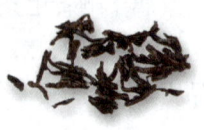
叶底 褐红细嫩

保健功效

1.养胃作用:宫廷普洱进入肠胃后会形成一层保护膜附着在胃表层,对胃部起到保护作用。

2.抗衰老作用:茶叶中含有的儿茶素类化合物能起到抗衰老的作用,还能增强人体免疫力,效果甚佳。

茶叶特点

1.外形:紧细匀整　　4.香气:陈香浓郁
2.色泽:褐红油润　　5.叶底:褐红细嫩
3.汤色:红浓明亮　　6.滋味:浓醇爽口

冲泡品饮

备具	冲泡	品茶
紫砂壶或盖碗1个,宫廷普洱茶3克及其他茶具或装饰茶具若干。	用茶匙将茶叶从茶荷中拨入壶中。倒入沸水,第一次去掉浮灰,第二次至七分满即可。	只见茶叶徐徐伸展,汤色红浓明亮,香气陈香浓郁,叶底褐红细嫩,入口浓醇爽口。

【云·南·黑·茶】

凤凰普洱沱茶

Fenghuang Puertuocha

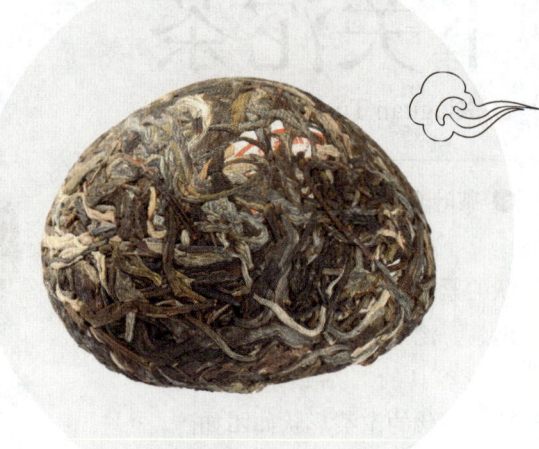

茶叶介绍

凤凰普洱沱茶产于云南省大理市南涧县，选用具有良好植被和生态环境的无量山优质大叶种青毛茶为原料加工而成。凤凰普洱沱茶除了品质优异以外，它的包装也很讲究。其外包装上面有两只凤凰图案，随着生产日期的不同，茶品上的凤凰会出现单眼皮、双眼皮、双眉等形态，有的包装上印有茶叶的出厂年份。

最佳产地

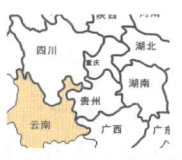

云南省大理市南涧县。

选购要点

选购时应注意外观需整洁、完整无损，挑选紧结端正且松紧适度的为佳。

贮藏提示

保存在阴凉通风处，远离气味浓厚的物品。

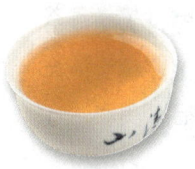

茶汤 橙黄明亮

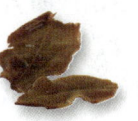

叶底 嫩匀完整

保健功效

1. 美发：普洱具有美发的效果，这是很多人并不了解的功效之一。洗过头发后，再用普洱茶水洗涤，可以使头发乌黑柔软，富有好光泽。

2. 降脂：普洱茶含有脂肪酶，能对脂肪产生分解作用，因而常饮普洱茶具有减肥的效果。

茶叶特点

1. 外形：紧结端正
2. 色泽：乌润光泽
3. 汤色：橙黄明亮
4. 香气：纯正馥郁
5. 叶底：嫩匀完整
6. 滋味：醇厚甘甜

冲泡品饮

备具	冲泡	品茶
盖碗，茶荷、茶匙、公道杯、品茗杯等各1个，凤凰普洱沱茶3克左右。	将热水倒入盖碗中温杯，而后弃水不用。再将茶叶从茶荷中拨入盖碗中，加水，冲泡1分钟。	入口后口感十分醇厚，回甘十分强劲，一般10泡之后，开始出现甜味。

【云·南·黑·茶】

下关沱茶

Xiaguan Tuocha

茶叶介绍

下关沱茶是一种圆锥窝头状的紧压普洱茶。"下关"是产地，"沱茶"是形状，由思茅地区景谷县的"姑娘茶"演变而成。现代的沱茶形状如团如碗，以区别于饼茶和砖茶等形状的普洱茶。下关沱茶选用云南省30多个县出产的名茶为原料，经过人工揉制、机器压紧等数道工序精制而成，长期饮用有减肥、美容、益寿的功效。

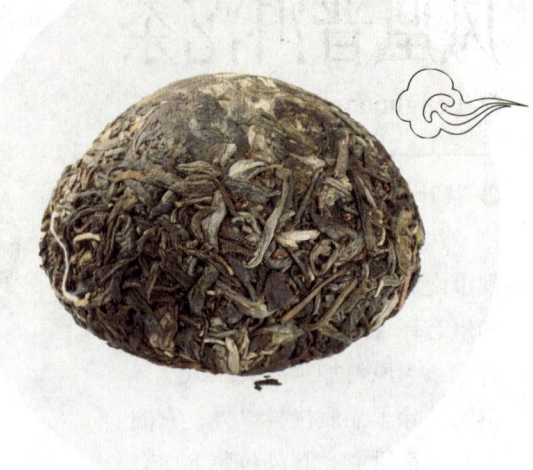

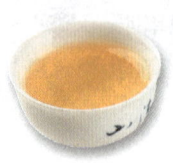

茶汤 红浓透亮

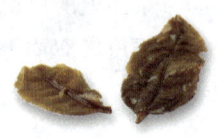

叶底 红褐均匀

最佳产地

云南省大理市。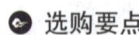

选购要点

外形上，以芽毫显露、茶芽肥厚、紧压适中、墨绿色者为优。如果茶叶色泽过于杂沓、叶底过多碎末、茶菁出现异常红色则为质劣者。

贮藏提示

常温、通风干燥、无异味处。

保健功效

1.养胃护胃：下关沱茶温和厚重，茶汤进入肠胃后自然形成的膜会附着在胃的内表层，对胃起保护作用。

2.延缓衰老：下关沱茶中含有儿茶素类化合物，具有抗衰老的作用。

茶叶特点

1. 外形：形如碗状
2. 色泽：乌润显毫
3. 汤色：红浓透亮
4. 香气：清纯馥郁
5. 叶底：红褐均匀
6. 滋味：纯爽回甘

冲泡品饮

备具
紫砂壶或盖碗1个，下关沱茶3克及其他茶具或装饰茶具若干。

冲泡
用茶匙将茶叶从茶荷中拨入壶中。倒入沸水，第一次去掉浮灰，第二次至七分满即可。

品茶
只见茶叶徐徐伸展，汤色红浓透亮，香气清纯馥郁，入口纯爽回甘，令人齿颊生香。

【云·南·黑·茶】
普洱小沱茶

Puer Xiaotuocha

茶叶介绍

普洱小沱茶属云南黑茶中的紧压茶，又称"云南沱茶"。一开始是由于一般的散装茶叶不便于保存和运输，制作人便将茶叶经过一般的制茶程序后，再蒸透置入碗状容器，用手加压让它紧结成型，定型后再慢慢中温烘制。这样不仅茶品身形小巧，更易于携带及长途运输，自然保存时间也能更久一些。独特的制造过程使小沱茶品尝起来甜味增厚，苦涩减少。

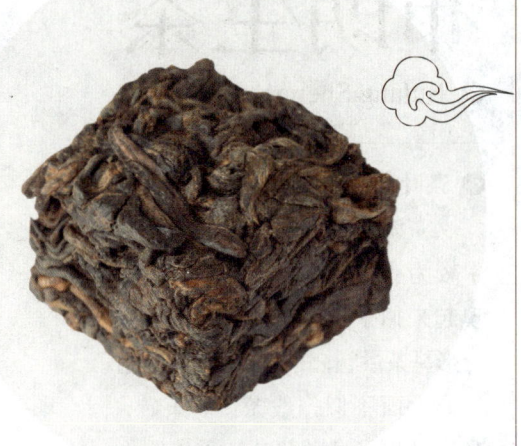

茶汤 黄色鲜明

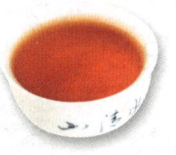

叶底 粗老均匀

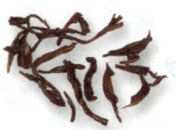

最佳产地

云南省。

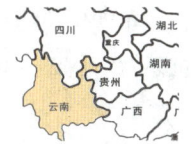

选购要点

选择条索较紧且结实，内窝呈圆形且较深的小沱茶。

贮藏提示

选取有色玻璃瓶、瓷坛或锡瓶保存，注意保洁，因为小沱茶内含有不安定因素而诱发茶变。

保健功效

1.防辐射作用：经研究表明，普洱小沱茶具有防辐射作用，能解除电脑辐射等引起的伤害。

2.防癌作用：普洱茶中含有丰富的抗癌元素，常饮普洱茶能够有效地杀死癌细胞，从而达到抗癌作用。

茶叶特点

1.外形：紧致结实
2.色泽：褐红油润
3.汤色：黄色鲜明
4.香气：陈香醇厚
5.叶底：粗老均匀
6.滋味：回味甘甜

冲泡品饮

备具
盖碗1个，普洱小沱茶3克及其他茶具或装饰茶具若干。

冲泡
将准备好的茶叶快速放进茶碗，加盖摇动茶碗。

品茶
待茶汤稍凉，先抿一口，口感厚实饱满，浓醇甜润。

【云·南·黑·茶】

布朗生茶

Bulang Shengcha

茶叶介绍

布朗生茶是云南出产的黑茶中较为有名的一种。布朗生茶轻嗅起来似乎带有浓重的麦香味，外形呈茶饼状，饼香悠远怡人，条索硕大而不似一般茶饼、茶砖，是通过收采最嫩芽叶纯手工制作而成。此茶微显毫，尝起来茶味清甜。

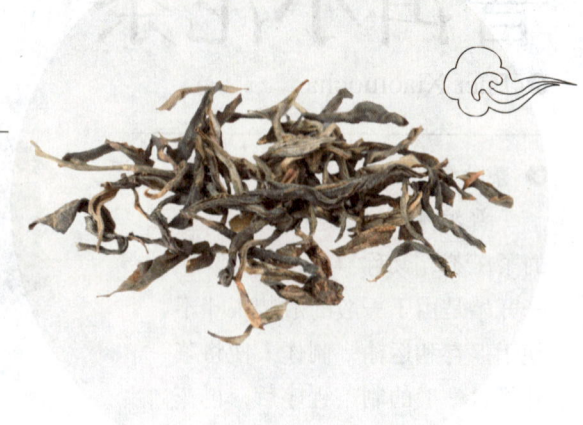

最佳产地

云南省。

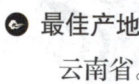

选购要点

选购此茶时可以通过闻气味和看颜色来辨别。一般都是打开绵纸，直接拿到鼻尖轻嗅一下，深深对茶哈一口气，然后再闻茶所散发出来的味道；看颜色方面，熟茶老的颜色一般会褪为棕色，生茶的话，越老的颜色就会越深。

茶汤 金黄透亮

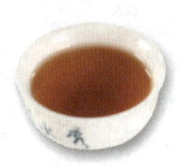

叶底 柔软匀称

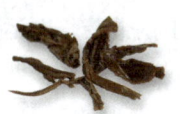

保健功效

1.散风解表：布朗生茶能祛痰、止渴生津、消暑、解热、抗感冒、解毒，可作为攻补兼备的良药。

2.减轻烟毒：长期吸烟者常饮布朗生茶，能排解体内毒素，预防疾病，减轻烟毒所带来的长期危害，也有助于舒缓神经，饮后喉底生甘。

茶叶特点

1.外形：条索肥硕　　4.香气：略有蜜香
2.色泽：嫩绿油润　　5.叶底：柔软匀称
3.汤色：金黄透亮　　6.滋味：细腻厚重

冲泡品饮

备具	冲泡	品茶
过滤杯1个，茶壶1个，布朗生茶5克。	将茶叶过滤，再倒入90~100℃热水，滤去第一遍水，再入茶壶热水冲泡，盖上壶盖闷泡。	茶中散发着浓浓麦香，略带蜜香，稍晃茶壶，分入杯中品饮。

【云·南·黑·茶】

橘普茶

- Jupucha

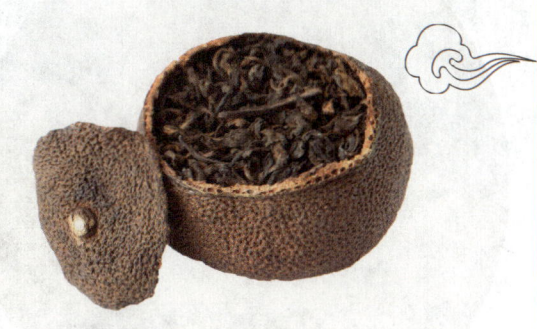

- 茶叶介绍

　　橘普茶,又称陈皮普洱茶、柑普茶,乃五邑特产之一,是选取了具有"千年人参,百年陈皮"之美誉的新会柑皮与云南陈年熟普洱,经过一系列复杂的制作工序加工而成的特型紧压茶。

- 最佳产地

　　陈皮产自广东省新会市,普洱茶叶产自云南省西双版纳傣族自治州。

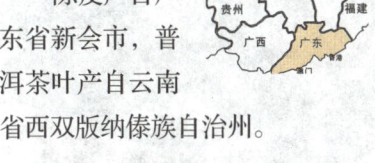

茶汤 深红褐色

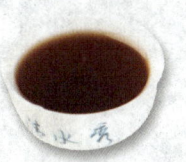

叶底 黑褐均匀

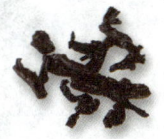

- 选购要点

　　选购时,以陈皮薄而无焦味者为佳品,除果皮盖处破口外,其他地方应完整无残缺,色泽均匀,无发霉、受潮现象,其存放的时间越久,口感越佳。

- 保健功效

　　1.养胃作用:橘普茶进入肠胃后会形成保护膜附着在胃表层,对胃部起保护作用,常饮有益。

　　2.解酒作用:茶叶中含有的茶碱具有利尿作用,能促使酒精快速排出体外,因此能减少酒醉后的不良反应。

- 贮藏提示

　　置于阴凉、干燥、通风的地方贮藏,时间越久,茶效越好。

- 茶叶特点

1. 外形:果圆完整
2. 色泽:红褐光润
3. 汤色:深红褐色
4. 香气:陈香浓郁
5. 叶底:黑褐均匀
6. 滋味:醇厚滑爽

- 冲泡品饮

备具
紫砂壶或盖碗1个,橘普茶3克及其他茶具或装饰茶具若干。

冲泡
用茶匙将茶叶取出,拨入玻璃杯中,再放入少许陈皮,往壶中冲入沸水至七分满即可。

品茶
片刻后,汤色呈现深红褐色,香气陈香浓郁,叶底黑褐均匀,入口醇厚滑爽。

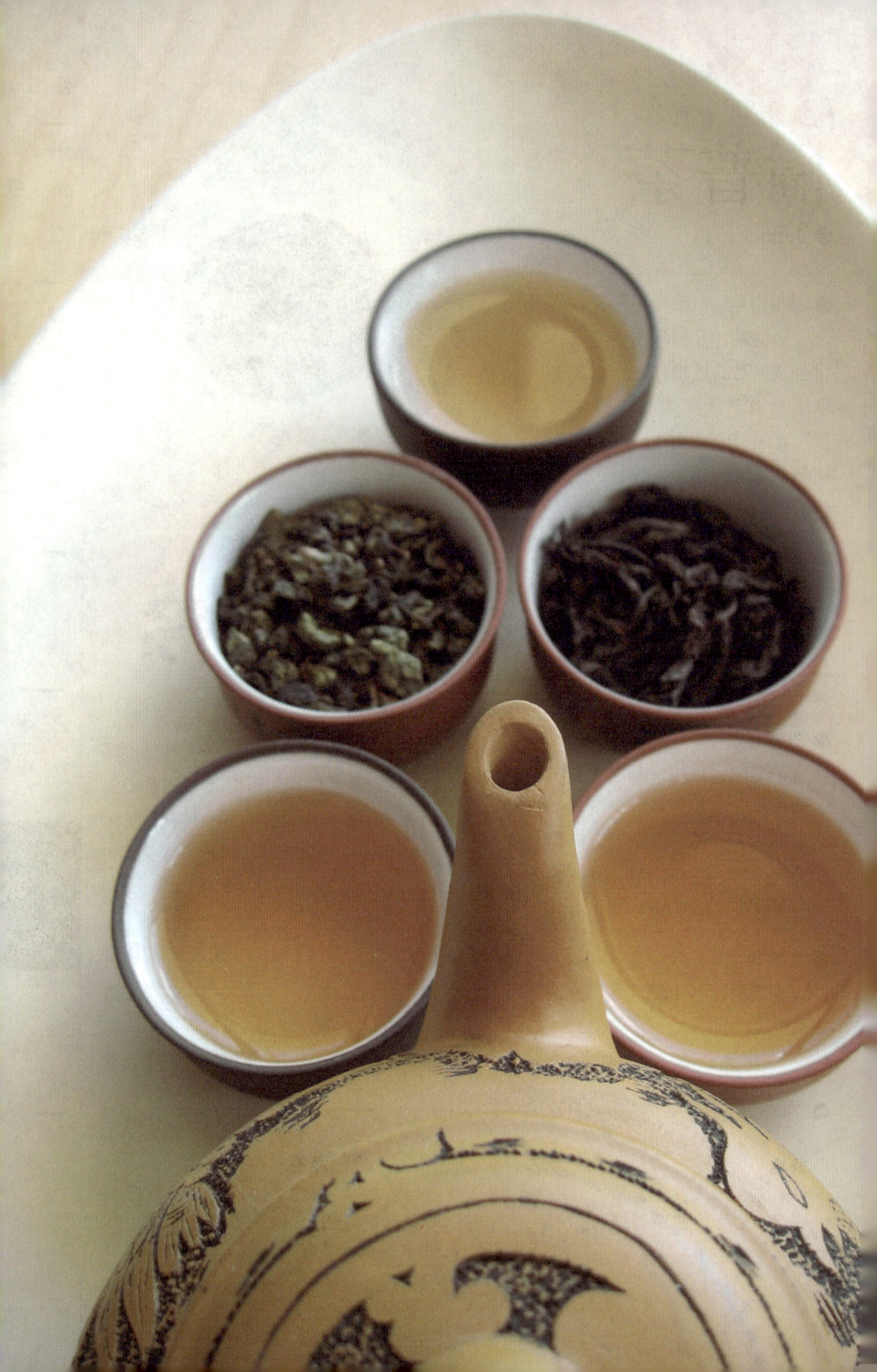

第七章 乌龙茶 Wulongcha

乌龙茶又称为「青茶」，属于半发酵茶，在我国几大茶类中是具有鲜明特色的茶叶品种。乌龙茶是经过杀青、萎凋、摇青、半发酵、烘焙等工序后制出的品质优异的茶类。

乌龙茶是中国特有的茶类品种，主要产于福建的闽北、闽南及广东、台湾省。闽北乌龙有武夷岩茶、水仙、大红袍、肉桂等；闽南乌龙有铁观音、黄金桂等；广东乌龙有凤凰单枞、凤凰水仙、岭头单枞等；台湾乌龙有冻顶乌龙、包种乌龙等。

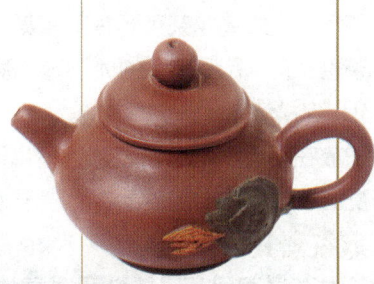

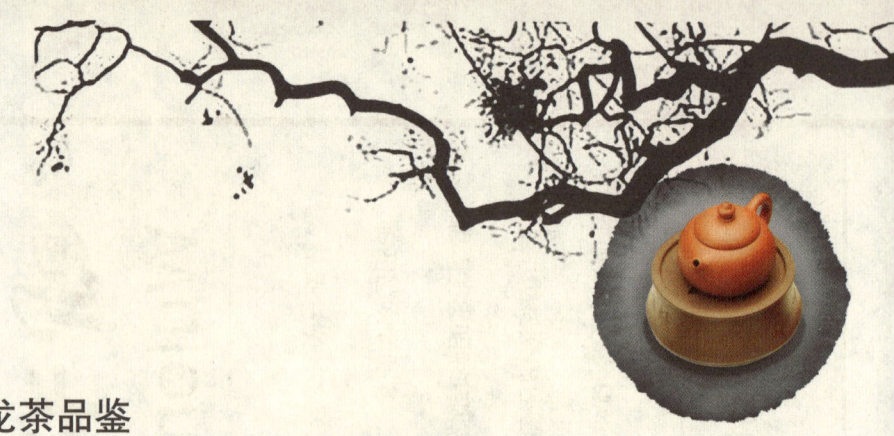

乌龙茶品鉴

乌龙茶是介于绿茶（不发酵茶）与红茶（全发酵茶）之间的半发酵茶，因发酵程度不同，不同的乌龙茶滋味和香气有所不同，但都具有浓郁花香、香气高长的显著特点。乌龙茶因产地和品种不同，茶汤或浅黄明亮，或橙黄、橙红。入口后香气高长，回味悠长，它既有红茶的浓鲜，又有绿茶的清香。

营养成分

乌龙茶中含有机化学成分达450多种，无机矿物元素达40多种。茶叶中的有机化学成分主要有：茶多酚类、植物碱、蛋白质、氨基酸、维生素、果胶素、有机酸、脂多糖、糖类、酶类、色素等。无机矿物元素主要有：钾、钙、镁、钴、铁、锰、铝、钠、锌、铜、氮、磷、氟等。

营养功效

1.降血脂：乌龙茶有防止和减轻血中脂质在主动脉粥样硬化作用。饮用乌龙茶还可以降低血液黏稠度，防止红细胞集聚，改善血液高凝状态，增加血液流动性，改善微循环。

2.抗衰老：饮用乌龙茶可以使血中维生素C含量保持较高水平，尿中维生素C排出量减少，因此可以增强人体抗衰老能力。

3.降低胆固醇：当食物太油腻时，最好能够搭配乌龙茶，这样不但有饱腹感，还可以去除油腻。

选购窍门

外形：宜选择条索结实、肥厚卷曲的优质乌龙茶。
色泽：宜选择色泽油亮、砂绿、鲜亮的优质乌龙茶。
茶汤：优质乌龙茶茶汤金黄清澈，劣质乌龙茶茶汤呈暗红色。
茶香：宜选购有花香的优质乌龙茶，不宜选购有烟味或者其他异味的乌龙茶。

保存方法

需放在干燥、避光、密封、不通风、没有异味的容器（如瓷罐、铁罐、竹盒、木盒、瓦坛子）等中，加盖密封后置于冰箱内冷藏。

泡茶器具与水温

乌龙茶适宜用有吸香性和透气性的紫砂壶来冲泡；宜用100℃滚开的水加满茶器。以100℃矿泉水来冲泡乌龙茶效果更佳。

乌龙茶茶艺展示——安溪铁观音的泡茶步骤

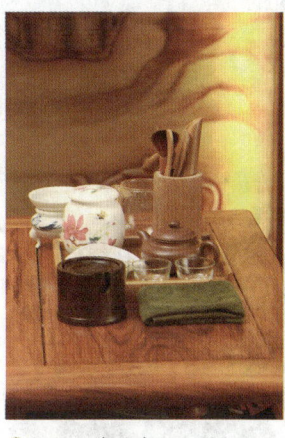

①备具：紫砂壶、公道杯、品茗杯、茶叶罐、茶荷、茶匙等。

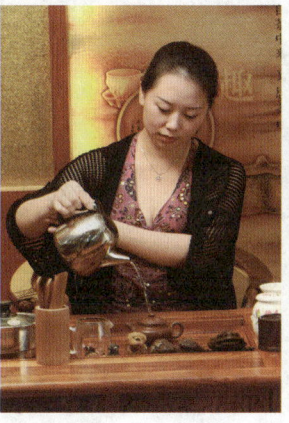

②温具：将热水冲入紫砂壶中，进行淋壶。用温壶的水温公道杯和品茗杯。

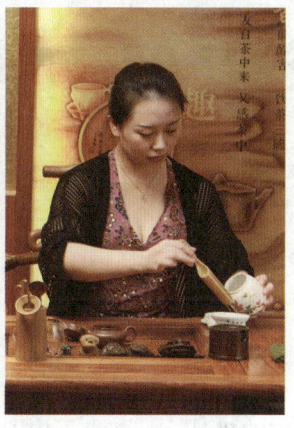

③取茶：用茶匙将铁观音从茶罐中取出，并轻轻拨入紫砂壶中。

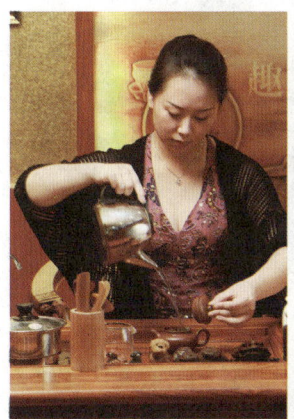

④冲泡：采用悬壶高冲法用水的力量使茶在紫砂壶中翻滚。

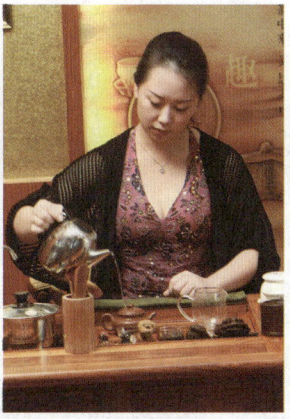

⑤淋壶：冲泡后要进行淋壶以保持壶温。

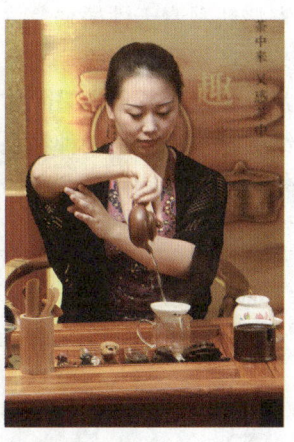

⑥出汤：将茶汤从紫砂壶中倒入公道杯中，使茶汤均匀。

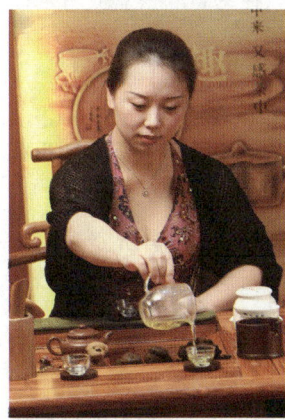

⑦斟茶：将茶汤分入各个品茗杯中。

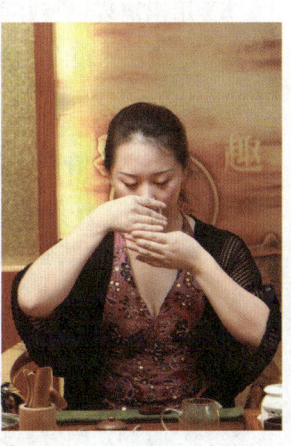

⑧闻香：安溪铁观音香高持久。

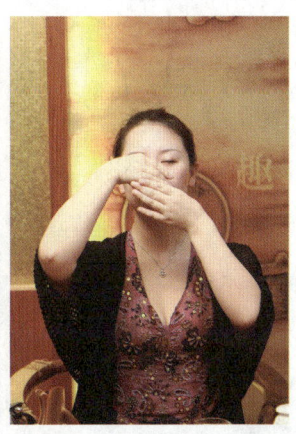

⑨品茶：安溪铁观音醇厚甘鲜。

茶艺师吴蕴菁 中级

【福·建·乌·龙·茶】

安溪铁观音

Anxi Tieguanyin

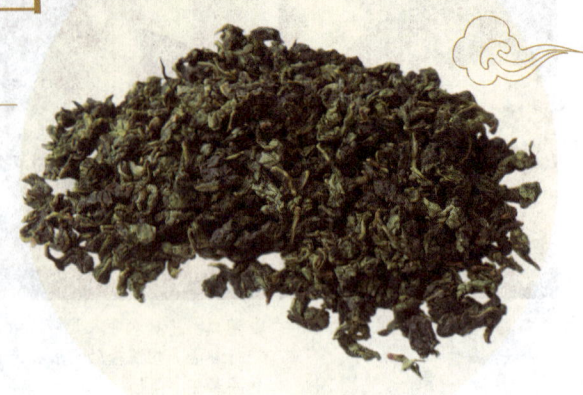

茶叶介绍

铁观音,又称红心观音、红样观音,主产地是福建安溪。安溪铁观音闻名海内外,被视为乌龙茶中的极品,且跻身于中国十大名茶和世界十大名茶之列,以其香高韵长、醇厚甘鲜而驰名中外。安溪铁观音天性娇弱,抗逆性较差,产量较低,萌芽期在春分前后,停止生长期在霜降前后,"红芽歪尾桃"是纯种铁观音的特征之一,是制作乌龙茶的特优品种。

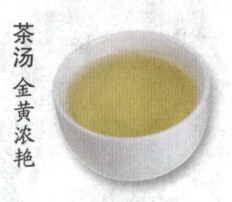

茶汤 金黄浓艳

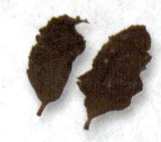

叶底 沉重匀整

最佳产地

福建省安溪县。

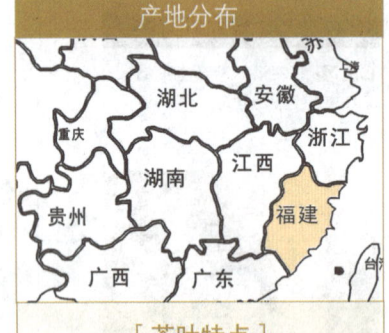

产地分布

[茶叶特点]

1. 外形:肥壮圆结
2. 色泽:色泽砂绿
3. 汤色:金黄浓艳
4. 香气:香高持久
5. 叶底:沉重匀整
6. 滋味:醇厚甘鲜

选购要点

茶条卷曲,肥壮圆结,沉重匀整,色泽砂绿,冲泡后汤色金黄浓艳似琥珀,有天然馥郁的兰花香,滋味醇厚甘鲜,回味悠久者为最佳品。

贮藏提示

用铝箔袋包装好存放在密封的铁盒或者木盒中,冷藏在冰箱内,避光、干燥。

保健功效

1. 解毒、消食、去油腻:茶叶中有一种叫黄酮的混合物,具杀菌解毒作用。

2. 美容、减肥、抗衰老:医学研究表明,铁观音的粗儿茶素组合,具较强抗化活性,可消除细胞中的活性氧分子,从而使人体免受衰老疾病侵害。

3. 防癌、增智:安溪铁观音含硒量很高,在六大茶类中居前列,而硒能刺激免疫蛋白及抗体抵御疾病，抑制癌细胞发生和发展。

制作工序

铁观音一年分四季采制，以春茶品质最好，秋茶次之，夏、暑茶品质较次。采摘标准为嫩梢形成驻芽后，顶叶刚开展呈小开面时，采摘二三叶。要求做到不折断叶片，不折叠叶张，不碰碎叶尖，不带单片，不带鱼叶和老梗。铁观音制作严谨，技艺精巧。首先要经过晒青、凉青，晒青时间以午后4时阳光柔和时为宜，叶子宜薄摊。然后做青、炒青，炒青的进行要求及时，当做青时叶青味消失，香气初露即应抓紧进行。接着揉捻，铁观音的揉捻是多次反复进行的。初揉3~4分钟，解块后即行初焙。初焙后茶叶成品香气敛藏，滋味醇厚，外表色泽油亮。再经由复焙、复包揉、文火慢烤、拣颠等多道工序，最后才形成品质优异的铁观音茶。

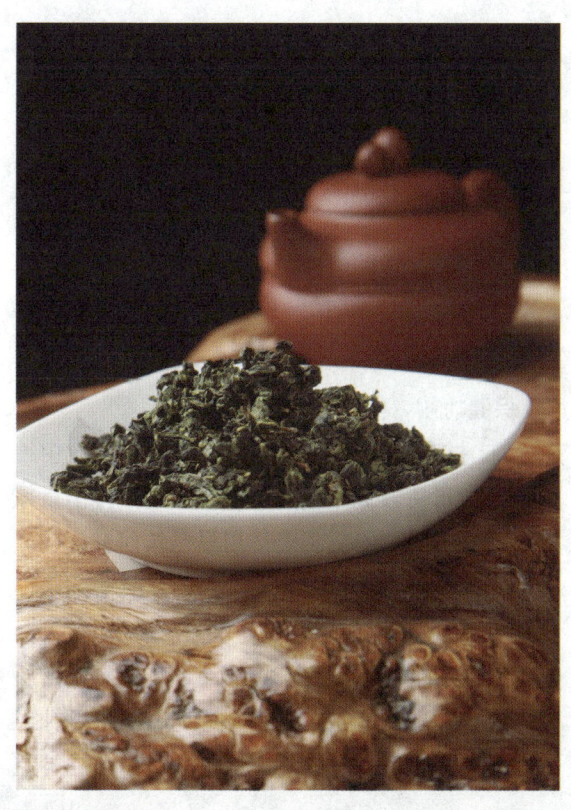

冲泡品饮

备具 盖碗、茶匙、茶荷、品茗杯各1个，铁观音3~4克。

洗杯、投茶 将开水倒入盖碗中进行冲洗，弃水不用，将茶叶拨入盖碗中。

冲泡 冲入100℃左右的水，加盖冲泡1~3分钟。

赏茶 冲泡后，闻茶香则香高持久，观茶汤金黄浓艳，看叶底沉重匀整。

出汤 冲泡结束后，即可将茶汤从盖碗中倒入品茗杯中进行品饮。

品茶 入口后，滋味醇厚甘鲜，微带蜂蜜味。

特别提醒

品饮铁观音不仅对人体健康有益，还可增添无穷乐趣。但有三忌：

1.空腹不饮，否则会感到饥肠辘辘，头晕欲吐。

2.睡前不饮，否则难以入睡。

3.冷茶不饮，冷茶性寒，对胃不利。

【福·建·乌·龙·茶】

武夷大红袍
Wuyi Dahongpao

茶叶介绍

武夷大红袍，因早春茶芽萌发时，远望通树艳红似火，如同红袍披树，故而得名。大红袍素有"茶中状元"之美誉，乃岩茶之王，堪称国宝。此茶产于福建省武夷山市，各道工序全部由手工操作，以精湛的工艺特制而成。成品茶香气浓郁，滋味醇厚，有明显"岩韵"特征，饮后齿颊留香，经久不退，冲泡九次犹存原茶的桂花香真味，被誉为"武夷茶王"。

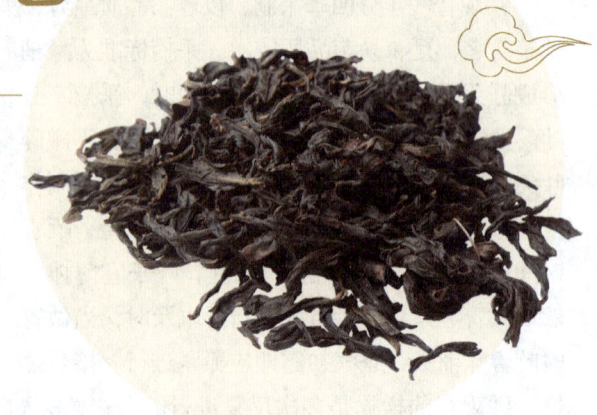

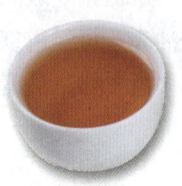
茶汤 橙黄明亮

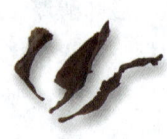
叶底 沉重匀整

最佳产地

福建省武夷山区。

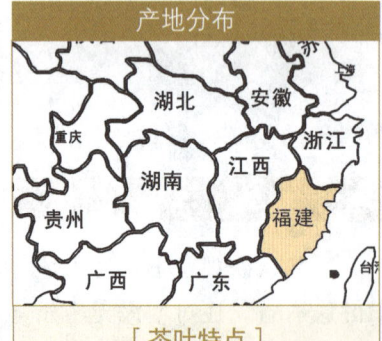
产地分布

茶叶特点

1. 外形：条索紧结
2. 色泽：绿褐鲜润
3. 汤色：橙黄明亮
4. 香气：香高持久
5. 叶底：沉重匀整
6. 滋味：醇厚甘鲜

选购要点

以外形条索紧结，色泽绿褐鲜润，冲泡后汤色橙黄明亮，叶片红绿相间，典型的叶片有绿叶红镶边者为最佳品。

贮藏提示

铝箔袋包装好存放在密封的铁盒或者木盒中，冷藏在冰箱内，要求避光、干燥。

保健功效

1. 抗衰老：饮用武夷大红袍可以使血中维生素C含量持较高水平，尿中维生素C排出量减少，而维生素C的抗衰老作用早已被研究证明。因此，饮用武夷大红袍可以从多方面增强人体抗衰老能力。

2. 提神益思，消除疲劳：武夷大红袍所含的咖啡因较多，咖啡因能促使人体中枢神经兴奋，增强大脑皮质的兴奋过程，起到提神益思、清心的效果。

3. 预防疾病：茶中的儿茶素能降低血液中的胆固醇，抑制血小板凝集，可以降低动脉硬化发生率。

制作工序

武夷大红袍的加工工艺十分精细，主要包括晒青、凉青、做青、炒青、初揉、复炒、复揉、走水焙、簸拣、摊凉、拣剔、复焙、再簸拣、补火等多道工序。首先一开始的茶叶采摘标准是茶青新鲜，无表面水，无破损，中、小开面三叶，均匀一致。新梢芽叶伸育较成熟，正形成驻芽之中、小开面采三叶为最佳。大红袍茶叶烘干工艺能起到稳定茶叶品质，补充杀青效果的作用，使茶叶在较长时间的贮藏下不变质。大红袍茶叶制作工序繁复，工艺细致，对不同原料鲜叶，根据不同情况灵活运用焙制技术，还要根据其含水量多少和品种特性等来制作。

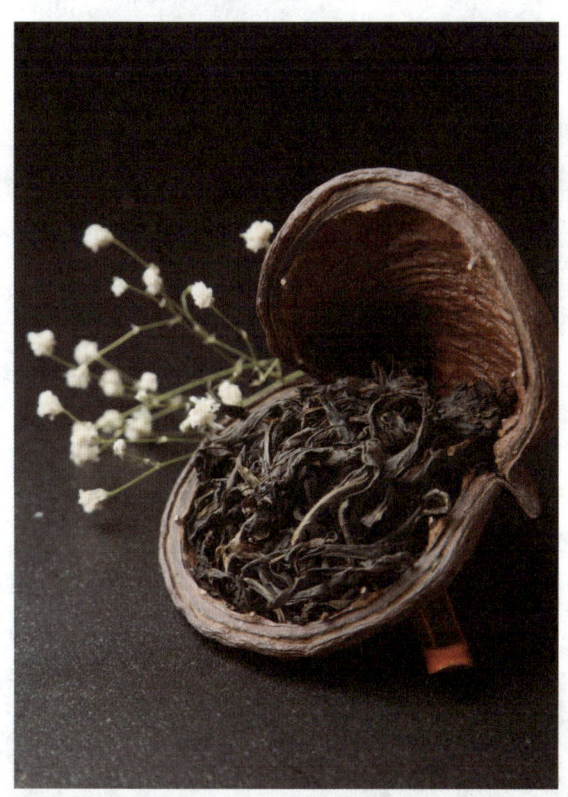

冲泡品饮

备具 紫砂壶、茶匙、茶荷、品茗杯各1个，武夷大红袍5克左右。

洗杯、投茶 将开水倒入盖碗中进行冲洗，弃水不用，将茶叶拨入盖碗中。

冲泡 冲入100℃左右的水，加盖冲泡2~3分钟。

赏茶 冲泡后，香高持久并有兰花香，"岩韵"明显，茶汤橙黄明亮，叶底红绿相间。

出汤 冲泡结束后即可将茶汤从紫砂壶中倒入品茗杯中。

品茶 入口后，滋味醇厚甘鲜，冲泡7~8次后，仍然有原茶的真味。

特别提醒

1. 忌喝新茶：因为新茶中含有未经氧化的多酚类、醛类及醇类等，对人的胃肠黏膜有较强的刺激作用，所以忌喝新茶。

2. 品茶时可以把茶叶咀嚼后咽下去，因为茶叶中含有胡萝卜素、粗纤维和其他营养物质，对人体有益。

【福·建·乌·龙·茶】

铁罗汉

Tieluohan

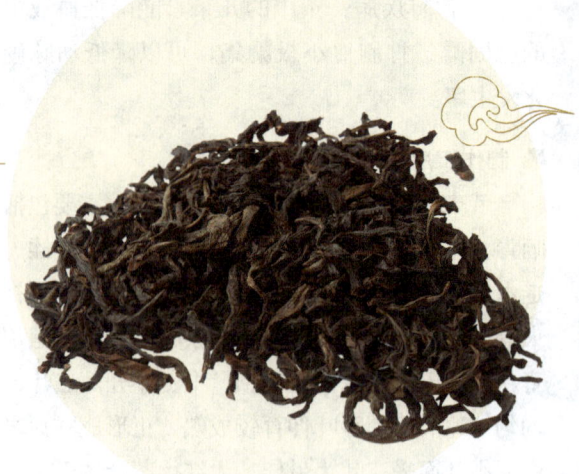

茶叶介绍

铁罗汉茶产于闽北"秀甲东南"的名山武夷。铁罗汉树生长在岩缝之中，主要分布在武夷山内山（岩山），20世纪80年代以来，武夷山市已扩大栽培，国内一些科研、教学单位有引种。武夷岩铁罗汉具有绿铁罗汉之清香、红铁罗汉之甘醇，是中国乌龙铁罗汉中之极品。铁罗汉属半发酵，制作方法介于绿铁罗汉与红铁罗汉之间。

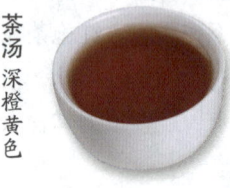

茶汤 深橙黄色

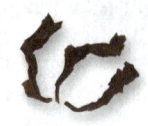

叶底 软亮匀齐

最佳产地

福建省武夷山区。

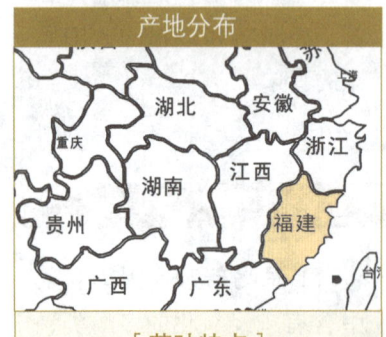

产地分布

[茶叶特点]

1. 外形：壮结匀整
2. 色泽：绿褐鲜润
3. 汤色：深橙黄色
4. 香气：香高持久
5. 叶底：软亮匀齐
6. 滋味：醇厚甘鲜

选购要点

条形壮结、匀整，色泽绿褐鲜润，冲泡后铁罗汉汤呈深橙黄色，清澈艳丽；叶底软亮，叶缘朱红，叶心淡绿带黄者为最佳品。

贮藏提示

铝箔袋包装好存放在密封的铁盒或者木盒中，冷藏在冰箱内，避光、干燥。

保健功效

1. 有助于延缓衰老：铁罗汉多酚具有很强的抗氧化性和生理活性，是人体自由基的清除剂，能阻断脂质过氧化反应，清除活性酶。

2. 有助于抑制心血管疾病：铁罗汉多酚，有助于斑状增生受到抑制，使形成血凝黏度增强的纤维蛋白原降低，凝血变清，从而抑制动脉粥样硬化。

3. 有助于防癌和抗癌：铁罗汉多酚可以阻断

亚硝酸胺等多种致癌物质在体内合成，并具有直接杀伤癌细胞和提高机体免疫力的功效。

制作工序

铁罗汉采摘时间一般是每年的5月初开始，标准是以驻芽二叶或驻芽三、四叶为主。加工铁罗汉的各道工艺均是由手工操作，技艺精湛，制作出来的成茶经饮耐泡，冲泡9次仍有余香。最佳的夏茶茶叶采摘时间是在夏季之前，秋茶则是立秋之后。然后做青，这是为了让茶叶的苦水走失，达到突出香气、滋味的目的（也有把做青叫作萎凋的，包含有走水、摇青、等青、发酵等工序，这些程序交替进行，多次繁复）。接着是炒青，这是茶叶的一个揉碾过程，目的是让茶叶剩余茶汁被挤压出来。然后是将茶叶烘干，铁罗汉通常都用复焙方式使茶叶更具耐力。挂杯香、杯底香、汤底香通透，这些都是复火焙茶的功效，所以在初焙时用多少火功是比较讲究的。

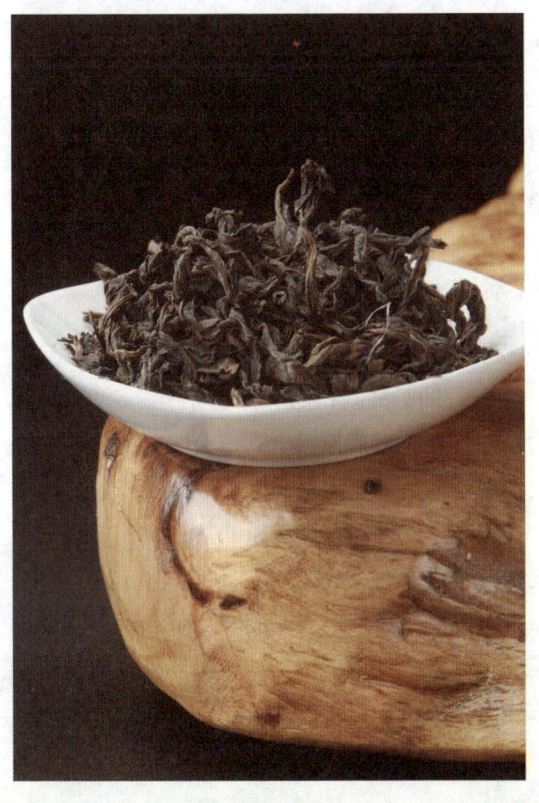

冲泡品饮

备具 盖碗、茶匙、茶荷、品茗杯各1个，铁罗汉3~4克。

洗杯、投茶 将开水倒入盖碗中进行冲洗，弃水不用，将茶叶拨入盖碗中。

冲泡 冲入100℃左右的水，加盖冲泡1~3分钟。

赏茶 冲泡后，茶香四溢，茶汤清澈，叶底均匀齐整。

出汤 冲泡结束后，即可将茶汤从盖碗中倒入品茗杯中进行品饮。

品茶 入口后，滋味醇厚甘鲜，令人怀想。

特别提醒

1. 铁罗汉很耐冲泡，冲泡七八次仍有香味；品饮铁罗汉建议用小壶小杯的方式，才能品尝岩铁罗汉之巅的韵味。

2. 喝浓茶要小心"茶醉"：即心慌、头晕、四肢无力等症状。如发生"茶醉"应马上吃些饭菜或糖果以解"醉"。

【福·建·乌·龙·茶】
白鸡冠
Baijiguan

茶叶介绍

白鸡冠是武夷山四大名丛之一。生长在慧苑岩火焰峰下外鬼洞和武夷山公祠后山的茶树，叶色淡绿，绿中带白，芽儿弯弯又毛绒绒的，形态就像白锦鸡头上的鸡冠，故名白鸡冠。白鸡冠多次冲泡仍有余香，适制武夷岩茶（乌龙茶），抗性中等，适宜在武夷乌龙茶区种植，用该鲜叶制成的乌龙茶，是武夷岩茶中的精品。其采制特点与大红袍相似。

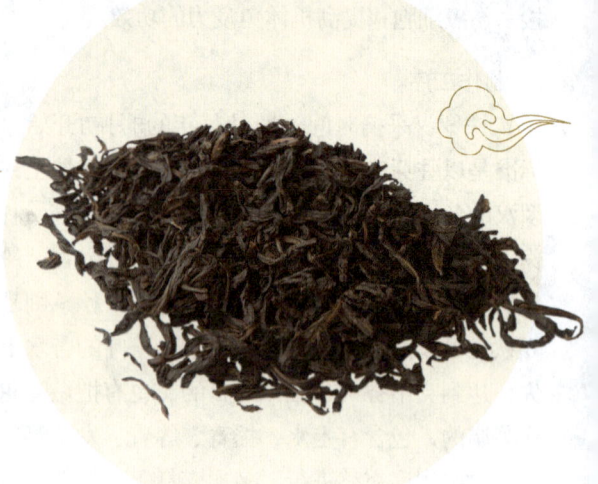

茶汤 橙黄明亮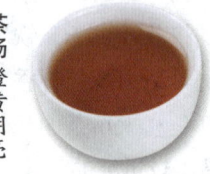

叶底 沉重匀整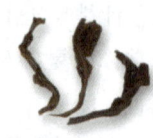

最佳产地

福建省武夷山区。

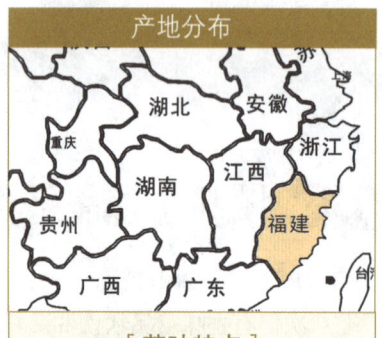

产地分布

[茶叶特点]

1. 外形：条索紧结
2. 色泽：米黄带白
3. 汤色：橙黄明亮
4. 香气：香高持久
5. 叶底：沉重匀整
6. 滋味：醇厚甘鲜

选购要点

色泽米黄呈乳白，汤色橙黄明亮，入口齿颊留香者为最佳品。

贮藏提示

铝箔袋包装好存放在密封的铁盒或者木盒中，冷藏在冰箱内，避光、干燥。

保健功效

1. 有助于抑制和抵抗病毒菌：茶多酚有较强的收敛作用，对病原菌、病毒有明显的抑制和杀灭作用，对消炎止泻有明显效果。

2. 消除危害美容与健康的活性氧：白鸡冠对皮肤具有一定的保健作用。

3. 行气通脉：白鸡冠能发汗解表；咖啡碱还能刺激肾脏，促使尿液加速排出体外，提高肾脏的滤出率，减少有害物质的滞留时间，十分适合心血管病人饮用。

制作工序

白鸡冠的采摘时间一般是在5月中旬，标准是以驻芽二、三叶，驻芽三、四叶为主。茶叶采摘要求是下午15:00以后的嫩叶，采摘标准为小开面至中开面，且匀整、新鲜。其制作时还要经过驻青，具体做法是把茶青及时、均匀摊在竹席或水筛上，鲜叶摊放厚度小于15厘米，并使鲜叶保持疏松。每间隔1～2小时翻动一次。接下来是晒青，注意晒青应避免强阳光曝晒，严格控制在下午17:00～19:00之间。凉青的时候则要防止风吹、日光直接照射。紧接着是做青。做青完成以后就是杀青，杀青时以"高温杀青，先高后低"为原则。揉捻是要使杀青叶扭曲成条。再经过初烘、初包揉、复烘、复包揉、烘干等工序，该茶的制作就完成了。制作出的优质的白鸡冠毛茶应当是色泽墨绿中带米黄色，香气幽长，滋味醇厚较甘爽。

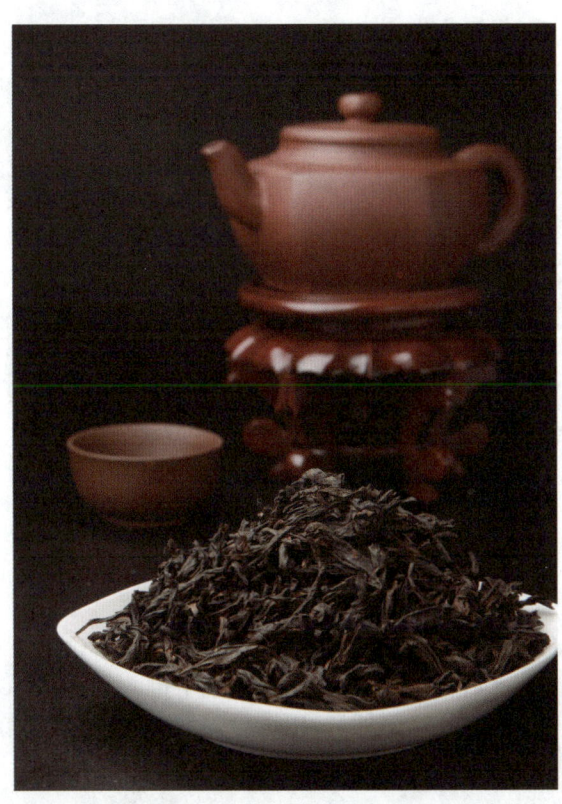

冲泡品饮

备具 紫砂壶、茶匙、茶荷、品茗杯各1个，白鸡冠3～5克左右。

▼

洗杯、投茶 将开水倒入碗中冲洗，将茶叶拨入盖碗中。

▼

冲泡 冲入100℃左右的水，加盖冲泡2～3分钟。

▼

赏茶 冲泡后，茶香清鲜浓长，有百合花的香味。茶汤橙黄明亮。

▼

出汤 冲泡结束后，即可将茶汤倒入杯中进行品饮。

▼

品茶 入口后，滋味醇厚甘鲜，唇齿留香，具有活、甘、清、香的特色，让人神清目朗，回味无穷。

特别提醒

1.胃寒的人过多饮用会引起肠胃不适。神经衰弱者、失眠者临睡前不宜饮茶，正在哺乳的妇女也要少饮茶。

2.忌用茶水服药，忌喝隔夜茶。因为茶中的鞣酸会与很多药物结合产生沉淀，阻碍吸收，影响药效。

【福·建·乌·龙·茶】

水金龟

Shuijingui

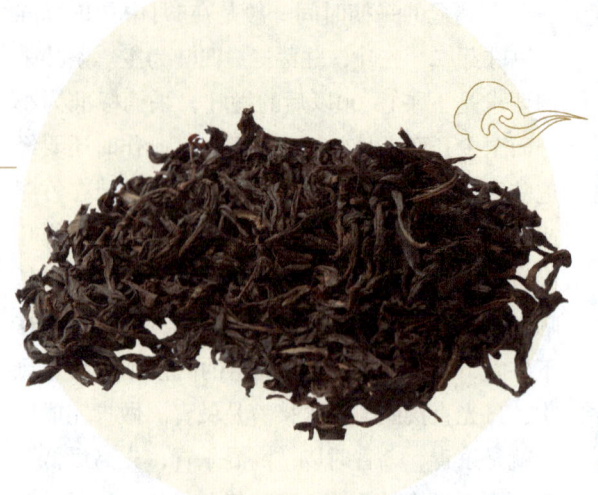

茶叶介绍

水金龟是武夷岩茶"四大名丛"之一，产于武夷山区牛栏坑社葛寨峰下的半崖上，因茶叶浓密且闪光模样宛如金色之龟而得此名。水金龟属半发酵茶，有铁观音之甘醇，又有绿茶之清香，具鲜活、甘醇、清雅与芳香等特色，是茶中珍品。每年5月中旬采摘，以二叶或三叶为主，色泽绿中透红，滋味甘甜，香气高扬。浓饮且不见苦涩。

茶汤 汤色金黄

叶底 软亮匀整

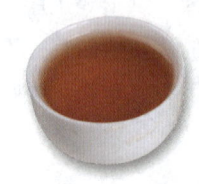

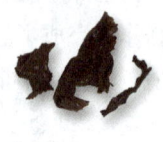

最佳产地

福建省武夷山区。

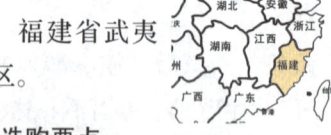

选购要点

条索肥壮，自然松散，色泽绿褐油润呈宝光的水金龟。

贮藏提示

铝箔袋包装好存放在密封的铁盒或者木盒中，冷藏在冰箱内，避光、干燥。

保健功效

1.延缓衰老：水金龟多酚具有很强的抗氧化性和生理活性，能阻断脂质过氧化反应。

2.抑制心血管疾病：水金龟多酚，有助于使形成血凝黏度增强的纤维蛋白原降低，凝血变清，从而抑制动脉粥样硬化。

茶叶特点

1.外形：紧结弯曲
2.色泽：墨绿带润
3.汤色：汤色金黄
4.香气：清细幽远
5.叶底：软亮匀整
6.滋味：甘醇浓厚

冲泡品饮

备具	冲泡	品茶
盖碗、茶匙、茶荷、品茗杯各1个，水金龟3~5克。	将开水倒入盖碗中进行冲洗，弃水后将茶叶拨入碗中。冲入开水，加盖冲泡2~3分钟。	冲泡片刻后，即可将茶汤从盖碗中倒入品茗杯中进行品饮。入口后，滋味甘醇浓厚。

【福·建·乌·龙·茶】
本山茶
Benshancha

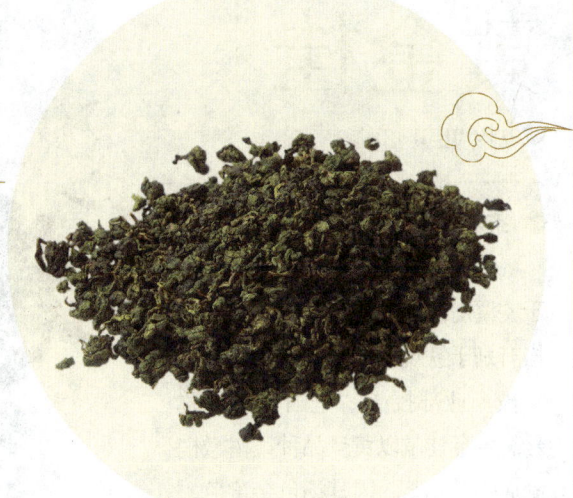

茶叶介绍
本山茶原产于安溪西尧阳，制乌龙茶品质优良，质量好的与铁观音相近似，制红茶、绿茶品质中等。本山茶系安溪四大名茶之一。据1937年庄灿彰的《安溪茶业调查》介绍："中叶类，中芽种。树姿开张，枝条斜生，分枝细密；叶形椭圆，叶薄质脆，叶面稍内卷，叶缘波浪明显，叶齿大小不匀，芽密且梗细长，花果颇多。"

茶汤 金黄明亮

叶底 肥壮匀整

最佳产地
福建省安溪县。

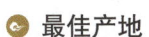

选购要点
要选购叶色泽砂绿，油光闪亮，条索紧结，肥壮结实，香气高长的本山茶叶。

贮藏提示
铝箔袋包装好存放在密封的铁盒或者木盒中，冷藏为宜。

保健功效
1. 减肥作用：本山茶中的咖啡碱、肌醇等，能调节脂肪代谢，所以饮用此茶能减肥。

2. 防龋齿作用：茶中含有氟，氟离子与牙齿的钙质有很大的亲和力，有助于提高牙齿防酸抗龋能力，起防龋齿作用。

茶叶特点
1. 外形：条索紧结
2. 色泽：油润砂绿
3. 汤色：金黄明亮
4. 香气：香气高长
5. 叶底：肥壮匀整
6. 滋味：醇厚鲜爽

冲泡品饮

备具
盖碗、茶匙、茶荷、品茗杯各1个，本山茶3~4克。

冲泡
冲入100℃左右的水，加盖冲泡1~5分钟。

品茶
香气高长，茶汤金黄明亮，入口后，滋味醇厚鲜爽，是公认的铁观音的替代品。

【福·建·乌·龙·茶】
黄金桂
Huangjingui

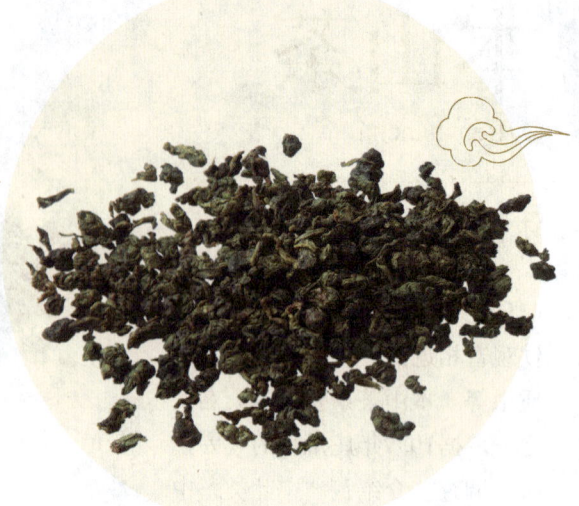

茶叶介绍

黄金桂，属乌龙茶类，原产于安溪虎邱美庄村，是乌龙茶中风格有别于铁观音的又一极品，1986年被商业部授予"全国名茶"称号。黄金桂是以黄旦品种茶树嫩梢制成的乌龙茶，因其汤色金黄色，有奇香似桂花，故名黄金桂（又称黄旦）。在现有乌龙茶品种中是发芽最早的一种，制成的乌龙茶香气极高，所以在产区有"清明茶""透天香"之誉。

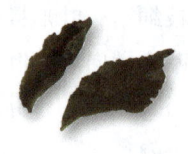

茶汤 金黄明亮　　叶底 柔软明亮

最佳产地

福建省安溪县。

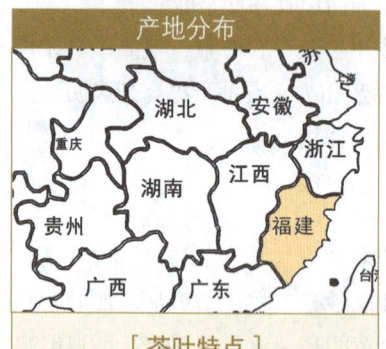

产地分布

[茶叶特点]
1.外形：条索紧细
2.色泽：色泽润亮
3.汤色：金黄明亮
4.香气：幽雅鲜爽
5.叶底：柔软明亮
6.滋味：纯细甘鲜

选购要点

条索紧细，色泽润亮，香气幽雅鲜爽，带桂花香，滋味纯细甘鲜，汤色金黄明亮，叶底中央黄绿，边沿朱红，柔软明亮者为最佳品。

贮藏提示

铝箔袋包装好存放在密封的铁盒或者木盒中，冷藏在冰箱内，避光、干燥。

保健功效

1. 抗衰老：黄金桂的粗儿茶素组合，具较强抗氧化活性，可消除细胞中的活性氧分子，从而使人体免受衰老疾病侵害。

2. 防癌抗癌：安溪黄金桂含硒量很高，而硒能刺激免疫蛋白及抗体抵御疾病，抑制癌细胞发生和发展。

3. 防治龋齿：安溪黄金桂中的锰、铁、氟以及钾、钠含量高于其他茶叶，其中尤以含氟量高名列各茶类之首，对防治龋齿和老年骨质疏松症效果显著。

制作工序

黄金桂的采制工艺十分考究，只有掌握恰当，才能充分发挥其品种特性。首先就是茶叶的采摘，茶叶质量直接影响着制成成品茶的品质。其茶叶采摘的标准为：新梢伸育形成驻芽后，顶叶呈小开面或中开面时采下二叶、三叶。茶叶过嫩成茶香低味苦涩，过老则味薄，香粗次。其他则与铁观音采摘要求相同，以午后14~16时为最佳的采摘时间。初制工序基本与制铁观音相同。首先要经过晒青、凉青，然后做青、炒青，接着就是进行多次的揉捻，初揉3~4分钟，随后进行初焙。初焙后茶叶成品香气开始呈现出来，然后再经过一系列的复焙、复包揉、文火慢烤、拣颠等多道工序，最后完成黄金桂茶叶的制作工序。

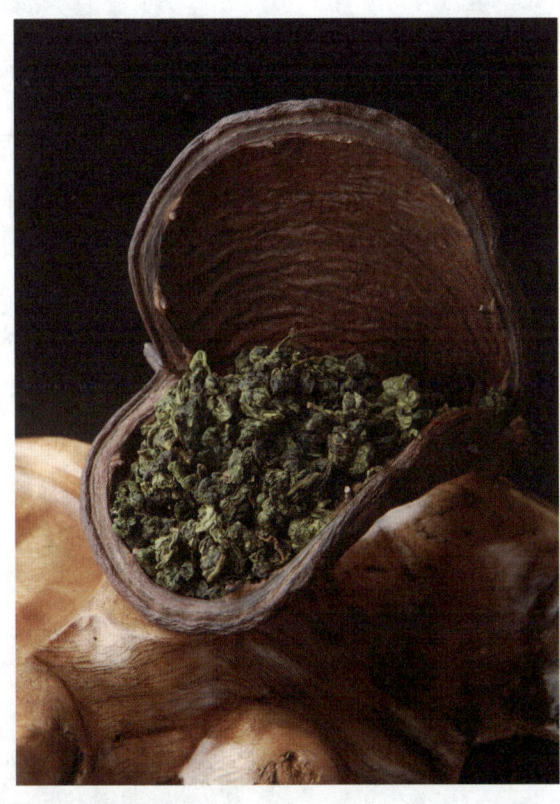

冲泡品饮

备具 盖碗、茶匙、茶荷、品茗杯各1个，黄金桂3~4克。

▼

洗杯、投茶 将开水倒入盖碗中进行冲洗，弃水不用，将茶叶拨入盖碗中。

▼

冲泡 冲入100℃左右的水，加盖冲泡2~3分钟。

▼

赏茶 冲泡后，茶香幽雅鲜爽，岩韵明显。茶汤金黄明亮，叶底柔软明亮。

▼

出汤 将茶汤从盖碗中倒入品茗杯中进行品饮。

▼

品茶 入口后，滋味纯细甘鲜，令人回味隽永。

特别提醒

1.泡茶的水最好是纯净水或矿泉水，茶具则以宜兴的陶器、景德镇的瓷器最佳。

2.水温要求：由于乌龙茶黄金桂包含的某些特别的芳香物质需要在高温的条件下才能完全挥发出来，所以一定要用沸水来冲泡。

【福·建·乌·龙·茶】

武夷肉桂

Wuyi Rougui

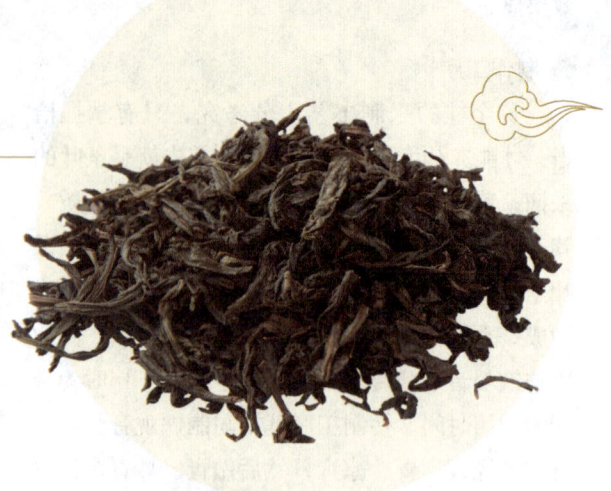

茶汤橙黄清澈

叶底匀亮齐整

茶叶介绍

武夷肉桂，又名玉桂，属乌龙茶类，产于福建武夷山。由于品质优异，性状稳定，是乌龙茶中的一枝奇葩。武夷肉桂除了具有岩茶的滋味特色外，更以其香气辛锐持久的高品种香备受人们的喜爱。肉桂的桂皮香明显，香气久泡尤存。20世纪90年代后武夷肉桂跻身中国十大名茶之列，主要就是因它的奇香异质。

最佳产地

福建省武夷山区。

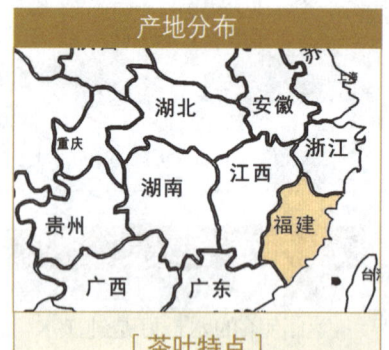

产地分布

[茶叶特点]

1. 外形：匀整卷曲
2. 色泽：乌润褐禄
3. 汤色：橙黄清澈
4. 香气：桂皮香味
5. 叶底：匀亮齐整
6. 滋味：醇厚回甘

选购要点

要选购质优的武夷肉桂，一般外形条索匀整卷曲，肥壮紧结，茶叶色泽褐禄，油润而显得有光泽，冲泡之后，茶香辛锐而持久，桂皮香气十分明显者质优。

贮藏提示

铝箔袋包装好存放在密封的铁盒或者木盒中，冷藏在冰箱内，避光、干燥。

保健功效

1. 降血脂作用：饮用武夷肉桂可以降低血液黏稠度，防止红细胞集聚，改善血液高凝状态，增加血液流动性，改善微循环。

2. 健胃作用：桂皮油刺激嗅觉，能反射地促进胃功能，也能直接对胃黏膜有缓和的刺激作用，使分泌增加，蠕动增强，呈芳香性健胃作用。

3. 抗癌作用：武夷肉桂中含有茶多酚，茶多酚是一种重要而且颇有成效的抗癌物质，常饮武夷肉桂茶对于抑制细胞突变以及防治癌症有一定的益处。

4.护齿作用：武夷肉桂茶汤中含有氟离子，当氟离子与牙齿中的钙质结合以后，会形成一种不易溶于酸的物质，因而能够保护牙齿，使牙齿不受酸性物质所损伤。

制作工序

与武夷茶传统品质特征相反，武夷肉桂是一种香气易成滋味难求的品种，应严格"看青做青"技术，根据不同季节、时期和土壤，灵活掌握采制技术。肉桂是迟芽种，春梢长势旺，不易"开面"，宜分期分批适当嫩采，掌握中小开面采。晴天8～10时采为优，下午14～17时次之。晒青一般20～30分钟一次，以失水率达10%～15%为宜。阳光强度大时，采用两晒两晾方法，以利萎凋均匀。

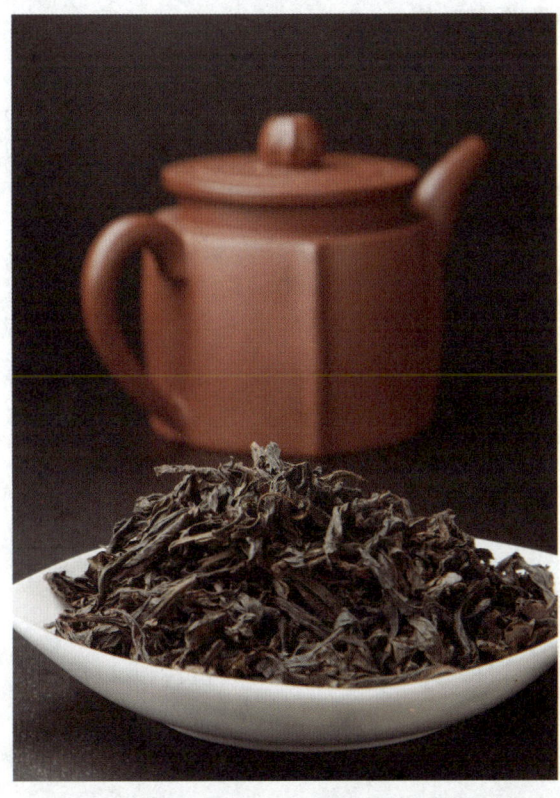

冲泡品饮

备具 紫砂壶、茶匙、茶荷、品茗杯各1个，武夷肉桂3～5克。

洗杯、投茶 将开水倒入盖碗中进行冲洗，弃水不用，将茶叶拨入盖碗中。

冲泡 冲入100℃左右的水，加盖冲泡2～3分钟。

赏茶 冲泡后，茶香辛锐持久，有桂皮香味，茶汤橙黄清澈，叶底匀亮齐整。

出汤 冲泡结束后，即可将茶汤从紫砂壶中倒入品茗杯中进行品饮。

品茶 品质优良的武夷肉桂入口后还带有乳香味，饮后唇齿留香。

特别提醒

1.空腹不饮，否则会感到饥肠辘辘，头晕欲吐，人们称是"茶醉"。

2.睡前最好不饮，否则难以入睡。

3.冷茶不饮，茶冷后性寒，对胃不利。

【福·建·乌·龙·茶】
武夷水仙
Wuyi Shuixian

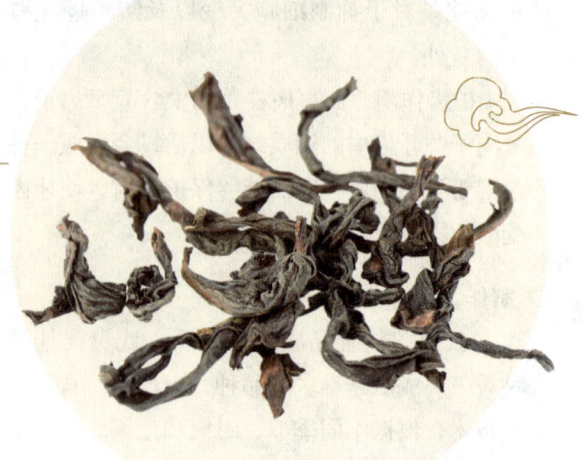

🍵 茶叶介绍
武夷水仙，又称闽北水仙，是以闽北乌龙茶采制技术制成的条形乌龙茶，也是闽北乌龙茶中两个品种之一，水仙是武夷山茶树品种的一个名称。采摘武夷水仙时采用"开面采"，即当茶树顶芽开展时，只采三、四叶，而保留一叶。正常情况下，分四季采摘茶叶，每季相隔约50天。

🍵 最佳产地
福建省境内的武夷山。

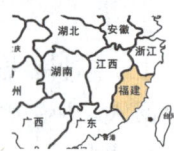

🍵 选购要点
选购武夷水仙时，要以外形紧结沉重，叶端扭曲，色泽乌褐油润，呈"蜻蜓头、青蛙腿"状的武夷水仙为佳品。

🍵 贮藏提示
将茶叶置于通风、干燥的地方，并密封保存起来。

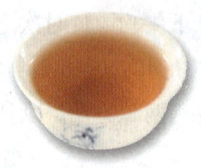

茶汤 清澈橙黄

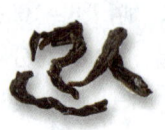

叶底 厚软黄亮

🍵 保健功效
1.杀菌作用：茶叶中含有的茶多酚和鞣酸，能破坏和杀死细菌的蛋白质，从而消炎除菌。

2.抗癌作用：茶叶中含有的黄酮类物质，能起到一定程度的体外抗癌作用。

3.减肥作用：茶叶中含有的茶碱和咖啡碱，能帮助减少脂肪细胞堆积，达到减肥效果。

🍵 茶叶特点
1.外形：紧结匀整　　4.香气：清香浓郁
2.色泽：乌褐油润　　5.叶底：厚软黄亮
3.汤色：清澈橙黄　　6.滋味：醇厚回甘

🍵 冲泡品饮

备具	冲泡	品茶
茶壶或盖碗1个，武夷水仙茶数克及其他茶具或装饰茶具若干。	用茶匙将茶叶从茶荷中拨入壶中，冲入开水。	只见茶叶徐徐伸展，汤色清澈橙黄，入口后满口茶香，喉底回甘。

【福·建·乌·龙·茶】

永春佛手

Rongchun Foshou

茶叶介绍

永春佛手又名香橼、雪梨，是乌龙茶类中风味独特的名贵品种之一。产于闽南著名侨乡永春县，地处戴云山南麓，全年雨量充沛，日夜温差大，适合茶树的生长。佛手茶树品种有红芽佛手与绿芽佛手两种（以春芽颜色区分），以红芽为佳。鲜叶大的如掌，椭圆形，叶肉肥厚，3月下旬萌芽，4月中旬开采，分四季采摘，春茶占40%。

最佳产地

福建省永春县。

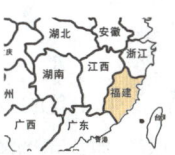

选购要点

要选购茶条紧结肥壮，卷曲，色泽砂绿乌润的永春佛手。

贮藏提示

铝箔袋包装好存放在密封的铁盒或者木盒中，冷藏在冰箱内，避光、干燥。

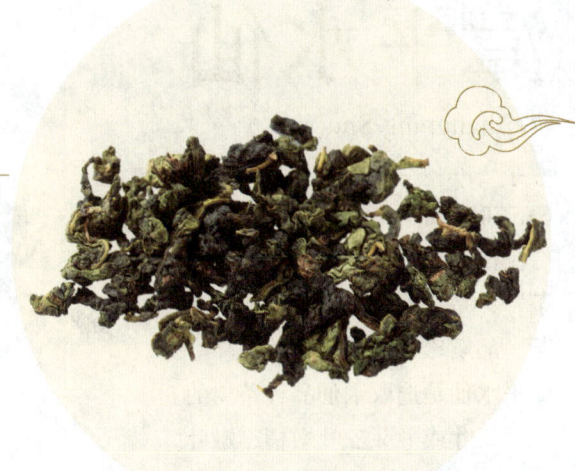

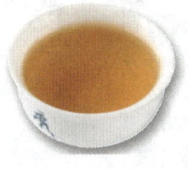

茶汤 橙黄清澈

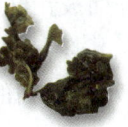

叶底 匀整红亮

保健功效

1.提神益思，消除疲劳：永春佛手所含的咖啡碱较多，能促使人体中枢神经兴奋，增强大脑皮质的兴奋过程，起到提神益思、清心的效果。

2.解热防暑，生津利尿：茶叶中的咖啡碱可起到帮助肾脏排毒和消除人体疲劳的作用。

茶叶特点

1.外形：紧结肥壮
2.色泽：砂绿乌润
3.汤色：橙黄清澈
4.香气：浓锐幽长
5.叶底：匀整红亮
6.滋味：甘厚芳醇

冲泡品饮

备具	冲泡	品茶
盖碗、茶匙、茶荷、品茗杯各1个，永春佛手3~5克。	将茶叶拨入盖碗中。冲入100℃左右的水，加盖冲泡1~3分钟。	冲泡后，茶香浓锐持久，茶汤橙黄清澈，入口后，滋味甘厚鲜醇，回味绵长。

【福·建·乌·龙·茶】
漳平水仙
Zhangping Shuixian

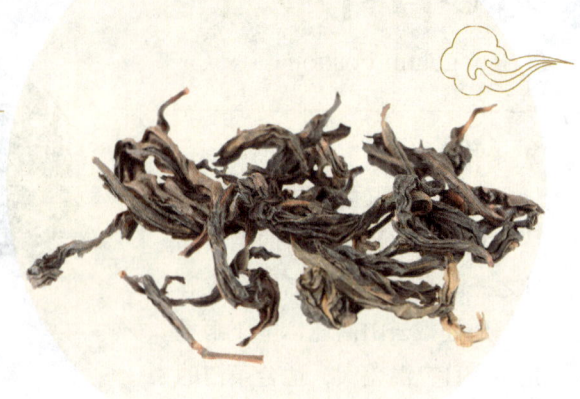

茶叶介绍

漳平水仙,又称"纸包茶",是乌龙茶类中唯一的紧压茶,品质珍奇,极具传统风味。漳平水仙是选取水仙品种茶树的一芽二叶或一芽三叶嫩梢、嫩叶为原料,经晒青、做青、炒青、揉捻、定型、烘焙等一系列工序制作而成,再用木模压造成方饼形状,具有经久藏、耐冲泡,久饮多饮不伤胃的特点。

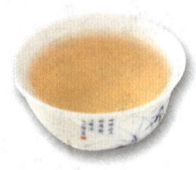
茶汤 橙黄清澈

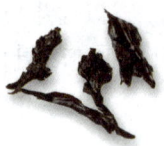
叶底 肥厚软亮

最佳产地

福建省漳平市九鹏溪地区。

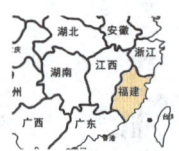

选购要点

选购时,以色泽乌褐油润的为佳品,闻起来清香高长,带有兰花香味者最佳。

贮藏提示

将茶叶贮藏在干燥、避光、低温、密封的环境下,且避免接触异味。

保健功效

1.杀菌作用:茶叶中含的茶多酚和鞣酸,能破坏和杀死细菌的蛋白质,起到消炎除菌的作用。

2.抗癌作用:茶叶中含有的黄酮类物质,如牡荆碱、桑色素、儿茶素等,能起到一定程度的体外抗癌作用。

茶叶特点

1. 外形:紧结卷曲
2. 色泽:乌绿带黄
3. 汤色:橙黄清澈
4. 香气:清高细长
5. 叶底:肥厚软亮
6. 滋味:清醇爽口

冲泡品饮

备具
玻璃杯或盖碗1个,漳平水仙茶3克及其他茶具或装饰茶具若干。

冲泡
用茶匙将茶叶从茶荷中拨入玻璃杯中,冲入80~90℃的水。

品茶
静待片刻,只见茶叶徐徐伸展,汤色橙黄清澈,香气清高细长,入口后清醇爽口。

【福·建·乌·龙·茶】

老枞水仙

Laocong Shuixian

茶叶介绍

老枞水仙是武夷岩茶中之望族，栽培历史已有数百年之久。产区武夷山景区天心村由于其得天独厚的自然环境，遂使水仙品质更加优异。老枞水仙作为武夷岩茶的当家品种——四大名丛之一，与大红袍、肉桂均是闽北乌龙茶的代表。老枞水仙茶叶叶质绵软，养生成分丰富，汤味极浓醇且厚重，汤水顺滑又兼具有陈年茶之味，是水仙茶中极品，为武夷岩茶传统的珍品。

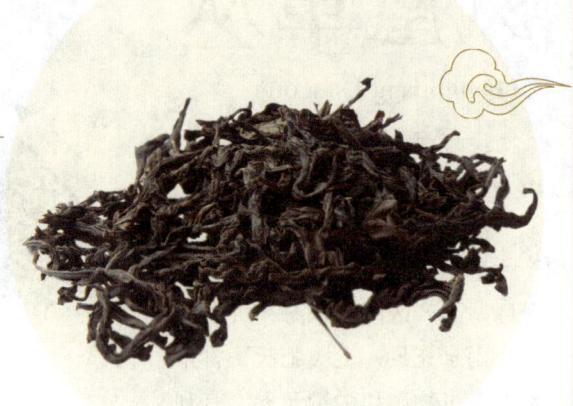

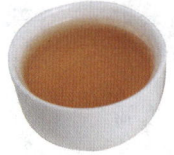

茶汤 清澈橙黄

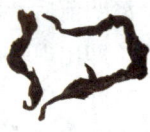

叶底 厚软黄亮

最佳产地

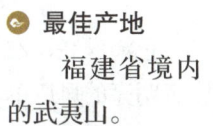

福建省境内的武夷山。

选购要点

要选购条索紧结沉重，叶端扭曲，色泽滑润呈暗砂绿，香气浓郁的老枞水仙。

贮藏提示

放于干燥无异味之处即可。

保健功效

1. 改善肤质，养颜：可改善皮肤过敏，预防老化，美白细肤，防止牙垢与蛀牙。
2. 能够溶解脂肪：达到减肥瘦身的功效。
3. 抗肿瘤、预防老化：可用来消除危害美容与健康的活性氧。

茶叶特点

1. 外形：紧结沉重
2. 色泽：滑润砂绿
3. 汤色：清澈橙黄
4. 香气：浓郁幽长
5. 叶底：厚软黄亮
6. 滋味：醇厚回甘

冲泡品饮

备具
盖碗或者紫砂壶、茶匙、茶荷、品茗杯各1个，老丛水仙3～5克。

冲泡
冲入100℃左右的水，加盖冲泡2～3分钟。

品茶
茶香浓郁，茶汤清澈橙黄，入口后滋味醇厚甘滑，喉韵明显。品尝后齿颊留香，持久生津。

【广·东·乌·龙·茶】
凤凰单丛
Fenghuang Dancong

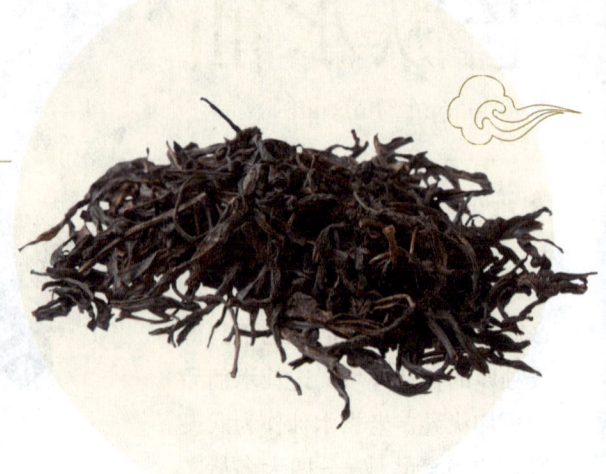

茶汤 橙黄明亮　　叶底 匀亮齐整

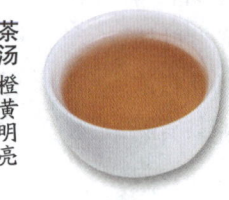
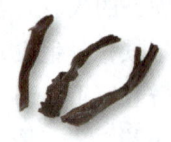

茶叶介绍

凤凰单丛，属乌龙茶类，产于广东省潮州市凤凰镇乌岽山茶区。因产区濒临东海，气候温暖，雨水充足，土壤肥沃，含丰富的有机物质和微量元素，有利于茶树的发育与形成茶多酚和芳香物质。凤凰单丛实行分株单采，清明前后，新茶芽萌发至小开面（即出现驻芽），即按一芽二、三叶（中开面）标准，用骑马采茶手法采摘。

最佳产地

广东潮州市凤凰镇乌岽山。

产地分布

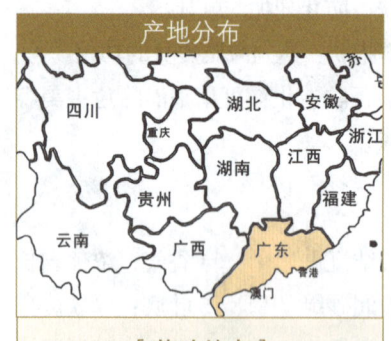

[茶叶特点]

1. 外形：条索紧细
2. 色泽：乌润油亮
3. 汤色：橙黄明亮
4. 香气：香高持久
5. 叶底：匀亮齐整
6. 滋味：醇厚鲜爽

选购要点

选购时，最好选择条索紧细，色泽润亮，滋味醇厚鲜爽，回甘力强，汤色橙黄明亮的凤凰单丛为最佳品。

贮藏提示

铝箔袋包装好存放在密封的铁盒或者木盒中，冷藏在冰箱内，避光、干燥。

保健功效

1.延缓衰老：凤凰单丛多酚具有很强的抗氧化性和生理活性，是人体自由基的清除剂，能阻断脂质过氧化反应，清除活性酶。

2.抑制心血管疾病：凤凰单丛含有茶多酚，有助于使这种斑状增生受到抑制，使形成血凝黏度增强的纤维蛋白原降低，凝血变清，从而抑制动脉粥样硬化。

3.防癌抗癌：凤凰单丛多酚可以阻断亚硝酸

胺等多种致癌物质在体内合成，并具有直接杀伤癌细胞和提高机体免疫力的功效。

制作工序

凤凰单丛黄枝香是凤凰单丛十大花蜜香型珍贵名丛之一，因香气独特，有明显黄栀子花香而得名。该茶有多个株系，单丛茶是按照单株株系采摘，单独制作而成，具有天然的花香。优质的凤凰单丛是以适时的采摘作为基础的，一般晴天的下午是采摘凤凰单丛茶叶的最佳时机。另一重要的制作工序是凉青，晒青的作用是利用光能使得茶叶叶片水分蒸发，它能够诱导茶叶香气的产生。其次就是凉青，这是为晒青所作的补充，起到为茶叶调节水分的作用。紧接着就是晾青，是指将晒青后的茶叶，移置阴凉处静置，然后是碰青，使茶叶中的各种有效成分得以充分利用和发挥，最后再经过一般的炒青、揉捻以及烘焙就完成了。

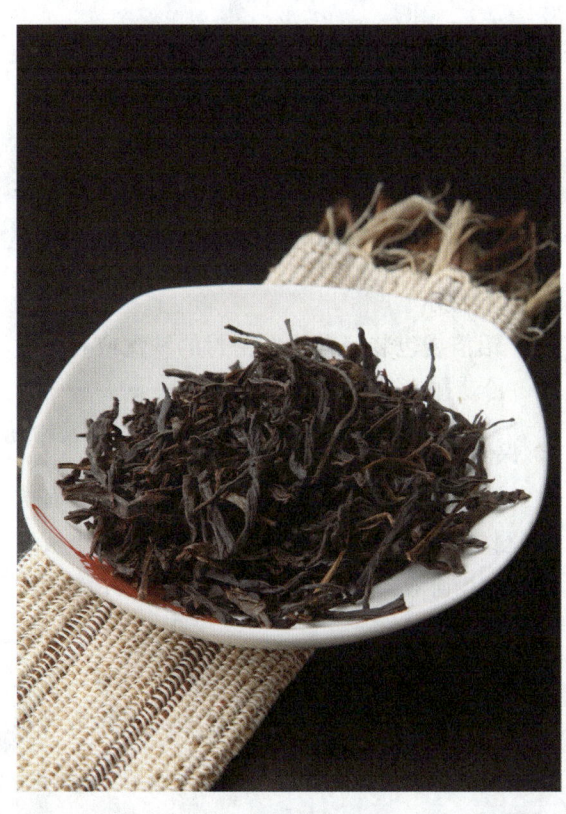

冲泡品饮

备具 盖碗、茶匙、茶荷、品茗杯各1个，凤凰单丛3~5克。

洗杯、投茶 将开水倒入盖碗中进行冲洗，弃水不用，将茶叶拨入盖碗中。

▼

冲泡 冲入100℃左右的水，加盖冲泡1~3分钟。

▼

赏茶 冲泡后，茶汤橙黄明亮，叶底完整，有明显的红边。

▼

出汤 冲泡结束后，即可将茶汤从盖碗中倒入品茗杯中进行品饮。

▼

品茶 入口后，滋味浓厚甘爽，有栀子花香。

特别提醒

1.茶叶一旦受潮，可用干净、没有油腻的锅慢慢烘干。

2.储存不当茶叶会霉变，霉变的茶叶不能再喝，以免对身体造成不必要的影响。

3.泡茶水温：100℃滚开的水，加满茶器。以矿泉水来泡效果更佳。

【广·东·乌·龙·茶】
凤凰水仙
Fenghuang Shuixian

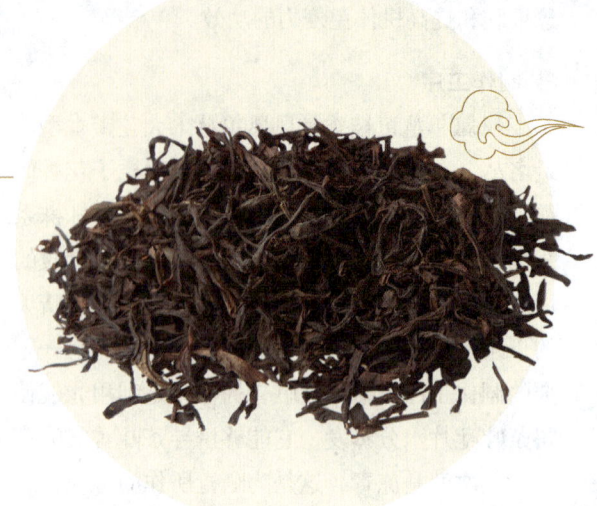

茶叶介绍

凤凰水仙，属乌龙茶类，原产于广东省潮安县凤凰山区。传说南宋末年，宋帝赵昺南下潮汕，路经凤凰山区乌际山，饮此茶后止咳生津，从此广为栽植。凤凰水仙品种分布于广东省潮安、饶平、丰顺、焦岭、平远等县。凤凰水仙由于选用原料优次和制作精细程度不同，按成品品质依次分为凤凰单丛、凤凰浪菜和凤凰水仙三个品级。

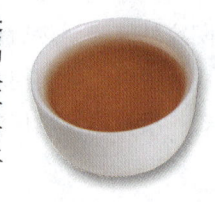

茶汤 橙黄清澈

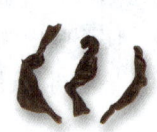

叶底 肥厚柔软

最佳产地

广东省潮安县凤凰山区。

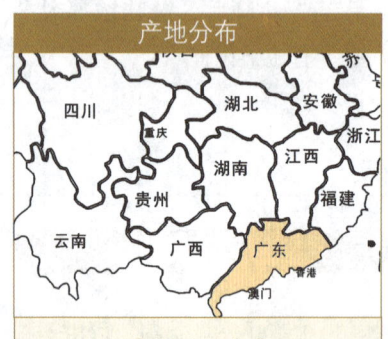

产地分布

[茶叶特点]

1. 外形：挺直肥大
2. 色泽：油润有光
3. 汤色：橙黄清澈
4. 香气：天然花香
5. 叶底：肥厚柔软
6. 滋味：醇爽回甘

选购要点

茶条挺直肥大，色泽黄褐呈鳝鱼皮色，油润有光，茶汤橙黄清澈，沿碗壁显金黄色彩圈，叶底肥厚柔软，边缘朱红，叶腹黄亮，滋味醇爽回甘，具天然花香，香味持久者为最佳品。

贮藏提示

铝箔袋包装好存放在密封的铁盒或者木盒中，冷藏在冰箱内，避光、干燥。

保健功效

1. 抑制心血管疾病：茶中的黄酮醇类具有抗氧化作用，可以有效防止血液凝块、血小板成团，减少血液系统发生病变，因此可以有效地抑制心血管疾病。

2. 抑制和抵抗病毒菌：茶多酚有较强的收敛作用，对病原菌、病毒有明显的抑制和杀灭作用，对消炎止泻有明显效果。

3. 美容护肤：凤凰水仙多酚是水溶性物质，用它洗脸能清除面部的油腻，收敛毛孔，具有消毒、灭菌、抗皮肤老化，减少日光中的紫外线辐射对皮肤的损伤等功效。

制作工序

凤凰水仙春季萌芽早，清明前后开采到立夏为春茶。夏、暑茶在立夏后至小暑间开采。秋茶在立秋至霜降间开采。立冬至小雪采制的为雪片茶。采摘标准为嫩梢形成驻芽后第一叶开展到中开面时为宜。过嫩，成茶苦涩，香不高；过老，茶味粗，不耐泡。采摘时间以午后为最好。

不同类型的鲜叶要一定分开采，分别制。其初制工艺分为：晒青、做青、炒青、揉捻、烘焙等工序。

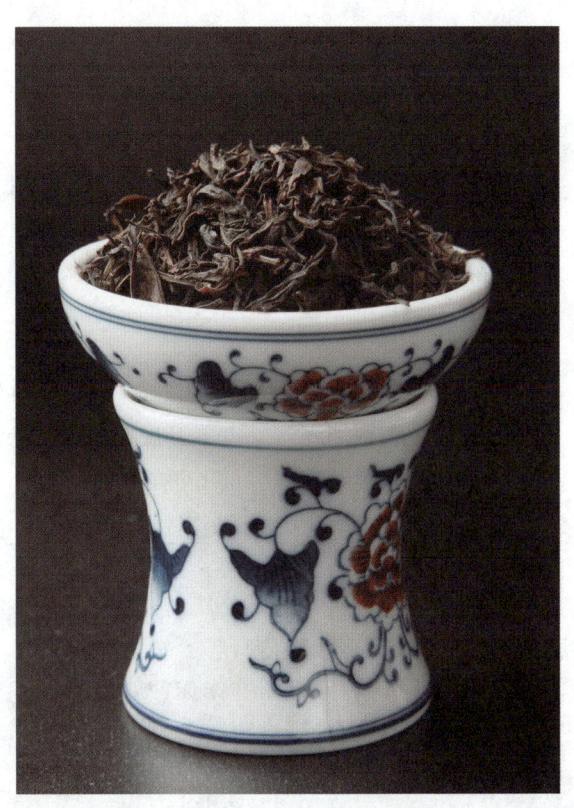

冲泡品饮

备具 盖碗或者紫砂壶、茶匙、茶荷、品茗杯各1个，凤凰水仙3~5克。

洗杯、投茶 将开水倒入盖碗中进行冲洗，弃水不用，将茶叶拨入盖碗中。

冲泡 冲入100℃左右的水，加盖冲泡2~3分钟。

赏茶 冲泡后，有天然花香味，茶汤橙黄清澈，叶底肥厚柔软。

出汤 冲泡结束后，即可将茶汤从盖碗或者紫砂壶中倒入品茗杯中进行品饮。

品茶 入口后，滋味醇爽回甘，喉韵明显，齿颊留香。

特别提醒

1.泡茶水温：100℃滚开的水，加满茶器。

2.泡一杯浓度适中的茶水一般需要10克左右的茶叶。有人喜欢浓茶。其实茶水太浓，浸出过多的咖啡碱和鞣酸，对胃肠刺激性太大。泡一杯茶以后可续水再泡3~4杯。

【广·东·乌·龙·茶】
岭头单丛
Lingtou Dancong

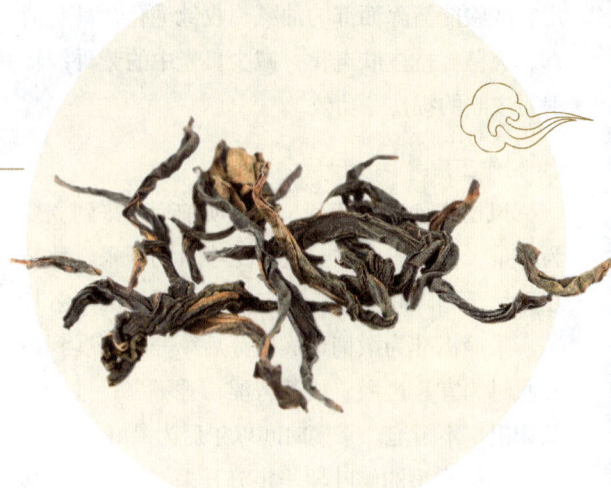

茶叶介绍
　　岭头单丛，又称"白叶单丛"，创制于1961年，是选取鲜叶经过晒青、做青、杀青、揉捻、烘干等工序制成的，其中做青是形成茶品"蜜韵"的关键工序。岭头单丛适宜在年平均温度19~23℃，雨水充沛的山地上种植，且土壤以砾质土为佳，土壤pH值要求在4.5~5.5之间，最佳的种植高度为海拔350~600米。

最佳产地
　　广东省潮州市饶平县。

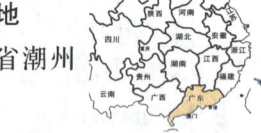

选购要点
　　岭头单丛具有独特的微花浓蜜香味，即"蜜韵"，其花蜜香高锐持久，色泽黄褐油润，尝起来浓醇甘爽，回甘力强。

贮藏提示
　　将茶叶贮藏在常温、干燥、通风的地方即可。

茶汤 橙黄明亮

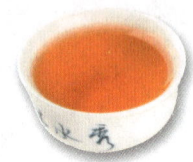

叶底 绿腹红边

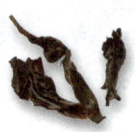

保健功效
　　1.减肥作用：茶叶中含有咖啡碱、茶多酚、维生素C等，常饮还能帮助减肥。

　　2.提神作用：茶叶中含有的咖啡碱，能够刺激大脑皮质，以此来兴奋神经中枢，达到提神醒脑、提高注意力的作用。

茶叶特点
1.外形：紧结壮硕　　4.香气：清香蜜韵
2.色泽：黄褐油润　　5.叶底：绿腹红边
3.汤色：橙黄明亮　　6.滋味：浓醇甘爽

冲泡品饮

备具	冲泡	品茶
红泥壶或白瓷盖碗1个，岭头单丛茶5克及其他茶具或装饰茶具若干。	用茶匙将茶叶从茶荷中拨入，盖满壶底即可。壶中冲入沸水。	静待数秒，轻揭盖，只见茶叶徐徐伸展，汤色橙黄明亮，香气清高悠长，叶底黄绿腹红边。

【台·湾·乌·龙·茶】
福寿凌云
Fushou Lingyun

茶叶介绍

福寿凌云茶产于台湾的台中地区，所处地理环境优越，既有山川之秀，也有含有机物质丰富的自然土壤滋润。由于地处高海拔地区，山间终年有云雾滋养，福寿凌云茶色泽明亮油润，略带些许特殊的花香气息，属于台湾高山高级乌龙茶中的一种，产量虽少质地极佳。

最佳产地

台湾大禹岭茶区。

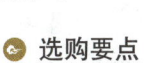

选购要点

因为福寿凌云茶的茶树长于海拔2600米之上，有雨水和雾气的滋润，所以正宗的福寿凌云茶色泽十分耐看，十分鲜明。

贮藏提示

冷藏保存更有利于保留茶叶的原汁原味。

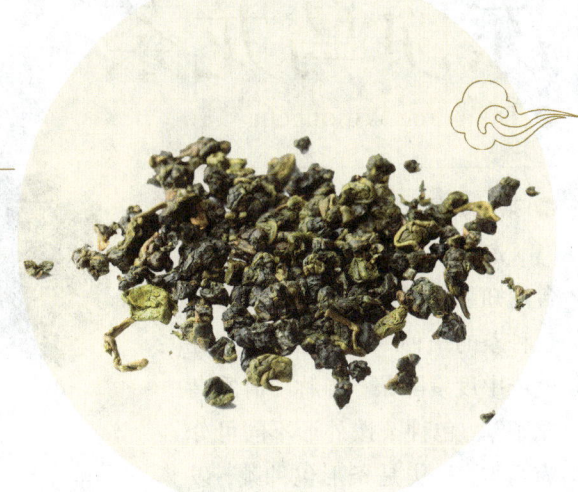

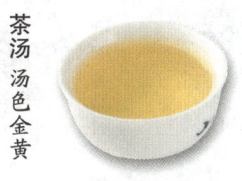
茶汤 汤色金黄

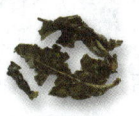
叶底 叶底匀整

保健功效

1.美容护肤、抗衰老：福寿凌云茶属于乌龙茶，因其具有抗衰老、降血脂作用，每天喝一公升乌龙茶能够消除危害美容与健康的活性氧。

2.消除疲劳：每天多饮此茶，能够有效提神益思，杀菌消炎，消除疲劳，预防疾病。

茶叶特点

1.外形：均整紧实
2.色泽：油润鲜明
3.汤色：汤色金黄
4.香气：呈花果香
5.叶底：叶底匀整
6.滋味：醇香甘味

冲泡品饮

备具
准备茶壶及茶杯，其他品茶工具；福寿凌云茶叶3~5克。

冲泡
把沸水倒入茶壶，使得茶叶在茶壶中滚动起来。

品茶
此茶甘甜的雾气中带有花香似的味道。浅斟细饮，喉底回甘，回味无穷。

【台·湾·乌·龙·茶】
冻顶乌龙茶
Dongding Wulongcha

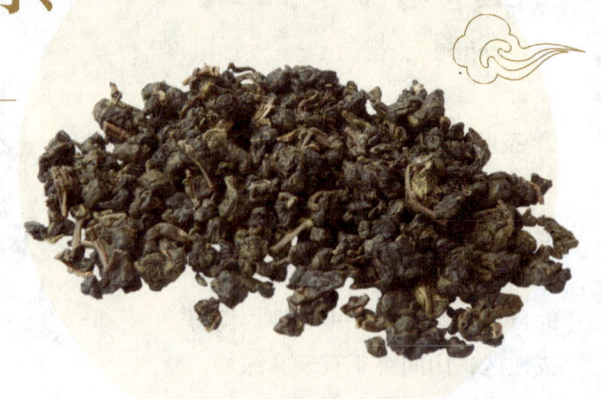

茶汤 黄绿明亮　　叶底 肥厚匀整

茶叶介绍
　　冻顶乌龙茶俗称冻顶茶，是台湾知名度极高的茶，也是台湾包种茶的一种。台湾包种茶属轻度或中度发酵茶，亦称"清香乌龙茶"。包种茶按外形不同可分为两类，一类是条形包种茶，以"文山包种茶"为代表；另一类是半球形包种茶，以"冻顶乌龙茶"为代表。洞顶乌龙茶原产地在台湾南投县的鹿谷乡，是以青心乌龙为主要原料制成的半发酵茶。

最佳产地
　　台湾凤凰山的冻顶山一带。

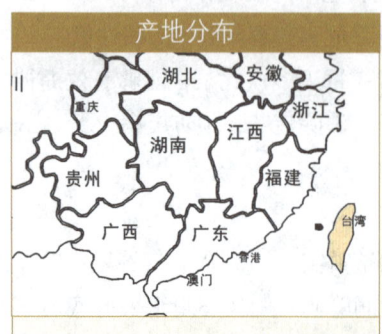

产地分布

[茶叶特点]
1. 外形：紧结卷曲
2. 色泽：墨绿油润
3. 汤色：黄绿明亮
4. 香气：持久高远
5. 叶底：肥厚匀整
6. 滋味：甘醇浓厚

选购要点
　　外观：条索紧结弯曲，色泽墨绿鲜艳，有灰白点状的斑，干茶有强劲的芳香；底边缘有红边，中央部分呈淡绿色；冲泡后汤色橙黄，有像桂花香一样的香气，滋味醇厚，回甘，此类为最佳品。

贮藏提示
　　防晒、防潮、防气味，低温冷藏。

保健功效
　　1.防癌抗癌：科学家通过试验，即用亚硝酸钠和甲基卡胶做致癌前体物，结果发现，饮茶组的大白鼠无一发生食管癌，未饮茶组发生率为100%。这一结果证明，茶叶可阻断亚硝胺的体内内源性的形成。
　　2.降血脂：冻顶乌龙茶有防止和减轻血中脂质在主动脉的粥样硬化作用。饮用冻顶乌龙茶还可以降低血液黏稠度，防止红细胞集聚，改善血液高凝状态，增加血液流动性，改善微循环。这对于防止血管病变，血管内血栓形成均有积极意义。此外，体外血栓形成试验，也表明乌龙茶有抑制血栓形成的作用。

3.抗衰老：饮用冻顶乌龙茶可以使血中维生素C含量持较高水平，尿中维生素C排出量减少，而维生素C的抗衰老作用早已经研究证明。因此，饮用冻顶乌龙茶，可以从多方面增强人体抗衰老能力。

制作工序

冻顶乌龙的鲜叶采摘标准为与新梢顶芽开面采二叶、三叶。不同品种、不同时间采的鲜叶应分开制作。初制工艺依次分为日光（或室内加温）萎凋、室内萎凋（静置与搅拌）、炒青、揉捻、初干、焙干等工序。初干后要经过再揉捻，三次热团揉再焙干。

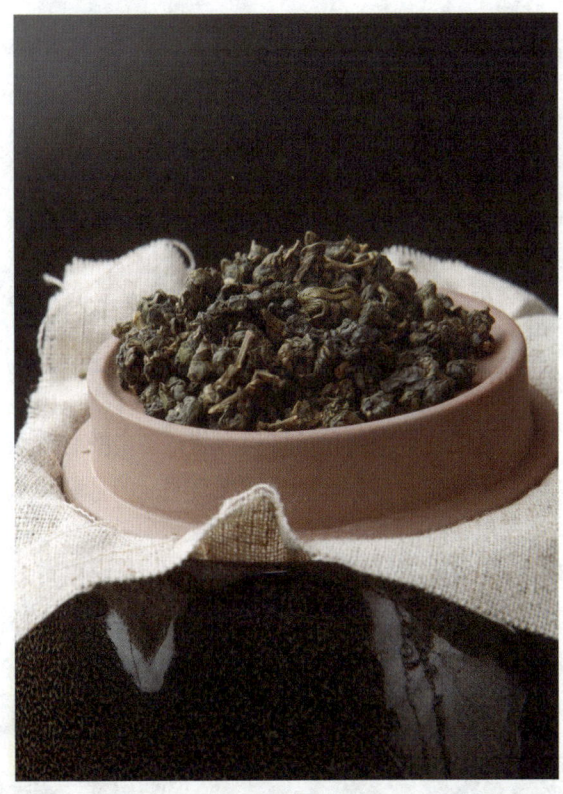

冲泡品饮

备具 陶瓷茶壶、茶匙、茶荷、品茗杯各一个，冻顶乌龙茶3克左右。

▼

洗杯、投茶 将开水倒入盖碗中进行冲洗，弃水不用，将茶叶拨入盖碗中。

▼

冲泡 冲入100℃左右的水，加盖冲泡1~3分钟。

▼

赏茶 冲泡后，茶汤黄绿明亮，叶底肥厚匀整。

▼

出汤 冲泡结束后，即可将茶汤从陶瓷茶壶中倒入品茗杯中进行品饮。

▼

品茶 入口后，滋味甘醇爽滑，喉韵强，饮后唇齿带有花香或成熟果香。

特别提醒

1. 冻顶乌龙茶，用山泉水泡最好，因经由山林下面砂岩层过滤出来泉水，其含矿物质和氯化物很少，此种软水泡茶，清澈甘醇。

2. 泡茶水温：100℃滚开的水，加满茶器。以矿泉水来泡效果更佳。

【台·湾·乌·龙·茶】

阿里山乌龙茶

Alishan Wulongcha

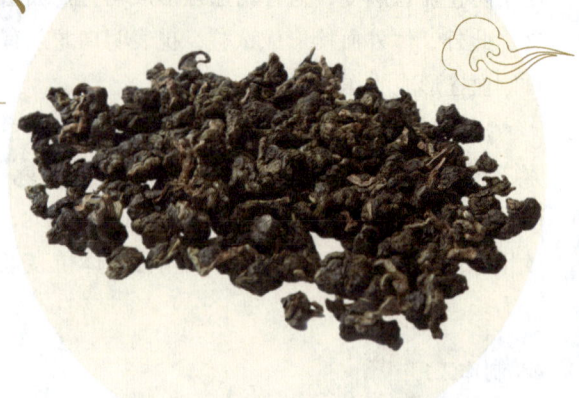

茶叶介绍

阿里山乌龙茶是台湾高山茶代表。因为阿里山高山气候寒冷，早晚云雾笼罩，平均日照短，使得茶树芽叶苦涩成分降低，进而提高了茶叶的甘味。同时也因日夜温差大，茶树生长缓慢，茶叶芽叶柔软，叶肉厚实，果胶质含量高等，这些都是阿里山乌龙茶的特性。阿里山的茶叶多以山泉水灌溉，具有浓厚的高山冷冽茶味，堪称是"世界第一等"好茶。

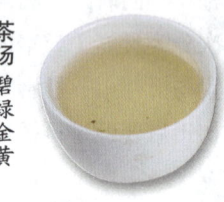

茶汤 碧绿金黄

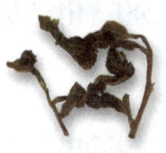

叶底 肥厚匀整

最佳产地

台湾阿里山。

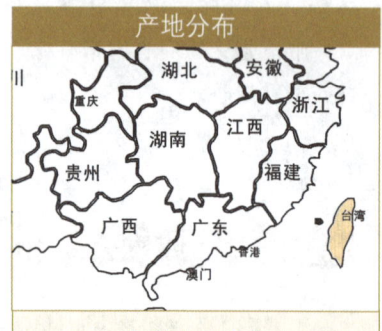

产地分布

[茶叶特点]

1. 外形：条索紧结
2. 色泽：嫩绿油亮
3. 汤色：碧绿金黄
4. 香气：清新典雅
5. 叶底：肥厚匀整
6. 滋味：清爽怡人

选购要点

成茶条索紧结，呈半球形且颗粒大，茶汤清爽怡人，汤色碧绿带金黄，茶香清新典雅者为最佳品。

贮藏提示

铝箔袋包装好存放在密封的铁盒或者木盒中，冷藏在冰箱内，避光、干燥。

保健功效

1.有助于抑制和抵抗病毒菌：茶多酚有较强的收敛作用，对病原菌、病毒有明显的抑制和杀灭作用，对消炎止泻有明显效果。

2.解热防暑，生津利尿：茶中的咖啡碱可刺激肾脏，促使尿液迅速排出体外，提高肾脏的滤出率，减少有害物质在肾脏中的滞留时间。

3.消除疲劳：咖啡碱还可排除尿液中的过量乳酸，有助于使人体尽快消除疲劳。

4.降脂，助消化：茶中的咖啡碱能提高胃液的分泌量，可以帮助消化，增强分解脂肪的能力。

制作工序

优质阿里山乌龙茶的制造，鲜叶原料标准为一芽二叶。著名的"膨风茶"则选用一芽一叶为原料。其初制工艺经过日光或加温萎凋、室内萎凋（静置与搅拌）、炒青、回软、揉捻、初干、焙干等道工序。以上工序与包种茶基本相同，唯在炒青后加有"回软"处理。台湾乌龙日光萎凋或加温萎凋历时较久，程度较重，以叶面光泽消失，呈波浪状隆起，嫩梗表面呈现皱纹，心芽及第一叶柔软下垂，减重率为20%～28%为适度。经过这一系列工序制成后的优质阿里山乌龙茶一般茶汤汤色呈琥珀般的橙红色，叶底淡褐有红边，叶基部呈淡绿色，叶片完整无缺。

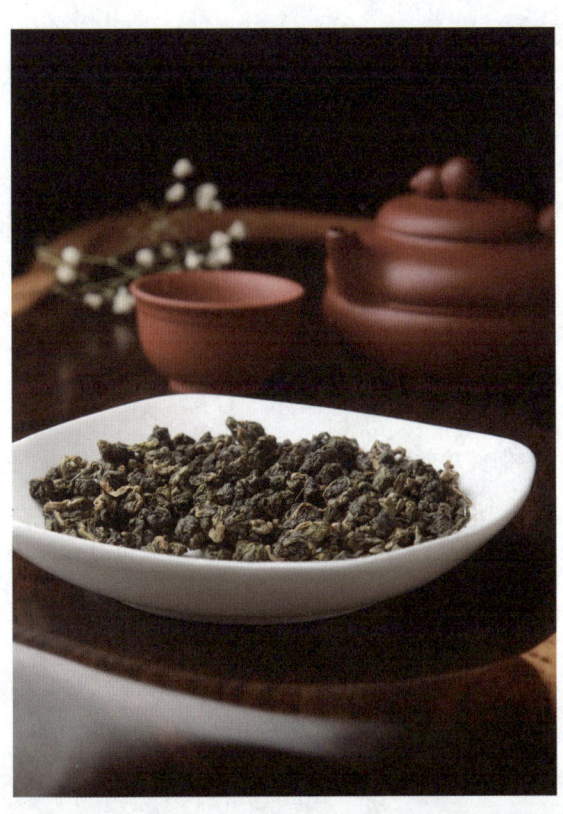

冲泡品饮

备具 陶瓷茶壶、茶匙、茶荷、品茗杯各1个，阿里山乌龙茶3～4克。

洗杯、投茶 将开水倒入盖碗中进行冲洗，弃水不用，将茶叶拨入盖碗中。

冲泡 冲入100℃左右的水，加盖冲泡1～3分钟。

赏茶 冲泡后，茶香清鲜淡雅，茶汤碧绿金黄，叶底肥厚匀整。

出汤 冲泡结束后，即可将茶汤从陶瓷茶壶中倒入品茗杯中进行品饮。

品茶 入口后，滋味清爽怡人，有明显的高山气。

特别提醒

1.胃寒的人不宜过多饮，过量会引起肠胃不适。神经衰弱者和失眠者临睡前不宜饮茶。

2.饭前饭后不能饮茶，空腹饮茶易刺激和破坏胃壁黏膜，更易引起饥饿感，严重者可导致低血糖症状。

【台·湾·乌·龙·茶】

台湾大禹岭茶

Taiwan Dayulingcha

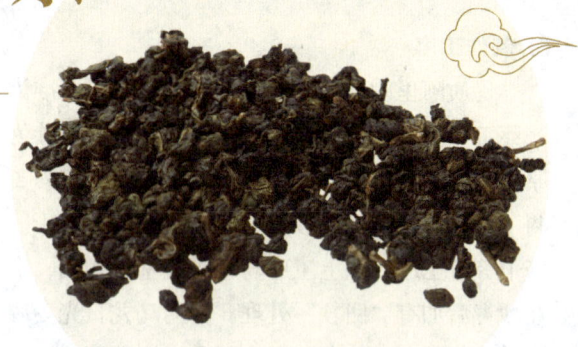

茶叶介绍

大禹岭茶是台湾茶中最高等级的茶品，是台湾高山茶的代表之一。大禹岭茶区处于海拔2500～2600米以上。该茶区昼夜温差极大，土壤有机含量高，终年云雾笼罩，冬天冰雪覆盖，茶树成长不易，一年只能采收两次——5月底、9月底各一次。大禹岭茶除了量少，它独特的口感也是使它身价不凡的原因之一。气重、喉韵强是该茶的特色所在。

茶汤 碧绿金黄

叶底 肥厚匀整

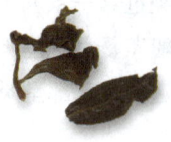

最佳产地

浙台湾花莲县秀林乡大禹岭。

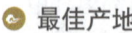

产地分布

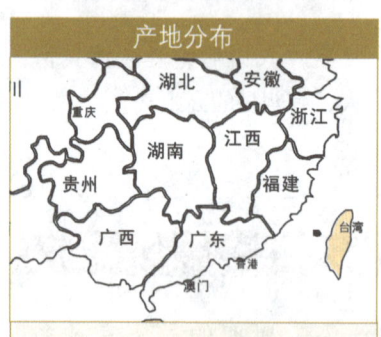

[茶叶特点]

1. 外形：条索紧结
2. 色泽：墨绿油亮
3. 汤色：碧绿金黄
4. 香气：香气清雅
5. 叶底：肥厚匀整
6. 滋味：回甘甜润

选购要点

选购时，最好选择外形成茶条索紧结，呈半球形，且颗粒大的大禹岭茶。而且要选择色泽墨绿油亮，香气醇厚，回甘甜润，汤色碧绿带金黄，叶底一心二叶之整朵茶青者为最佳品。

贮藏提示

铝箔袋包装好存放在密封的铁盒或者木盒中，冷藏在冰箱内，避光、干燥。

保健功效

1. 醒脑提神：大禹岭茶中的咖啡碱能促使人体中枢神经兴奋，增强大脑皮质的兴奋过程，起到提神益思、清心的效果。

2. 利尿解乏：大禹岭茶中的咖啡碱可刺激肾脏，促使尿液迅速排出体外，提高肾脏的滤出率，减少有害物质在肾脏中的滞留时间。咖啡碱还可排除尿液中的过量乳酸，有助于使人体尽快消除疲劳。

3.有助于降脂、助消化：大禹岭茶中的咖啡碱能提高胃液的分泌量，可以帮助消化，增强分解脂肪的能力。所谓"久食令人瘦"的道理就在这里。

制作工序

台湾大禹岭茶属于台湾高山茶中的一种，主要的制作需经过几个工序，首先是日光萎凋，或者热风萎凋，接下来就是室内萎凋以及对茶叶的搅拌、静置。再经过炒茶叶炒菁、揉捻，以及对茶叶解块，紧接着是初揠，可再用布揉或者团揉，然后再揠茶叶，使之干燥，最后就是茶叶的精制以及焙火。经过一系列的制作工序之后，优质的台湾大禹岭茶还仍旧能够保留其原茶中的山林气息。

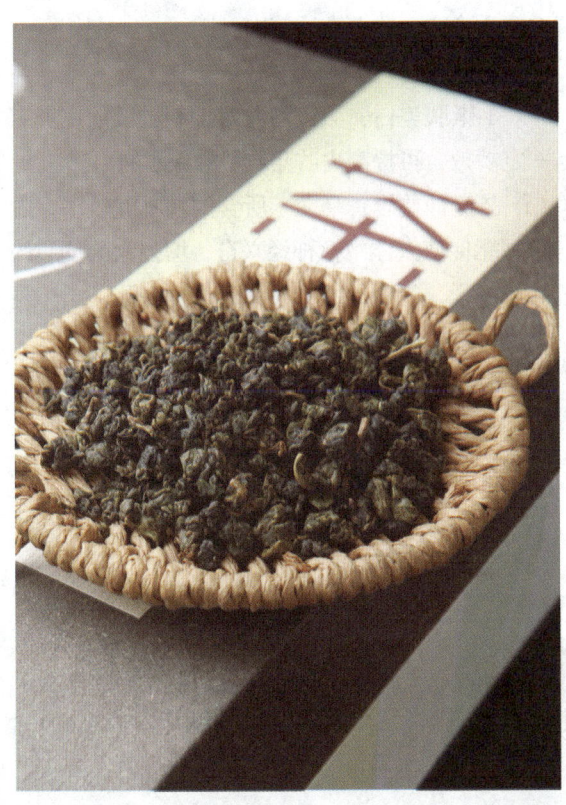

冲泡品饮

备具 陶瓷茶壶、茶匙、茶荷、品茗杯各1个，台湾大禹岭茶3克左右。

洗杯、投茶 将开水倒入盖碗中进行冲洗，弃水不用，将茶叶拨入盖碗中。

冲泡 冲入100℃左右的水，加盖冲泡3~5分钟。

赏茶 冲泡后，茶香清雅，茶汤碧绿金黄，叶底肥厚匀整。

出汤 冲泡结束后，即可将茶汤从陶瓷茶壶中倒入品茗杯中进行品饮。

品茶 入口后，滋味甘醇爽口，高山韵足，回甘性强。

特别提醒

1.空腹不饮，否则会感到饥肠辘辘，头晕欲吐，人们称为"茶醉"。

2.睡前最好不饮，否则难以入睡。

3.冷茶不饮，茶冷后性寒，对胃不利。

【台·湾·乌·龙·茶】

梨山乌龙

Lishan Wulong

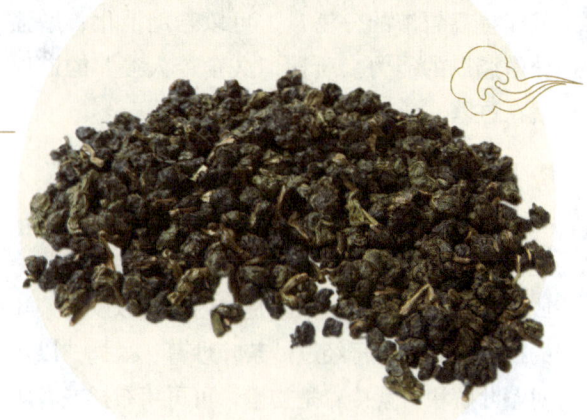

茶叶介绍

梨山乌龙主要产于台湾省台中市的梨山高冷乌龙茶园。茶园分布在海拔2000米的高山之上，云雾弥漫，昼夜温差大，极为有益茶树的生长，这种得天独厚的自然条件与栽种条件，使得梨山茶芽叶柔软，叶肉厚实，果胶质、氨基酸含量高。制成的成品茶香气优雅，显高山韵，滋味甘醇滑软，耐冲泡，其中以2、3、4泡香气最佳。

最佳产地

台湾省台中市梨山。

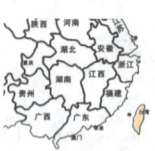

选购要点

颗粒肥壮紧结，色泽翠绿鲜活，香气幽雅，有天然果香味，汤色碧绿显黄，叶底肥软整齐，滋味甘醇爽滑者为最佳品。

贮藏提示

铝箔袋包装好存放在密封铁盒或木盒中，冷藏在冰箱内。

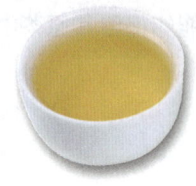
茶汤 碧绿显黄

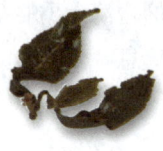
叶底 肥软整齐

保健功效

1.嫩肤美白：梨山乌龙对抑制过敏性皮炎有一定功效，可提高皮肤角质层的保水能力。

2.提神益思：乌龙茶所含的咖啡碱较多，咖啡碱能促使人体中枢神经兴奋，增强大脑皮质的兴奋过程，起到提神益思、清心的效果。

茶叶特点

1.外形：肥壮紧结　　4.香气：浓郁幽雅
2.色泽：翠绿鲜活　　5.叶底：肥软整齐
3.汤色：碧绿显黄　　6.滋味：甘醇爽滑

冲泡品饮

备具	冲泡	品茶
陶瓷茶壶、茶匙、茶荷、品茗杯各1个，梨山乌龙3克左右。	将茶叶拨入盖碗中。冲入100℃左右的水，加盖冲泡1~3分钟。	茶香幽雅，茶汤碧绿显黄，入口后，滋味甘醇爽口，甘甜而不苦涩。

[台·湾·乌·龙·茶]

木栅铁观音

Mushan Tieguanyin

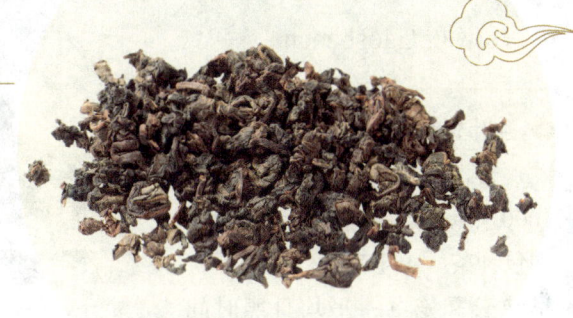

茶叶介绍

木栅铁观音,属半发酵的青茶,是乌龙茶类中的极品。系清光绪年间由台湾木栅茶叶公司从福建安溪引进纯种铁观音茶种,种植于台湾北部的南里。因为此地土质与气候环境均与安溪原产地相近,所以生育良好,制茶品质亦十分优异。木栅铁观音有一种韵味,称"观音韵"或"官韵",是用铁观音茶种配合长时间炭火烘焙,使火香与茶香结合,形成非凡风味。

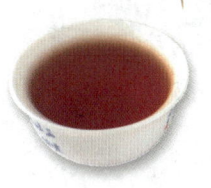

茶汤金黄橙色

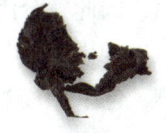

叶底心绿边红

最佳产地

台湾北部。

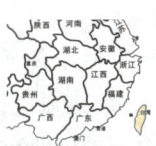

选购要点

要选择条索圆结,叶厚沉重,叶边镶红色、叶腹绿色、叶蒂呈青色、整体呈深褐色的木栅铁观音。

贮藏提示

铝箔袋包装好存放在密封的铁盒或者木盒中,冷藏在冰箱内,避光、干燥。

保健功效

1.助消化:茶中的咖啡碱能提高胃液的分泌量,可以帮助消化,增强分解脂肪的能力。

2.抑制心血管疾病:茶中的黄酮醇类除了具有抗氧化作用,还能有效地抑制心血管疾病。

茶叶特点

1.外形:条索圆结	4.香气:浓厚清长
2.色泽:嫩绿油亮	5.叶底:心绿边红
3.汤色:金黄橙色	6.滋味:回甘留香

冲泡品饮

备具
陶瓷茶壶或紫砂壶、茶匙、茶荷、品茗杯1个、木栅铁观音3克左右。

冲泡
冲入100℃左右的水,加盖冲泡1~3分钟。

品茶
茶汤金黄橙色,叶底心绿边红,有花果的香气。入口后,滋味回甘留香。

【台·湾·乌·龙·茶】
台湾高山茶
Taiwan Gaoshancha

茶叶介绍

台湾高山茶，是指在海拔1000米以上的茶园所产制的半球型包种茶。由于高山气候寒冷，早晚云雾笼罩，平均日照时间短，致使茶叶中所含儿茶素类等苦涩成分含量降低，而茶胺酸及可溶氮等对甘味有贡献成分含量提高，因此，台湾高山茶的芽叶柔软，叶肉厚，其果胶质含量也较高，色泽翠绿鲜活。

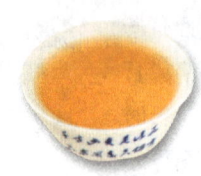
茶汤 碧绿显黄

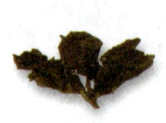
叶底 鲜嫩柔软

最佳产地

台湾省嘉义县、南投县海拔1000米以上的茶区。

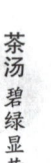

选购要点

以叶锋苗好，白毫显露，外形匀整，嫩度较好者为佳。

贮藏提示

应选择密封性佳、不透气、不透光的白铁罐或锡罐保存。

保健功效

1.强心解痉：茶叶中含有的咖啡碱，能帮助解除支气管痉挛，促进血液循环，对支气管哮喘、心肌梗死有良好的辅助治疗作用。

2.保护牙齿：茶叶中含有的氟，能保护牙齿的钙质，提高牙齿的防酸抗龋能力。

茶叶特点

1.外形：纤细挺秀　　4.香气：清香幽雅
2.色泽：翠绿鲜活　　5.叶底：鲜嫩柔软
3.汤色：碧绿显黄　　6.滋味：甘醇滑软

冲泡品饮

备具	冲泡	品茶
盖碗1个，台湾高山茶5克及其他茶具或装饰茶具若干	冲水应循边缓冲，使茶叶打滚，当水漫过茶叶时即倒掉，再加至九成满，用沸水淋壶身	只见茶叶徐徐伸展，汤色碧绿显黄，香气清香幽雅，叶底鲜嫩柔软。入口后甘醇滑软

【台·湾·乌·龙·茶】
金萱乌龙
Jinxuan Wulong

茶叶介绍
金萱茶，又名台茶十二号，是以金萱茶树采制的半球形包种茶，由于此乌龙茶具有独特的香味，由台湾茶业改良场第一任厂长吴振铎老师按其特色命名为"金萱"。金萱乌龙茶产于台湾高海拔之山脉，此地常年云雾缭绕，气候宜人，为乌龙茶生长之最佳环境。金萱乌龙茶为台湾茶叶改良场改良成功之新品种茶，属品茗者独钟之茶中极品。

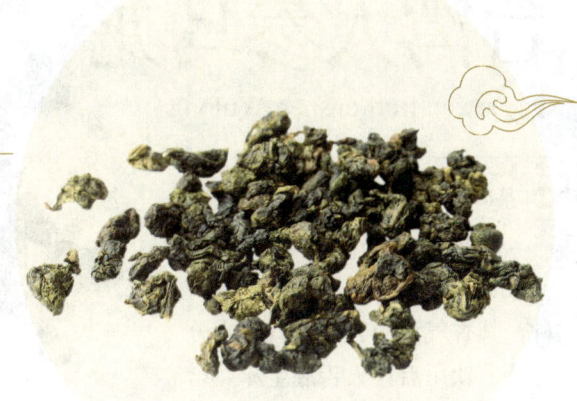

茶汤 金黄明亮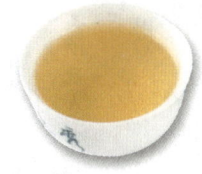

叶底 肥厚匀整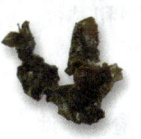

最佳产地
台湾。

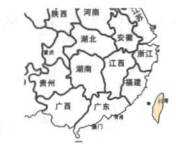

选购要点
要选购外形紧结沉重，色泽翠绿有光，汤色金黄明亮，叶底肥厚匀整的金萱乌龙。

贮藏提示
铝箔袋包装好存放在密封的铁盒或者木盒中，冷藏在冰箱内。

保健功效
1.降血脂：金萱乌龙有防止和减轻血中脂质在主动脉粥样硬化，改善血液微循环作用。

2.抗衰老：金萱乌龙可以使血中维生素C含量保持较高水平，而维生素C具备抗衰老作用。

茶叶特点
1.外形：紧结沉重　　4.香气：有奶香味
2.色泽：翠绿有光　　5.叶底：肥厚匀整
3.汤色：金黄明亮　　6.滋味：甘醇滑润

冲泡品饮

备具
盖碗、茶匙、茶荷、品茗杯各1个，金萱乌龙3~5克。

冲泡
将茶叶拨入盖碗中，冲入100℃左右的水，加盖冲泡2分钟左右。

品茶
茶汤金黄明亮，叶底肥厚匀整。入口后，滋味温顺甘醇，生津而富有活力。

【台·湾·乌·龙·茶】
台湾人参乌龙
Taiwan Renrenshen Wulong

茶叶介绍
台湾人参乌龙，又被称为"兰贵人"，是工夫茶种中的一种，其香气清淡甘香，口味十分独特，饮用后让人舌底生津。台湾人参乌龙是由乌龙茶与西洋参加工制造而成，所以既具备了乌龙茶的醇厚甘甜，又有西洋参的滋润和补性，是不可多得的珍贵药茶。

最佳产地
台湾。

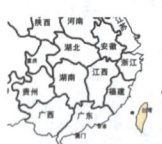

选购要点
从外形看，紧结重实，呈半球形，色泽鲜绿，冲泡后内质香气优雅，汤色蜜绿清澈，叶底嫩绿有微红边者质优。

贮藏提示
置于冰箱内冷藏。注意密封、干燥处理。

保健功效
1.美容养颜：乌龙茶介于绿

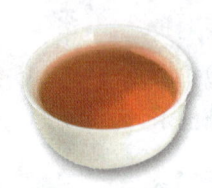
茶汤橙黄明亮

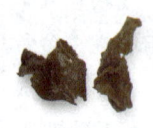
叶底嫩绿微红

茶、红茶之间，常饮能提神、养神，又能够减肥降脂。

2.延年益寿：台湾人参乌龙，因为是在乌龙茶的基础上又添加了西洋参，所以具备滋补功效，特别适合老年人延年益寿。

茶叶特点
1.外形：均匀圆润　　4.香气：兰香清幽
2.色泽：光润鲜绿　　5.叶底：嫩绿微红
3.汤色：橙黄明亮　　6.滋味：醇厚甘润

冲泡品饮

备具
红色茶壶1个，茶杯、茶匙等各一。

冲泡
沿着红色茶壶边向茶叶缓缓倒入开水。

品茶
茶汤的颜色明亮橙黄，出汤气息淡中带着青兰幽香。

[台·湾·乌·龙·茶]

文山包种茶

Wenshan Baozhongcha

茶叶介绍

文山包种茶，又称"清茶"，是由台湾乌龙茶种轻度半发酵的清香型绿色乌龙茶，素有"露凝香""雾凝春"的美誉，并以"香、浓、醇、韵、美"五大特色而闻名于世。文山包种茶的典型特征是：①香气幽雅清香，且带有明显的花香；②滋味甘醇鲜爽；③茶汤橙红明亮。

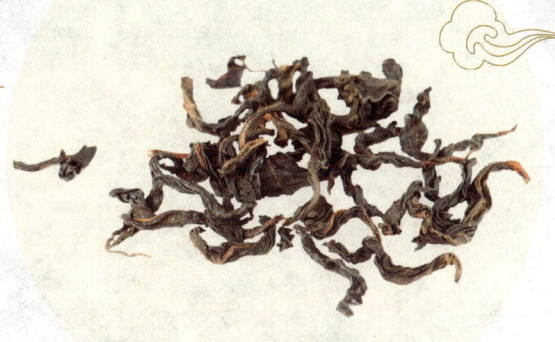

最佳产地

台湾省台北市文山地区。

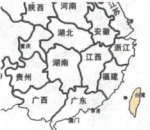

选购要点

优质的文山包种茶，其颜色较鲜活，幼枝带灰白点，干茶能闻到淡淡花香，冲泡后的叶片完整，汤色明亮。

贮藏提示

要将茶叶贮藏在干燥、避光、低温的环境下，避免接触异味。

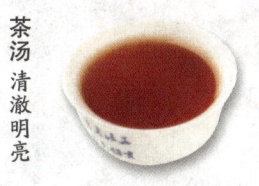

茶汤 清澈明亮

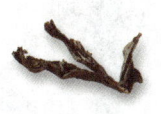

叶底 红褐油亮

保健功效

1.利尿作用：茶叶中含有的咖啡碱和茶碱，能起到利尿的作用。

2.降压作用：茶叶中含有的茶多酚和维生素C，能起到防止动脉硬化的作用，适合高血压、冠心病患者饮用。

茶叶特点

1.外形：紧结卷曲
2.色泽：金黄明亮
3.汤色：清澈明亮
4.香气：清新持久
5.叶底：红褐油亮
6.滋味：甘醇鲜爽

冲泡品饮

备具
紫砂壶或盖碗1个，文山包种茶3克及其他茶具或装饰茶具若干。

冲泡
将沸水顺时针沿着茶壶从高处往下倒，加至壶身八分满即可。

品茶
茶叶徐徐伸展，汤色清澈明亮，香气清香持久，叶底红褐油亮。入口后茶味甘醇鲜爽。

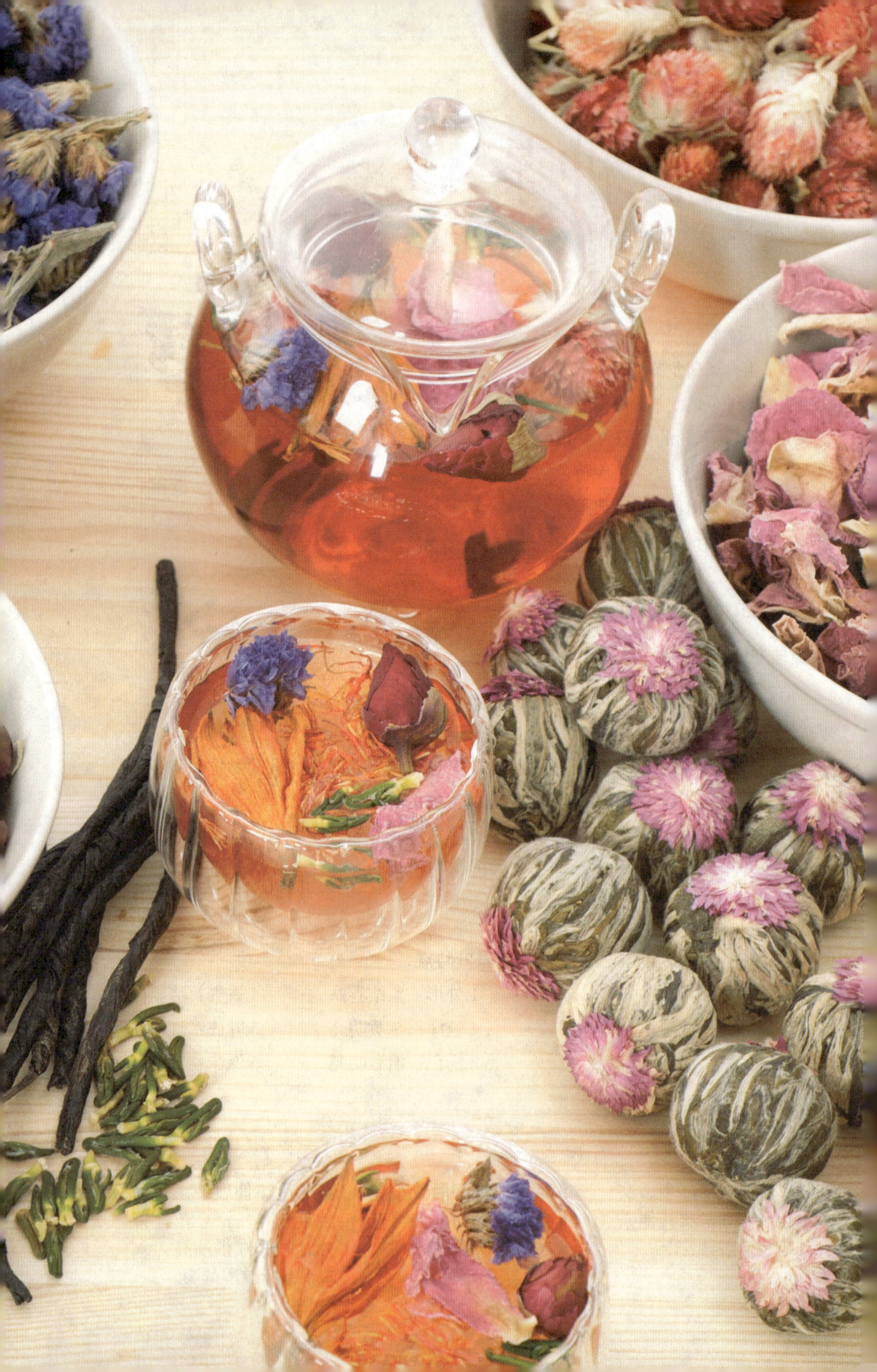

第八章

花 茶
Huacha

花茶，又称为『香片』，主要是以绿茶、红茶或者乌龙茶作为茶坯，配以能够吐香的鲜花作为原料，采用窨制工艺制作而成的茶叶。茶香与花香混合在一起，闻起来使人精神愉悦，喝来令使人神清气爽，同时还具有许多保健功效，深受人们的喜爱。大体上，花茶可分为窨制花茶、花草茶和工艺花茶。

窨制花茶有茉莉花茶、珠兰花茶等；花草茶有玫瑰花、洛神花、金银花等；工艺花茶是新创花茶，是由多个茶芽捆扎成型的茶，主要产于福建省福鼎等地，有万紫千红、丹桂飘香、玉衣金莲等。随着人们对绿色保健食品的重视和喜爱，色彩缤纷、香馨沁人的花茶必将引导茶叶消费新时尚，并将迅速转向大众化消费。

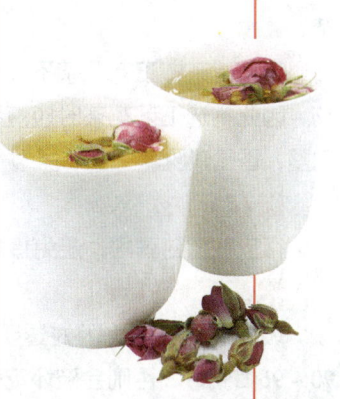

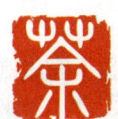

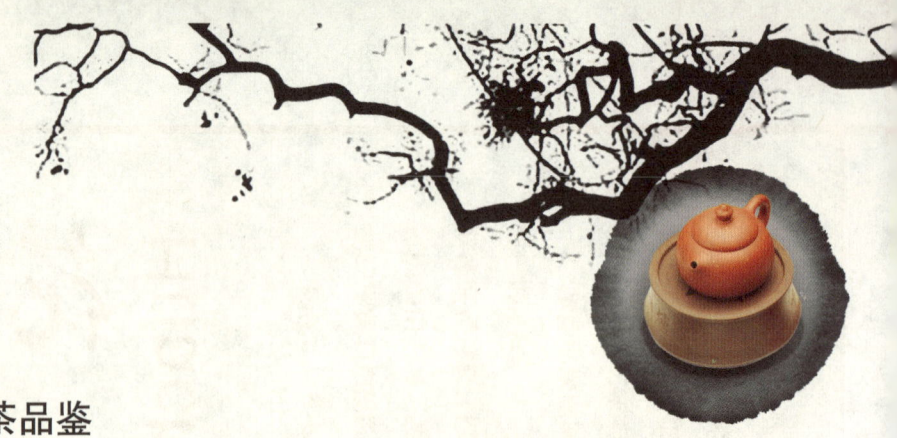

花茶品鉴

窨制花茶的茶汤取决于茶坯的种类。茉莉花茶的茶汤就是绿茶的茶汤，桂花乌龙的茶汤是乌龙茶的茶汤，茉莉红茶的茶汤就是红茶的茶汤；花草茶的茶汤颜色是干花本身的颜色；工艺花茶的茶汤一般是绿茶的茶汤，茶香与花香完美融合，滋味醇和。

营养成分

花茶的维生素含量较多且种类丰富，富含维生素A、维生素C及多种矿物质，如镁、钙、铁等，还含有类黄酮、苦味素、单宁等。

营养功效

1.养颜护肤、排毒瘦身：花茶含丰富的维生素C，能够促进身体的新陈代谢，调节内分泌，紧致和美白肌肤，同时有很好的排毒作用，对保持身材纤瘦非常有益。

2.舒缓压力、助消化：花茶具有松弛神经、安抚心神、消除噩梦以及舒缓头痛等主要功效。饭后喝一杯花茶可以帮助消化，而睡前喝则可促进睡眠。

3.增强免疫力：花茶可调节神经，促进新陈代谢，提高机体免疫力。

选购窍门

窨制花茶：窨制花茶一般选用的是鲜嫩的新茶来窨制，选购花茶时，应挑选外形完整、条索紧结匀整、汤色浅黄明亮、叶底细嫩匀亮，不存在其他碎茶或杂质的优质花茶。

花草茶：选购花草茶时，应挑选不散碎、干净无杂质、香气清新自然的优质花草茶。

工艺花茶：工艺花茶不仅供人们饮用，还可以用于观赏，冲泡的是茶，观赏的是花。因此挑选工艺花茶时应查看造型是否完整，有无虫蛀，优质工艺花茶泡开后造型完整，香气淡雅。

保存方法

存放在密封罐内，避免接触强光，远离高温、远离异味。

泡茶器具与水温

玻璃茶具最佳，因为透明的玻璃能展示花草的美；冲泡花茶的水温不宜过高，90～95℃就好，否则会破坏花茶中的一些营养成分。

花茶茶艺展示——菊花的泡茶步骤

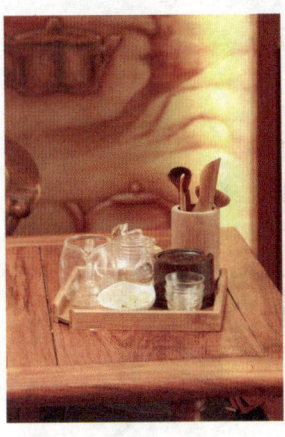

①备具：准备好茶壶、品茗杯、杯垫等茶具。

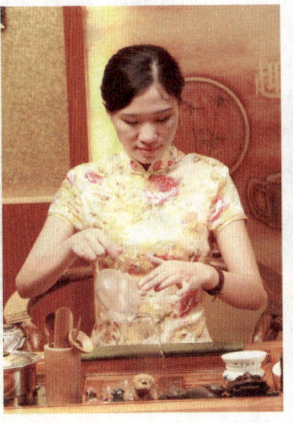

②温杯、温壶：将开水倒入茶壶中进行冲洗，再对品茗杯进行温杯，弃水不用。

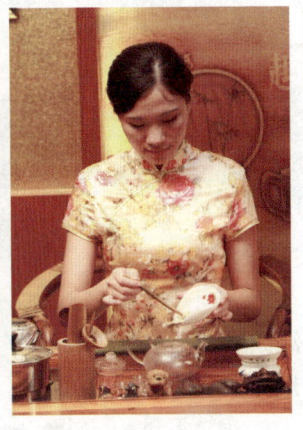

③盛茶：将菊花轻轻地拨入壶中。

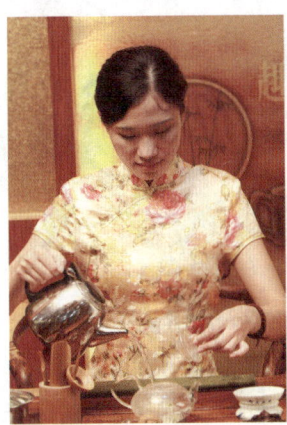

④赏茶：冲入90~100℃的水，加盖冲泡3~5分钟。

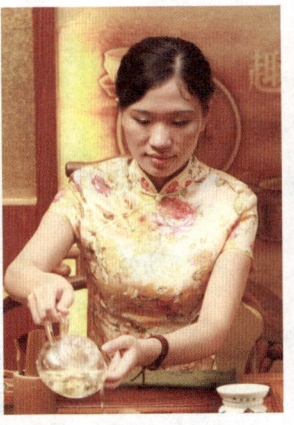

⑤投茶：3~5分钟后即可出汤。

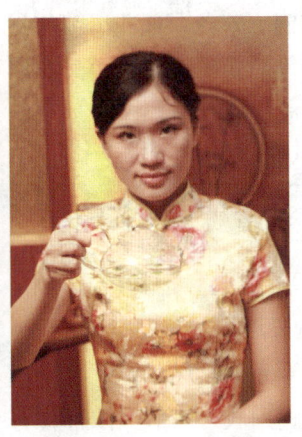

⑥冲泡：可观赏菊花在水中已慢慢舒展开来。

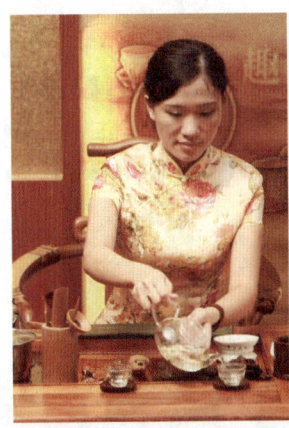

⑦出汤：将茶壶中的茶汤斟入品茗杯中。

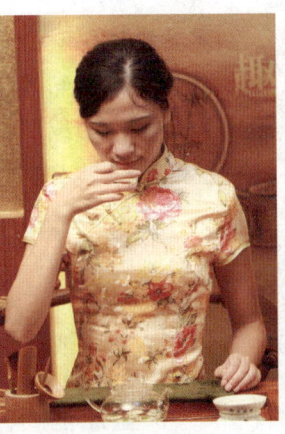

⑧分茶：菊花的茶汤香气怡人。

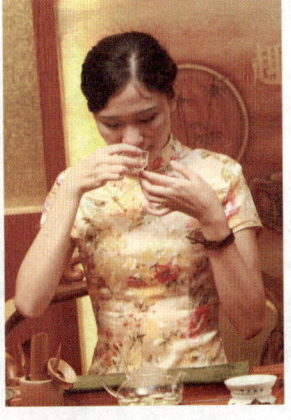

⑨品茶：待茶汤稍凉时，小口品饮，可感茶味清幽。

茶艺师 谭玉情 中级

【浙·江·花·草·茶】

玉兰花茶

Yulan Huacha

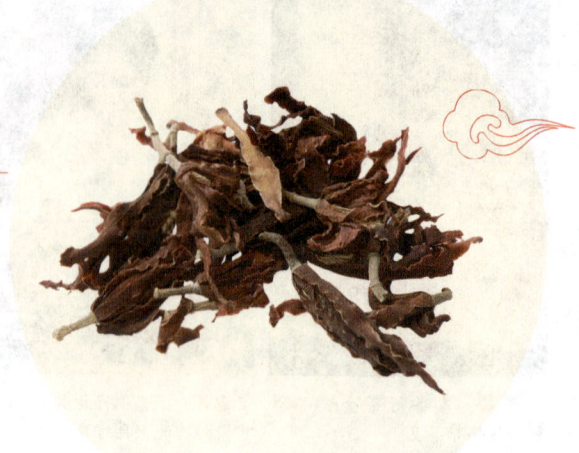

茶叶介绍

玉兰花属木兰科植物，原产于长江流域。玉兰花采收以傍晚时分最宜，用剪刀将成花一朵朵剪下，浸泡在8~10℃的冷水中1~2分钟，再沥干，经严格的气流式窨制工艺，即分拆枝、摊花、晾制、窨花、通花、续窨复火、匀堆装箱等工序，再经照射灭菌制成花茶。

最佳产地

江苏省苏州市。

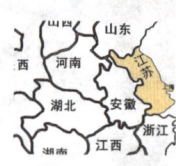

选购要点

外形条索紧结匀整，色泽黄绿尚润；内质香气鲜灵浓郁，有花香气者为最佳品。

贮藏提示

大包装用纸箱或麻袋，内衬铝箔或塑料袋，小包装用纸盒、瓷罐等低温保存在通风、避光处。

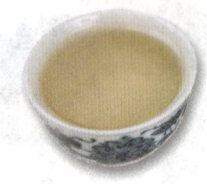

茶汤 浅黄明亮

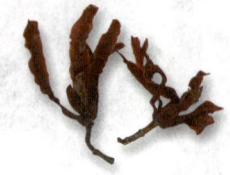

叶底 细嫩匀亮

保健功效

1. 消炎止痛：玉兰花能入药治头痛、鼻窦炎等，有降压和气、消痰益肺、利尿化浊之功效。

2. 强身健体：玉兰花富含类黄酮及精油成分，能增进免疫功能，消除异味，抑制细菌生长。

3. 润肤：玉兰花有保湿、抗氧化的功效。

茶叶特点

1. 外形：紧结匀整　　4. 香气：鲜灵浓郁
2. 色泽：黄绿尚润　　5. 叶底：细嫩匀亮
3. 汤色：浅黄明亮　　6. 滋味：醇厚鲜爽

冲泡品饮

备具
瓷壶或盖碗1个，玉兰花茶3克左右。

冲泡
将玉兰花茶拨入瓷壶或盖碗中。冲入90~100℃左右的水，加盖冲泡3~5分钟。

品茶
待茶汤稍凉时，小口品饮，茶香芬芳，沁人心脾。

【浙·江·花·草·茶】
玳玳花茶
Daidaihuacha

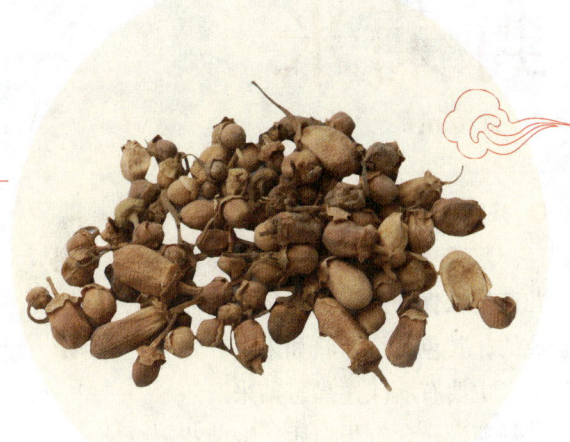

茶叶介绍
玳玳花茶因其香味浓醇的品质和开胃通气的药理作用而深受消费者喜爱，被誉为"花茶小姐"，畅销华北、东北、江浙一带。玳玳花茶一般用中档茶窨制，头年必须备好足够的茶坯，窨制前应烘好素坯，使陈味挥发，茶香透出，从而有利于玳玳香气的发展。

最佳产地
浙江金华。

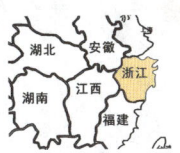

选购要点
外形条索细匀有锋苗；内质香气鲜爽浓烈，滋味浓醇，汤色黄明，叶底黄绿明亮者为最佳品。

贮藏提示
密封、干燥、避光贮藏。

保健功效
1. 解郁理气：玳玳花能疏肝和胃，主治胸中痞闷、脘腹胀痛、呕吐少食。

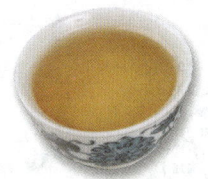
茶汤 黄明清澈

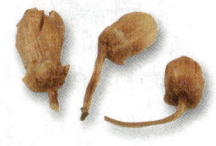
叶底 黄绿明亮

2. 消脂：玳玳花能促进血液循环，疏肝理气，适合脾胃失调而肥胖的人饮用。
3. 止咳化痰：玳玳花有破气行痰、散积消痞之功，治咳嗽气逆、胃脘作痛等功效。
4. 镇静宁神：玳玳花能镇定心情，缓解紧张情绪。

茶叶特点
1. 外形：条索细匀
2. 色泽：金黄泛绿
3. 汤色：黄明清澈
4. 香气：鲜爽浓烈
5. 叶底：黄绿明亮
6. 滋味：滋味浓醇

冲泡品饮

备具
带盖玻璃杯1个，玳玳花茶3克左右。

冲泡
将玳玳花放入玻璃杯中，冲入90~95℃的水，盖上盖，冲泡3~5分钟。

品茶
待茶汤稍凉，小口品饮，汤色黄明，香气鲜爽浓烈，滋味浓醇，口齿留香，沁人心脾。

【浙·江·花·草·茶】

野菊米

Yejumi

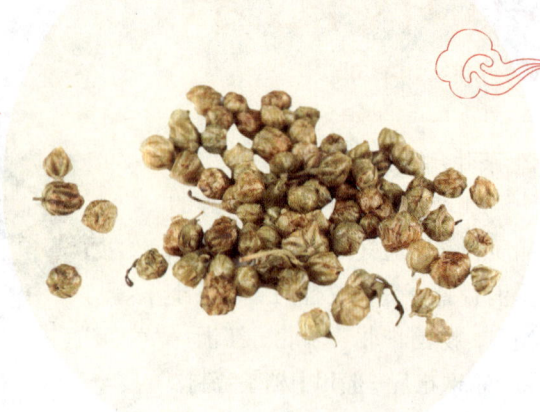

茶汤 清绿透亮

叶底 匀整晶绿

茶叶介绍

野菊米是由精制的野菊花花蕊经杀青、滚香、反复烘干而成的，其色黄绿，状如米粒。野菊米主要有浙江遂昌野菊米及西藏野菊米，含有蛋白质、野菊花素、菊米内脂等微量元素，能提高抗病、防病能力，是理想的天然保健饮品。

最佳产地

浙江省遂昌县

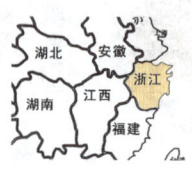

选购要点

选购时以形状米粒大小、颗粒饱满、呈绿色、炒制的为最优品；黄褐色、开花、颗粒不饱满且粒大、冲泡后有苦味的为劣品。

贮藏提示

最好保存在阴凉、避光、干燥处。

保健功效

1.增强体质：野菊米含有蛋白质、野菊花素、菊米内脂等抗病元素，能增强体质。

2.清热解毒：野菊米有润肺清风、疏风祛火的功效，常用于治疗风热感冒等。

3.防辐射：野菊米中含有的野菊花素和维生素C能防辐射，是电脑族的好选择。

茶叶特点

1.外形：轻圆黄亮　　4.香气：花香浓郁
2.色泽：碧绿鲜嫩　　5.叶底：匀整晶绿
3.汤色：清绿透亮　　6.滋味：甘爽鲜醇

冲泡品饮

备具
红泥壶、茶杯、茶匙各1个，野菊米5克。

冲泡
将热水入壶温壶，而后弃水，用茶匙将茶叶拨入壶中。冲入95℃左右的水。

品茶
待茶汤稍凉时，倒入茶杯中小口品饮，入口后甘爽鲜醇。

【浙·江·花·草·茶】

婺源皇菊

Wuyuan Huangju

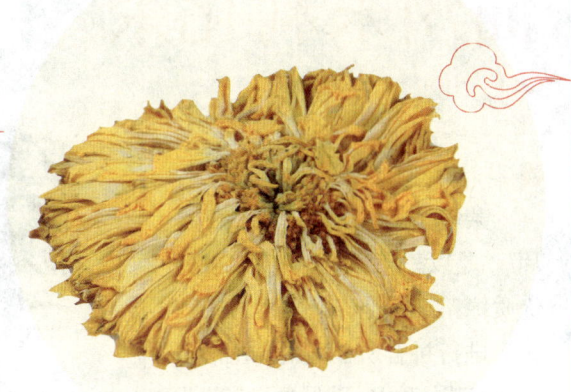

茶叶介绍

婺源皇菊是花茶中同时具备食用价值、药用价值、饮用价值和观赏价值的一类，焖、蒸、煮、炒皆宜。婺源皇菊可以治疗头痛、目眩、发炎等不良症状，其饮用价值更是极高，常饮能够起到降脂降压的作用，且长相美好，花色动人，具备欣赏价值。

最佳产地

江西省婺源县。

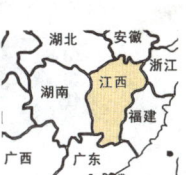

选购要点

香、清、甘、活是皇菊的四大特点，选购时要牢牢记住。

贮藏提示

密封、避光、防潮、防异味，置放于冰箱。

保健功效

1. 解毒止痛：婺源皇菊性味甘凉，能够起到明目解毒、祛风解表的作用，还能发挥消炎的作用，对于一般性的抽风，寒、湿引起的肢体疼痛和麻木皆有缓解作用。

2. 降低血压：若长期饮用婺源皇菊，可以调节心肌功能，降低血压、降胆固醇，增加人体钙质，抑制细菌。

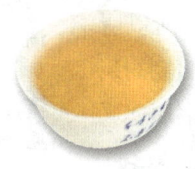

茶汤 金黄透亮

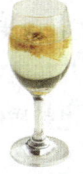

叶底 呈黄厚实

茶叶特点

1. 外形：成圆球状
2. 色泽：金蕊艳黄
3. 汤色：金黄透亮
4. 香气：浓香扑鼻
5. 叶底：呈黄厚实
6. 滋味：入口甘甜

冲泡品饮

备具
选用透明玻璃杯冲泡，婺源皇菊1朵。

冲泡
向玻璃杯内倒入开水，以沸水为宜。

品茶
静待几分钟后品饮此茶，可以加入白糖或蜂蜜调味。

【福·建·花·草·茶】

福州茉莉花茶

Fuzhou Molihuacha

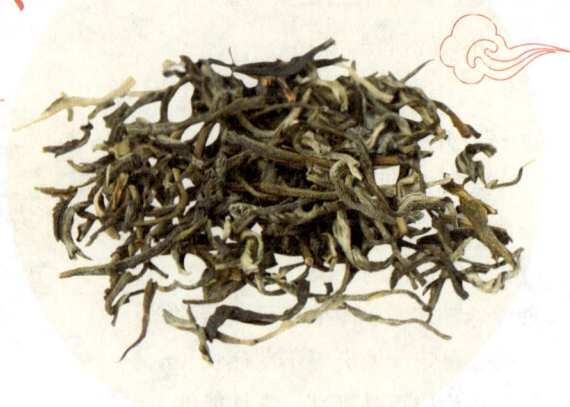

茶叶介绍

茉莉花茶，又叫"茉莉香片"，是以一芽一叶或一芽二叶的优质绿茶嫩芽为茶坯，再与茉莉花瓣进行拼合所制成的。在诸多茉莉花茶品种中，就属福州茉莉花茶名气最高，是茉莉花茶类中唯一的历史名茶。因福州独特的自然条件非常适合茉莉花生长，所以所产的茉莉花清香扑鼻，所窨制的茉莉花茶也是质优佳品，闻名遐迩。

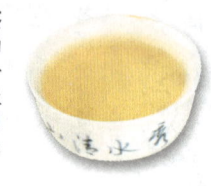

茶汤 黄绿明亮

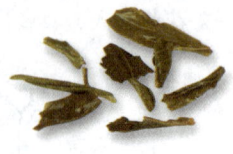

叶底 嫩匀柔软

最佳产地

福建福州及闽东北地区。

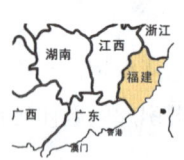

选购要点

优质的福州茉莉花茶不掺杂其他杂物，显得较为完整，闻起来香气浓郁，比较耐泡，尝起来清新爽口，汤色是黄绿明亮的。

贮藏提示

将茉莉花茶放在干燥通风的地方，最好冷藏起来。

保健功效

1. 兴奋作用：茉莉花茶能起到降低心率数、降低副交感神经活动亢进的作用。

2. 止痛作用：茉莉花含有的挥发油性物质能起到行气止痛、解郁散结的作用。

茶叶特点

1. 外形：紧细匀整
2. 色泽：黑褐油润
3. 汤色：黄绿明亮
4. 香气：鲜灵持久
5. 叶底：嫩匀柔软
6. 滋味：醇厚鲜爽

冲泡品饮

备具
玻璃杯1个，福州茉莉花茶5克及其他茶具或装饰茶具若干。

冲泡
冲入95℃左右的水至玻璃杯八分满即可。

品茶
入口后醇厚鲜爽，将茶汤在舌面上往返流动，品尝茶味和汤中香气后再咽下。

【福·建·花·草·茶】

茉莉红茶

Moli Hongcha

茶叶介绍

茉莉红茶是采用茉莉花茶窨制工艺与红茶工艺精制而成的花茶。此茶既有发酵红茶的秀丽外形，又有茉莉花的浓郁芬芳，集花茶和红茶的精华于一身。目前市面上销售较多的是福建九峰茶企生产的九峰茉莉红茶。

最佳产地

福建。

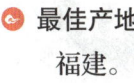

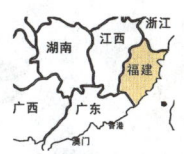
茶汤 金黄明亮

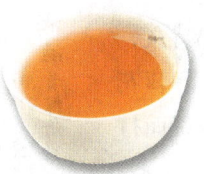

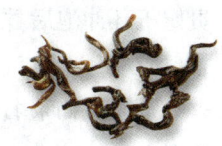
叶底 匀嫩晶绿

选购要点

外观上以一芽一叶、二叶或嫩芽多、芽毫显露者为特级品；茶芽嫩度好，条形细紧，芽毫微显者为一级品；茶芽嫩度较差，条形松大，茎梗较多者为低档品。

贮藏提示

最好置于通风、干燥、避光处保存。

保健功效

1. 防辐射：茉莉红茶中含有的茶多酚和维生素C能防辐射。

2. 抗压解疲：茉莉红茶中的茶碱能振奋精神、消除疲劳，提高工作效率。

3. 养胃护胃：肠胃较弱的人饮用魔力红茶有暖胃和增加能量的作用。

茶叶特点

1. 外形：匀齐毫多
2. 色泽：黑褐油润
3. 汤色：金黄明亮
4. 香气：浓郁芬芳
5. 叶底：匀嫩晶绿
6. 滋味：醇厚甘爽

冲泡品饮

备具
茶壶、茶匙、茶荷、茶杯各1个，茉莉红茶5克。

冲泡
用茶匙将茉莉红茶从茶荷中拨入壶中，倒入95℃左右的热开水冲泡即可。

品茶
3分钟后即可倒入茶杯中品饮，入口后醇厚甘爽，香气浓郁。

【福·建·花·草·茶】

贵妃玉环

Guifei Yuhuan

茶叶介绍

贵妃玉环，又名"女儿环"，因其外形形似玉耳环而得名。贵妃玉环是利用优良福鼎玉毫茶清明前的单芽鲜叶作为原料，再经过一系列传统的手工艺制造而成的一款花茶，很好地结合了绿茶和茉莉花的优良品质。贵妃玉环冲泡后香气浓郁持久，香气之中会带点淡淡的茉莉花香，茶质就如茶名一样美好而打动人心。

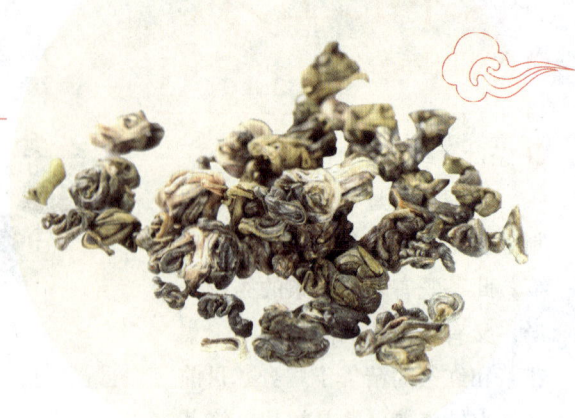

茶汤 黄绿清澈　　叶底 匀嫩完整

最佳产地

福建省福鼎市。

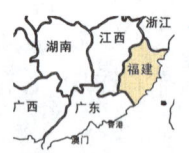

保健功效

1. 强心解痉作用：茶叶中含有的咖啡碱能起到强心、解痉、松弛平滑肌的功效，适当饮用，能调节身体、强身健体。

2. 口腔清洁作用：贵妃玉环茶杀菌效果明显，多饮能够保证口腔的清洁和健康。

选购要点

外形形似玉耳环是此类茶的特殊之处。

贮藏提示

将茶叶密封起来，于常温下保存，注意避光。

茶叶特点

1. 外形：形似耳环
2. 色泽：色泽翠绿
3. 汤色：黄绿清澈
4. 香气：浓郁持久
5. 叶底：匀嫩完整
6. 滋味：鲜浓醇厚

冲泡品饮

备具
茶壶、茶杯1个，贵妃玉环花茶5克。

冲泡
将贵妃玉环放入壶中，冲入沸水，静置2分钟后倒出。

品茶
将茶汤分到杯中，入口后滋味鲜甘。

[福·建·花·草·茶]

茉莉龙珠

Moli Longzhu

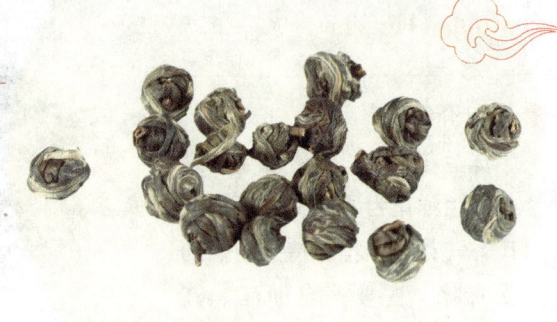

茶叶介绍

茉莉龙珠，又称茉莉龙团珠、茉莉花团，因其从外形上看干茶紧结成圆珠形而得名，属于花茶的一种。茉莉龙珠是选用优质绿茶嫩芽作为茶坯，经过加工干燥以后，与含苞待放的茉莉花瓣混合窨制而成的再加工茶。通过这种加工方式，将茶叶本身的营养成分保留了下来，还增加了花的功效。

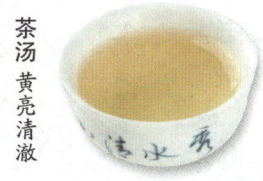

茶汤 黄亮清澈

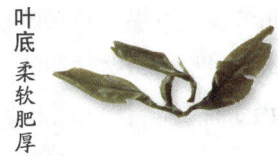

叶底 柔软肥厚

最佳产地

福建省福州市。

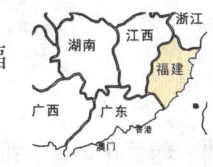

选购要点

选购时，以外形紧结成圆珠形，且重实匀整，色泽褐绿油润的为佳品，冲泡后，汤色黄亮清澈，闻起来香气鲜浓纯正者质优。

贮藏提示

将茉莉花茶放在干燥通风的地方，最好冷藏起来。

保健功效

1. 止咳作用：茶叶中含有多种微量元素，能润肺止咳、保护嗓子，缓解咽喉不适，常饮有益。
2. 止痛作用：茉莉花含有的挥发油性物质，能行气止痛、解郁散结、缓解胸腹胀痛。
3. 安神作用：茶叶能调节身心、舒缓压力。

茶叶特点

1. 外形：紧细匀整
2. 色泽：褐绿油润
3. 汤色：黄亮清澈
4. 香气：鲜浓纯正
5. 叶底：柔软肥厚
6. 滋味：醇厚回甘

冲泡品饮

备具
玻璃杯1个，茉莉龙珠3克及其他茶具或装饰茶具若干。

冲泡
将茉莉龙珠放入玻璃杯中，冲入95℃左右的水至玻璃杯八分满。

品茶
入口后醇厚回甘，让茶汤在舌面上往返流动，品尝茶味和汤中香气后再咽下。

【福·建·花·草·茶】
珠兰花茶
Zhulan Huacha

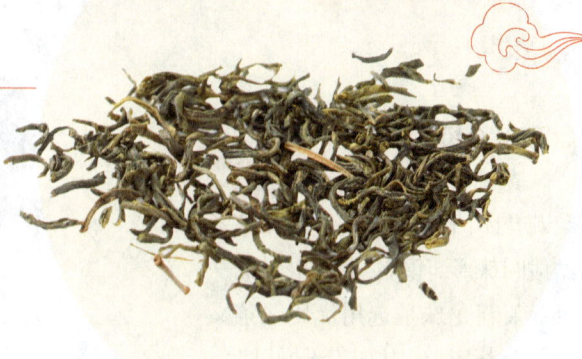

茶叶介绍
珠兰花茶是以烘青绿茶和珠兰或米兰鲜花为原料窨制而成，因其香气芬芳幽雅，持久耐贮而深受青睐，主要产自浙江、江苏、四川等地，其中尤以福州珠兰花茶为佳。其品质特征是清芬稍逊于茉莉花茶，而香烈持久则胜于茉莉花茶。这种茶虽经较长时间的贮存或数次冲泡，其花香仍芬烈隽永。

茶汤 清澈黄亮

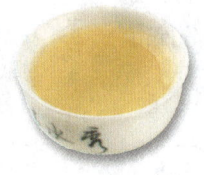

叶底 嫩匀肥壮

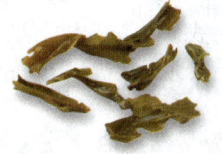

最佳产地
福建福州。

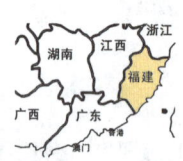

选购要点
外形条索扁平，光滑匀整，挺直尖削，色泽深绿油润；内质汤色清澈黄亮，花香清鲜、馥郁幽长，滋味浓醇甘爽，叶底嫩匀肥壮者为最佳品。

贮藏提示
置于密封、干燥、低温、避光处贮藏。

保健功效
1. 醒脑提神：珠兰花茶富含维生素A、维生素C等，能生津止渴、醒脑提神。

2. 活血、驱虫：珠兰花茶能促进身体新陈代谢，调节内分泌，其独特的香味还能驱虫。

茶叶特点
1. 外形：光滑匀整
2. 色泽：深绿油润
3. 汤色：清澈黄亮
4. 香气：清鲜馥郁
5. 叶底：嫩匀肥壮
6. 滋味：浓醇甘爽

冲泡品饮

备具
带盖玻璃杯一个，珠兰花茶3~4克。

冲泡
冲入95~100℃的水，盖上盖，冲泡1~3分钟。

品茶
待茶汤稍凉时，小口品饮，茶汤入口优雅芬芳，可感茶味清幽，有怡人的芬芳。

【福·建·花·草·茶】
茉莉花茶
Moli Huacha

茶叶介绍
茉莉花茶是将茶叶和茉莉鲜花进行拼和、窨制，使茶叶吸收花香而成，因茶中加入茉莉花朵熏制而成，故名茉莉花茶。茉莉花茶经久耐泡，根据品种和产地、形状的不同，茉莉花茶又有着不同的名称。

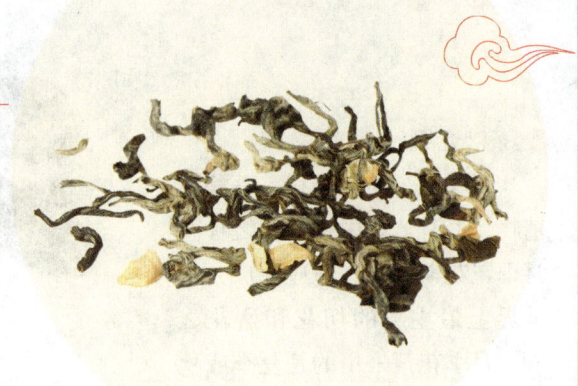

最佳产地
福建省福州市。

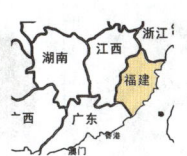

选购要点
以香气持久无异味，口感柔和无异味者为最佳。

贮藏提示
置于密封、干燥、低温、避光处贮藏。

保健功效
1.行气开郁：茉莉花含有的挥发油性物质有行气止痛、解郁散结的作用，可缓解胸腹胀痛、

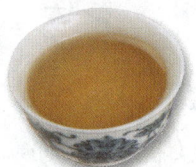

茶汤 黄绿明亮　　叶底 嫩匀柔软

下痢、里急后重等病症，为止痛之食疗佳品。

2.抗菌消炎：茉莉花能抑制多种细菌，内服外用，可治疗目赤、皮肤溃烂等炎性病症。

3.美容养颜：茉莉花茶是很好的美容茶，适当饮用，有消脂瘦身、美白护肤的作用，能防治痤疮、青春痘、黑斑等。

茶叶特点
1.外形：紧细匀整　　4.香气：鲜灵持久
2.色泽：黑褐油润　　5.叶底：嫩匀柔软
3.汤色：黄绿明亮　　6.滋味：醇厚鲜爽

冲泡品饮

备具
茶壶或盖碗1个，茉莉花茶5克左右。

冲泡
冲入95～100℃的水，盖上盖，冲泡3～5分钟。

品茶
小口品饮，以口吸气、鼻呼气，使茶汤在舌头上往返流动片刻，可感茶味清幽，芬芳怡人。

【福·建·花·草·茶】

月季花

Yuejihua

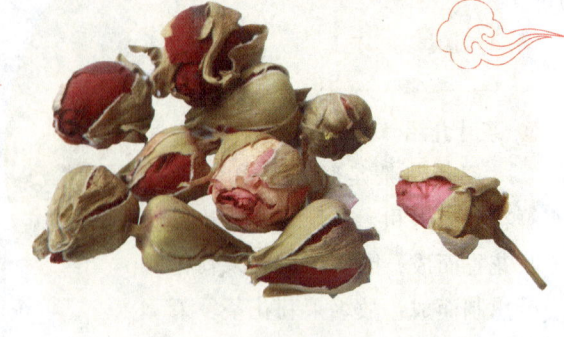

茶汤 土黄清澈　叶底 嫩匀柔软

🌿 茶叶介绍

月季花，为蔷薇科、蔷薇属植物，素有"花中皇后"之称。月季花花期特长，适应性广，是世界上最主要的切花和盆花之一。月季花茶采用的是夏季或秋季采摘的月季花花朵，以紫红色半开放花蕾、不散瓣、气味清香者为宜。

🌿 最佳产地

福建省武夷山。

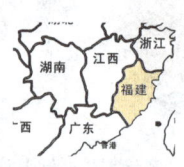

🌿 选购要点

以紫红色、半开放的花蕾、不散瓣、气味清香者为佳。茶汤泡开后要看茶汤的颜色是否通红，如果通红就是加色素了。月季花茶汤颜色都会跟一般的绿茶汤色差不多，稍微深一些，偏土黄。

🌿 贮藏提示

将茶叶密封收贮于瓷缸内，避光、通风保存。

🌿 保健功效

1.行血活血：月季花能消肿、解毒、止痒，适用于月经不调、闭经痛经、血瘀肿痛等症。

2.排毒养颜：月季花能抗衰老、润肌肤，能够促进身体的新陈代谢，调节内分泌，紧致和美白肌肤，同时有很好的排毒作用。

🌿 茶叶特点

1.外形：外形饱满　　4.香气：浓郁甜润
2.色泽：鲜亮玫红　　5.叶底：嫩匀柔软
3.汤色：土黄清澈　　6.滋味：浓醇甘爽

🌿 冲泡品饮

备具	冲泡	品茶
带盖玻璃杯1个，月季花5克左右。	将月季花放入玻璃杯中，冲入95~100℃的水，加盖冲泡。	待茶汤稍凉时，小口品饮，入口滋味浓醇甘爽，有浓浓的花香味。

【福·建·花·草·茶】
茉莉银毫

Moli Yinhao

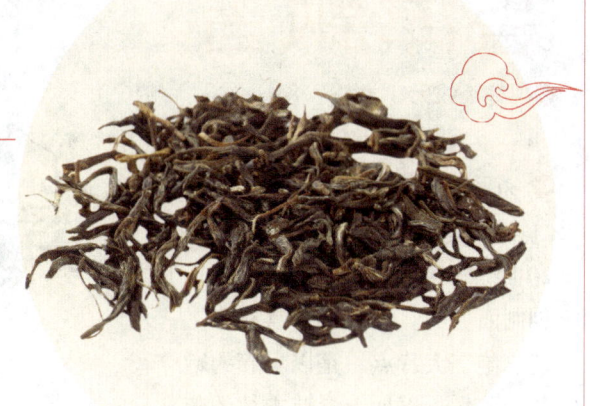

茶叶介绍

茉莉银毫属茉莉花茶。茉莉银毫历史悠久,五代十国蜀毛之锡《茶谱》载:"洪州西山白露鹤岭茶,号绝品。"。茉莉银毫在茉莉花茶中属于中、高档茶,是一种"加工花茶"。它的制作工艺主要是拌和与堆放组成的工序。在堆放过程中茉莉花吐出的香气,会周围的茶坯所吸收,茶坯便成为具有浓烈花香的花茶,工序相当精细。

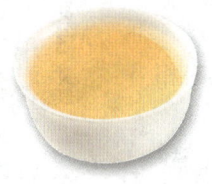
茶汤 黄绿明亮

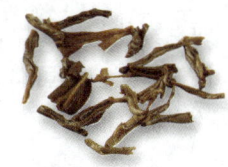
叶底 嫩黄柔软

最佳产地

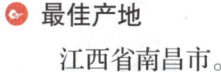

江西省南昌市。

选购要点

选购时,以外形紧细匀整,色泽绿润显毫的为佳品,冲泡后汤色黄绿明亮,闻起来香气鲜灵持久者质优。

贮藏提示

避光防潮、防异味、低温干燥密封保存。

保健功效

1.兴奋作用:茉莉银毫能起到降低心率数、降低副交感神经活动亢进的作用。

2.止痛作用:茉莉花含有的挥发油性物质,能行气止痛、解郁散结,有利于缓解胸腹胀痛等症。

3.调理作用:茉莉银毫能帮助增强免疫力。

茶叶特点

1.外形:紧细匀整
2.色泽:绿润显毫
3.汤色:黄绿明亮
4.香气:鲜灵持久
5.叶底:嫩黄柔软
6.滋味:醇厚鲜爽

冲泡品饮

备具
玻璃杯1个,茉莉银毫5克及其他茶具或装饰茶具若干。

冲泡
将茉莉银毫放入玻璃杯中,冲入95℃左右的水至玻璃杯八分满即可。

品茶
入口后浓醇甘爽,让茶汤在舌面上往返流动,品尝茶味和汤中香气后再咽下。

【四·川·花·草·茶】

碧潭飘雪
Bitan Piaoxue

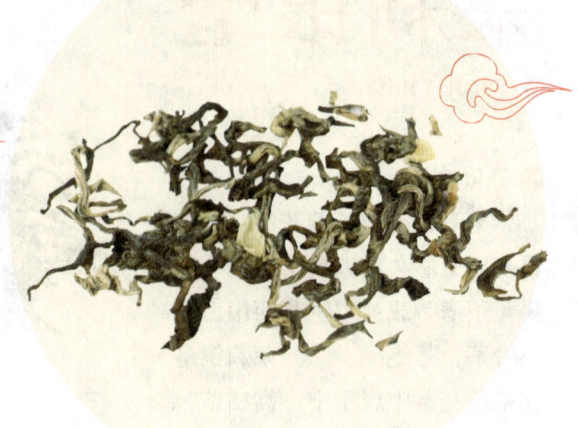

茶叶介绍

碧潭飘雪是一种花茶，是于20世纪90年代由知名茶人徐金华创制而成的。碧潭飘雪具有雅、迷、绝三大特点，是以早春的嫩芽为茶坯，再加上含苞未放的茉莉花制成，并保留干花瓣于茶中。其形如秀柳，汤呈青绿，水面点缀片片白雪，淡雅适度，不仅尝起来淳香可口，还具有相当的观赏价值。

最佳产地

四川省峨眉山。

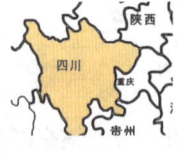

选购要点

选购碧潭飘雪时，以一芽一叶者为上品。首先茶叶的外观要大小均匀，不掺杂碎茶，其次茉莉花瓣要完整，闻起来其香味浓厚，带着花香，且不含异味。

贮藏提示

于常温干燥处密封保存。

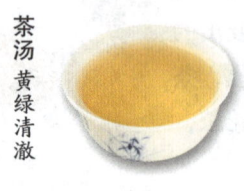

茶汤 黄绿清澈

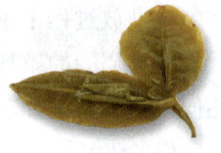

叶底 成朵匀齐

保健功效

1.止痛作用：掺杂其中的茉莉花瓣，其含有的挥发油性物质，能起到理气止痛、解郁散结的作用，是止痛的食疗佳品。

2.安神作用：茶叶能起到调节身心，舒缓压力的作用，效果甚佳。

茶叶特点

1.外形：紧系挺秀　　4.香气：鲜香醇正
2.色泽：绿中带黄　　5.叶底：成朵匀齐
3.汤色：黄绿清澈　　6.滋味：醇爽回甘

冲泡品饮

备具
盖碗1个，碧潭飘雪茶3克。

冲泡
将碧潭飘雪茶放入盖碗中，冲入95℃左右开水至杯容量的三分之一，摇曳润茶，稍停1分钟。

品茶
待茶汤稍凉时，小口品饮，入口后醇爽回甘。

【四·川·花·草·茶】

金银花茶

Jinyinhuacha

茶叶介绍

金银花茶是一种新兴保健茶，茶汤芳香、甘凉可口。常饮此茶，有清热解毒、通经活络、护肤美容之功效。市场上的金银花茶有两种：一种是鲜金银花与少量绿茶拼和，按金银花茶窨制工艺窨制而成的金银花茶；另一种是用烘干或晒干的金银花干与绿茶拼和而成。

最佳产地

四川省。

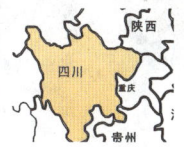

选购要点

外形条索紧细匀直，色泽灰绿光润，香气清纯隽永，汤色黄绿明亮，滋味醇厚甘爽，叶底嫩匀柔软者为最佳品。

贮藏提示

密封、干燥、低温、避光处贮藏。

保健功效

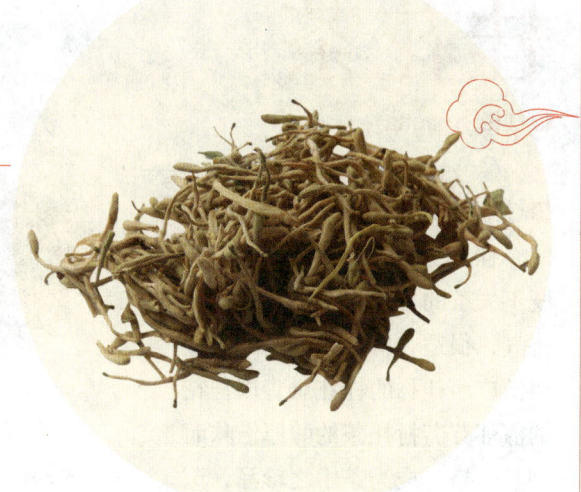

茶汤 黄绿明亮

叶底 嫩匀柔软

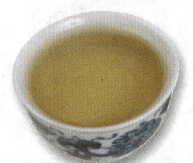

1.抗炎解毒：对痈肿疔疮、肠痈肺痈有较强的散痈消肿、清热解毒作用。

2.疏热散邪：对外感风热或温病初起，身热头痛、心烦少寐、神昏舌绛、咽干口燥等有一定缓解作用。

茶叶特点

1. 外形：紧细匀直
2. 色泽：灰绿光润
3. 汤色：黄绿明亮
4. 香气：清纯隽永
5. 叶底：嫩匀柔软
6. 滋味：醇厚甘爽

冲泡品饮

备具
带盖透明玻璃杯1个，金银花茶3克左右。

冲泡
将金银花茶放入玻璃杯中，冲入95℃的水，盖上盖，冲泡3~5分钟。

品茶
开盖后闻香气，待茶汤稍凉时，小口品饮，金银花特有的香气令人沉醉。

【广·西·花·草·茶】

桂花茶

● Guihuacha

● 茶叶介绍

　　桂花茶是用鲜桂花窨制，既不失茶的香味，又带浓郁桂花香气，很适合胃功能较弱的人饮用。广西桂林的桂花烘青以桂花的馥郁芬芳衬托茶的醇厚滋味而别具一格，成为茶中之珍品，深受国内外消费者的青睐。尤其是桂花乌龙和桂花红茶研制成功，为乌龙、红碎茶增添了出口外销的新品种。

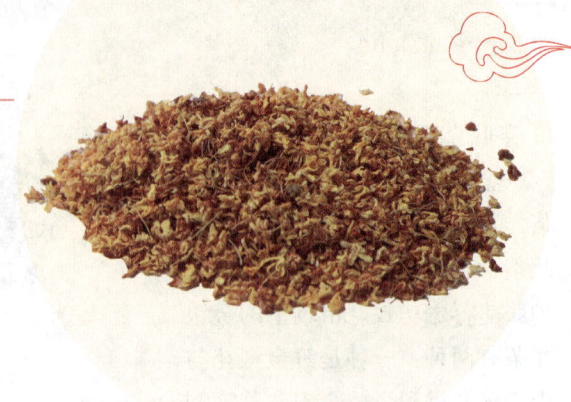

茶汤 绿黄明亮　　叶底 嫩黄明亮

● 最佳产地

　　广西省桂林市。

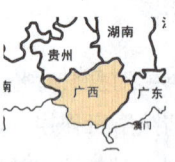

● 选购要点

　　外形条索紧细匀整，花如叶里藏金，色泽金黄，香气浓郁持久，汤色绿黄明亮，滋味醇香适口，叶底嫩黄明亮者为最佳品。

● 贮藏提示

　　密封、干燥、低温、避光处贮藏。

● 保健功效

　　1.保护嗓子：桂花有排毒养颜、止咳化痰的作用，可缓解因上火而导致声音沙哑。
　　2.保健作用：桂花茶对口臭、视觉不明、荨麻疹、溃疡、胃寒胃疼等症有预防作用。

● 茶叶特点

1.外形：紧细匀整　　4.香气：浓郁持久
2.色泽：呈金黄色　　5.叶底：嫩黄明亮
3.汤色：绿黄明亮　　6.滋味：醇香适口

● 冲泡品饮

备具	冲泡	品茶
带盖玻璃杯1个，桂花茶3~4克。	将桂花放入玻璃杯中，冲入95℃左右的水，盖上盖，冲泡3~5分钟。	3~5分钟以后出汤，小口品饮，茶香浓厚而持久，滋味醇香适口，饮后口齿留香。

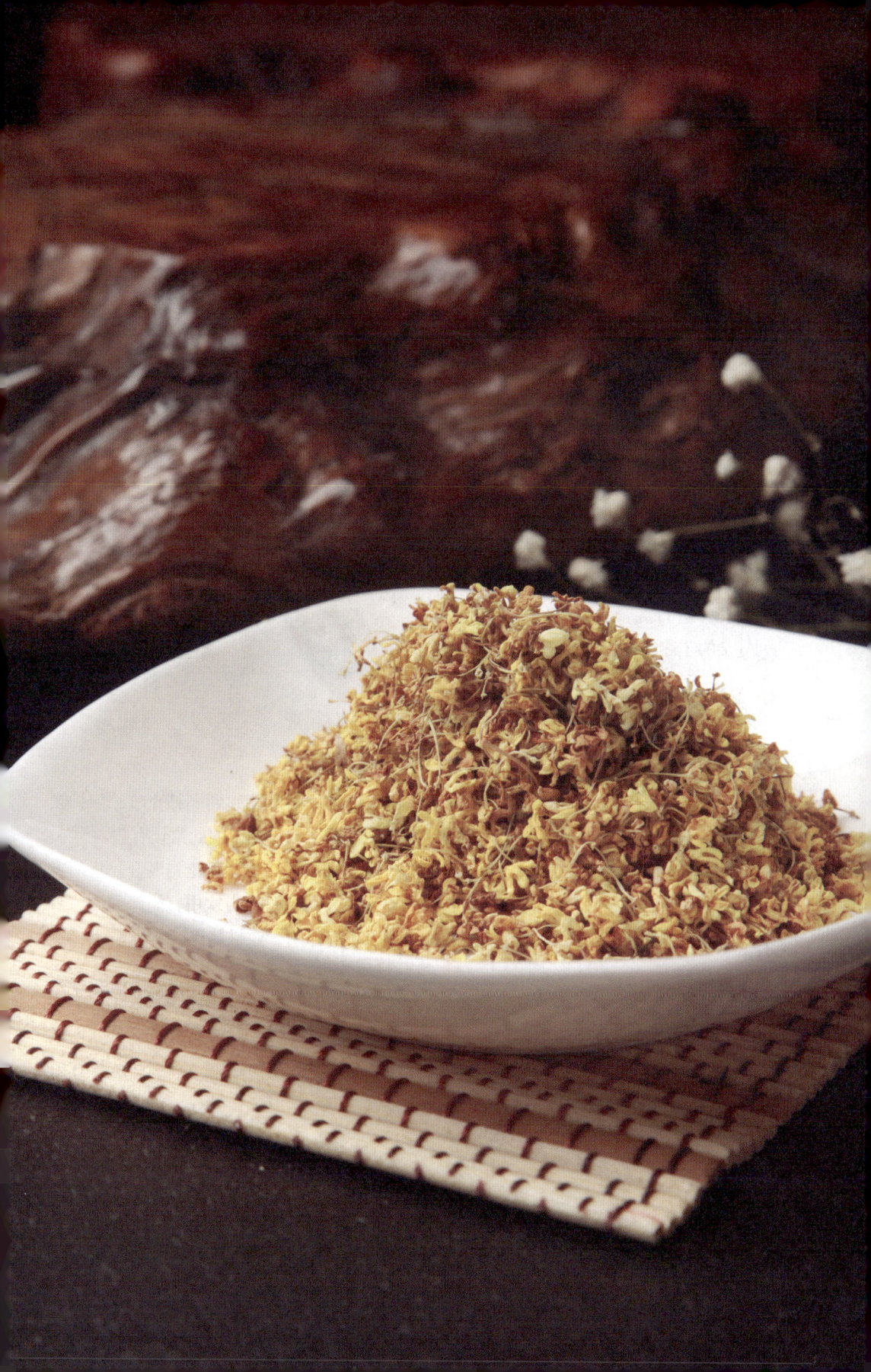

【广·西·花·草·茶】
横县茉莉花茶
Hengxian Moli Huacha

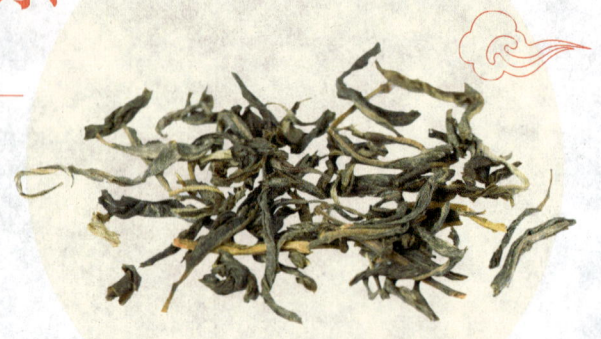

茶叶介绍
横县茉莉花茶为新创名茶，其选取的茉莉花来自"中国茉莉之乡"横县，有花蕾大、花期早且长、产量高、质量好、香味浓的特点。经过20多年的发展，横县的茉莉花茶产业已极具规模，更成为全县的重要经济支柱之一。横县茉莉花茶是选取茶叶与茉莉花瓣进行混合，再经过一系列复杂的工序制作而成的。

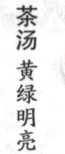
茶汤 黄绿明亮

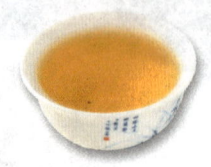

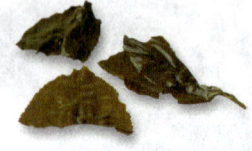
叶底 黄绿匀嫩

最佳产地
广西壮族自治区南宁市横县。

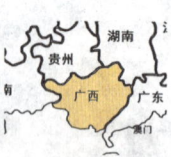

选购要点
选购时，以外形紧细匀整、色泽褐绿油润的为佳品，闻起来有浓郁的茉莉花香，冲泡后的汤色黄绿明亮。

贮藏提示
将茉莉花茶放在干燥通风的地方，最好冷藏起来。

保健功效
1.止咳作用：茶叶能起到润肺止咳，保护嗓子，缓解咽喉不适的作用，因此常饮有益。

2.安神作用：茶叶与茉莉花瓣混合，将两者的有利成分充分调和，适当饮用，能起到调节身心，舒缓压力的作用，效果甚佳。

茶叶特点
1.外形：紧细匀整　　4.香气：花香浓郁
2.色泽：褐绿油润　　5.叶底：黄绿匀嫩
3.汤色：黄绿明亮　　6.滋味：浓醇甘爽

冲泡品饮

备具	冲泡	品茶
玻璃杯1个，横县茉莉花茶5克及其他茶具或装饰茶具若干。	将横县茉莉花茶放入玻璃杯中，冲入95℃左右的水至玻璃杯八分满。	入口后浓醇甘爽，让茶汤在舌面上往返流动，品尝茶味和汤中香气后再咽下。

【广·西·花·草·茶】
玉蝴蝶
Yuhudie

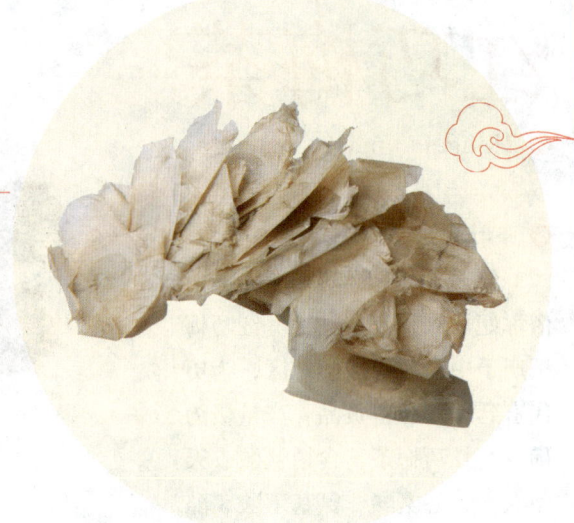

茶叶介绍

玉蝴蝶也称木蝴蝶，又名白玉纸，为紫葳科植物玉蝴蝶的种子，主产于云南、贵州两省，因为略似蝴蝶形而得名。玉蝴蝶茶主要摘取玉蝴蝶种子进行冲泡，既是云南少数民族的一种民间茶，又是一味名贵中草药，能清肺热，对急慢性支气管炎有很好的疗效。

最佳产地

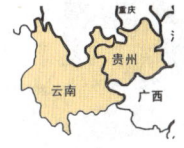

云南、贵州两省。

选购要点

外形似蝴蝶，颜色米黄无光，汤色黄亮，有一股花郁茶香，叶底透亮，薄如蝉翼，滋味清爽者为最佳。

贮藏提示

将茶叶装进暖水瓶中，用白蜡封口并裹以胶布。

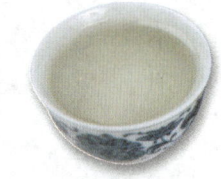

茶汤 黄亮清澈

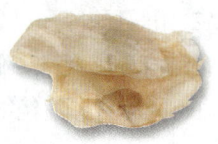

叶底 蝴蝶展翅

保健功效

1.强身健体：玉蝴蝶茶可以美白肌肤、降压减肥，并能促进机体新陈代谢，延缓细胞衰老，提高免疫力。

2.润嗓润喉：玉蝴蝶能清肺热、利咽喉，对支气管炎、咳嗽、咽喉肿痛、扁桃体炎有效。

茶叶特点

1.外形：形似蝴蝶
2.色泽：米黄无光
3.汤色：黄亮清澈
4.香气：花郁茶香
5.叶底：蝴蝶展翅
6.滋味：淡雅清爽

冲泡品饮

备具
带盖玻璃杯1个，玉蝴蝶5克左右。

冲泡
冲入95℃左右的水，加盖冲泡。

品茶
待茶汤稍凉时，小口品饮，滋味清爽。

【广·西·花·草·茶】
红巧梅茶
Hongqiaomeicha

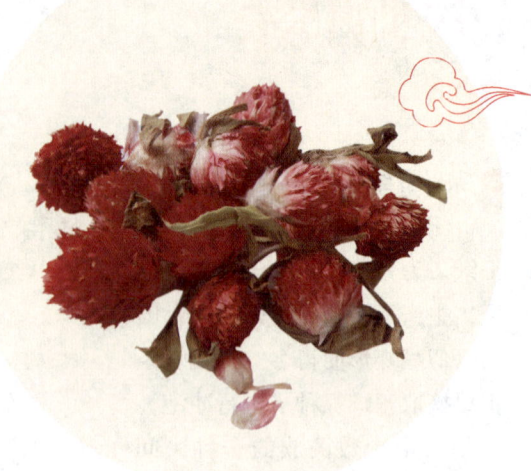

茶汤 淡粉红色

叶底 叶底匀整

🍃 茶叶介绍
红巧梅是千日红的一种，俗称妃子红，花朵红艳。红巧梅茶产于中国西南边疆地区，为历代宫廷饮用必备贡品，产量极为稀少。红巧梅茶富含精氨酸、天冬氨酸、谷氨酸、氨基丁酸、酪氨酸、脯氨酸、丝氨酸、苯丙氨酸、酥氨酸等多种氨基酸，具有调整内分泌紊乱、解郁降火、补血、健脾胃、通经络等功效。

🍃 最佳产地
中国西南边疆地区。

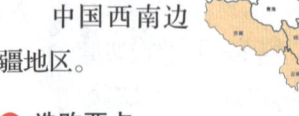

🍃 选购要点
外形饱满，颜色鲜亮呈玫红色，汤色淡粉红色，香气凛冽，叶底匀整，滋味甘甜清爽者为最佳。

🍃 贮藏提示
避光、防潮，置阴凉干燥处保存。

🍃 保健功效
1. 淡化色斑：红巧梅可排毒养颜、美肤祛斑的，能调整内分泌紊乱所致的黄褐斑、色斑等。
2. 润肤美白：红巧梅如作外用是能使皮肤防裂，变得白嫩、红润的理想的上佳用品。

🍃 茶叶特点
1. 外形：朵朵饱满
2. 色泽：鲜亮玫红
3. 汤色：淡粉红色
4. 香气：清高凛冽
5. 叶底：叶底匀整
6. 滋味：甘甜清爽

🍃 冲泡品饮

备具	冲泡	品茶
带盖玻璃杯1个，红巧梅5克左右。	将红巧梅放入玻璃杯中，冲入90~100℃的水，加盖冲泡。	待茶汤稍凉时，小口品饮，滋味甘甜清爽。

【广·西·花·草·茶】

小叶苦丁茶

Xiaoye Kudingcha

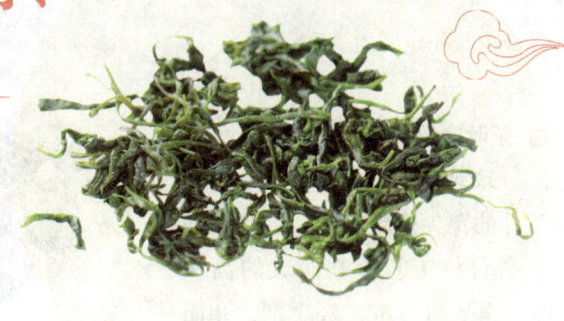

茶叶介绍

小叶苦丁茶,被誉为"绿色金子",具有特殊保健作用。苦丁茶主要分为两种:一种是产于海南、广西等省的大叶苦丁茶,而小叶苦丁茶主要产于四川、云南、贵州以及浙江省。小叶苦丁茶因其具有的消暑消倦的功效而深受我国南方地区的百姓所喜爱,人们长期把小叶苦丁茶作为清热凉茶,在夏季常饮。

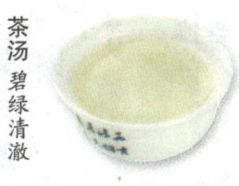

茶汤 碧绿清澈

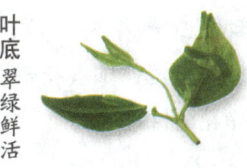

叶底 翠绿鲜活

最佳产地

四川、云南、贵州、浙江等省。

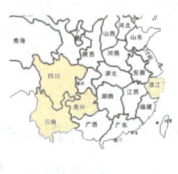

选购要点

小叶苦丁茶一般种植在周围有水源、交通方便的地方,选购时以外形紧细均匀者为佳。

贮藏提示

密封冷藏贮存。

保健功效

1.缓解大脑疲劳:小叶苦丁茶略苦微甘,神清气爽,硒的含量较大,有缓解大脑疲劳功效。

2.消炎降暑:小叶苦丁茶在一年四季饮用皆宜,但对于夏季的消炎降暑、清热解毒、缓解疲劳尤其具有效果。

茶叶特点

1.外形:紧细均匀　　4.香气:香气四溢
2.色泽:色泽润绿　　5.叶底:翠绿鲜活
3.汤色:碧绿清澈　　6.滋味:回味甘甜

冲泡品饮

备具
透明度较高的玻璃杯1个,小叶苦丁茶5克。

冲泡
将茶叶放入玻璃杯中,过滤一遍后,再次注入开水,静置十余秒。

品茶
茶的味道苦,在舌尖久了,回甘愈久愈甜。

[山·东·花·草·茶]

玫瑰花茶

Meiguihuacha

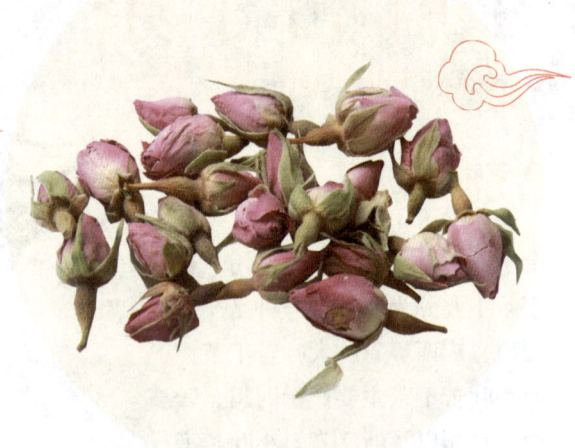

🌸 茶叶介绍

玫瑰花茶是用鲜玫瑰花和茶叶的芽尖按比例混合,利用现代高科技工艺窨制而成的高档茶,其香气具浓、轻之别,和而不猛。我国现今生产的玫瑰花茶主要有玫瑰红茶、玫瑰绿茶、墨红红茶、玫瑰九曲红梅等花色品种。玫瑰花采下后,经适当摊放、折瓣、拣去花蒂、花蕊,以净花瓣付窨。

🌸 最佳产地

山东省济南市平阴县。

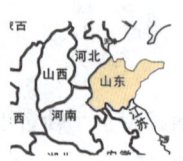

🌸 选购要点

以外形饱满、色泽均匀,香气冲鼻,汤色通红者为宜。

🌸 贮藏提示

密封、干燥、低温、避光处贮藏。

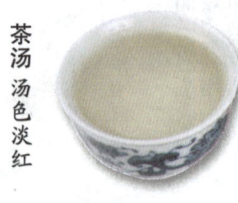

茶汤 汤色淡红

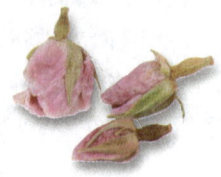

叶底 嫩匀柔软

🌸 保健功效

1.缓解疲劳:玫瑰花能改善内分泌失调,对消除疲劳和伤口愈合有帮助,还能调理女性生理问题。

2.保肝降火:玫瑰花能降火气,还能保护肝脏胃肠功能,长期饮用亦有助于促进新陈代谢。

🌸 茶叶特点

1.外形:紧细匀直	4.香气:浓郁幽长
2.色泽:色泽均匀	5.叶底:嫩匀柔软
3.汤色:淡红清澈	6.滋味:浓醇甘爽

🌸 冲泡品饮

备具
透明玻璃杯或盖碗1个,玫瑰花茶3克。

冲泡
将玫瑰花茶放入玻璃杯中,冲入95℃左右的水,盖上盖,冲泡1~3分钟。

品茶
玫瑰花茶宜热饮,香味浓郁,闻之沁人心脾。

上篇 中国名茶 — 江南茶区 — 华南茶区、 — 江北茶区 — 西南茶区 ▶

【其·它·花·草·茶】
菊花茶
Juhuacha

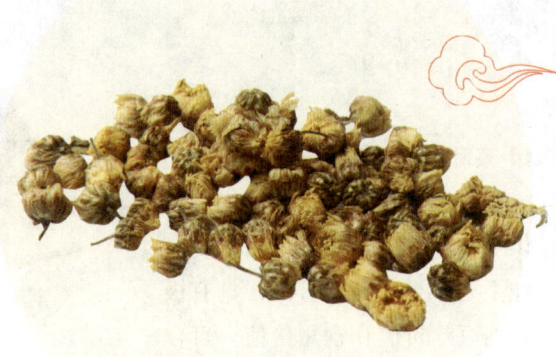

茶叶介绍
菊花为人们所认识的样子总是多姿多彩，明黄鲜艳。除了极具观赏性，菊花茶的用途也很广泛，在家庭聚会、下午茶、饭后消食解腻的时候，菊花茶也常被作为饮品饮用。菊花产地分布各地，自然品种繁多，比较引人注目的则有黄菊、白菊、杭白菊、贡菊、德菊、川菊、滁菊等等，大多都具备较高的药用价值。

最佳产地
湖北省大别山、浙江省杭州市及桐乡、安徽省亳州。

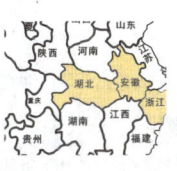

选购要点
选购菊花茶时注意区别产地，不同产地所产菊花茶色泽不同，品种各异。

贮藏提示
密封储藏，避免高温直射。

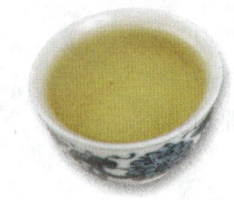
茶汤 汤色黄色

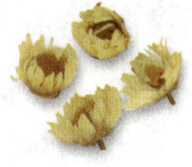
叶底 叶子细嫩

保健功效
1.明目作用：长期对着电脑易导致眼睛疲劳，常饮菊花茶对于保护眼睛起到一定作用。

2.疏肝解郁作用：菊花茶配上枸杞或者蜂蜜饮用，能够帮助人体疏肝解郁、清热解毒，有效抵抗细菌。

茶叶特点
1.外形：花朵外形
2.色泽：色泽明黄
3.汤色：汤色黄色
4.香气：清香怡人
5.叶底：叶子细嫩
6.滋味：滋味甘甜

冲泡品饮

备具
透明玻璃茶壶1个，菊花茶适量。

冲泡
将菊花茶放入玻璃茶壶中，加沸水冲泡。

品茶
菊花茶入口后滋味甘甜。

【其·他·花·草·茶】

百合花茶

Baihehuacha

茶叶介绍

百合为多年生草本植物，花供观赏，地下鳞茎供食用。百合花主要产于中国、日本，具有极高的医疗价值和食用价值。百合花茶是采用先进的科学技术将百合花加工配制而成，并且保持了百合花原有的生物活性，具有原生态的特性。全球已发现有一百多个品种，中国是其最主要的起源地，原产五十多种，是百合属植物自然分布中心。

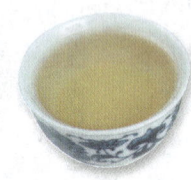

茶汤 金黄明亮

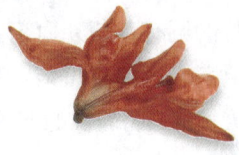

叶底 叶底匀整

最佳产地

中国。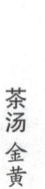

选购要点

茶索紧细圆直匀整，有锋苗和白毫略有嫩茎，色泽绿润，香气鲜灵浓厚清雅者为最佳。

贮藏提示

用玻璃罐子密闭存储，存放于避光、防潮、低温、通风的地方保存。

保健功效

1.宁心安神：百合对于神经衰弱的患者有食疗作用。记忆力减退、失眠多梦、头晕目眩、眼睛发黑甚至患有癔症，食百合后会得到有效的治疗。

2.补阴退热：低温发烧实属阴虚，百合可补阴并有消炎作用，多吃百合，此症可消。

茶叶特点

1. 外形：紧细圆直
2. 色泽：橘红油润
3. 汤色：金黄明亮
4. 香气：浓厚清雅
5. 叶底：叶底匀整
6. 滋味：味甘微苦

冲泡品饮

备具
带盖玻璃杯1个，百合花3克左右。

冲泡
将百合花放入玻璃杯中，冲入95℃左右的水，加盖冲泡。

品茶
待茶汤稍凉时，小口品饮，味甘微苦，茶香芬芳怡人、沁人心脾。

上篇 中国名茶 — 江南茶区 — 华南茶区 — 江北茶区 — 西南茶区 ▶

【其·他·花·草·茶】
七彩菊
Qicaiju

茶叶介绍

七彩菊，又名洋菊花，产于西藏高山之中，有散风清热、平肝明目的作用，还有独特的美容奇效，长期饮用对女性面部美容有很好的效果。七彩菊长在高山云雾中，吸山水之灵秀，收日月之精华，无污染，集观赏及饮用为一体，无论单饮还是配茶叶共饮，均清香四溢。花朵在杯中经水一泡，成为含苞欲放的花朵，或悬或浮，令饮者心境舒展。

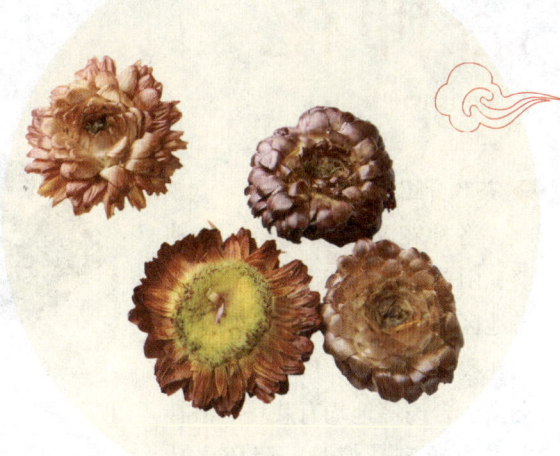

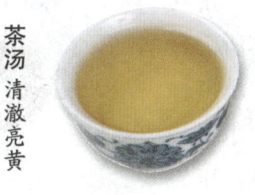
茶汤 清澈亮黄

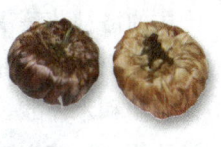
叶底 花朵匀整

最佳产地

西藏自治区。

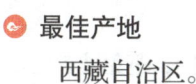

选购要点

花朵饱满，色泽橘黄渐变，汤色清澈亮黄，香气淡淡微苦，冲泡后花朵匀整，滋味清爽者为最佳。

贮藏提示

密封、干燥、低温、避光处贮藏。

保健功效

1.理气止痛：七彩菊能理气解郁、和血散瘀，适用于月经不调、赤白带下、乳痛肿毒等症。

2.安神宁心：七彩菊特别具有安定神经与助消化的作用，最适合餐后和睡前饮用，是失眠患者的最佳茶饮。

茶叶特点

1.外形：花朵饱满　　4.香气：淡淡微苦
2.色泽：橘黄渐变　　5.叶底：花朵匀整
3.汤色：清澈亮黄　　6.滋味：滋味清爽

冲泡品饮

备具
玻璃杯1个，七彩菊5克左右。

冲泡
将七彩菊放入玻璃杯中，冲入95℃左右的水冲泡。

品茶
待茶汤稍凉时，小口品饮，入口清爽，微苦而顺口。

【浙·江·花·茶】

洛神花

Luoshenghua

茶叶介绍

洛神花又称玫瑰茄、洛神葵、山茄等，广布于热带和亚热带地区，原产于西非、印度，目前在我国的广东、广西、福建、云南、台湾等地均有栽培。洛神花茶有美容、瘦身、降压之功效，很适合现代女性饮用。用其泡成的洛神花茶富含人体所需氨基酸、有机酸、维生素C及多种矿物质和木槿酸等，其中木槿酸被认为对治疗心脏病、高血压、动脉硬化等病症有一定疗效。

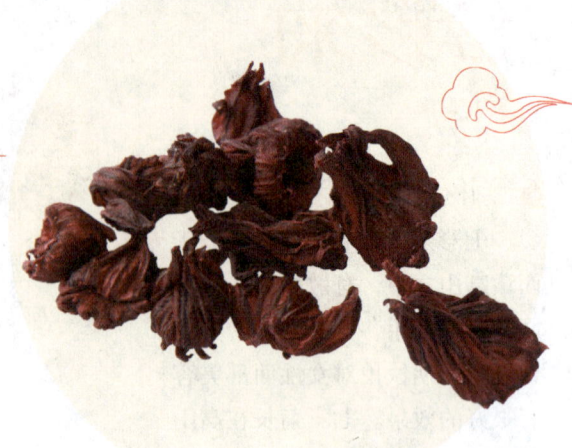

最佳产地

广东、广西、台湾、云南、福建等各地。

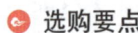

选购要点

市面有两款质量比较好的洛神花，一款是暗红色，一款是透着鲜红色，以透着鲜红色者为佳。

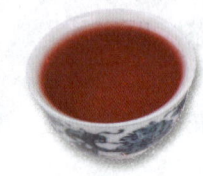

茶汤 碧绿明亮

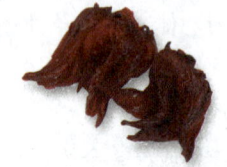

叶底 成朵匀齐

贮藏提示

密闭存放在塑料袋或者罐子内，避免被氧化。

保健功效

1.清热解暑：洛神花内含有人体所需氨基酸等成分，具有调节胃酸、清热、解暑的作用。

2.美容养颜：洛神花含有维生素，有美容养颜的功效。

茶叶特点

1.外形：外形完整
2.色泽：透着鲜红
3.汤色：艳丽通红
4.香气：淡淡酸味
5.叶底：叶底匀整
6.滋味：微酸回甜

冲泡品饮

备具	冲泡	品茶
玻璃杯1个，洛神花5克左右。	将洛神花茶拨入玻璃杯中。冲入95℃左右的水。	待茶汤稍凉时，小口品饮，入口后微酸，酸后回甜。

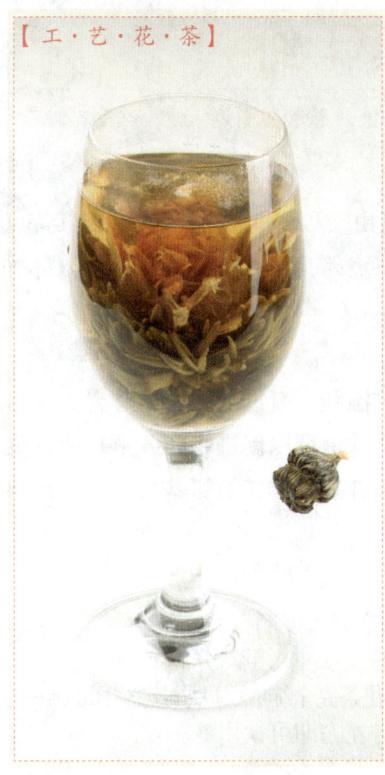

【工·艺·花·茶】

🍵 玉衣金莲

［组成成分：玉衣金莲是以玉蝴蝶和金莲花为花芯，用茶针制作而成］

🍵 茶叶介绍

玉衣金莲是以玉蝴蝶和金莲花为花芯，用茶针制作而成的，特点是外形犹如凝固的喷泉，冲泡时，如蝉翼般的玉蝴蝶凝满露珠，曼舞轻开。

🍵 营养功效

玉衣金莲的金莲花有清热解毒、消炎、养颜的作用；玉蝴蝶则能够滋润肺部，清咽润喉。

🍵 冲泡方法

1.使用耐高温玻璃器皿杯。
2.高10厘米以上，直径7厘米左右。
3.使用100℃开水续杯时，开水沿杯壁缓慢环绕倒入。
4.选择适宜角度观赏茶的浸泡景象。
5.冲泡2至4分钟后饮用最好。

🍵 飞雪迎春

［组成成分：飞雪迎春是由佛手和金盏花芯用茶叶制作组成的。］

🍵 茶叶介绍

它的特点是当雪白的佛手如同雪花一般随着晶莹剔透的水泡飘向水面时，大朵大朵的金盏花在水中缓缓展现，好像一幅飞雪迎春图。

🍵 营养功效

飞雪迎春有解酒功效，酒后冲上一杯，可宁神静气、疏肝和胃、行气活血。

🍵 冲泡方法

1.使用透明度高的泡具，直径7厘米左右，高度9厘米左右，以展示花茶的美感。
2.使用100℃左右的沸水冲泡。
3.在冲泡前，先用热水冲泡具，保持清洁。
4.冲泡时需注意金盏花的花瓣娇贵和易碎的特质。

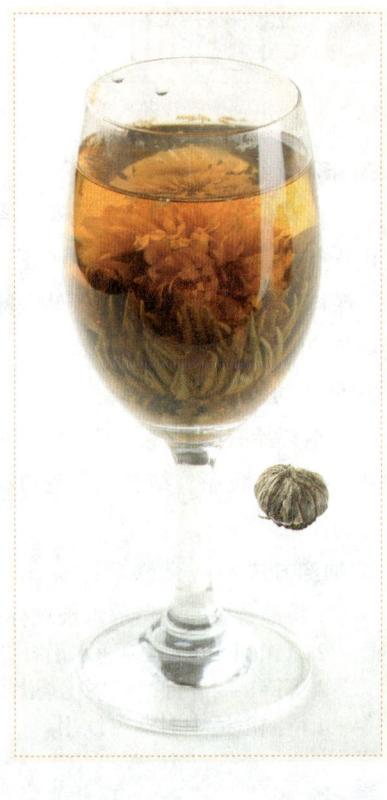

321

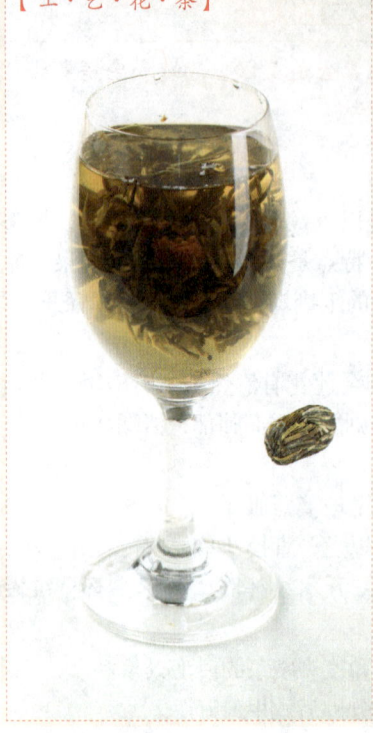

【工·艺·花·茶】

🌱 万紫千红

[组成成分：由康乃馨和银针茶组成]

🌱 茶叶介绍

万紫千红是由康乃馨和银针茶组成的，其特点是：姿态别致，色彩绚丽妖艳，更有诱人的浓郁香气，使人心醉。

🌱 营养功效

本茶品味甘温和，有助消化、益脾胃、降血压等功效。长期饮用可以促进脂肪分解代谢，促进血糖平衡。银针茶含丰富的氨基酸，具有退热祛暑解毒之功。

🌱 冲泡方法

1. 将工艺花茶放入玻璃杯。
2. 将100℃的开水冲入至八分满。
3. 等待工艺花茶完全绽放，欣赏其盛开的景象。
4. 大约5分钟左右即可饮用。

🌱 百花仙子

[组成成分：由茉莉花、菊花、茶叶嫩芽组成]

🌱 茶叶介绍

百花仙子由茉莉花、菊花、茶叶嫩芽组成，其特点是：香气鲜美、浓厚纯正，持续性能好。既保持了绿茶浓郁爽口的天然茶味，又饱含了茉莉花的鲜灵芳香。

🌱 营养功效

本茶品有"理气开郁、辟秽和中"的功效，并对痢疾、腹痛、结膜炎及疮毒有很好的消炎解毒的作用。

🌱 冲泡方法

1. 将准备好的花茶放入玻璃杯中。
2. 以100℃的沸腾纯净水沿杯壁缓缓注入。
3. 等待1~2分钟，观察花茶出芽开花的过程。
4. 待温度适中时即可饮用。

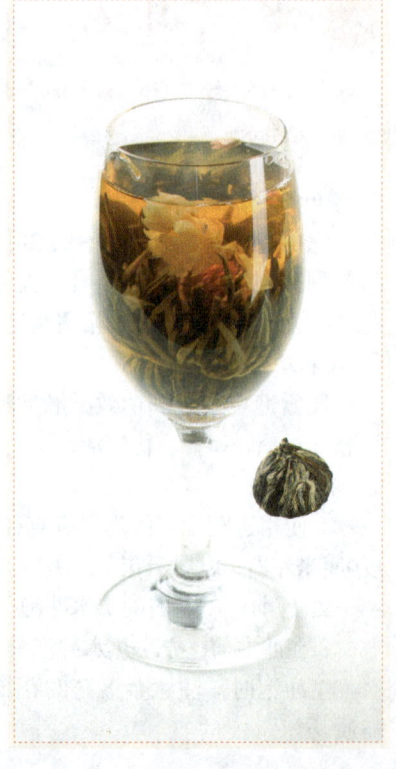

[工·艺·花·茶]

丹桂飘香

[组成成分：由百合花、桂花、银针茶组成]

茶叶介绍

丹桂飘香工艺花茶的特点是：外形娇美，滋味鲜醇。甜蜜的桂花香从杯中飘溢而出，橘黄的百合花瓣在水中飘舞，亮丽婀娜，优雅可人。

营养功效

百合养颜、润肺、止咳、清心安神；桂花散寒、破结、生津化痰、止咳。经常饮用此茶可净化身心、平衡神经系统，达到提神的作用。

冲泡方法

1. 宜用玻璃杯，水温85～90℃为宜。
2. 冲泡茉莉花茶时，冲泡壶口紧靠茶杯，直接注于茶叶上，使香味缓缓浸出。
3. 一般冲水至八分满为止，冲后立即加盖，以保茶香。

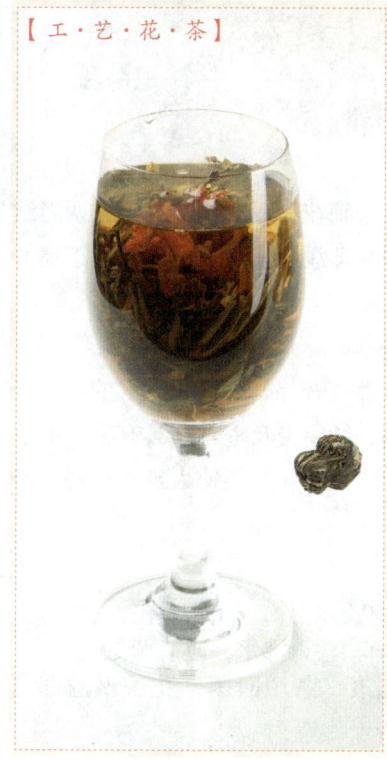

一见钟情

[组成成分：由茉莉花、菊花、碧螺春组成]

茶叶介绍

其特点是：泡开后就像两个人一见钟情的情景。在饮用过程中既能闻到天然茶叶与鲜花的醇香，又有赏心悦目的艺术享受。

营养功效

本茶品清热解毒、利湿润肤、减肥瘦身、清肝明目、止咳平喘等功效。

冲泡方法

1. 使用高透明度的耐热玻璃壶或玻璃杯，若能用底部为弧形的玻璃杯或壶冲泡最佳。
2. 使用100℃沸水冲泡。
3. 观赏的最佳时间为冲入开水后的3分钟之内；品饮的最佳时间是5分钟后，可依据口味用蜂蜜调味。

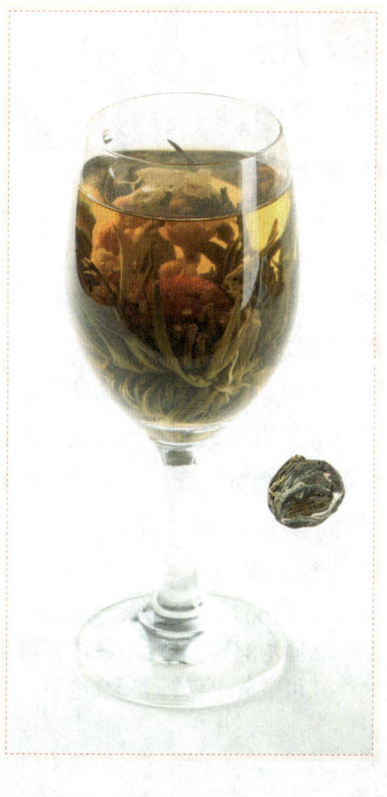

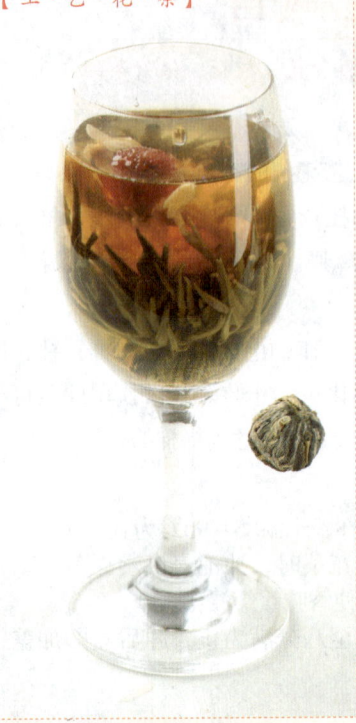

【工·艺·花·茶】

🌸 双龙戏珠

[组成成分：由金盏花、茉莉花、千日红、绿茶组成]

● 茶叶介绍

其特点是：茉莉花和绿茶一吐一吸，两者结合，茶叶中的多酚类缓慢分化，可以减退茶坯的涩味，从而使茶品滋味鲜醇。

● 营养功效

茉莉花有"理气开郁、辟秽和中"的功效，并对痢疾、腹痛、结膜炎及疮毒等具有很好的消炎解毒作用。常饮茉莉花，能使人延年益寿、身心健康。

● 冲泡方法

1.宜用玻璃杯，水温85～90℃为宜。
2.壶口稍离杯口注入沸水，使茶水交融。
3.待茶叶翻滚，茶汤回荡，花香飘溢即可饮用。

🌸 旭日彩虹

[组成成分：由千日红、茉莉花、银针组成]

● 茶叶介绍

其特点是：外形奇特，经典美观，香气宜人。一颗颗含苞欲放的茶花朵，冲泡后像孔雀开屏一样艳鲜艳夺目，抢入眼帘。

● 营养功效

银针茶可消暑、生津祛风、润喉；茉莉花润肤养颜，有排毒养颜的功效；千日红内含人体所需的多种微量元素，具有清肝明目、止咳、降压排毒、美容养颜等功效。

● 冲泡方法

1.以100℃的纯净水冲泡为佳。
2.冲泡3分钟后饮用最佳，可多次续水。
3.可观赏冲泡全过程及造型，饮用后注入清水。

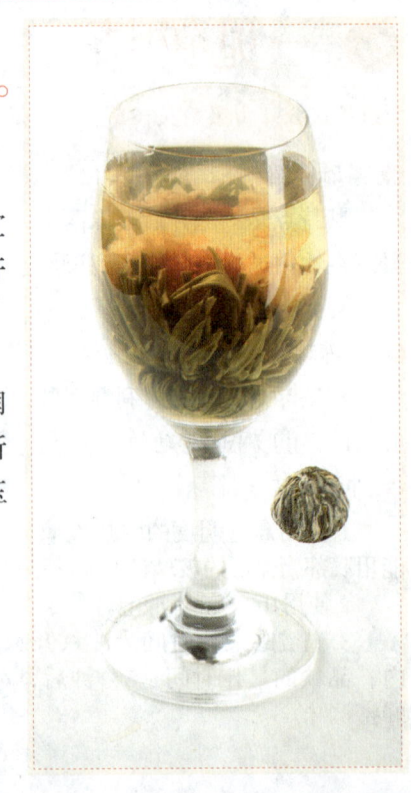

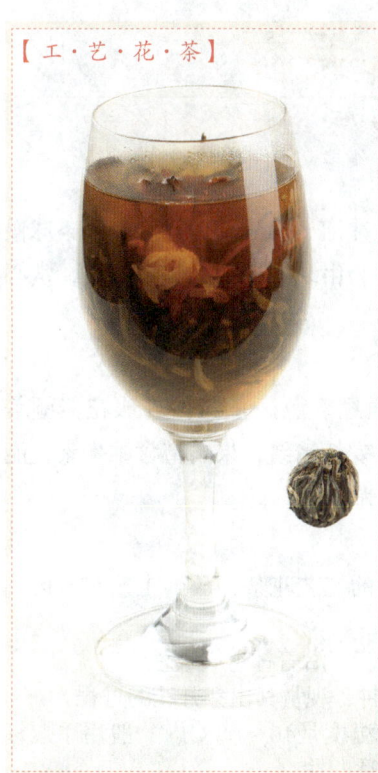

【工·艺·花·茶】

秋水伊人

[组成成分：由茉莉花、百合花、银针绿茶组成]

茶叶介绍

其特点是：醇醇花香从杯中满溢出来，感觉优雅的品位翩然降临，在惊喜的氛围里，即刻感受到轻松、喜悦和舒爽。

营养功效

茉莉花能清虚火，祛寒积；百合花润肺止咳，清心安神，补中益气；银针绿茶味甘温和，有明目降火、益脾养胃、降血压、保护心脏等效。

冲泡方法

1. 将工艺花茶放到玻璃杯里。
2. 约100℃开水冲入至八分满。
3. 等待工艺花茶完全绽放，欣赏其盛开的景象。
4. 大约5分钟左右即可饮用。

蝶恋花

[组成成分：由木蝴蝶、千日红、金盏花、绿茶银针组成]

茶叶介绍

其特点是：茶品香气鲜灵浓郁，持久，绿茶爽口、回味甘醇。蝶恋花工艺花茶不仅仅造型美观，口感也非常好。

营养功效

木蝴蝶清肺利咽，疏肝和胃；千日红性温味辛，具有清肝明目、止咳定喘、降压排毒、解除疲劳、美容养颜的功效；金盏花性甘、清湿热，能清凉祛火。

冲泡方法

1. 200毫升水量，热水冲泡，一日可饮用两次。
2. 等待工艺花茶完全绽放，欣赏其盛开的景象。
3. 加盖闷泡15分钟，即可饮茶。

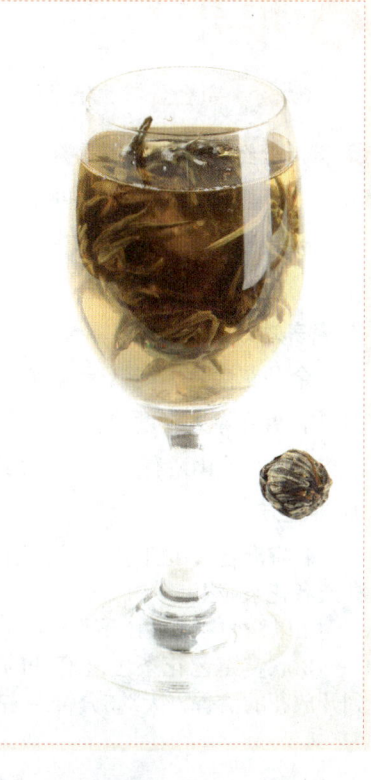

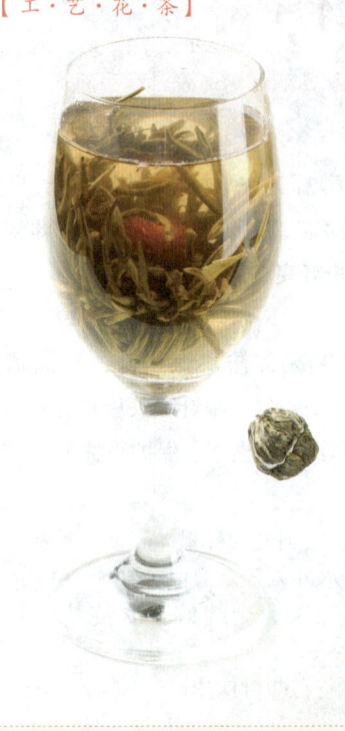

[工·艺·花·茶]

出水芙蓉

[组成成分：由红花、玫瑰花、果肉组成]

茶叶介绍

其特点是：冲泡一两分钟后，圆圆的茶球慢慢舒展开来，成为由绿茶拥抱的美丽花枝，赏心悦目，天然健康。

营养功效

红花活血通经、散瘀止痛；玫瑰花养颜美容，调节心情，安抚情绪；果肉富含维生素，能促进身体循环更为均衡。

冲泡方法

1.将准备好的工艺花茶，放到工艺花茶玻璃杯或花茶壶里。
2.以开水为佳，沿着杯壁缓缓注入。
3.等1~2分钟，观赏其出芽开花的过程。
4.最佳饮用温度是46~62℃，一般用手握杯子，感觉温度合适即饮。

步步高升

[组成成分：由金盏花、银针组成]

茶叶介绍

其特点是：当热水冲泡时，包裹的茶叶慢慢打开，金盏花犹如刚盛开的花一样，姗姗绽放，花团锦簇，整齐和谐，妙不可言。

营养功效

金盏花性甘，能清除火气。银针绿茶味甘温和，能明目降火、助消化、益脾胃。常饮绿茶可以防止血管硬化，有改善血液循环等功效。

冲泡方法

1.将准备好的工艺花茶，放入工艺花茶玻璃杯或者花茶壶里。
2.以约90~100℃开水冲入至八分满。
3.欣赏工艺花茶慢慢盛开的景象，同时可闻到开放花的清香，大约5分钟左右即可饮用。

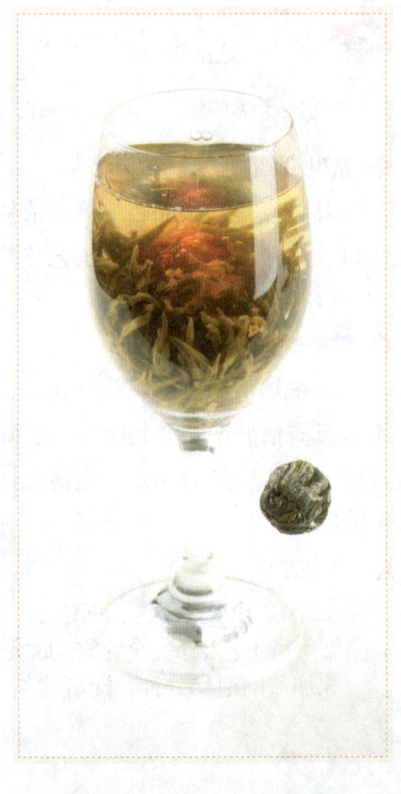

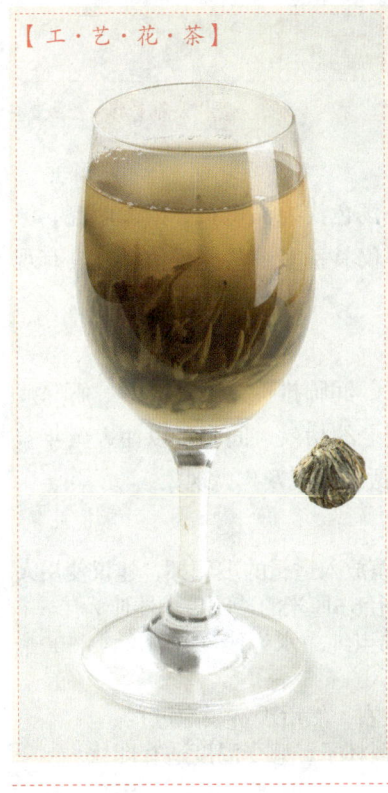

【工·艺·花·茶】

🍂 七星伴月

[组成成分：由千日红、茉莉花、绿茶银针组成]

🍂 茶叶介绍

其特点是：外观紧细匀整，白毫显露，色泽油润，茶汤汤色微黄明亮，清澈透明，香气鲜美。

🍂 营养功效

千日红具有清肝明目、止咳定喘、降压排毒、解除疲劳、美容养颜的功效；茉莉花清肝明目、生津止渴、抗癌、抗衰老；银针绿茶味甘温和，能明目降火、助消化、益脾胃。

🍂 冲泡方法

1.将工艺花茶放入玻璃杯或花茶壶里。
2.以100℃沸点纯净水为佳，沿着杯壁缓缓注入。
3.等1~2分钟，观赏其出芽开花的过程。
4.最佳饮用温度是46~62℃。

🍂 百合花篮

[组成成分：由百合花、茉莉花、银针绿茶组成]

🍂 茶叶介绍

其特点是：在开水冲泡下各种不同的花朵在银针茶的绿色掩映中逐渐盛开怒放，形成一道独特动人的自然景观。

🍂 营养功效

百合花养颜、润肺止咳、清心安神；茉莉花可理气安神、舒缓神经、放松心情。百合花篮具有提神醒脑、消暑止渴、降低血脂等功效。

🍂 冲泡方法

1.使用高脚玻璃杯，预置100℃热水。
2.放入花茶，稍等片刻便能徐徐绽放出一枝绚丽多彩的花朵。
3.最佳饮用温度是46~62℃，手握杯子，感觉温度合适即饮。

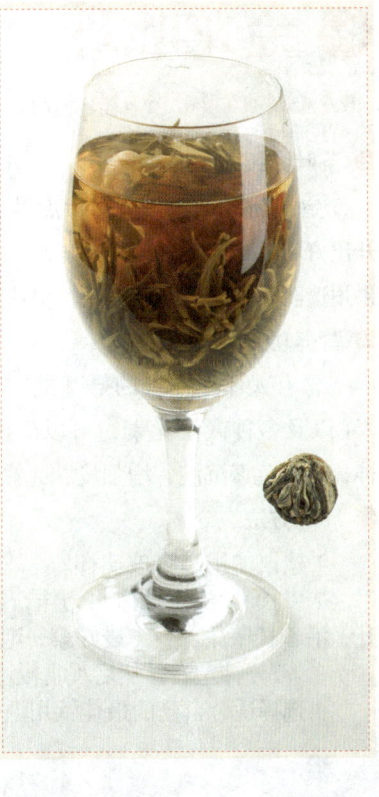

[工·艺·花·茶]

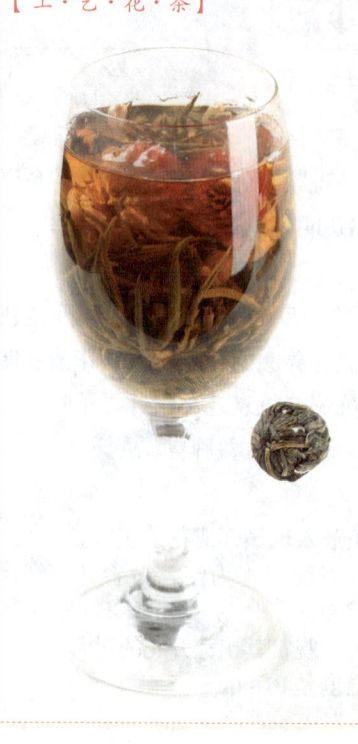

钟爱一生

[组成成分：由千日红、茉莉花、金盏花以及银针绿叶组成]

茶叶介绍

其特点是：汤色浅绿而微黄，清澈明亮，滋味鲜浓纯爽，不仅具备多重营养价值，且具有观赏性。

营养功效

有清肝明目、润肺排毒、美容养颜、解除疲劳、抗癌、抗衰老的功效；同时可以使人延年益寿、身心健康，改善睡眠及焦虑现象。

冲泡方法

1.将工艺花茶放入适量的玻璃杯，建议使用大约高9.5厘米、直径6.5厘米的透明玻璃器皿为佳。
2.以100℃沸点纯净水为佳，容量300~500毫升，沿着杯壁注入。
3.等1分钟左右，然后观赏浸泡过程。
4.一般用手握杯子，感受温度适宜即饮。

金龙吐珠

[组成成分：由茉莉花、千日红、百合花、茶叶嫩芽组成]

茶叶介绍

金龙吐珠工艺花茶的特点是：可以在茶汤中开出好看的花朵，圆圆的茶球环抱着绿叶舒展，如果用透明度高的玻璃杯泡饮，更让人赏心悦目。

营养功效

含有人体所需要的氨基酸、维生素C、维生素E以及多种微量元素，可以降压排毒，理气安神，防止色素沉淀，增强皮肤光泽与弹性。

冲泡方法

1.建议使用高脚玻璃杯。
2.以100℃沸点纯净水为佳，容量300~500毫升，沿着杯壁注入。（最好第一泡水温较高）
3.等1分钟左右，然后观赏浸泡过程。
4.选择适合自己的最佳饮用温度。

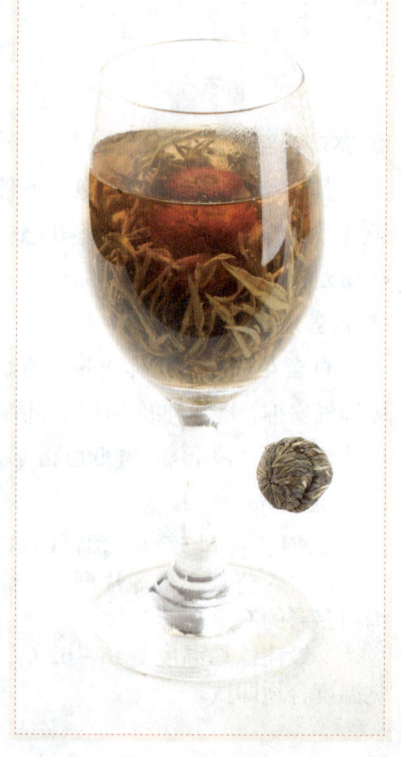

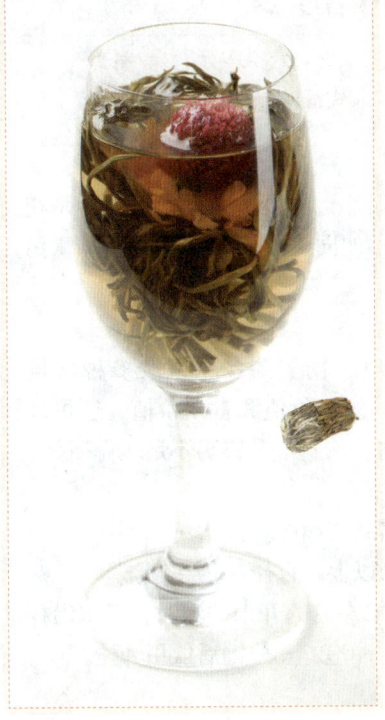

[工·艺·花·茶]

锦上添花

[组成成分：由黄山贡菊花干、千日红、桂花、金针花、茉莉花干组成]

茶叶介绍

由黄山贡菊花干、千日红、桂花、金针花、茉莉花干等经过干燥、增湿等处理加工而成。其特点是：得到视觉和味觉上的双重享受，冲泡时醇醇的花香从杯中满溢而出，香气鲜灵浓郁。

营养功效

锦上添花工艺茶保留了鲜花的保健药理功能，回味甘甜，有润肤养颜、提神醒脑、清热解毒、清心安神、清肝明目的功效。

冲泡方法

1.放一颗工艺花茶到玻璃杯或者花茶壶中亦可。
2.以100℃的开水冲至七分满。
3.等待其完全绽放，欣赏其绽开的美好景象。
4.大约4至5分钟左右即可饮用。

七子献寿

[组成成分：以茉莉花和千日红为花蕊用茶叶针制成。]

茶叶介绍

其特点是在水中花球含满气泡，如晨曦中的露珠，花下的绵白茶桃在水中缓缓绽开，露出七朵环抱着的茉莉。

营养功效

其滋味醇香，同时具备天然茶叶与鲜花的醇香，又有赏心悦目的艺术享受，而且具备药用保健的功能，能够润肺、止咳、顺气、祛痰，此茶有利身体健康，尤其上班一族可常饮。

冲泡方法

1.使用杯高9.5厘米，直径6.5厘米左右的玻璃透明杯为宜。
2.以100℃开水冲泡，在冲泡中观赏出芽开花的过程，约2~3分钟后即可饮用。

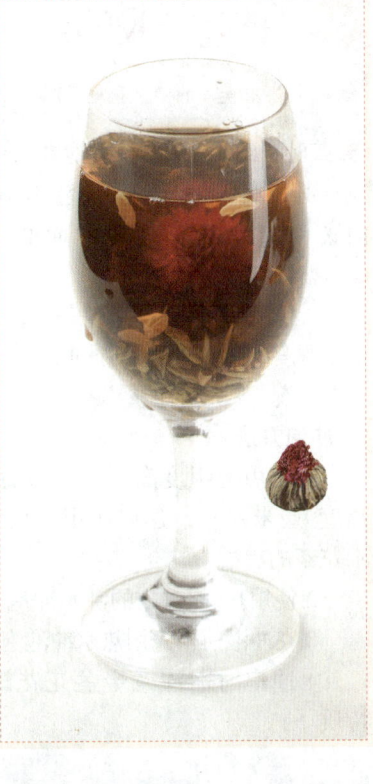

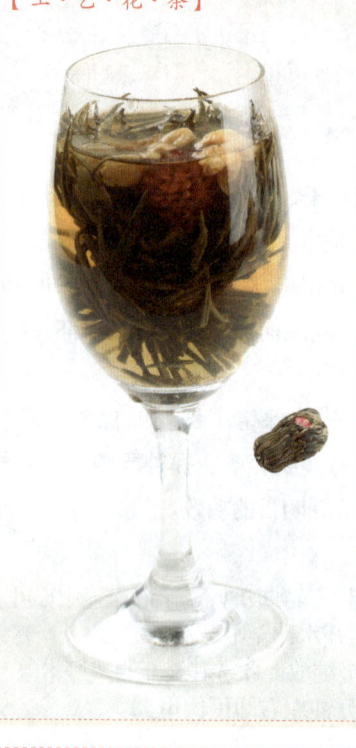

【工·艺·花·茶】

茉莉仙女

［组成成分：由百合花、桂花、黄菊花、金盏花、银针绿茶、木蝴蝶、康乃馨组成］

茶叶介绍

其特点是天然、健康、时尚、保健，是花与茶的美妙融合，如同少女花裙翻飞，气息飘荡，格外清甜甘美。

营养功效

富含蛋白质、糖、磷、铁以及多种微量元素，具有极高的医疗价值和食用价值；还可润肺止咳，凉血止血，治脚气及胃阴不足之胃痛。

冲泡方法

1.使用耐高温玻璃杯。
2.高10厘米以上，直径7厘米以上。
3.使用100℃左右的开水冲泡时，开水沿杯壁缓慢环绕注入，冲泡2至3分钟后饮用为佳。

金盏银坛

［组成成分：由美丽的金盏花尾花芯、银针绿茶制作而成］

茶叶介绍

其特点是橙黄明亮的金盏花在水中怒放，宛若海底罕见的绝美水生植物，绚丽旖旎，柔美悦目。

营养功效

金盏银坛的营养功效是平肝、清热、化痰以及祛风等多重功效。常饮此茶有助于改良睡眠不佳的情况。

冲泡方法

1.使用透明度高的泡具，直径7厘米左右，高度9厘米左右，建议使用专用泡具，以充分展示花茶的美感。
2.使用100℃左右的沸水冲泡。
3.在冲泡前，先用热水冲泡泡具，保持清洁。
4.冲泡时需注意金盏花花瓣娇贵和易碎的特质。

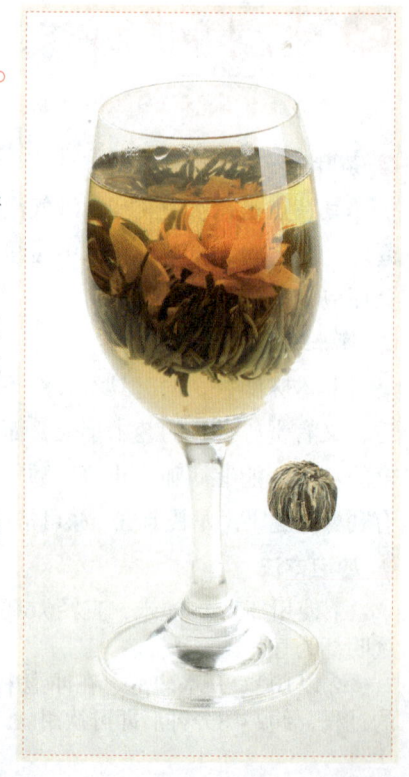

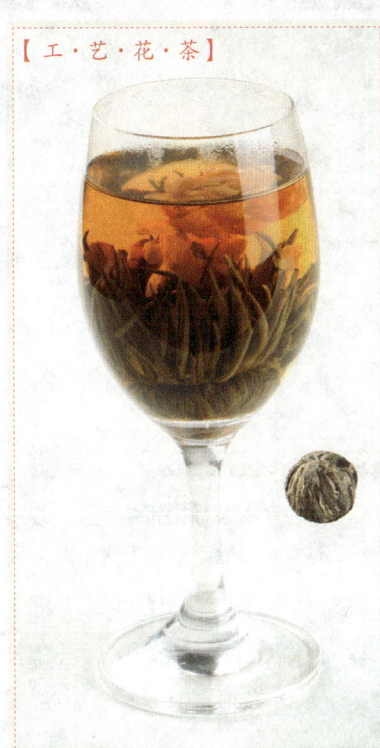

【工·艺·花·茶】

仙桃献瑞

[组成成分：由茉莉花、银针绿茶组成]

茶叶介绍

其特点是：经过冲泡以后工艺花茶的气息馥郁，汤色亮丽见底，茶汤中的茉莉花如鲜桃般美丽诱人。

营养功效

清热解毒是此工艺花茶一大特征，但它同时还有利湿、润肤以及一般工艺茶所没有的香肌功效。

冲泡方法

1.建议使用大约高9.5厘米、直径6.5厘米的透明玻璃器皿为佳。

2.以100℃沸点纯净水为佳，容量300～500毫升，沿着杯壁注入。（第一泡水温要高）

3.等1分钟左右，然后观赏浸泡过程，注意观赏茉莉花的变化过程。

4.选择适合自己的最佳饮用温度。

花开富贵

[组成成分：由金盏菊和银针绿茶组成]

茶叶介绍

其特点是：精选的银针绿茶等制成的手工花茶，深受女性朋友的喜欢，滋味鲜浓醇和，回味甘甜，具有花香和银针绿茶的清香。

营养功效

治疗胃病和调理月经是金盏菊的一个特殊功效，还有清热解表，保湿肌肤，降脂降压，利尿解频等作用。

冲泡方法

1.将准备好的工艺花茶，放适量加入到工艺花茶玻璃杯或者花茶壶里。

2.以约95℃左右的开水冲入即可。

3.欣赏工艺花茶慢慢盛开的景象，同时细嗅那股清香扑鼻。

4.大约4分钟左右即可饮用。

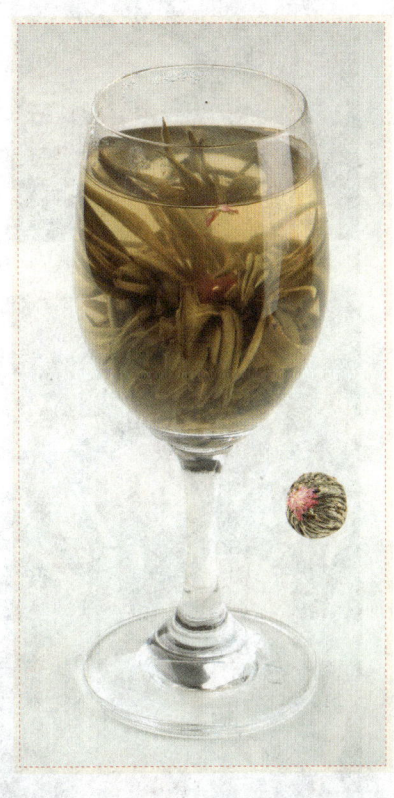

331

下篇
健康茶方

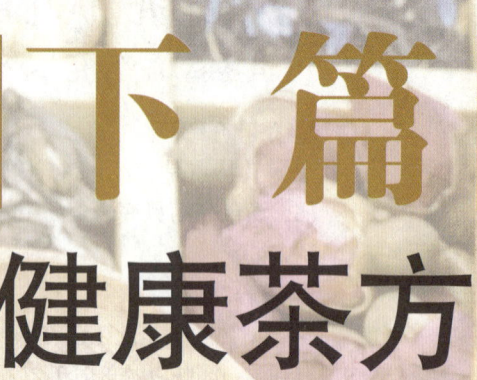

茶饮有消暑解渴、增强免疫、提神健脑、养胃护胃、润肺止咳、改善睡眠、延缓衰老等多种保健功效，十分有益于人体健康。本篇共分为四章，将为大家详细介绍茶方知识、日常保健茶饮、不同人群如何选择茶饮以及四季茶饮。不同的茶饮适合不同的人群和不同季节饮用。希望大家选对一杯好茶，为健康加分，品尝出茶外的人生意味来！

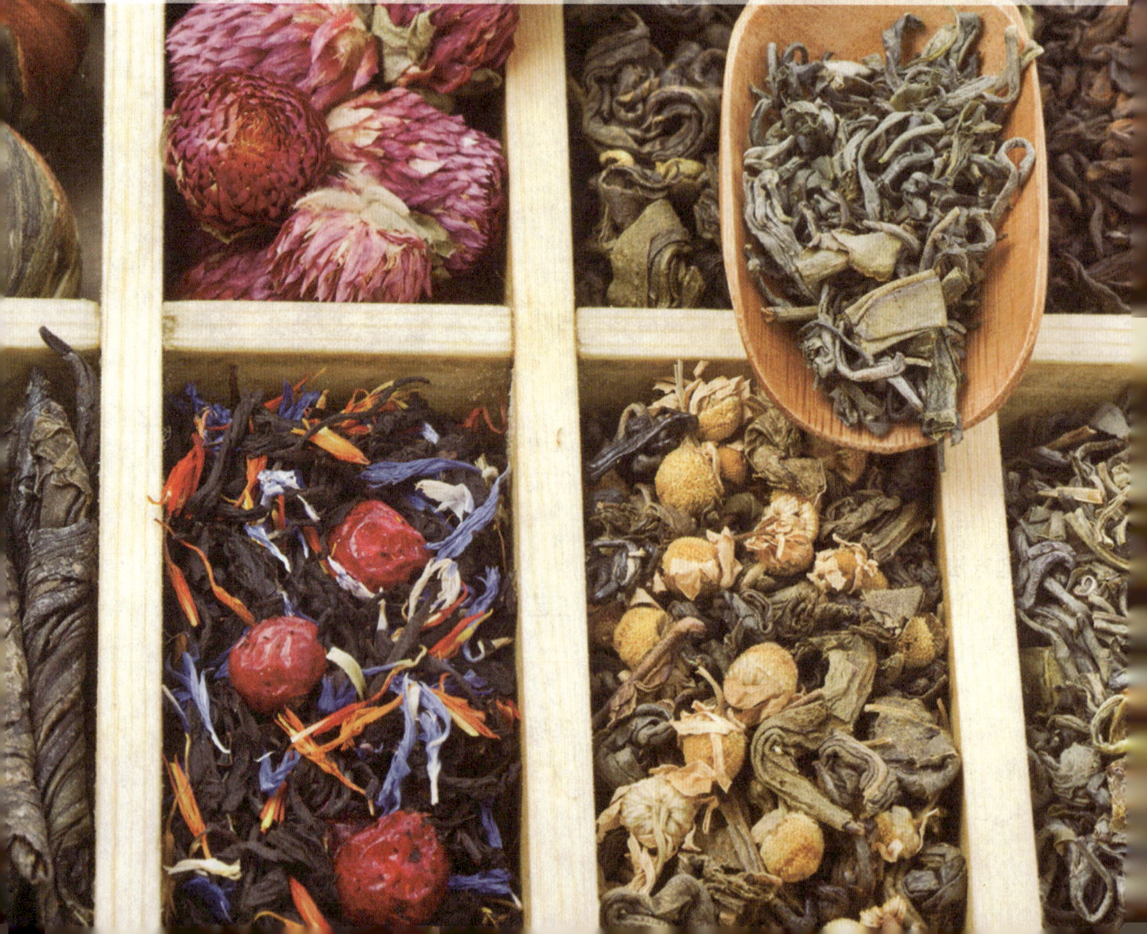

第一章

喝对茶饮，为健康加分

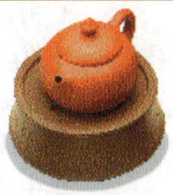

　　中国人喝茶的历史很悠久。茶在中国，除了是举杯话家常、饭后解油腻的绝佳饮品外，聪明的老祖宗更将它与汉方药草结合，并将其演变为养生保健方式之一。

　　关于喝茶，东方人与西方人又有所不同。西方人除了喝红茶、绿茶等单味茶外，还有将芳香花草作为茶饮的习惯。对西方人而言，花草茶是以芳香花草为原料所配制的饮料，他们借由喝花草茶来减轻身体较轻微、不舒服的症状，其方式就好比中国人用汉方药草入茶来调理身体一般。

　　那么本章就将为大家介绍保健茶饮的相关知识。所谓保健茶饮就是对身体健康有助益的茶饮。本章将主要介绍茶的主要成分、保健功效，常见茶饮的种类及选购、冲泡、保存知识，如何根据体质选对茶饮，饮茶的宜与忌有哪些，以及常见茶方选材图鉴。

茶的主要成分和保健功效

茶叶的化学成分主要有儿茶素、茶多酚、咖啡因、维生素和微量元素等。其中,儿茶素和茶多酚具有降低血压、稀释血液、预防动脉粥样硬化等功能。唐代有"茶是万病之药"的说法。研究表明,各种茶叶均有阻断亚硝胺产生的作用,如饮用绿茶能大幅降低患胃癌或肝癌的危险性……

1. 茶的主要成分

针对和人体健康相关的茶叶药用成分,我们将其分成以下几类来说明。

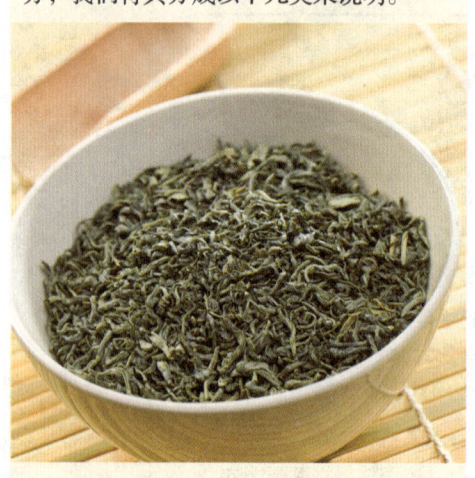

(1)生物碱

茶叶所含的生物碱主要有咖啡因、茶碱和可可碱三种。其中,咖啡因含量较高,它是一种中枢神经兴奋剂,可以提神,且在人体正常饮用剂量下,不会有致病、致癌或突变的危险。

(2)酚类衍生物质

这是一种可溶性化合物,主要由儿茶素类、黄酮类化合物、花青素和酚酸组成。其中又以儿茶素类化合物含量最高,它的功效很多,可防止血管硬化、动脉粥样硬化以及降血脂、消炎抑菌、防辐射、抗癌、抗突变等。

(3)维生素

茶叶的维生素C含量很高,能增强抵抗力、促进伤口愈合、防治坏血病;维生素E则可以阻止人体脂质的过氧化,具有抗衰老功效;而维生素K则可以促进肝脏合成凝血素。要想从茶中摄取足够的维生素其实相当简单,只要每天饮用五杯茶就可以了。

(4)氨基酸

茶叶所含的氨基酸中以茶氨酸的含量最高。氨基酸是人体必需的营养成分,如谷氨酸能降低血氨、治疗肝昏迷,蛋氨酸能调整脂肪代谢等。

(5)矿物质

茶叶含有多种矿物质,且多数对人体健康有益。其中,微量元素氟的含量极高,可有效预防蛀牙。

2. 茶的保健功效

茶不仅具有生津解渴的作用,还可以延年益寿、抗老强身。这点从古代茶、医、药三方面的典籍论述中都可以得到证明。而近代,更有研究证明茶对包括恶性肿瘤在内的许多慢性疾病有良好的预防与治疗作用,可以说饮茶对人体健康的功效十分显著。那么,茶的保健功效有哪些

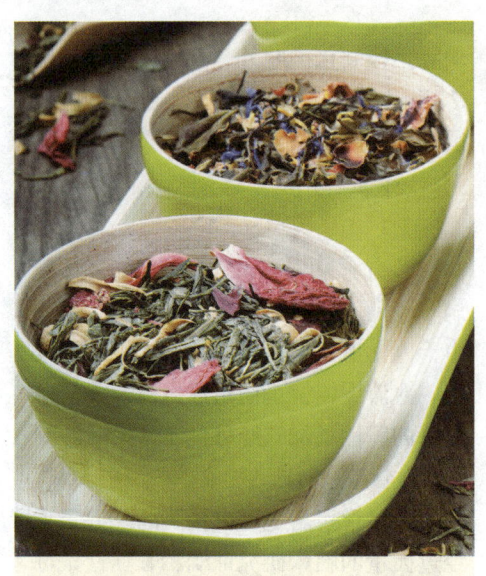

呢？下面将为大家一一介绍。

（1）增强免疫力

人体的免疫防御系统是通过免疫球蛋白体的形成，识别入侵的病原体，再由白细胞和淋巴细胞产生抗体和巨噬细胞对病原体进行"围歼"的。喝茶能够提高人体中白细胞和淋巴细胞的数量和活力，因而能够促进脾脏细胞中白细胞间介素的形成，提高人体的免疫力。

（2）保护牙齿

茶中含有氟，氟与牙齿的钙质有很大的亲和力，能转化成一种较为难溶于酸的"氟磷灰石"，可提高牙齿防酸能力。

（3）提神健脑

茶中的咖啡碱能促使人体中枢神经兴奋，增强大脑皮层的兴奋过程，起到提神益思、清心的效果。

（4）预防流感

茶中的儿茶素具有抑制流感病毒活性的作用，坚持用茶水漱口可有效地预防流感。春秋季节是流感易发作的时期，流感病毒主要附着在鼻子和嗓子中突起的黏膜细胞上而且不断增殖而致人生病。经常用茶水漱口，儿茶素能够覆盖在突起的黏膜细胞上，防止流感病毒和黏膜结合并杀死病毒。

（5）防癌抗癌

饮茶可以抗白血病、抗癌，这是由于茶中的儿茶素可以中和放射性锶，将其排出体外。其次，茶叶含锰、硒等微量元素，而锰可以防癌、抗癌。再次，茶叶对亚硝胺致癌具有对抗性作用，可降低亚硝胺的合成。此外，茶叶还可以提高人体的免疫能力，进而抑制细胞的突变行为，可以直接杀伤癌细胞。

（6）保护心脏

研究表明，每天至少喝一杯茶可使心脏病发作的危险降低44%。喝茶之所以有如此的功效，是因为茶叶中含有大量类黄酮和维生素等可使血细胞不易凝结成块的天然物质。

（7）降低胆固醇

喝茶能降低胆固醇主要是因为茶中叶绿素能阻碍胃肠管对胆固醇的消化和吸收，破坏进入肠、肝循环中的胆固醇，使胆固醇的含量降低。

（8）降低血糖

糖尿病患者的病症是血糖高，口渴、口干，浑身乏力。医学实验表明，饮茶可以有效地降低血糖，有止渴、增强体力的功效。糖尿病患者一般宜饮用绿茶，饮茶量可比正常人稍增多一些。

（9）防治眼病

饮茶具有"明目"、"清头目"的功效，茶所含的维生素类，特别是胡萝卜素、维生素C、维生素B_1等是维持眼睛生理功能必不可缺的物质。茶叶中的胡萝卜素含量很高，每克茶中约含54.6微克。茶中的胡萝卜素在人体内转化成维生素A，在眼睛的视网膜和蛋白质合成视紫红质，从而增强视网膜的感光性，能够防治夜盲症，经常喝茶就是在这种物质的作用下"明目"的。

（10）防治肝病

茶中的儿茶素能防止血液及肝脏中胆固醇、中性脂肪的积累，因此饮茶能够清肝。儿茶素还有利于肝脏对烟、酒等的解毒，因为肝脏的解毒功能主要取决于蛋白质，而茶叶中的蛋白质含量较高，因此饮茶能在一定程度上加强肝脏的解毒功能，防治肝病。

（11）防治慢性胃炎

幽门螺杆菌是慢性活动性胃炎的直接病因。通过临床研究表明，经常饮茶能减少感染慢性胃炎的机会。饮茶的年数越长，饮茶量越多，患慢性胃炎的概率越低。

（12）防治坏血病

维生素C被称为抗坏血酸。缺乏维生素C时，血管壁的完整性会受到损害，齿龈、黏膜、皮肤及身体其他部位有出血或渗血现象，严重者可危及生命。饮茶有一定的预防和治疗坏血病的作用，主要是茶叶中的维生素对血管壁有保护作用。

（13）防治动脉粥样硬化

血脂增高会引起人体肥胖，血脂沉积在血管壁上易引起动脉粥样硬化等症。目前研究认为，饮茶防治动脉粥样硬化与茶叶中的茶多酚、维生素、氨基酸等成分有关，尤其是茶多酚类对脂肪代谢起到了重要的作用。茶中的多酚类物质能防止血液和肝脏中胆甾醇、烯醇类和中性脂肪的积累，以防止动脉和肝脏硬化。其次茶色素也具有很好的防治动脉粥样硬化的效果。因为茶色素具有对抗纤维蛋白原对血的凝固作用。一定数量的茶色素能使纤维蛋白原失去凝血功能。

再次，茶叶中的甾醇能调节脂肪代谢，从而降低血液中的胆甾醇，防治动脉粥样硬化。此外，茶叶中的维生素C、维生素B_1、叶酸、泛酸、肌醇、蛋氨酸、卵磷脂、胆碱等，都具有防治动脉粥样硬化的作用。

（14）预防脑血管疾病

脑血管病是较常见的疾病，其发病率较高，严重影响人体的健康。主要由于人体血液处于高凝状态，红细胞聚集，血流缓慢，进而形成血栓，或使血管壁的脆性增加，经外界不良因素的刺激，血管破裂而导致出血。

脑血管疾病是可以预防的。近年来经过大量的临床研究证明，长期饮茶可以减少其发病概率。

（15）增强和改善性功能

茶叶的芳香油可使茶水散发出沁人心脾的清香，具有兴奋神经，激发性欲的作用。其次，茶叶中含有许多生物碱，如咖啡因、茶碱和可可碱等，人体吸收后对中枢神经系统有明显的兴奋作用，能提神益智，消除疲劳，提高机体对性刺激的感受能力和反应能力。因此，适量饮茶可增强和改善性功能。

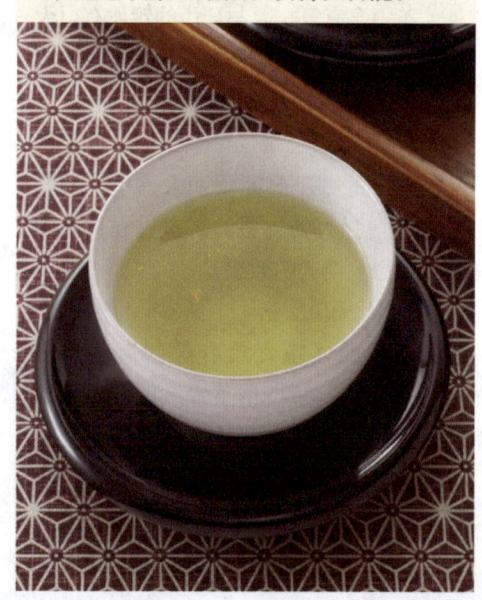

常见茶饮的种类及选购、冲泡、保存知识

从养生保健的角度来说，保健茶饮的种类大致分成汉方药草茶和青草茶、芳香花草茶。冲泡一杯好茶的前提有很多，不仅要选购好的茶饮原料，注重泡茶器具与用水，还应注重茶的冲泡方法。本文将为大家重点介绍汉方药草茶和青草茶、花草茶的选购窍门、冲泡方法及保存方法。

1. 汉方药草茶和青草茶

汉方药草茶和青草茶都是以药草成分为主的，其种类繁多，很难细分罗列，差别只在于有无验方（经过验证的药方）和疗方（具有疗效的药方），所以我们将之合并介绍。

汉方药草茶是以汉方药材制作的保健茶，使用的汉方药材不同，茶的功效也不同。例如，有增强自体免疫力的补气抗郁茶、防风甘草茶，养颜美容的人参刺五加茶（不老茶），进补的冬虫夏草茶、野草人参活力茶以及治疗腹泻的悬钩子叶茶等，多不胜数。

青草茶，又称苦茶或百草茶、凉茶，是利用一种或数种新鲜或干燥的药草组合而成的日常饮料。顾名思义，

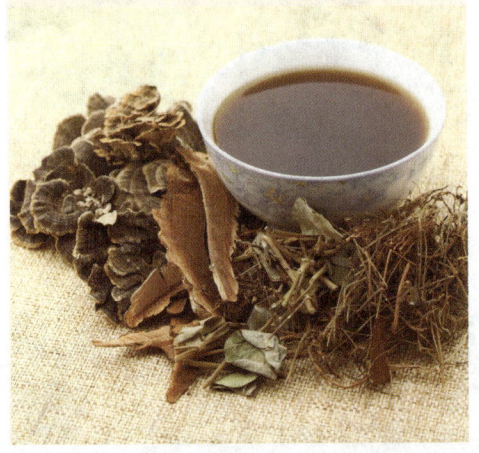

从"青草茶"这三个字，便能轻松辨别此茶的特色。如：称其为青草茶，是因为它是以各式青草为主要成分；称其为苦茶，是因为青草"苦中带甘"的苦涩味是其一大特色；称其为百草茶，是因为它采用多种药草混合煮成；称其为凉茶，是因为青草茶是由具凉性的青草制成的。在炎热的夏天里饮上一杯青草茶，真是沁凉无比。

青草茶多是加水煎煮后放适量的蜂蜜搅拌调味而成，是中国民间流传的自制饮料。在春、夏季以冷饮为主，具有保健养颜、消暑清火之效，秋、冬季则以温热饮用为主，可以防治疾病、强身健体。

青草茶目前所使用的药草种类已经相当繁多。这些草药中，一般家庭多采用凉性或温性的单一味像桔梗、仙鹤草、通天草等来熬煮。而市售的青草药中，比较常见的有车前草、鱼腥草、蒲公英、薄荷等。其中，车前草、鱼腥草、薄荷等，都是青草茶的首选，而像七叶胆和金线莲更有业者推出茶包，可说是家喻户晓。至于保健效果，汉方药草茶和青草茶都是以具有药性成分和疗效为基本特色的茶饮，比起一般茶叶更

有优势，堪称养生治病的首选，不仅可以生津止渴，更可以养生保健，一举数得。

（1）选购窍门

可以去中药店或超市或市场上购买中草药，且应购买干燥、无杂质的中草药。

（2）冲泡方法

第一，要根据每种药草茶的特性来冲泡或煎煮，一般花、叶类的原料可以直接放入玻璃杯中倒入热开水冲泡，约15~25分钟左右即可。

第二，放入保温杯或茶壶中加入热水盖盖闷泡约25~30分钟，这样可以使药草的药物成分很快地释放出来。

第三，质地较硬或块状的中药则应煎煮滤茶汤饮用。此类中药可用干净的剪刀将其剪成小段，放入锅中加水煎煮至变色或茶汤变浓。

（3）保存方法

第一，存放在密封袋中：未用完的中草药可放入密封袋中保存。

第二，放在阴凉干燥处：未用完的中草药一定要放在阴凉干燥处，并避免阳光照射和受潮。

第三，贴上标签：未用完的中草药一定要贴上标签，标明名称、购买日期等信息。

2. 芳香花草茶

花草茶一词，源自"草本茶"，是用香草或药草冲泡而成，而不是用茶属植物冲泡。之所以称为"花草茶"，是因为其包装及冲泡方式和一般传统茶叶并无不同的缘故。

花草茶的材料可以是植物的花、叶子、种子或根，新鲜或干燥皆可。其中，种子或根通常必须以炉火煮过后滤掉渣滓才可饮用，但也有一些药草类可以直接用冷水冲服，现今则大部分以水果及花草等植物干燥处理后冲泡饮用。

以饮用方式来说，花草茶可以分为"单方花草茶"及"复方花草茶"两大类。所谓复方，即是以两种以上的植物调和冲泡而成。若依其功效而言，大致又可分为怡情养性茶，如玫瑰花草茶；放松心神茶，如洋甘菊花草茶；提神醒脑茶，如添加薄荷或柠檬的花草茶；治疗抗病茶，如尤加利花草茶、芳香疗养茶、薰衣草花草茶等。其中的玫瑰花草茶又可依玫瑰花的不同品种细分为粉红玫瑰茶、红玫瑰茶、紫玫瑰茶等，各有不同的特色及功效。

除了有清爽顺口与怡情养性两大特色外，花草茶还有另外两大特色：不含咖啡因、不会让人睡不着，长期饮用也不会引起心悸、肠胃不适等症状。而且它所具有的天然植物的香气及维生素成分，总是使人神清气爽。

芳香花草常见的营养成分有水溶性维生素、矿物质、类黄酮、鞣质、芳香油类、苦味素等。不同的花草茶材料成分不同，也会有不同的疗效。例如：花果茶中的果肉含有丰富的维生素和身体

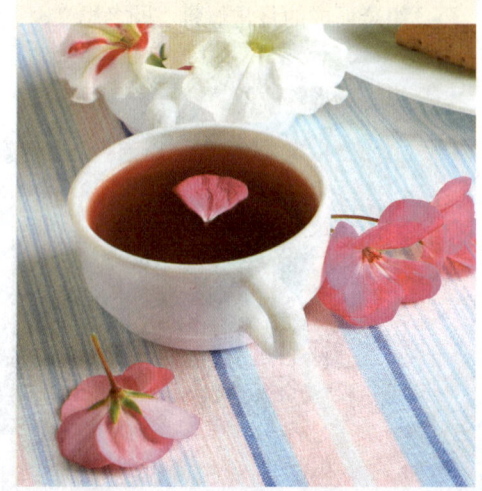

所需的矿物质；柠檬百香草含有丰富的麝香草酚成分，可以促进消化、预防感冒、消除疲劳等；芳香油类成分具有很好的醒脑明目作用；水溶性维生素可以促进消化代谢；类黄酮可利尿和保护心血管，苦味素则有消炎、抗菌之效等。

如果要再深入地剖析花草茶的功效，则可就身体和精神两大部分来讲。就身体方面而言，花草茶含有维生素与膳食纤维，平时饮用除了可以帮助消化、通便、调节生理功能外，亦可养颜美容、帮助睡眠；就精神层面而言，花草茶属于一种温和的芳香疗法，可以缓解日常生活中的紧张情绪，使人精力旺盛、减轻疲劳感。

（1）选购窍门

第一，观色泽：花朵或叶片色泽鲜明有光泽。

第二，看花朵：花朵或叶片形状完整。

第三，查干度：选购时注意花草茶是否干燥。

（2）冲泡方法

第一，在杯中或壶中倒入一些热水，先将茶壶温热，再倒出热水。

第二，在杯中或壶中放入适量的花草茶，茶量随个人喜欢的浓淡程度决定。

第三，若几种花草混合冲泡，建议可将细碎的种类放在滤茶器中，而大朵或大块的则可以放在外层，因为如果茶材不能在水中完全舒展开来，则永远泡不出一杯好茶。如此也可以让花草在透明的壶中伸展，让其呈现出不同的视觉效果，又称"茶舞"。

第四，如使用自来水冲泡花草茶，水煮沸后，建议打开茶壶10分钟让水中的热气先蒸散，并降温至85度，再倒入冲泡最为合适，如此可避免沸水让茶汁变色、变苦。等待约5分钟后，即可倒出饮用。其他如蒸馏水与滚沸太久的水，因为缺乏矿物质会使茶汁味道不佳，或因其他成分含量太高而出现苦味，不建议用来冲泡花草茶。

第五，冲泡后要等茶汤变色后再饮用，可根据个人喜好，酌情加蜂蜜、冰糖等调味。

第六，花茶可回冲至无味为止。

（3）保存方法

第一，存放在密封罐内：花茶在接触空气时很容易吸收湿气而变质，所以一定要放在密封罐里。有些店家会提供易封袋，但是塑料袋也易让空气透过，所以用密封罐是最好的。

第二，避免强光：被阳光照射会使茶材的香气流失，所以要避免强光。

第三，远离高温：高温会使茶材变质，所以平时要储放在阴凉的地方，但是开封后没必要放在冰箱里，否则取用时常常因温差而易凝结水气造成潮湿。

第四，远离异味：花茶易吸收其他味道，保存时要单独存放，防止茶味不纯。

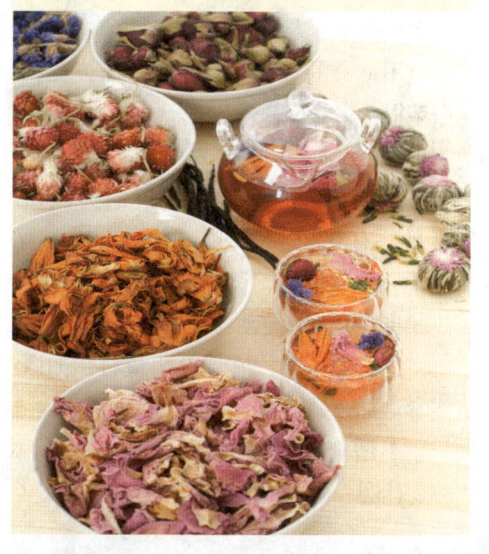

根据体质选对茶饮

喝茶要想起到茶疗的效果,首先得依照个人体质来对症茶疗。一般而言,体质可分成热性体质、寒性体质、实性体质、虚性体质四种。下面将为大家介绍四种典型的体质及其适合的茶材与不适合的茶材。

1. 热性体质

特征:喜欢吃冰凉的食物或饮料,喜爱喝水但仍觉口干舌燥,脸色通红,面红耳赤,脾气差且容易心烦气躁,全身经常发热又怕热,经常便秘或粪便干燥,尿液较少且偏黄。

适合的茶材:寒凉属性的茶材,如人参须、西洋参、决明子、菊花、薄荷、绿豆、薏米、绿茶等。

不适合的茶材:温热、辛辣刺激属性的茶材,如姜、桂圆、肉桂等。

2. 寒性体质

特征:不常喝水也不会觉得口渴,常觉得精神虚弱且容易疲劳,脸色苍白、唇色淡,怕冷、怕吹风,手脚冰冷,喜欢喝热饮、吃热食,常腹泻。

适合的茶材:温热属性的茶材,如当归、人参、黄芪、山楂、核桃、红豆、花生、杏仁、姜、桂圆、桑葚等。

不适合的茶材:苦茶、仙草等。

3. 实性体质

特征:小便为黄色,尿量少且有便秘现象,声音宏亮,精神佳,身体强壮,心情容易烦躁,会失眠,舌苔厚重,有口干口臭现象,呼吸粗重。对气候适应力强,不喜欢穿厚重衣服。

适合的茶材:苦寒属性的茶材,如薏米、绿豆、仙草、梨、橘子等。

不适合的茶材:肉桂、松子、姜、桂圆等。

4. 虚性体质

虚性体质的特征主要表现为身体久病虚弱,说话有气无力,舌苔少甚至无苔,精神萎靡不振,脉象细而无力。主要可分为阳虚及阴虚体质。

(1) 阳虚体质

特征:和寒性体质接近,为阳气不足、有寒象,表现为疲倦怕冷、四肢冰冷、唇色苍白、少气懒言、嗜睡乏力。男性遗精、女性白带清稀。

适合的茶材:宜选补阳的茶材,例如冬虫夏草、人参、核桃、姜等。

不适合的茶材:金银花、蒲公英、白茅根、车前草、苦茶等。

(2) 阴虚体质

特征:和实性体质接近,为阴血不足,有热象。表现为经常口渴、喉咙干,形体消瘦,盗汗,手足易冒汗发热,小便黄,粪便硬、常便秘等。

适合的茶材:宜选补阴茶材,如西洋参、百合、芝麻、黑豆等。

不适合的茶材:干姜、肉桂、丁香、桂圆、茴香、核桃等。

饮茶的宜与忌

茶能提神，让人清醒，但饮茶前应多几分清醒。因为茶的优点虽然很多，但并非完美无缺，饮茶要因时因地，因人而异。喝茶的好处有许多，但是哪些人适合喝茶也是有讲究的。本文将为大家介绍适宜喝茶的人群以及饮茶的禁忌。

1. 哪些人宜喝茶

（1）糖尿病患者宜多饮茶

糖尿病患者因血糖过高，有口干口渴、身体乏力的症状。饮茶可以有效降低血糖，同时还具有止渴、增强体力的功效。

（2）早晨起床后宜饮淡茶

经过一昼夜的新陈代谢，人体消耗了大量的水分，血液的浓度会增大。此时饮一杯淡茶水，不仅可以补充水分而且还可以稀释血液，降低血压。

（3）腹泻时宜多饮茶

腹泻时会使人脱水，多饮一些较浓的茶，对水分的吸收较快，同时也有杀菌止痢的作用。

（4）吃油腻食物后宜饮茶

茶汁会和脂肪类食物形成乳浊液，有利于食物加快进入肠管，使胃部舒畅。

（5）吃太咸的食物后宜饮茶

吃太咸的食物后饮茶，有利尿的效果，从而排出盐分。

（6）出大汗后宜饮茶

当人们进行过量体力劳动时，会大量排汗，这时通过饮茶能快速补充人体所需的水分，降低血液浓度，加速排泄体内废物，减轻肌肉酸痛，逐步消除疲劳。

（7）辐射环境工作者宜喝茶

采矿工人、从事X射线透视的医生、电脑工作者、长时间看电视者和打印复印店的工作者宜饮茶：因为这一类工作的人会受到一定的辐射，而茶叶中的茶多酚具有抗辐射作用。

（8）脑力劳动者以及夜晚工作者宜饮茶

因为茶叶中含有咖啡碱等，有提神醒脑的作用，所以脑力劳动者和夜晚工作者尤其适合饮茶提神。

（9）讲演、说书和演唱者等宜饮茶

长时间用嗓者，常饮茶能够润喉，滋润声带，使发音清脆，也可以减轻咽喉充血肿胀，防止发生咽喉炎。

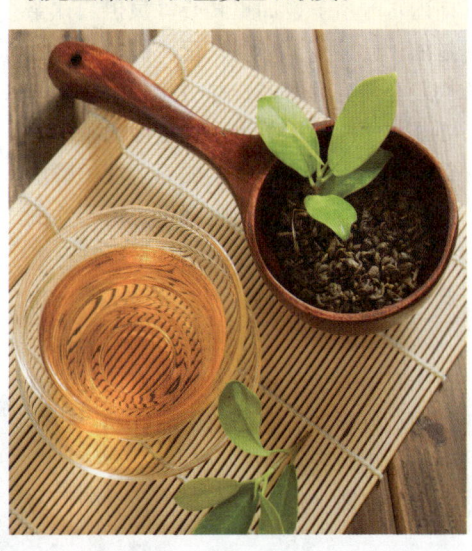

2. 喝茶的禁忌

尽管喝茶对人体有很多好处，但喝茶并不是对所有的人都有益，因为茶叶中含有鞣酸和咖啡因，对患有某些疾病的人来说，是利是弊则不确定。

以下几类人群应少饮茶：

第一，儿童饮茶应适度：茶水对儿童健康是有益的。但每日饮量一般是2～3小杯（每杯用茶量为0.5～2.0克），尽量在白天饮用，茶汤要偏淡并要温饮。

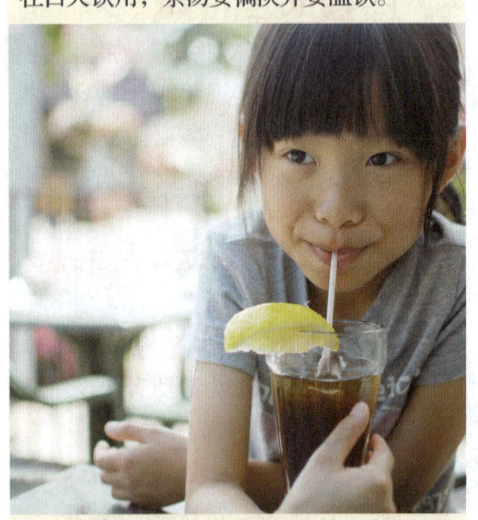

越小的儿童越不能过量，更不要饮浓茶和凉茶。饮茶过多，会使儿童体内水分增多，加重其心肾负担。饮茶过浓，会使孩子过度兴奋，而使心跳加快，小便次数增多，并引起失眠。同时婴儿也不能饮用茶水，这是因为茶中的鞣酸在肠管内可与铁生成不溶性的鞣酸铁盐，不能被机体吸收利用。由于铁的吸收受到影响，使铁的贮藏量降低，长此以往就易出现贫血。

第二，女性饮茶应避"五期"：女性平时最好饮一般浓度的茶，但处在行经期、妊娠期、临产期、哺乳期、更年期的女性则不宜饮茶，更不能饮浓茶。

行经期：经血中含有比较高的血红蛋白、血浆蛋白和血色素，所以女性在经期或是经期过后要多吃含铁比较丰富的食物。而茶叶中含有鞣酸，它会妨碍肠黏膜对铁元素的吸收。

怀孕期：茶叶中富含咖啡碱，饮茶会加剧孕妇的心跳速度，增加孕妇的心、肾负担，不利于胎儿的健康发育。

临产期：这期间饮茶会因咖啡碱的作用而导致分娩时产妇无力，造成难产。

哺乳期：茶中的鞣酸被胃黏膜吸收，会影响奶汁的分泌，造成奶汁不足。此外，因为咖啡碱有兴奋的作用，使母亲不能得到充分的睡眠，且乳汁中的咖啡碱进入婴儿体内，亦会使婴儿发生肠痉挛而啼哭。

更年期：女性45岁开始进入更年期，除了头晕、乏力，有时还会泛起心动过速，易感情冲动，并泛起失眠等症状，常饮茶更会加重这些症状。

第三，老年饮茶贵在品：老年人饮茶应有选择。有严重的心肾疾病、浮肿病、溃疡病和胃肠功能紊乱等病者饮茶要慎重。贫血和心肌梗死患者应饮用绿茶，腹泻和便秘的老年人不宜饮红茶，胃寒、体质较弱的老年人宜饮红茶。

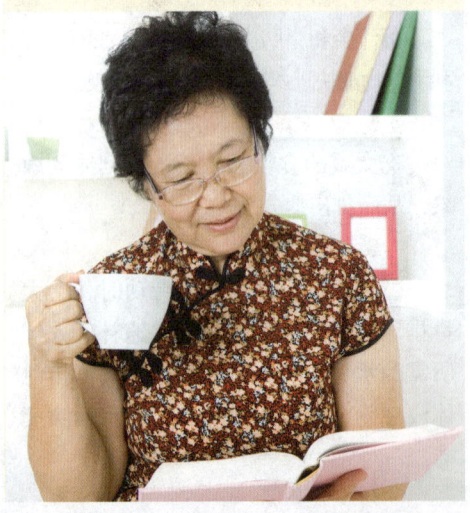

老年人饮茶不要过量。有饮茶习惯的老年人，每次饮茶最好不超过30毫升。由于老年人的心肺功能减退，若短期内大量饮茶，较多的水分进入人体的血液循环，会使容量增加，加重心脏的负担。

第四，感冒发热时不宜饮茶：病人发热是由于细菌、病毒感染或其他多种疾病引起的症状。这种病人，往往皮肤血管扩张，大量出汗，使病体内水分和电解质及营养物质不断消耗，引起口渴多饮。这是饮浓茶，会因为茶叶里茶碱成分能提高人体的温度而加剧发热。

第五，神经衰弱者饮茶要有选择：神经衰弱者不宜饮高级名优茶，因为这些茶的咖啡碱含量大，影响神经衰弱者的精神自我调控和睡眠质量。

第六，素食者和体瘦者少饮茶：茶中多酚类会阻碍人体对蛋白质的吸收，长久饮茶容易造成蛋白质吸收障碍，同时也会抑制人体对钙和维生素B群的吸收，因此太瘦或饮食缺乏蛋白质的人，最好不要长久或过量喝茶。

第七，胃溃疡患者少饮茶：胃内有一种名叫二磷酸酯酶的物质，它能抑制胃壁细胞分泌胃酸，而茶叶中的茶碱能抑制二磷酸酯酶的活性，使其受到抑制后，胃壁细胞就会分泌大量胃酸，胃酸一多会影响溃疡面的愈合，加重病情，并产生疼痛等症状。

第八，便秘患者不宜饮茶：因为茶叶中含有大量鞣酸，能减缓肠管蠕动，加重便秘。

第九，缺铁性贫血患者不宜饮茶：因为茶叶中的鞣酸会使食物中的铁形成不被人体吸收的沉淀物，加重贫血。

第十，缺钙和骨折者不宜饮茶：因为茶叶中的生物碱类物质会抑制十二指肠对钙质的吸收，同时还能导致缺钙和骨质疏松，使骨折难以康复。

第十一，低血糖患者不能饮茶：因为茶中的儿茶素可以在短时间内快速降低人体血液中的血糖含量，会加重病情。

第十二，心血管病人饮茶需谨慎：心血管病患者不应饮高档茶，特别是大叶种等咖啡碱及多酚类含量高的茶，也不应喝浓茶和不足一周的新茶。

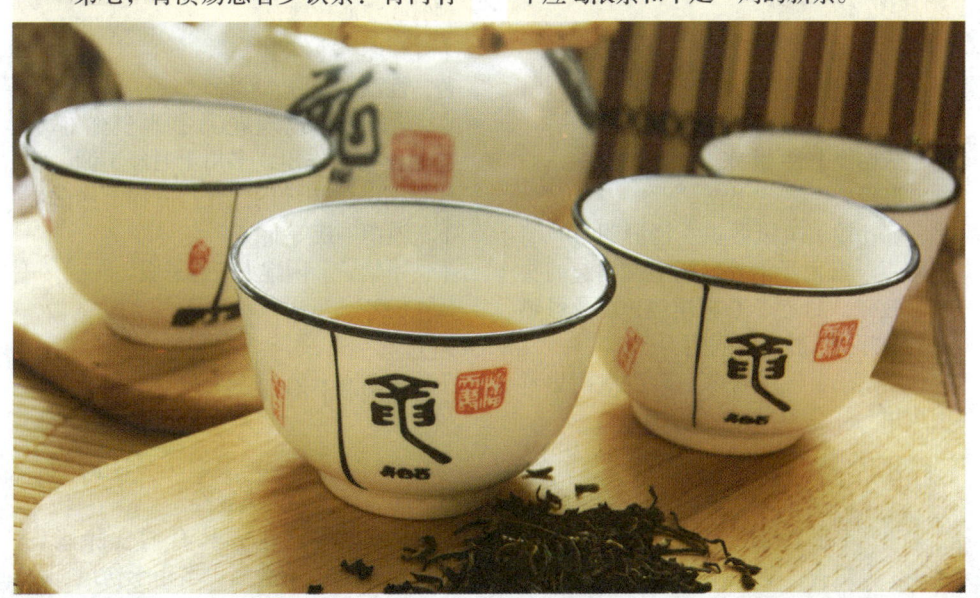

健康茶方常见茶材有哪些

一款健康的茶饮中有一种或多种茶材，那么生活中经常用到的茶材有哪些呢？下面就将为大家介绍常见花草茶材和常见药草茶材的相关知识，如茶材的常用别名、性味归经、营养功效及泡茶后的饮用禁忌等，让大家对茶方的选制有所了解。

1. 常见花草茶材

金银花
【常用别名】忍冬、金银藤、银藤、二色花藤、二宝藤。
【性味归经】性寒，味甘。归肺、胃经。
【营养功效】清热解毒。可治发热、热毒血痢、痈疡、肿毒、瘰疬、痔漏等一切热毒病症，炎夏常饮银花茶可预防中暑。
【饮用禁忌】脾胃虚寒及气虚疮疡内陷者忌服。

菊花
【常用别名】菊华、秋菊、九华、黄花、帝女花、笑靥金、节花。
【性味归经】性微寒，味甘、苦。归肺、肝经。
【营养功效】疏风散热、清肝明目、清热解毒。常用于治疗肝阳上亢引起的头痛、眩晕、目赤、心胸烦热；以及风热感冒、疔疮、肿毒等病症。
【饮用禁忌】气虚胃寒、食少泄泻患者宜少用。

桂花
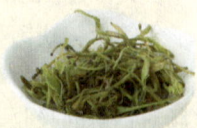
【常用别名】岩桂、木犀、九里香、金粟。
【性味归经】花：味辛，性温。果：味辛、甘，性温。根：味甘、微涩，性平。
【营养功效】花：具有散寒破结、化痰止咳的作用，多用于牙痛、咳喘、痰多、经闭、腹痛。
果：具有暖胃、平肝、驱寒的作用，多用于虚寒胃痛。
根：具有散风祛湿的作用，多用于筋骨疼痛、肾虚牙痛。
【饮用禁忌】一般人群皆可服用桂花，但应适量即可，切勿过量。

玫瑰花
【常用别名】徘徊花、刺客、穿心玫瑰。
【性味归经】味甘、微苦，性温，归肝、脾经。
【营养功效】玫瑰花具有理气解郁、养血止痛的作用，多用于月经不调、跌打损伤、胸膈满闷、乳房胀痛、赤白带下、泄泻痢疾等症。
【饮用禁忌】阴虚火旺者忌服。

迷迭香
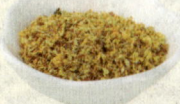
【常用别名】海洋之露。
【性味归经】味甘、苦，性寒，归大肠经。
【营养功效】迷迭香具有消食除胀、提神醒脑、缓解头痛，多用于伤风、腹胀、肥胖等症。迷迭香有较强的收敛作用，能促进血液循环，滋润肌肤，刺激毛发再生。
【饮用禁忌】孕妇忌服；适量迷迭香能增强记忆力，但过食容易中毒。

玉蝴蝶

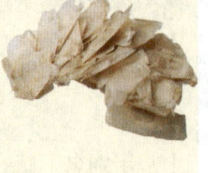

【常用别名】木蝴蝶、玉蝴蝶、千张纸、玉蝴蝶、白故子、白玉纸、洋故纸。
【性味归经】味苦，性寒。归肺、肝经。
【营养功效】玉蝴蝶具有养肺、利咽、疏肝、和胃、润肤、瘦身的作用，多用于风热咳嗽、声音嘶哑、咽喉疼痛、肝胃气痛等症。
【饮用禁忌】儿童、体质虚弱、脾胃虚寒者忌服。

绞股蓝

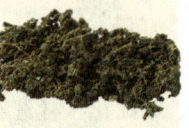

【常用别名】七叶胆、小苦药、公罗锅底、落地生、遍地生根。
【性味归经】味苦、微甘，性凉。归肺、脾、肾经。
【营养功效】绞股蓝具有清除瘀积、排毒养颜、滋润五脏、消炎抗菌的作用，多用于高脂血症、脂肪肝、肥胖、便秘、失眠、乙肝、慢性呼吸道炎症。
【饮用禁忌】长期处于疲劳状态者，服之有效。

洋甘菊

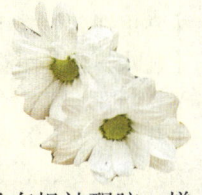

【常用别名】母菊。
【性味归经】味微苦、甘，性平。归肝、目经。
【营养功效】洋甘菊具有提神醒脑、增强记忆力、降低胆固醇、化痰止咳、美容护肤、安神助眠、止痛除倦的作用，

多用于失眠、高血压、头痛、便秘、眼睛疲劳、经痛等症。
【饮用禁忌】孕妇忌服。

杭白菊

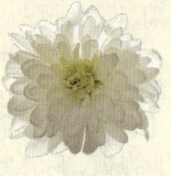

【常用别名】甘菊、小汤黄、纽扣菊、小白菊。
【性味归经】味辛、甘、苦，性微寒。归肺、肝经。
【营养功效】杭白菊具有镇静宁神、清热杀菌、平肝明目、美容养颜的作用，多用于湿热黄疸、胃痛食少、水肿尿少等症。
【饮用禁忌】一般人群皆可服用。

薰衣草

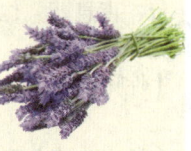

【常用别名】灵香草、香草、黄香草。
【性味归经】味甘、淡，性平。归肺、心、胃经。
【营养功效】薰衣草具有增强脑力、安神助眠、舒缓身心、降压止喘、发汗止痛、清除异味的作用，多用于伤风感冒、腹痛、湿疹、失眠、高血压、鼻喉黏膜炎等症。
【饮用禁忌】女性怀孕初期应忌服。

金盏花

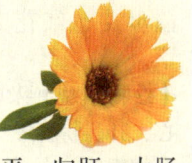

【常用别名】金盏菊、黄金盏、长生菊、醒酒花、常春花。
【性味归经】味淡，性平。归肝、大肠经。
【营养功效】金盏花具有清热降火、镇挛止痛、促进消化、润肤消炎的作用，多用于消化系统溃疡、痛经、感冒发烧等症。
【饮用禁忌】金盏花适宜单独泡茶；儿童忌服。

甜菊叶

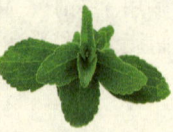

【常用别名】甜草、糖草、糖菊、斯特维亚菊。

【性味归经】味甘,性凉。归肺、胃经。

【营养功效】甜菊叶具有消除疲劳、降低血糖、降低固醇、滋润五脏、滋阴生津的作用,多用于高血压、糖尿病、肥胖病、消化不良等症。

【饮用禁忌】每天摄入不超过5克。

薄荷

【常用别名】蕃荷菜、菝蔄、南薄荷、猫儿薄苛、夜息药、仁丹草、见肿消。

【性味归经】性凉,味辛。归肝、肺经。

【营养功效】疏风散热、利咽透疹、清利头目。主治外感风热头痛、目赤、咽喉肿痛、食滞气胀、口疮、牙痛、麻疹不透、风疹瘙痒等。

【饮用禁忌】肺虚咳嗽、阴虚发热者以及哺乳妇女慎用。

益母草

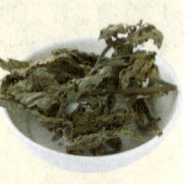

【常用别名】益母蒿、益母艾、红花艾、坤草。

【性味归经】味辛、苦,性微寒。归心、肝、膀胱经。

【营养功效】益母草具有活血舒经、利尿消肿的作用,多用于月经不调、痛经闭经、产后恶露不尽、水肿等症。

【饮用禁忌】孕妇、无瘀滞及阴虚血少者忌服。

茉莉花

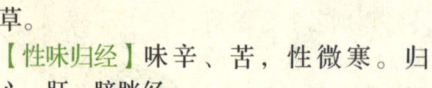

【常用别名】茉莉、香魂、木梨花。

【性味归经】味辛、甘,性温。归肝、脾、胃经。

【营养功效】茉莉花具有清热解毒、抗菌消炎、宽中理气、开郁辟秽的作用,多用于皮肤溃烂、下痢腹痛、目赤肿痛、疮疡肿毒等症。

【饮用禁忌】一般人群皆可服用。

荷叶

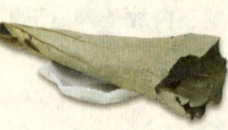

【常用别名】睡莲、莲叶、荷叶炭。

【性味归经】味苦,性平。归肝、脾、胃经。

【营养功效】荷叶具有活血化瘀、抗菌消炎、健脾开胃、降压降脂、消暑解渴的作用,多用于高血压、高脂血症、肥胖症、便秘、小便不利等症。

【饮用禁忌】孕妇忌服。

红花

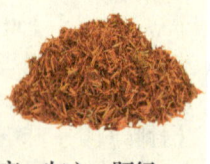

【常用别名】草红、刺红花、杜红花、金红花。

【性味归经】性温,味辛。归心、肝经。

【营养功效】活血通经、化瘀止痛。主治闭经、死胎、产后恶露不尽、瘀血作痛、痈肿、跌打损伤、目赤红肿等。

【饮用禁忌】孕妇、月经过多、有出血倾向者忌用。

紫苏叶

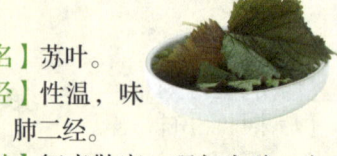

【常用别名】苏叶。

【性味归经】性温,味辛。归脾、肺二经。

【营养功效】解表散寒、理气安胎。主治外感风寒、恶寒发热、头痛无汗、咳嗽气喘、脘腹胀闷、呕恶腹泻、胎动不安、食鱼蟹中毒等。

【饮用禁忌】风热感冒、高热及气弱者

忌服。

夏枯草

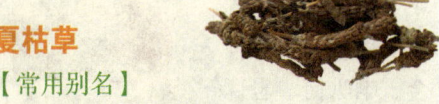

【常用别名】夕句、乃东、麦穗夏枯草、麦夏枯、铁线夏枯、铁色草、棒柱头花。
【性味归经】性寒，味苦、辛。归肝、胆经。
【营养功效】清肝明目、散结消肿。常用于治疗甲状腺肿、乳腺炎、乳癌、目赤痒痛、头晕目眩、肺结核、急性黄疸型传染性肝炎等病症。
【饮用禁忌】气虚者、脾胃虚弱者慎用。

鱼腥草

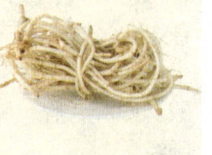

【常用别名】岑草、蕺儿菜、折耳菜、紫蕺、侧耳根、野花麦、九节莲、肺形草、臭菜。
【性味归经】性寒，味辛。归肺、膀胱、大肠经。
【营养功效】清热解毒、排脓消肿。主治肺炎、肺脓肿、热毒痢疾、疟疾、淋病、白带黄赤、痈肿、痔疮、湿疹、疥癣、尿路感染等。
【饮用禁忌】虚寒证及阴性疮疡者忌服。

2. 常见药草茶材

莲子

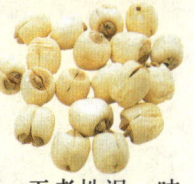

【常用别名】莲肉、莲实、莲米、水芝丹。
【性味归经】鲜者性平，干者性温，味甘。归脾、肾、心经。
【营养功效】清心安神、补脾止泻、涩精止遗。主治心烦失眠、脾虚久泻、大便溏泻、久痢、男子遗精、妇人赤白带下等症。

【饮用禁忌】中满痞胀及大便燥结者忌服。

枸杞

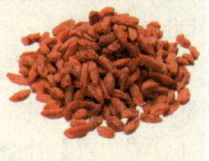

【常用别名】枸杞、枸杞红实、甜菜子、西枸杞。
【性味归经】性平，味甘。归肝、肾经。
【营养功效】滋肾润肺、补肝明目。多用于治疗肝肾阴亏、腰膝酸软、头晕目眩、目昏多泪、虚劳咳嗽、消渴、遗精等病症。
【饮用禁忌】外邪实热、脾虚有湿及泄泻者不宜食用。

红枣

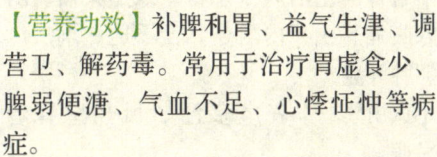

【常用别名】大枣、美枣、良枣。
【性味归经】性温，味甘。归脾、胃经。
【营养功效】补脾和胃、益气生津、调营卫、解药毒。常用于治疗胃虚食少、脾弱便溏、气血不足、心悸怔忡等病症。
【饮用禁忌】龋齿疼痛、腹部胀满、便秘、消化不良、咳嗽、糖尿病等患者慎食。

核桃仁

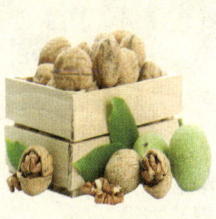

【常用别名】胡桃仁。
【性味归经】性温，味甘。归肾、肺、大肠经。
【营养功效】温补肺肾、定喘润肠。可用于治疗腰腿酸软、筋骨疼痛、须发早白、虚劳咳嗽、小便频数、便秘等。
【饮用禁忌】阴虚火旺、痰热咳嗽、便溏腹泻者均不宜服用核桃仁。

347

桂圆肉

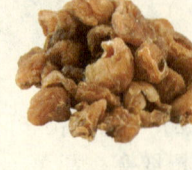

【常用别名】桂圆、元肉、龙目、比目、圆眼、海珠丛。

【性味归经】性温，味甘。归心、脾经。

【营养功效】补益心脾、养血宁神、健脾止泻。适用于病后体虚、血虚萎黄、气血不足、神经衰弱、心悸怔忡、健忘失眠等病症。

【饮用禁忌】痰多火盛、腹胀，以及患有慢性胃炎的人不宜服用。

葱白

【常用别名】葱、香葱、胡葱、葱叶、葱白头、大葱、火葱、菜伯。

【性味归经】性温，味辛。归肺、胃经。

【营养功效】发汗解表、散寒祛风、通阳解毒。主治风寒感冒、寒热头痛、阴寒腹痛、虫积内阻、二便不通、痢疾、痈肿等症。

【饮用禁忌】表虚多汗、风热感冒者忌服。

干姜

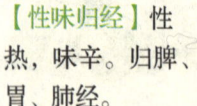

【常用别名】白姜、均姜、干生姜。

【性味归经】性热，味辛。归脾、胃、肺经。

【营养功效】温中逐寒、回阳通脉。主治心腹冷痛、吐泻、肢冷脉微、寒饮喘咳、风寒湿痹、阳虚吐衄、下血等症。

【饮用禁忌】阴虚内热、血热妄行者忌服。

百合

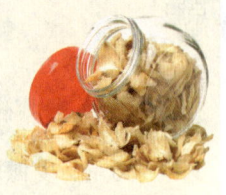

【常用别名】山百合、药百合、野百合、喇叭筒、岩百合。

【性味归经】性平，味甘、微苦。入肺、脾、心三经。

【营养功效】润肺止咳、清心安神。常用来治肺热久嗽、痰中带血、热病后余热未清、虚烦惊悸、神志恍惚等症。

【饮用禁忌】风寒咳嗽、脾虚便溏者忌食。

乌梅

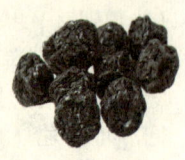

【常用别名】酸梅、黄仔、合汉梅、干枝梅。

【性味归经】性温，味酸。归肝、脾、肺、大肠经。

【营养功效】收敛生津、安蛔驱虫。主治久咳、虚热烦渴、久泻、痢疾、便血、尿血、血崩、蛔厥腹痛、呕吐、钩虫病、牛皮癣等病症。

【饮用禁忌】胃酸过多者、表邪未解者忌用。

人参

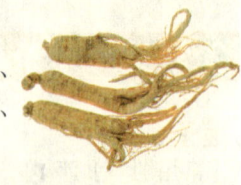

【常用别名】土精、神草、黄参、血参、地精。

【性味归经】性平，味甘、微苦。归脾、肺经。

【营养功效】大补元气、复脉固脱、补脾益肺。用于体虚欲脱、肢冷脉微、脾虚食少、肺虚喘咳、内热消渴、阳痿宫冷等症。

【饮用禁忌】忌与藜芦、五灵脂同服，服药期间忌食萝卜、浓茶。

党参

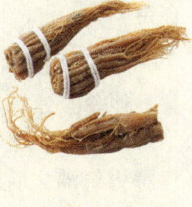

【常用别名】黄参、防党参、上党参、狮头参、中灵草、黄党。

【性味归经】性平，味甘。归脾、肺经。

【营养功效】补中益气、健脾益肺。用于劳倦乏力、气短心悸、食少、虚喘咳嗽、内热消渴、血虚萎黄等症。

【饮用禁忌】忌与藜芦同用；气滞和火盛者慎用，有实邪者忌服。

黄芪

【常用别名】棉芪、绵黄芪、棉黄芪、黄蓍、黄耆、箭芪。

【性味归经】性温，味甘。归肺、脾、肝、肾经。

【营养功效】补中益气、敛汗固表、托毒敛疮。用于内脏下垂、崩漏带下、表虚自汗及消渴（糖尿病）。

【饮用禁忌】高血压病、面部感染和有实证、热证者慎用。

当归

【常用别名】秦归、云归、西当归、岷当归。

【性味归经】性温，味甘、辛。归肝、心、脾经。

【营养功效】补血活血、调经止痛、润燥滑肠。多用于治疗月经不调、经闭腹痛、瘀血、崩漏、血虚头痛、眩晕、跌打损伤等症。

【饮用禁忌】湿阻中满、便溏腹泻以及热盛出血者忌服。

甘草

【常用别名】美草、密甘、密草、国老、粉草、甜草。

【性味归经】性平，味甘。归心、肺、脾、胃经。

【营养功效】补脾益气、清热解毒、祛痰止咳。用于脾胃虚弱、心悸气短、咳嗽痰多、痈肿疮毒等，还可缓解药物之毒性、烈性。

【饮用禁忌】湿热中满、呕吐、水肿及高血压患者忌服。

杜仲

【常用别名】丝楝树皮、丝棉皮、棉树皮、胶树。

【性味归经】性温，味甘、微辛。归肝、肾经。

【营养功效】补肝肾、强筋骨、安胎气、降血压。可治ической腰脊酸疼、肾虚阳痿、足膝痿弱、小便余沥、筋骨无力、妊娠漏血、胎动不安、习惯性流产、高血压病等。

【饮用禁忌】阴虚火旺者慎服。

丹参

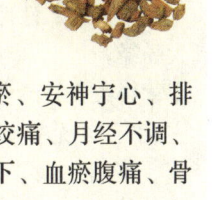

【常用别名】赤参、紫丹参、红根。

【性味归经】性微温，味苦。归心、肝经。

【营养功效】活血化瘀、安神宁心、排脓止痛。主要治疗心绞痛、月经不调、痛经、闭经、血崩带下、血瘀腹痛、骨节疼痛、惊悸不眠等症。

【饮用禁忌】孕妇及出血不停的人慎用。

五味子

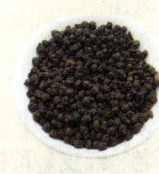

【常用别名】南五味子、香苏、红铃子。

【性味归经】性温，味酸。归肺、心、肾经。

【营养功效】敛肺生津、滋肾涩精、收汗。用于治疗虚寒喘咳、久泻久痢而属肾虚者，治汗出过多、体倦神疲、失眠健忘等。

【饮用禁忌】外有表邪、内有实热，或咳嗽初起、痧疹初发者忌服。

酸枣仁

【常用别名】枣仁、山枣仁、山枣。

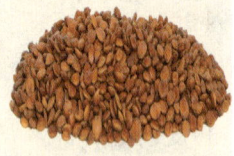

【性味归经】性平，味甘。归心、脾、肝、胆经。

【营养功效】养肝、宁心安神、敛汗。主治心烦易怒、失眠多梦、惊悸怔忡、烦渴、自汗、盗汗等症。

【饮用禁忌】实邪郁火及患有滑泄症者慎服。

胖大海

【常用别名】安南子、大洞果、胡大海、大发、通大海、大海榄。

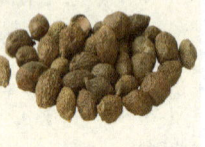

【性味归经】性凉，味甘、淡。归肺、大肠经。

【营养功效】清热润肺、解毒利咽。主治干咳无痰、口干咽燥、咽喉肿痛、音哑、骨蒸内热、目赤、牙痛、痔疮等症。

【饮用禁忌】腹泻、脾胃虚寒者不宜服用。

陈皮

【常用别名】橘皮、贵老、红皮、黄橘皮、广橘皮。

【性味归经】性温，味苦、辛。归脾、胃、肺经。

【营养功效】理气健脾、燥湿化痰。治疗脾胃气滞之脘腹胀满或疼痛、消化不良、湿浊中阻之胸闷腹胀、食少便溏、痰湿阻肺之咳嗽气喘等病症。

【饮用禁忌】气虚、阴虚燥咳者忌用。

芡实

【常用别名】鸡头米、鸡头苞、鸡头莲、刺莲藕、肇实、鸡芡实。

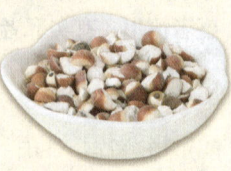

【性味归经】性平，味甘、涩。归脾、肾经。

【营养功效】固肾涩精、补脾止泻。主治遗精、淋浊、带下、小便不禁、大便泄泻。

【饮用禁忌】外感疟痢、痔疮、腹胀食积及产妇皆忌之。

黄芩

【常用别名】山茶根、土金茶根、大黄芩、下巴子、川黄芩、元芩、腐肠。

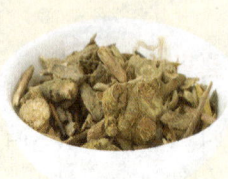

【性味归经】性寒，味苦。归肺、胆、脾、胃、大肠、小肠经。

【营养功效】清热燥湿、泻火解毒、止血、安胎、降血压。主治湿温、暑温胸闷呕恶、湿热痞满、痢疾泄泻、黄疸、肺热咳嗽、高热烦渴、血热吐衄、痈肿疮毒、胎动不安。

【使用方法】脾胃虚寒者忌用。

麦冬

【常用别名】麦门冬、沿阶草、书带草。

【性味归经】性微寒，味甘、微苦。归心、肺、胃经。

【营养功效】养阴生津、润肺清心。常治疗肺燥干咳、虚劳咳嗽、心烦失眠、内热消渴、肠燥便秘、咯血吐血、热病津伤等病症。

【饮用禁忌】脾胃虚寒泄泻、内有痰湿者忌服。

何首乌

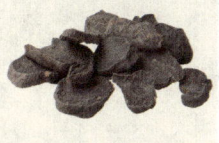

【常用别名】多花蓼、紫乌藤、野苗、交茎、交藤、夜合、桃柳藤、九真藤。

【性味归经】性微温，味苦、甘。归肝、肾经。

【营养功效】补肝益肾、养血祛风。治肝肾阴亏、发须早白、血虚崩带、腰膝软弱、筋骨酸痛、遗精疟痢、慢性肝炎、痈肿、瘰疬、痔疮。

【饮用禁忌】大便溏泄及有湿痰者忌服。

天冬

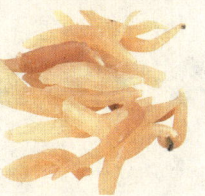

【常用别名】三百棒、丝冬、老虎尾巴根。

【性味归经】性寒，味甘、苦。归肺、肾经。

【营养功效】养阴生津、润肺清心。用于肺燥干咳、虚劳咳嗽、津伤口渴、心烦失眠、内热消渴、肠燥便秘等。

【饮用禁忌】脾胃虚寒和便溏者均不宜服用。

玉竹

【常用别名】尾参、葳蕤。

【性味归经】性平，味甘。归肺、胃经。

【营养功效】养阴润燥、除烦止渴。常用于治疗燥咳、劳嗽、热病阴液耗伤之咽干口渴、内热消渴、阴虚外感、头昏眩晕、筋脉挛痛等病症。

【饮用禁忌】胃有痰湿气滞者忌服。

熟地

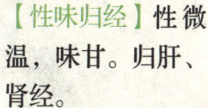

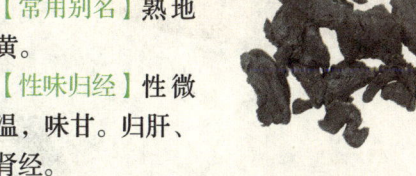

【常用别名】熟地黄。

【性味归经】性微温，味甘。归肝、肾经。

【营养功效】滋阴补血、益精填髓。用于肝肾阴虚、腰膝酸软、盗汗遗精、内热消渴、血虚萎黄、心悸怔忡、月经不调等。

【饮用禁忌】感冒、消化不良、大便泄泻者不宜服用。

三七

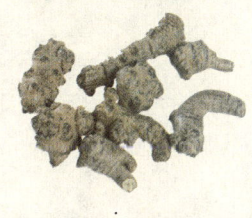

【常用别名】山漆、金不换、血参、人参三七、田七。

【性味归经】性温，味甘、微苦。归肝、胃经。

【营养功效】止血散瘀、消肿镇痛。主要治疗吐血、咯血、衄血、便血、血痢、崩漏症瘕、产后血晕、恶露不下、跌打瘀血、外伤出血、痈肿疼痛等病症。

【饮用禁忌】月经量少者以及孕妇忌服。

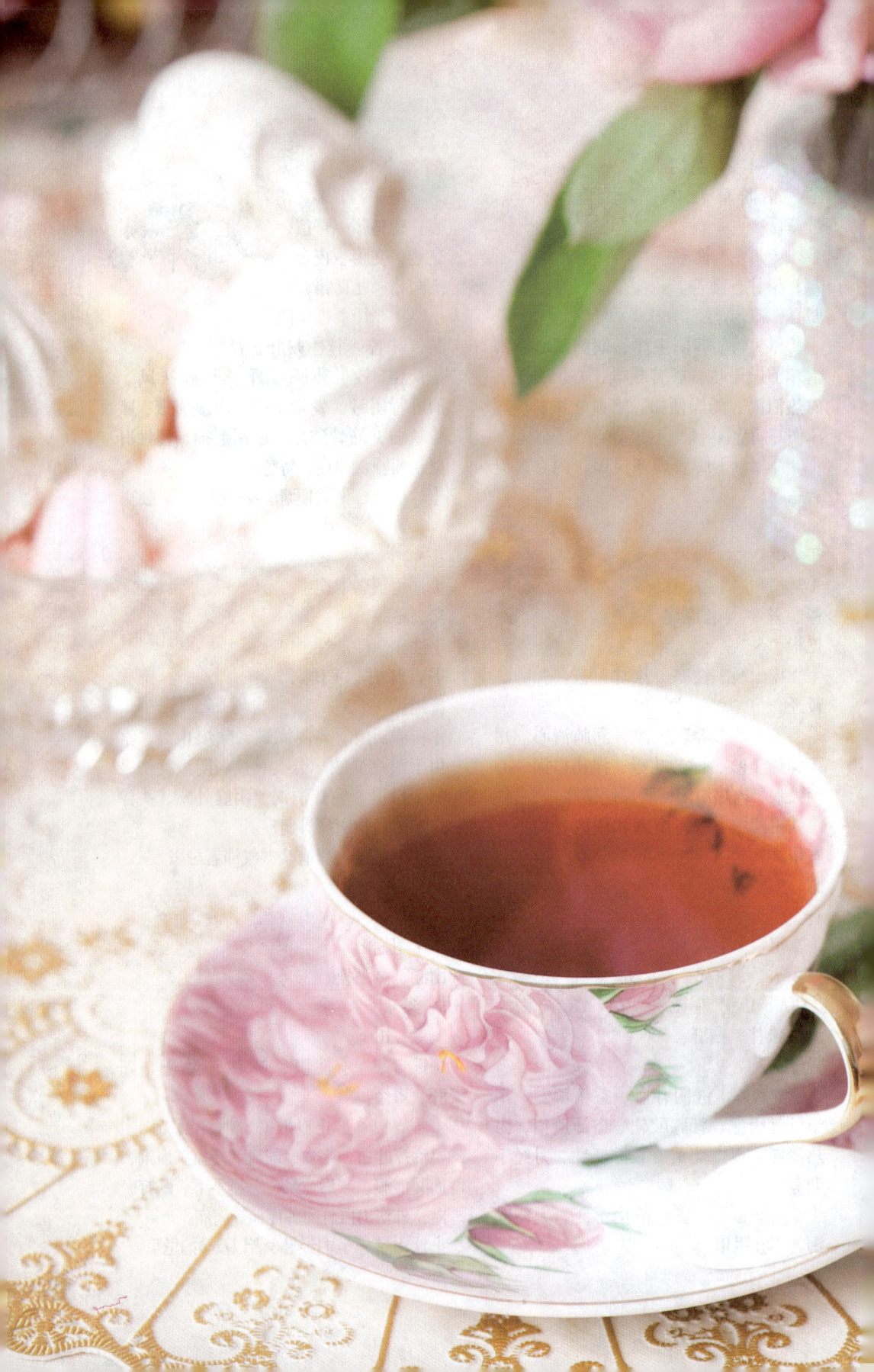

第二章

日常保健茶饮

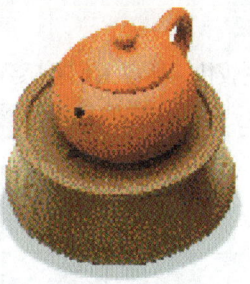

  由于茶的营养成分非常丰富，各种茶饮也变化多样，因此受到人们的格外衷爱，而且这是有目共睹。
  现代保健茶饮种类繁多，分类也显得复杂。其中以植物的各部分入饮者，称为青草茶；以中药材入饮者，称为汉方药草茶；以香草的花、叶、草入饮者，为花草茶；以五谷粮食入饮者，则为五谷茶……
  而将各式茶饮融入生活当中，其养生功效更是数不胜数为人称道。茶的养生功效主要为：无病防病，增强免疫力；抗菌消炎，治疗疾病；减肥瘦身，降糖降脂；美容养颜，润滋肌肤；抗衰防老，益寿延年等。正如《本草拾遗》所言："诸药为百病之药，茶为万病之药。"茶之养生功效由此可见一斑。
  下面就请跟随我们，找到适合你的茶饮，寻找一种健康的生活方式，在轻松的气氛和悠悠的茶香中，享受饮茶的乐趣和由此所带来的健康及身心的愉悦。

消暑解渴

防暑降温的饮料多不胜数，但若以消烦解渴而言，仍以茶为首选饮料。

《神农食经》上说："茗能止渴，令人少睡，有力悦志。"

茶叶中的许多有益成分，只有通过沸水或热水的冲泡才能充分溶出，而且浓浓的热茶饮用后，可以促进其中的芳香油、咖啡因等成分尽快挥发作用，以扩张血管，开放汗腺，使身体出汗，排出身体内多余的热量，有利于人的健康。

此外，通过饮茶又能补充水分，促进小便排泄、发汗，使体温随之降低。所以，茶叶通过沸水冲泡，即可达到消暑解渴的作用。

夏天，赤日炎炎，由于蒸发较快，所以人们会感到暑热难耐，口渴心烦。因此多喝几杯清凉解渴的茶饮，可以达到消暑解渴的目的。

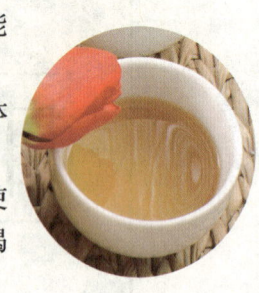

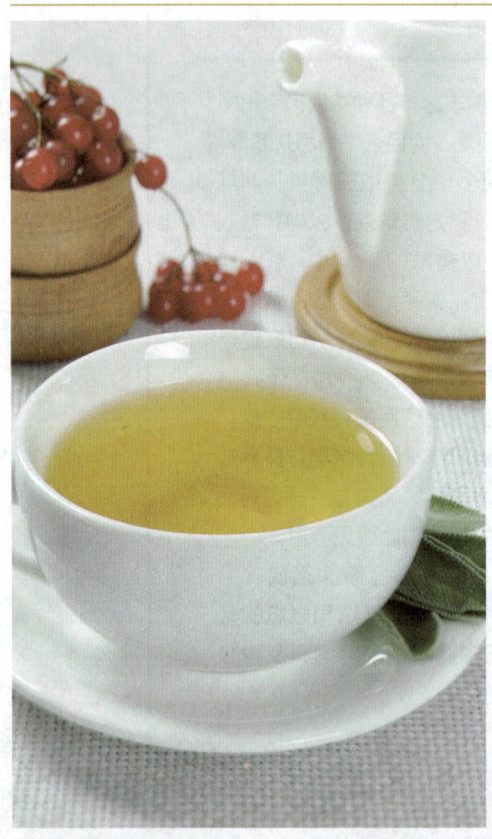

消暑解渴茶

适应证：烦躁口渴、中暑

原料

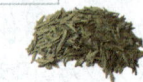 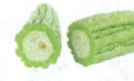 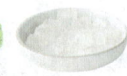

绿茶50克　　苦瓜500克　　冰糖适量

做法

①苦瓜洗净，去籽、瓤，切成条再切碎，以中火炒5分钟后，和绿茶同置密封罐中，放阴凉处保存。②每次取3克放入茶杯中，用沸水冲泡5分钟后加冰糖调味饮用。

⚠ 重点提示

1. 疲累心烦、易渴者适宜饮用此款茶饮。
2. 脾胃虚弱者忌饮用此款茶饮。

茶效

◎绿茶有清热解渴的作用，苦瓜可以清心除烦，降火解毒。二者配用冰糖为茶，可以消暑解渴，赶走夏日炎热。

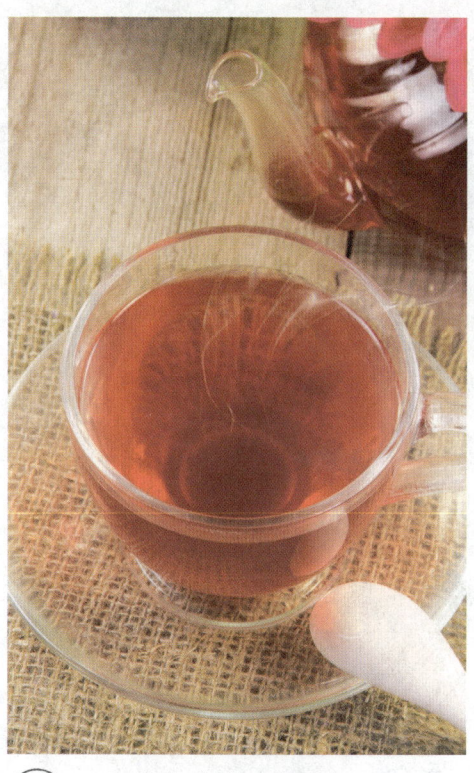

山楂甘草茶

适应证：咽干口渴

原料

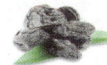 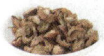 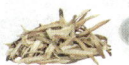 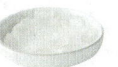

乌梅15克　山楂10克　甘草5克　冰糖适量

做法　①将搭配好的材料放入盛满水的锅中煮开。②煮开后开中火熬制40分钟。③再加入适量冰糖调味，滤取汁液即可。

重点提示

1. 夏季佐餐或进食油腻后饮用较佳。
2. 产妇及风寒咳嗽者不宜饮用。

茶效

◎乌梅、山楂均能消食健胃，生津止渴；甘草可补脾益气、清热解毒。该茶可消食化滞，生津止渴，常饮可祛病除疾，保健强身，是炎热夏季不可多得的保健饮品。

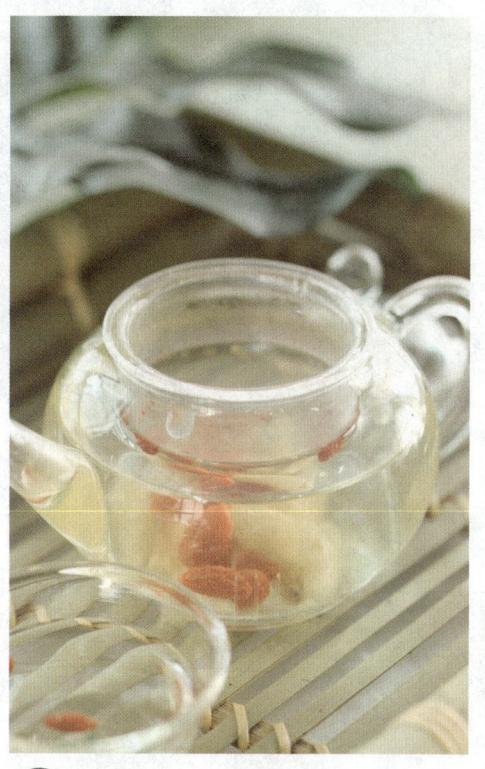

麦冬枸杞茶

适应证：肺燥咳嗽

原料

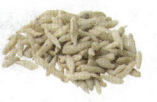 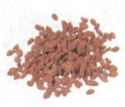

麦冬3克　　　枸杞5克

做法　①将麦冬、枸杞均洗净。②将以上材料放入开水中浸泡，闷约5分钟后即可滤取汤汁饮用。

重点提示

1. 津伤口渴、肺燥及便秘者饮用较好。
2. 脾胃虚寒、泄泻者忌用。

茶效

◎麦冬具有养阴生津、润肺清心的功效；枸杞是滋肾、润肺的高级补品，除此以外，还有补肝、明目的功效。二者为茶，可起到润肺止咳、养肝消渴的作用。

下篇 健康茶方 ▶ 选对一杯好茶，品味甘美人生，为健康加分！

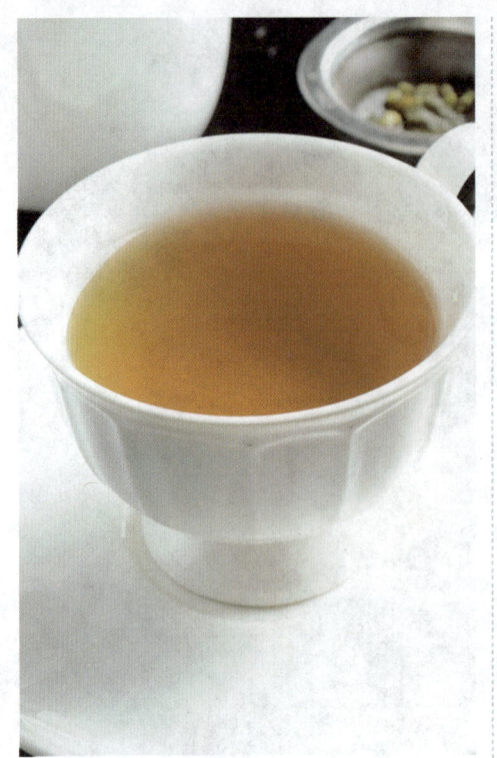

柚子蜜茶

适应证：口干口渴

原料

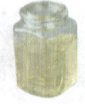 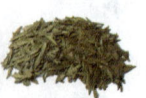

柚子蜜适量　　　绿茶3克

做法 ①取柚子蜜3匙，与绿茶一同放入茶壶中。②倒入90摄氏度的开水冲泡片刻，待凉后即可饮用。

重点提示

1. 感冒咳嗽、咽干口渴时饮用较佳。
2. 脾虚泄泻者及正在服药者忌用。

茶效

◎柚子能下气、消食、醒酒、化痰、健脾、生津止渴、降低血脂等，对高血压患者有补益作用。此茶可理气生津、清热祛火、止咳化痰。

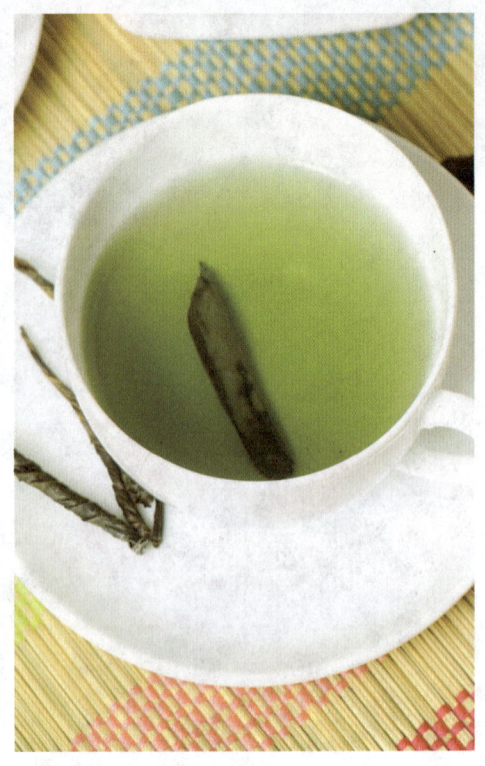

苦丁茶

适应证：头痛、热病烦渴

原料

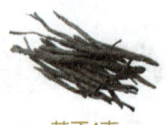

苦丁4克

做法 ①将苦丁稍洗，放入到茶杯中。②再倒入沸水冲泡15分钟，直到茶香散出即可饮用。

重点提示

1. 烦渴难耐者饮用此茶饮效果较好。
2. 风寒感冒、虚寒体质者忌用。

茶效

◎苦丁茶具有散风、清头目、除烦渴、利二便、祛油腻、活血脉等功效。此茶可清心火、除心烦。

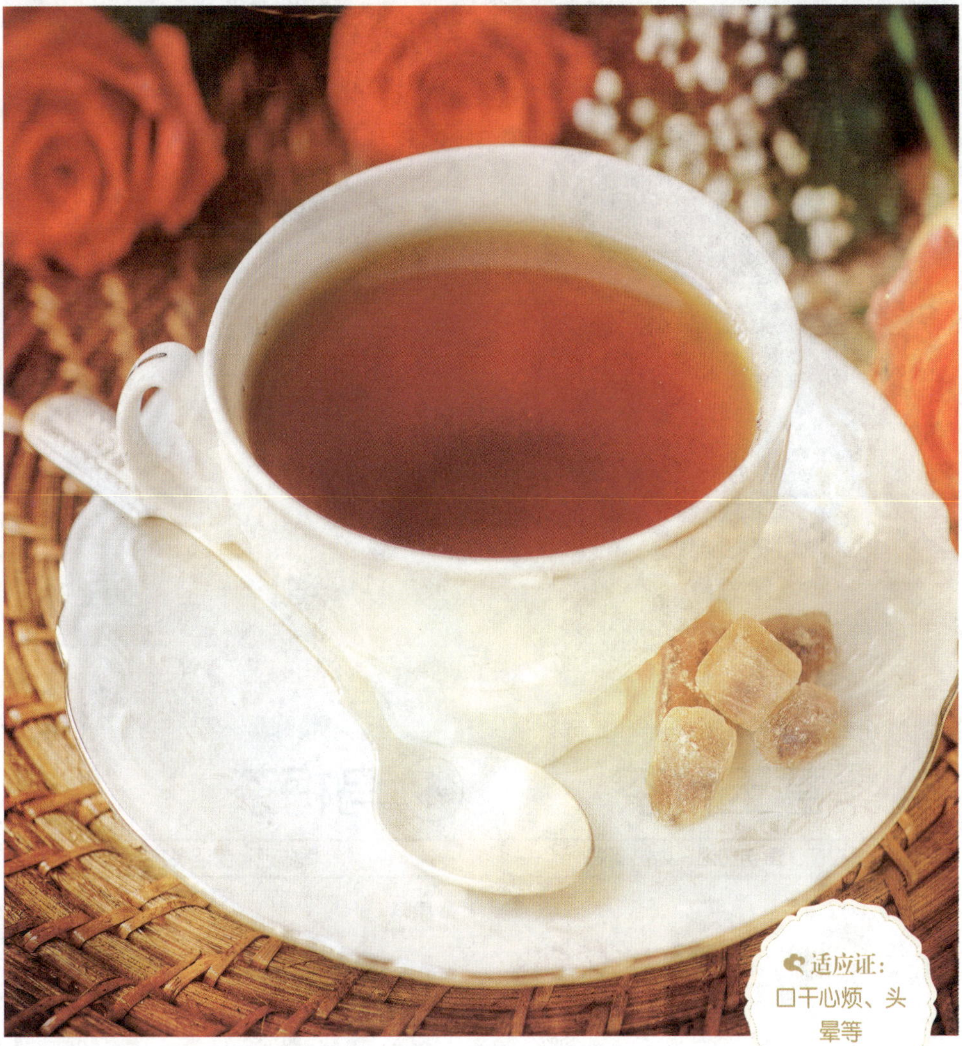

适应证：口干心烦、头晕等

酸梅茶饮

原料

 红茶包1个　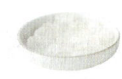 冰糖适量　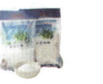 砂糖1000克 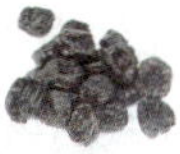　 梅子500克

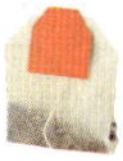

做法

①酸梅用砂糖腌渍备用。②每次取5个腌渍过的酸梅，与原汁加水煮沸，再加入冰糖、红茶包，搅拌匀，5分钟后即可饮用。

重点提示

1. 夏季预防中暑效果较好。
2. 热滞、表邪未解者不宜用。

茶效

◎酸梅含有人体所需的多种氨基酸。酷暑季节，经常饮用由酸梅制作的茶饮，可祛暑降温、开胃生津，是夏季防暑降温的理想茶饮。此茶可生津止渴，清热祛暑。

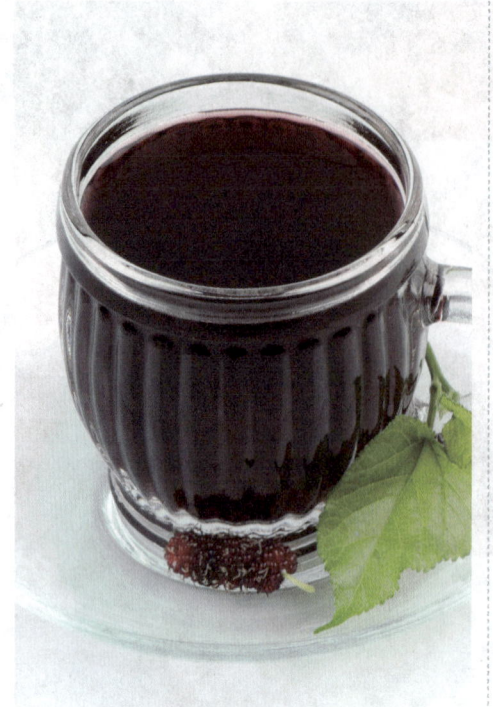
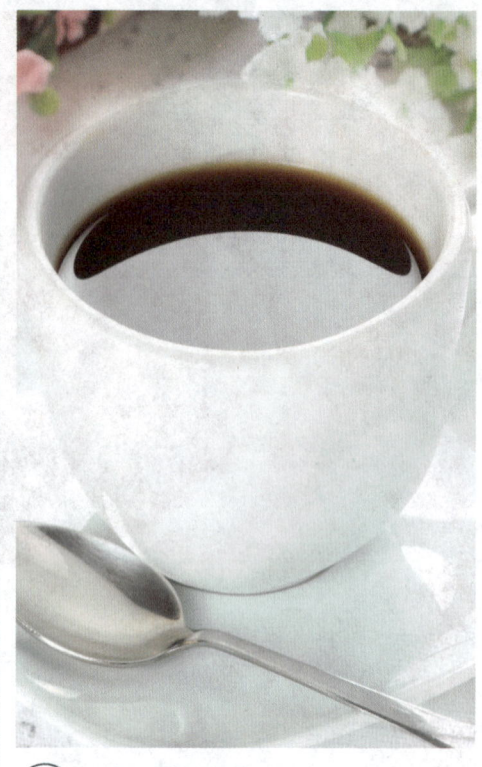

桑葚玉竹茶

适应证： 津伤口渴、内热消渴

原料

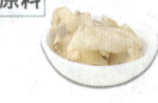 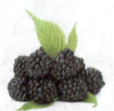 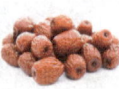

玉竹6克　　桑葚6克　　红枣3枚

做法

①将红枣洗净、去核，与桑葚、玉竹一起入锅。②加适量清水煎煮，15分钟后，即可滤取茶汁饮用。

⚠ 重点提示

1. 热病阴液耗伤之咽干口渴者饮用较佳。
2. 少年儿童、脾虚便溏者不宜多用。

茶效

◎桑葚有补血滋阴、生津润燥的功效；玉竹是可比拟人参的补阴圣品，具有养阴润燥、除烦止渴的作用。二者为茶，可滋阴润燥、消烦止渴。

乌梅茶

适应证： 口涩多痰

原料

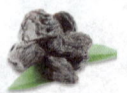 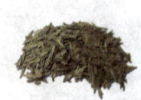

乌梅50克　　绿茶5克

做法

①将准备好的乌梅、绿茶放入保温杯中。②倒入沸水冲泡，5分钟后即可滤取茶汁饮用。

⚠ 重点提示

1. 口干者、多痰者饮用此款茶饮效果较佳。
2. 热滞、表邪未解者不宜饮用。

茶效

◎乌梅入药有生津止渴、收敛涩肠、杀虫解毒之功用，与绿茶相搭配具有消炎祛痰、解毒抗癌的作用，对于因季节变化引起的肠胃不适以及口涩多痰症状有明显的缓解作用。

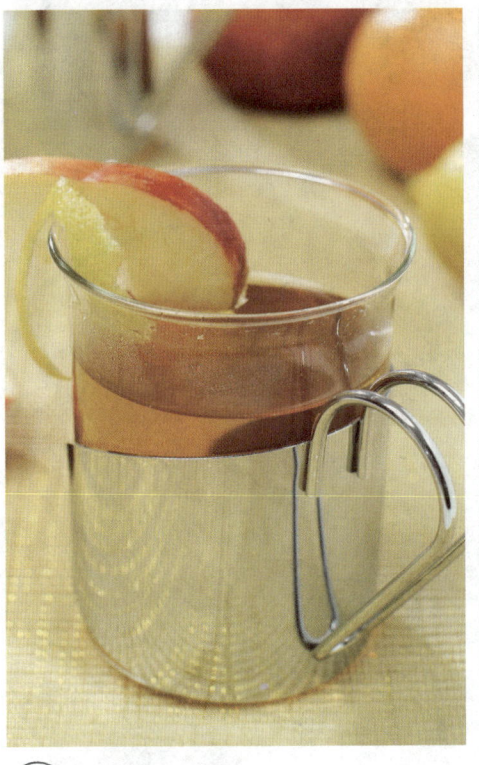

苹果茶

适应证：口渴咽干

原料

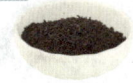 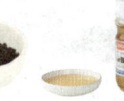 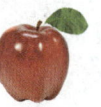

红茶包1个　　蜂蜜适量　　苹果适量

做法 ①将备好的苹果洗净，切成小块，与红茶包一起放入锅内，加适量清水煮沸。②5分钟后，加入蜂蜜搅拌均匀即可饮用。

重点提示
1. 口渴者饮用此款茶饮效果甚佳。
2. 孕产妇慎饮此茶。

茶效

◎红茶能生津解渴、防辐射；苹果具有润肺、健胃、生津、止渴、止泻、消食、顺气、醒酒的功效。此款茶可生津止渴、润肺消食。

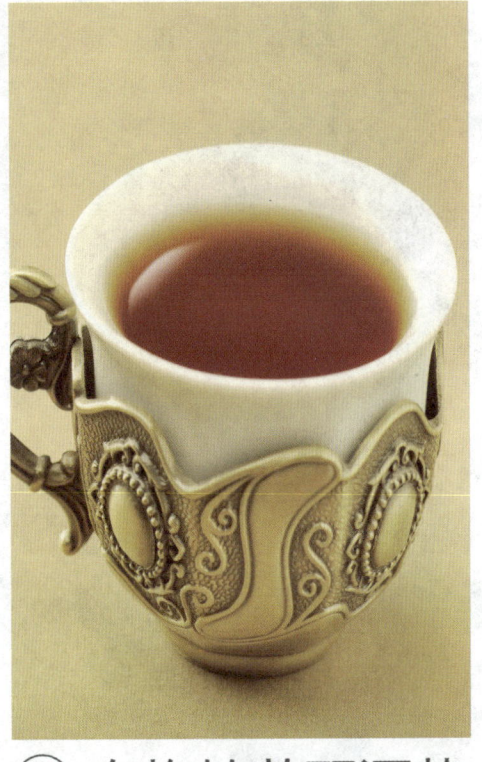

乌梅桂花醒酒茶

适应证：虚热烦渴

原料

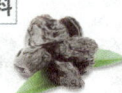 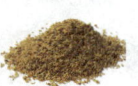 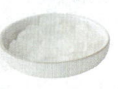

乌梅5克　　桂花3克　　冰糖少许

做法 ①将准备好的乌梅、桂花、冰糖放入保温杯中。②倒入沸水浸泡，5分钟后即可滤取茶汁饮用。

重点提示
1. 醉酒烦渴者饮用此款茶饮效果较好。
2. 外热、热滞、表邪未解者不宜饮用。

茶效

◎桂花具有散寒破结、化痰止咳的作用；乌梅具有收敛生津、安蛔驱虫的功效。二者为茶，可散寒止咳、消暑解渴，尤其适合虚热烦渴者饮用。

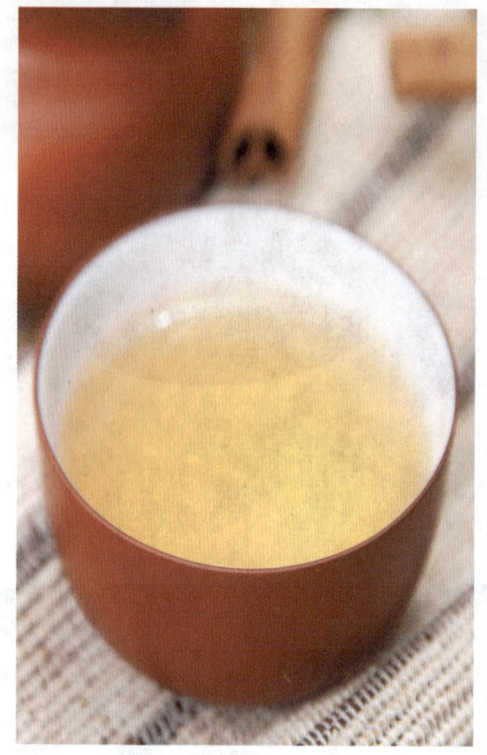
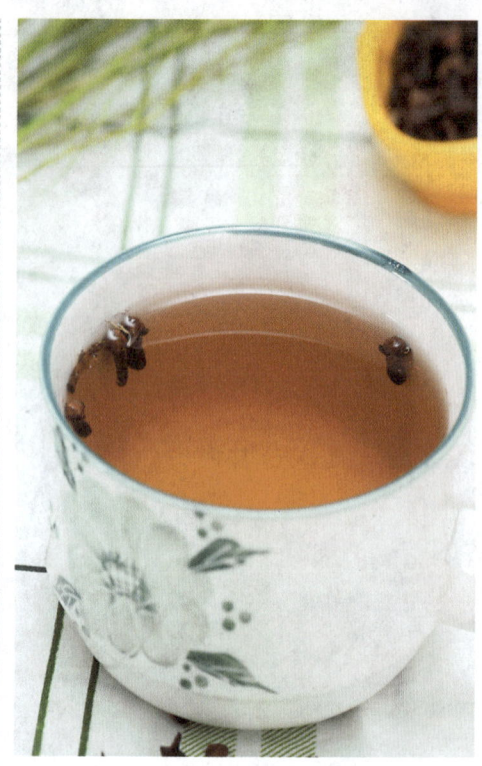

消暑茶

适应证：湿热

原料

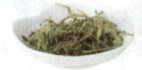 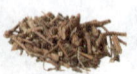 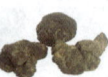

金银花适量　　藿香适量　　生地适量

做法 ①将准备好的金银花、藿香、生地放入茶杯中。②用沸水冲泡15分钟后即可饮用。

重点提示
1. 热风伤阴、舌绛烦渴者饮用较佳。
2. 脾胃虚寒及气虚、疮疡患者忌服。

茶效

◎藿香利气、快膈、和中、辟秽、祛湿；金银花具有清热解毒的功效。两者与具有清热凉血、养阴、生津功效的生地为茶，可祛湿热，解毒。

丁香绿茶

适应证：暑热口渴

原料

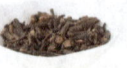 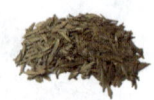

丁香少许　　　绿茶少许

做法 ①将少许丁香、绿茶放入杯中。②用开水冲泡，然后倒出茶水留茶叶。③再放入开水浸泡，1~2分钟后即可饮用。

重点提示
1. 夏季心烦口渴者饮用较好。
2. 热病及阴虚内热者忌服。

茶效

◎丁香具有温中暖肾、降逆的功效，绿茶可清热解暑、消炎抗菌。两者为茶，可消暑解渴，和胃止呕，非常适合夏天酷暑时节饮用。

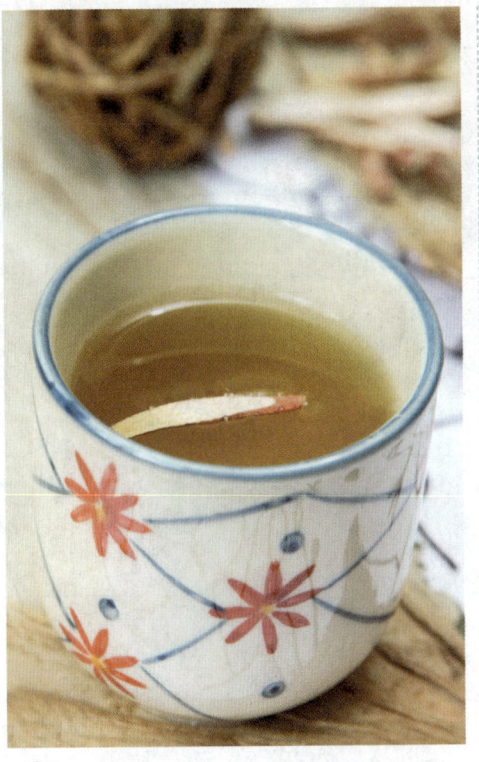

荷叶甘草茶

适应证：口渴、湿热

原料

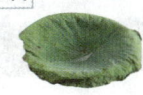 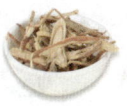 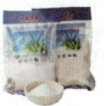

鲜荷叶100克　甘草5克　白糖少许

做法 ①将荷叶洗净切碎。②然后将荷叶、甘草放水中煮10余分钟，滤去荷叶渣，加适量白糖即可。

⚠ 重点提示

1. 心烦、湿热较重者饮用此茶效果较好。
2. 高血压患者忌饮此茶。

茶效

◎甘草有补脾益气、清热解毒、祛痰止咳、缓急止痛等功效；荷叶能清暑利湿、升发阳、凉血止血。两者为茶，可清热解暑、祛烦解渴。

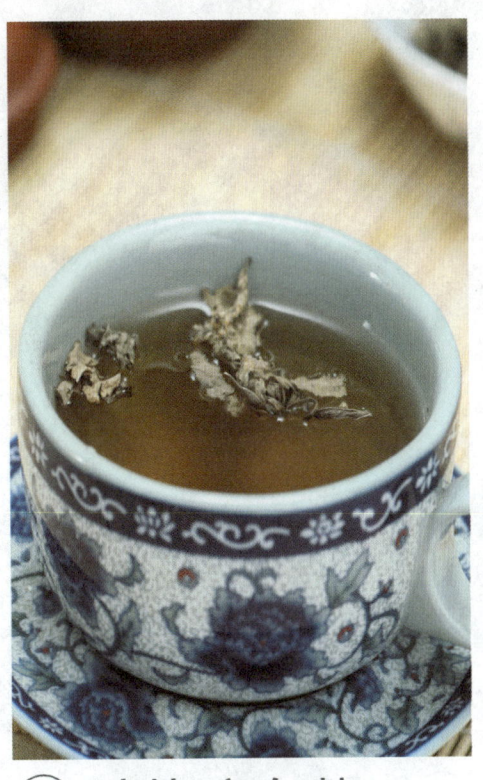

清热凉血茶

适应证：湿热、水肿

原料

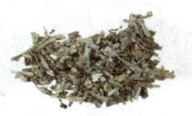

干车前草5克

做法 ①将干车前草放入茶杯中。②用热开水冲泡1~2分钟后即可饮用。

⚠ 重点提示

1. 湿热、水肿者饮用此款茶饮效果较好。
2. 老人不可多饮此茶。

茶效

◎车前草具有利水、清热凉血、明目、祛痰的功效。此茶饮可清热利湿、止血。

第一章 喝对茶饮，为健康加分

第二章 日常保健茶饮

第三章 不同人群如何选择茶饮

第四章 四季茶饮

361

下篇 健康茶方 ▶ 选对一杯好茶，品味甘美人生，为健康加分！

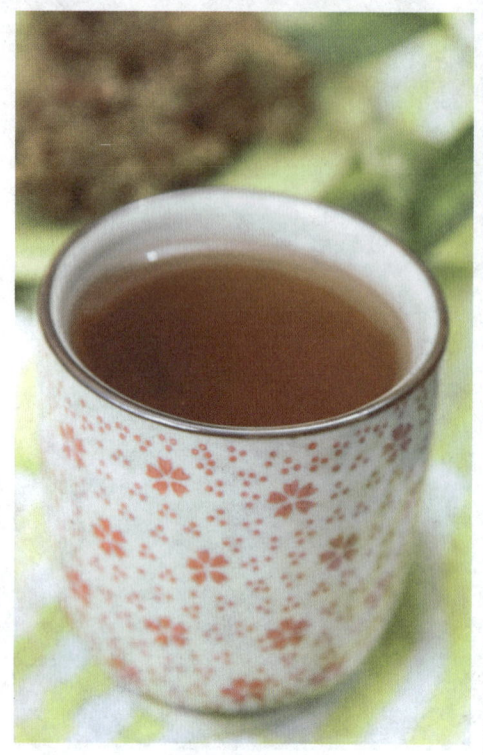

🫖 六月神仙茶

适应证：发热、身倦、口渴

🍃 原料

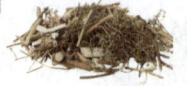
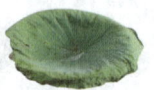

青蒿适量　　　　　　荷叶适量

📋 做法　①将准备好的青蒿、荷叶放入茶杯内。②用沸水冲泡10分钟后即可滤汁饮用。

⚠️ 重点提示
1. 咽喉肿痛者饮用较佳。
2. 产后血虚、内寒作泻者忌用。

🍵 茶效

◎青蒿有清热凉血的作用，用于内热引起的咽喉肿痛、目赤。此茶主要功效为清热、解毒、除湿、消暑。

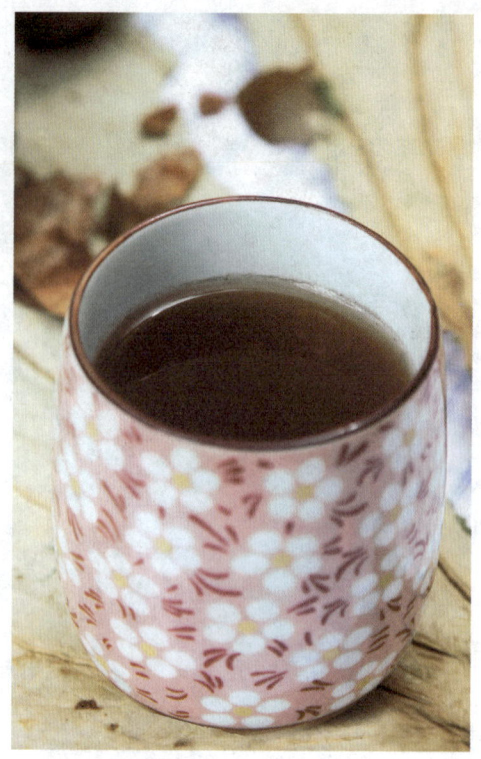

🫖 清咽茶

适应证：肺热咳嗽、口干口渴

🍃 原料

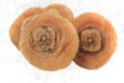
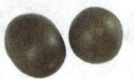
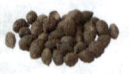

干柿饼10～15克　　罗汉果10克　　胖大海1枚

📋 做法　①将柿饼隔水蒸15分钟后切片备用。②罗汉果洗净捣烂，与胖大海、柿饼放入茶杯，沸水冲5分钟后饮用或含服。

⚠️ 重点提示
1. 肺热咳嗽、口渴者饮用较好。
2. 脾胃虚寒者不宜用。

🍵 茶效

◎罗汉果清热润肺、止咳化痰、润肠通便；胖大海清热、润肺、利咽、解毒；柿饼性寒无毒，有清热润肺、生津止渴、健脾化痰的功效。三者为茶，可清热利咽、滋阴润燥。

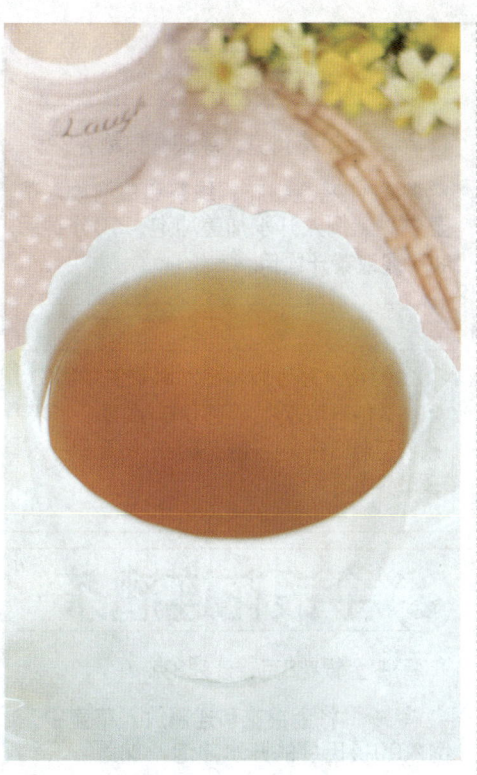

金银山楂茶

适应证：中暑

原料

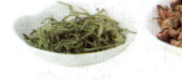 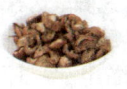

金银花20克　山楂10克　蜂蜜15毫升

做法 ①将金银花、山楂和适量水烧沸。②5分钟后倒出，再次加水煮沸，取汁。③将两次茶液合并，稍冷却，加蜂蜜搅匀即可。

! 重点提示

1. 食欲不振有中暑症状者饮用较好。
2. 脾胃虚寒及气虚、疮疡患者忌服。

茶效

◎金银花具有清热解毒的功效，可治发热、热毒血痢。炎夏酷暑之际，人们容易中暑，用金银花与开胃消食的山楂制成凉茶，频频饮用，能够预防中暑。

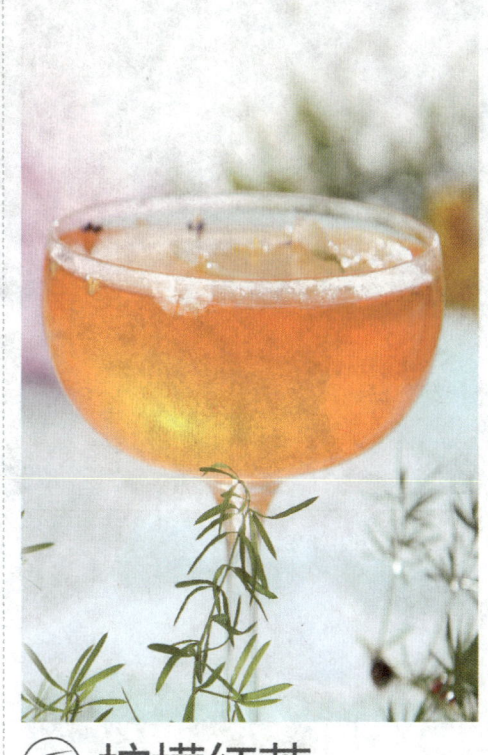

柠檬红茶

适应证：口渴烦热

原料

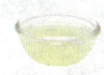 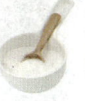 

柠檬汁30毫升　红茶包1包　果糖15克　冰块适量

做法 ①将冰块放入杯内约2/3满。②红茶包加开水冲泡好放凉倒入雪克杯内，加入果糖。③最后加入柠檬汁，摇匀即可。

! 重点提示

1. 感到疲乏无力、咽干口渴时饮用较佳。
2. 发烧者、肝病患者不宜饮用。

茶效

◎柠檬汁具有生津祛暑、化痰止咳、健脾消食之功效，可用于暑天烦渴、孕妇食少、胎动不安、高脂血症等症。此茶可生津止渴、祛暑清热。

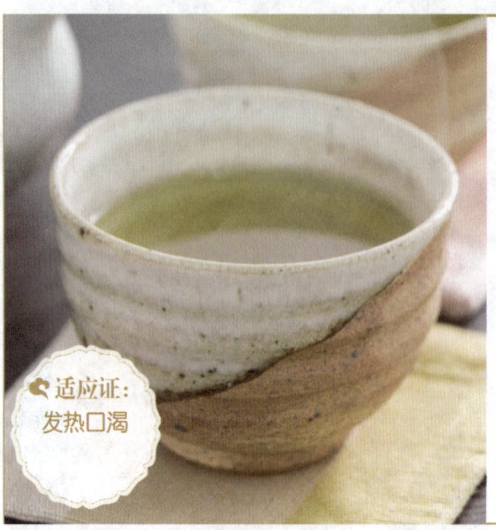

适应证：发热口渴

金银花茶

原料 金银花10克，绿茶、白糖各3克

做法 ①将金银花、绿茶和白糖放入茶壶中。②倒入开水加盖冲泡，10分钟后即可滤取茶汁饮用。

茶效

◎金银花具有清热解毒、消暑生津的功效，既能宣散风热，还可清解血毒。此款茶饮可清热祛火、疏散风热，非常适宜酷暑季节饮用。

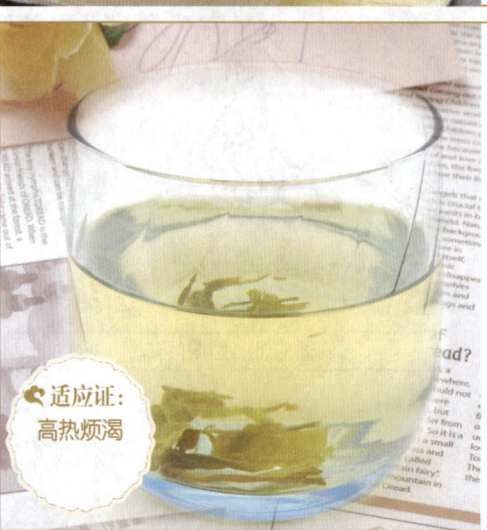

适应证：高热烦渴

金银花连翘茶

原料 金银花8克，连翘3克

做法 ①将金银花和连翘放入茶壶中，倒入90摄氏度的开水冲泡，加盖。②约10分钟后即可滤取汤汁饮用。

茶效

◎金银花具有清热解毒的功效；连翘具有清热解毒、消肿散结等功效。炎夏酷暑之际，人们容易中暑，用金银花、连翘制成凉茶，频频饮用，能够预防中暑。

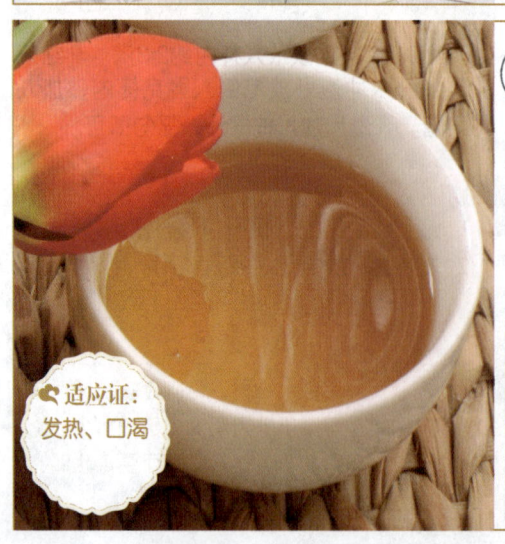

适应证：发热、口渴

生姜大米绿茶

原料 生姜5克，大米、绿茶各适量

做法 ①将生姜、大米洗净，研末，和茶叶一同放入棉布袋中扎好。②将棉布袋放入杯中倒入沸水冲泡3分钟即可。

茶效

◎生姜有解表、散寒、止呕、开痰的功效；大米有补中益气、健脾养胃、通血脉、聪耳明目、止渴、止泻的食疗作用。此款茶可补脾益胃、止渴益气。

夏日败火凉茶

原料 夏枯草100克，桑叶30克，杭白菊15克，枸杞10克

做法 ①将以上原料放入锅中加水煮沸。②最后滤出茶汁即可。

茶效

◎夏枯草、枸杞、桑叶均能清肝火；杭白菊可健胃解热。此款茶饮可以缓解燥热、暑热的症状，具有消暑解渴、败火祛烦的作用。

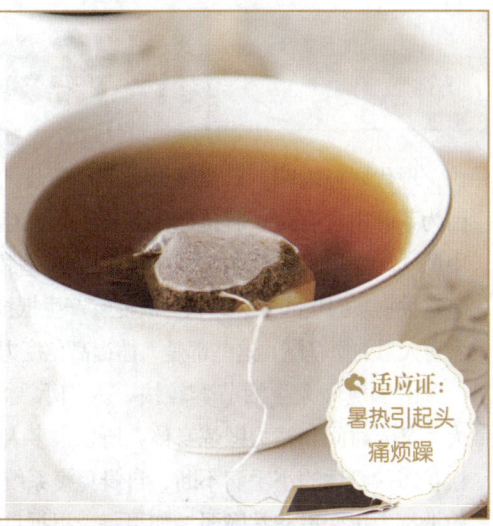

适应证： 暑热引起头痛烦躁

苦瓜莲藕茶

原料 苦瓜80克，莲藕30克，蜂蜜少许

做法 ①苦瓜、莲藕均洗净，切成薄片。②将苦瓜和莲藕放入锅中加入适量水煮至熟，最后滤汁，加入蜂蜜拌匀即可。

茶效

◎苦瓜能除邪热、解劳乏、清心明目，夏季饮用可清凉消暑，而且还能快速排除毒素，避免体内毒素的堆积。和莲藕同泡茶饮用可以清热解毒、消暑解渴。

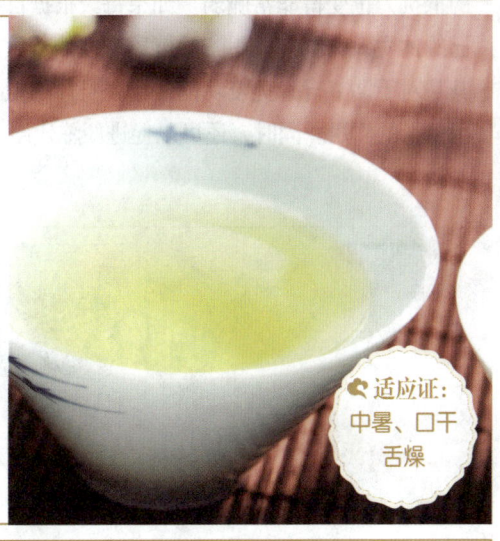

适应证： 中暑、口干舌燥

冬瓜祛湿茶

原料 干姜1片，冬瓜皮干品6克

做法 ①将冬瓜皮洗净，与干姜同放入茶壶中。②倒入开水冲泡，加盖静置5分钟后，将茶汤倒入茶碗中待凉后饮用。

茶效

◎冬瓜皮有利尿消肿的功效，可治水肿胀满、小便不利、暑热口渴等症；干姜可调和冬瓜皮的寒性。此款茶饮有祛湿化痰、清热消暑的作用。

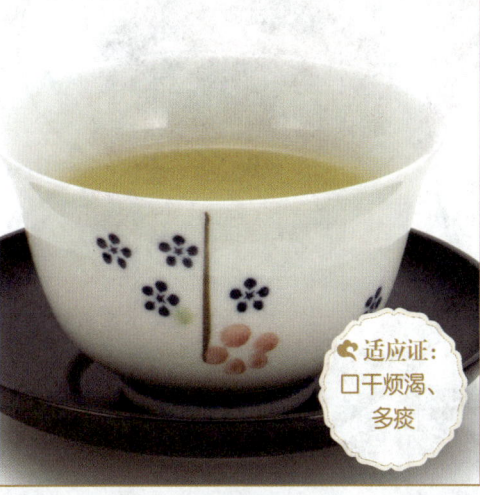

适应证： 口干烦渴、多痰

下篇 健康茶方 ▶ 选对一杯好茶，品味甘美人生，为健康加分！

增强免疫力

现代研究表明，只要每天喝上几杯茶，就能够在一定程度上提高人体的免疫力。因为茶叶中含有烷基胺抗原（这种物质也存在于某些细菌、肿瘤细胞、寄生虫和真菌中），人们平时喝茶时，人体可接触到烷基胺抗原，所以一旦含有这种物质的疾病来袭，人体就能够产生抵抗力。同时茶叶中还含有大量的氨基酸，这些都是人体提高免疫力的坚强保障。

由于现代人生活节奏较快，人们承受的生活压力随之加大，又无时间和精力锻炼身体，所以很多人的身体常处于亚健康状态。身体的小毛病不断，自身免疫系统功能降低，对疾病的抵抗力也变得非常脆弱。如果每天根据自身的状况，结合自己的体质，调制并饮用一些健康有益的茶饮，对于人体就能起到营养和保健作用，尤其是对于调节自身免疫功能，增强身体的抵抗力，改善身体各部分功能等都可起到不可估量的作用。同时，还可以促进新陈代谢，消除疲劳，防治疾病。

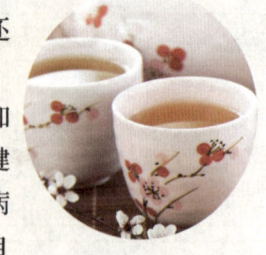

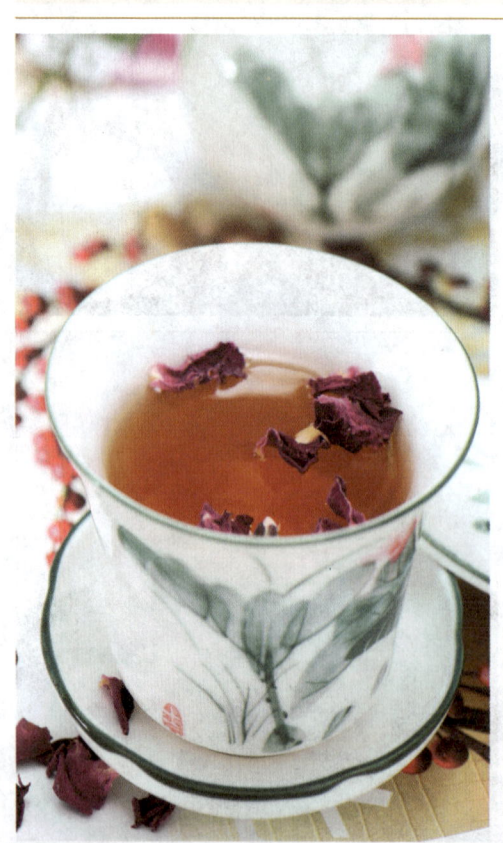

清凉百草茶

适应证：血虚气弱、神疲体倦

原料

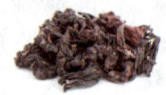 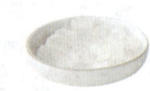

木芙蓉25克　　　冰糖15克

做法　①将木芙蓉花和冰糖放入锅中加适量水用大火煎煮5分钟。②5分钟后滤汁，待凉后即可饮用。

! 重点提示
1. 精力不济、神疲力倦时饮用此茶较好。
2. 虚寒患者及孕妇不宜饮用此茶。

茶效

◎木芙蓉味辛，微苦，性凉，归肺、心、肝经，有清热解毒、消肿排脓、凉血止血之效。饮用此茶可使人精神振奋，提高免疫力。

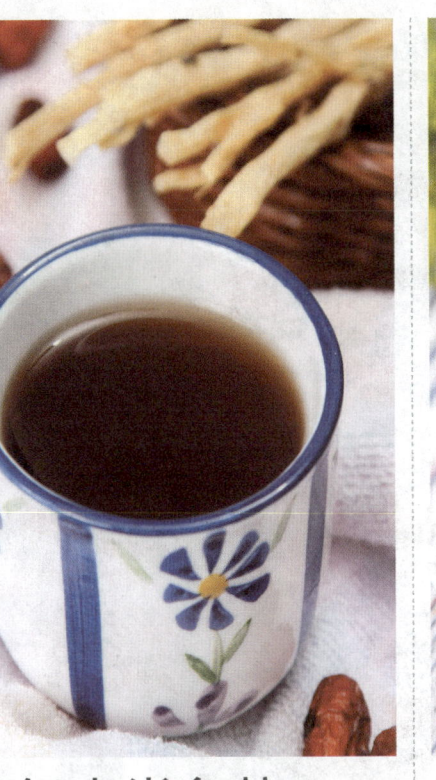
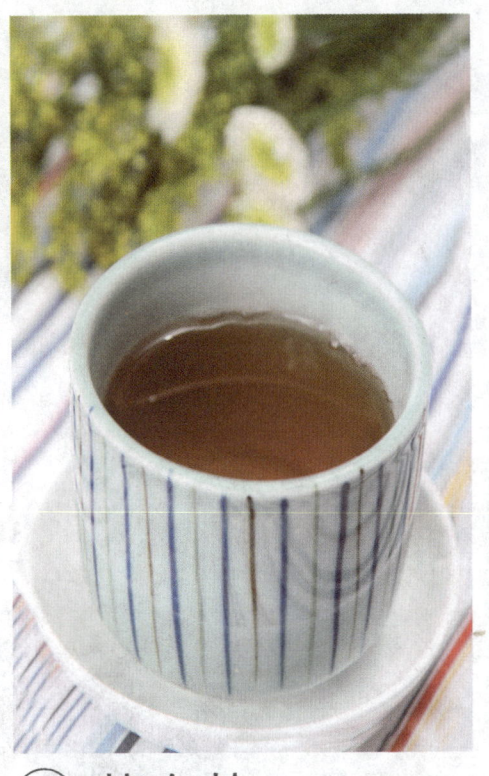

红枣党参茶

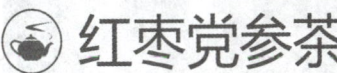
适应证：体力不支、气血不足

原料

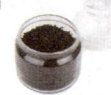 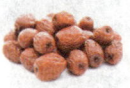 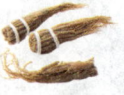

茶叶3克　　红枣10～20枚　　党参20克

做法　①将党参、红枣洗净后与茶叶一起放入锅中。②加适量清水用中火一起煮15分钟后即可滤汁。

⚠ 重点提示
1. 气血亏虚者饮用此茶较佳。
2. 气滞和火盛者慎用，有实邪者忌服。

茶效

◎党参具有补中益气、健脾益肺的功效；红枣能补脾和胃、益气生津、解药毒。此茶饮具有增强免疫力、改善气血两亏和食欲不振的作用。

薏米茶

适应证：身体虚弱

原料

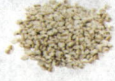 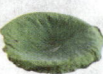 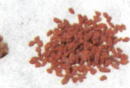

炒薏米10克　鲜荷叶5克　山楂5克　枸杞适量

做法　①将炒薏米、鲜荷叶、山楂、枸杞稍洗净后放入茶壶中。②加开水冲泡，盖上壶盖闷约5分钟即可饮用。

⚠ 重点提示
1. 体力不佳者饮用此茶较好。
2. 感冒者、脾虚便难及妊娠期妇女慎服。

茶效

◎薏米可利水消肿、促进新陈代谢、改善体质、提高免疫力；枸杞能益气生精、强壮补身。此茶能增强免疫力、抗衰老、补血养颜。

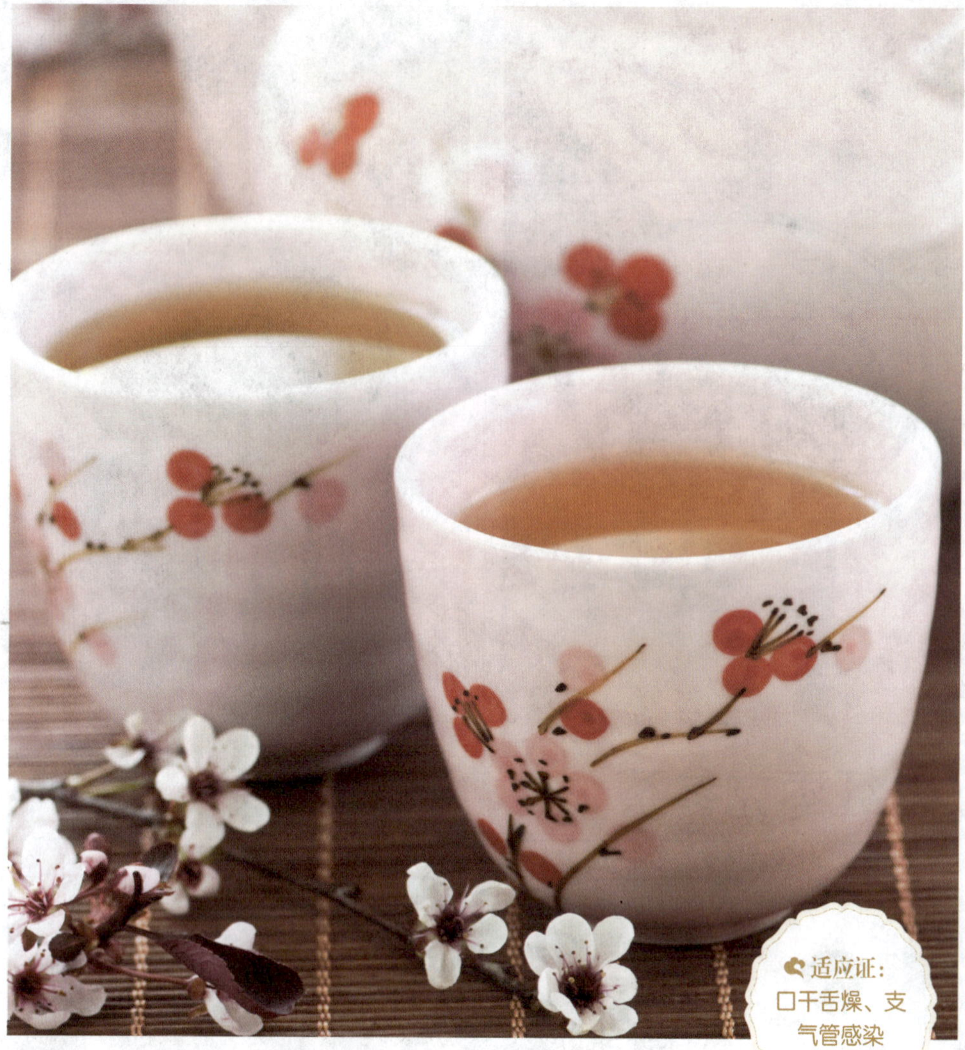

下篇 健康茶方 ▶ 选对一杯好茶，品味甘美人生，为健康加分！

西洋沙参茶

适应证： 口干舌燥、支气管感染

原料

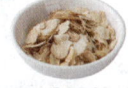
西洋参5克

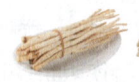
沙参3克

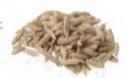
麦冬3克

做法

①将所有原料放入锅中，倒入600毫升左右的清水。②以大火加热滚沸，续煮10分钟后，即可关火滤汁趁热饮用。

重点提示

1. 肺燥咳嗽者饮用此茶较佳。
2. 胃有寒湿、消化不良的人不宜饮用。

茶效

◎对于长期咳嗽，或是上呼吸道感染者，都可利用西洋参补肺降火，而沙参、麦冬都有润肺止咳功能，并能有效抑菌、增强体力。此茶可降火消炎，强身健体。

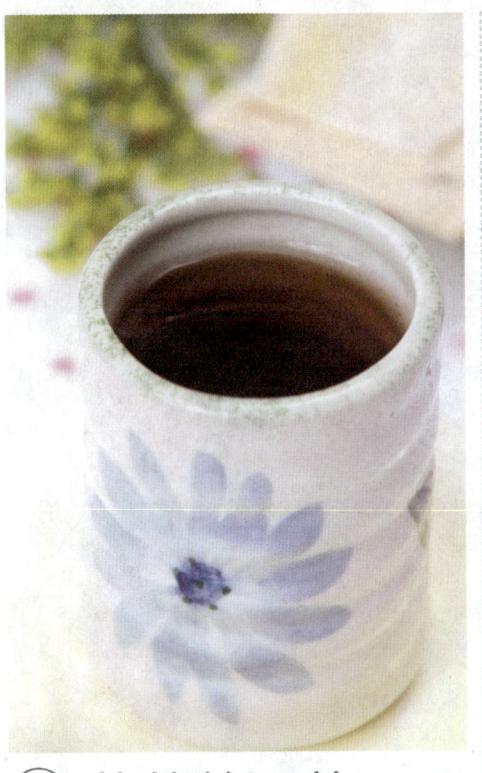
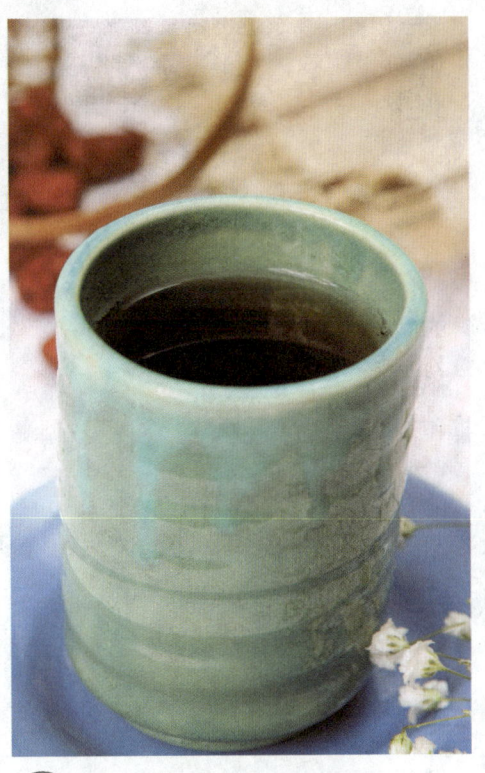

黄芪普洱茶

适应证：身体虚弱、表虚自汗等症状

原料

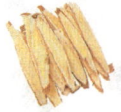 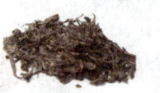

黄芪15克　　　普洱茶3克

做法 ①把黄芪放入锅中，加入适量清水煮约15分钟。②放入普洱茶后再一起煮约5分钟即可饮用。

⚠ **重点提示**
1. 尤其适合老年人饮用。
2. 高血压症、面部感染等患者应慎饮此茶。

茶效

◎黄芪有补气固表、利尿、排脓敛疮、生肌等功效，与普洱茶一起搭配饮用可补中益气。常饮此茶可改善身体虚弱，具有增强人体免疫力的功效。

人参红枣茶

适应证：体弱无力、气虚血亏

原料

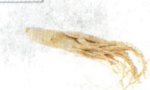 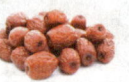 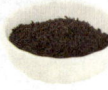

人参25克　　红枣25克　　红茶5克

做法 ①将红枣去核，洗净；人参洗净备用。②将人参、红枣、红茶一起放入锅中，中火煮10分钟即可。

⚠ **重点提示**
1. 气血不足者饮用较佳。
2. 腹胀、便秘、胃痛者不宜饮用。

茶效

◎红枣能补中安眠、养血安神、保护肝脏及增强体力；人参有大补元气、复脉固脱、补脾益肺、生津安神等功效。此茶可补中益气，增强人体免疫力。

下篇 健康茶方 ▶ 选对一杯好茶，品味甘美人生，为健康加分！

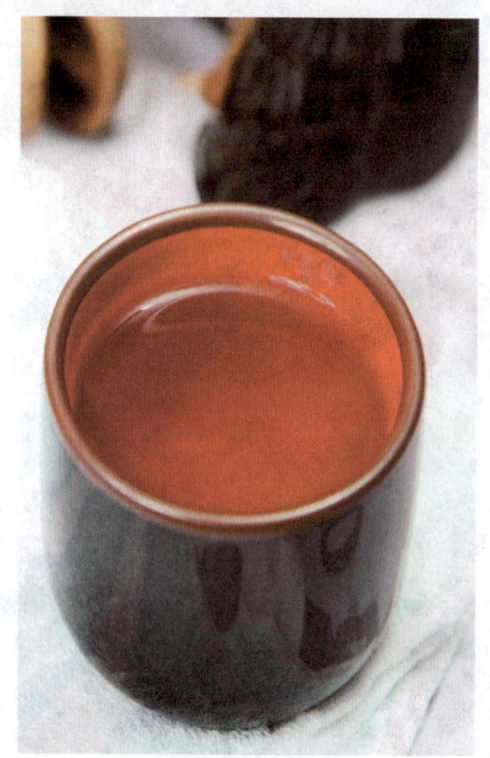

灵芝绿茶

适应证：虚劳、神疲乏力

原料

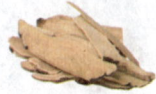
灵芝10克

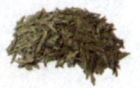
绿茶少许

做法

①灵芝切薄片，加绿茶置于茶杯中。②用适量沸水冲泡20分钟即可。

！重点提示

1. 气虚血亏者饮用较佳。
2. 孕妇、虚寒体质者慎饮。

茶效

◎灵芝可增强人体免疫力，调节血糖，控制血压，保肝护肝，促进睡眠；绿茶有解毒、抗癌、强心的作用。此茶能提神、抗疲劳、强身健体。

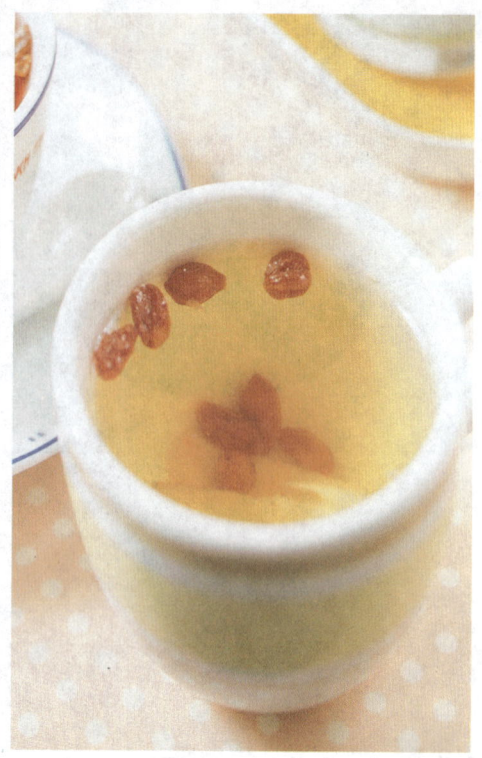

玫瑰杞枣茶

适应证：神疲乏力

原料

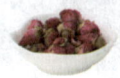
干燥玫瑰花6朵

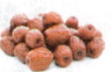
红枣3颗

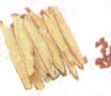
黄芪2片

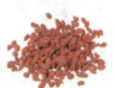
枸杞5克

做法

①将玫瑰花朵、红枣、黄芪、枸杞一起放进茶杯中。②用沸水冲泡15分钟即可。

！重点提示

1. 肝火太盛、心烦意乱者饮用较佳。
2. 外邪实热、脾虚有湿及泄泻者不宜饮用。

茶效

◎玫瑰花能降火气、调理血气、促进血液循环、养颜美容、消除疲劳、保护肝脏；红枣有补脾和胃、益气生津、调营卫、解药毒之功。此茶可使人神清气爽，增强免疫力。

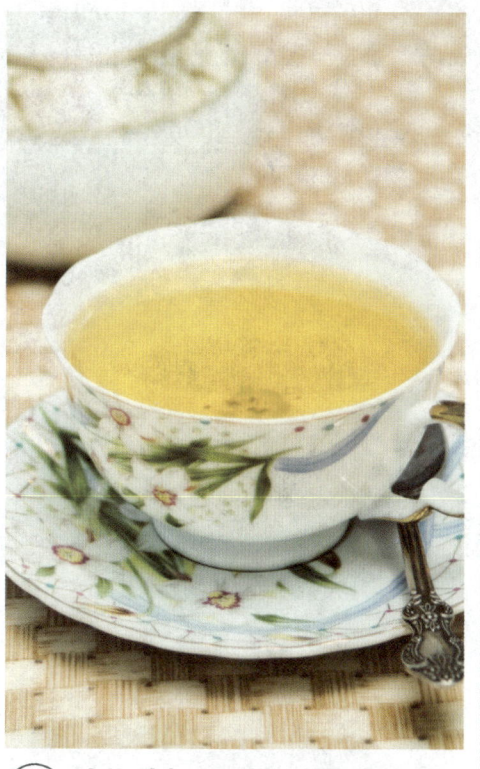

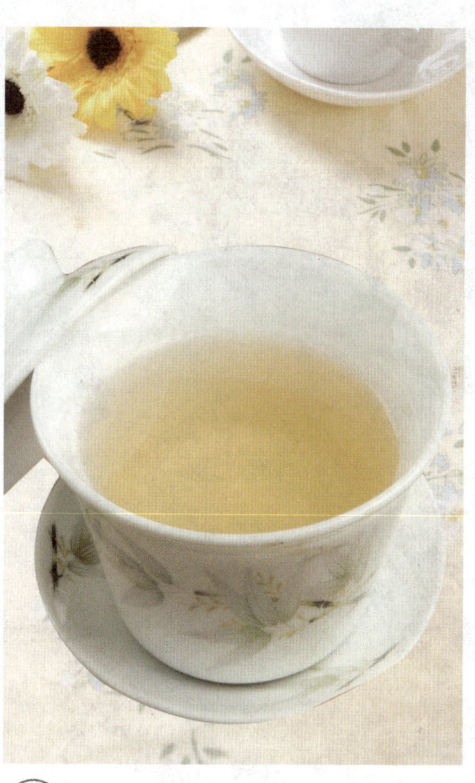

桃花玉蝴蝶茶

适应证：体力不支

🍵 原料

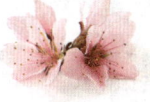 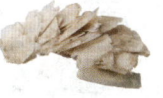

桃花3克　　　　玉蝴蝶2克

🍵 做法　①将桃花、玉蝴蝶放入杯中。②将沸水倒入杯中冲泡3分钟即可。

⚠ **重点提示**

1. 抵抗力低下或大便不通时饮用此款茶饮最佳。
2. 月经期女性最好不要饮用。

🍵 茶效

◎桃花有活血化瘀、通经络、排毒的功效；玉蝴蝶可以增强人体免疫力。此款茶饮有增强免疫、通经络的功效，尤其适合体力不支的人群饮用。

人参茶

适应证：神疲力乏

🍵 原料

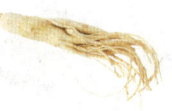

人参3克

🍵 做法　①将人参切成薄片，放入保温杯中。②加入沸水冲泡，加盖静置半小时，早晨空腹或晚上睡前饮用。

⚠ **重点提示**

1. 神经衰弱者饮用较佳。
2. 吃了萝卜、饮了浓茶等不可再饮用此茶。

🍵 茶效

◎人参治一切男女虚证，既可调节中枢神经系统功能及提高脑力劳动功能，还能提高机体的免疫力。此茶可增强免疫、提神健脑、延年益寿。

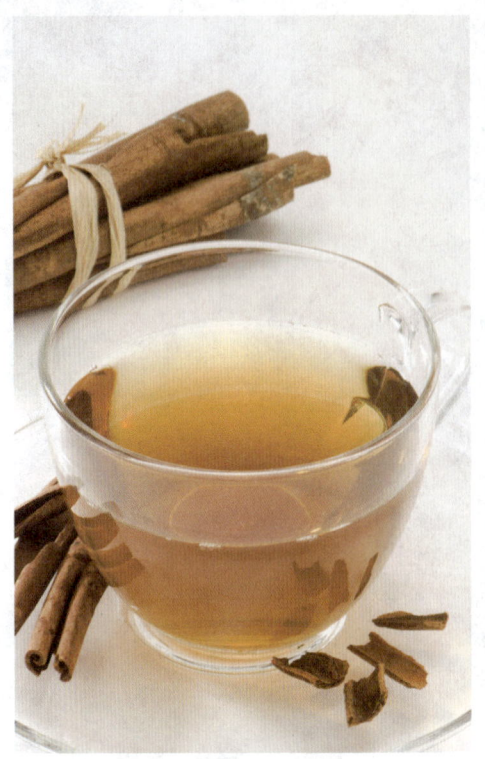

参芪桂枝茶

适应证：四肢冰冷且肠胃功能不佳

原料

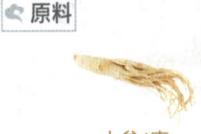 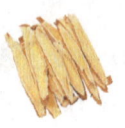 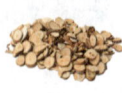

人参6克　　黄芪10克　　桂枝4克

做法 ①将所有原料洗净，放入锅中，加适量清水。②以大火加热煮沸，小火续煮10分钟即可滤取茶汤趁热饮用。

重点提示
1. 元气不足、心神不定者饮此茶效果较好。
2. 感冒、气喘、胸闷者不宜饮用。

茶效
◎人参具提升肠胃功能、大补元气、安神等效用，搭配能改善四肢冰冷、散寒解虚的黄芪与桂枝，可改善体质虚寒症状。此茶可散寒安神、补身强壮。

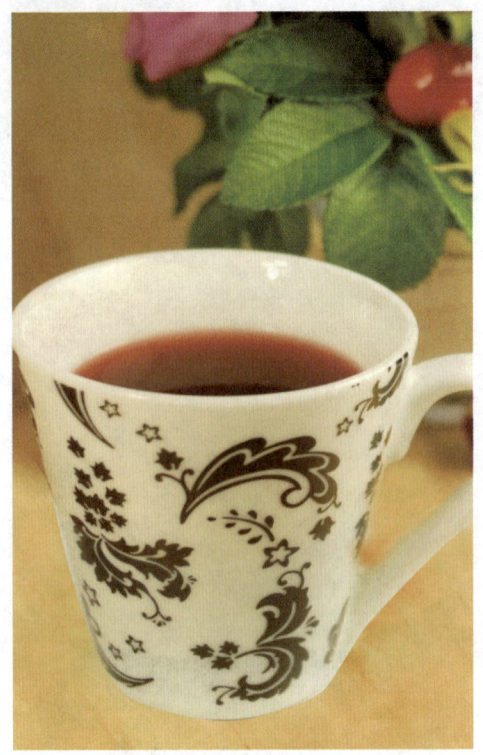

洋菊茅根茶

适应证：脸部疤痕、体力不支

原料

 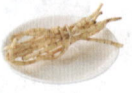 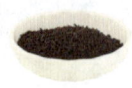

洋甘菊15克　　白茅根10克　　红茶10克

做法 ①将洋甘菊、白茅根用水过滤，放入茶壶中。②再将红茶一起放入壶中，加开水冲泡20分钟后，过滤取汁饮用。

重点提示
1. 女性常饮，对于美容养颜效果颇佳。
2. 孕产妇不宜饮用。

茶效
◎洋甘菊具有养颜美容、调节内分泌失调的功效；白茅根具有清肺润肤的功效。此款茶饮具有润肤美白、淡疤祛痕、清肺养颜的功效。

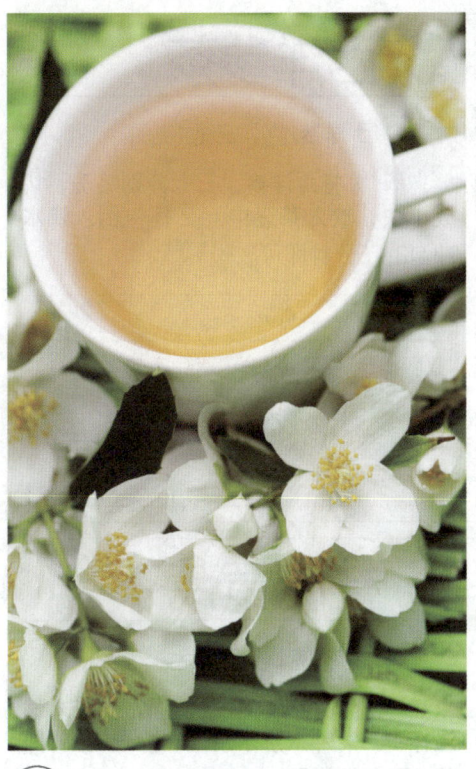

二参茶

适应证：阴虚津亏、口干咽燥、体力不支

原料

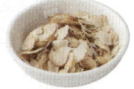
西洋参10克

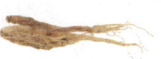
西洋参须3克

做法 ①将西洋参和西洋参须置入保温杯中。②用沸水冲泡，加盖，静置15分钟，即可代茶频饮。

重点提示
1. 气血亏虚者饮用较佳。
2. 湿热蕴中引起口干者不宜饮用。

茶效

◎西洋参及西洋参须均是生津止渴、滋养肺阴的佳品。二药为伍，相辅相成。此茶能养阴生津，滋补身体，非常适合阴虚津亏、体力不支者饮用。

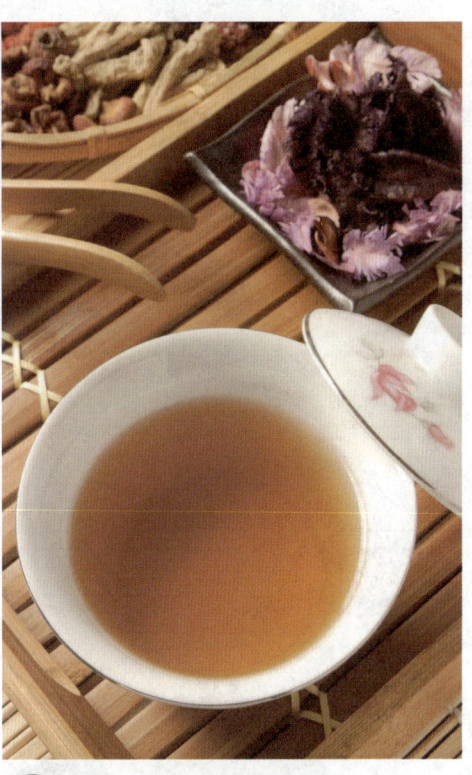

党参紫苏茶

适应证：气血不足、外感风寒

原料

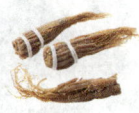
党参5克

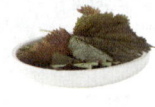
紫苏4克

做法 ①将党参和紫苏一起放入锅内，加适量清水煎煮。②8分钟后即可滤取汤汁饮用。

重点提示
1. 气血虚亏者饮用较好。
2. 风热感冒、高热者忌服。

茶效

◎党参具有补中益气、健脾益肺的功效；紫苏叶具有解表、散寒、理气的功效。二者为茶，可补血益气、强身健体，气血不足、外感风寒者可多饮用。

373

下篇 健康茶方 ▶ 选对一杯好茶，品味甘美人生，为健康加分！

西洋参茶

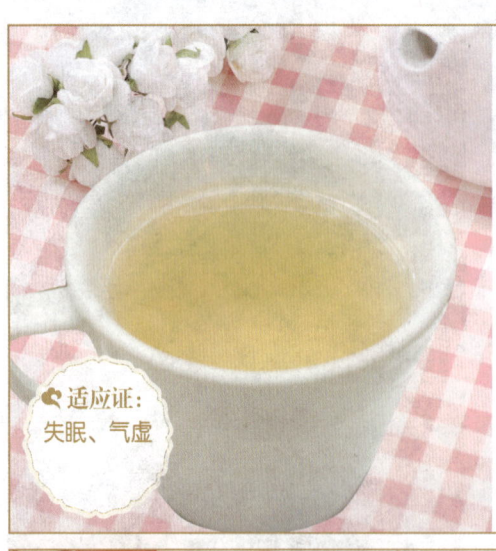

适应证： 失眠、气虚

原料 西洋参2克，三七1克

做法 ①将西洋参、三七分别略洗，切成小块，放入茶壶中。②杯中倒入沸水冲泡3～5分钟即可。

茶效

◎西洋参有补气安神、消除疲劳、增强免疫力的作用；三七有止血、散瘀、定痛的作用。此款茶饮有补气安神、增强免疫力的作用。

桂花黄芪茶

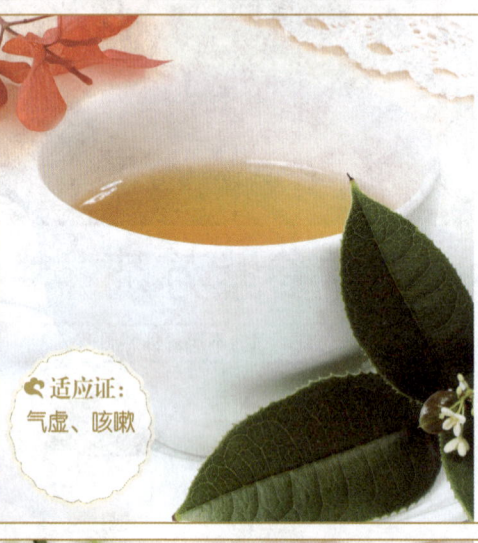

适应证： 气虚、咳嗽

原料 桂花4克，黄芪5克

做法 ①将桂花、黄芪洗净，同放入保温杯中。②冲入沸水浸泡，静置5分钟即可滤取茶汤饮用。

茶效

◎黄芪有补气固表、排脓敛疮、生肌等功效；桂花有润肺止咳、温补阳气之功效。二者为茶，可补气排毒、舒畅精神、养阴润肺。

薄荷灵芝茶

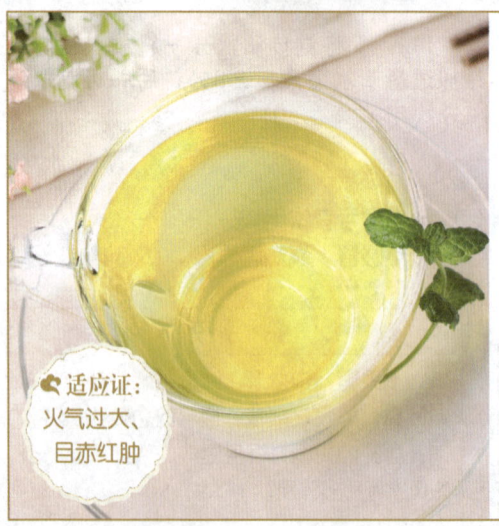

适应证： 火气过大、目赤红肿

原料 薄荷5克，灵芝3克，炒麦芽5克

做法 ①将灵芝、炒麦芽放入锅中，加600毫升水。②大火烧沸后，放入薄荷，以小火续煮5分钟关火，滤取茶汁饮用。

茶效

◎灵芝可清热祛火，对火气过大、眼红神疲者有益；炒麦芽有健胃整肠、缓解便秘的功效；薄荷能解郁醒脑、提振精神。此茶能抗疲劳、消除火气、振奋精神、滋养强壮。

甘蒲茶

原料 甘草6克，蒲公英2克，金盏花2克

做法 ①将上述材料洗净，同置于体温杯中。②倒入沸水浸泡，静置5分钟后即可滤取茶汤饮用。

茶效

◎甘草能补脾益气、清热解毒、祛痰止咳、缓急止痛；蒲公英具有清热解毒、利尿散结的功效；金盏花能理气、止咳、化痰。三者为茶，可增强免疫。

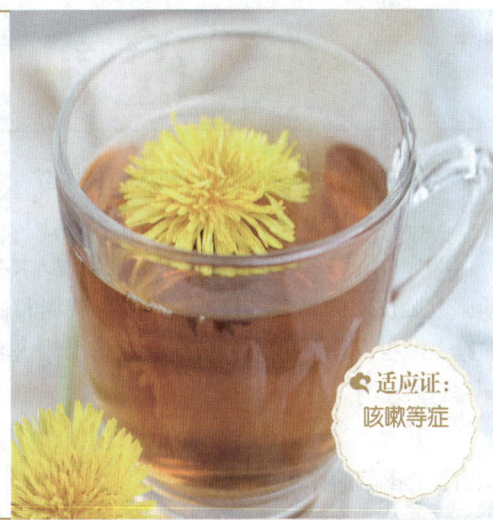

适应证： 咳嗽等症

灵芝茶

原料 灵芝干品4片

做法 ①将灵芝弄碎，放入保温杯中。②倒入沸水浸泡，静置10分钟后即可饮用。

茶效

◎灵芝有益气血、安心神、健脾胃的功效，主治虚劳、心悸、失眠、头晕等。以之为茶，增强免疫、美容养颜、延缓衰老。

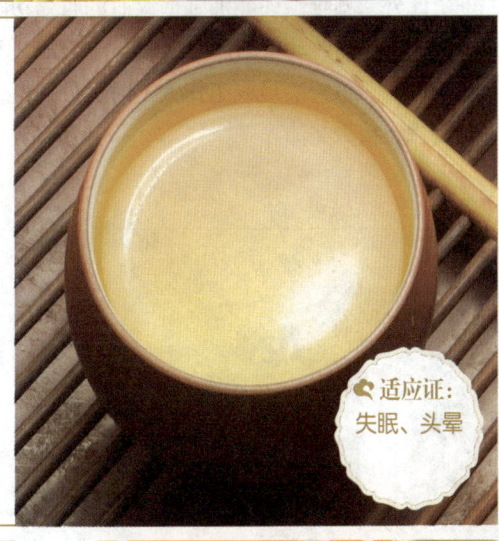

适应证： 失眠、头晕

生姜红糖茶

原料 生姜8片，红糖5克，红枣3颗

做法 ①将上述材料同置保温杯中。②倒入沸水浸泡，静置5分钟后即可。

茶效

◎生姜散寒、止呕、化痰；红糖益气补血、健脾暖胃；红枣补脾和胃、益气生津、调营卫、解药毒。三者为茶，可补血、散瘀、暖肝、祛寒、增强免疫力。

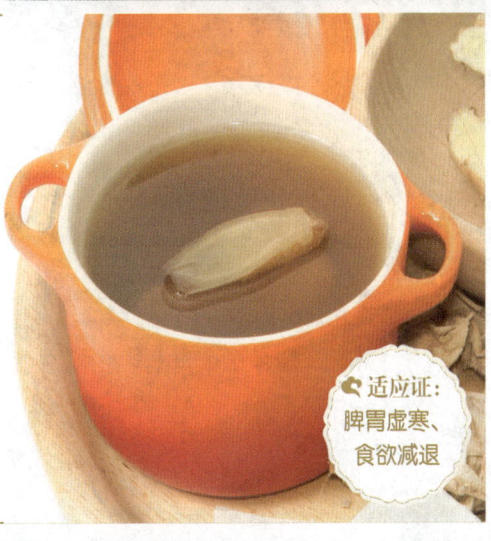

适应证： 脾胃虚寒、食欲减退

第一章 喝对茶饮，为健康加分

第二章 日常保健茶饮

第三章 不同人群如何选择茶饮

第四章 四季茶饮

提神健脑

经常饮茶可提神健脑，使人精神振奋。

因为茶叶中含有5%左右的生物碱，其主要成分是咖啡碱，这种咖啡碱在泡茶时有80%可溶进水中，而这种成分能促使人体中枢神经兴奋，增强大脑皮质的兴奋过程，促进新陈代谢和血液循环，消除瞌睡，减少疲劳，使精神兴奋，思想活跃，思维敏捷，还可以增强肾脏动力。

其次，茶叶中还含有黄烷醇类化合物，这种化合物同样具有提神醒脑的作用。

此外，咖啡碱还能加强横纹肌的收缩功能，因而能使人解除疲劳，提高劳动效率。

因此，每天清晨或工作太累时喝一杯茶，可以起到提神健脑的功效，可以使人精神振作，精力充沛。

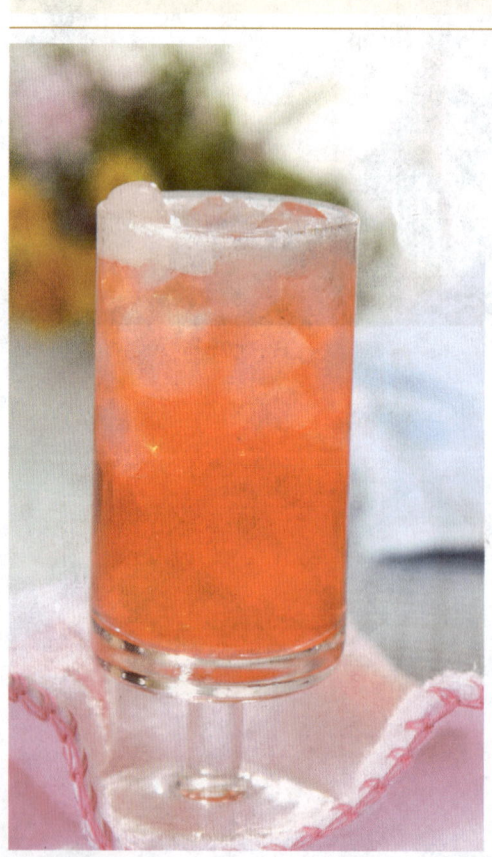

蜂蜜红茶

适应证：神疲力倦、头昏

原料

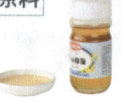   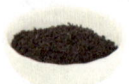   

蜂蜜15毫升   红茶250毫升   冰块少许

做法

①将冰块放入杯内大约2/3满；红茶放凉，倒入杯内。②加入蜂蜜，最后将盖子盖上，摇匀即可饮用。

⚠ 重点提示

1. 精力不济、反应迟钝者饮用较好。
2. 糖尿病患者忌用。

茶效

◎蜂蜜有调补脾胃、缓急止痛、润肺止咳的作用；红茶能让大脑处于放松、清醒的状态，可以让人思维活跃，灵感无限。两者为茶可健脑益智、提神去乏。

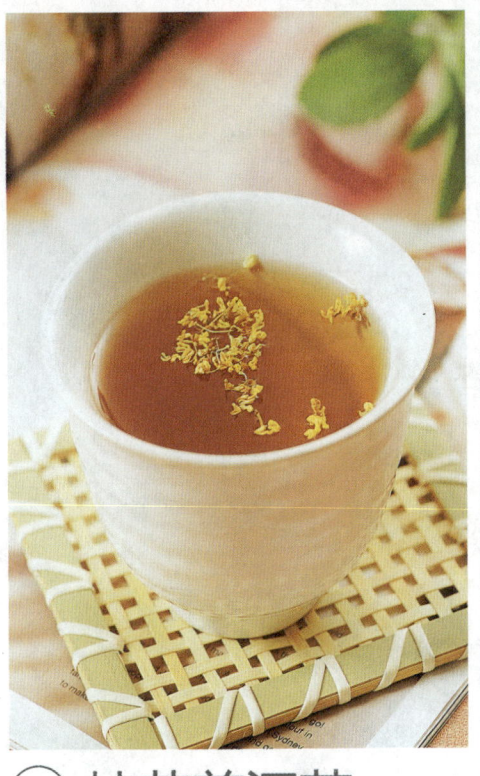

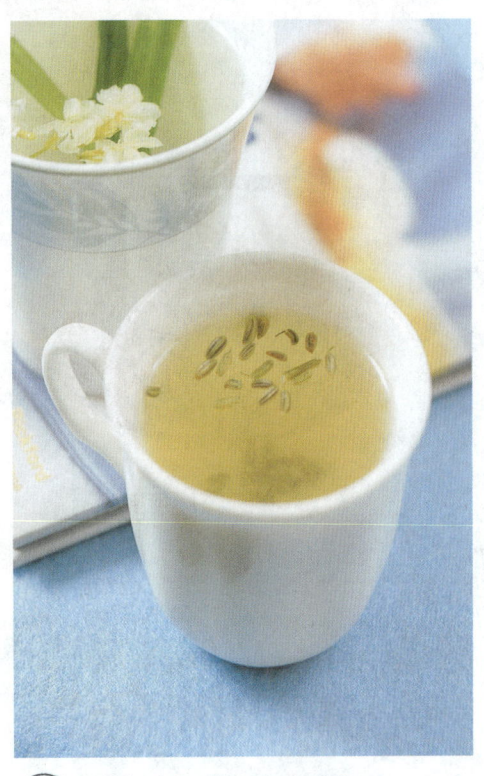

桂花普洱茶

适应证：精力不济

原料

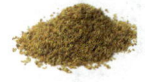　　　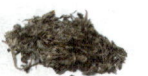

干燥桂花2小匙　　　普洱茶叶1小匙

做法 ①干燥桂花及普洱茶叶放入茶壶中，用温水稍洗茶，冲泡30秒后弃水不用。②再倒入200毫升的开水冲泡，加盖闷10分钟后即可饮用。

重点提示
1. 痰饮咳喘、精神不济者饮用较好。
2. 无特殊禁忌。

茶效

◎桂花可止咳化痰、养心声润肺、防止口干舌燥，另可消除胃胀气、提神醒脑、缓解压力。此款茶可消食化滞、化痰散瘀、提振精神。

茉莉花香茶

适应证：头痛、头晕

原料

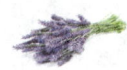　　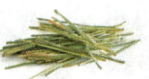　　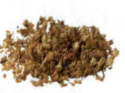

薰衣草2枝　　柠檬香茅1枝　　茉莉花2小匙

做法 ①将薰衣草洗净，用热开水冲一遍；柠檬香茅剪成小段状备用。②将所有材料放入壶中，冲入热开水，浸泡3分钟即可。

重点提示
1. 对紧张和压力引起的失眠、头痛有效。
2. 怀孕的女性忌饮此茶。

茶效

◎薰衣草能舒缓紧张情绪、镇定心神、平心静气、增强记忆力。茉莉花能舒筋活血、振脾健胃、强心益肝、降低血压、补肾壮精。此款茶可提神醒脑。

下篇 健康茶方 ▶ 选对一杯好茶，品味甘美人生，为健康加分！

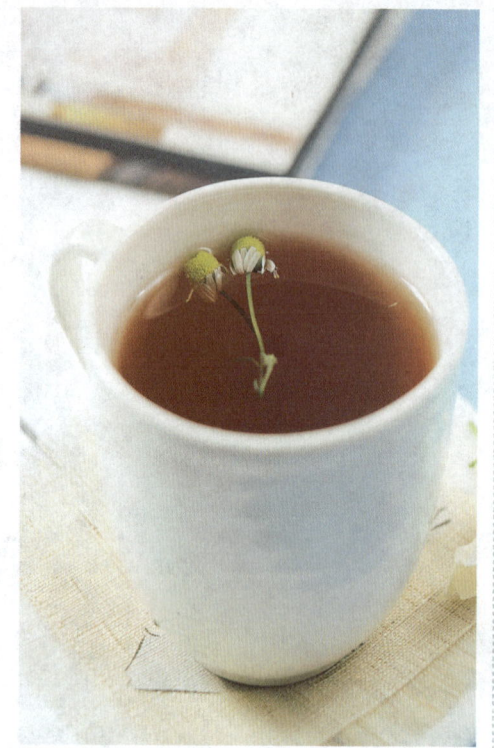

茉莉洛神茶

适应证：过度疲劳、上火

原料

 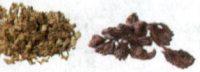

洋甘菊5朵　干茉莉花1小匙　干燥洛神花1朵　市售绿茶1包

做法

①将洋甘菊、茉莉花及洛神花洗净。②将上述材料与绿茶茶包一起放入壶中，冲热开水，浸泡约3分钟即可饮用。

⚠ 重点提示

1. 头痛、上火者饮用此茶效果较佳。
2. 生理期、妊娠期的女性不宜饮用。

茶效

◎洛神花可消除疲劳及便秘，并有利尿、促进新陈代谢的功效；洋甘菊可舒缓头痛、偏头痛或感冒引起的肌肉痛，对减少胃酸、安定神经有帮助。此款茶可消除疲劳、清心降火。

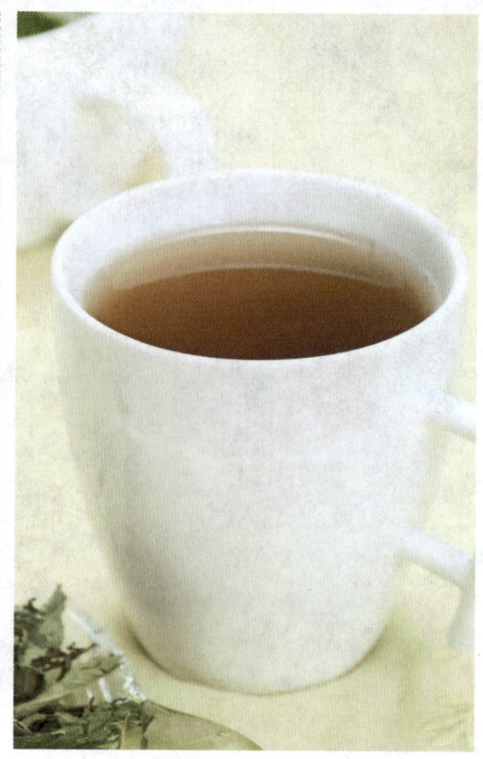

香蜂草凉茶

适应证：食欲不佳、疲劳、感冒等症状

原料

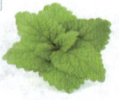 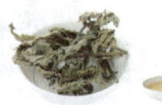 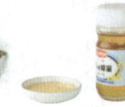

香蜂草5克　薄荷3克　蜂蜜适量

做法

①将香蜂草和薄荷加入壶中，注入热开水。②浸泡约3分钟后加入适量蜂蜜调味。

⚠ 重点提示

1. 身体疲劳的男性饮用此款茶饮效果甚佳。
2. 孕产妇最好不要饮用。

茶效

◎香蜂草具有提神健脑、增进食欲、促进消化的功效，同时此茶还适合在感冒时及流汗较多的夏天饮用。

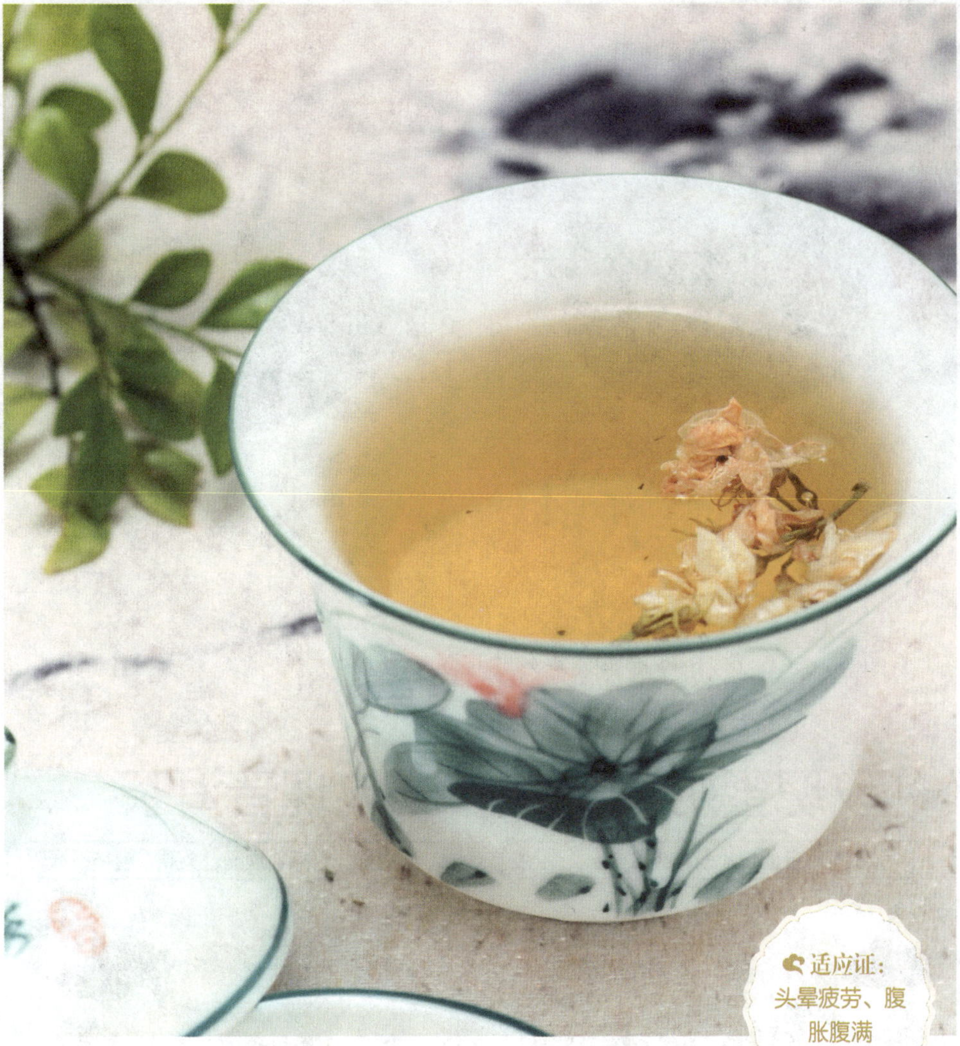

茉莉鲜茶

适应证： 头晕疲劳、腹胀腹满

原料

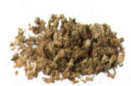

茉莉花3~5克

做法

①将茉莉花用清水洗净备用。②将洗净后的茉莉花放入杯中，用热开水冲泡4~5分钟即可。

重点提示

1. 神疲乏力、腹胀者饮用较佳。
2. 便秘者不宜饮用。

茶效

◎ 茉莉花有提神功效，可安定情绪及舒解郁闷。这款茶气味芬芳，可松弛神经、提神醒脑，而且对腹泻、腹痛有一定的缓解作用。

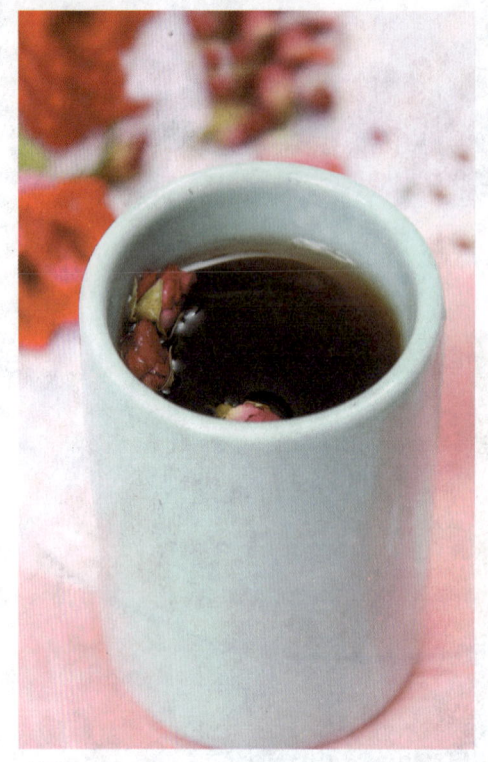
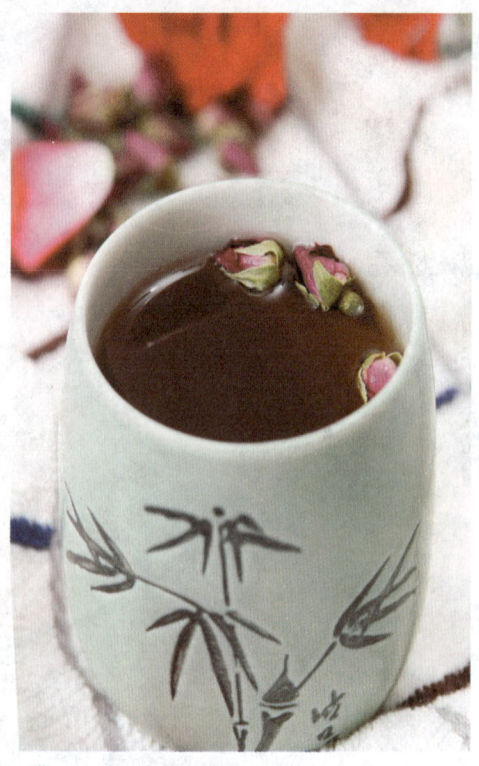

玫瑰蜜奶茶

适应证：紧张、头晕

原料

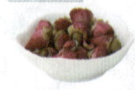 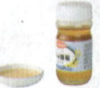 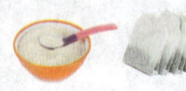

玫瑰花3~5克　蜂蜜适量　奶精适量　红茶包1个

做法 ①将红茶包与玫瑰花置入冲茶壶内，用热开水冲开。②待花茶泡开，水温后加蜂蜜。③最后加入奶精拌匀即可。

!重点提示

1. 气滞血瘀、神疲无力、头晕者饮用较佳。
2. 孕妇忌饮此茶。

茶效

◎玫瑰花具有理气解郁、和血散瘀等功效；红茶能提神醒脑，使人兴奋。此款茶能舒缓紧张的情绪，纾解压力，对紧张引起的头疼、头晕等症有很好的疗效。

玫瑰普洱茶

适应证：气滞、烦闷、头痛、精神不振

原料

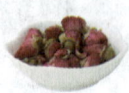 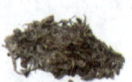

玫瑰花15克　普洱茶3克

做法 ①将普洱茶放在杯中，注入开水。②第一泡茶倒掉，第二泡加入玫瑰花，再注入开水冲泡待凉后即可饮用。

!重点提示

1. 胸闷不适时饮用较好。
2. 孕妇忌饮此茶。

茶效

◎玫瑰花能疏解胸闷、烦燥的心情。夏天肝火旺、易发怒，不妨多喝些玫瑰普洱茶，除烦解暑和提神健脑的效果很不错。

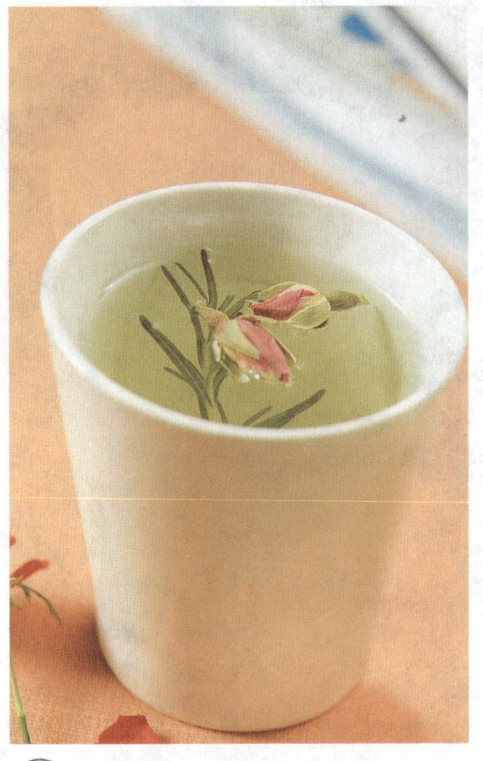

迷迭香玫瑰茶

适应证：无精打采、神疲无力

原料

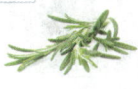 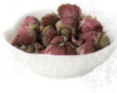 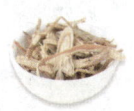

迷迭香2枝　　红玫瑰花12朵　　甘草3片

做法 ①新鲜迷迭香及甘草洗净，用热开水冲一遍；干燥玫瑰花先用热开水浸泡再冲净。②将所有料放入壶中，冲入热开水。③浸泡约3分钟即可饮用。

⚠重点提示
1. 精神疲倦者饮用较佳。
2. 孕产妇和儿童慎饮此茶。

茶效

◎迷迭香具有增强记忆力、活化脑细胞作用，对头昏目眩及紧张性头痛也有舒缓作用；玫瑰花可调理忧郁的情绪，增加活力。此款茶可提神健脑，振奋精神。

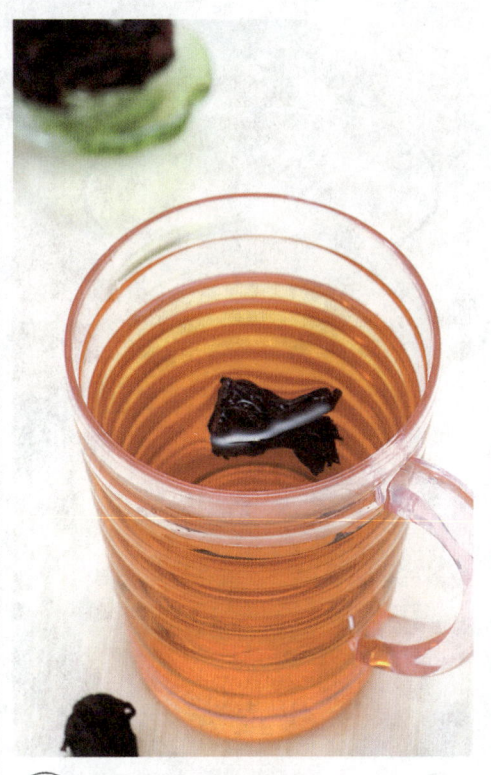

玫瑰茄香花茶

适应证：醉酒头晕

原料

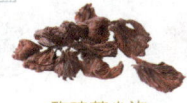 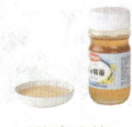

玫瑰茄少许　　　蜂蜜少许

做法 ①将玫瑰茄放入杯中，用沸水冲泡。②闷约10分钟后，加入蜂蜜即可饮用。

⚠重点提示
1. 醉酒不醒者饮用较好。
2. 胃酸过多之人，尽量不要饮用此茶。

茶效

◎玫瑰茄具有敛肺止咳、降血压、解酒的作用，主治肺虚咳嗽、高血压、醉酒。此款茶可醒酒提神，还可防治心血管疾病和减肥瘦身。

381

下篇 健康茶方 ▶ 选对一杯好茶，品味甘美人生，为健康加分！

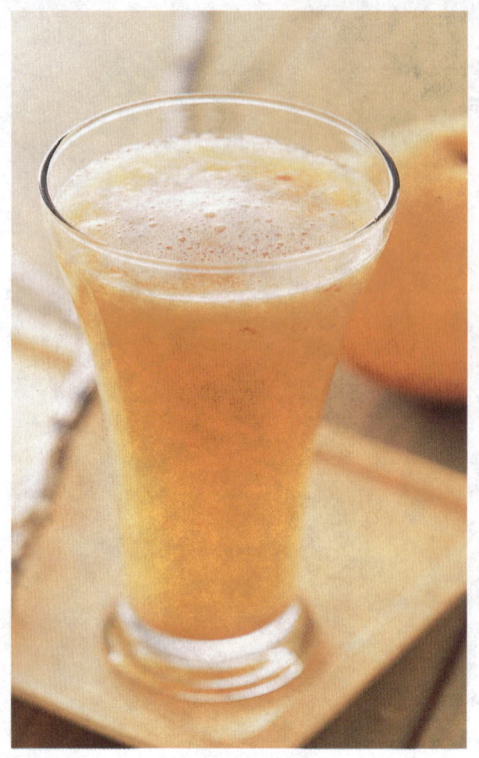

莲花蜜茶

适应证：头晕脑涨

原料

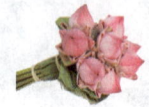　　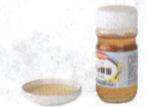

莲花3朵　　　　蜂蜜适量

做法　①将莲花洗净，放入锅中，倒入适量清水，大火煮至沸。②倒入杯中，饮用时加入蜂蜜拌匀即可。

⚠ 重点提示

1. 头部不适者饮用较佳。
2. 糖尿病患者忌饮此茶。

🍵 茶效

◎莲花能降火气、清心、止血、祛除体内多余湿气、散瘀，与具有调补脾胃、缓急止痛、润肺止咳功效的蜂蜜配用为茶，可清心火，提神醒脑。

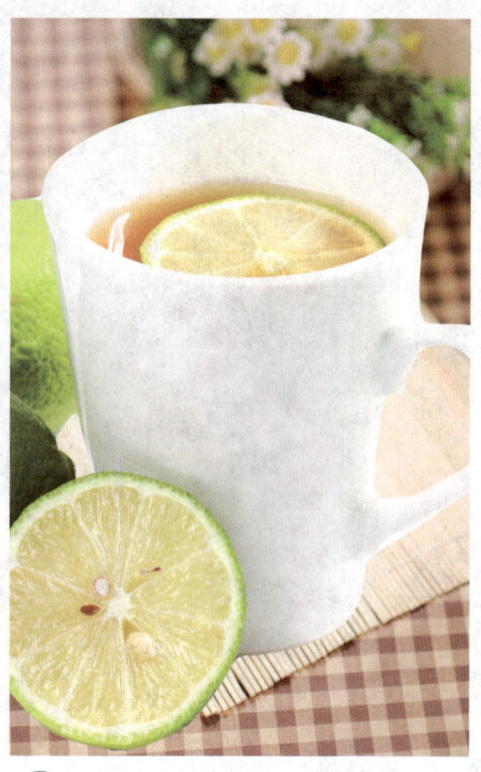

薰衣草柠檬茶

适应证：力倦神疲

原料

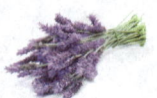　　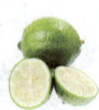

薰衣草3克　　　柠檬1片

做法　①将薰衣草洗净，与柠檬片同置于杯中。②倒入沸水冲泡泡3分钟，待凉后即可饮用。

⚠ 重点提示

1. 情绪紧张、精力不济时饮用较佳。
2. 低血压者、孕妇不宜饮用。

🍵 茶效

◎薰衣草可松弛神经、帮助入眠，是治疗偏头痛的理想花茶；柠檬具有生津祛暑、化痰止咳、健脾消食之功效。此茶可提神醒脑，消暑止渴，消食化积。

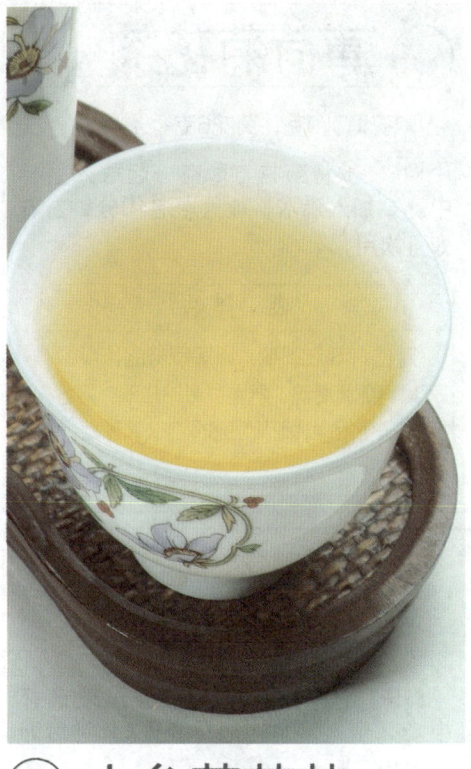

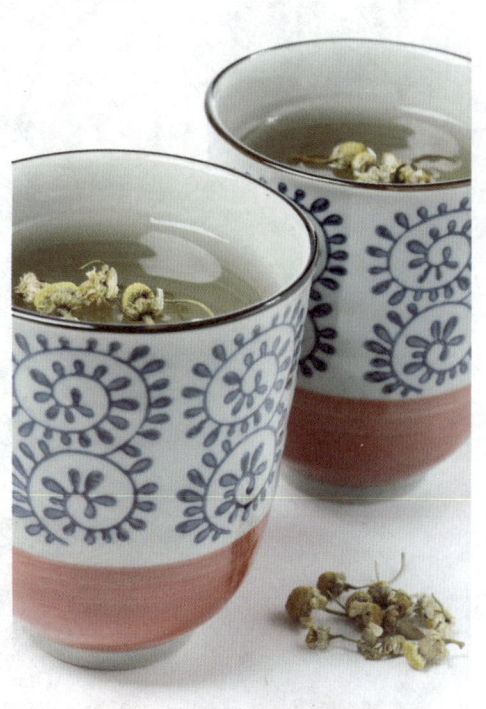

人参黄芪茶

适应证：脾虚食少、心神不宁等症状

原料

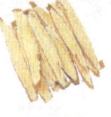 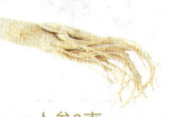

黄芪3克　　　　　　人参3克

做法 ①将黄芪和人参一并放入杯中。②用适量的开水冲泡后饮用，可冲饮至味淡。

⚠ **重点提示**
1. 实证、热证而正气不虚者忌服。
2. 气滞湿阻、食积停滞、痈疽初起、溃后热毒、阴虚阳亢者禁服。

茶效

◎人参有生津安神、大补元气等功效；黄芪有补气固表、生肌等功效。此茶饮有提神健脑、安神定心的功效。

菊花人参茶

适应证：头昏脑涨

原料

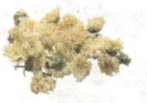 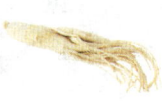

菊花干花蕾4～5枚　　　人参9克

做法 ①将人参切成细段，放入菊花花蕾拌匀，同入杯中。②用热水浸泡，加盖，静置10～15分钟左右即可饮用。

⚠ **重点提示**
1. 因疲劳引起头部不适时饮用较佳。
2. 有高血压的人不宜饮用。

茶效

◎人参含有皂苷及多种维生素，可以提高人体的免疫力，有效驱除疲劳；菊花气味芬芳，具有祛火、明目的作用。两者为茶，具有提神醒脑的作用。

下篇 健康茶方 ▶ 选对一杯好茶，品味甘美人生，为健康加分！

薄荷菊花茶

原料 薄荷9克，菊花6克

做法 ①将菊花与薄荷一起放入茶杯中。②加入沸水，加盖冲泡10分钟左右即可饮用。

茶效

◎菊花有清热解毒、缓解疲劳的作用；薄荷具有疏风散热、辟秽解毒的功效。两者为茶，既可提神解乏又可治风热头痛等症。

适应证： 风热头痛、咽喉肿痛等

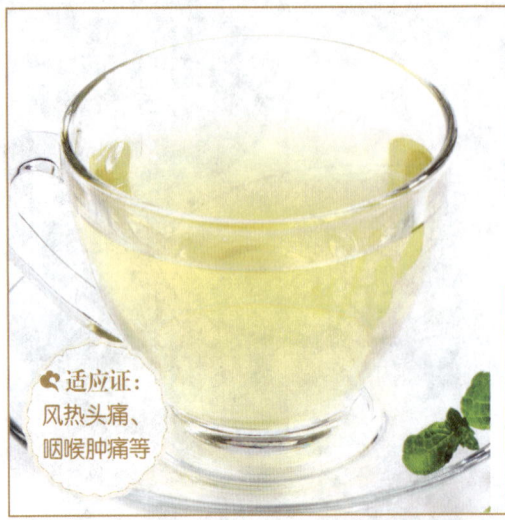

枸杞茶

原料 枸杞15克

做法 ①将枸杞稍洗，放入玻璃杯中。②倒入沸水冲泡，静置4分钟后即可饮用。

茶效

◎枸杞有滋肝补肾、固精明目的功效。此款茶饮具有宁神补虚、提神醒脑的功效。

适应证： 肝肾亏虚等症

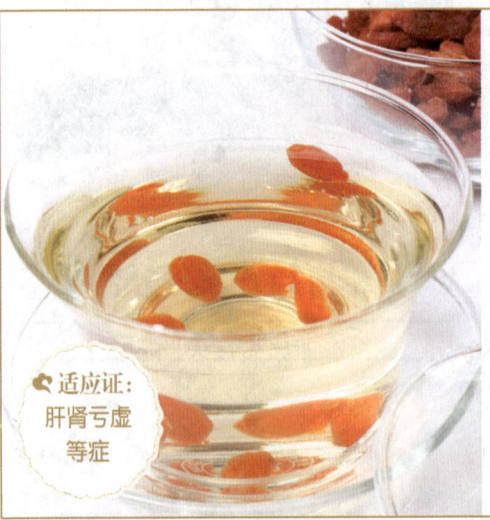

迷迭香薄荷茶

原料 迷迭香、薄荷叶各3克

做法 ①将迷迭香、薄荷叶同置于杯中。②以沸水冲泡，加盖，静置3分钟即可饮用。

茶效

◎迷迭香具有消除胃肠胀气，刺激神经系统运作，改善记忆力衰退现象的功效；薄荷能疏风散热、辟秽解毒。两者为茶可帮助醒脑。

适应证： 精神倦怠

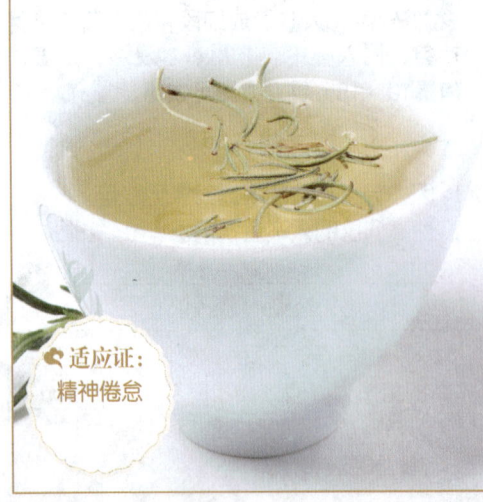

葡萄布丁茶

原料 葡萄80克，红茶包1个，布丁3个

做法 ①葡萄洗净，去籽，榨汁；布丁切小块。②红茶包放入沸水浸泡3分钟。③把葡萄汁、布丁倒入茶水中拌匀。

茶效
◎葡萄含有强抗氧化类黄酮，有抗衰老作用；红茶中的咖啡碱借由刺激大脑皮质来兴奋神经中枢，促成提神、思考力集中。此茶可提神醒脑，止渴消暑。

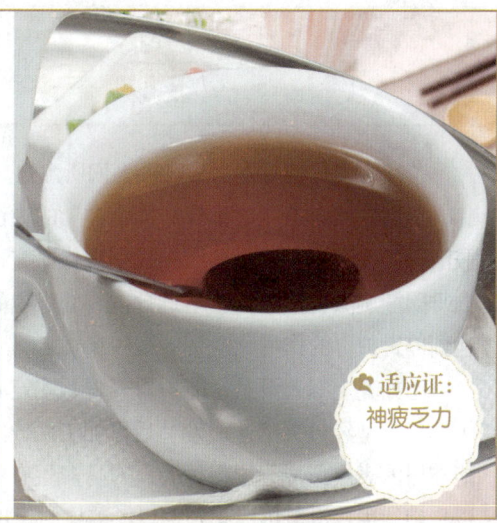

适应证： 神疲乏力

 ## 香蕉红茶

原料 香蕉肉200克，红茶1克，食盐适量，蜂蜜20毫升

做法 ①香蕉肉、绿茶、食盐、蜂蜜置于杯中。②倒入沸水，泡4分钟后即可。

茶效
◎香蕉具有清热、通便、解酒的功效；红茶能清肝火，除疲劳；蜂蜜可润肌肤，通肠胃。此款茶具有清头目、润肠通便的效果。

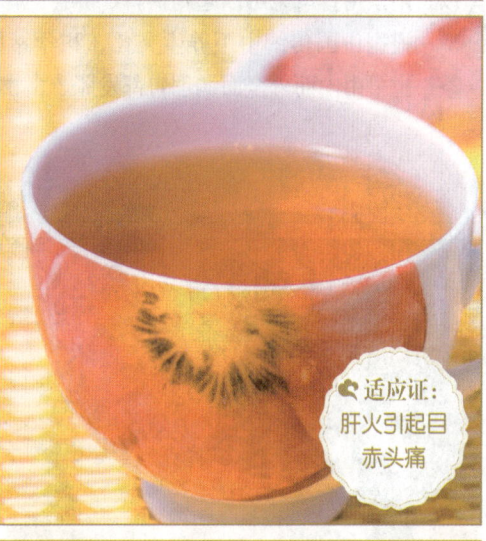

适应证： 肝火引起目赤头痛

 ## 橙子绿茶

原料 橙子80克、薄荷叶、绿茶各适量

做法 ①橙子去皮，挤汁备用；绿茶装入茶包中；以上原料放入杯中倒入沸水泡5分钟。②用薄荷叶点缀即可。

茶效
◎薄荷可以防止痉挛、放松肌肉、减轻肌肉僵硬与疼痛感。此茶可以刺激食物加快在消化道内的运动，帮助消化，有利于提神醒脑，缓解压力。

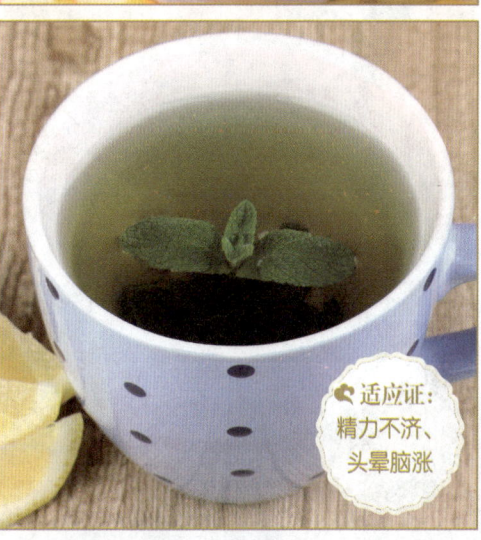

适应证： 精力不济、头晕脑涨

养胃护胃

茶叶的养胃护胃作用早已被人们所熟知。

我们古代有茶"主下气、消宿食"的说法。因为"苦能下泄,故气下而火降,而兼涤除肠胃,则食自消矣"。根据现代研究也证实,茶叶中的咖啡因能刺激胃液分泌,增进食欲,促进胃的消化功能,从而达到养胃护胃的作用。

比如晚上喝普洱茶,能护胃养胃,安定心神。因为普洱茶(熟普)是经过人工速成发酵后再加工而成的,进入肠胃后,能在胃的表层形成一层保护膜,对胃产生有益的保护作用。所以长期饮用普洱茶可以起到护胃、养胃的作用。

根据中国传统中医养生文化,科学萃取中药材和花草配制而成的各种养胃护胃茶,也可由内而外全面调理胃部发胀、食物不消化或者胀气等胃部不适症状。

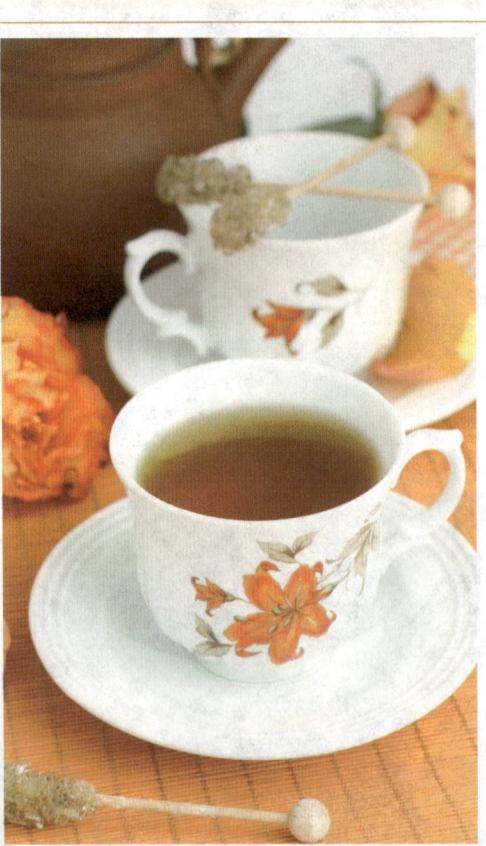

橘皮茶

适应证: 胃脘疼痛、疝气、乳肿等症

原料

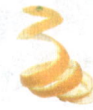 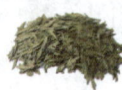 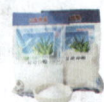

鲜橘皮适量　　绿茶适量　　白糖适量

做法 ①将鲜橘皮洗净切成细丝,放入杯中。②绿茶冲沸水,滤出茶汁,倒入放橘皮的杯子中,再加入白糖调匀即可。

⚠ 重点提示
1. 平日常饮,养胃效果甚佳。
2. 孕妇忌服。

茶效

◎橘皮具有疏肝理气、散结消痰的功效。此款茶饮具有和胃化痰的功效,胃脘疼痛、乳肿者可常饮用。

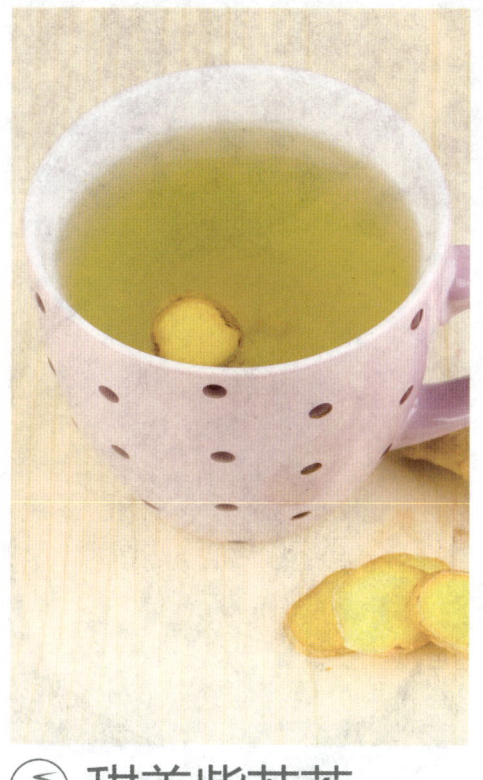

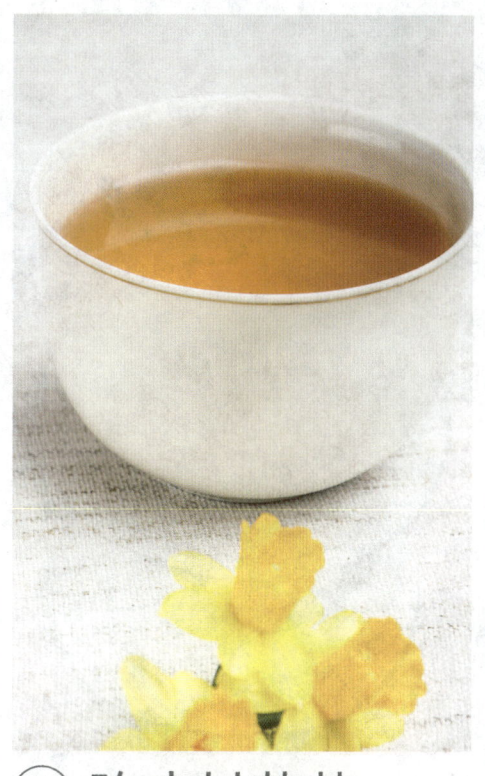

甜姜紫苏茶

适应证：发热咳嗽、腹泻、胎动不安等症

原料

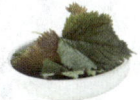　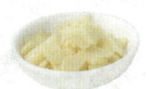

紫苏叶5克　　　生姜2片

做法 ①将紫苏叶洗净，与生姜一起放入保温杯中。②加入沸水冲泡，静置5分钟，即可滤取汤汁饮用。

! 重点提示

1. 感冒患者饮用此茶效果甚佳。
2. 阴虚实热、痔疮患者忌服。

茶效

◎紫苏叶有解表散寒、理气解郁的功效；生姜具有驱寒、止呕、化痰的功效。此款茶饮具有解表解郁、理气和胃的功效。

陈皮甘草茶

适应证：食欲不振、消化不良等

原料

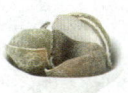　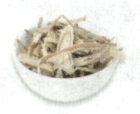

陈皮5克　　　甘草5克

做法 ①将陈皮洗净，甘草切成小块，同置于杯中。②倒入沸水冲泡，静置5分钟后即可饮用。

! 重点提示

1. 适宜脾胃气滞、消化不良者饮用。
2. 水肿者、体内燥热者不宜饮用。

茶效

◎陈皮具有理气、健脾、调中、燥湿、化痰的功效；甘草能清热祛痰、解毒止咳。此茶可健脾胃，缓解消化不良的症状。

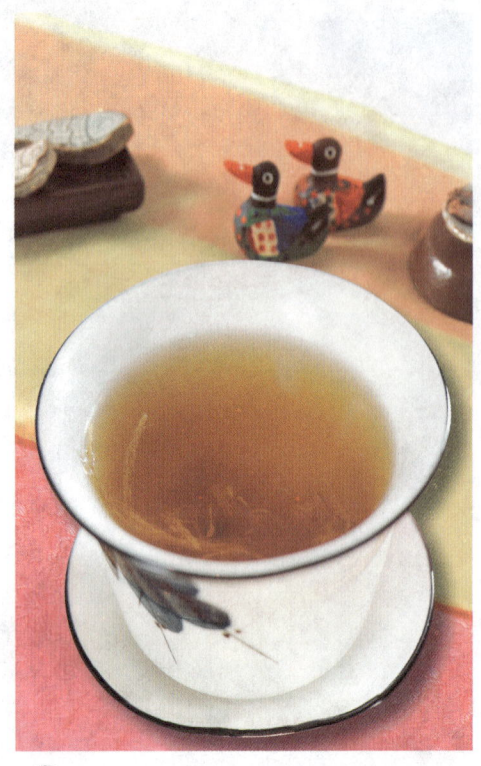

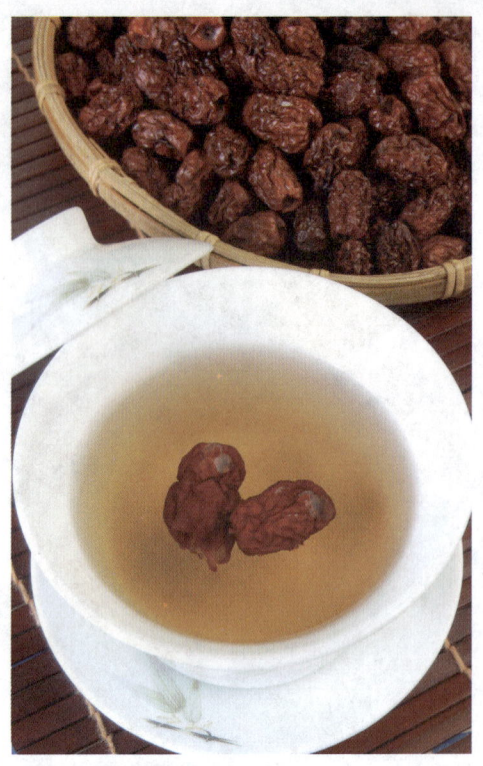

麦冬竹茹茶

适应证：心烦气躁、胃热逆呃

原料

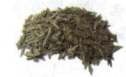 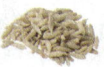 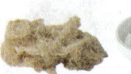

绿茶3克　麦冬20克　竹茹10克　冰糖10克

做法　①将麦冬、竹茹、绿茶放入砂锅中，加400毫升清水，大火煎煮。②煎至水剩约250毫升，去渣取汁，再加入冰糖煮至溶化即可。

重点提示

1. 胃热逆呃者饮用较好。
2. 一定要选用干燥的麦冬，品质才好。

茶效

◎麦冬性寒质润，有滋阴润燥的作用；竹茹性微寒，味甘，有清热化痰、除烦止呕、提神醒脑的功效。此茶饮具有提神健脑、滋阴润燥、降气止呃的功效。

生姜红枣茶

适应证：脾胃虚寒、食欲减退等症状

原料

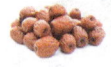 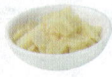 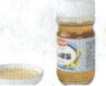 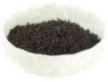

红枣8枚　生姜10克　蜂蜜适量　红茶1克

做法　①将红枣洗净去核切碎；生姜切片炒干，再加入蜂蜜炒至微黄。②将红枣、生姜和红茶用沸水冲泡5分钟后即可饮用。

重点提示

1. 感冒风寒时常饮，效果甚佳。
2. 阴虚、内有实热、痔疮患者忌饮此茶。

茶效

◎红枣具有补脾和胃、益气生津的功效；生姜具有解表散寒、止呕化痰的功效。此款茶饮具有和胃散寒、生津止呕的功效。

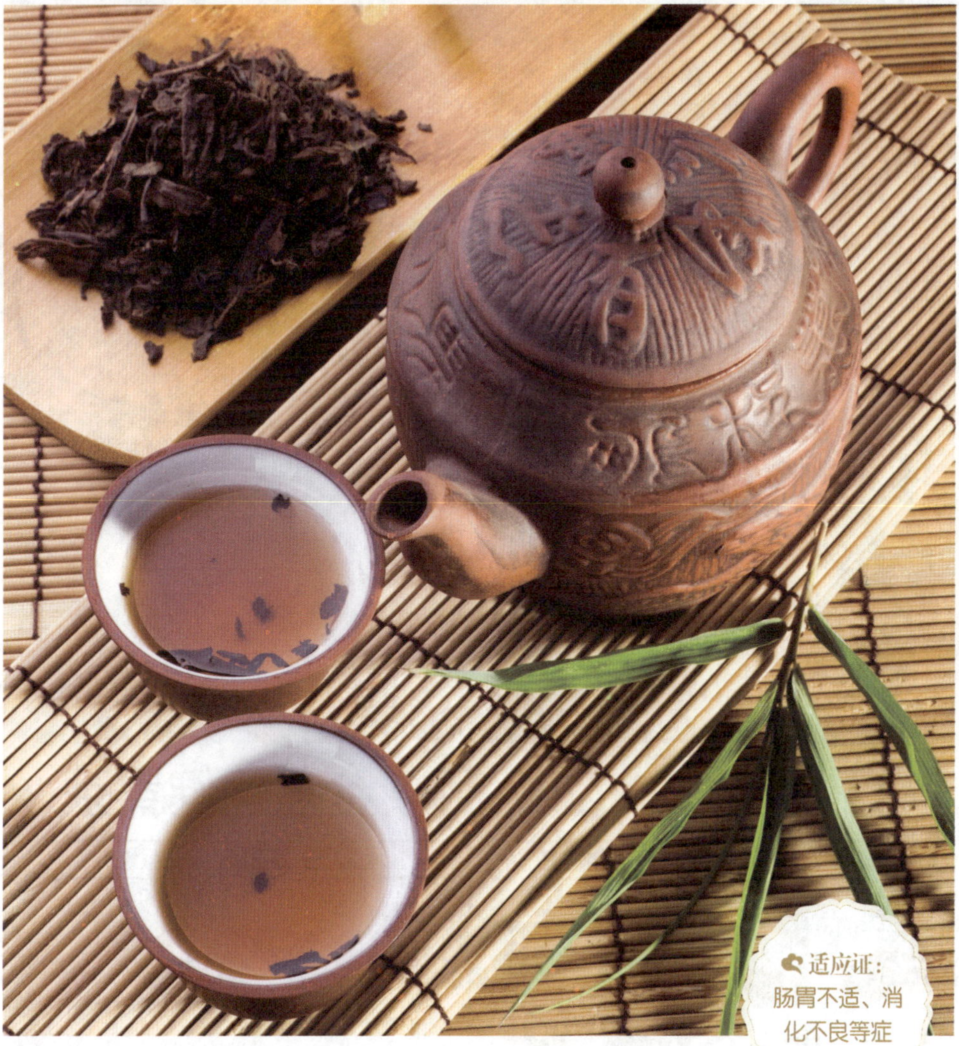

适应证：
肠胃不适、消化不良等症

化食茶

原料

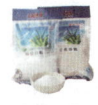
白糖5克

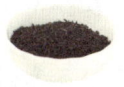
红茶10克

做法 ①将红茶放入茶壶中。②倒入适量开水，加盖泡10分钟，再加入少许白糖搅拌均匀。待凉后即可饮用。

! 重点提示
1. 平日消化不良的人常饮此茶，效果颇佳。
2. 经期、孕期、哺乳期、更年期的女性忌饮此茶。

茶效

◎红茶具有帮助消化、促进食欲、利尿消肿、强壮心脏的功效。此款茶饮具有助消化、开胃健胃的功效。

第一章 喝对茶饮，为健康加分

第二章 日常保健茶饮 ◀

第三章 不同人群如何选择茶饮

第四章 四季茶饮

下篇 健康茶方 ▶ 选对一杯好茶，品味甘美人生，为健康加分！

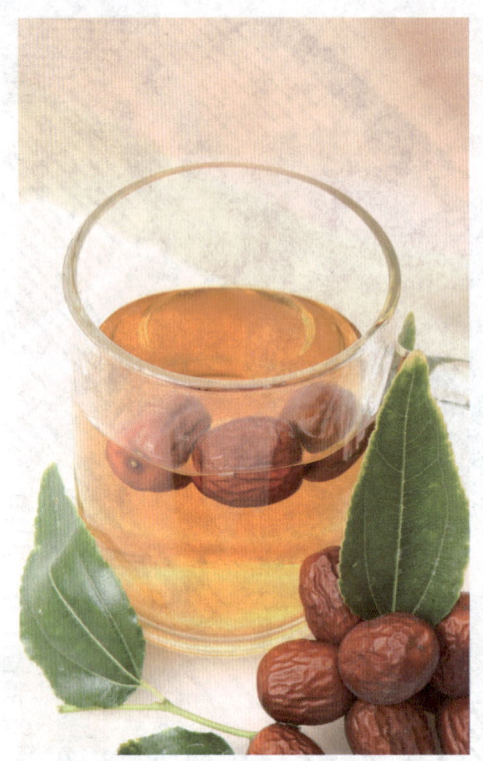

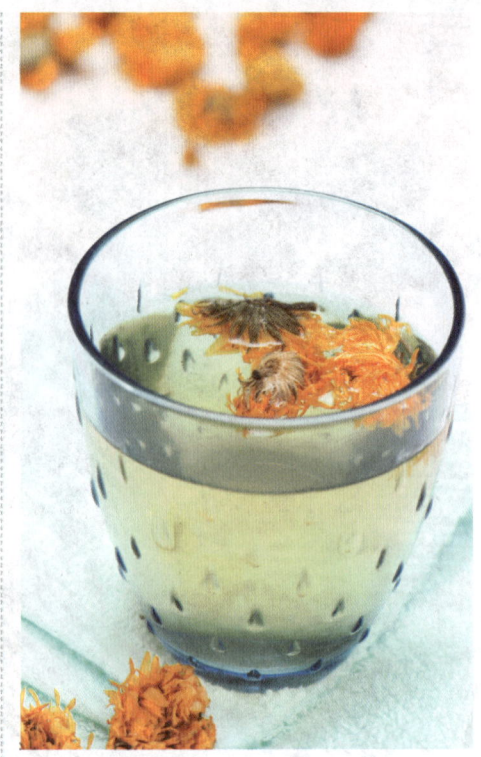

橘皮枣茶

适应证：胃脘疼痛、疝气、乳肿等症

◆ 原料

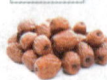  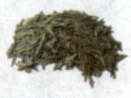

红枣两粒　鲜橘皮适量　绿茶适量　白糖适量

◆ 做法　①鲜橘皮洗净切丝，放入杯中，红枣洗净。②绿茶冲沸水，滤出茶汁，倒入放橘皮的杯子中，再倒入白糖调匀即可。

⚠ 重点提示
1. 平日常饮，健胃效果甚佳。
2. 孕妇忌饮此茶。

茶效

◎橘皮具有疏肝理气、散结消痰的功效。与绿茶为伍，具有和胃化痰的功效，胃脘疼痛、乳肿者可常饮用。

金盏菊健胃茶

适应证：胃寒痛、消化系统溃疡

◆ 原料

金盏菊50～100克

◆ 做法　①将金盏菊洗净备用。②将洗净的金盏菊放入水中煎煮。③煮沸后，关火即可服用。

⚠ 重点提示
1. 胃寒不适者饮用较佳。
2. 孕产妇最好不要饮用此款茶饮。

茶效

◎金盏菊有消炎、抗菌作用，可行气活血，治胃寒痛、肠风便血。长期饮用此茶可健胃养胃，缓解疼痛。

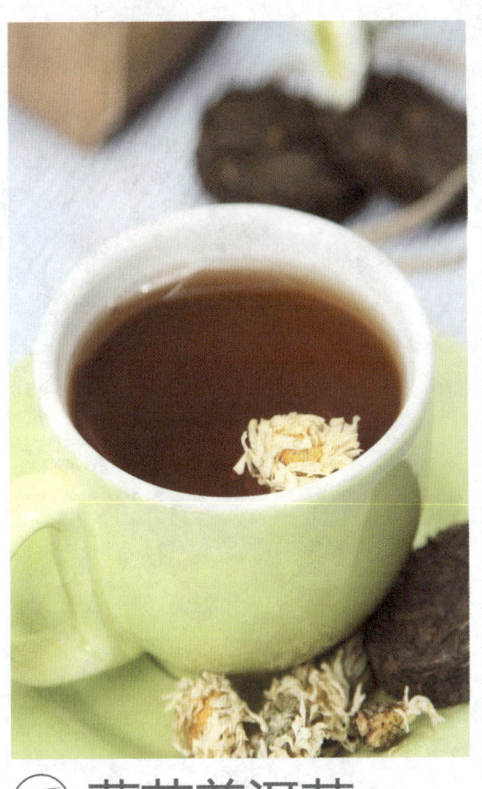

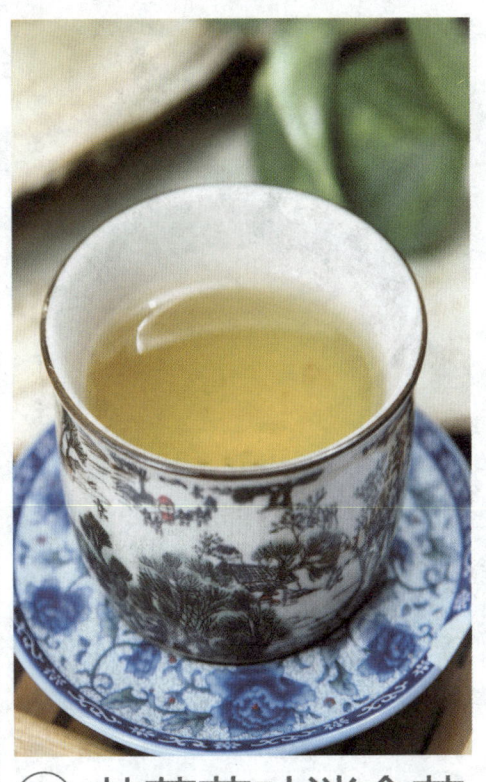

菊花普洱茶

适应证：胃胀胃满

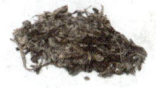 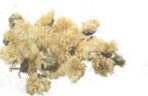

普洱茶10克　　菊花10克

做法 ①普洱茶、菊花放入壶中，注入开水，滤去杂质。②再注入350毫升开水，静置3分钟即可。③可反复冲饮，直至味淡。

重点提示
1. 腹胀胃部不适者饮用较佳。
2. 气虚胃寒、食少泄泻患者宜少用。

茶效

◎普洱茶具有清热、消暑、消食、祛肥腻、延年益寿等功效；菊花可散风清热。此茶能帮助消化、消除油脂、清热消肿。

芙蓉荷叶消食茶

适应证：胃胀胃满

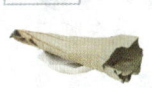  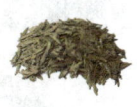

荷叶3克　　芙蓉花2克　　绿茶3克

做法 ①将荷叶、芙蓉花、绿茶放入壶中。②注入300毫升开水冲泡后即可饮用。

重点提示
1. 心浮气躁胃部不适者饮服，效果甚佳。
2. 体瘦、气血虚弱者慎服。

茶效

◎芙蓉花具有清热解毒、消肿消炎、凉血止血的功效；荷叶具有清热解毒、凉血止血、降血脂的功效；绿茶有消食作用。此款茶饮具有开胃消食、和胃消肿、清热凉血的功效。

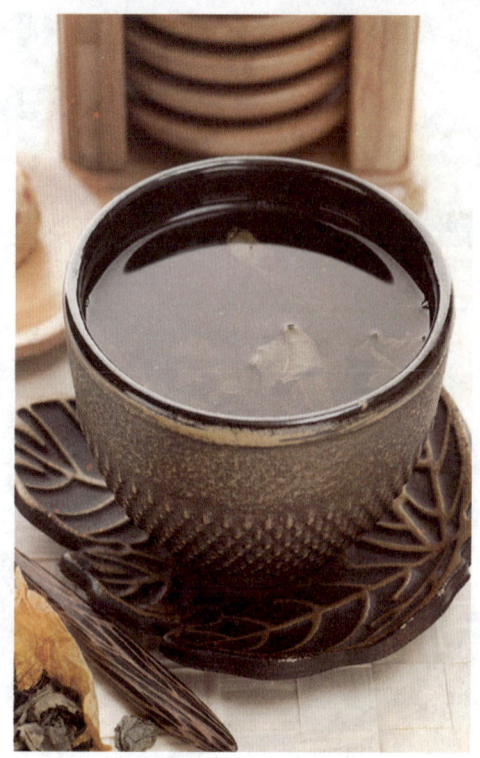
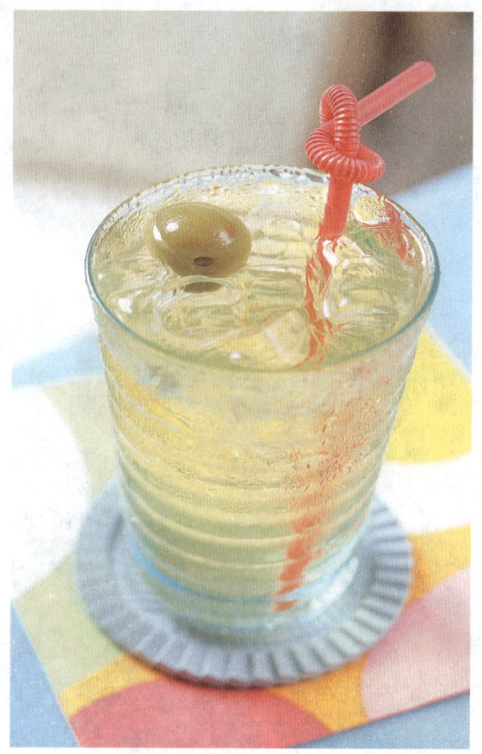

益胃茶

适应证：热病发汗后耗伤胃津、咽喉不利

原料

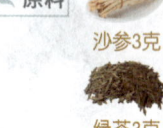
沙参3克　麦冬3克　生地3克
绿茶3克　玉竹5克　冰糖10克

做法 ①将所有原料一并放入杯子中。②加入300毫升左右开水冲泡后，滤取茶汁即可饮用，冲饮至味淡。

重点提示
1. 心烦口渴、食欲不振者饮用此茶较好。
2. 风寒作嗽及肺胃虚寒者忌饮此茶。

茶效
◎沙参具有养阴润燥、益胃生津的功效；麦冬能养阴生津、润肺清心；玉竹是可比拟人参的补阴圣品。此茶益胃生津、除烦止渴。

紫苏梅子绿茶

适应证：脘腹胀闷、呕恶腹泻

原料

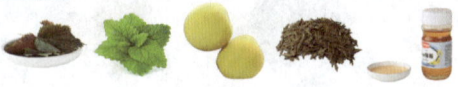
紫苏叶3片　香蜂草叶6片　青梅2颗　绿茶1包　蜂蜜30毫升

做法 ①香草叶、青梅、绿茶包放入杯中，加沸水，泡1分钟，取出茶包及香草叶。②将绿茶与蜂蜜、冰块拌均匀即可。

重点提示
1. 腹痛腹胀、虚热烦渴者饮用此茶较好。
2. 胃酸过多者慎饮此款茶饮。

茶效
◎紫苏叶有解表、散寒、理气的功效；梅子有敛肺止咳、涩肠止泻、除烦静心、生津止渴、杀虫安蛔、止痛止血的作用。此款茶入喉微酸中带着甘甜，具有暖胃解腻的作用。

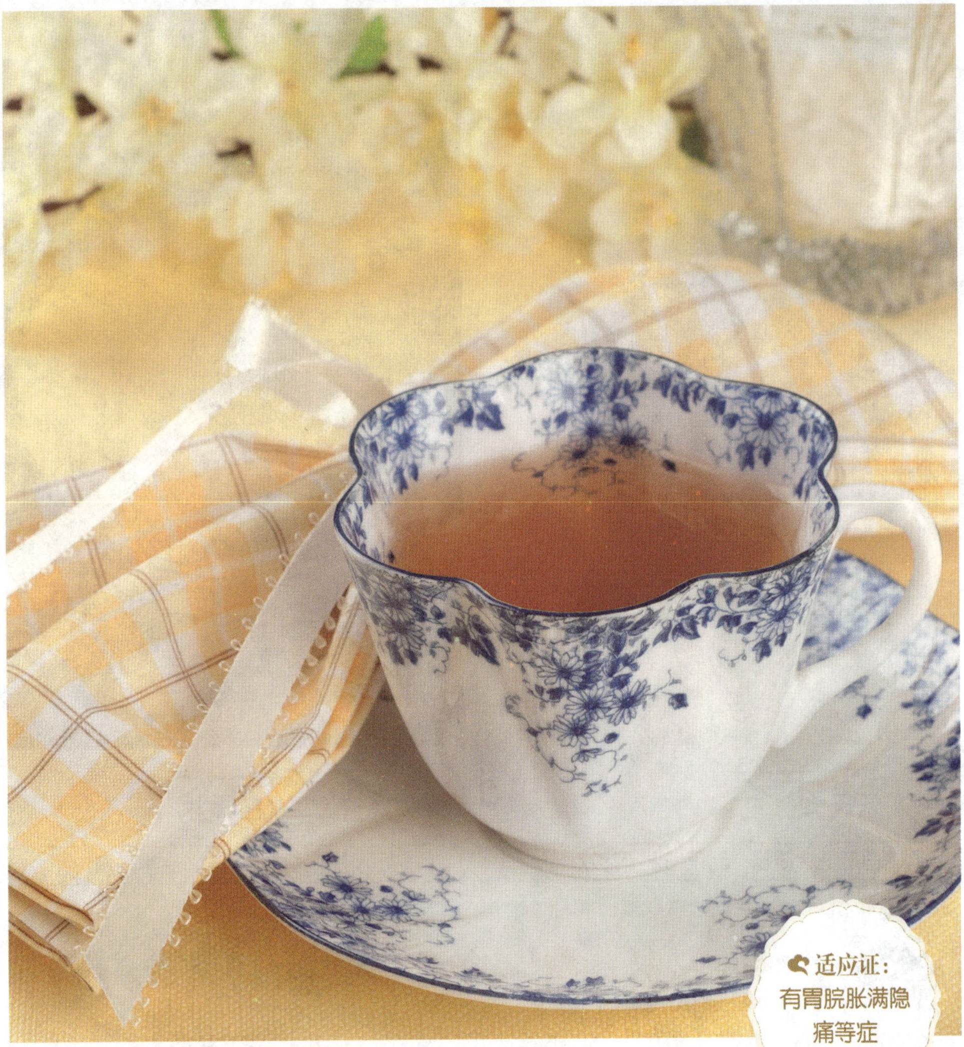

健胃红茶

适应证： 有胃脘胀满隐痛等症

原料

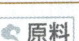 乌梅2克 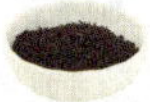　 红茶2克 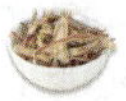　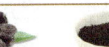 生甘草2克

 徐长卿3克　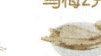 当归3克　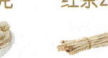 北沙参3克 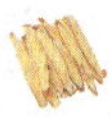　 黄芪4克

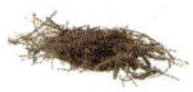

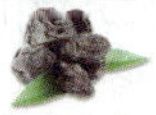

做法

①将所有原料共制成粗末，再放入茶壶内。②用适量沸水冲泡，静置15分钟左右，即可饮用。

重点提示

1. 胃脘隐痛、不思纳谷、身重困倦者饮用较好。
2. 胃中灼热嘈杂、吞酸口苦者忌用。

茶效

◎生黄芪甘而微温，功能补脾益气，升阳举陷；徐长卿具有镇痛、止咳、活血解毒的功效，常用于治胃痛、牙痛等。此茶可健胃消食，辅助治疗胃脘隐痛。

下篇 健康茶方 ▶ 选对一杯好茶，品味甘美人生，为健康加分！

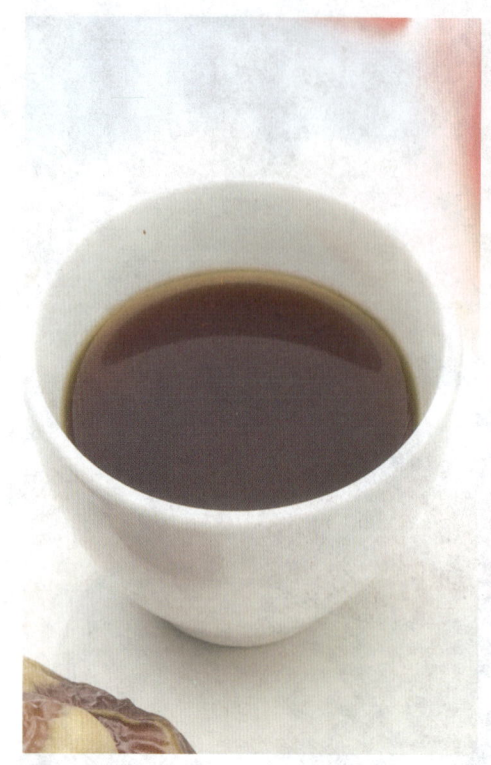

黑枣茶

适应证：便秘、咽干口渴等症状

原料

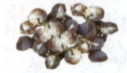 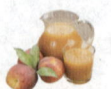

黑枣5枚　　蜂蜜适量　　水蜜桃汁适量　　红茶包1个

做法 ①锅中加适量清水，放入黑枣煮沸。②再加入其他材料，搅拌，至沸腾，即可待温饮用。

⚠ 重点提示
1. 女性睡前饮服，能美容润肤，效果甚佳。
2. 孕妇若有腹胀现象，忌饮此茶。

茶效

◎黑枣具有滋润心肺、生津止渴、抗老化的功效；蜂蜜具有润肺止咳、润肠通便、润肤生肌的功效。此款茶饮具有润肺止渴、抗衰老的功效。

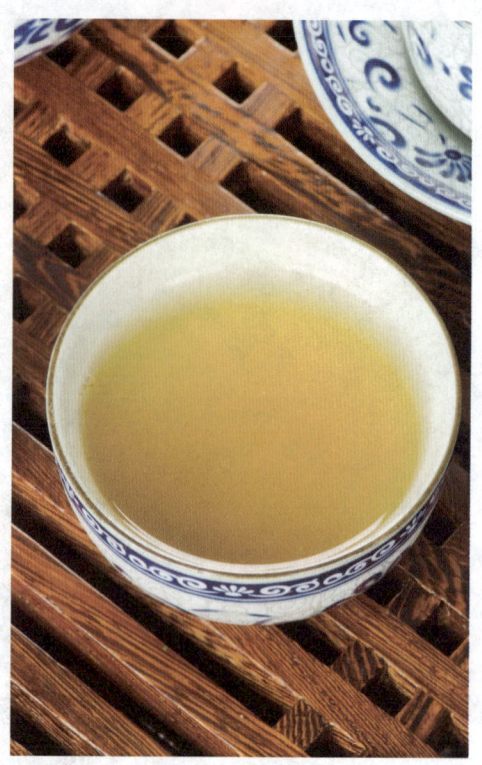

香兰凉茶

适应证：脾虚气滞、脘腹胀满

原料

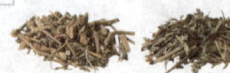 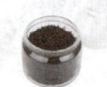

藿香9克　　佩兰9克　　茶叶6克

做法 ①将藿香、佩兰洗净，和茶叶一起放入茶壶中。②用500毫升左右开水冲泡，盖上壶盖浸泡5分钟，即可饮用。

⚠ 重点提示
1. 腹胀腹满者饮用较佳。
2. 阴虚火旺者慎饮此茶。

茶效

◎藿香具有利气、快膈、和中、辟秽、祛湿的功效；佩兰有解热清暑、化湿健胃、止呕的作用。再加上清热祛火的茶叶，使此茶能解热祛风、清暑化湿、开胃止呕。

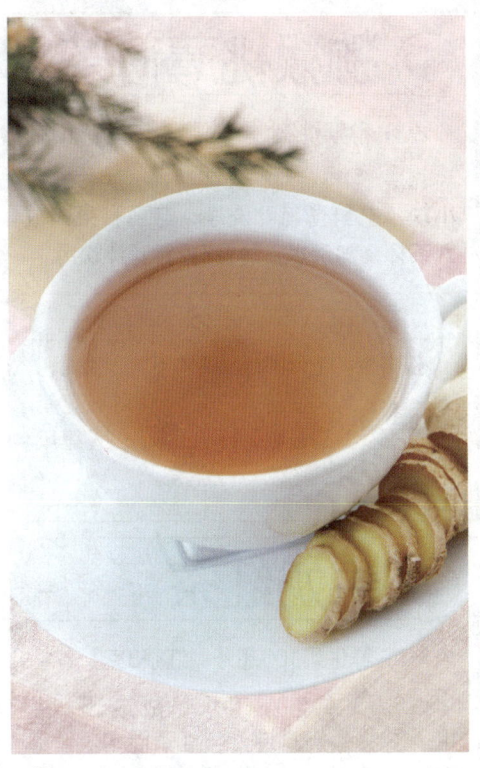
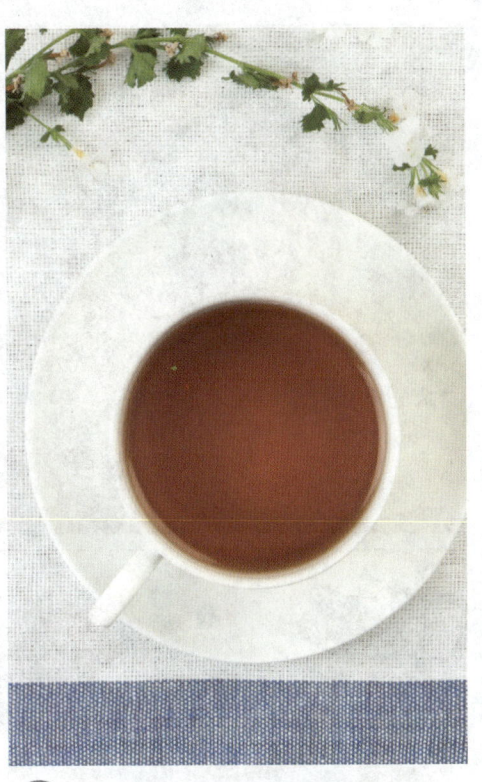

姜片茶

适应证：头痛咳嗽、消化不良、感冒风寒

原料

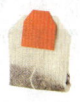 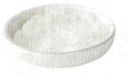 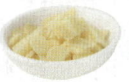

红茶包1个　　冰糖40克　　生姜1片

做法　①将所有原料放入锅内，加适量清水煮沸。②5分钟后即可关火，滤取茶汁饮用。

重点提示
1. 平日适量常饮，能起到调理脾胃的作用。
2. 高血压患者忌服。

茶效

◎生姜具有解表散寒、止呕化痰的功效；与红茶、冰糖一起泡饮具有清热散寒、和胃化痰的作用。

沙参五味茶

适应证：久痢伤津或热病后伤津

原料

 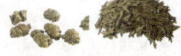

沙参3克　石斛3克　绿茶3克　五味子5克　冰糖10克

做法　①将所有原料一并放入杯中。②用250毫升左右的开水浸泡后饮用，冲饮至味淡。

重点提示
1. 热伤津液、低热烦渴者饮用较佳。
2. 虚而无热、湿热病未化燥者不宜服用。

茶效

◎沙参养阴清肺、祛痰止咳、益脾健胃、养肝补肾、生津祛痰；石斛生津益胃、清热养阴。此茶可养胃益津、祛痰止咳。

猕猴桃薄荷茶

原料 猕猴桃2个，苹果1个，薄荷10克

做法 ①猕猴桃、苹果洗净，去皮，切小块。②鲜薄荷叶洗净，与两种果肉放入茶杯，加沸水，静置5分钟滤汁饮用。

茶效

◎猕猴桃能生津解热、调中下气、止渴利尿；苹果能润肺健胃、生津止渴、止泻消食；薄荷具有疏散风热、止痒、健胃等作用。本品清凉解渴，开胃消食。

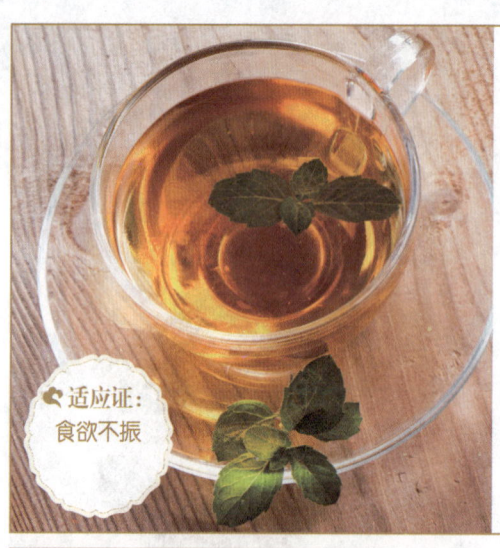

适应证：食欲不振

牛奶红茶

原料 鲜牛奶100毫升，红茶3克

做法 ①将红茶用水熬成浓汁，备用。②将牛奶煮沸，与红茶混匀。③茶中加入适量食盐调味，饮用。

茶效

◎牛奶能破坏人体肠道内的致癌物质，对胃癌和结肠癌起到一定的预防作用；常喝红茶可预防皮肤癌。此款茶饮能起到一定的防癌抗癌、养胃护胃作用。

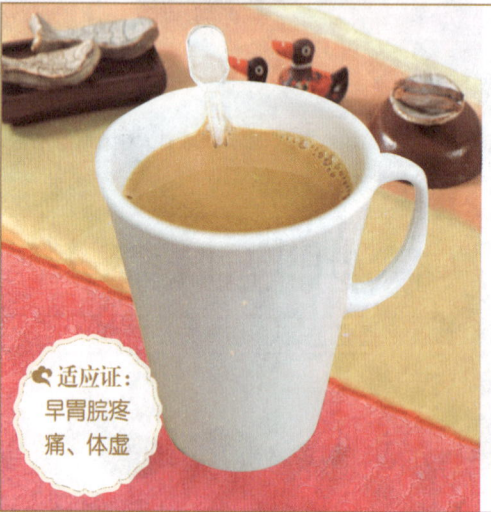

适应证：早胃脘疼痛、体虚

洛神果茶

原料 苹果30克，玫瑰茄5克，玫瑰花4克

做法 ①苹果洗净，切片，与玫瑰花及玫瑰茄放入杯中。②泡5分钟即可饮用。

茶效

◎苹果具有安眠养神、和中益气的功效；玫瑰花具有理气解郁、和血散瘀的功效。此款茶饮具有理气和胃、安神解郁的功效。

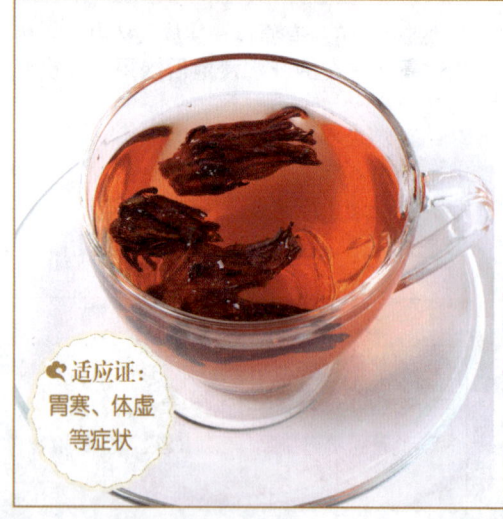

适应证：胃寒、体虚等症状

桂花茉莉茶

原料 茉莉花3克,桂花2克

做法 ①将茉莉花和桂花放入玻璃杯中。②往玻璃杯中冲入开水,3分钟后即可饮用。

茶效
◎桂花可止咳化痰、养声润肺,防止口干舌燥,另可消除胃部胀气;茉莉花可以安定情绪、振奋精神。此茶暖胃健脾、提神醒脑。

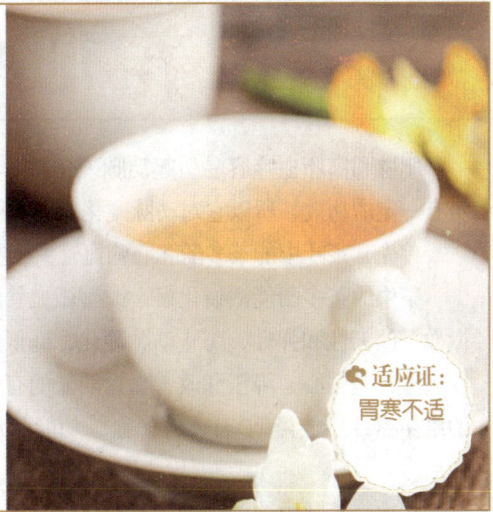

适应证:胃寒不适

缓泻消痛茶

原料 乌龙茶5克,干姜3克

做法 ①干姜洗净,切成末。②乌龙茶用开水冲去杂质,滤去茶汤。③再干姜末放入壶中,加适量开水,泡3分钟即可。

茶效
◎乌龙茶温而不寒,能提神健胃、消食下气、解酒;干姜能温经祛寒。此茶可散寒,缓解胃痛症状。

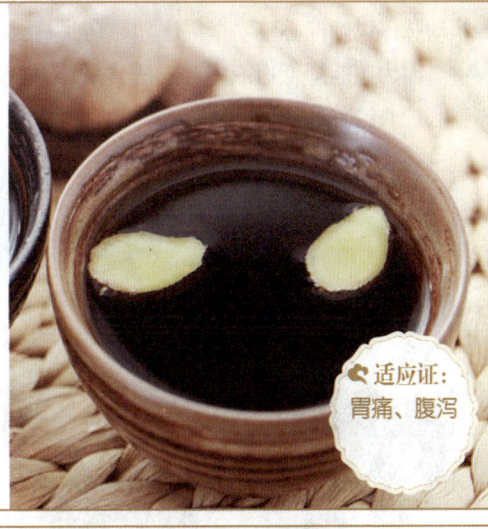

适应证:胃痛、腹泻

芡实乌梅茶

原料 芡实、乌梅、干山楂10克

做法 ①乌梅去核,其他材料研成粉末,一同制成茶包。②取茶包,加沸水泡5分钟即可。

茶效
◎芡实具有补中益气、滋补强身的功效;乌梅具有敛肺涩肠、生津安蛔的功效。此款茶饮具有补虚止汗、和胃除烦的功效。

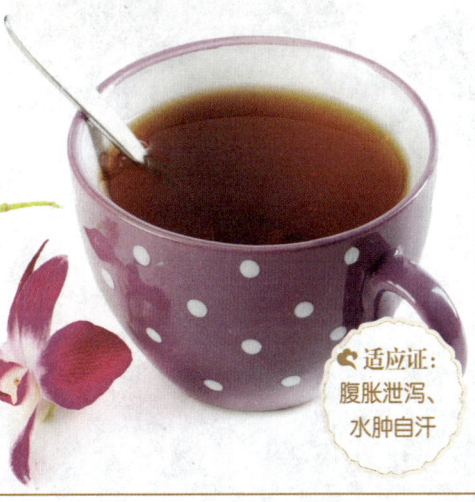

适应证:腹胀泄泻、水肿自汗

养心护心

肥胖和高脂血症容易引起动脉硬化和冠状动脉粥样硬化性心脏病，而茶对消脂瘦身有一定的功效，所以它对动脉硬化与冠心病自然有防治的效果。

首先，茶叶中的茶多酚和心脑血管关系密切。

茶中的茶多酚能活血化瘀，改善微血管渗透，增强心肌和微血管的韧性和弹性，防止动脉硬化，降低高血压和冠心病的发病率，是强心、降压和改善血管功能的有效成分。而茶叶中的维生素C、维生素D有改善微血管功能和加快胆固醇排出的作用。

其次，茶叶中的咖啡因和茶碱可以直接兴奋心脏，扩张冠状动脉，以确保心脏安全。比如，乌龙茶能有效降低总胆固醇及血液黏度。

因为茶能降低血液中胆固醇含量，降低发生动脉硬化风险，所以现在已成为人们养心护心的首选饮品。

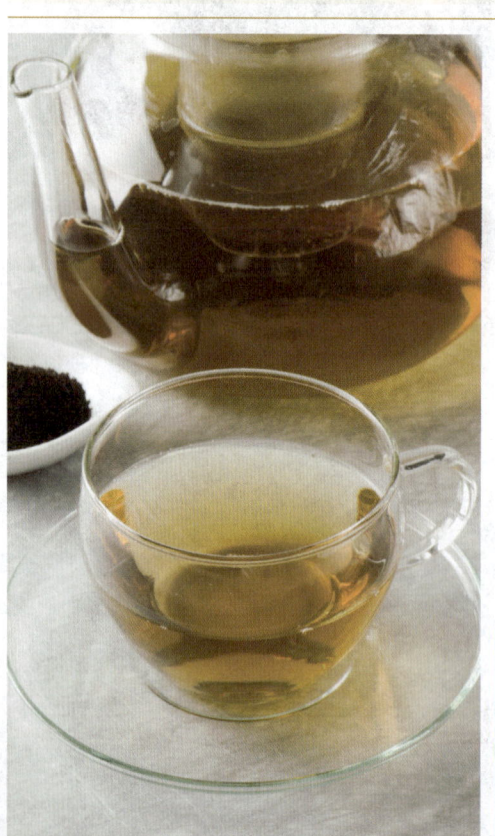

麦冬滋阴茶

适应证： 体倦神疲、口干、心慌等症状

原料

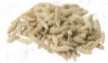 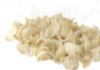 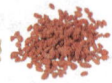

麦冬10克　五味子3克　干百合9克　枸杞9克

做法 ①将所有原料一同放入茶壶中。②加沸水冲泡，静置10分钟即可滤汁饮用。

⚠ 重点提示

1. 心烦意乱、口渴时饮用较佳。
2. 外有表邪、内有实热，或咳嗽初起、痧疹初发者忌服。

茶效

◎枸杞可益肾养肝、补阴、补精血；麦冬可清热养阴、润肺养胃；五味子收敛元气、宁心安神；百合滋阴，避免口干舌燥。四味成茶，可收敛元气，宁神安心，滋阴护肝。

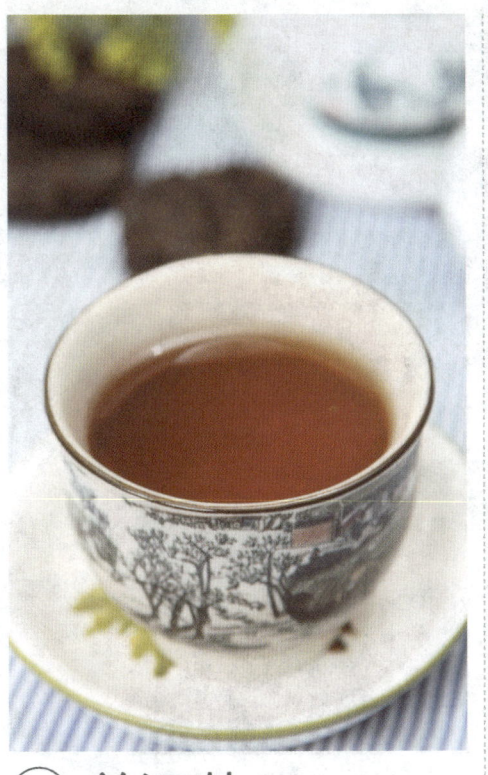

普洱茶

适应证：心烦意乱、失眠

 原料

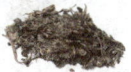

普洱茶5克

做法　①将普洱茶叶放入茶壶中。②用沸水冲泡10分钟即可饮用。

! 重点提示
1. 心烦胸闷者饮用此茶效果较佳。
2. 气血亏虚所致的痛经、月经失调女性不宜饮用；孕妇忌饮。

茶效
◎普洱茶能消食化积，加快新陈代谢，促进血液循环。此茶能安神养心，让人远离心悸、失眠的烦恼，长期心烦意乱、失眠者可经常泡饮。

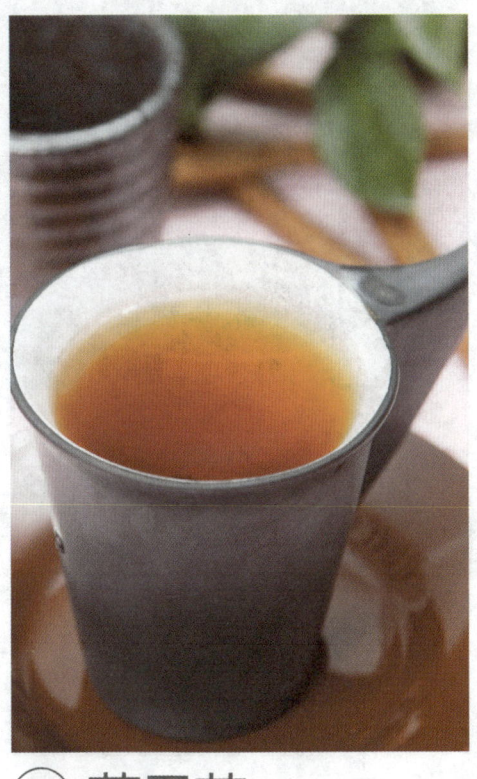

莲子茶

适应证：体虚、失眠、食欲不振等症状

 原料

 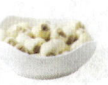 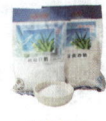

茶叶2克　　莲子10克　　糖适量

做法　①将莲子放入锅中，加糖和适量清水煮烂。②加入茶叶一起冲泡饮用。

! 重点提示
1. 适宜中老年人、脑力劳动者经常饮用。
2. 便秘、脘腹胀闷者忌饮。

茶效
◎莲子具有养心安神的功效。此款茶饮具有养心护心的功效，体虚、失眠、食欲不振者可常饮用。

丹参安神茶

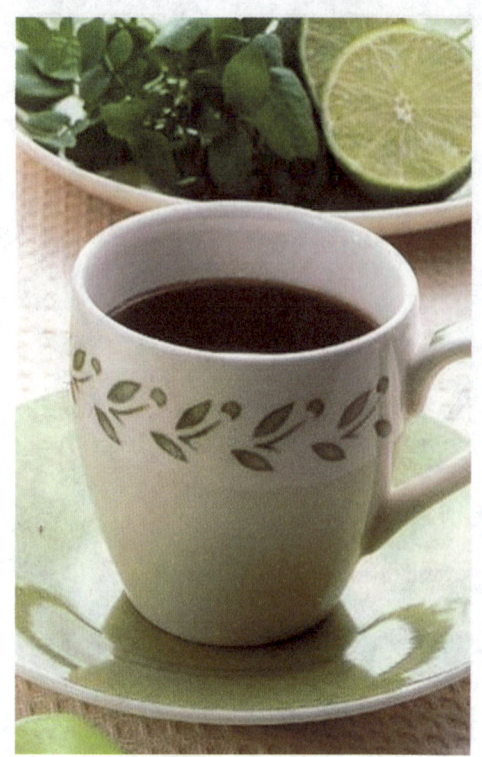

适应证：脘腹胀满、心神不宁等症状

原料

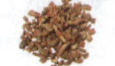 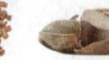 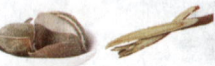

丹参2克　陈皮1克　赤芍1克　何首乌2克

做法 ①丹参、陈皮、赤芍、何首乌用消毒纱布包起来。②把药包放入装有500毫升开水的茶杯中。③盖好茶杯盖，泡5分钟即可。

！重点提示

1. 适时适量饮用，对改善心神不宁效果甚佳。
2. 气虚、阴虚燥咳者忌服。

茶效

◎丹参具有活血化瘀、安神宁心、止痛消炎的功效；陈皮具有理气和中、祛湿化痰的功效；此茶具有养心健脾的功效。

养心安神茶

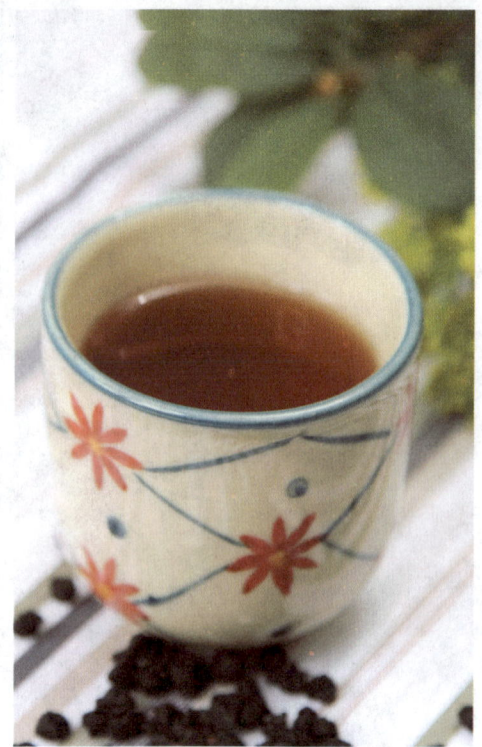

适应证：血气耗散、体倦神疲

原料

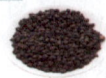 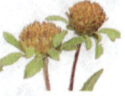 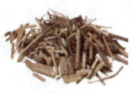

五味子适量　旱莲草适量　刘寄奴适量

做法 ①把五味子、旱莲草、刘寄奴放入杯中。②加入沸水，盖好杯盖，冲泡15钟左右即可。

！重点提示

1. 肾虚、过度虚乏的男性饮有较好效果。
2. 脾虚泄泻者忌服。

茶效

◎五味子具有敛肺、滋肾、生津、收汗、涩精的功效；刘寄奴具有活血通经、消肿止痛的功效。此茶可活血通经、滋阴润肺、宁心安神。

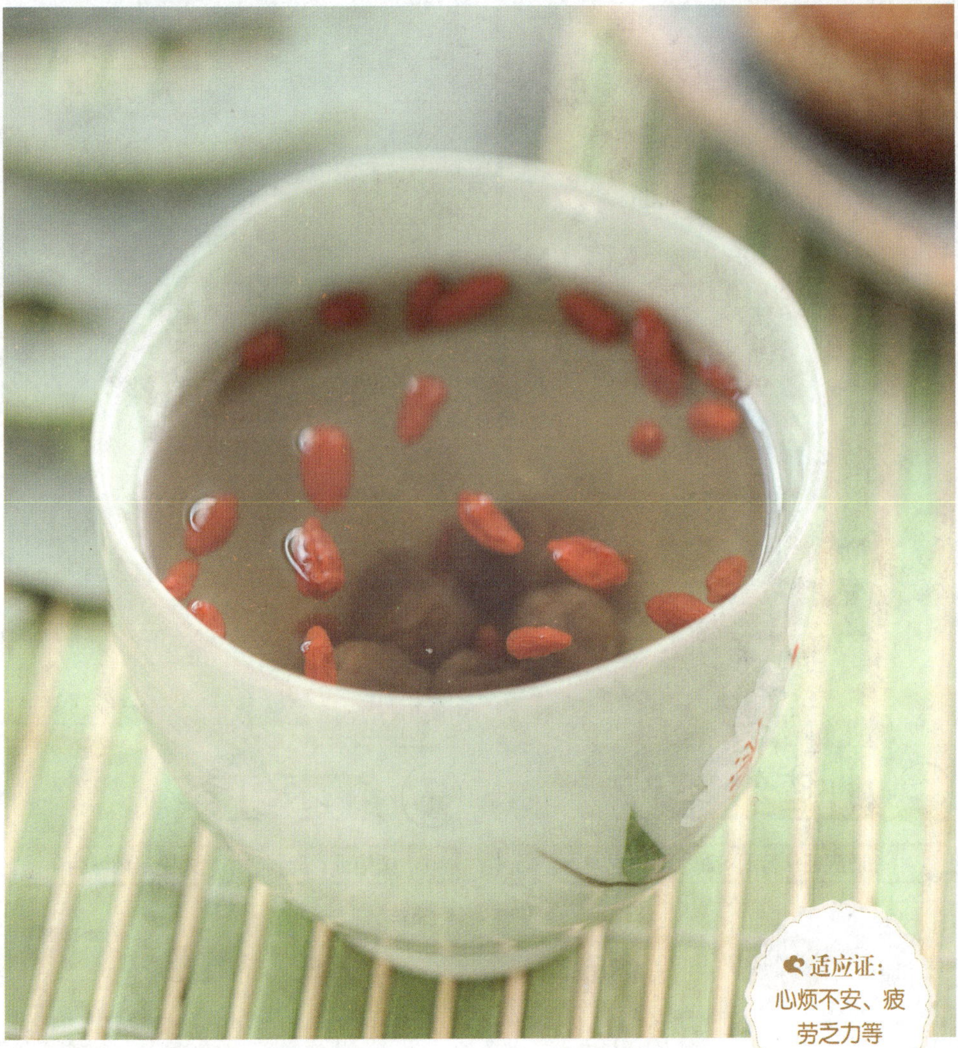

桂圆冰糖茶

适应证： 心烦不安、疲劳乏力等

原料

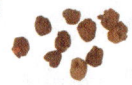 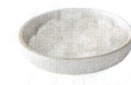

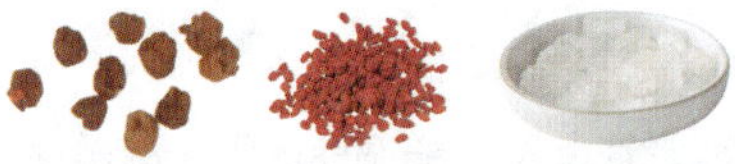

桂圆肉9克　　枸杞5克　　冰糖适量

做法

①将桂圆肉及枸杞一起放入杯中。②加沸水冲泡，放入冰糖。③盖好杯盖，静置5分钟即可饮用。

重点提示

1. 心悸、失眠者饮用较佳。
2. 便秘者、消化不良者不宜饮用。

茶效

◎桂圆能健脾养心、养血安神；枸杞可益气养肝、补血安神。此茶能安神养心、消除疲劳、提振精神。

下篇 健康茶方 ▶ 选对一杯好茶，品味甘美人生，为健康加分！

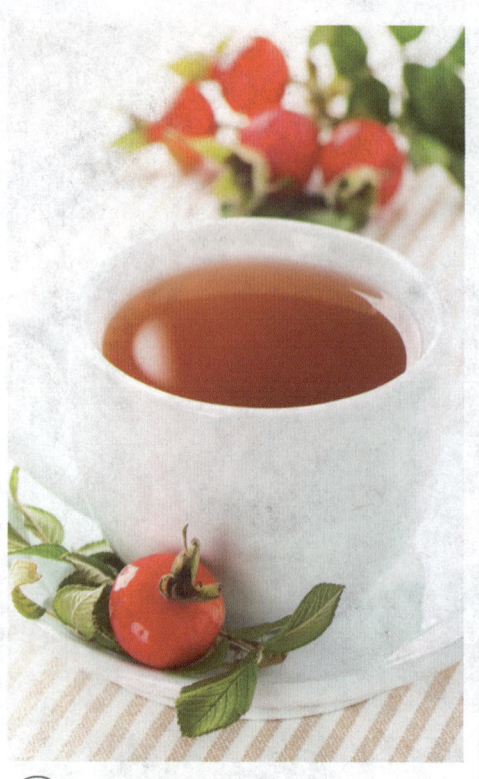

山楂红茶饮

适应证：胸闷胸痛、口干乏力

原料

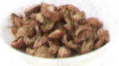 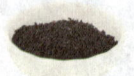

山楂10克　　　红茶8克

做法 ①将山楂和红茶一起放入茶壶中。②倒入适量开水冲泡约15分钟后饮用。

⚠ **重点提示**
1. 气滞血瘀者饮用此茶效果较好。
2. 脾胃虚弱者不宜服用此茶。

茶效

◎山楂能扩张冠状动脉，保护心肌，强心，降血压，抗心律失常，红茶具有养胃护胃的功效。此茶养心护心、安神定志。

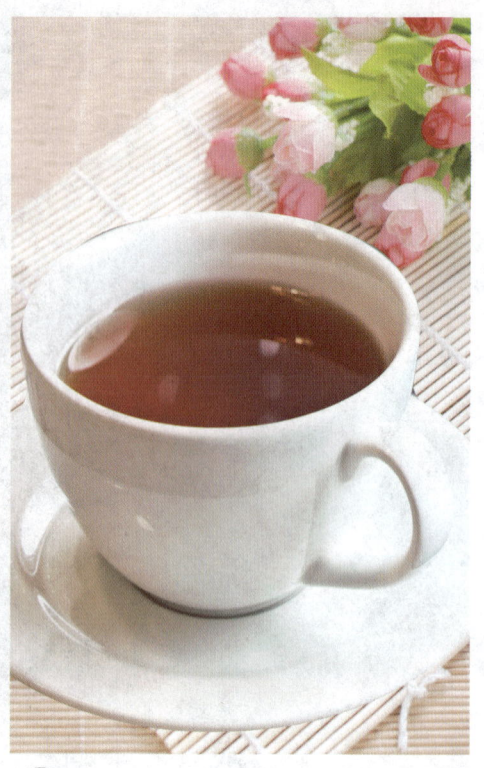

红枣红茶

适应证：脾弱心悸、大便溏稀等症

原料

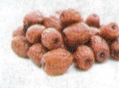 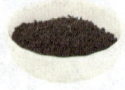 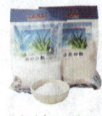

红枣10枚　　红茶5克　　白糖10克

做法 ①将红枣去核，洗净，切成小块，与其他材料一同置保温杯中。②倒入沸水冲泡，静置5分钟后即可饮用。

⚠ **重点提示**
1. 常饮此茶，能调理肠胃，改善心悸症状。
2. 腹部胀满、便秘、消化不良者忌服。

茶效

◎红枣具有补脾和胃、益气生津、调卫解毒的功效。此款茶饮具有养心理气、清热解毒的作用，脾弱心悸、大便溏稀者可以经常饮用此茶。

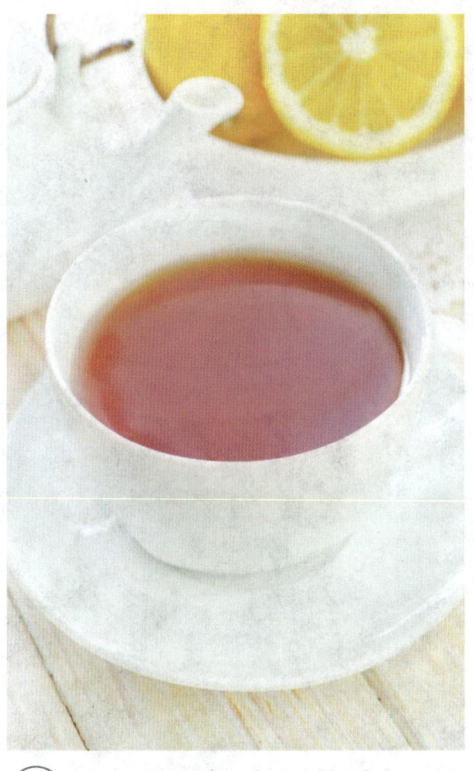

桂圆白兰地茶

适应证： 津液亏损、心悸失眠等症状

原料

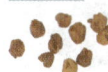 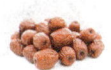 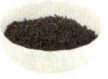

桂圆肉100克　白兰地10毫升　红枣4个　红茶2克

做法 ①锅内加适量清水，放入桂圆肉煎煮，再加入红枣、白兰地和红茶。②5分钟后搅拌均匀即可。

⚠ 重点提示

1. 脾虚、心悸、体弱者饮用此茶效果甚佳。
2. 小儿、成人痰多、大便秘结者忌饮此茶。

茶效

◎桂圆具有健脾养心、养血安神的功效；红枣具有补脾和胃、益气生津、调卫解毒的功效。此款茶饮具有和胃健脾、养心理气的功效。

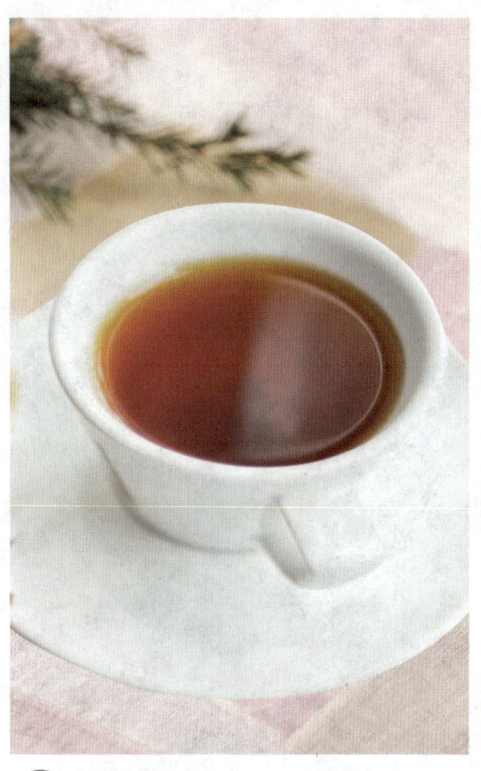

丹参活血茶

适应证： 唇色暗黑、胸闷胸痛、疲劳等

原料

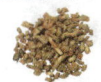

丹参3克　川七3克　桂枝5克　何首乌8克　玉竹15克

做法 ①将上述材料同置于锅中。②将药材加3碗水煮成1碗水后，待凉即可温服，三天一次。

⚠ 重点提示

1. 气滞血瘀者饮用此茶较佳。
2. 大便溏泄及有湿痰者不宜饮用此茶。

茶效

◎桂枝温经通脉、镇痛利尿；何首乌益精血、补肝肾、降血脂；玉竹滋阴生津、润肺养胃；丹参活血祛瘀、凉血清心；川七散瘀肿、止痛。此药茶能滋阴养心、润肺补肾。

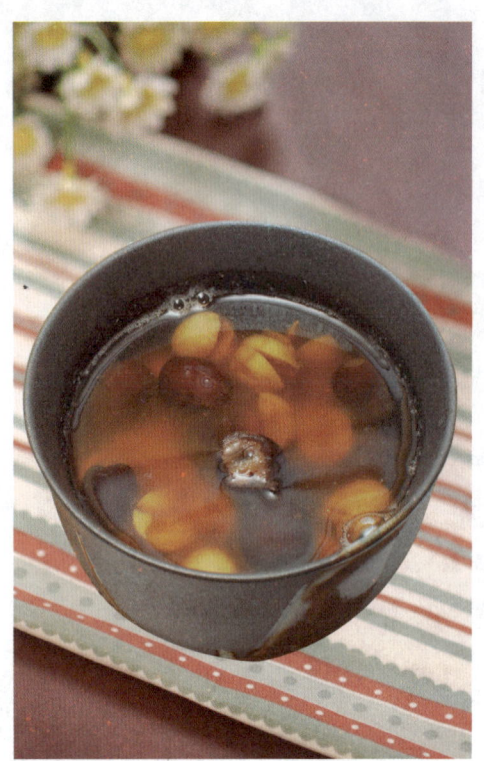

红枣莲子茶

适应证：心烦不安、气虚体弱

原料

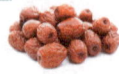 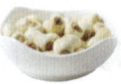 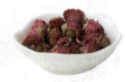

红枣3颗　　莲子10克　　玫瑰花4克

做法 ①莲子泡发，洗净；红枣去核，洗净。②将莲子、红枣同放入锅内，加水煮沸，大火煮至莲子熟烂，再放入玫瑰花稍煮。

重点提示
1. 心烦意乱、气血亏虚者饮用较好。
2. 便秘者不宜饮用此茶。

茶效

◎玫瑰花能缓和情绪，理气解郁；红枣可补血补气；莲子具有养心安神的功效。此款茶饮能补养气血、养心护心，缓解加班熬夜对机体造成的损耗。

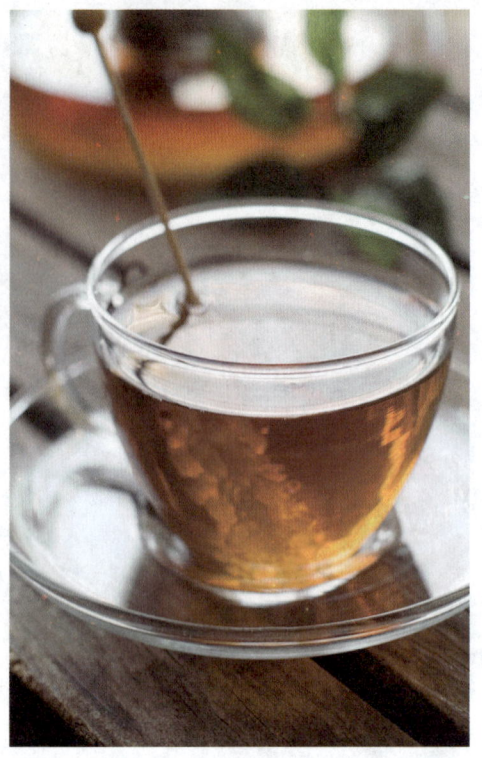

刺五加五味子茶

适应证：神疲力乏

原料

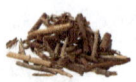 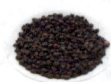

刺五加10克　　五味子6克

做法 ①将刺五加、五味子同置于茶杯内。②冲入适量沸水，加盖静置，闷15分钟即可。

重点提示
1. 腰膝酸痛、健忘者饮用较佳。
2. 阴虚火旺者慎饮此茶。

茶效

◎刺五加有抗衰老、抗疲劳的作用，能增强体力和智力，提高工作效率，并有调节神经系统的功用。刺五加配以具有养心益智的五味子，有较好的益智强心、养心安神功效。

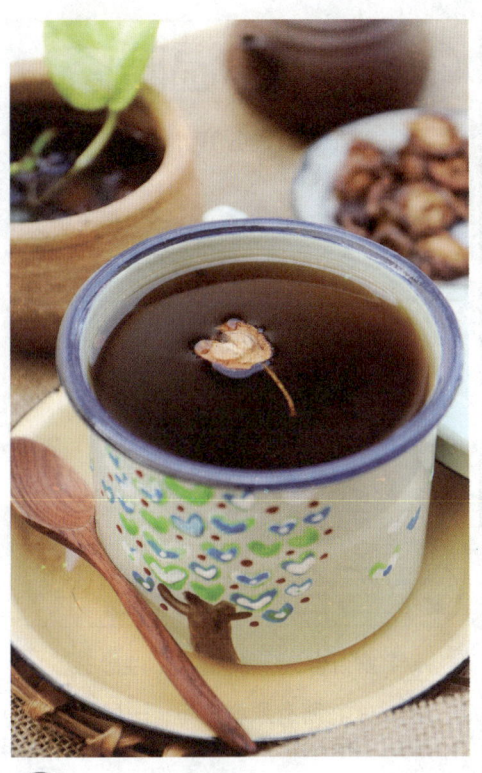

刺五加强心茶

适应证：疲倦无力、唇色淡白等气血虚弱症状

原料

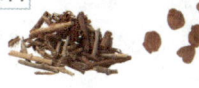 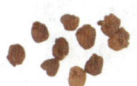 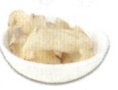

刺五加10克　　桂圆肉10克　　玉竹9克

做法 ①将所有原料同置于保温杯中。②冲入沸水浸泡，加盖静置10分钟后即可饮用。

重点提示
1. 头晕嗜睡、精力不济者饮用较佳。
2. 阴虚火旺者慎饮此茶。

茶效

◎刺五加能起到活血祛瘀、益智安神的作用；桂圆可以补心血、安心神；玉竹有滋阴生津、润肺养胃的功效。此款茶饮可以安神定志，除烦去燥。

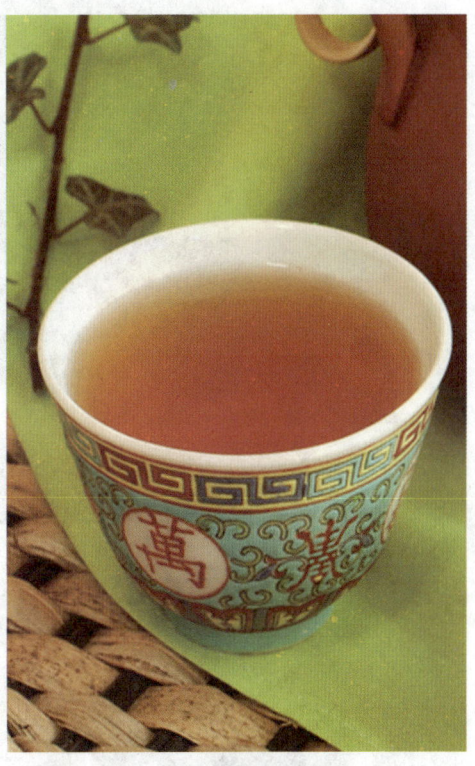

莲子桂圆饮

适应证：心神不宁

原料

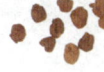   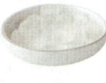

桂圆肉12克　莲子3颗　红枣3颗　冰糖适量

做法 ①莲子去心，泡发。②红枣去核，加水浸泡1小时，再加入、莲子、桂圆肉一同煮沸。③煮至莲子熟烂，加入冰糖即可。

重点提示
1. 适宜气血不足、心烦失眠者饮用。
2. 内热较旺者不宜饮用。

茶效

◎桂圆肉味道甘甜，能温补气血，益心脾；莲子能安神健脾；红枣补中益气。此饮有补心脾、养气血之功效，容易心神不宁者可常饮用。

下篇 健康茶方 ▶ 选对一杯好茶，品味甘美人生，为健康加分！

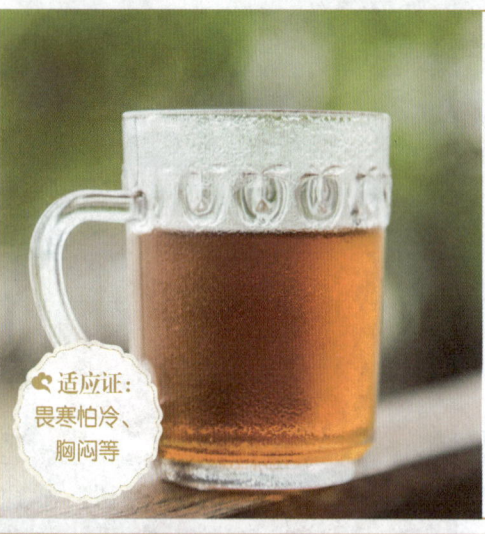

东洋参温暖茶

原料 葛根、黄芪各9克，东洋参8克，当归10克，桑葚6克

做法 ①所有原料放入锅中，加水大火煮沸。②滤渣取汁，倒入杯中即可。

茶效

◎葛根可发汗解热、降血压；东洋参可安定神志、补元气；黄芪补中益气、降血糖；当归活血；桑葚滋补阴血。此茶可养心护心，调理忧郁的情绪，增加活力。

适应证：畏寒怕冷、胸闷等

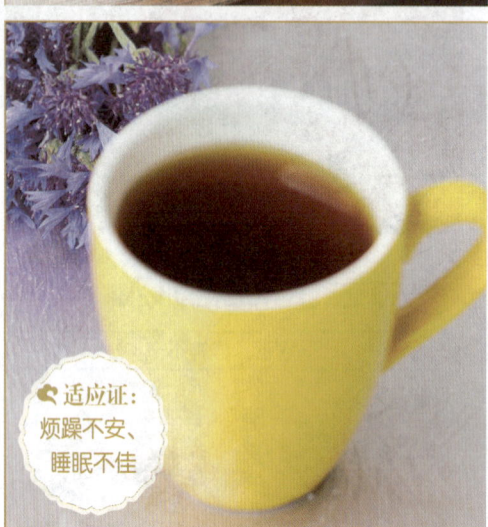

百合枸杞养心茶

原料 鲜百合3克，枸杞2克，生地3克

做法 ①将所有原料洗净，一同放入茶杯中。②冲入沸水，加盖浸泡10分钟左右即可饮用。

茶效

◎生地具有清热凉血、养阴、生津的功效；枸杞是滋肾、润肺、补肝、明目的佳品；百合能润肺止咳、清心安神。此茶可以养心安神。

适应证：烦躁不安、睡眠不佳

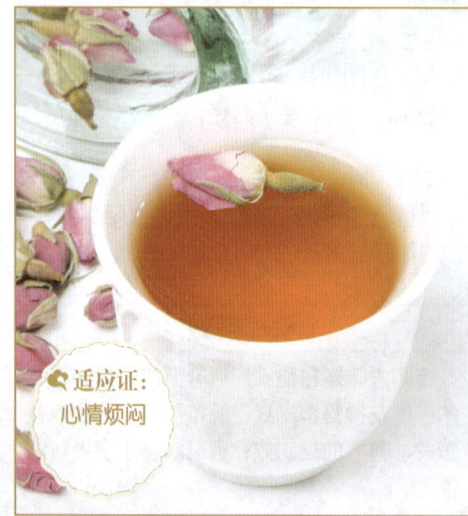

合欢玫瑰茶

原料 合欢花、玫瑰花各3克，冰糖适量

做法 ①将合欢花、玫瑰花、冰糖洗净，放入保温杯中。②加入沸水冲泡，加盖静置5分钟即可。

茶效

◎合欢花可镇静养心、安神解郁；玫瑰花具有理气解郁、和血散瘀等功效。此款茶可理气解郁、安抚情绪、调节神经。

适应证：心情烦闷

菩提薄荷茶

原料 薰衣草、菩提子、薄荷各2克，蜂蜜15毫升

做法 ①薰衣草、菩提子、薄荷放入杯中。②加沸水泡5分钟即可加蜂蜜饮用。

茶效

◎薰衣草具有杀菌、止痛、镇静的功效；薄荷具有疏风散热、辟秽解毒的功效。以上材料搭配而成的茶饮具有养心散风、解毒止痛的功效。

适应证： 伤风、感冒、湿疹等

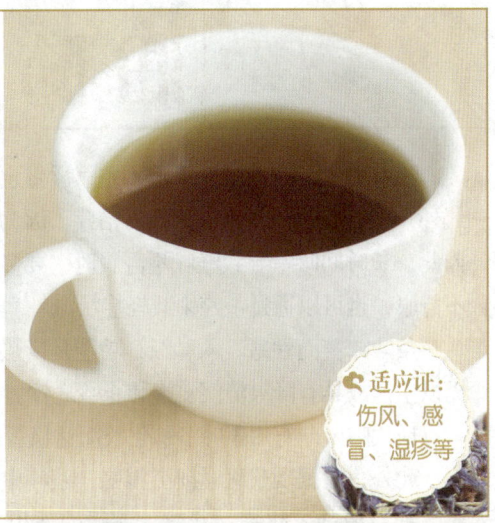

洋参黄芪茶

原料 黄芪8克，西洋参片3克，蜂蜜适量

做法 ①将黄芪、西洋参片放入茶壶中。②加入沸水冲泡，静置5分钟左右即可加蜂蜜饮用。

茶效

◎黄芪具有补气固表、利尿敛疮的功效；西洋参具有滋阴润肺、清热补虚、生津止渴的功效。此款茶饮具有养心润肺、清热生津的功效。

适应证： 慢性肝炎、便血等症。

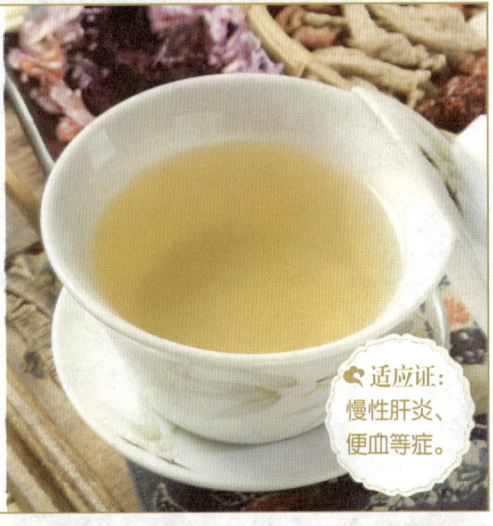

逍遥花茶

原料 醋柴胡3克，玫瑰花8克，枸杞9克，薄荷3克

做法 ①所有材料装进纱布袋，放入杯中。②沸水浸泡，静置5分钟即可饮用。

茶效

◎柴胡有和解表里、疏肝、升阳等功效；玫瑰花具有理气解郁、和血散瘀之功；枸杞能滋阴补肾、明目养神。此款养生药茶定心养神，滋阴养胃。

适应证： 晚间多梦，心悸胸闷

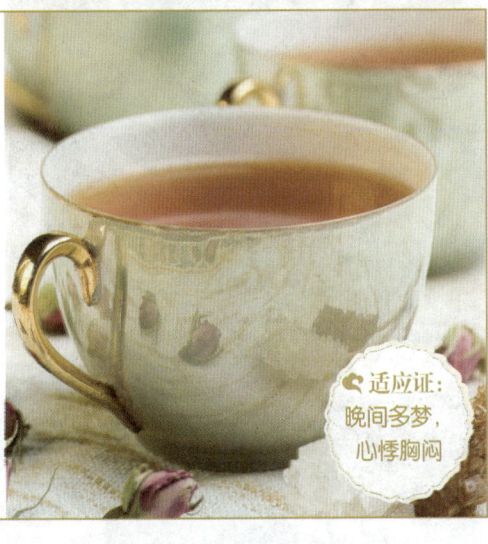

润肺止咳

随着大气污染的越发严重，空气质量也越来越差，都市人容易引起呼吸道疾病。此外，感冒引起咳嗽也应该及时治疗。因为感冒、咽喉炎及咳嗽本身都会引起干咳，因此，长时间咳嗽导致喉咙不舒服时，要多喝水以减轻身体的不舒服，也可以通过茶疗来减轻症状。

茶叶味苦而性寒，入肺经，功能是清热泻火，若热清则痰无以生，故具有降火消痰、肃肺止咳之效。

现代临床即有用茶叶清肺化痰而达显著效果的。

此外，根据现代医学研究得知，茶叶中的茶碱能松弛平滑肌，故有清肺、化痰、止咳、润喉的作用，可治疗支气管哮喘、咳嗽等症状。

对于肺部感染者，尤其是咳嗽者，选用以中药材如罗汉果、百合、菊花、甘草、胖大海等配制的药茶或具有清肺祛痰作用的茶饮进行茶疗，可起到显著的辅助治疗作用。

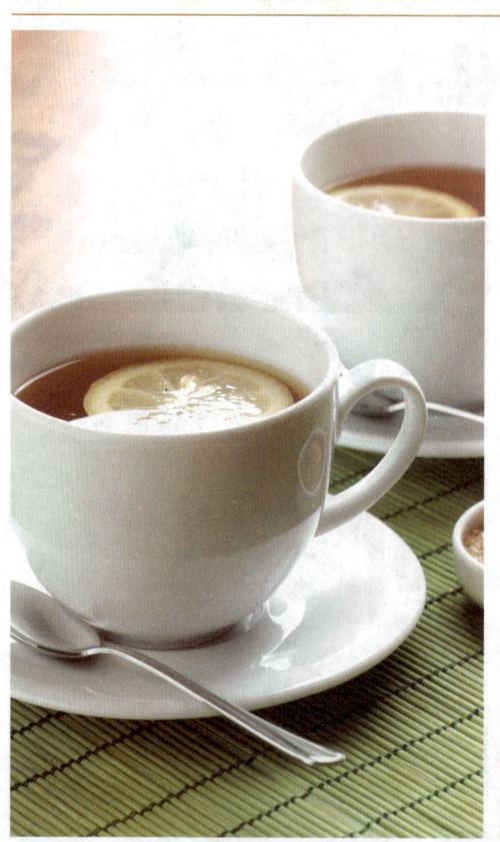

 ## 杏桃茶

适应证：暑天烦渴、咳嗽等症状

原料

水蜜桃1个　砂糖20克　茶包1个　杏桃汁适量　柠檬半个

做法

① 将水蜜桃洗净，去核，切小块；柠檬切小块；所有原料入锅，加清水煎煮。
② 10分钟左右即可熄火，待温饮用。

重点提示

1. 女性常饮可滋润皮肤，润肺止咳。
2. 儿童最好不要饮用此茶。

茶效

◎水蜜桃具有宁心安神、止渴生津的功效；柠檬具有化痰止咳、健脾消食的功效。此款茶饮具有润肺止咳的功效，适合暑天烦渴、咳嗽患者饮用。

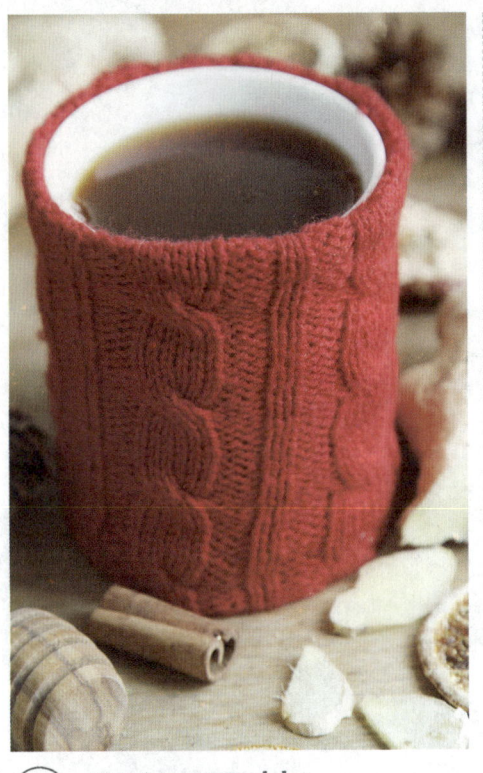
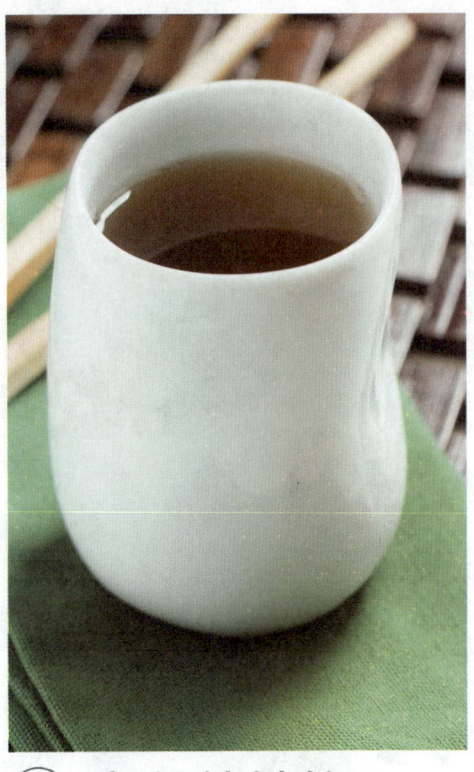

罗汉果茶

适应证：用于咳嗽不爽，痰黄黏稠不易咳出

原料

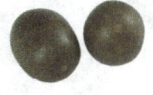
罗汉果10克

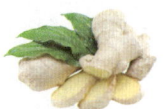
生姜5克

做法 ①将罗汉果和生姜放入锅中，加适量水煎煮10分钟左右。②最后滤出茶汤，待凉后即可饮用。

重点提示
1. 痰多咳嗽、血燥便秘等症患者饮用较好。
2. 便溏者忌服。

茶效

◎罗汉果性凉味甘，归肺、大肠经，有润肺止咳、生津止渴的功效，适用于肺热或肺燥咳嗽、百日咳等症。此茶有清肺止咳、润肠通便之功效，还可保护嗓子。

麦冬熟地饮

适应证：肺燥干咳、虚劳咳嗽、心烦失眠

原料

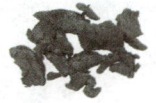
熟地5克

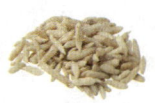
麦冬3克

做法 ①将熟地和麦冬一起放入茶壶中。②倒入沸水冲泡，加盖闷15分钟，待凉后即可饮用。

重点提示
1. 津伤口渴、失眠心烦者饮用较佳。
2. 脾胃虚寒、泄泻者慎服。

茶效

◎熟地可用于肝肾虚、内热消渴、血虚萎黄、月经不调等症；麦冬具有养阴生津、润肺清心的功效。此茶可清热养阴，对阴虚内热、肺燥干咳有较好的效果。

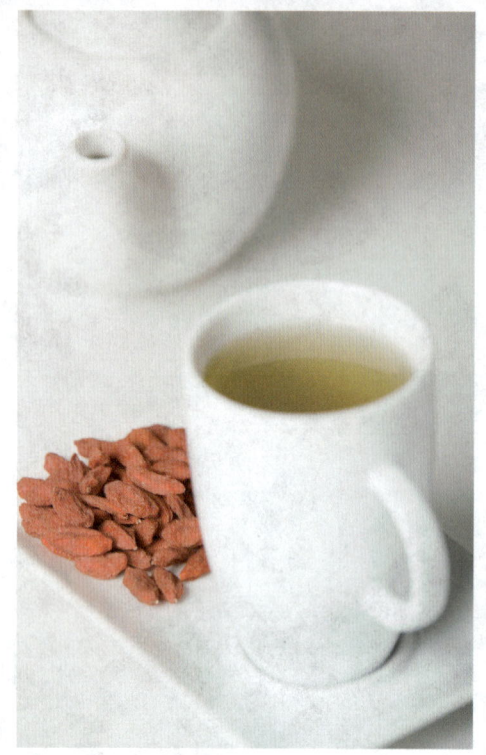

百合洋参茶

适应证：虚劳咳嗽、舌干咽痛

原料

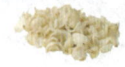 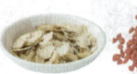 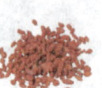

干百合5朵　西洋参2克　枸杞3克　竹叶1克

做法

①将干百合、西洋参、枸杞、竹叶混合后放入杯中。②以沸水冲泡10分钟即可饮用。

重点提示

1. 肺燥咳嗽者饮用此茶较佳。
2. 外邪实热、脾虚有湿及泄泻者不宜饮用。

茶效

◎百合花有润肺、清火、安神功效；西洋参能益肺阴、清虚火、生津止渴；淡竹叶有清热除烦、利尿等功效；枸杞能清肝明目。此茶可清热润肺、养心安神、养颜抗衰。

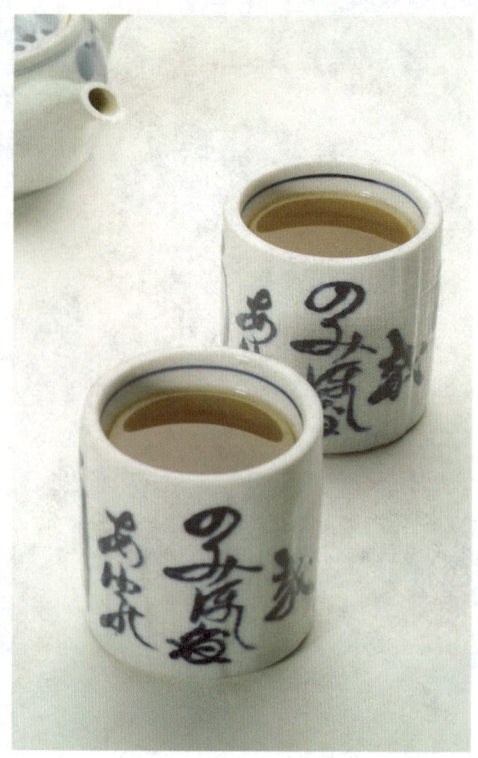

天冬甘草茶

适应证：干咳、肺气肿

原料

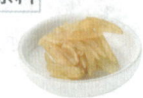 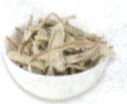 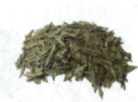

天冬8克　　甘草2克　　绿茶3克

做法

①将天冬、绿茶和甘草放入保温杯中，以沸水冲泡。②静置7分钟左右。

重点提示

1. 咳嗽、咽喉不利者饮用此茶效果较佳。
2. 水肿者不宜饮用此茶。

茶效

◎天冬具有养阴生津、润肺清心的功效；甘草可祛痰止咳；绿茶可杀菌消炎。此茶有养阴润肺、清热解毒的作用，干咳、肺气肿的人可常饮用。

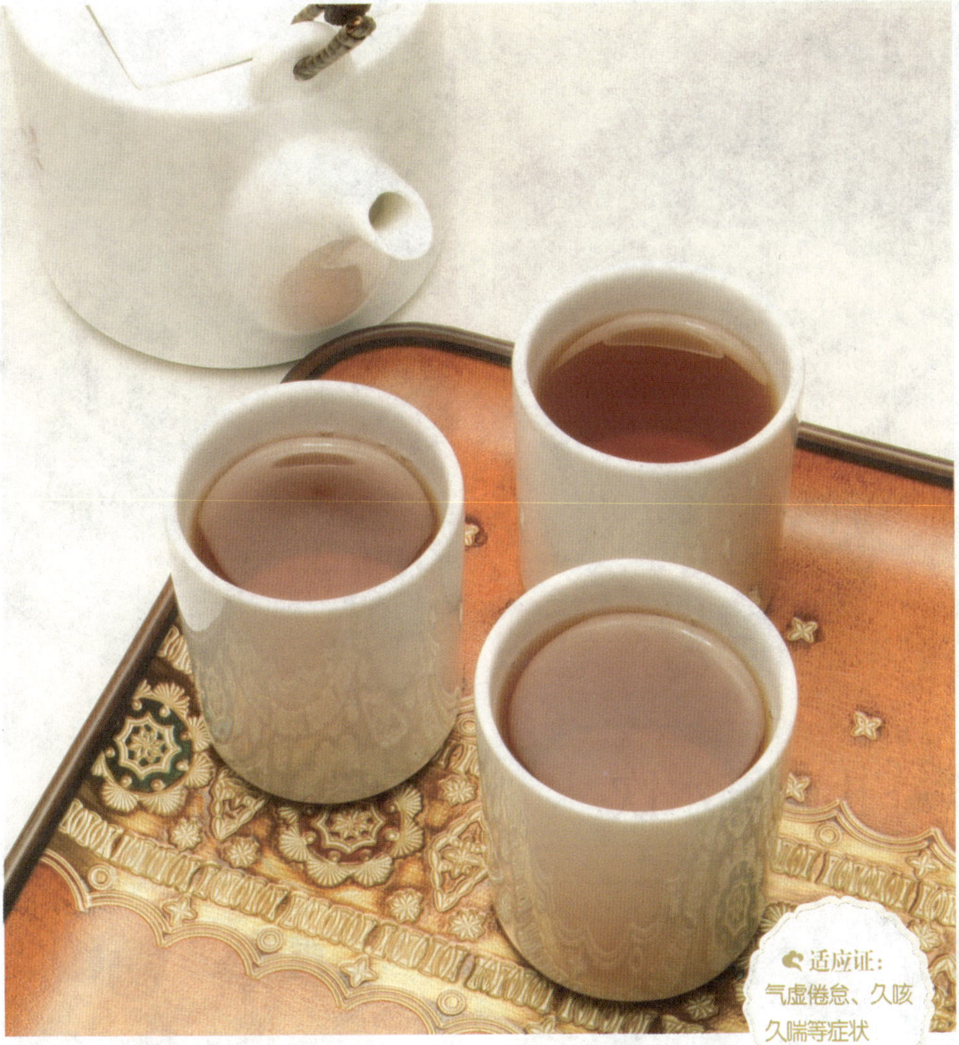

适应证：
气虚倦怠、久咳久喘等症状

麦芽糖红茶

原料

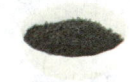
红茶10克

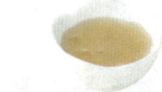
麦芽糖20克

做法 ①将红茶和麦芽糖放入茶壶中。
②加90摄氏度的开水进行冲泡，加盖静置10分钟后滤取茶汁，待凉后即可饮用。

! 重点提示

1. 肺虚干咳、身体衰弱者饮用较佳。
2. 此茶饮含糖较多，因此糖尿病患者最好不要饮用此款茶饮。

茶效

麦芽糖具有润肺生津、止咳去燥的功效。此款茶饮具有润肺止咳的功效，气虚倦怠、久咳久喘者可常饮用。

第一章 喝对茶饮，为健康加分

第二章 日常保健茶饮 ◀

第三章 不同人群如何选择茶饮

第四章 四季茶饮

下篇 健康茶方 ▶ 选对一杯好茶，品味甘美人生，为健康加分！

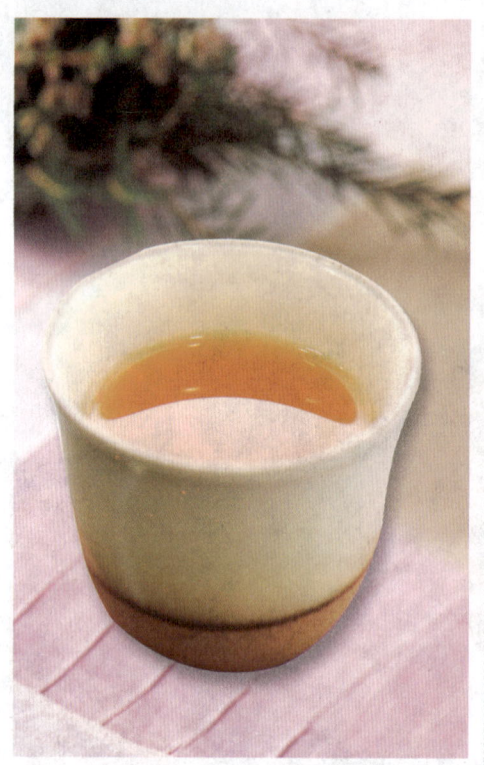

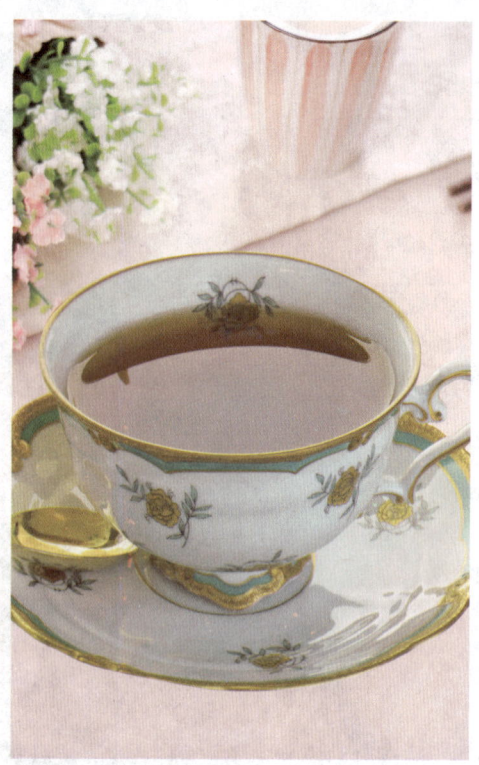

止咳糖水饮

适应证：肺热咳嗽

原料
白梨适量　甘草适量　川贝母适量
山楂适量　枸杞适量　冰糖适量

做法 ①川贝母碾碎；梨削皮切成小块。②甘草、山楂、枸杞、冰糖、碎川贝母放入锅加水煮5分钟，加梨再煮3分钟即可。

⚠ 重点提示
1. 肺燥咳嗽者饮用较佳。
2. 体质虚寒者、外感风寒咳嗽者不宜饮用。

茶效
◎梨和川贝母可以有效地滋阴润燥、清热化痰；甘草可以祛痰止咳；枸杞能滋肾、润肺。此款茶饮有清肺热、止咳嗽的功效，肺热咳嗽者可多饮此茶。

罗汉果绿茶

适应证：咽喉肿痛、咳嗽等症状

原料

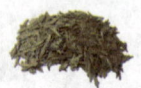　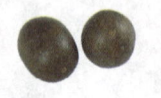

绿茶5克　罗汉果20克

做法 ①将罗汉果洗净，放入锅内，加适量清水煎煮5分钟。②再加入绿茶稍煮，最后滤取茶汁即可饮用。

⚠ 重点提示
1. 咽喉不适时饮服，效果甚佳。
2. 便溏者忌服。

茶效
◎罗汉果具有止咳化痰、润肠通便的功效。此款茶饮具有润肺止咳的功效，非常适合有咽喉肿痛、咳嗽等症状的人饮用。

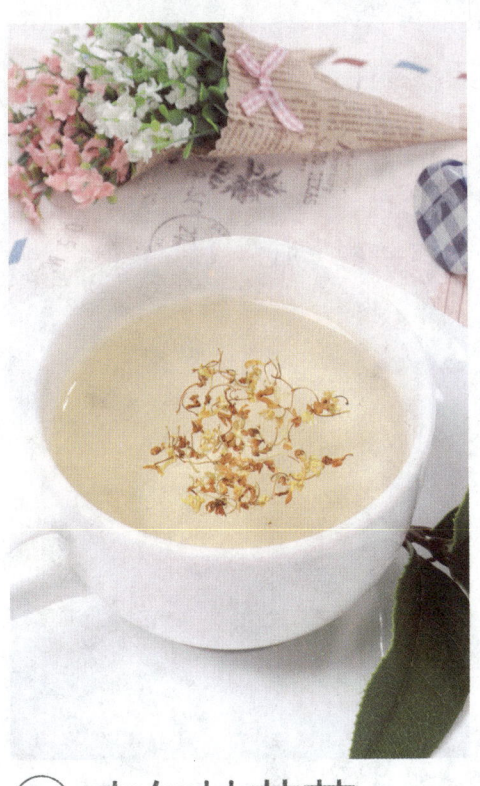

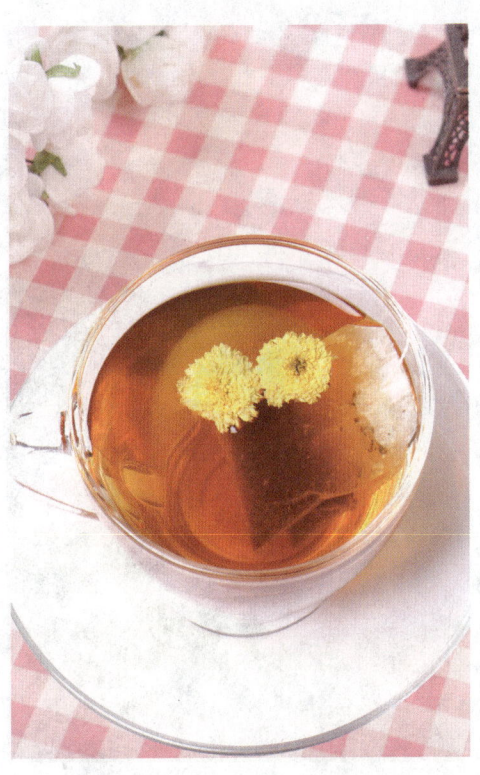

杏仁桂花茶

适应证：咽干肺燥

原料

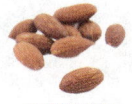 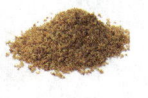

南杏仁5克　　　　干桂花3克

做法 ①将南杏仁洗净拍碎，与洗净的干桂花一起放入保温杯中。②冲入沸水冲泡，静置7分钟即可滤取茶汤饮用。

重点提示
1. 肺燥、声音沙哑时饮用较佳。
2. 产妇、婴幼儿、腹泻者忌饮此茶。

茶效

◎桂花能舒缓紧张的情绪，还可化痰止咳；南杏仁有滋养皮肤、润燥补肺的作用。此款茶饮能缓解秋燥引起的咳嗽、声音嘶哑、咽干等症。

宣肺化痰茶

适应证：肺热咳嗽

原料

板蓝根20克　金银花15克　桔梗15克　杭菊花10克

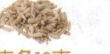   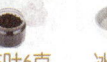

麦冬10克　甘草3克　茶叶6克　冰糖适量

做法 ①除冰糖以外，将所有原料研粗末，拌匀。②每次取25克茶材入杯中。③加沸水泡10分钟，加入冰糖搅匀即可饮用。

重点提示
1. 咳嗽痰多、咽喉肿痛者饮用较佳。
2. 气虚胃寒者慎饮此茶。

茶效

◎板蓝根可清热解毒、凉血利咽；金银花能消除肿痛、抗菌消炎。这款茶可以清热解毒、宣肺化痰，可常饮用。

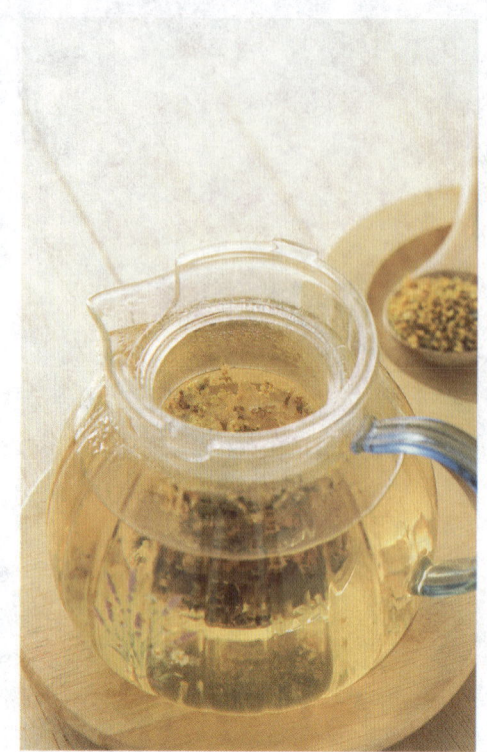

桂花蜜茶

适应证：皮肤干燥、声音沙哑、牙痛等症状

◆ 原料

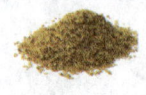　　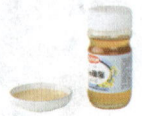

桂花2大匙　　蜂蜜适量

◆ 做法　①将桂花放入有滤杯的杯中或壶中，冲入热开水，浸泡约5分钟。②饮用时加入蜂蜜即可。

⚠ 重点提示

1. 老年人常饮，养声化痰效果甚佳。
2. 孕妇不宜经常饮用。

茶效

◎桂花具有驱寒散结、化痰止咳的功效。此款茶饮具有散风驱寒、暖胃平肝的功效，有皮肤干燥、声音沙哑、牙痛等症状的人可经常饮用。

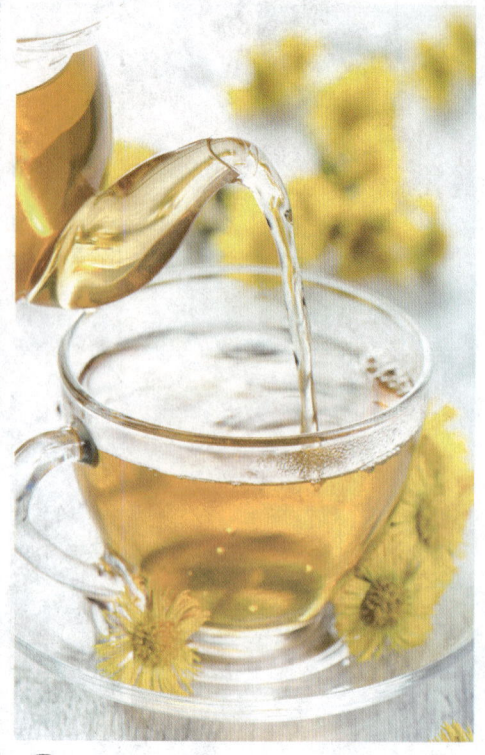

款冬花止咳茶

适应证：急慢性支气管炎、感冒咳嗽

◆ 原料

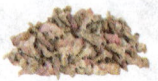　　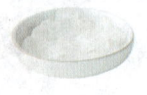

款冬花8克　　冰糖适量

◆ 做法　①将款冬花和冰糖一起放入杯中。②加沸水浸泡，静置10分钟左右即可滤取茶汁饮用。

⚠ 重点提示

1. 喘咳痰多者饮用较好。
2. 肺火燔灼、肺气雍实者不可用。

茶效

◎款冬花性温，味辛，归肺经，具有润肺下气、化痰止咳的功效，主要用于治疗喘咳痰多、咳逆喘息等。此茶具有止咳化痰、润肺祛燥的作用。

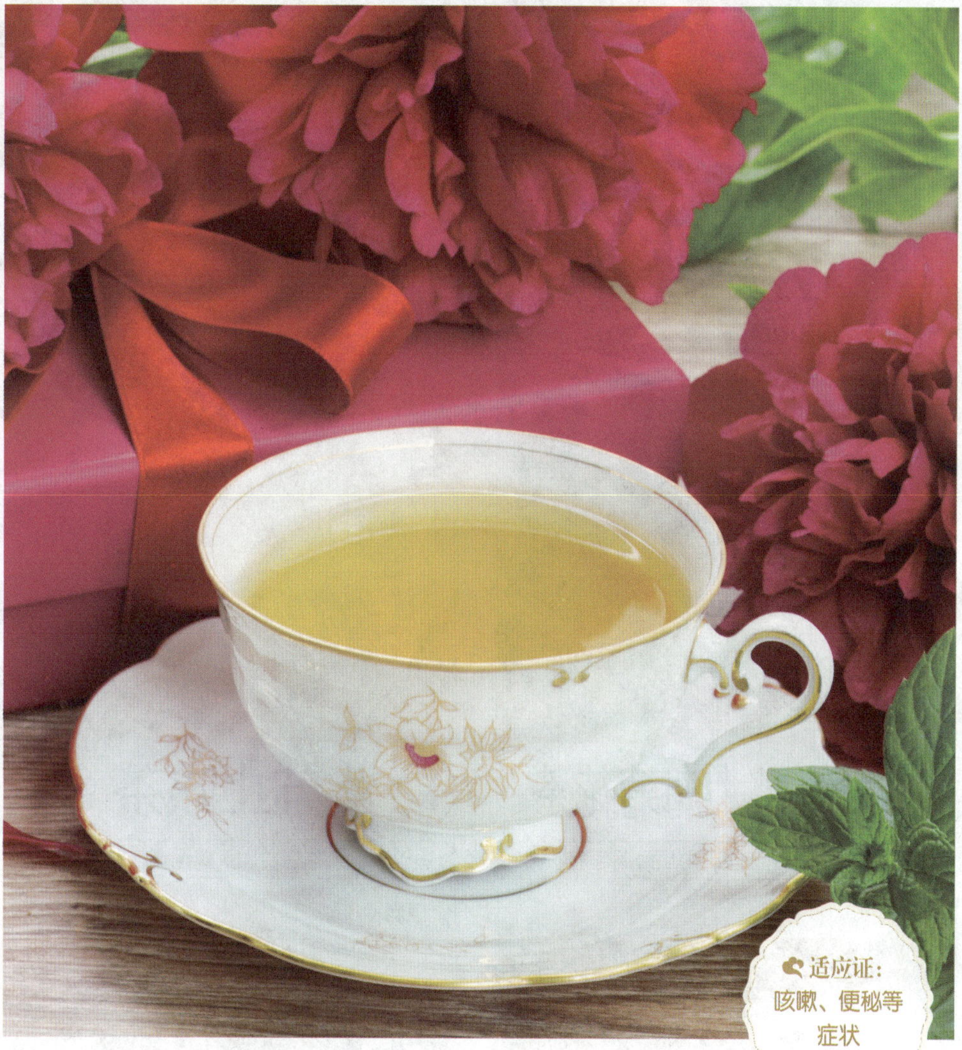

◎ 适应证：咳嗽、便秘等症状

苹果雪梨饮

原料

  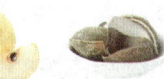 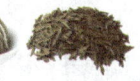

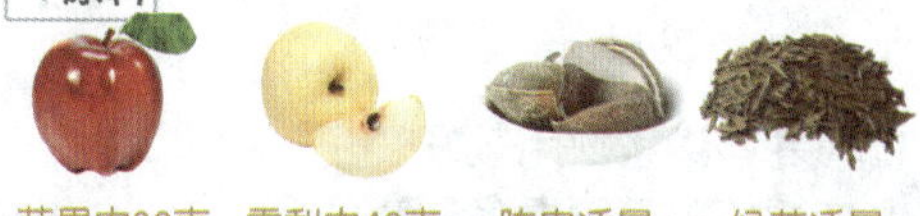

苹果肉30克　雪梨肉40克　陈皮适量　绿茶适量

⚠ 重点提示

1. 常饮此茶利尿通便，有益健康。
2. 泄泻者忌服。

做法 ①绿茶放入茶杯中，冲入沸水浸泡5分钟后，滤取茶汁备用；苹果肉、雪梨肉均切小块。②将茶汤入锅，放入陈皮煎煮20分钟，放入青苹果肉、雪梨肉同煮10分钟即可饮用。

茶效

◎ 苹果具有润肺生津、止渴消食的功效；雪梨具有止咳化痰、润肺祛燥的功效。此款茶饮具有清热解毒、润肺止咳的功效，经常咳嗽的人可饮用。

麦冬胖大海菊花茶

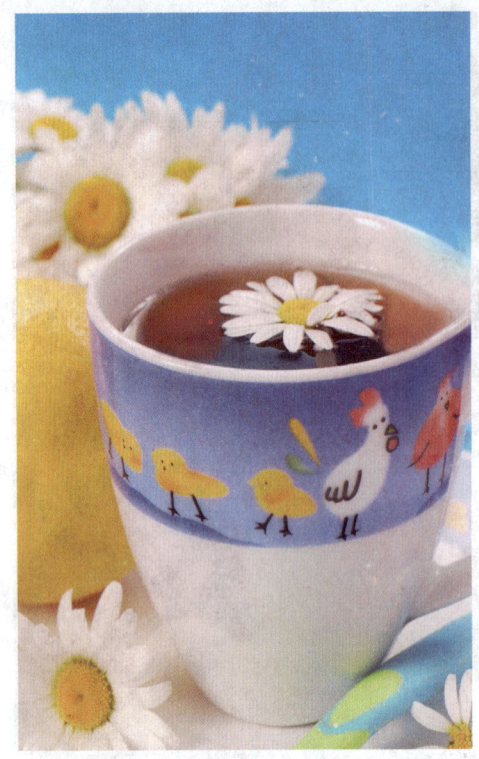

适应证： 咽干口燥、内热烦渴等症状

原料

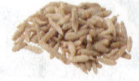 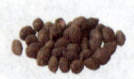 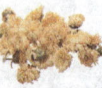

麦冬40克　　胖大海8颗　　菊花30克

做法 ①将所有的材料混匀，分成10个茶包。②每次取1个茶包，加入沸水冲泡，静置8分钟后即可滤取茶汤饮用。

重点提示
1. 咽喉不适时饮服，效果甚佳。
2. 脾胃虚寒、泄泻、风寒咳嗽者忌服。

茶效

◎麦冬具有养阴生津、润肺清心的功效；胖大海具有清热解毒、润肺利咽的功效。此款茶饮具有润肺止咳的功效，咽干口燥、内热烦渴者可多饮用。

紫苏止咳茶

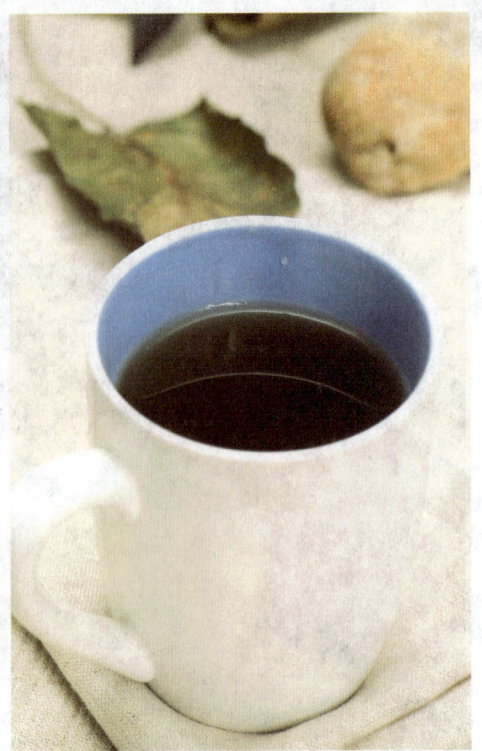

适应证： 风寒感冒、头痛无汗、风寒湿痹等

原料

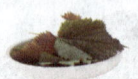 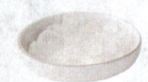

紫苏叶15克　　冰糖10克

做法 ①将紫苏叶放入锅中，加水。②以大火煮沸后再转小火煮10分钟左右，加入冰糖调味即可。

重点提示
1. 风寒咳嗽者饮用较好。
2. 血虚痹痛、气虚多汗者忌服。

茶效

◎紫苏叶具有解表、散寒、理气的功效。此款茶饮具有理气止咳的功效，有风寒感冒、头痛无汗、风寒湿痹等症状的人可经常饮用。

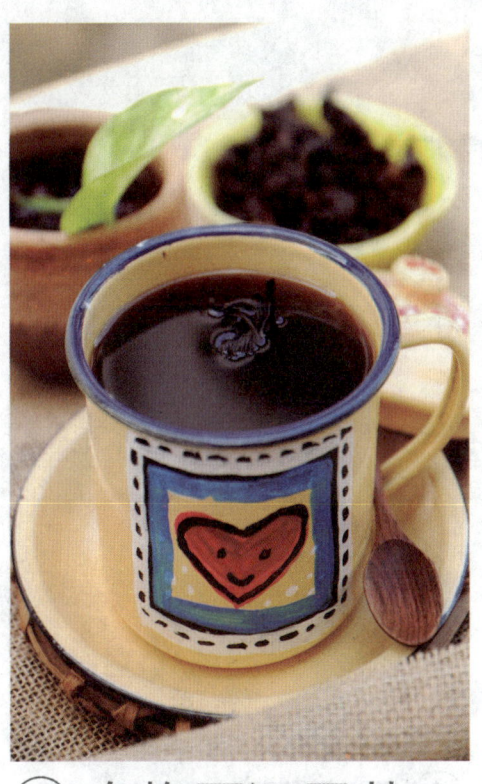

乌梅罗汉果茶

适应证：急性气管炎、扁桃体炎、咽喉炎等

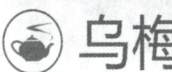 原料

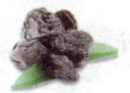
乌梅5克

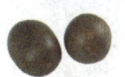
罗汉果10克

做法 ①将乌梅和罗汉果捣碎，放入砂锅中。②加入适量清水煎煮，15分钟后，滤取汤汁饮用即可。

⚠ 重点提示
1. 咽喉不适时饮服，效果甚佳。
2. 便溏者忌服。

茶效
◎乌梅具有收敛生津、安蛔驱虫的功效；罗汉果具有止咳化痰、润肠通便的功效。此款茶饮具有润肺止咳的功效。

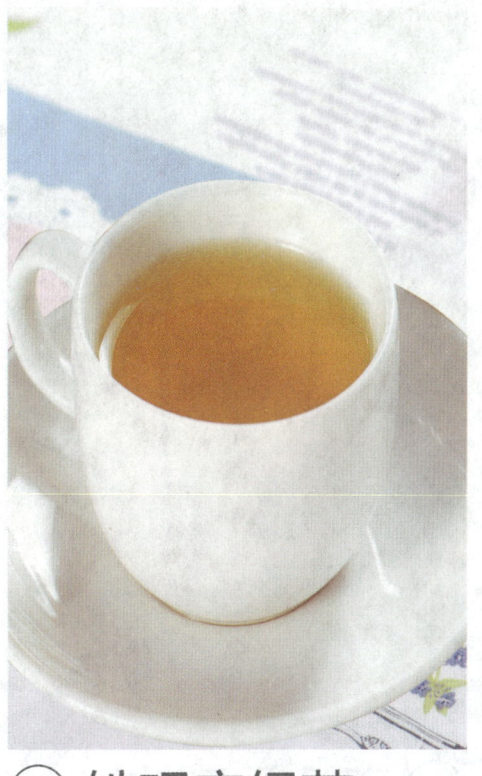

铁观音绿茶

适应证：体内热盛导致肺热不适

原料

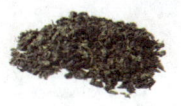
铁观音10克

做法 ①在壶中加水，烧开备用。②将铁观音放入壶中，泡3分钟。②泡开后，倒入杯中饮用。

⚠ 重点提示
1. 正常人饭后半小时均可饮用。
2. 胃溃疡患者、肝功能不良者忌饮此茶。

茶效
◎盛夏，饮上一杯清凉铁观音茶会感到身心凉爽，生津解暑。此茶益肺生津，润喉益肤，能有效清除体内余热，对体内热盛导致的肺热不适等有较好的效果。

下篇 健康茶方 ▶ 选对一杯好茶，品味甘美人生，为健康加分！

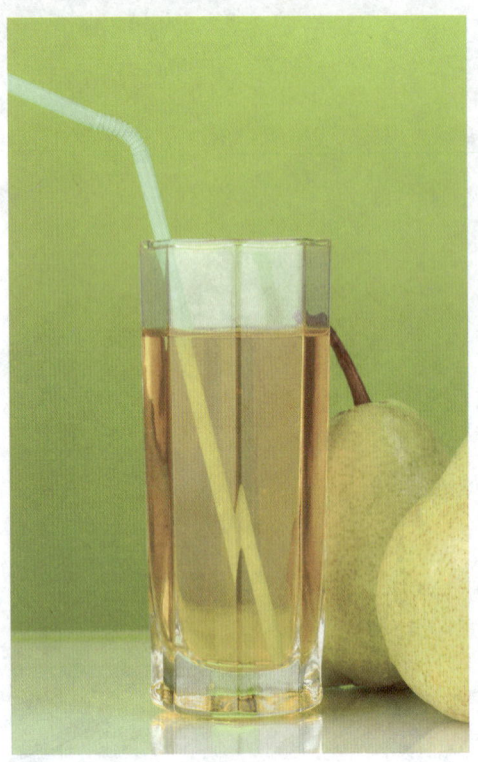

百合雪梨饮

适应证：肺虚久咳

原料

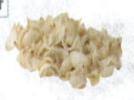 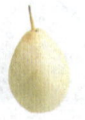 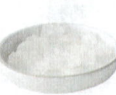

干百合25克　　白梨1个　　冰糖20克

做法 ①干百合用水浸泡一夜，次日倒入砂锅内。②煮1.5小时，待百合烂，加去皮切块的白梨和冰糖，煮30分钟即可。

重点提示
1. 肺燥咳嗽、口干咽燥者饮用较好。
2. 脾胃虚寒者、腹部冷痛者不宜饮用。

茶效

◎百合可祛痰理气、润肺止咳；雪梨有止咳化痰、清热降火、养血生津等功效。此饮可滋阴润肺、宁心止嗽。经常食用亦有益肺胃之功。

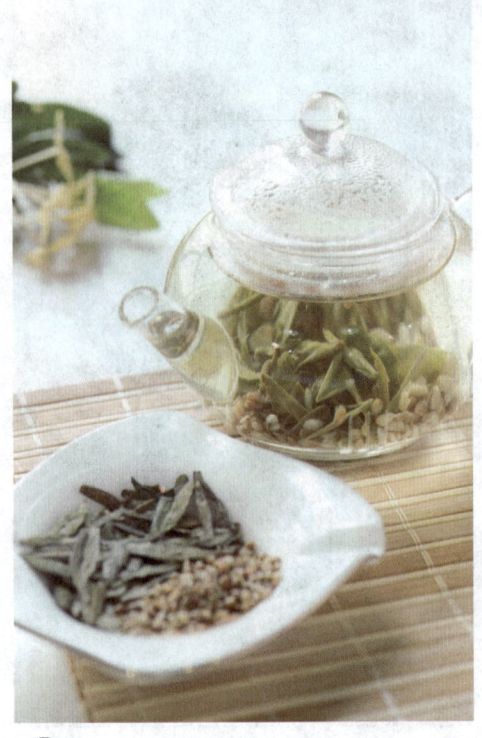

荞麦茶

适应证：胃痛胃胀、消化不良、咳嗽等症状

原料

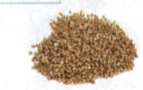 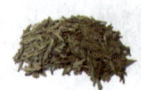 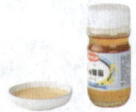

荞麦10克　　绿茶5克　　蜂蜜60毫升

做法 ①将绿茶与荞麦粉、蜂蜜混匀。②每次取20克，以沸水冲泡饮用。

重点提示
1. 此茶饮对糖尿病、高血压患者有益。
2. 低血糖、过敏体质、儿童忌服。

茶效

◎荞麦具有健胃、消积、止汗的功效；蜂蜜具有润肺止咳、润肠通便的功效。此款茶饮具有润肺止咳的功效，胃痛胃胀、咳嗽者也可饮用。

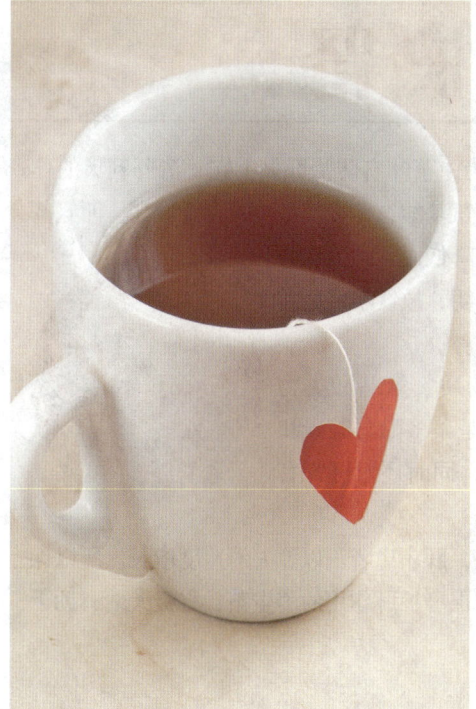

绿合海糖茶

适应证：咽炎、咳嗽

原料

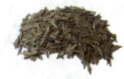 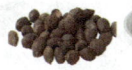 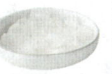

绿茶3克　合欢花3克　胖大海2颗　冰糖适量

做法 ①将绿茶、合欢花、胖大海、冰糖放入茶壶中。② 加入沸水冲泡，静置5分钟左右即可饮用。

！重点提示

1. 干咳无痰、喉痛者饮用较好。
2. 患感冒者不宜服用。

茶效

◎合欢花具有清热解暑、养颜消斑、解酒等功效；胖大海有清热、润肺、利咽、解毒等功效。此茶具有开肺气、清肺热、润肠通便、利咽解毒的作用。

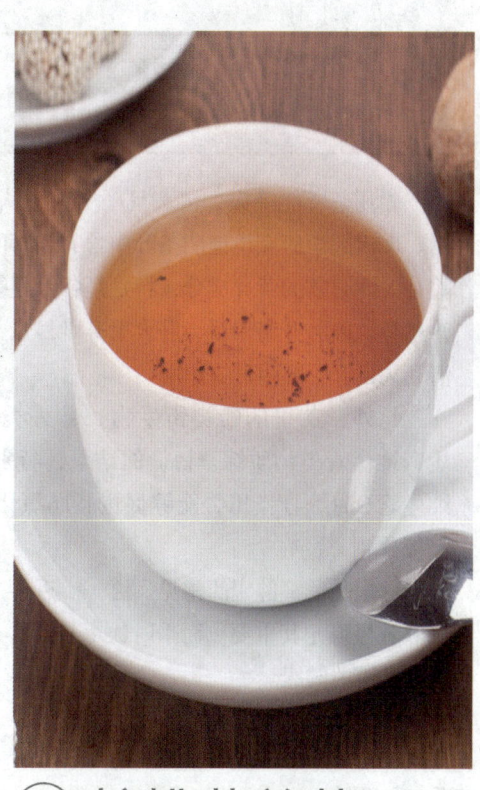

核桃葱姜茶

适应证：肺气虚弱、恶心呕吐

原料

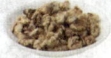 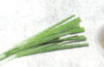 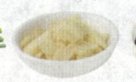 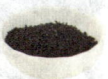

核桃仁20克　葱白20克　生姜20克　红茶15克

做法 ①用适量水煎煮核桃仁、葱白、生姜至水沸后8分钟左右。② 冲泡红茶即可饮用。

！重点提示

1. 适量饮用，能治恶心呕吐。
2. 阴虚内热、痔疮、高血压患者忌服。

茶效

◎核桃仁具有温肺养肾、止喘润肠的功效；生姜具有解表散寒、止呕化痰的功效。此款茶饮具有润肺止咳的功效。

保肝护肾

"凡茶皆能降火,清头目。"中医认为,茶叶有防治肝火上亢、清肝利火的作用。现代医学研究也证明茶叶中含有丰富的氨基酸,尤以茶氨酸的含量最高。而氨基酸是人体必需的营养成分,特别是谷氨酸能降低血氨,治疗肝昏迷等。因肝开窍于目,肝火上升则目晕不明,故饮茶可达到清利头目、平肝明目的作用。

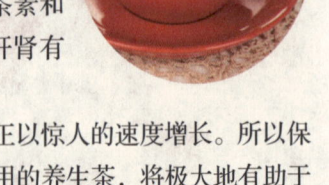

此外,茶里的酚类衍生物、芳香类物质、氨基酸类物质、维生素类物质综合协调的结果,特别是茶多酚与茶素和维生素C的综合作用,能够促进脂肪氧化,同时还对肝肾有保护作用。

肝病是危害健康的常见病之一。近年来,肝病患者正以惊人的速度增长。所以保护肝脏显得尤其重要。而平时饮用一杯具有保肝护肝作用的养生茶,将极大地有助于自己肝脏的健康。

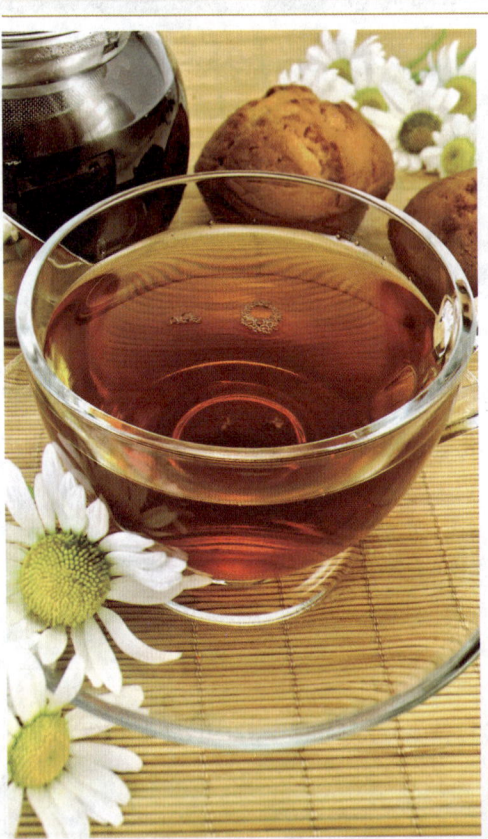

葛根茶

适应证:发热头痛、眩晕、高血压等症状

🍵 原料

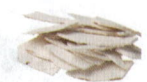

葛根5克

🍵 做法 ①将葛根放入锅内,加适量清水煎煮。②8分钟后,滤取茶汁即可饮用。

⚠️ 重点提示

1. 女性常饮,能保护乳房、嫩滑皮肤,散热祛烦。
2. 胃寒、夏日表虚汗者慎服。

🍵 茶效

◎葛根具有升阳解肌、透疹止泻、除烦止渴的功效。此款茶饮具有保肝护脏的功效,发热头痛、痢疾者饮用此茶可起到帮助调养身体的作用。

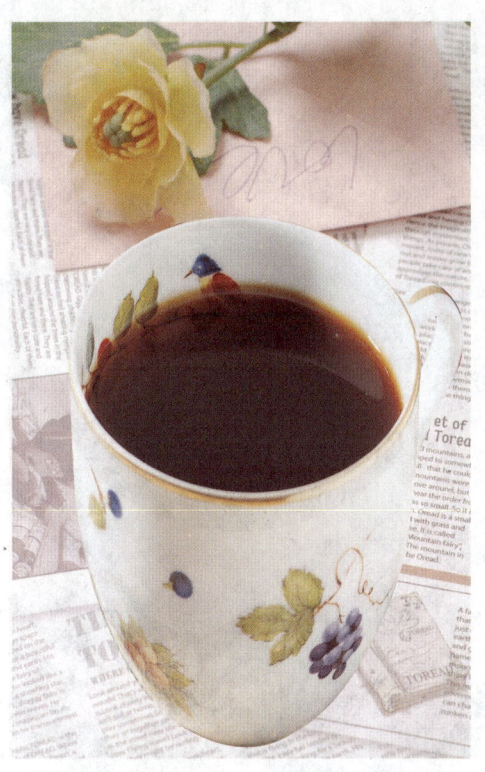

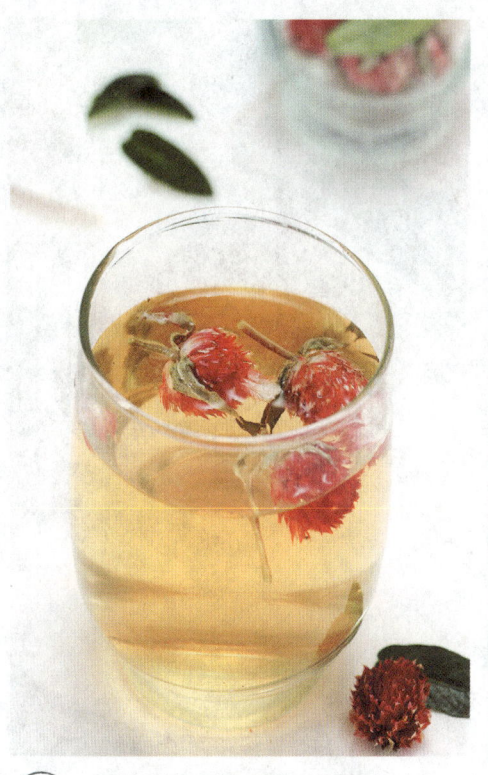

菊花乌梅陈皮茶

适应证：肝火太盛导致疲乏无力

原料

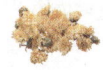 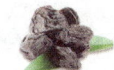 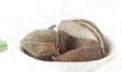 

菊花4克　　乌梅1枚　　陈皮4克　　金盏菊4克

做法 ①将上述材料一起放入杯中。②倒入沸水冲泡，加盖泡制5分钟，即可饮用。

重点提示
1. 因肝火上炎、劳累导致体力不支、精神疲倦者饮用较佳。
2. 腹泻者、气虚胃寒者不宜饮用。

茶效

◎菊花、金盏菊均能清热祛火、消炎解毒；乌梅能开胃消食、健脾益胃。此茶可清肝健脾、理气化痰，可缓解湿热体质者疲乏无力、头晕、头痛症状。

清肝定喘茶

适应证：慢性支气管炎、目痛、气喘咳嗽

原料

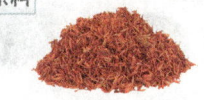 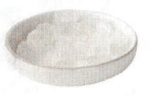

千日红花10朵　　冰糖15克

做法 ①将千日红花放入锅中，加适量水煎煮。②待水煮至原来的2/3时，转小火再加入冰糖。

重点提示
1. 气喘咳嗽、心烦易怒者饮用较佳。
2. 孕妇不宜饮用。

茶效

◎千日红具有清肝明目、止咳、降压排毒、解除疲劳、美容养颜的功效。饮用此茶可清肝肺热、祛痰平喘，对肺病、呼吸道疾病具有较好的改善效果。

下篇 健康茶方 ▶ 选对一杯好茶，品味甘美人生，为健康加分！

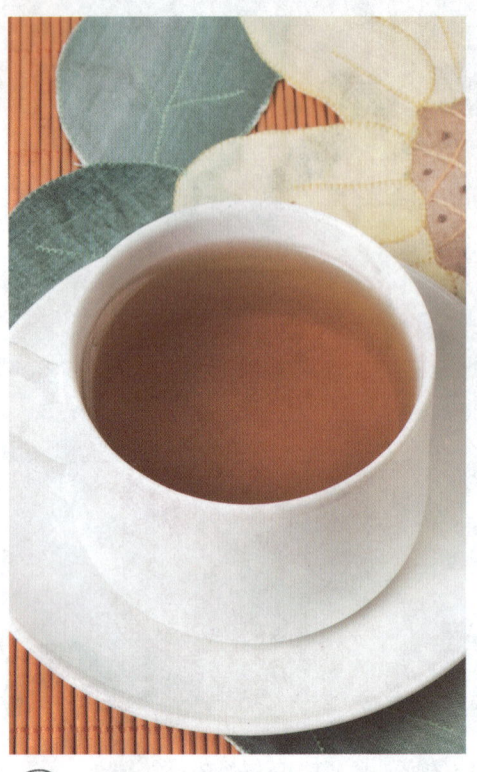

红枣五味子绿茶

适应证： 疲累无力、肝区痛

原料

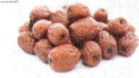 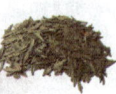

红枣18克　　五味子5克　　绿茶5克

做法 ①红枣、五味子用水稍煎一会儿，滤汁。②冲入装有绿茶的杯中，静置5分钟。

⚠ 重点提示

1. 乙型肝炎患者、没有胃口、腹胀者饮用较佳。
2. 外有表邪、内有实热者忌饮。

茶效

◎五味子能敛肺滋肾、生津止渴，有明显的降酶作用，适合治疗各类肝功能异常；红枣有补脾和胃、益气生津等功效。此茶养血补肝，有较佳的降低转氨酶作用。

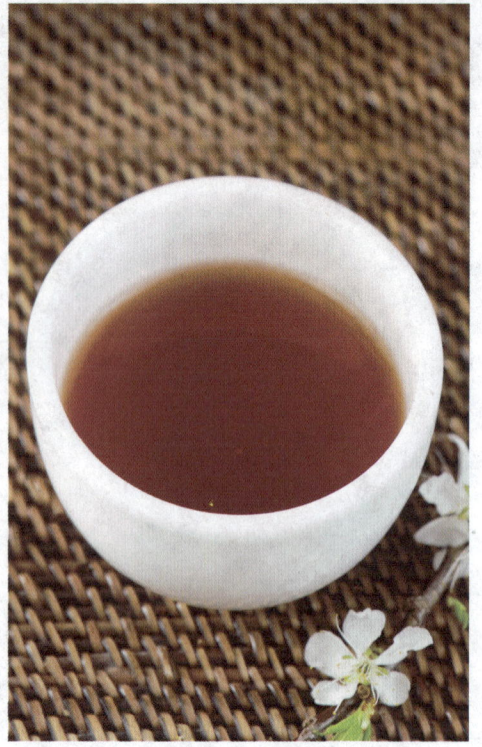

养肝利胆茶

适应证： 胸腹疼痛、胸满胁痛

原料

玫瑰花3克　　柴胡3克　　钩藤1克

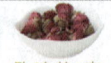 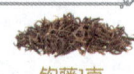

红枣2颗　　白芍5克

做法 ①红枣、白芍、柴胡放入锅中，加水煮15分钟，加入钩藤续煮。②水沸后，加玫瑰花，续煮3分钟，滤汁即可饮用。

⚠ 重点提示

1. 肝火太盛引致胸部不适者饮用较好。
2. 虚寒、泄泻者慎服。

茶效

◎柴胡和白芍有和解表里、疏肝、升阳等功效，能加强疏肝镇痛的效果。此茶适合春天饮用，可活化肝胆功能，达养生健体之功。

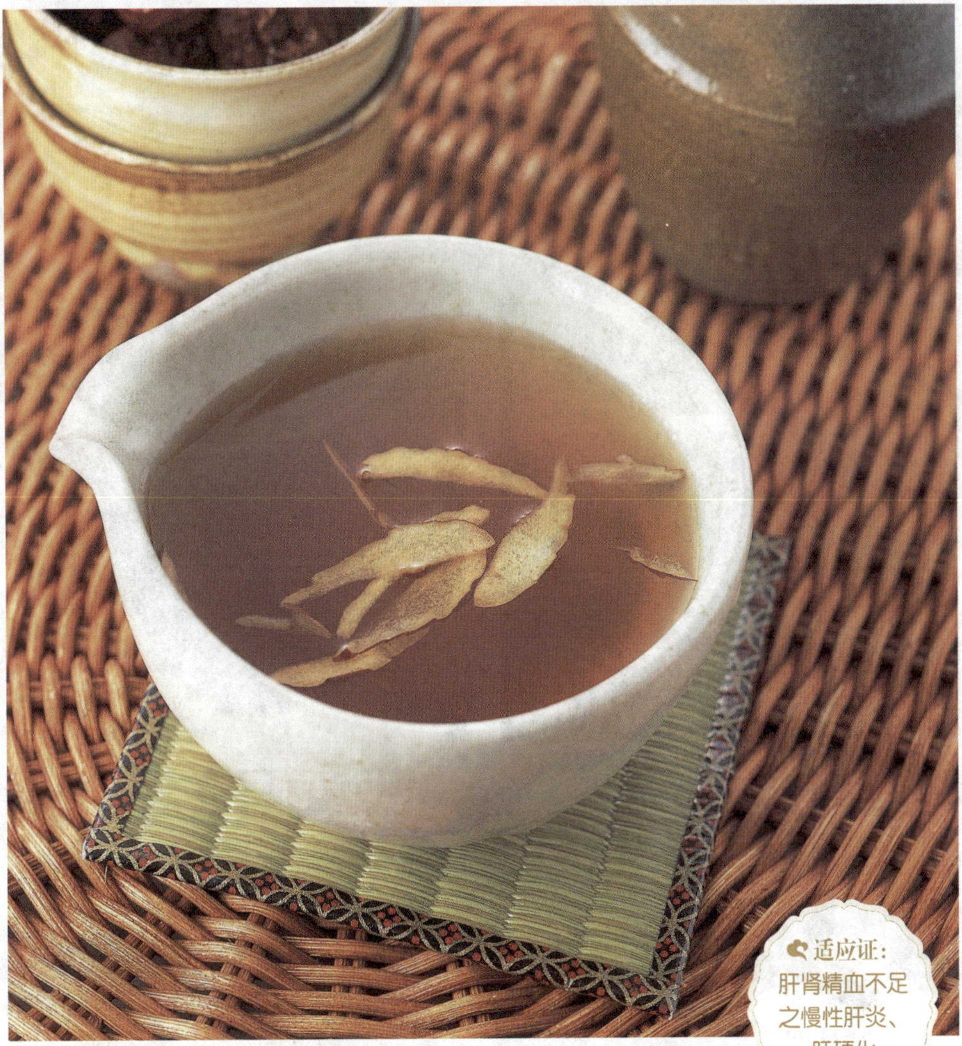

适应证：肝肾精血不足之慢性肝炎、肝硬化

枸杞白芍茶

原料

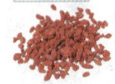 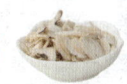 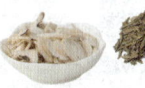 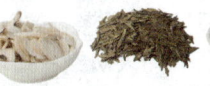

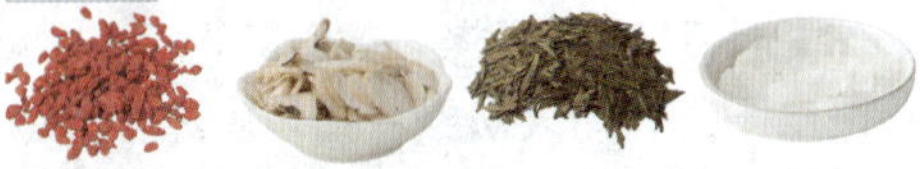

枸杞5克　白芍3克　绿茶4克　冰糖8克

做法 ①将枸杞、白芍、绿茶、冰糖一起放入杯中。②用开水冲泡，加盖静置5分钟左右即可饮用，可冲饮至味淡。

⚠ 重点提示

1. 阴虚阳亢之头晕目眩、心悸患者饮用较佳。
2. 外邪实热、脾虚有湿及泄泻者不宜用。

茶效

◎枸杞具有滋阴养肝的功效；白芍有养血柔肝、缓中止痛等作用。此茶饮有养血柔肝之功效。

下篇 健康茶方 ▶ 选对一杯好茶，品味甘美人生，为健康加分！

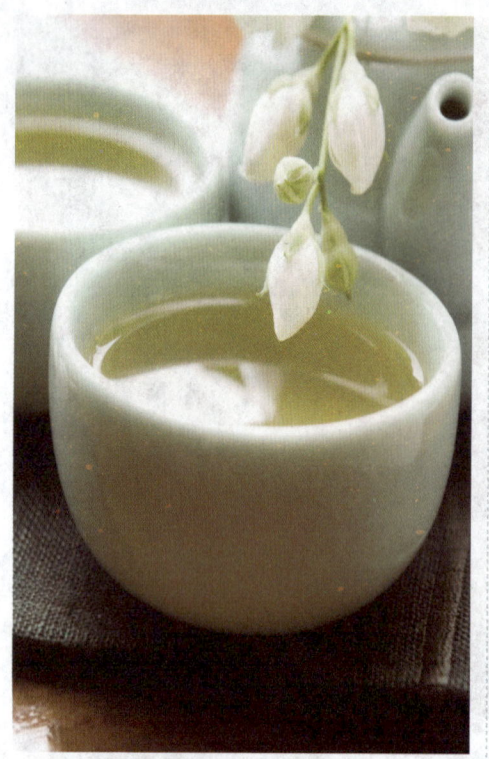

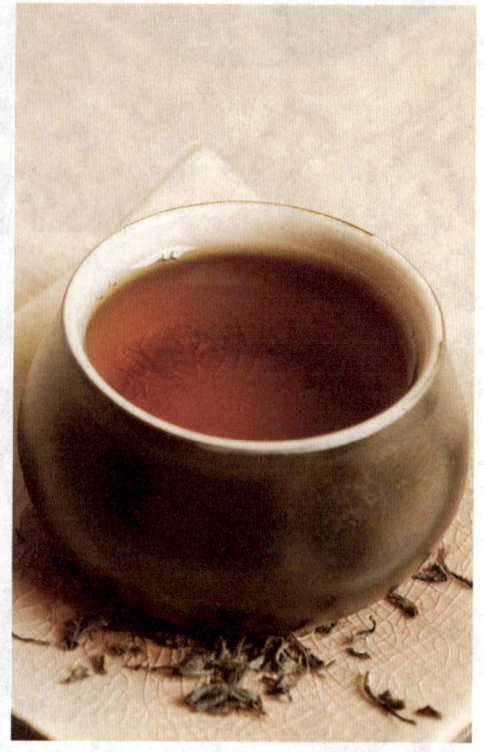

疏肝解郁茶

适应证： 肝胃气滞之胁肋胀痛、嗳气纳呆等

原料

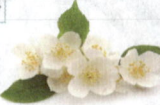
绿萼梅5克

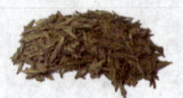
绿茶5克

做法 ①将绿萼梅和绿茶一起放入茶杯中。②以沸水冲泡，加盖闷5分钟后即可饮用。

! 重点提示
1. 胸满胁痛者饮用较佳。
2. 孕妇及虚寒体质者不宜饮用。

茶效

◎绿茶能改善失眠，消除紧张情绪，让心情舒畅；绿萼梅芳香行气入肝胃，能疏肝解郁，醒脾，理气和中。此茶有消除肝火，缓和紧张情绪的效果。

鹿茸乌龙茶

适应证： 阳虚肢冷、阳痿早泄、尿频遗尿等

原料

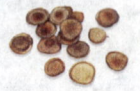
鹿茸0.5克

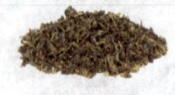
乌龙茶5克

做法 ①将上述材料放入保温杯中。②冲入开水浸泡半小时即可。

! 重点提示
1. 体虚时适量饮用此茶，效果甚佳。
2. 阴虚阳亢、胃火炽盛、肺有痰热、外感热病者忌服。

茶效

◎鹿茸具有补肾壮阳、益精生血、强筋壮骨的功效。此款茶饮具有保肝护肝的功效，有阳虚肢冷、阳痿早泄、尿频遗尿等症的人可经常饮用。

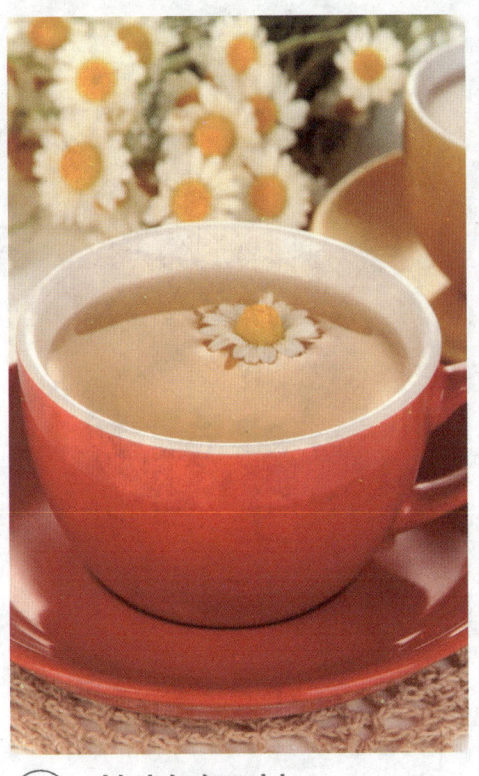

菊槐绿茶

适应证：头晕眼花

 原料

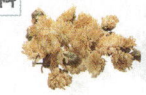 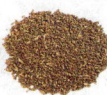 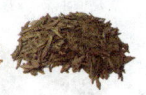

菊花3克　　槐花3克　　绿茶3克

 做法　①将菊花、槐花、绿茶放入保温杯中。②倒入沸水冲泡，加盖静置3分钟即可饮用。

⚠ 重点提示

1. 眼结膜炎、眼屎过多者饮用较佳。
2. 气虚胃寒、食少泄泻患者宜少用。

🍵 茶效

◎菊花具有清热、明目、解毒的功效，将菊花、槐花一起用开水冲泡，能清肝凉血、清热明目，可有效改善肝火上炎引起的头晕眼花、口渴心烦症状。

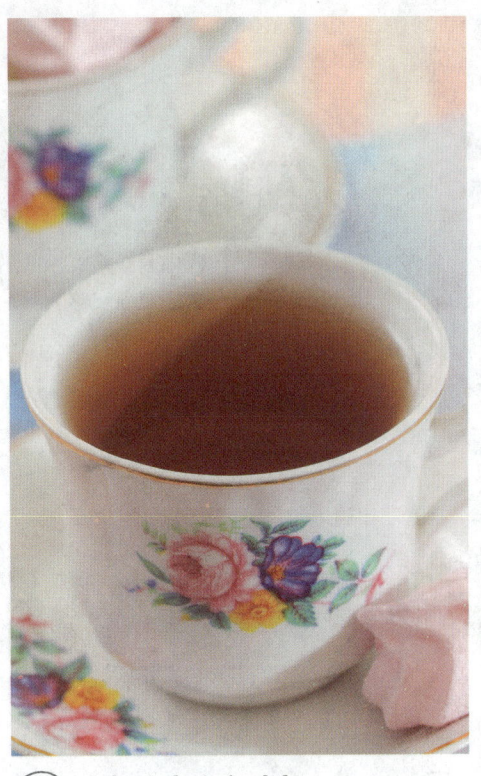

生地糖茶

适应证：目赤涩痛、头痛眩晕、目暗不明

 原料

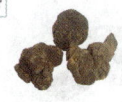 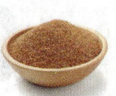 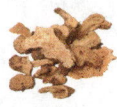

生地5克　　黄糖5克　　白术8克

做法　①将生地、白术置于保温壶中。②倒入500毫升左右的开水冲泡，静置10分钟后，加黄糖拌匀即可饮用。

⚠ 重点提示

1. 烦热口渴者饮用较佳。
2. 脾虚湿滞、腹满便溏者不宜饮用。

🍵 茶效

◎白术助生津，能补气增血及改善倦怠；生地可保肝强心，滋阴；黄糖补肝暖胃，活血化瘀。此款茶饮具有生津养肝、滋阴补血的功效。

425

下篇 健康茶方 ▶ 选对一杯好茶，品味甘美人生，为健康加分！

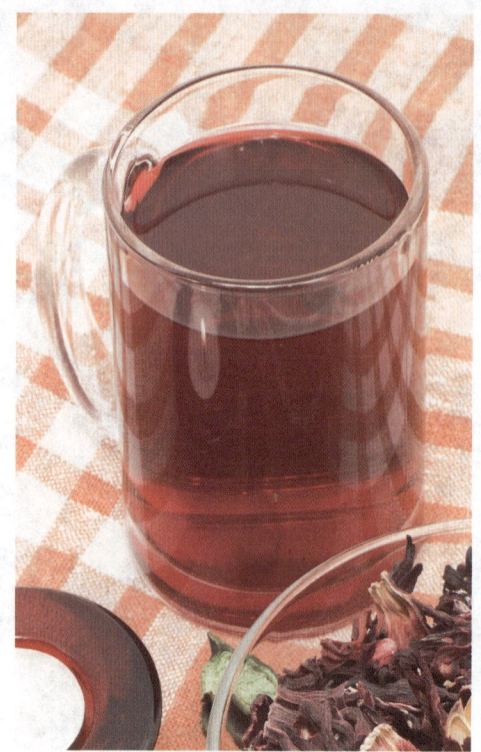

洛神花茶

适应证：肝火太盛、高血压、咳嗽、醉酒等症状

原料

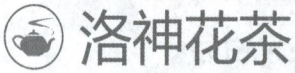

洛神花5克

做法 ①将洛神花洗净，放入保温杯中。②倒入沸水浸泡，加盖静置5分钟即可饮用。

⚠ **重点提示**

1. 此款茶饮利肾益肝，适当饮用有效。
2. 胃酸过多者忌服。

茶效

◎洛神花具有清热利肝、润肺止咳、降压解酒的功效。此款茶饮具有保肝护脏的功效，适合高血压、肝病、咳嗽患者经常饮用。

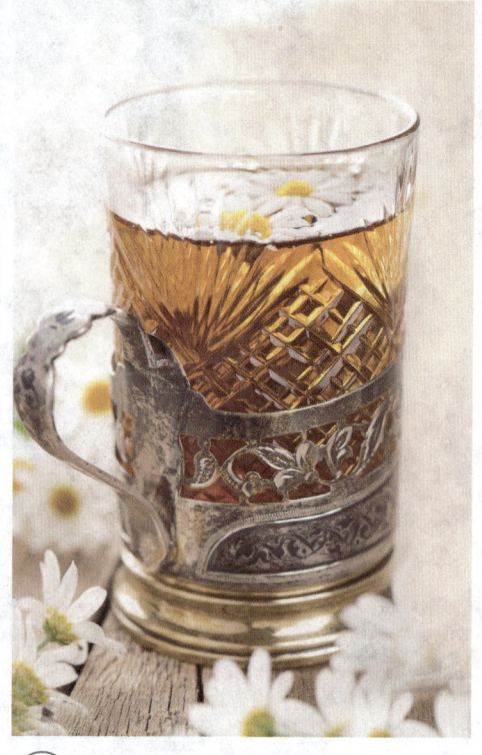

平肝降压茶

适应证：肝火太盛、血压高

原料

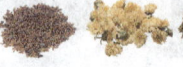 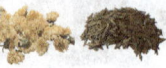 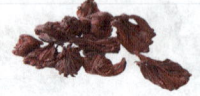 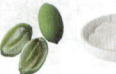

决明子10克　菊花5克　绿茶2克　莲子心1克　冰糖适量

做法 ①将上述材料放入保温杯中。②冲入开水浸泡半小时即可饮用茶汤。

⚠ **重点提示**

1. 肝火盛者饮用较佳。
2. 气虚胃寒者忌用。

茶效

◎决明子平肝潜阳，清肝明目；菊花疏风、清热、明目；莲子心及绿茶清热祛火。此款茶饮具有平肝潜阳、降压止痛、清热疏风的功效。

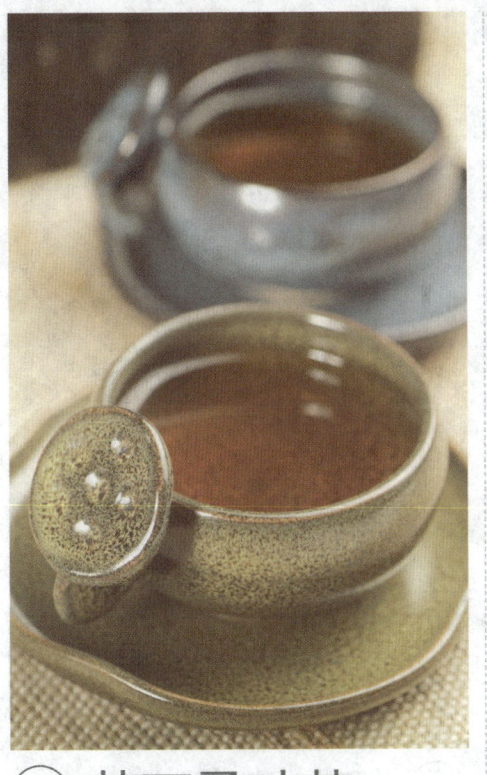
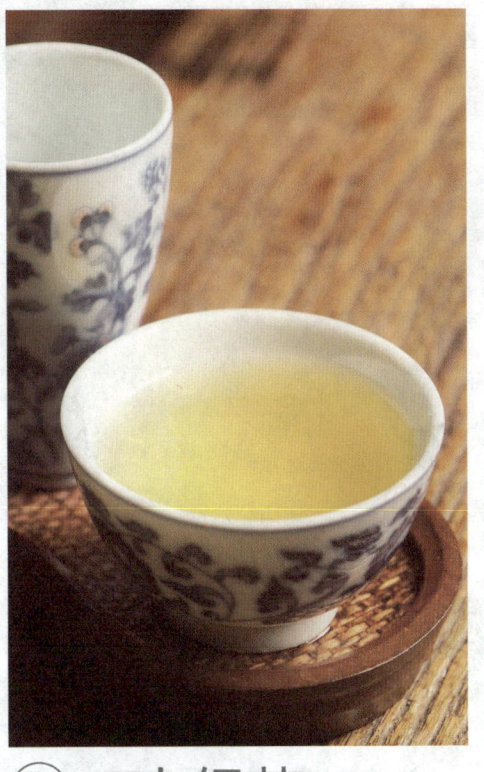

苦丁桑叶茶

适应证：高血压、头涨头痛、咽喉肿痛等

🔖 **原料**

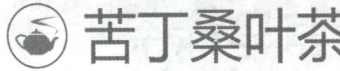

苦丁茶5克　桑叶5克　菊花5克　白茅根5克　钩藤5克

🔖 **做法** ①将上述材料烘干后研成粉末。②每次取适量，倒入适量沸水浸泡5分钟后即可饮用。

⚠️ **重点提示**

1. 适量饮服即可，过量易伤胃。
2. 脾胃虚寒者、孕妇忌服。

🍵 茶效

◎桑叶具有散风清热、凉血明目的功效；菊花具有解毒消肿、健脑明目的功效。此款茶饮具有保肝护脏、清热解毒、凉血消肿的功效。

三七绿茶

适应证：头晕、头涨、眼花

🔖 **原料**

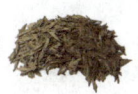 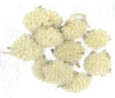

绿茶3克　　　　三七花3克

🔖 **做法** ①将绿茶和三七花放入杯中。②倒入沸水冲泡，静置3分钟后即可饮用。

⚠️ **重点提示**

1. 迁延性肝炎引起的头晕、眼花症状者饮用较佳。
2. 身体属于虚寒之人忌用。

🍵 茶效

◎三七花味甘性凉，具有疏肝解郁的作用；绿茶含有多种抗菌成分，具有消炎抗菌的功效。此款茶饮具有清热平肝、滋阴利湿的功效。

下篇 健康茶方 ▶ 选对一杯好茶，品味甘美人生，为健康加分！

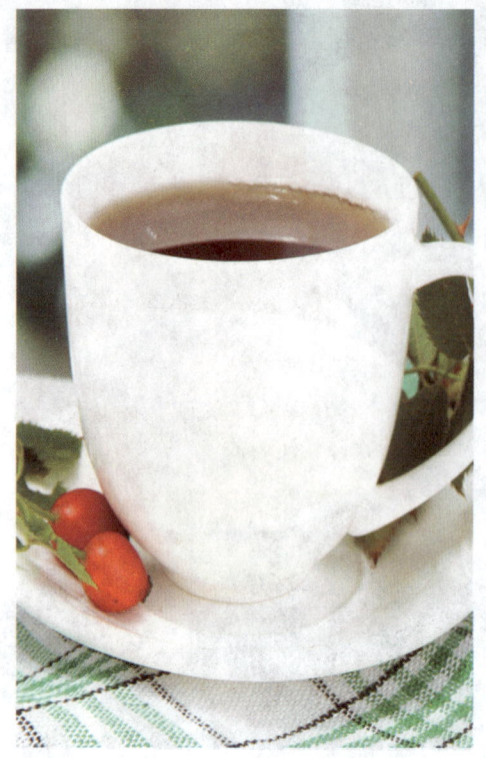

菊楂决明茶

适应证：头晕、目赤等高血压或肝火上炎症状

🔹 **原料**

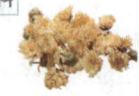 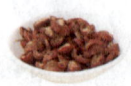 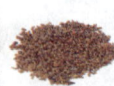

菊花8克　　山楂片10克　　决明子10克

🔹 **做法** ①将上三味放入茶具或保温杯中。②以沸水冲泡，盖严浸泡，静置半小时即可饮用。

⚠ **重点提示**
1. 高血压及肝火旺盛者饮用较佳。
2. 腹泻及脾胃虚寒者不宜饮用。

🍵 **茶效**

◎菊花疏风清热、明目解毒；决明子清热明目、润肠通便；山楂消食化积、行气散瘀。三者为茶，可疏风解毒、清肝、降压、消食。

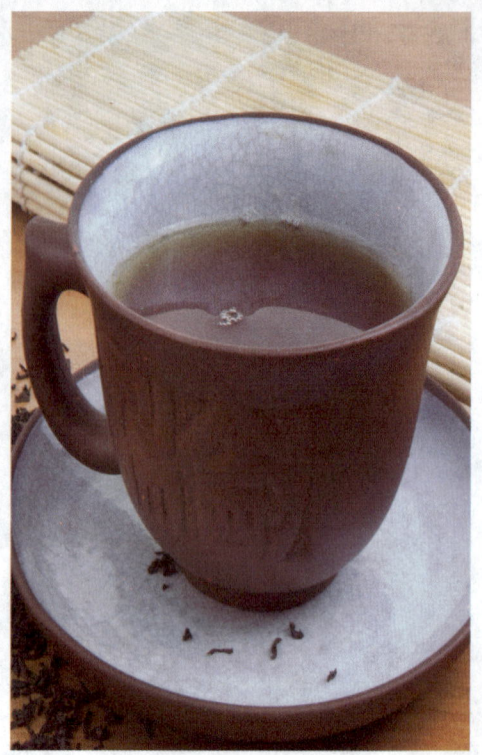

何首乌绿茶

适应证：肥胖症、脂肪肝

🔹 **原料**

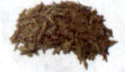 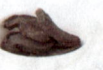 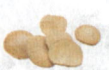

绿茶适量　　何首乌适量　　泽泻适量　　丹参适量

🔹 **做法** ①将茶、何首乌、泽泻、丹参一起放入锅内，加入适量水煎煮。②沸腾后去渣即可饮用。

⚠ **重点提示**
大便溏泄、肾虚精滑、有湿痰者不宜饮用此茶。

🍵 **茶效**

◎何首乌具有补肝益肾、养血祛风的功效；泽泻具有利水、渗湿、泄热等功效。此款茶饮具有清热利湿、祛脂化滞、保肝护肾、补血的功效。

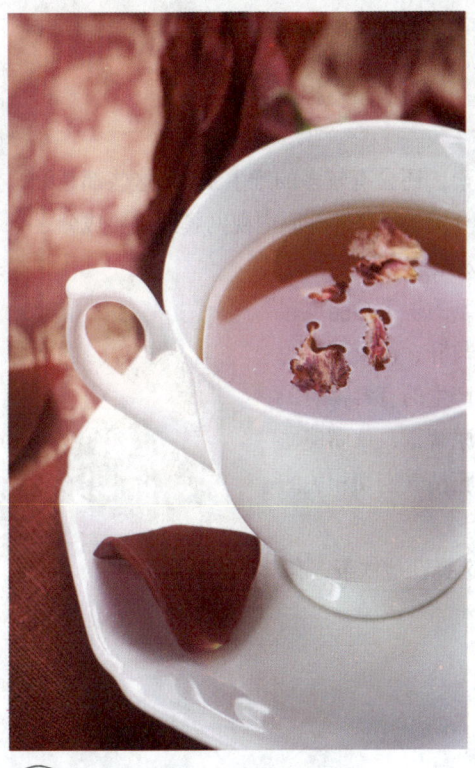
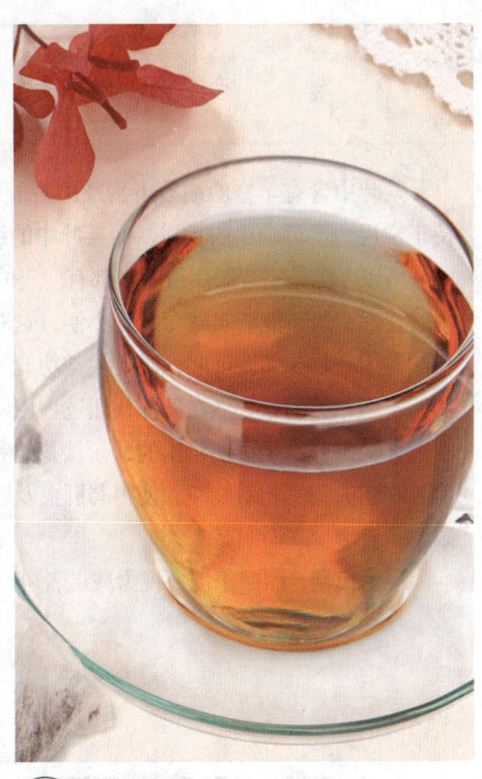

三花行气茶

适应证：气滞肝痛、胸闷不舒

原料

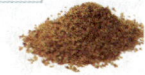 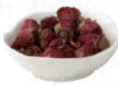 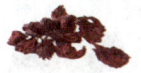

桂花3克　　玫瑰花2克　　玫瑰茄2克

做法 ①将桂花、玫瑰花、玫瑰茄一起放入杯中。②倒入沸水，加盖浸泡4分钟左右即可饮用。

重点提示

1. 胸闷心烦、气滞肝痛者饮用此茶，效果较佳。
2. 孕产妇及胃酸较多者不宜饮用此茶。

茶效

◎桂花可驱除体内湿气；玫瑰茄有益于调节和平衡血脂；玫瑰花可理气解郁。此茶可疏肝行气、降脂减肥，经常性气滞肝痛、胸闷不舒的人可常饮。

女贞子枣茶

适应证：阴虚内热、头晕耳鸣等症状

原料

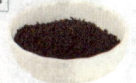 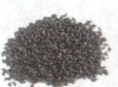 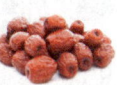

红茶90克　　女贞子20克　　红枣20克

做法 ①将上述材料入锅烘干后研成粉末。②每次取适量，冲沸水浸泡5分钟后即可饮用。

重点提示

1. 肝肾阴虚的女性常饮，效果甚佳。
2. 脾胃虚寒、泄泻、阳虚者忌服。

茶效

◎女贞子具有补肝肾、强腰膝的功效；红枣具有补脾和胃、益气生津的功效。此款茶饮具有保肝护肝的作用。

保护视力

茶叶中含有丰富的胡萝卜素及B族维生素,还含有较多的维生素C,这些都是维持正常视力不可缺少的物质。而茶叶中的维生素A更是营养眼内视网膜的主要成分之一。所以多喝茶对于眼疾或明目都有一定的效果。

其次,饮茶能清热解毒、利小便,这对眼的视力功能也起保健作用。临床实践证明,眼的视觉功能是与肝、血及脏腑的功能密切相关的,人体在新陈代谢过程中所产生的有毒物质,有很大一部分是从小便排出的,而饮茶能利尿解毒,从而使血液和脏腑的精气相对纯净,使得与肝血及脏腑精气密切相关的眼睛,自然少病而明亮。

视力模糊、眼睛干涩、视力减退者可有选择性地饮茶,有一定的保健作用。

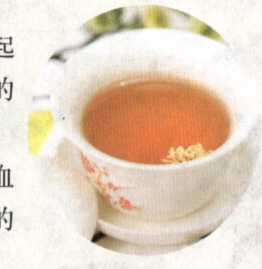

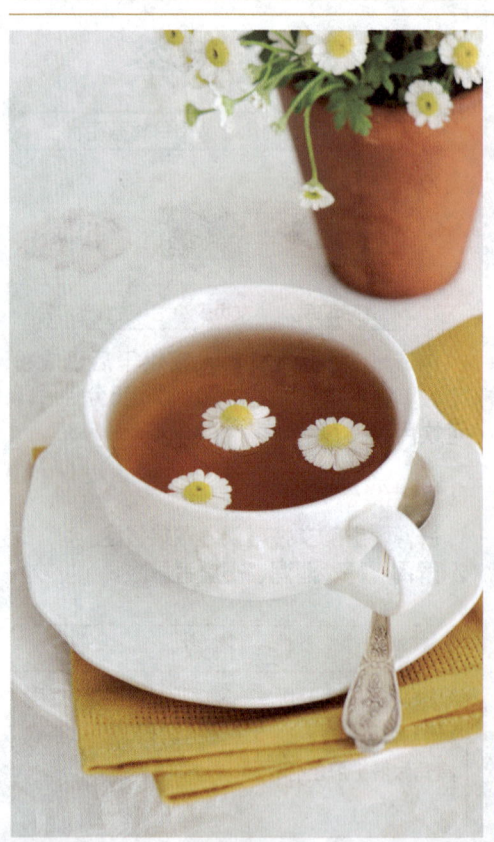

花香茶

适应证: 眼睛干涩、过度疲劳等

原料

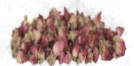 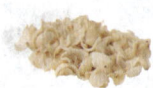

玫瑰花5克　　杭白菊5克　　干百合10克

做法 ①将玫瑰花、杭白菊、干百合放入壶中,倒入开水。② 盖上壶盖,闷泡10分钟左右即可滤取茶汁饮用。

重点提示

1. 女性常饮此款茶饮,清肝明目、美容养颜效果甚佳。
2. 风寒咳嗽、脾胃虚寒者不宜多用。

茶效

◎玫瑰花具有抗衰老、抗疲劳、抗辐射的功效;杭白菊具有清热杀菌、降火祛毒的功效。此款茶饮具有清肝明目、护肤养颜。

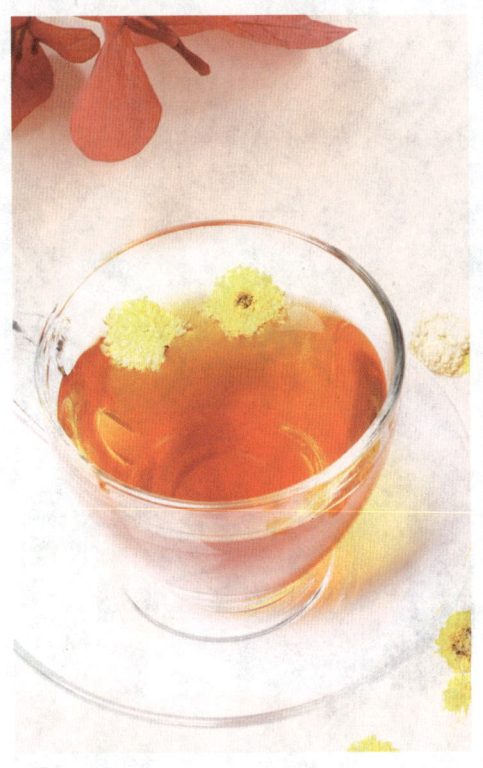

菊杞红茶

适应证：夜盲症、视力减退

原料

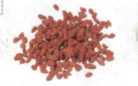 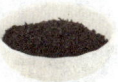 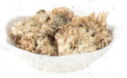

枸杞10克　红茶2克　白菊花10克

做法 ①将上述材料全部放入茶壶中。②冲入沸水闷泡10分钟左右，滤出汤汁后，即可饮用。

重点提示

1. 视力下降、视物不清时饮用较佳。
2. 外邪实热、脾虚有湿及泄泻者不宜饮用。

茶效

◎白菊花和枸杞均有养肝明目、滋阴清热作用，多用于治疗肝肾阴亏、头晕目眩、目昏多泪病症。此茶能清肝明目、疏风散热。

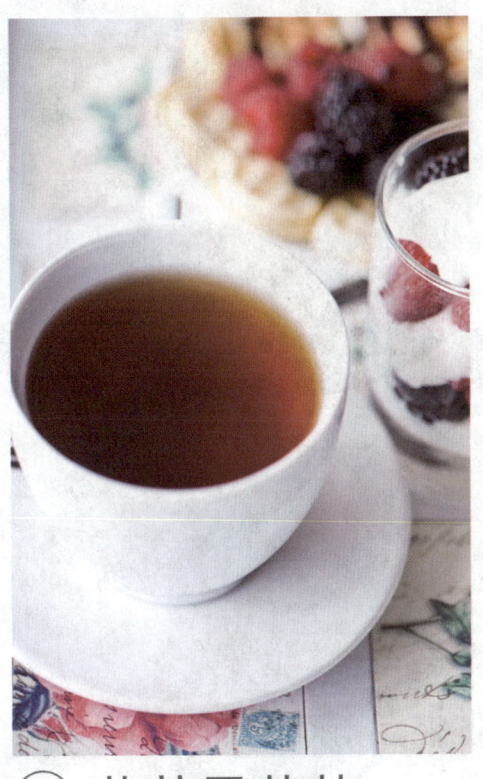

菊花桑葚茶

适应证：夜盲症、青光眼

原料

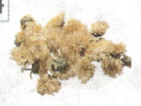 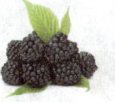 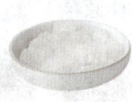

菊花6克　桑葚5克　冰糖适量

做法 ①将所有原料一同置入保温杯中。②冲入沸水，闷泡5分钟即可饮用。

重点提示

1. 青光眼、夜盲症患者及视力不佳者，适宜饮用。
2. 腹泻、脾胃虚寒者不宜饮用此茶。

茶效

◎菊花可保护眼睛健康；桑葚有补血滋阴、生津润燥的功效。此茶能改善视觉的敏锐度，增加人体的花青素，防治夜盲症、青光眼，可护眼明目。

下篇 健康茶方 ▶ 选对一杯好茶，品味甘美人生，为健康加分！

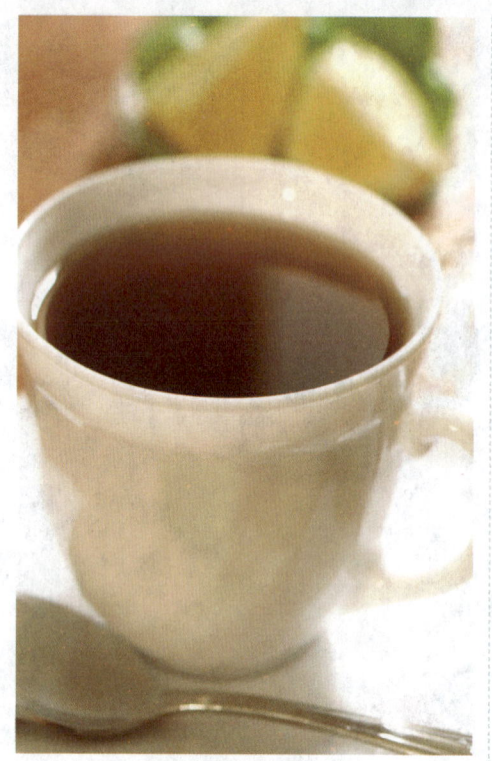

天麻决明茶

适应证：视力下降、眼睛疲劳

原料

    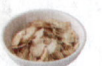

天麻20克　决明子22克　菊花10克　菟丝子15克　西洋参10克

做法 ①菟丝子用棉布袋包好，其他材料用水过滤。②将所有原料用500毫升开水冲泡15分钟左右，将汤药倒出来过滤即可饮用。

重点提示
1. 适用于视力减退、眼睛疲累一族人群保健。
2. 脾虚有湿及泄泻者不宜用。

茶效

◎天麻对口眼歪斜、血管硬化有改善作用；决明子适用于肝热所致的目赤涩痛症；菟丝子有补肾益精、养肝明目的作用。此茶能滋阴补肾，保护视力。

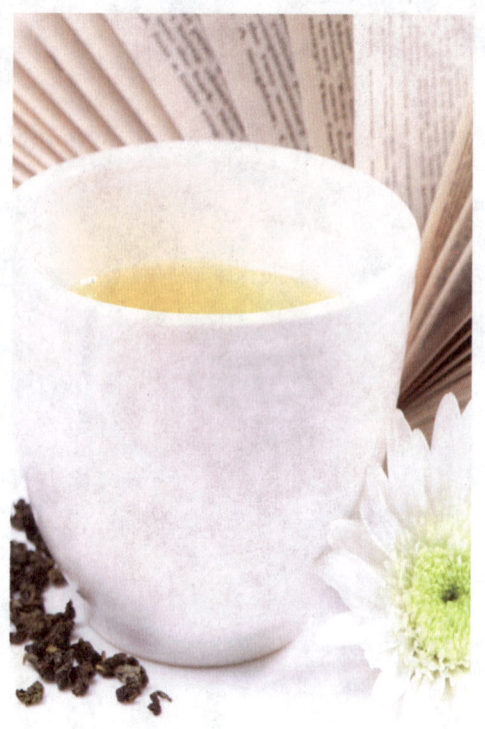

养肝明目茶

适应证：目赤红肿不适

原料

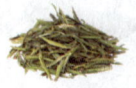 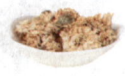

龙井茶4克　　白菊花8克

做法 ①将诸料放入茶壶，加150毫升热开水，略摇晃清洗茶材后倒出。②加入450毫升热开水，闷泡2~3分钟后即可饮用。

重点提示
1. 眼睛干涩、肝火太盛者饮此茶效果更佳。
2. 气虚胃寒、食少泄泻患者慎饮此茶。

茶效

◎白菊花具有降压、镇静的作用；龙井茶具有清热、利水的功效。此茶具有清肝明目、防治心血管疾病的功效。

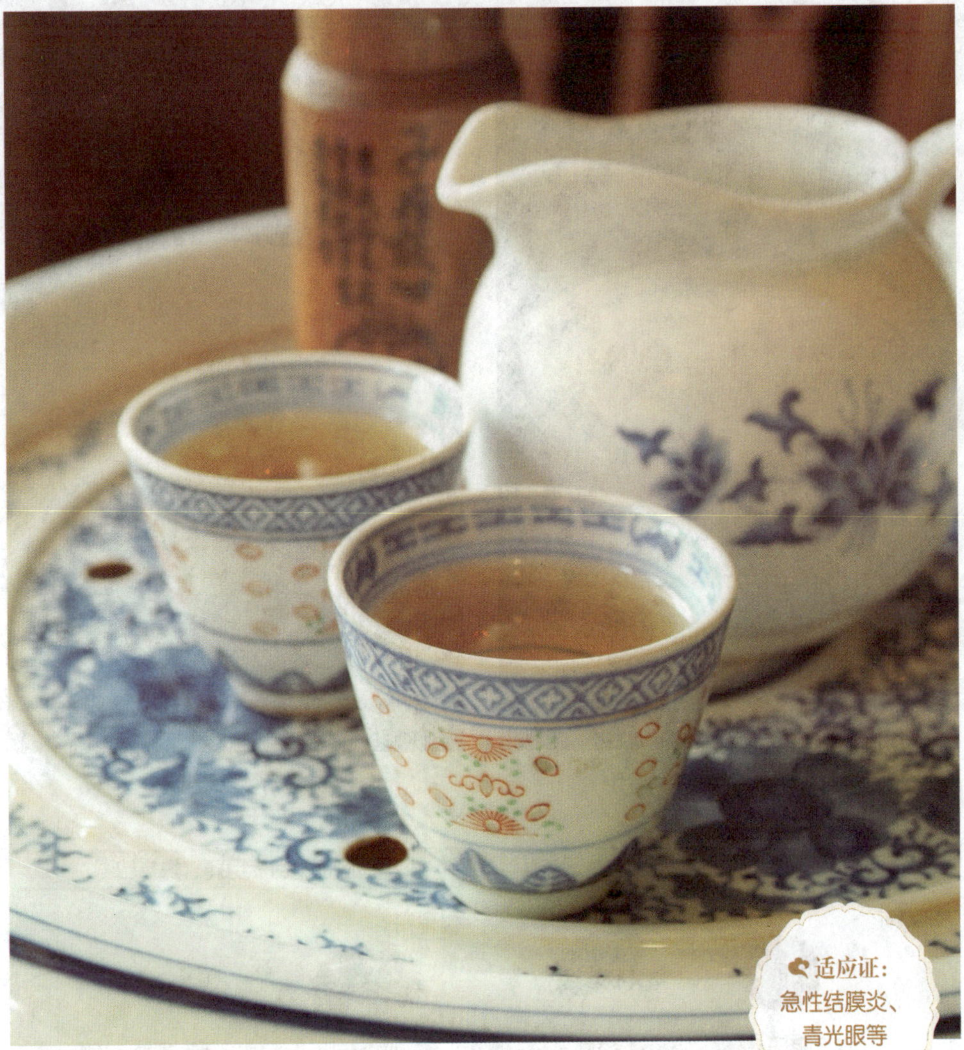

适应证：
急性结膜炎、
青光眼等

决明夏枯草茶

原料

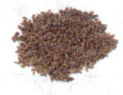
决明子15克

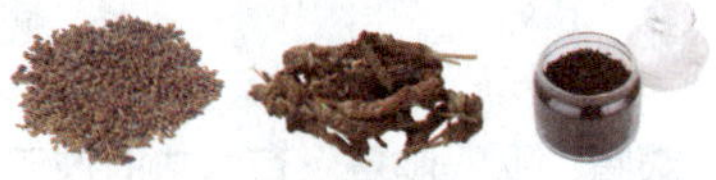

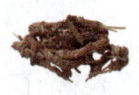
夏枯草9克

茶叶5克

做法
①将决明子炒好打碎，与夏枯草、茶叶一起混合均匀，放入杯中。②往杯中冲入沸水，静置10分钟后即可滤取茶汤饮用。

! 重点提示
1. 角膜溃疡、大便秘结者饮用较佳。
2. 脾胃虚弱者、气虚者慎饮此茶。

茶效
◎决明子既能清肝泻火，又能益肾滋阴；夏枯草具有清肝散结的功效，可用于治疗目赤痒痛、头晕目眩、口眼歪斜等病症。此茶能清肝明目、通便。

下篇 健康茶方 ▶ 选对一杯好茶，品味甘美人生，为健康加分！

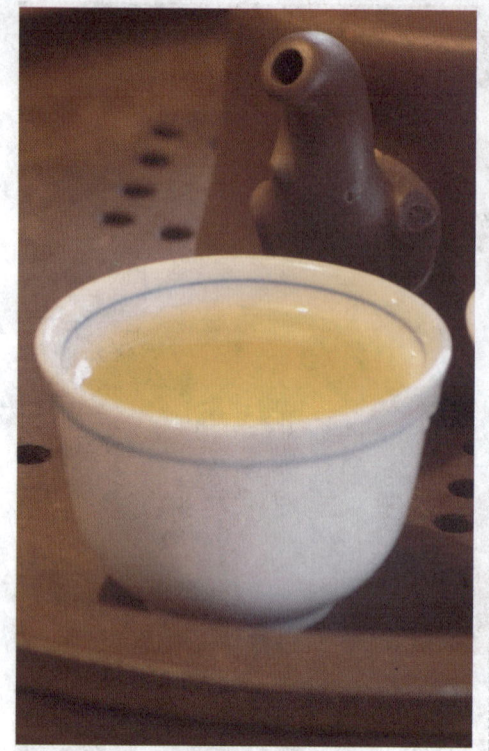

五味子绿茶

适应证：神经衰弱、过度虚乏、脑力下降等

原料

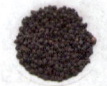 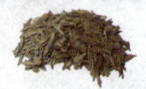

五味子5克　　　绿茶3克

做法

①将五味子、绿茶同入保温杯中。②冲入沸水，闷泡15分钟即可滤取茶汁饮用。

重点提示

1. 用脑过度时饮用，提神清肝效果甚佳。
2. 咳嗽初起、痧疹初发者忌服。

茶效

◎五味子具有敛肺滋肾、生津收汗的功效；绿茶具有清热祛火、养肺润肺的功效。此款茶饮具有明目养眼的功效。

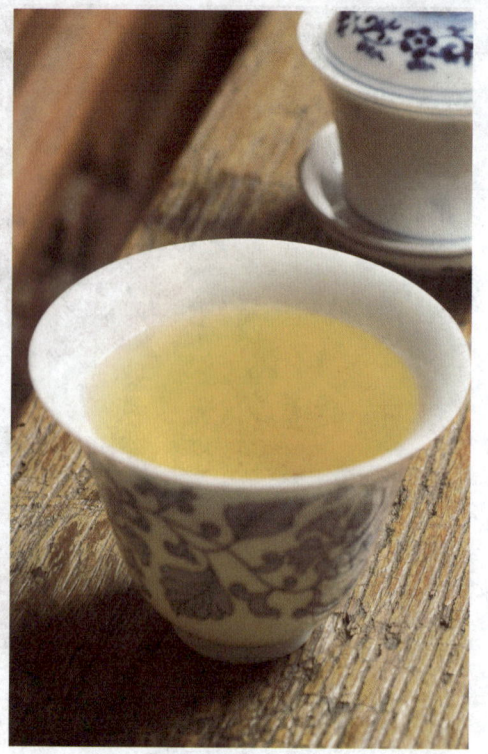

苦瓜蜜茶

适应证：目赤目痛、燥热口渴

原料

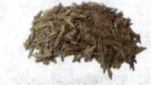 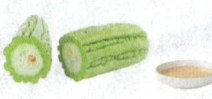

绿茶3克　　　苦瓜干10克　　　蜂蜜适量

做法

①将绿茶与苦瓜干放入茶壶中。②冲入沸水，加盖浸泡，静置4分钟，取出茶水，加入蜂蜜调匀即可饮用。

重点提示

1. 眼睛、咽喉肿痛，有内热时饮用较佳。
2. 胃寒者不宜饮用。

茶效

◎苦瓜具有除烦、解毒、明目、清热消暑、降低血糖的功效；绿茶可清热祛火，养肺润肺。此茶有明目养肝、清热解暑、消炎退热的效果。

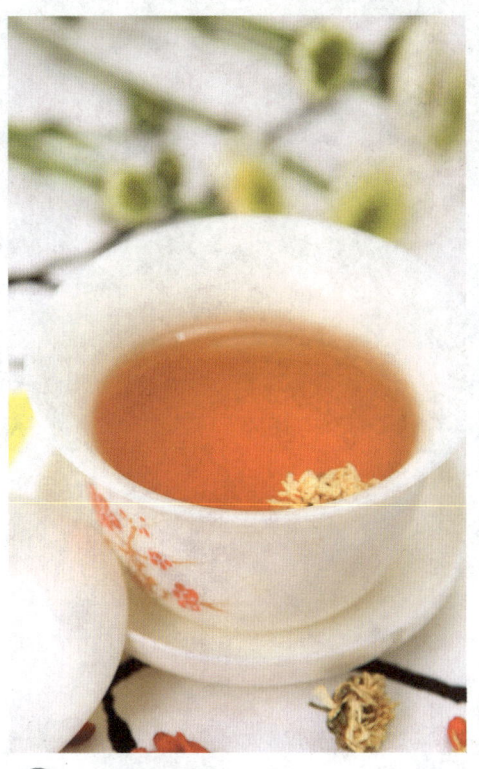

明目茶

适应证：肝肾阴亏、目昏多泪

🍃 原料

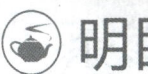
枸杞适量

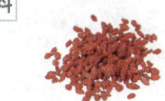
白菊花适量

🍃 做法 ①将枸杞、白菊花一起放入茶杯中。②往茶杯中加入沸水，冲泡10分钟后，即可饮用。

❗ 重点提示
1. 头晕目眩者饮用此款茶饮效果较好。
2. 外邪实热、脾虚有湿及泄泻者不宜用。

🍃 茶效

◎枸杞具有滋肾润肺、补肝明目的功效；菊花具有疏风清热、明目解毒的功效。饮用此款茶饮，具有清热祛火、明目养肝的作用。

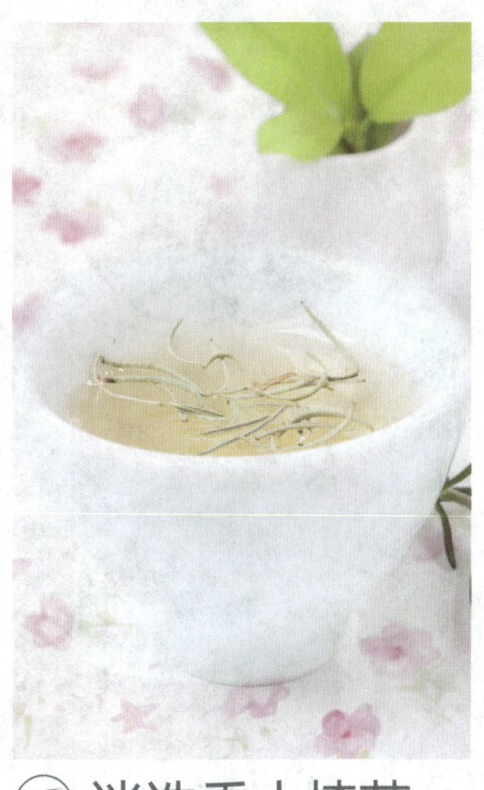

迷迭香山楂茶

适应证：用眼过度、腹胀、肥胖等症状

🍃 原料

迷迭香1匙　山楂5片　白糖25克　冰糖20克　柠檬皮适量

🍃 做法 ①柠檬皮洗净切丝；锅内加适量清水，放入白糖、山楂、迷迭香煎煮约3分钟。②加入冰糖调匀至融化，将茶汁倒入茶壶内，再加入柠檬皮即可。

❗ 重点提示
1. 眼神不济、疲累时饮用较好。
2. 脾胃虚弱、胃酸过多者忌服。

🍃 茶效

◎迷迭香具有除胀去痛、提神醒脑的功效；山楂具有消食化积、行气散瘀的功效。此款茶饮具有清热消食、保护视力的作用。

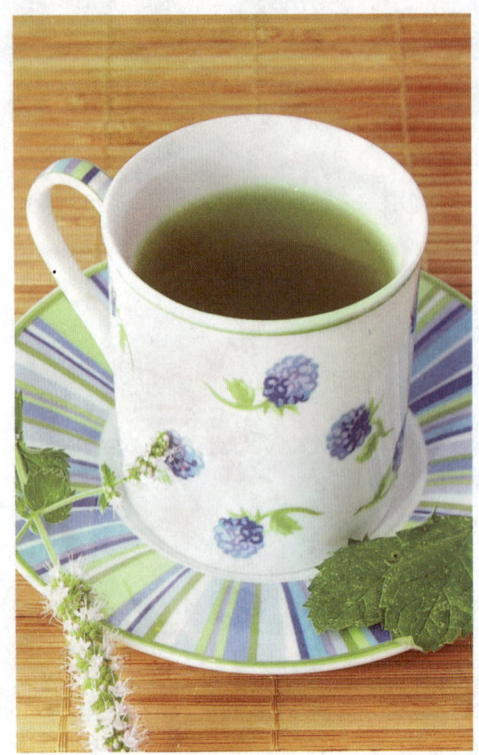

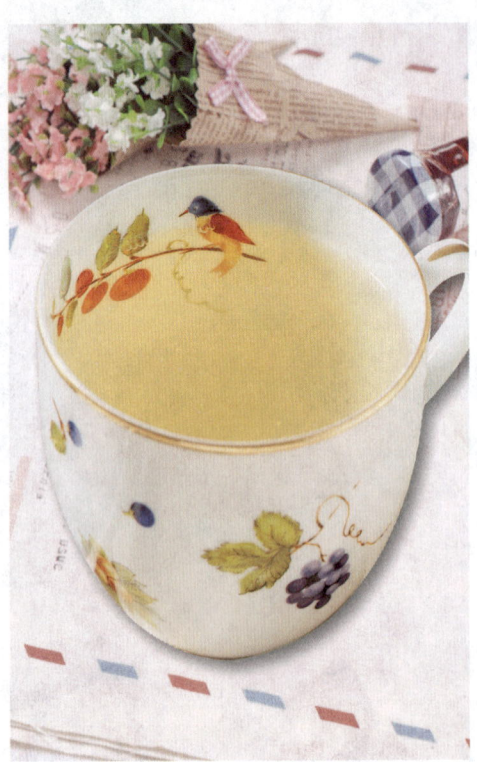

玉竹薄荷茶

适应证： 外感热病后目赤痛、视物昏花

原料

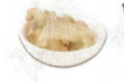 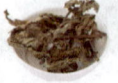 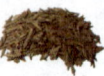

玉竹5克　薄荷3克　菊花3克　绿茶3克

做法 ①将所有原料一同放入保温杯中。②倒入沸水，闷泡后滤取汁液即可饮用。

! 重点提示

1. 目赤、视力模糊者饮用较好。
2. 气虚胃寒、食少泄泻患者宜少用。

茶效

◎玉竹具有养阴润燥、除烦止渴的功效；薄荷可疏风散热、辟秽解毒；菊花具有清肝明目之功。此款茶饮具有疏表、养阴、明目的功效。

玉竹西洋参茶

适应证： 肺结核、慢性肝炎、慢性肾炎等

原料

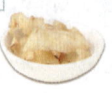 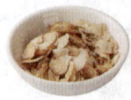 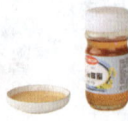

玉竹20克　西洋参3片　蜂蜜15毫升

做法 ①先将玉竹和西洋参用沸水600毫升冲泡30分钟。②滤去渣，待温凉后加入蜂蜜，拌匀即可。

! 重点提示

1. 适当常饮，调补身体，滋阴明目，效果甚佳。
2. 体虚胃寒、风寒咳嗽、消化不良者忌服。

茶效

◎玉竹具有滋阴润燥、除烦止渴的功效；西洋参具有清虚火、生津止渴的功效。此款茶饮具有清热润燥、明目止渴的作用。

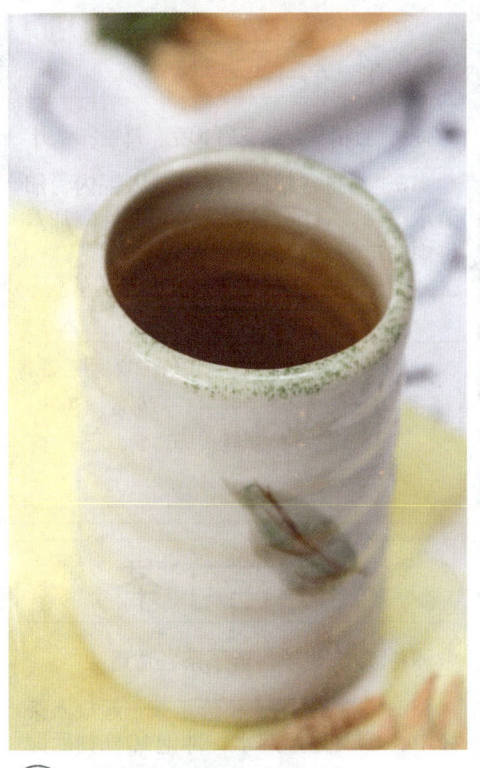

薄荷甘草茶

适应证： 眼睛劳损、头痛

原料

 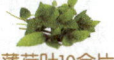 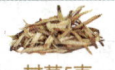
鲜薄荷叶10余片　　甘草5克

绿茶5克　太子参10克　白糖适量

做法 ①将所有原料（除白糖外）放入保温杯中。②加入开水500毫升左右，冲泡15分钟后，滤去渣滓，加白糖适量，调匀饮用。

! 重点提示

1. 目暗不明者饮用较佳。
2. 肺虚咳嗽、阴虚发热者不宜用。

茶效

◎太子参具有补肺、健脾的功效；薄荷叶、甘草、绿茶都能起到清热的作用。饮用此款茶饮，具有散风清热、清肝明目、解毒消炎的功效。

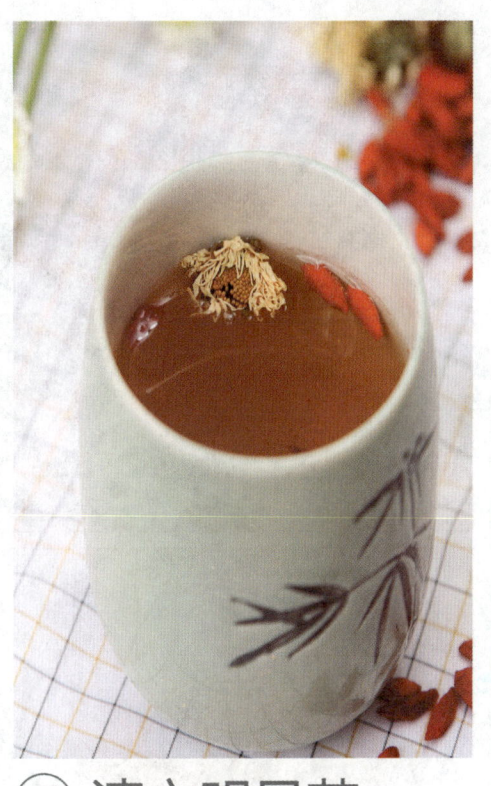

清心明目茶

适应证： 头晕目眩、目昏多泪、虚劳咳嗽等

原料

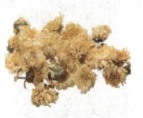 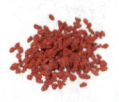
菊花适量　　　枸杞适量

做法 ①先用热水温杯后，放入菊花与枸杞。②直接加入开水冲泡，约1~2分钟后即可饮用。

! 重点提示

1. 适量常饮，清肝明目效果甚佳。
2. 外邪实热、脾虚有湿、泄泻者忌服。

茶效

◎菊花具有散风清热、解毒消肿、健脑明目的功效；枸杞具有滋阴润肺、补肝明目的功效。此款茶饮具有清热明目的作用。

下篇 健康茶方 ▶ 选对一杯好茶，品味甘美人生，为健康加分！

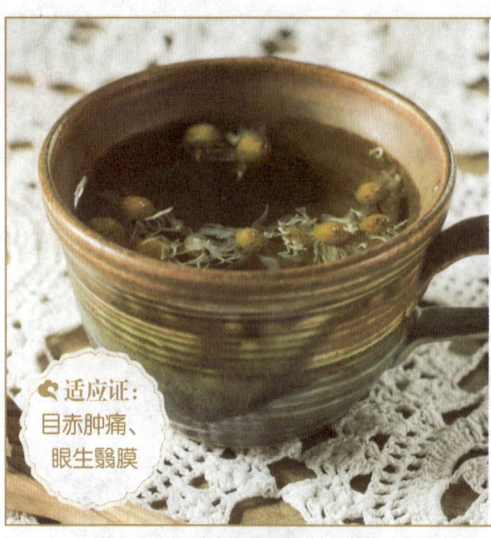

🫖 谷精草茶

原料 谷精草、菊花各10克，蜂蜜20毫升

做法 ①将谷精草、菊花放入锅内，加清水煮沸。②5分钟后，滤出茶汁，加入蜂蜜即可饮用。

茶效

◎谷精草祛风散热、明目退翳，治目翳、雀盲、头痛、齿痛、喉痹；菊花能清热祛火、消除炎症；蜂蜜能润肠通便。三者为茶，可疏风清热、明目退翳。

适应证： 目赤肿痛、眼生翳膜

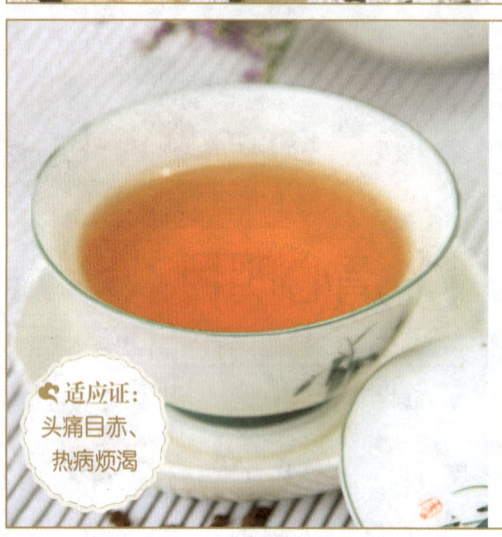

🫖 决明苦丁茶

原料 炒决明子、苦丁茶各适量

做法 将炒决明子和苦丁茶一起放入茶杯中，倒入适量沸水，冲泡10分钟后即可饮用。

茶效

◎决明子具有清肝泻火、益肾滋阴的功效；苦丁茶具有散风除烦、利便祛腻的功效。饮用此款茶饮，能起到消暑明目的良好作用。

适应证： 头痛目赤、热病烦渴

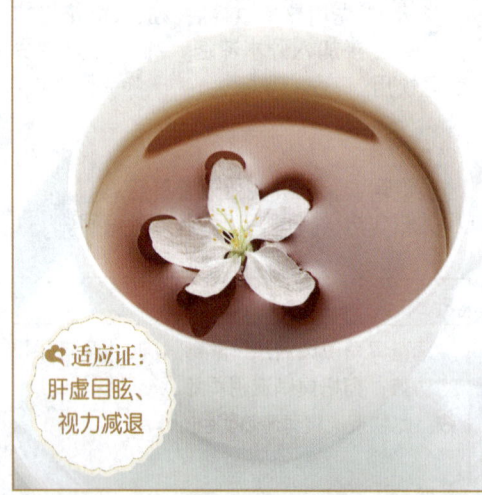

🫖 五味子茶

原料 五味子5克，绿茶1克，蜂蜜25毫升

做法 ①将北五味子用文火炒至微焦。②将炒好的五味子与绿茶一起用沸水冲泡5分钟，趁热加入蜂蜜拌匀即可饮用。

茶效

◎五味子具有敛肺、滋肾、生津的功效；绿茶具有清热祛火、明目润肺的功效。饮用此款茶饮，能起到保护视力、补肾益肝的良好作用。

适应证： 肝虚目眩、视力减退

桑菊甘草茶

原料 桑叶、白菊花各8克,甘草4克,白糖少许

做法 ①将桑叶、白菊花、甘草一起入锅中稍煮。②滤渣,加白糖调匀饮用。

茶效

◎桑叶有祛风清热、凉血明目等功效;菊花可以清热明目、祛火平肝。常饮这款茶,能清肺润喉、保护视力,对风热感冒也有一定疗效。

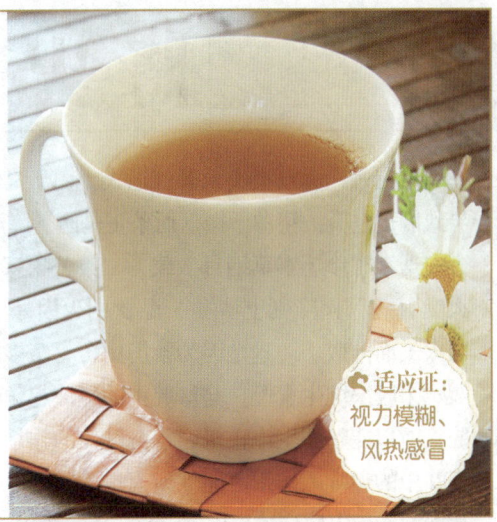

适应证:视力模糊、风热感冒

清目除烦茶

原料 红茶5克,川芎3克

做法 ①锅中加入清水450毫升煮开,再放入红茶和川芎。②煮至剩一半水时,即可滤去茶汁饮用。

茶效

◎川芎具有行气开郁、祛风燥湿、活血止痛的功效;红茶能使神经松弛,具有缓和紧张情绪的作用。此茶可有效地活血除烦、清肝明目、安神定志。

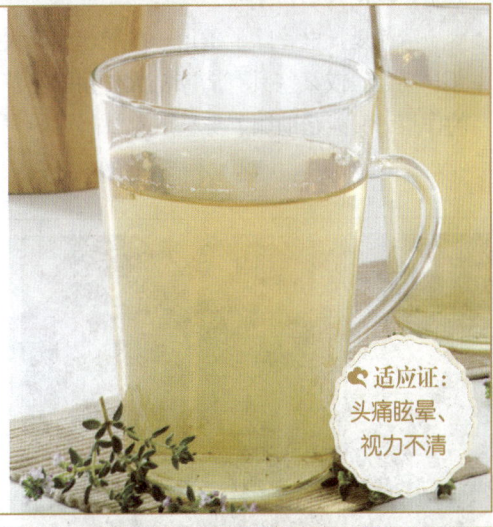

适应证:头痛眩晕、视力不清

菊花蜜饮

原料 菊花50克,蜂蜜适量

做法 ①将菊花加水200毫升,稍煮后保温30分钟左右。②过滤后加入适量蜂蜜,搅匀之后饮用。

茶效

◎菊花具有疏风、清热、明目、解毒的功效;蜂蜜可治肺燥咳嗽、肠燥便秘、目赤、口疮等。二者为茶,具有养肝明目、生津止渴、清心健脑、润肠等作用。

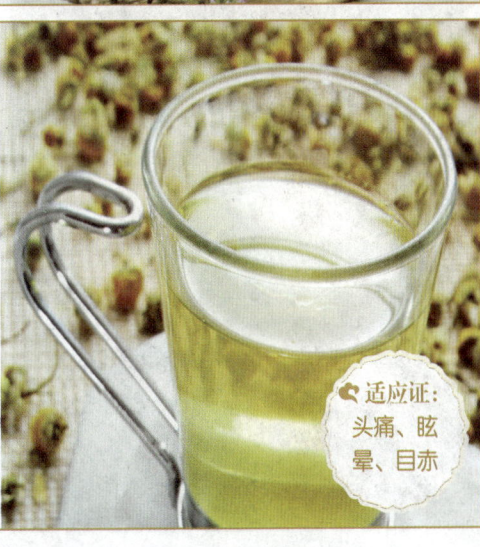

适应证:头痛、眩晕、目赤

降火祛火

夏三月，赤日炎炎，暑气逼人。由于高温蒸人，人体大量出汗，体内消耗严重，导致肝火过盛，精神不振。而茶正是防暑降温的好饮料。

据李时珍《本草纲目》载："茶苦味寒，……最能降火，火为百病，火降则上清矣。温饮则火因寒气而下降，热饮则借火气而升散。"这是因为茶汤中含有茶多酚类、糖类、氨基酸、果胶、维生素等，与口腔中的唾液起化学反应，能滋润口腔，所以能起到生津止渴、强身健体的作用。与此同时，由于茶叶中的咖啡碱作用，能促使大量的热量从人体的汗腺排出，故茶饮能使人感到凉爽解渴。

清凉夏日里，除了备用一些能起到降火作用的饮品之外，也可以适当选用诸如绿茶、乌龙茶或某些具有清凉祛火作用的花草茶来饮用，既能达到清热降火、消暑止渴的作用，又能帮助调节身心平衡。

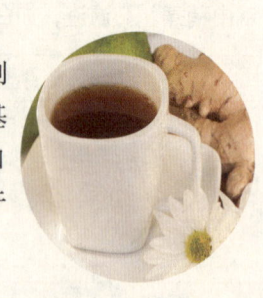

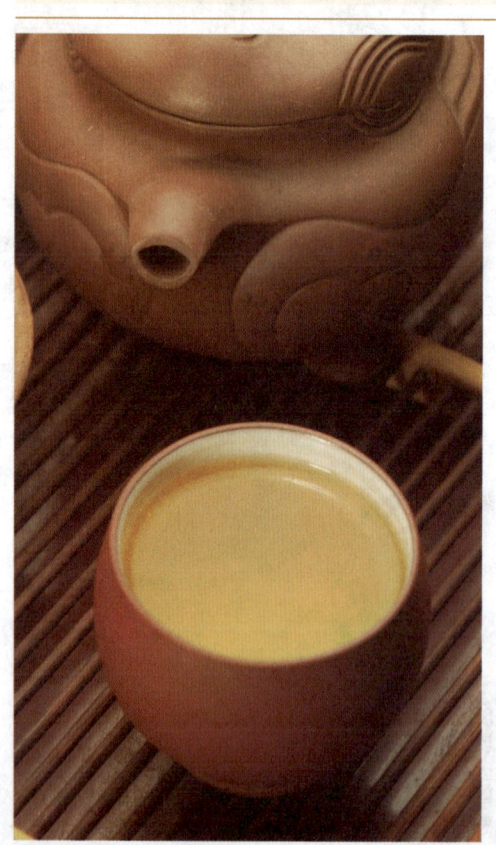

玄参绿茶

适应证：肝火上炎、热病烦渴、咽喉肿痛

原料

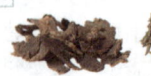 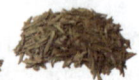 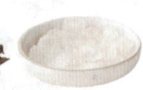

玄参10克　　绿茶4克　　冰糖5克

做法 ①将玄参和绿茶一起放入茶壶中。②用90摄氏度开水冲泡，加盖闷5分钟，可酌情加入适量冰糖，再倒入杯中饮用。

重点提示
1. 热病烦渴、便秘者饮用效果较好。
2. 脾胃有湿及脾虚便溏者忌服。

茶效

◎玄参具有滋阴降火、除烦解毒的功效；绿茶具有利尿解乏的作用，有利于人体尽快消除疲劳。此款茶饮具有除烦、解毒、滋阴降火的功效。

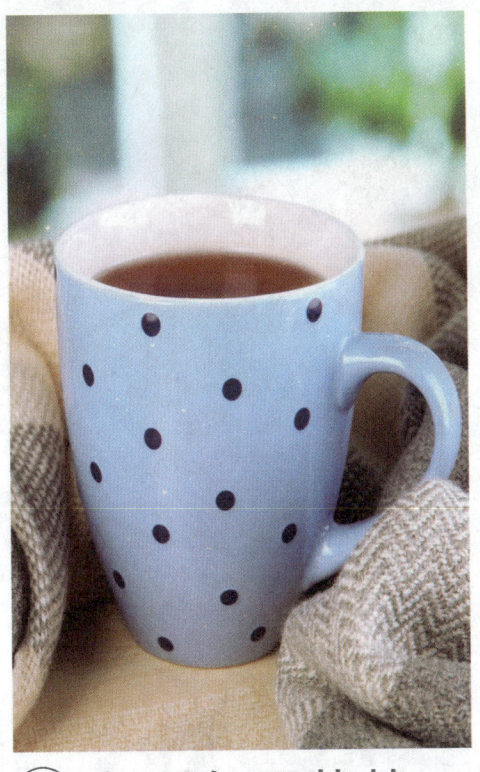

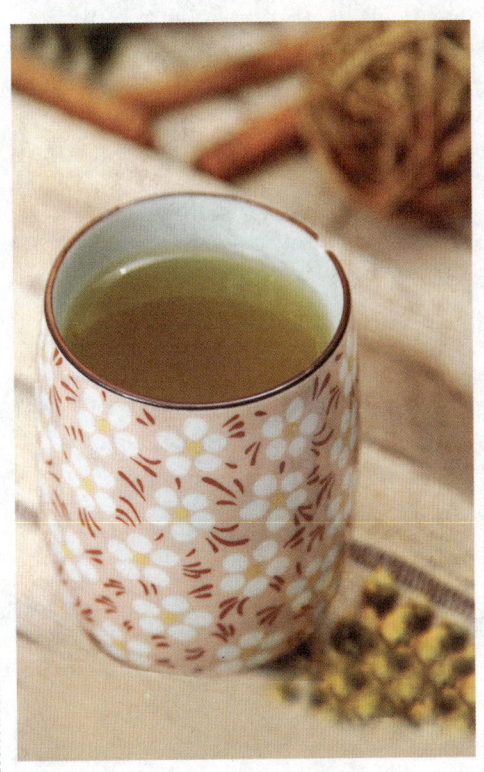

冬瓜鱼腥草茶

适应证：水肿、小便不利、泄泻、疮肿等

原料

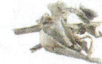 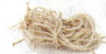 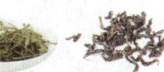

冬瓜皮少许　鱼腥草10克　金银花10克　包种茶6克

做法 ①将冬瓜皮切成小片；所有原料用水过滤后放入茶壶中。②倒入开水冲泡，10~20分钟后再倒入杯中，待凉后饮用。

! 重点提示
1. 夏季常饮，清热消暑，效果甚佳。
2. 身体虚肿者忌服。

茶效
◎冬瓜皮具有治肿胀、消热毒、利小便的功效；鱼腥草具有清热解毒、利尿消肿的功效。此款茶饮具有利尿降火的作用。

三花清凉茶

适应证：风热感冒、湿疹、皮肤瘙痒等

原料

 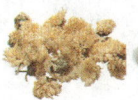 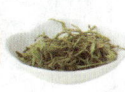

杭白菊适量　　野菊花适量　　金银花适量

做法 ①将杭白菊、野菊花、金银花一起放入杯中。②往杯中倒入沸水，闷泡10分钟后即可饮用。

! 重点提示
1. 切勿过量饮服，以防伤脾胃。
2. 脾胃虚寒者、孕妇忌服。

茶效
◎杭白菊具有清热杀毒的功效；野菊花具有解毒消肿、健脑明目的功效。此款茶饮具有清热降火的作用。

下篇 健康茶方 ▶ 选对一杯好茶，品味甘美人生，为健康加分！

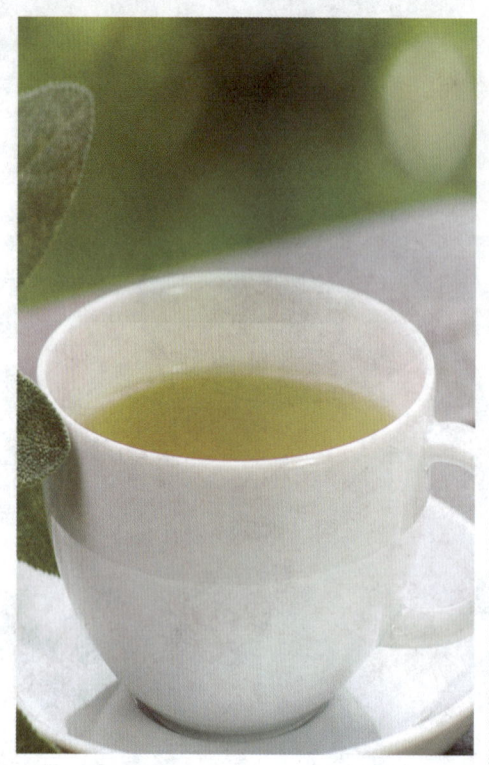

甘草莲子心茶

适应证： 烦躁不眠、手足心热、口渴咽干等

原料

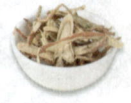 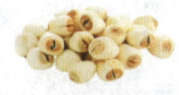

甘草4克　　　　莲子2克

做法 ①将甘草切小片或研粉，莲子取心，一起放入茶具或保温杯中。②加入沸水，盖上盖子，静泡5分钟左右即可频饮。

重点提示
1. 烦躁、睡眠不安者饮用较好。
2. 湿热、呕吐、水肿及高血压患者忌服。

茶效
◎莲子心具有清心火、平肝火、泻脾火、降肺火的功效；甘草治五脏六腑寒热邪气，坚筋骨。此款茶饮具有清心养神、泻火解毒的功效。

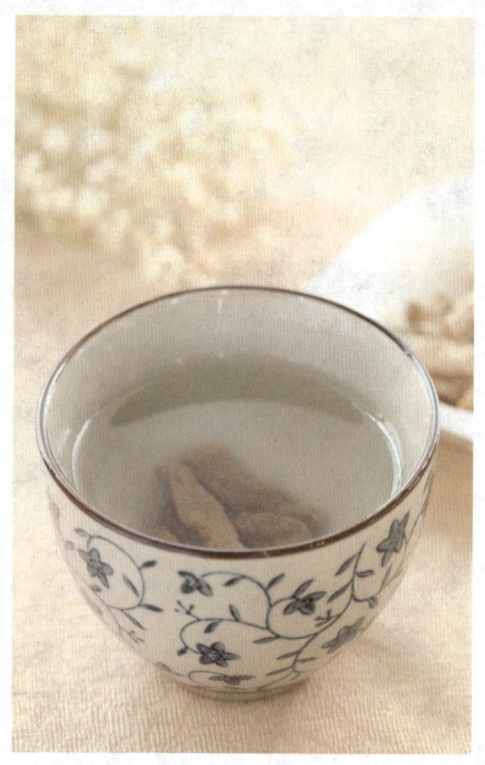

天麻茶

适应证： 眩晕头痛、肢体麻木等

原料

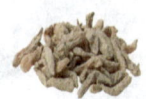

天麻10克

做法 ①天麻稍洗，放入杯中。②再倒入开水冲泡20分钟。③待凉后即可饮用。

重点提示
1. 适当常饮，能提神醒脑。
2. 津液衰少、血虚、阴虚者忌服。

茶效
◎天麻具有平肝熄风、散风止痛的功效，还能帮助增加脑血流量，起到降低血压、减慢心率、保护心肌缺血的作用。此款茶饮具有清热降火的功效。

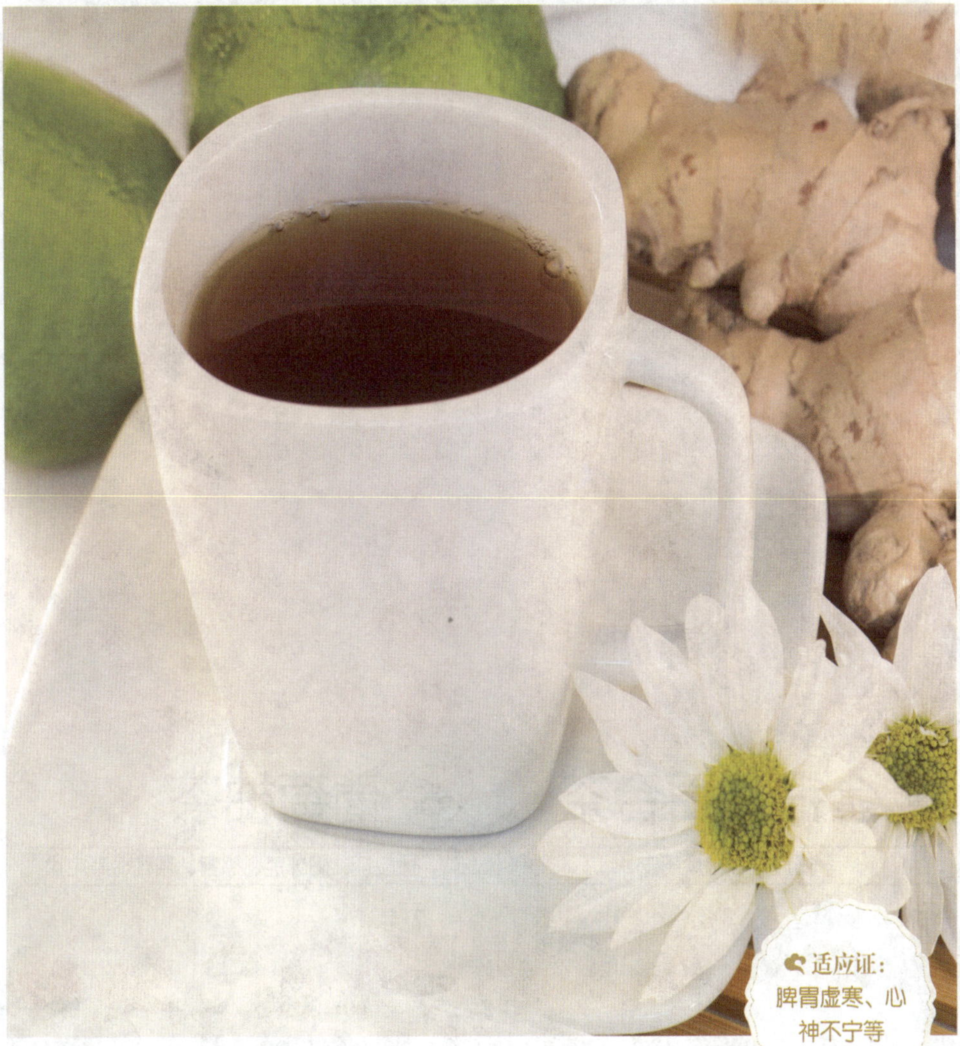

桂圆生姜茶

适应证： 脾胃虚寒、心神不宁等

原料

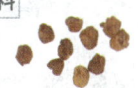
桂圆肉15克

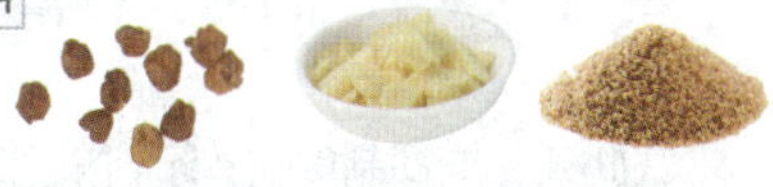

生姜1片

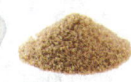
红糖适量

做法

①将桂圆肉与红糖、生姜一起放入茶壶中。②往茶壶中倒入适当沸水，然后加盖，闷泡约20分钟后，开盖，将茶倒入杯中，即可饮用。

重点提示

1. 脾胃不和、失眠者饮用较佳。
2. 精神疲乏的人不要食用桂圆，因其起到安神作用，容易引起嗜睡。

茶效

◎桂圆具有补中益气、健脾开胃的功效；生姜具有开胃止呕、化痰止咳、发汗解表的功效；红糖具有益气补血、健脾暖胃的功效。此款茶饮具有降火祛火的作用。

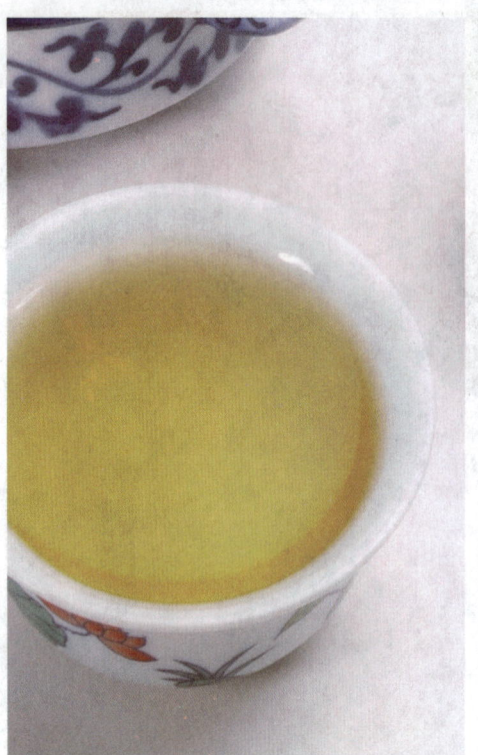

金银花百合茶

适应证：心烦不安

原料

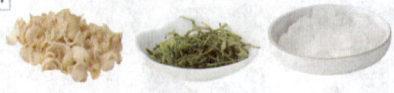

干百合花2～3克　金银花2～3克　冰糖适量

做法 ①将干百合花、金银花及冰糖同置于杯中。②冲入沸水，静置浸泡5分钟后，即可饮用。

重点提示

1. 有暑热症状或烦躁不安时饮用较佳。
2. 脾胃虚寒者不宜饮用。

茶效

◎金银花具有清热利咽的作用；百合花味甘微苦，有润肺、清火、安神功效，调治咳嗽、眩晕、夜寐不安等病症有效。此茶可清心祛火、养阴解暑。

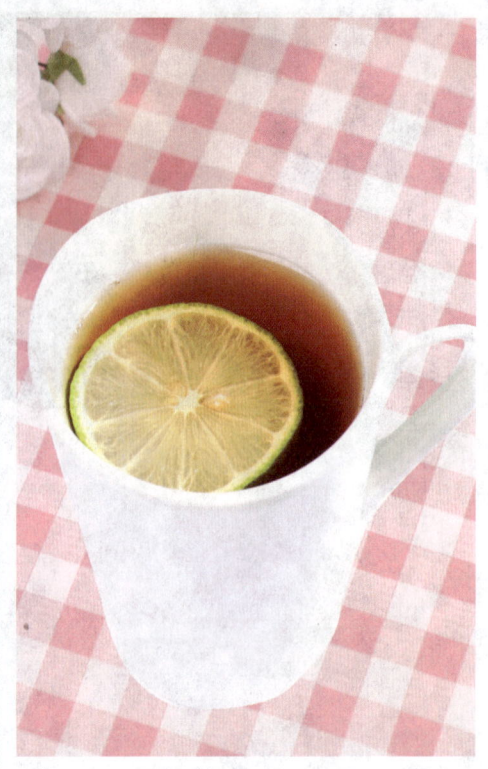

葡萄柚茶

适应证：肥胖症、感冒、喉咙痛等症状

原料

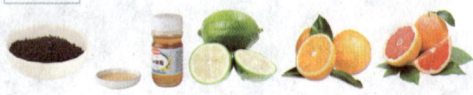

红茶包1个　蜂蜜1大匙　柠檬半个　广柑2个　葡萄柚2个

做法 ①将葡萄柚、广柑、柠檬榨汁加热。②待水沸加入蜂蜜、红茶包，搅匀即可饮用。

重点提示

1. 常饮此茶，能抑制食欲，起到减肥功效。
2. 高血压患者忌服。

茶效

◎葡萄柚具有抑制食欲、促进消化的功效；蜂蜜具有调补脾胃、润肺止咳、润肠通便的功效。此款茶饮具有润肺、降火的作用。

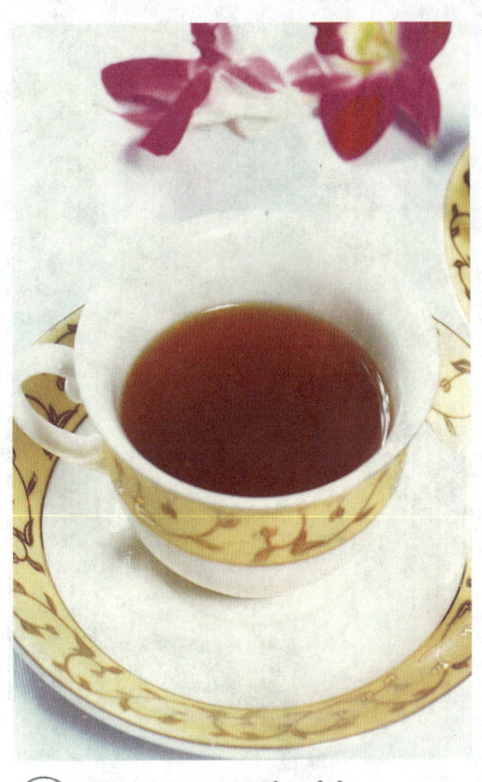

罗汉三宝茶

适应证： 肝肾阴亏、腰膝酸软、虚劳咳嗽等

原料

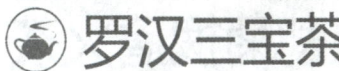

贡菊10朵　　枸杞8粒　　参片少许

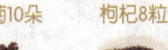

蜜枣1颗　　红茶包1包　　冰糖适量

做法 ①将贡菊、枸杞、参片、蜜枣、红茶包、冰糖一起放入锅中，加水后煮20分钟。②将煮好的茶汁倒入杯中即可饮用。

⚠ 重点提示
1. 适量常饮，利肝清热效果甚佳。
2. 外邪实热、脾虚有湿、泄泻者忌服。

茶效
◎贡菊具有散风清热、养肝明目、清凉解毒的功效；枸杞具有润肺养肾、补肝明目的功效。此款茶饮具有清热祛火的作用。

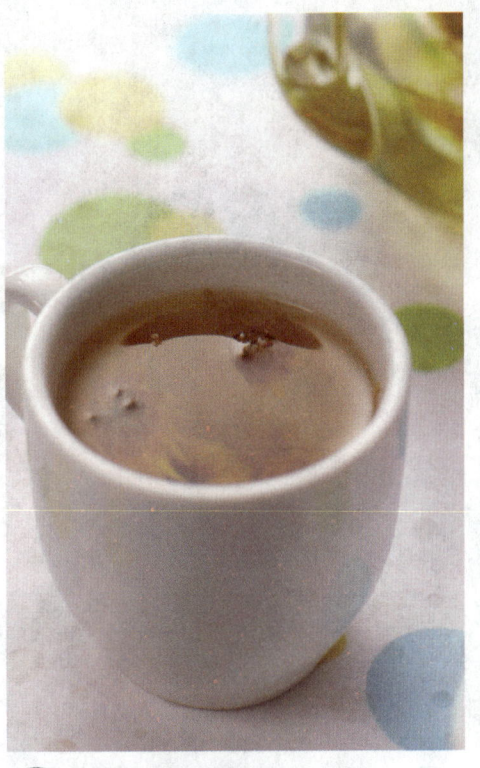

桑菊绿茶饮

适应证： 肝火旺盛、目赤昏花

原料

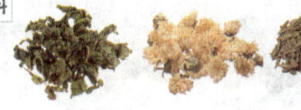

桑叶2克　　菊花3克　　绿茶3克

做法 ①将桑叶和菊花洗净，与茶叶一起放入杯中。②加入沸水冲泡，静泡4分钟左右即可。

⚠ 重点提示
1. 外感风热感冒心火太盛者饮用较好。
2. 腹泻及脾胃虚寒者不宜饮用。

茶效
◎桑叶可散风热、泄肺热；菊花能清热祛肝火；绿茶具有消炎抗菌的作用。此款茶饮具有疏散风热、祛肺火、清肝明目的功效。

第一章 喝对茶饮，为健康加分

第二章 日常保健茶饮 ◀

第三章 不同人群如何选择茶饮

第四章 四季茶饮

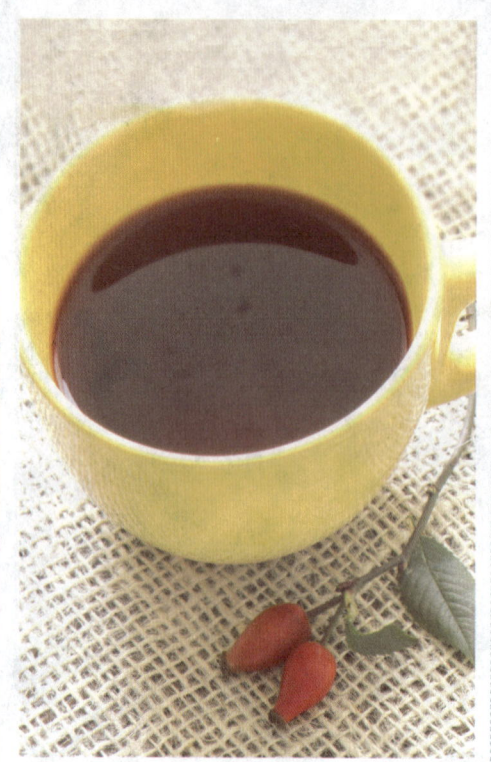
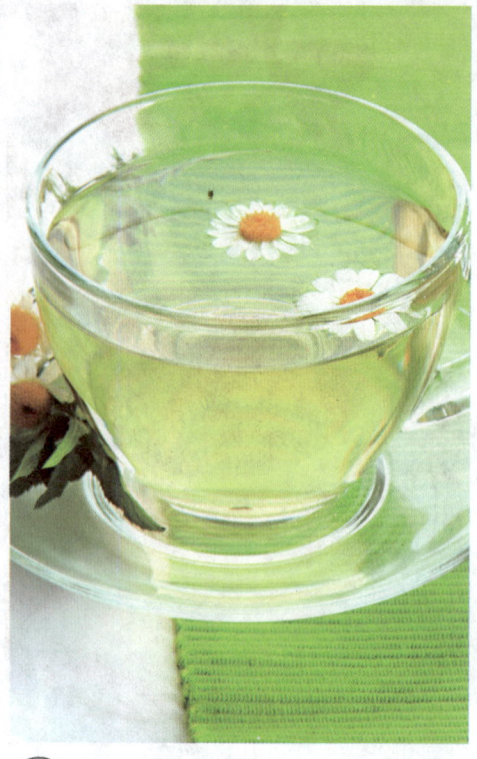

生地莲子心茶

适应证： 口渴、心火偏盛、目赤肿痛等

原料

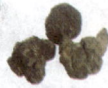 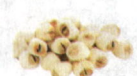 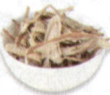

生地9克　　莲子6克　　甘草6克

做法 ①锅中加水煮沸。②将莲子取心，与生地、甘草同放入沸水中水煎20～30分钟，即可饮用。

! 重点提示

1. 高血压患者常饮，效果甚佳。
2. 女性常饮，能消除多余脂肪，达到美容减肥功效。

茶效

◎生地具有清热凉血、滋阴生津的功效；莲子心具有宁心清热、止血涩精的功效。此款茶饮具有清热降火的作用。

茉莉菊槐清火茶

适应证： 高血压、头痛、头胀、眩晕等

原料

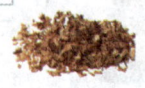 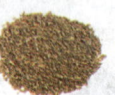 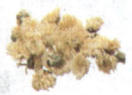

茉莉3克　　槐花3克　　菊花3克

做法 ①将上述材料置入壶中。②冲入沸水冲泡，静泡5分钟，滤取茶汤后，即可饮用。

! 重点提示

1. 肝火炽盛及高血压患者饮用较好。
2. 气虚胃寒、食少泄泻患者宜少用。

茶效

◎茉莉花能抗菌、平喘、抗癌、强心益肝、降低血压；槐花具有清心、润肺、平肝明目作用，可预防角膜炎；菊花能清肝明目。此茶可平肝祛风、清火降压。

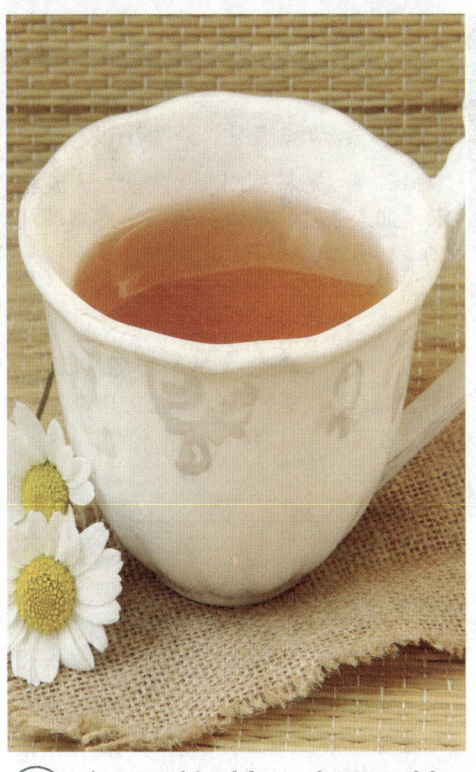

红巧梅苦丁栀子茶

适应证： 大便干结、小便短赤、痤疮等

原料

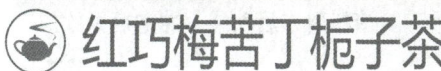

红巧梅2~3克　　苦丁2克　　栀子2克

做法 ①将所有原料洗净，一起放入保温杯中。②加入沸水冲泡，静泡4分钟即可饮用。

! 重点提示
1. 便秘患者饮用较好。
2. 体质虚弱、腹泻及脾胃虚寒者忌服。

茶效

◎苦丁具有散风热、清头目、除烦渴的作用；红巧梅具有降火消炎、排毒养颜、延缓衰老、活血养颜的功效。此茶能散风热、清头目、除烦渴。

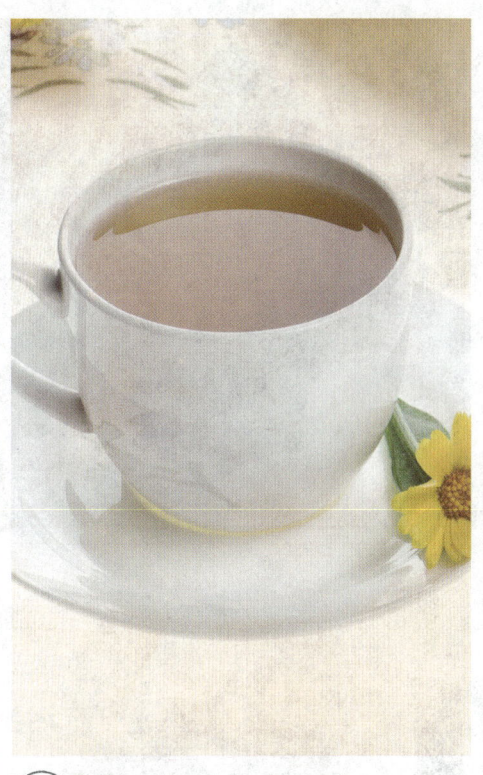

款冬菊花茶

适应证： 咳嗽、气喘等症状

原料

菊花10克　　款冬花10克　　甘草5克

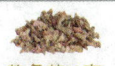 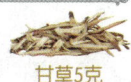

薄荷5克　　射干5克　　蜂蜜少许

做法 ①将所有原料用水过滤一遍，放入壶中。②倒入用450毫升的热开水冲泡，10~20分钟后即可饮用。

! 重点提示
1. 适量常饮，对经常咳嗽者有效。
2. 阴虚劳嗽者忌服。

茶效

◎菊花具有疏风、清热、明目、解毒的功效；款冬花具有镇咳下气、润肺祛痰的功效。此款茶饮具有降火祛火的作用。

下篇 健康茶方 ▶ 选对一杯好茶，品味甘美人生，为健康加分！

苏叶羌活茶

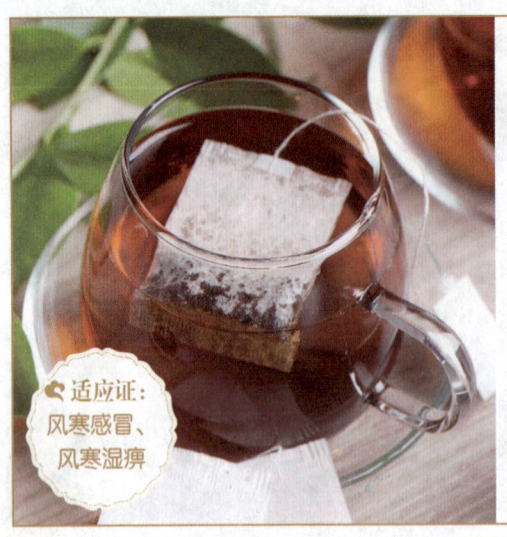

适应证： 风寒感冒、风寒湿痹

原料 紫苏叶、羌活、茶叶各6克

做法 ①先将紫苏叶、羌活研成粗末，加入茶叶，放入茶钟。②沸水冲泡10～15分钟，即可饮用。

茶效

◎紫苏叶具有解表、散寒、理气的功效；羌活具有解表驱寒、散风祛湿的功效。此款茶饮具有清热散寒、降火祛湿的作用。

清火茶

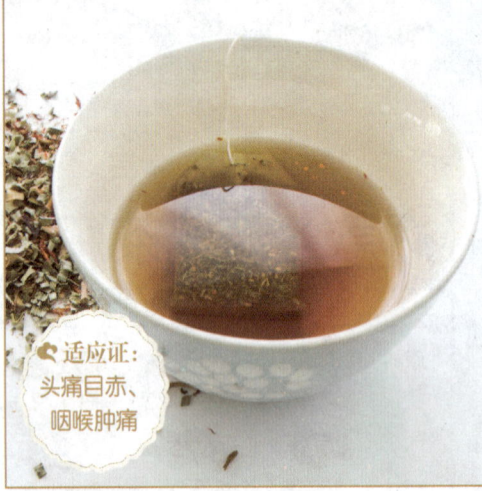

适应证： 头痛目赤、咽喉肿痛

原料 青蒿、薄荷叶、荷叶、藿香各20克，甘草5克

做法 ①将除甘草外的药材均用小火微炒。②诸料研末后入袋，冲泡后即饮。

茶效

◎青蒿具有清热凉血的功效；薄荷叶具有清热散风、透疹利咽的功效。此款茶饮具有清热降火的作用。

三花降火茶

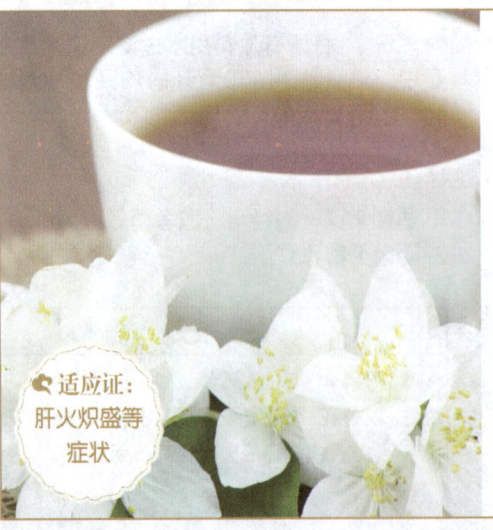

适应证： 肝火炽盛等症状

原料 金银花18克，菊花8克，茉莉花10克

做法 ①将诸料放入壶中，倒入开水。②不加盖浸泡10分钟后饮用。

茶效

◎茉莉花具有安定情绪、缓解疲劳的功效；金银花具有清热消炎的功效；菊花具有清肝明目的功效。此款茶饮具有清热、祛火、消炎的作用。

莲子饮

原料 桂圆肉3克,莲子3枚,西洋参3克,红枣2枚

做法 诸料入锅,加水300毫升,大火煮沸后小火煎煮20分钟至200毫升即可。

茶效

◎桂圆、莲子均归心、脾经,可益心脾,补气血;红枣能养血安神;西洋参可益肺阴、清虚火、生津止渴。四者为茶,可清心火、提精神。

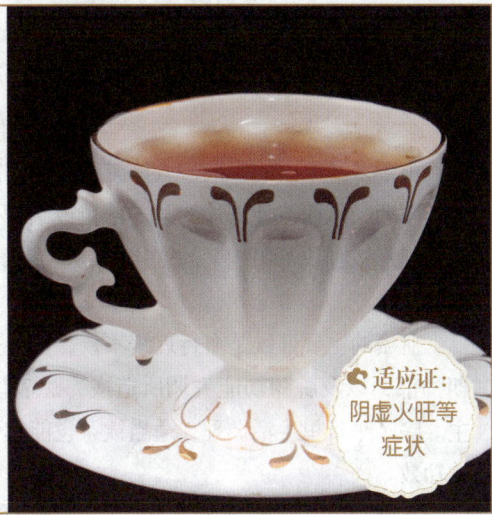

适应证: 阴虚火旺等症状

洛神洋参茶

原料 洛神花、西洋参各10克,菊花、绿茶各5克,冰糖少许

做法 将菊花、绿茶包好后与诸料同过滤,再开水冲泡10分钟,加冰糖饮用。

茶效

◎洛神花具有润肺止咳、降压解酒的功效;西洋参具有清虚火、生津止渴的功效。此款茶饮具有润肺止咳、降火祛火的作用。

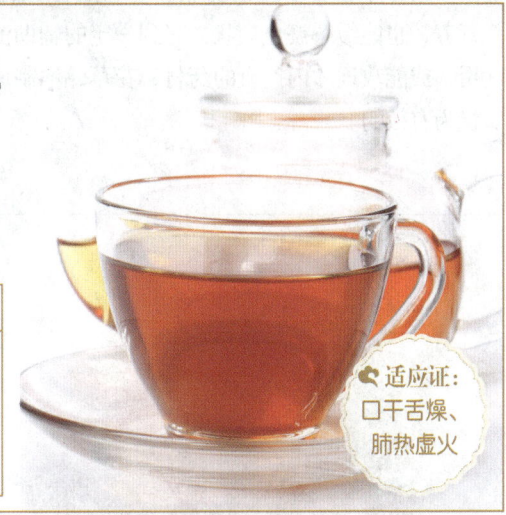

适应证: 口干舌燥、肺热虚火

苏叶茶

原料 绿茶3克,紫苏叶6克,精盐6克

做法 ①先将绿茶放在锅内炒至微焦。②将所有原料一起放入锅中,共煎取汁后饮用。

茶效

◎绿茶具有清肺止咳的功效;苏叶入脾、肺二经,具有发表散寒、理气和营的功效。此款茶饮具有清热宣肺、清咽利喉的功效。

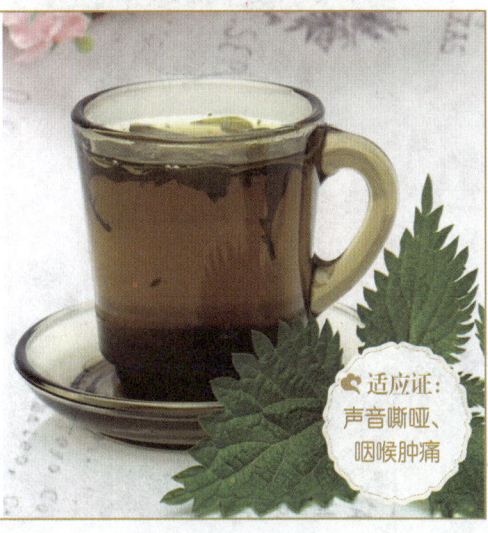

适应证: 声音嘶哑、咽喉肿痛

活血化瘀

由于多种原因的影响，人体脏腑容易引起功能性失调，或者因为外力而导致局部血脉不通，从而致使人体的某一部位或组织出现血行不畅的症状，严重时甚至引起疼痛，或形成肿块等组织上的变化。这些症状都可以理解为瘀血症状。

血瘀的主要证候是血行迟缓不畅，多半是因为情绪不佳长期抑郁，以及脏腑功能失调所造成，患者以身体较瘦的人为主。除了平日里生活调理，适当饮茶也能起到一定的活血化瘀的功效。

茶叶中富含多种矿物质和营养成分，能为人体提供多种营养，也能缓解瘀血症状，起到一定的辅助治疗和调节作用。用茶叶搭配具有消散作用，或能攻逐体内瘀血的药材、花草，泡制成独具特色的药茶、花草茶来饮用，也是极为有效的。

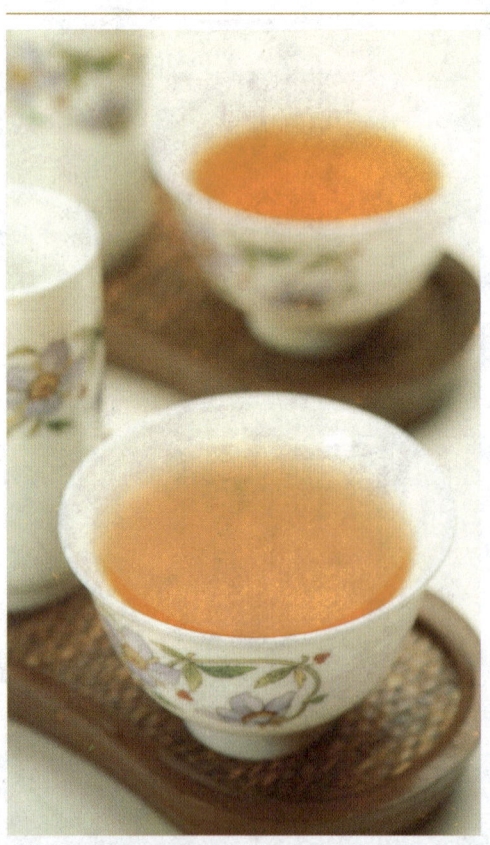

丹参茶

适应证：月经不调、痛经、闭经等

原料

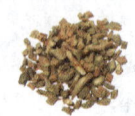

丹参3克

做法 ①将丹参放入茶壶中。②往茶壶中倒入沸水，加盖，闷泡10分钟后，将茶汁倒入茶杯中即可。

重点提示
1. 饮用后有不良反应者，应减少用量。
2. 出血不停者忌饮此茶。

茶效
◎丹参具有活血化瘀、安神宁心、排脓止痛的功效。因此此款茶饮具有活血散瘀、安神宁心的作用。

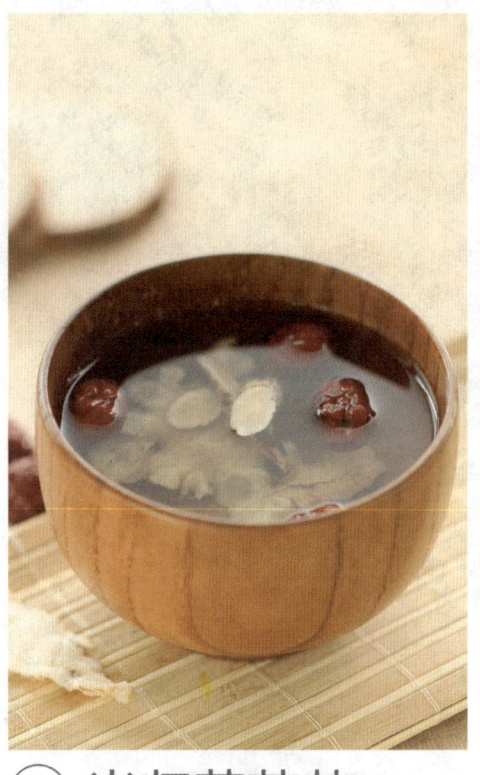

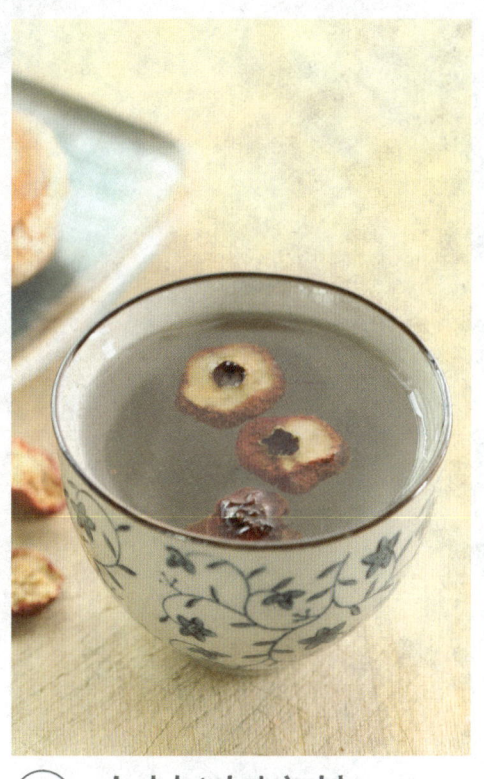

当归黄芪茶

适应证：血瘀

🍵 原料

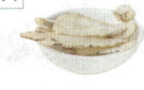 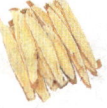 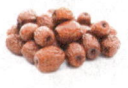

当归5克　　黄芪5克　　红枣2克

🍵 做法　①将诸药材放入茶杯中。②倒入沸水，加盖，闷泡10分钟。

❗ 重点提示
1. 面色无华、血瘀气滞时饮用，效果颇佳。
2. 月经过多、有出血倾向者不宜饮用。

🍵 茶效

◎当归具有补血活血、调经止痛、润燥滑肠的功效；黄芪具有补气固表、利尿脱毒、排脓敛疮等功效。此款茶饮具有健脾和胃、活血理气、改善血瘀的作用。

山楂冰糖茶

适应证：血瘀、消化不良

🍵 原料

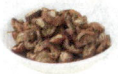 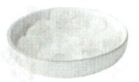

山楂5克　　冰糖适量

🍵 做法　①将山楂洗净，和冰糖一起放入茶杯中。②茶杯中倒入沸水，加盖，闷泡5分钟后即可饮用。

❗ 重点提示
1. 面色无华、血瘀气滞时饮用，效果颇佳。
2. 月经过多、有出血倾向者不宜饮用。

🍵 茶效

◎山楂具有理气散瘀、健脾消食的功效。此款茶饮具有活血化瘀、消食化积、缓解情绪不佳导致的肠胃功能紊乱的作用。

下篇 健康茶方 ▶ 选对一杯好茶，品味甘美人生，为健康加分！

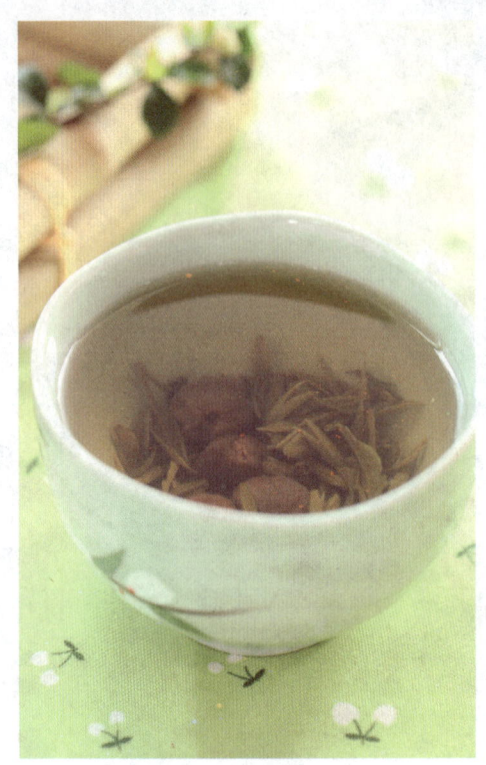

桂圆绿茶

适应证：贫血

原料

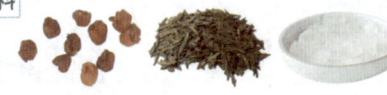

桂圆肉20克　　绿茶2克　　冰糖适量

做法 ①将桂圆肉与绿茶、冰糖同入茶壶。②往茶杯中倒入沸水，加盖闷泡20分钟后饮用。

重点提示
1. 缺铁性贫血者、孕妇饮用颇佳。
2. 大便溏泄、慢性胃炎患者不宜饮用。

茶效

◎桂圆具有补益心脾、养血宁神、健脾止泻、利尿消肿的功效。此款茶饮能够起到滋养补血、调理虚弱体质的作用。

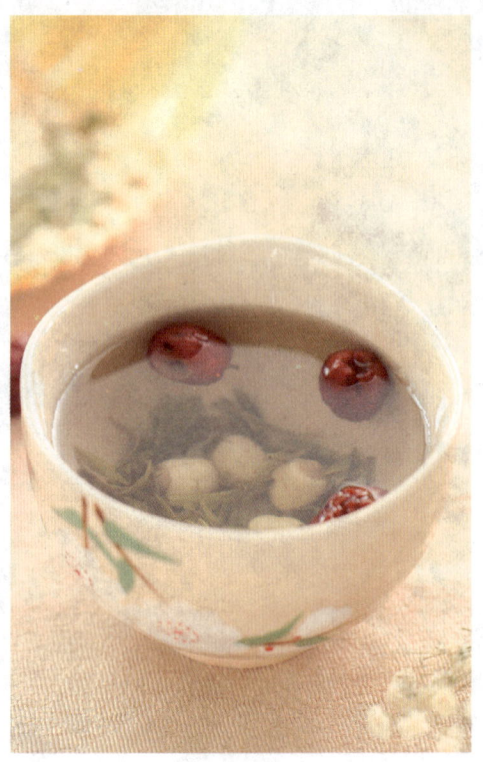

浮小麦绿茶

适应证：贫血、心悸

原料

浮小麦50克　红枣20克　莲子20克　生甘草10克　绿茶2克

做法 ①将浮小麦、红枣、莲子、生甘草同入锅，加水煎至浮小麦熟。②将绿茶入锅，与诸料闷泡5分钟后饮用。

重点提示
1. 缺铁性贫血者饮用颇佳。
2. 便秘、糖尿病患者不宜饮用。

茶效

◎浮小麦具有止汗、镇静、止泻的功效；莲子具有清心醒脾、补脾止泻、安神明目、健脾补胃等功效。此款茶饮能有效地养血安神、助眠。

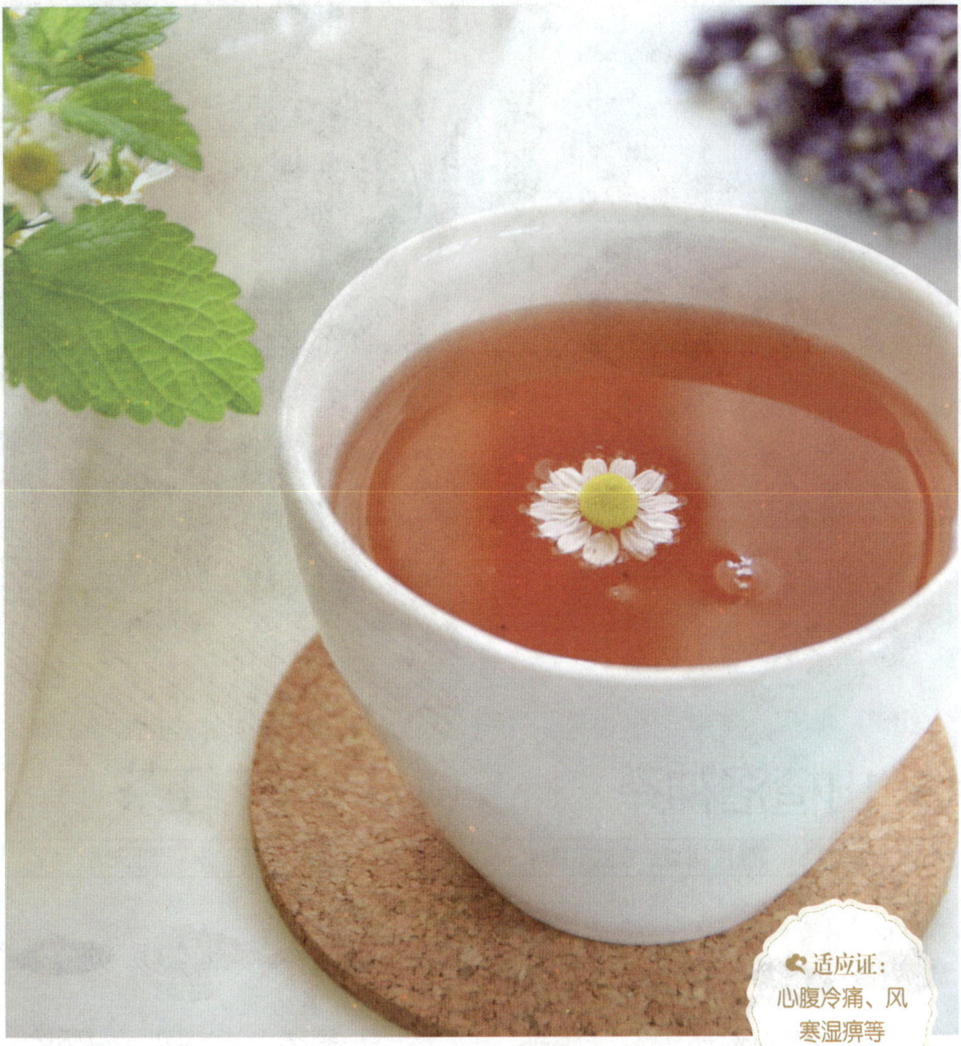

●适应证：
心腹冷痛、风
寒湿痹等

白芍姜糖茶

原料

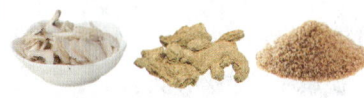

白芍8克　　干姜3克　　红糖适量

重点提示

1. 女性适时适量常饮，养血驱寒效果甚佳。
2. 阴虚内热、血热妄行者忌服。

做法 ①将白芍、干姜均洗净，与红糖一同置于保温杯中。②冲入沸水浸泡，静泡约15分钟左右，即可滤取茶汁饮用。

茶效

◎白芍具有养血柔肝、缓中止痛、敛阴收汗的功效；干姜具有温中逐寒、回阳通脉的功效。此款茶饮具有养血温中的作用。

下篇 健康茶方 ▶ 选对一杯好茶，品味甘美人生，为健康加分！

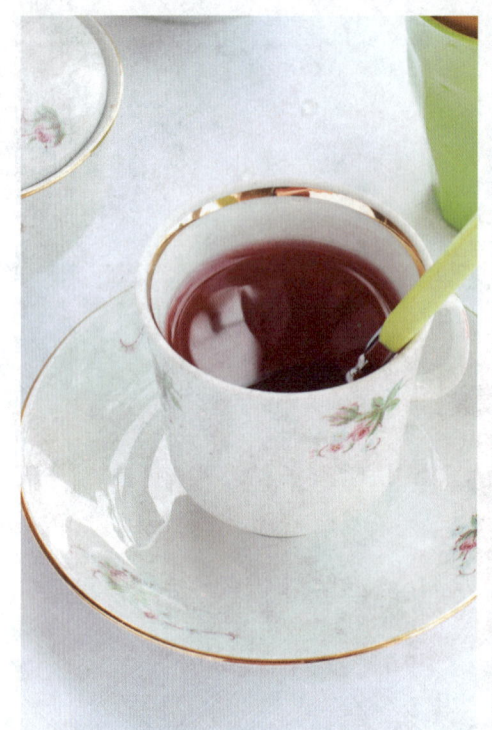

山楂洛神茶

适应证：便秘、痛经、吐衄、食欲不振等

原料

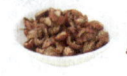 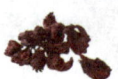 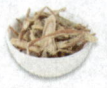 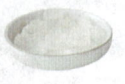

山楂70克　洛神花20克　甘草5克　冰糖适量

做法 ①将山楂、洛神花、甘草、冰糖一起放入锅中，加适量清水煎煮。②20分钟后，滤取汤汁，待温热即可饮用。

⚠ 重点提示

1. 女性常饮，活血补血效果甚佳。
2. 血虚有寒、孕妇、月经过多者忌服。

茶效

◎山楂具有消食化积、行气散瘀的功效；洛神花具有消除疲劳、通便利尿、促进代谢的功效。此款茶饮具有提神消食、活血化瘀的作用。

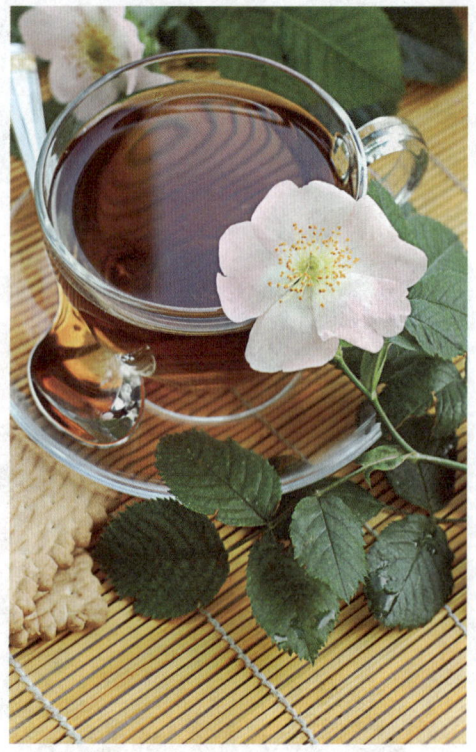

月季花红茶

适应证：肝气不舒、气血失调

原料

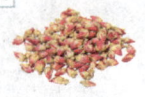 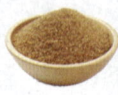 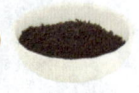

月季花5克　红糖25克　红茶1克

做法 ①将月季花、红糖、红茶一起放入茶壶中。②往茶壶中倒入沸水，加盖泡取浓茶饮用。

⚠ 重点提示

1. 瘀痕未除时饮用颇佳。
2. 脾胃虚弱者、孕妇不宜饮用。

茶效

◎月季花具有活血调经、消肿解毒的功效；红糖有益气补血、健脾暖胃、缓中止痛、活血化瘀等作用。此款茶饮具有活血化瘀、缓解疼痛的功效。

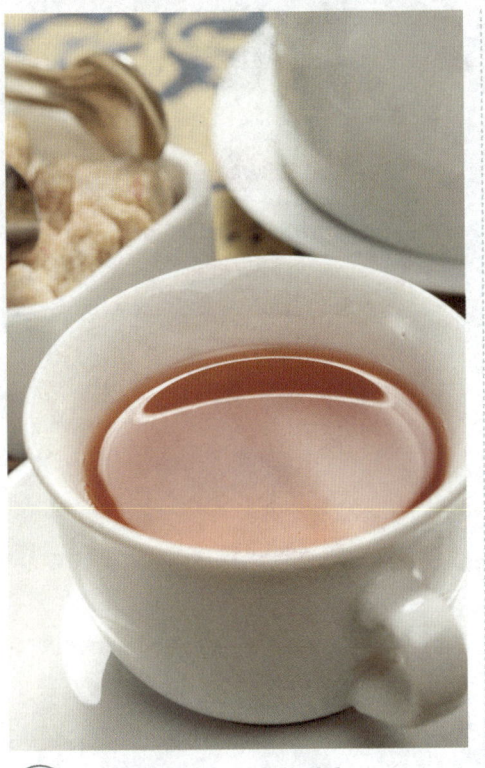

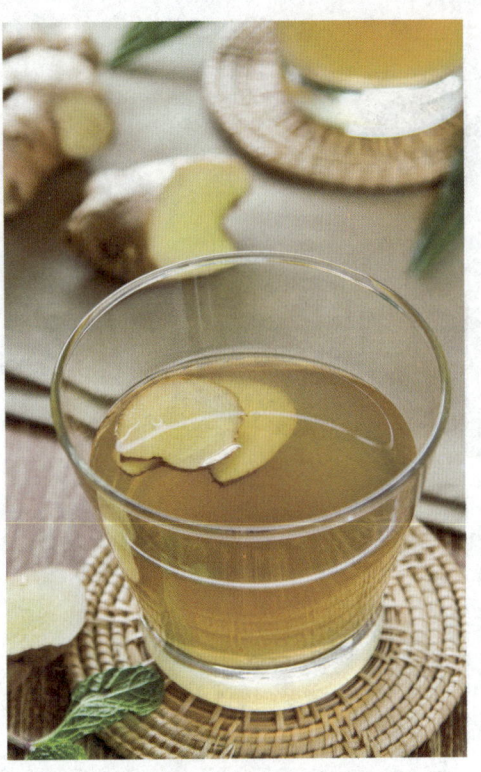

郁金川芎茶

适应证： 月经不调、痛经

原料

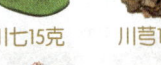

郁金15克　　川七15克　　川芎10克
红茶10克　　白芍5克　　藏红花5克　　蜂蜜少许

做法 ①将上述材料（除蜂蜜外）分别用水过滤后装入茶壶中。②往壶中倒入热开水冲泡15分钟，将药茶过滤取得药茶汤。③可酌量增加蜂蜜。

！重点提示
1. 肝郁血瘀者饮用较佳。
2. 月经过多、阴虚火旺者，均不宜用川芎。

茶效

◎郁金具有行气活血、止痛的功效；白芍具有养血柔肝、缓中止痛、敛阴收汗的功效。此款茶饮具有活血化瘀的作用。

生姜益母草茶

适应证： 恶心呕吐、月经不调、产后血晕等

原料

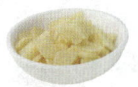 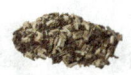

生姜8片　　益母草12克

做法 ①将益母草、生姜一起放入砂锅中，加适量清水煎煮。②20分钟后，滤取茶汁，待温热即可饮用。

！重点提示
1. 此茶饮可辅助治疗皮肤暗沉，常饮有效。
2. 阴虚血少者以及孕妇忌服。

茶效

◎生姜具有解表、散寒、止呕、开痰的功效；益母草具有活血化瘀、利水调经的功效。此款茶饮具有活血散寒的作用。

下篇 健康茶方 ▶ 选对一杯好茶，品味甘美人生，为健康加分！

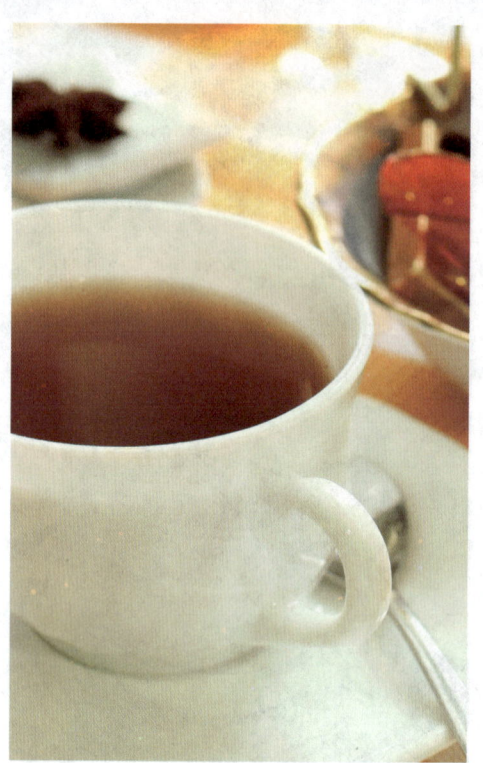

金银花马鞭草茶

适应证：水肿、热淋、痢疾等功效

原料

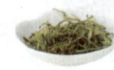 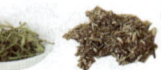 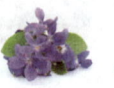 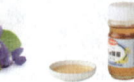

金银花15克　马鞭草10克　紫罗兰7克　蜂蜜少许

做法　①将诸原料过滤一次。②用450毫升热开水冲泡，10～20分钟后即可饮用。若要增加甜度，可酌量添加蜂蜜。

重点提示

1. 久坐办公室时饮服，宁心安神，活血补血效果甚佳。
2. 孕妇忌服。

茶效

◎金银花具有清热解毒的功效；马鞭草具有活血散瘀、截疟解毒、利水消肿的功效。此款茶饮具有清热降火的作用。

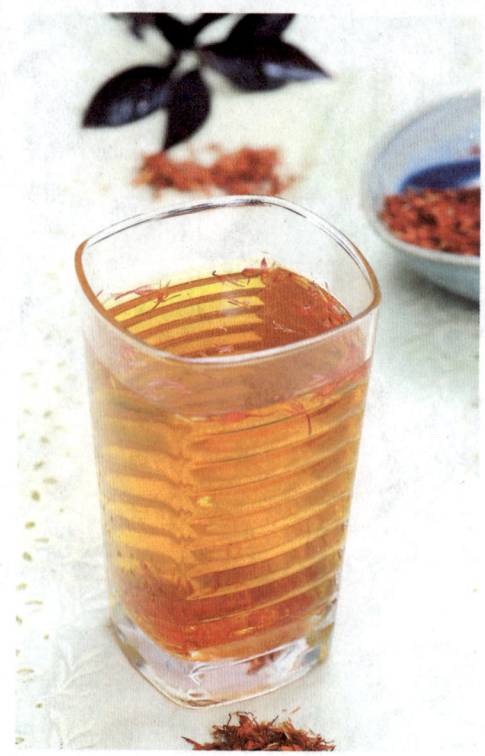

番红花茶

适应证：痛经、血瘀

原料

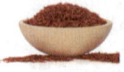 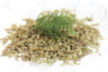 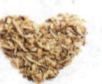 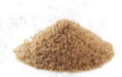

番红花3克　茴香3克　茶树根5克　红糖适量

做法　①将茶树根切碎，和番红花、茴香一起装入纱布中包裹。②将纱布包放在锅中，加入备好的开水再煮，沸腾后闷约10分钟，加入红糖调味即可。

重点提示

1. 气滞血瘀性痛经适合饮用。
2. 孕妇忌用。

茶效

◎番红花具有活血化瘀、通络、凉血解毒、消炎止痛等作用；茶树根具有排毒养颜、促进睡眠、提高精力之功效，尤其是对女性养血活血具有良好的效果。此茶通经活血。

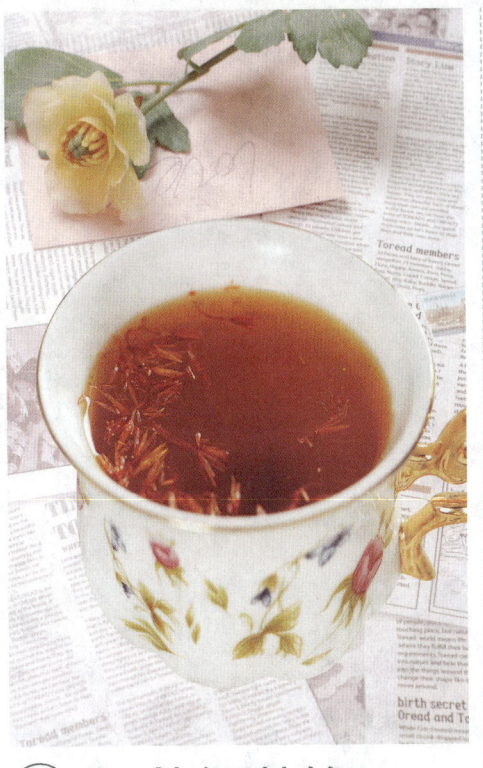
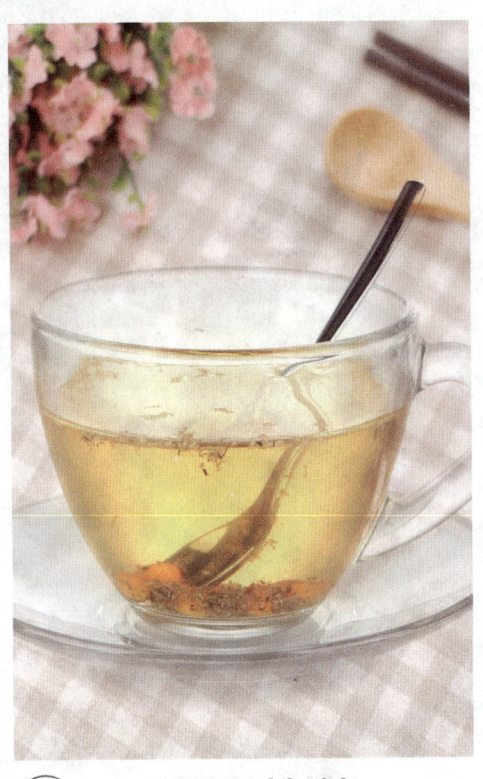

红花绿茶饮

适应证：血寒性闭经、各种瘀血性疼痛

原料

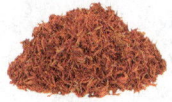
红花5克

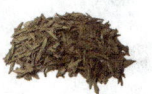
绿茶2克

做法 ①将红花、绿茶洗净，一同放入杯中。②用沸水冲泡，5分钟后即可饮用。

! 重点提示
1. 痛经的女性饮用此茶效果较好。
2. 对高脂血症伴有肥胖症、冠心病患者有很好的效果。

茶效

◎红花具有活血通经、消肿止痛、美容祛斑的功效。常饮用此款茶饮，可活血、通经、祛瘀，具有降血压、降血脂、改善机体微循环的功能。

山楂桂花茶

适应证：牙痛、淋病、肠风血痢等症状

原料

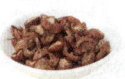
山楂肉15克

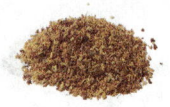
桂花10克

做法 ①将山楂和桂花均放入杯中。②用沸水冲泡15分钟左右，待凉后即可饮用。

! 重点提示
1. 口臭、牙痛等患者饮用较佳。
2. 表证未解、气血虚弱、脾胃虚寒、无实热淤结者忌服。

茶效

◎山楂肉具有消食化积、行气散瘀的功效；桂花茶具有美容养颜的作用，还可以舒缓喉咙、改善多痰、咳嗽症状。此款茶饮具有清热消食、活血化瘀的功效。

457

下篇 健康茶方 ▶ 选对一杯好茶，品味甘美人生，为健康加分！

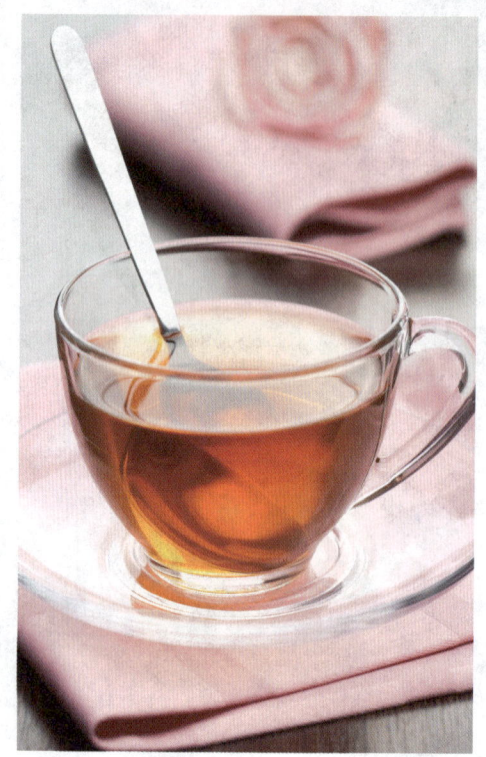

🍵 玫瑰益母茶

适应证：月经不调、难产、产后血晕

原料

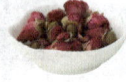 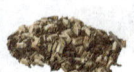 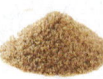

玫瑰花10克　　益母草6克　　红糖少许

做法 ①将益母草和玫瑰花分别洗净，再一同放入茶壶中。②倒入适量开水冲泡，再加少许红糖拌匀，静泡8分钟左右即可。

⚠️ **重点提示**

1. 女性适时适量常饮，对调理月经不调效果甚佳。
2. 阴虚血少、孕妇忌服。

🍵 茶效

◎玫瑰花具有理气解郁、和血散瘀的功效；益母草具有活血化瘀、利水调经的功效。此款茶饮具有理气活血的作用。

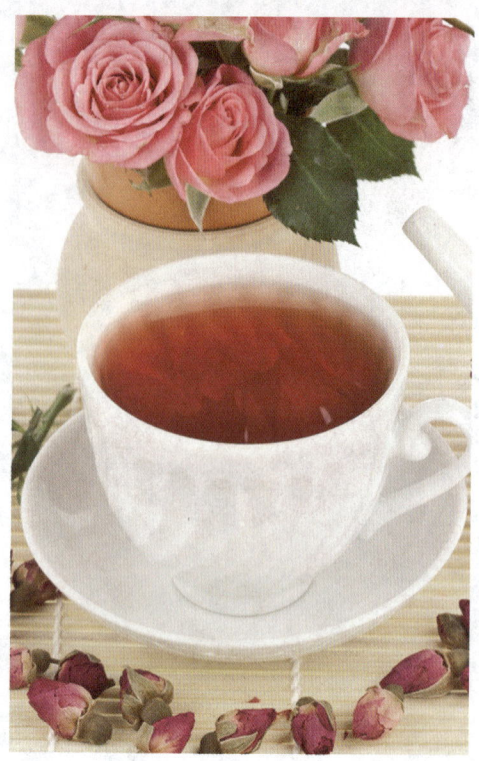

🍵 玫瑰茉莉花茶

适应证：通经、经期不适

原料

   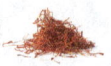

玫瑰花15克　洋甘菊5克　茉莉花5克　藏红花5克

做法 ①将所用原料用棉布袋包起来，放入茶壶中。②往茶壶中倒入90摄氏度开水冲泡20分钟，将药茶汤过滤后即可饮用。

⚠️ **重点提示**

1. 痛经、经期不适等女性可饮用此款茶饮，效果甚佳。
2. 孕产妇不宜饮用。

🍵 茶效

◎洋甘菊可以有效改善女性经期不适；玫瑰花有减轻经期不适、防止痛经的作用。此款茶饮能起到有效减缓痛经、稳定情绪、活血化瘀的作用。

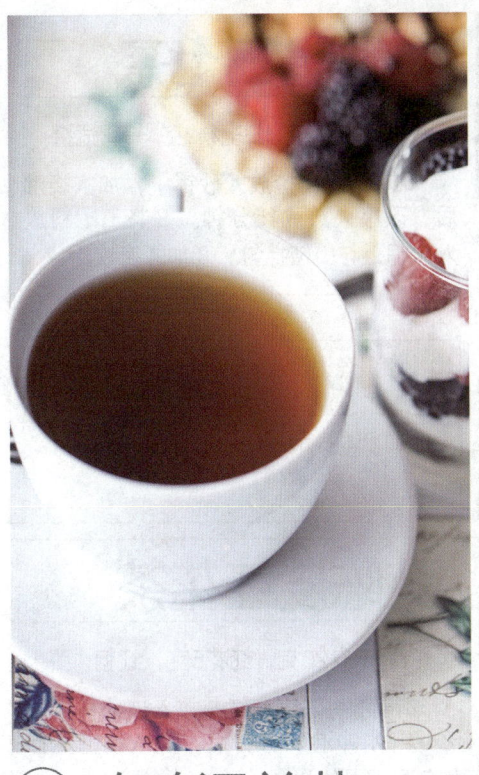
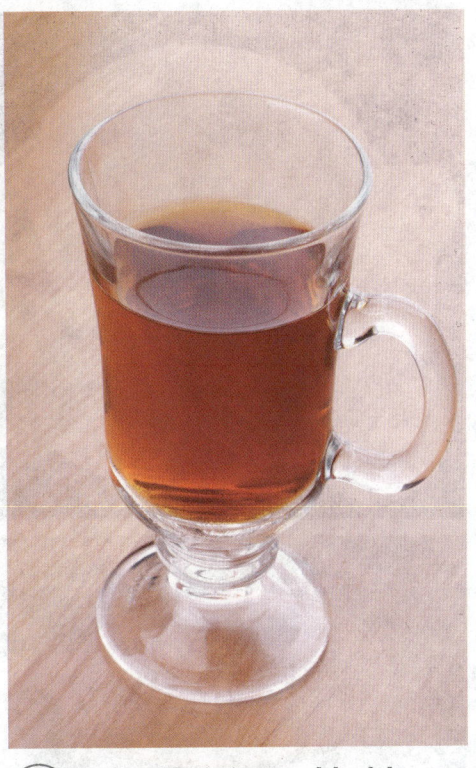

玫瑰泽兰茶

适应证：月经不调

原料

 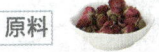 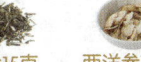
玫瑰花30克　　泽兰15克　　西洋参15克

香附15克　　益母草7克　　红茶8克

做法 ①将所有原料用水过滤。②再将所有原料用450毫升的热开水冲泡10~20分钟后，将药茶过滤，稍凉后即可饮用。

⚠ **重点提示**

1. 月经不调、痛经等女性饮用此款茶饮效果最佳。
2. 孕产妇慎饮此茶。

茶效

◎泽兰具有通经活血的功效，玫瑰花有行气活血的作用。此款茶饮具有行气活血、调经止痛的功效。

玫瑰益母草茶

适应证：经血不通、月经不调、产后腹痛

原料

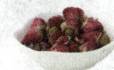   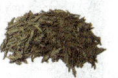
玫瑰花15克　　藏红花8克　　益母草8克　　绿茶8克

做法 ①先将玫瑰花、益母草、藏红花、绿茶用棉布袋包起来用水过滤。②往茶壶中倒入450毫升的热开水冲泡，盖上壶盖闷泡10~20分钟。将药茶倒出来滤渣后即可饮用。

⚠ **重点提示**

1. 产妇产后饮用能缓解产后腹痛。
2. 儿童、老人不宜饮用。

茶效

◎益母草可以起到活血化瘀、消肿止痛的作用；藏红花可用于调理气血及经期不适等症状。此款茶饮有很好的活血化瘀、舒缓腹痛的作用。

下篇 健康茶方 ▶ 选对一杯好茶，品味甘美人生，为健康加分！

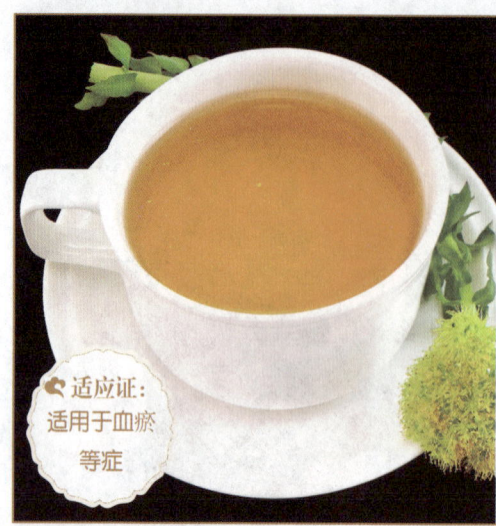

山楂三七茶

原料 山楂10克，三七粉2克，蜂蜜适量

做法 ①将山楂放入砂锅中，加水烧沸后，改小火煎煮15分钟。②将三七粉放入砂锅，与山楂拌匀。③加蜂蜜饮用。

茶效

◎山楂具有理气散瘀、健脾消食的功效；三七具有止血消肿的功效。此款茶饮具有调理血瘀体质者肠胃不适的作用。

适应证： 适用于血瘀等症

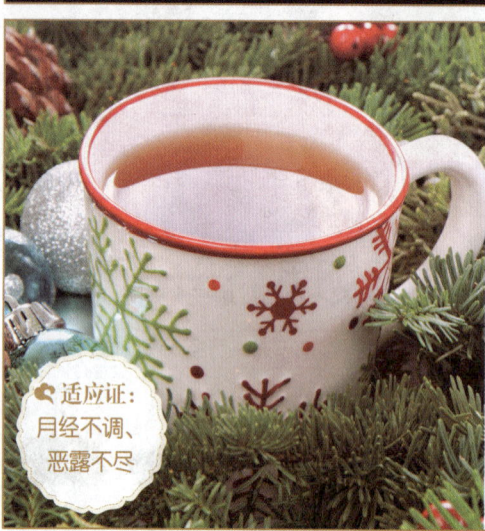

陈皮红花茶

原料 陈皮20克，红花5克，红糖少许

做法 ①将陈皮和红花放入玻璃杯中。②用沸水冲泡10分钟后，调入红糖搅拌均匀后即可饮用。

茶效

◎陈皮具有理气健脾、燥湿化痰的功效；红花具有活血化瘀、凉血解毒、解郁安神的功效。此款茶饮具有理气活血的作用。

适应证： 月经不调、恶露不尽

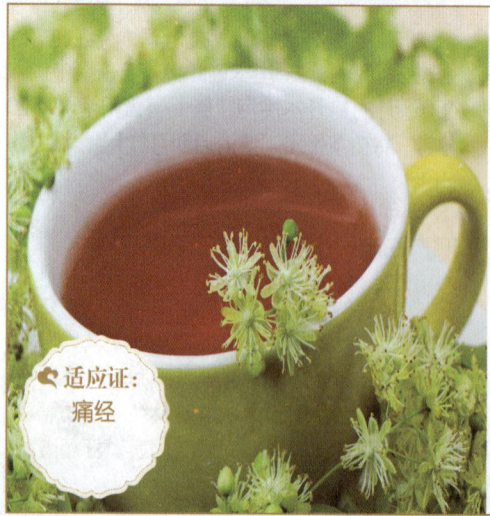

桃仁红花茶

原料 桃仁、郁金各15克，川芎、当归、藏红花各8克

做法 ①将所有原料放入茶壶中。②倒入热水冲泡20分钟后，过滤即可饮用。

茶效

◎藏红花可有效活血、化瘀、止痛；桃仁具有祛瘀行血、消炎、解毒、止痛的功效。此款茶饮有化瘀止痛、消炎润燥的作用。

适应证： 痛经

当归桃仁茶

原料 当归、西洋参各15克,桃仁、白芍各10克,甘草5克

做法 ①将所有原料放入茶壶中。②用热水冲泡10分钟后,过滤即可饮用。

茶效 ◎桃仁可活血化瘀,对女性月经不调、闭经等症状有很好的疗效;白芍可补血养颜、活血调经。此款茶饮可活血化瘀,改善妇女痛经等疾病。

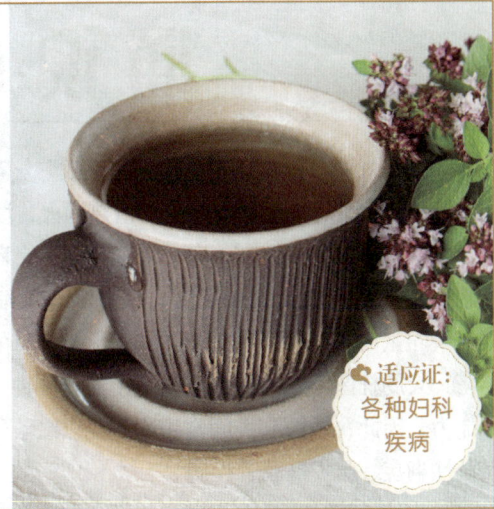

适应证: 各种妇科疾病

当归绿茶

原料 当归、白芍、枳壳、血竭各3克,猪脂油40克,生姜、白糖、绿茶各5克

做法 ①猪脂油炒出油,与诸药泡汁。②20分钟后饮绿茶,再10分钟饮余汁。

茶效 ◎当归具有补血活血、调经止痛、润燥滑肠的功效;白芍具有养血柔肝、缓中止痛、敛阴收汗的功效。此款茶饮具有清肺润燥、活血化瘀的作用。

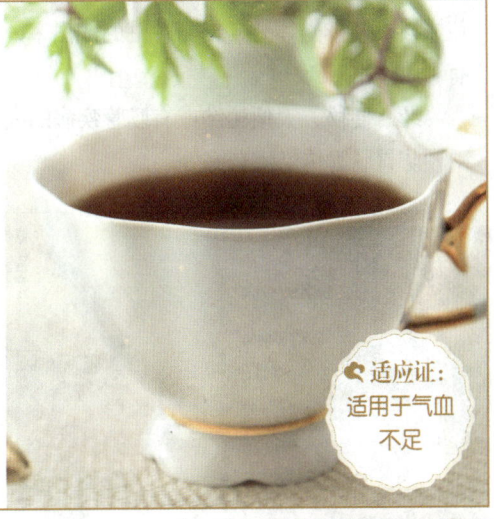

适应证: 适用于气血不足

金盏玫瑰茶

原料 玫瑰花、金盏花各12克,鼠尾草8克,红茶6克,蜂蜜适量

做法 ①将诸料过滤沥干,入玻璃杯。②开水冲泡10分钟,滤汁调入蜂蜜。

茶效 ◎玫瑰花具有和血散瘀、理气解郁等作用,经常用于治疗月经不调、赤白带下以及肠炎等病症;金盏花可以舒缓女性痛经症状。此茶能活血化瘀、痛经止痛。

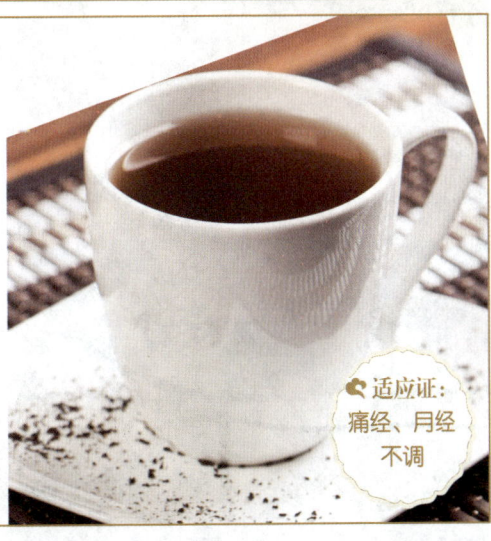

适应证: 痛经、月经不调

通便利尿

医圣张仲景说："茶治便脓血甚效"。茶叶有清热利尿作用，是因为茶叶苦寒，入膀胱经，苦可燥湿降泄，寒能清热泻火，湿祛热除则诸症自愈。

现代医学研究证实，茶是肠道疾病的良药。茶中的多酚类物质，能使蛋白质凝固沉淀。茶多酚与单细胞的细菌结合，能凝固蛋白质，将细菌杀死。如把危害严重的霍乱菌、伤寒杆菌、大肠杆菌等，放在浓茶汤中浸泡几分钟，多数会失去活动能力。因此，中医和民间常用浓茶或以绿茶研末服之，治疗细菌性痢疾、肠炎等肠管疾病。

此外，茶叶中的咖啡碱能刺激肾脏，扩张周围微血管，促使尿液迅速排出体外，提高肾脏的滤出率，从而减少有害物质在肾脏中的滞留时间，有利尿作用。

经常便秘、大便秘结或有肠管疾病的人，可常饮茶，因为茶有净化、消毒作用，对预防胃肠管传染病有好处。

桃花清肠茶

适应证：水肿、腹水、便秘等症状

原料

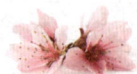
桃花5~8朵

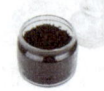
少许茶叶

做法
①用少许开水冲洗桃花和茶叶。
②再加开水冲泡，3分钟后即可饮用。

！重点提示
1. 此茶饮能润肤、通便、调理身体，对体弱女性改善体质效果甚佳。
2. 孕妇、出血过多者忌服。

茶效
◎桃花具有泻下通便、利水消肿的功效，对水肿、皮肤瘙痒、便秘等都有很好疗效，还具有美容的功效。此款茶饮具有通便利尿、美容养颜的作用。

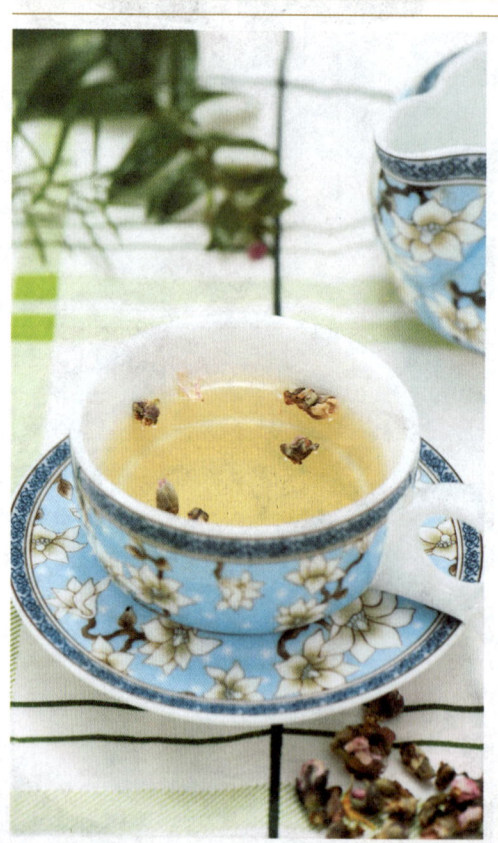

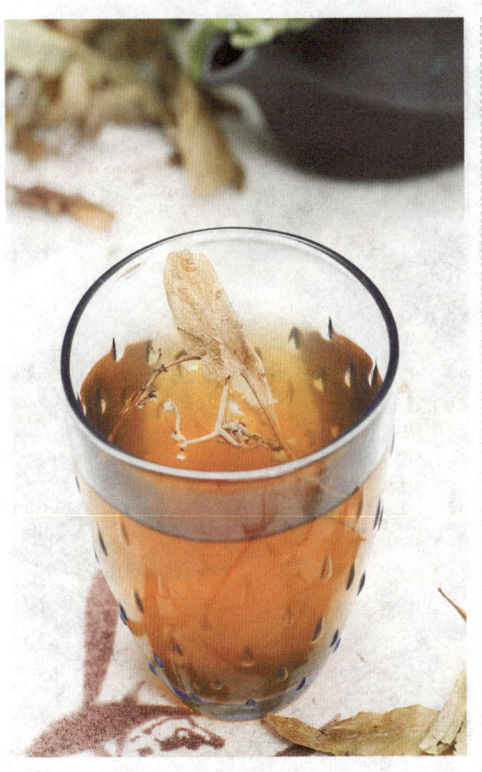

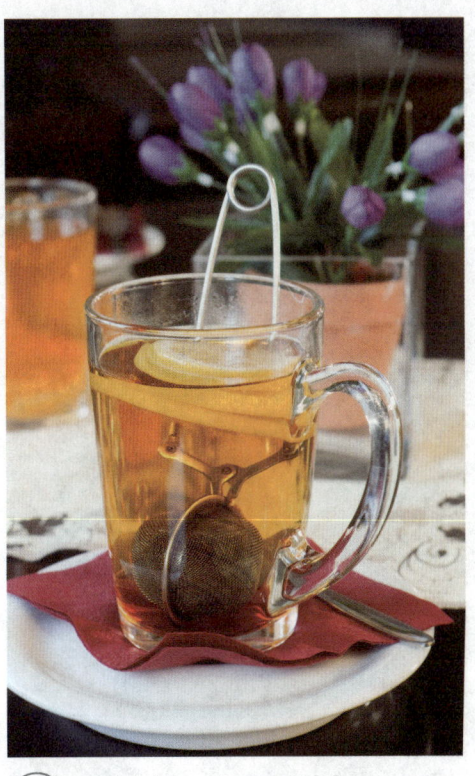

醒神舒筋茶

适应证：贫血、体虚、水肿、食欲不振等

原料

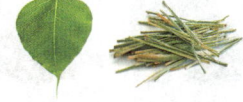

菩提叶适量　柠檬草适量　陈皮适量

做法 ①将菩提叶、柠檬草、陈皮一起放入茶壶中。②往茶壶中倒入热开水，冲泡至材料完全泡开后即可。

重点提示
1. 一般人群皆可饮用。
2. 孕妇忌服。

茶效

◎菩提叶具有安神排毒的功效；柠檬草具有健胃利尿、滋润皮肤的功效。此款茶饮具有排毒润肤的功效。

桂花决明茶

适应证：大便秘结、高血压、感冒、咳嗽等

原料

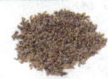 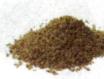 

决明子10克　牛蒡子10克　桂花6克　柠檬50克

做法 ①将决明子、牛蒡子、桂花放入泡茶器中，柠檬洗净，切薄片。②将以上材料放入杯中，倒入加适量开水冲泡15分钟。待凉后即可饮用。

重点提示
1. 便秘者饮用较佳。
2. 脾虚、大便溏泻、低血压患者忌饮此茶。

茶效

◎决明子可清热明目、润肠通便；牛蒡子有散风清热、润肺透疹、消肿解毒的功效。此款茶饮具有清热排毒、润肠通便的作用。

下篇 健康茶方 ▶ 选对一杯好茶，品味甘美人生，为健康加分！

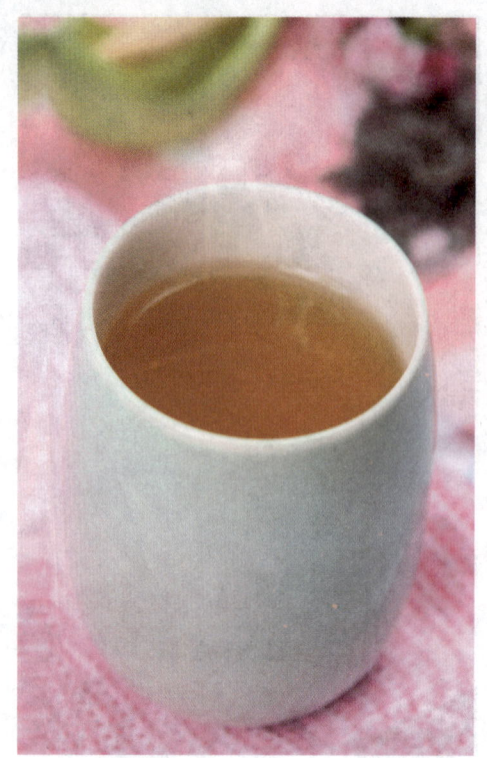

蜂蜜绿茶

适应证：咽炎、便秘

原料

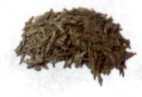
绿茶3克

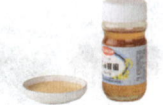
蜂蜜2毫升

做法 ①将绿茶放入茶壶中。②倒入沸水盖壶盖闷泡5分钟即可。③稍凉后，加入蜂蜜搅拌均匀。

⚠ 重点提示

1. 便秘、高血压、支气管哮喘患者适宜常饮。
2. 脘腹胀满、苔厚腻者不宜饮用。

茶效

◎蜂蜜具有润肠通便、促进心脑血管功能等功效；绿茶具有清热解暑、消炎抗菌的功效。此款茶饮具有补中益气、润肠通便的作用。

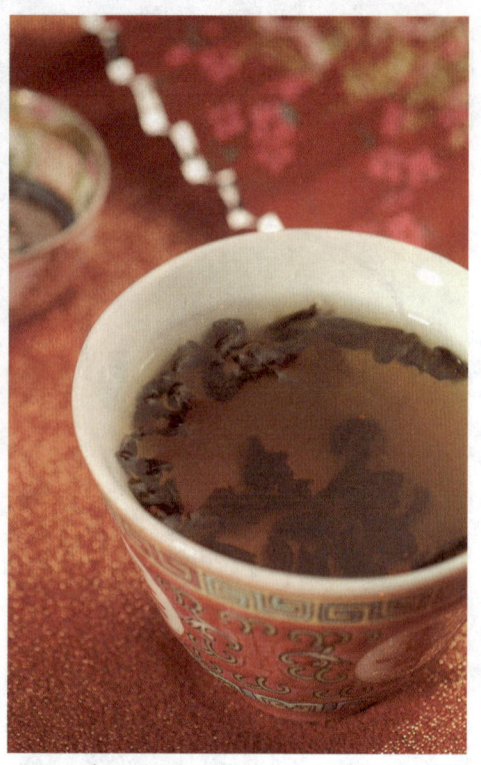

红糖茶

适应证：脘腹胀痛、口干咽肿、咳嗽等症状

原料

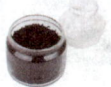
茶叶3克

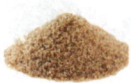
红糖5克

做法 ①将以上2味放入茶壶中。②以开水冲泡后，加盖10分钟稍泡即可。

⚠ 重点提示

1. 红糖适合老人服用，特别是适合年老体弱、大病初愈的人进食。
2. 糖尿病患者忌服。

茶效

◎红糖具有益气补血、健脾暖胃、缓中止痛、活血化瘀的功效。此款茶饮具有和胃清肠的功效。

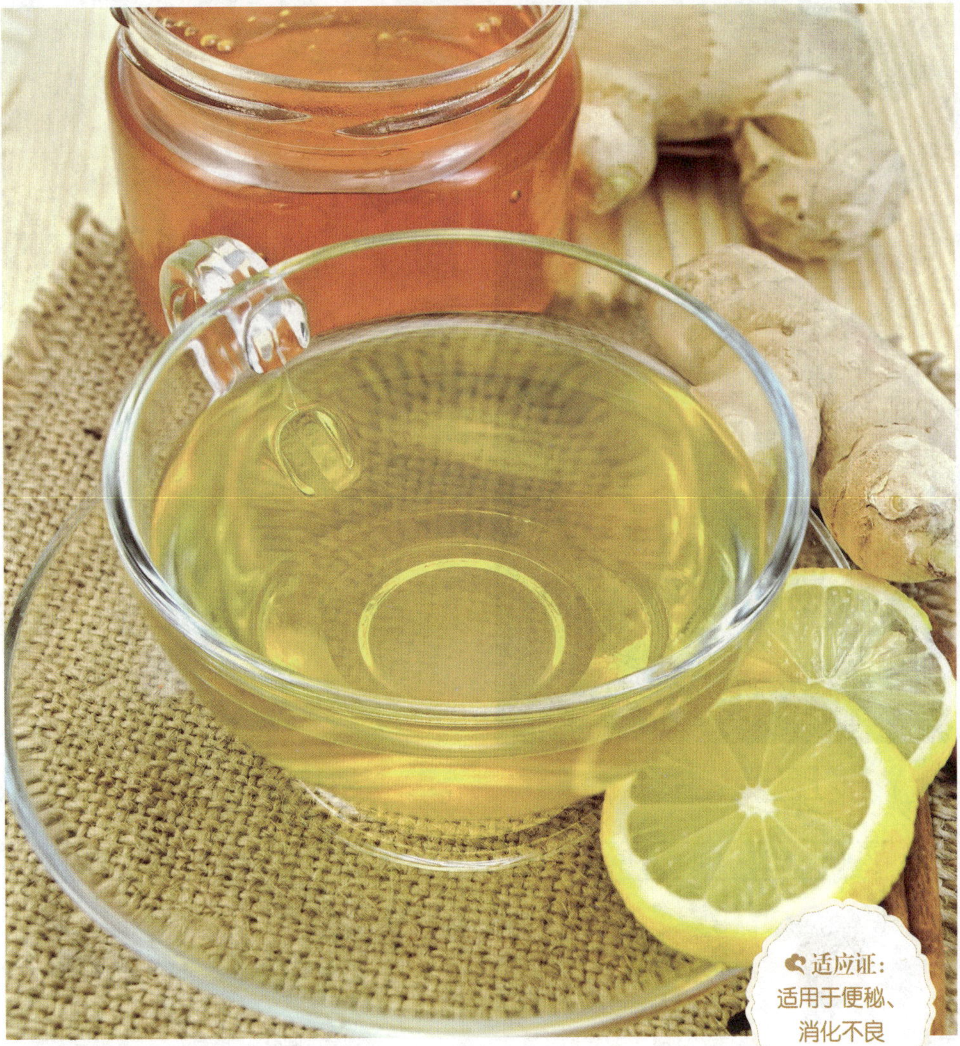

菩提柠檬茶

适应证： 适用于便秘、消化不良

原料

 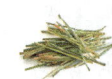 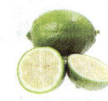 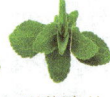

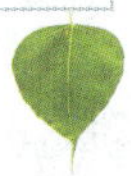

菩提叶3克　柠檬草5克　柠檬1片　甜菊叶1片

重点提示

1. 消化不良、肠胃不适时饮用，效果颇佳。
2. 腹泻者不宜饮用。

做法

①将菩提叶、柠檬草、甜菊叶同放入茶杯中。②倒入沸水，冲泡3分钟。③放入柠檬片，继续浸泡1分钟后，滤汁即可饮用。

茶效

◎菩提叶具有安神排毒的功效；柠檬草具有健胃利尿、预防贫血、滋润皮肤的功效。此款茶饮具有杀菌消炎、促进代谢、利尿排毒的功效。

下篇 健康茶方 ▶ 选对一杯好茶，品味甘美人生，为健康加分！

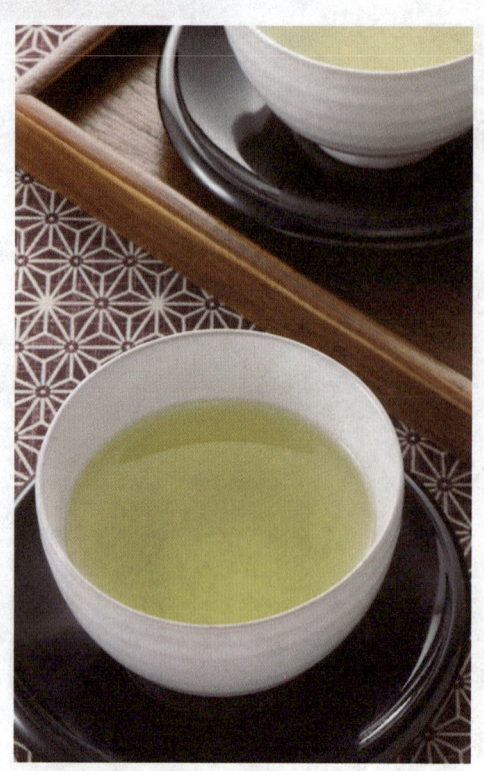

苹果绿茶

适应证：轻度便秘

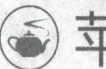
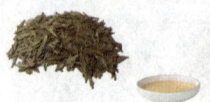

苹果50克　　绿茶3克　　蜂蜜适量

做法 ①将绿茶入茶杯，倒入85摄氏度沸水，5分钟后滤取茶汤。②放入切片的苹果，待茶温热时加入蜂蜜调匀饮用。

⚠ 重点提示

1. 大便干燥、便秘时饮用，效果颇佳。
2. 糖尿病患者不宜饮用。

茶效

◎苹果具有润肺生津、健胃止渴、止泻消食的功效；蜂蜜具有润肠通便的功效。此款茶饮具有调理肠胃、润肠通便的作用。

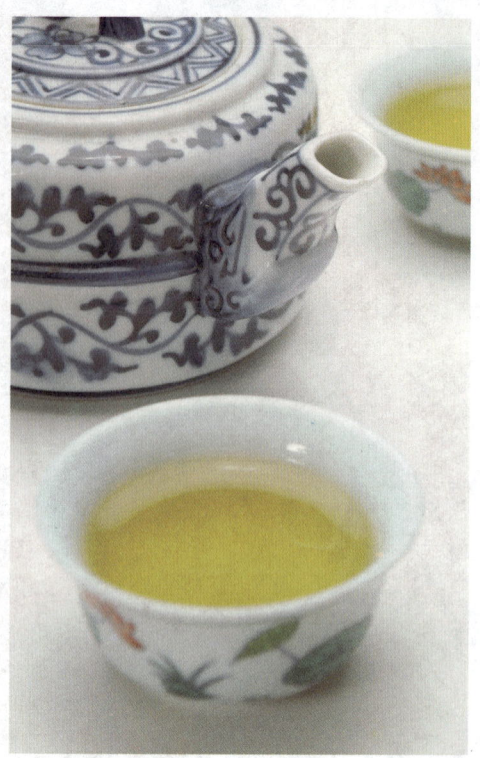

苦瓜绿茶

适应证：中暑发热、口渴烦躁、小便不利

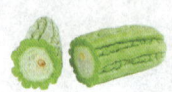
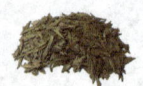

苦瓜1个　　　　绿茶5克

做法 ①将苦瓜上端切开，去瓤。②将绿茶装入苦瓜中，置于通风处阴干。③取下苦瓜，同绿茶共捣碎，混匀，加水冲泡饮用。

⚠ 重点提示

1. 小便不利、糖尿病、痱子患者饮用颇佳。
2. 脾胃虚寒者不宜饮用。

茶效

◎苦瓜具有明目消暑、清热解毒、降低血糖、补肾健脾、益气壮阳、提高免疫力的功效。饮用此款茶饮能起到清热解暑、除烦利尿的作用。

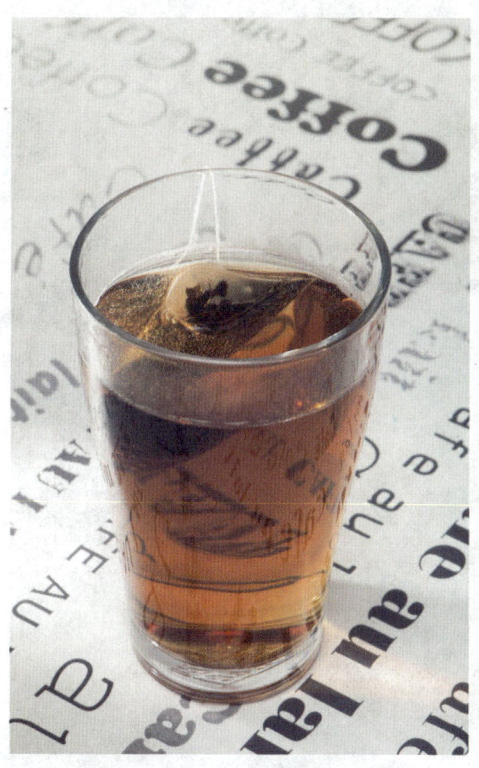

柠檬草甘丁茶

适应证： 贫血、呃逆、胃肠胀气、心腹冷痛等

原料

柠檬草1匙　　丁香3粒

山楂适量　　橘皮适量　　冰糖适量

做法 ①橘皮洗净切丝；锅内加适量清水，放入柠檬草、山楂、丁香煎煮约3分钟。②加入冰糖调匀至融化，将茶汁倒入茶壶内，再加入橘皮即可。

⚠ 重点提示
1. 体虚、便秘时适量常饮效果较佳。
2. 但孕妇忌服。

茶效
◎柠檬草具有健胃利尿、滋润皮肤的功效；丁香具有温中暖胃、降逆的功效。此款茶饮具有通便利尿的作用。

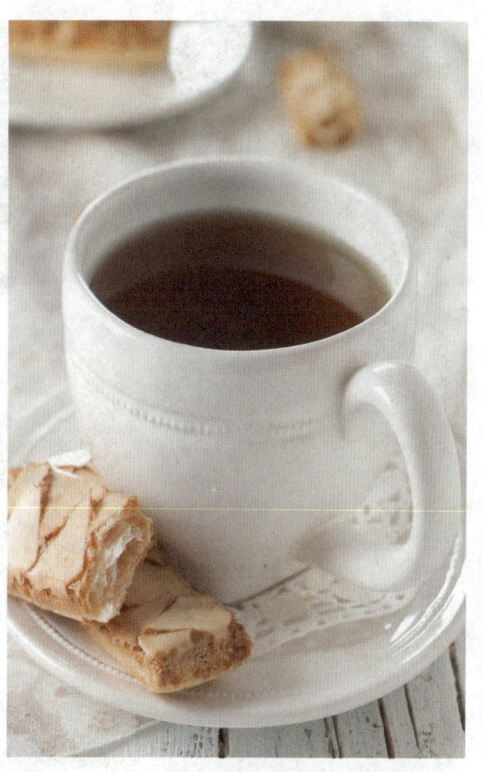

芝麻核桃玫瑰茶

适应证： 便秘、神经衰弱

原料

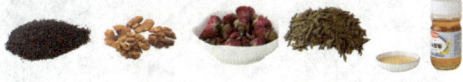
黑芝麻10克　核桃10克　玫瑰花10克　绿茶5克　蜂蜜少许

做法 ①将黑芝麻与核桃分别捣碎，再放入棉布袋中。②将玫瑰花、绿茶与棉布袋同放入茶杯中。③倒入开水，冲泡20分钟，加蜂蜜调味饮用。

⚠ 重点提示
1. 失眠、便秘者饮用较佳。
2. 慢性肠炎、便溏腹泻、阳痿遗精者忌饮。

茶效
◎黑芝麻具有调节胆固醇的功效；核桃具有温补肺肾、定喘润肠的功效。此款茶饮具有润肠通便的作用。

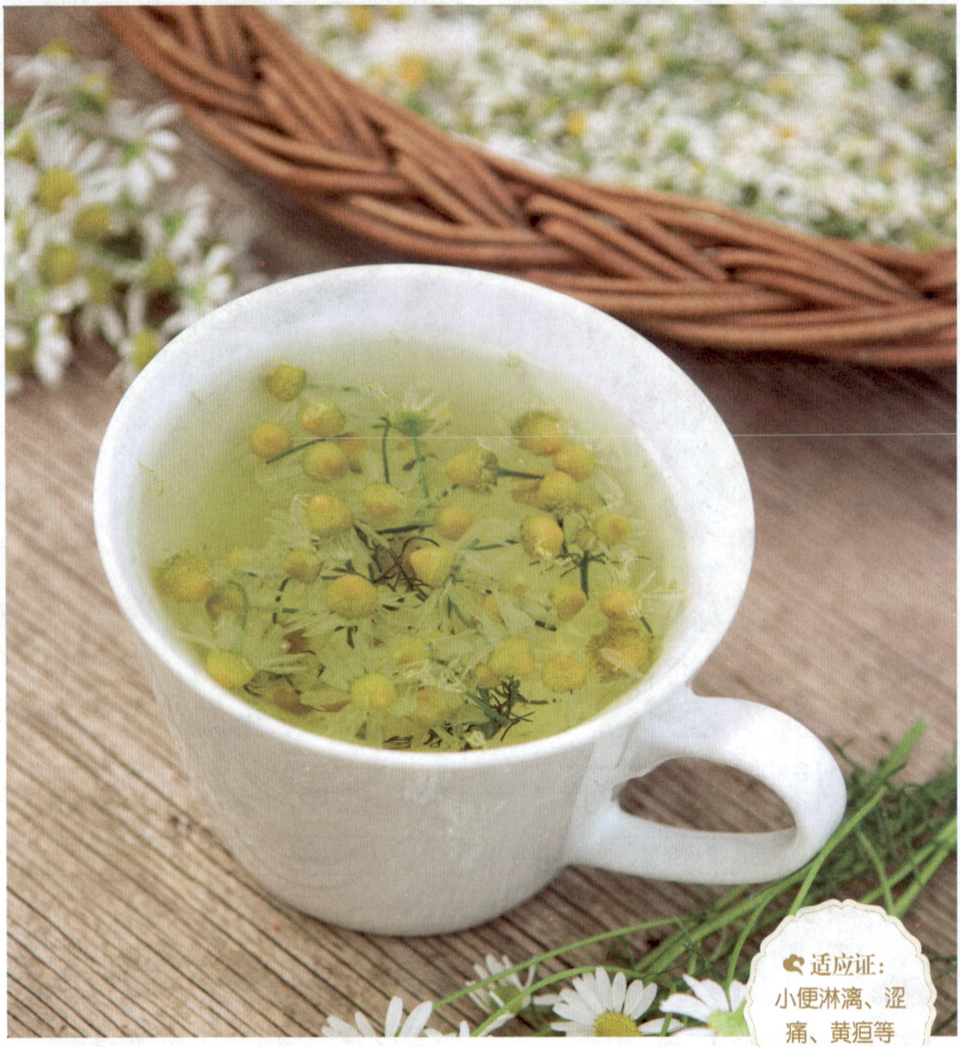

下篇 健康茶方 ▶ 选对一杯好茶，品味甘美人生，为健康加分！

适应证：
小便淋漓、涩痛、黄疸等

白茅根洋菊茶

原料

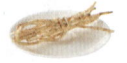  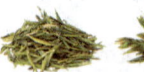 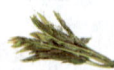

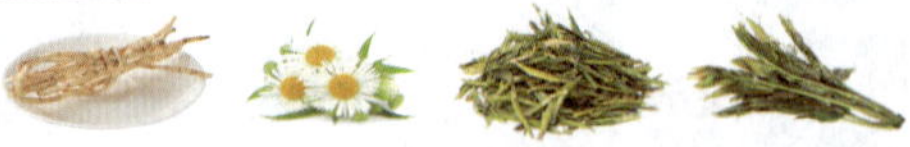

白茅根10克　洋甘菊8克　龙井茶5克　香椿5克

做法

①将上述材料分别用清水过滤一遍，倒入茶壶中。②茶壶中倒入95摄氏度开水冲泡，盖上壶盖闷泡25分钟。

重点提示

1. 一般人群皆可饮用。
2. 脾胃虚寒者忌服白茅根。

茶效

◎白茅根具有凉血止血、清热生津、利尿通淋的功效；洋甘菊具有美容护肤、养心安神的功效。此款茶饮具有清热排毒、利尿通便的作用。

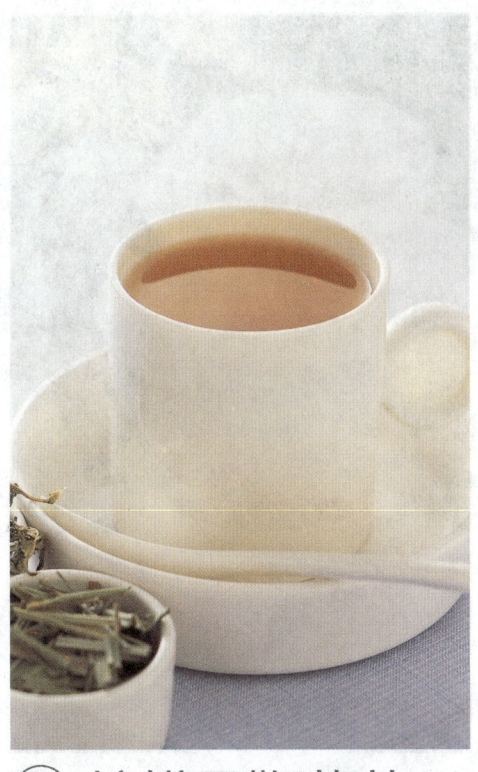

柠檬马鞭草茶

适应证：贫血、水肿、脚气、眩晕等症状

原料

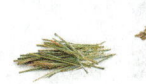 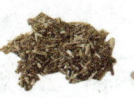 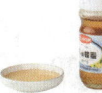

柠檬草1大匙　　马鞭草1大匙　　蜂蜜适量

做法

①将柠檬草、马鞭草一同放入有滤杯的杯中或壶中，冲入热开水，闷泡约5分钟。②加入适量蜂蜜即可。

重点提示

1. 肤色暗沉的女性适时适量常饮，效果甚佳。
2. 孕妇忌服。

茶效

◎柠檬草具有健胃利尿、滋润皮肤的功效；马鞭草具有提神宁心、促进消化的功效。此款茶饮具有润脏养心、利尿通便的作用。

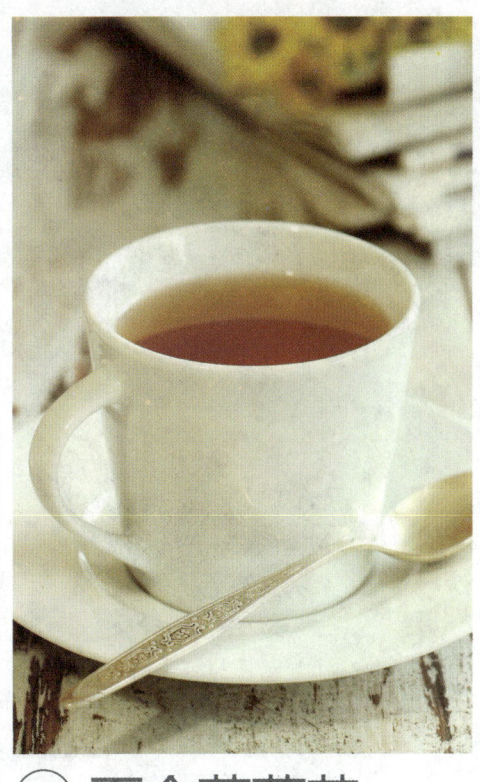

百合莲藕茶

适应证：肺热久嗽、痰血、脚气水肿等症状

原料

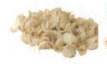

百合10克　干莲藕5克　西洋参4克　玉竹4克　蜂蜜少许

做法

①将诸药材过滤。②将所有药材用450毫升的热开水冲泡10~20分钟后即可饮用，若要增加甜度，可酌量添加蜂蜜。

重点提示

1. 此茶饮适宜老年人饮用。
2. 风寒咳嗽、脾虚便溏者忌服。

茶效

◎百合具有润肺止咳、清心安神的功效；莲藕具有滋阴养血的功效。此款茶饮具有清热安神、利尿通便的作用。

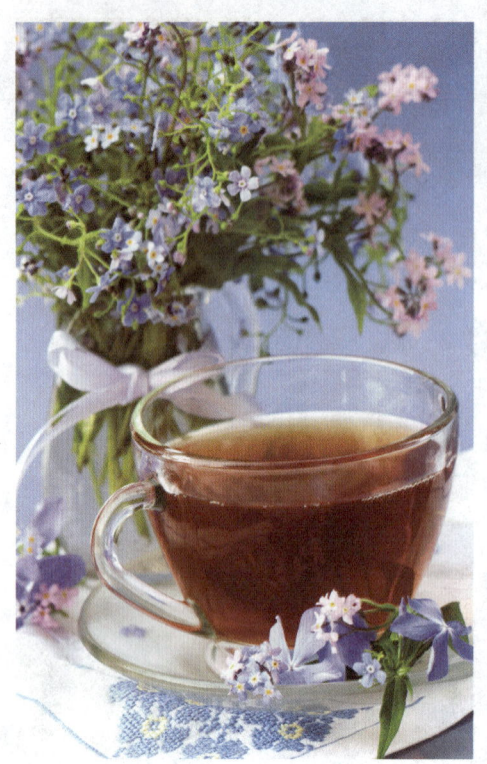
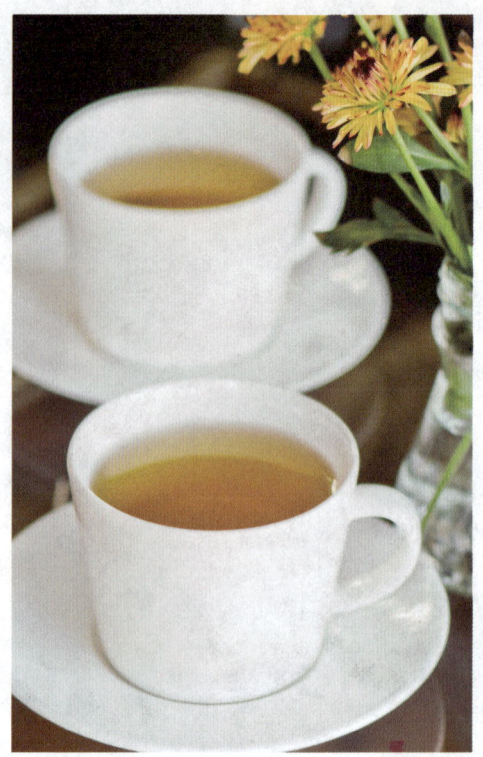

川七红花茶

适应证：产后瘀阻、便秘、痛经等

原料

 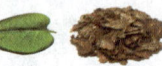 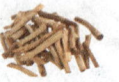 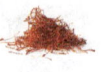

川七37.5克　川芎11克　怀牛膝11克　藏红花7.5克

做法

①将怀牛膝用水过滤。②将所有药材用450毫升的热开水冲泡10～20分钟后即可饮用。

重点提示

1. 老年人适量常饮，效果甚佳。
2. 月经过多、出血过多、阴虚火旺者忌服。

茶效

◎川七具有强壮腰膝、活血消肿的功效；川芎具有行气开郁、散风祛湿、活血止痛的功效。饮用此款茶饮，具有活血散风、利尿通便的功效。

茉莉迷迭茶

适应证：胸腹胀痛、下痢肿痛、皮肤溃疡等

原料

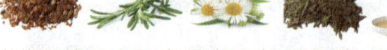

茉莉花14克　迷迭香10克　洋甘菊10克　绿茶5克　蜂蜜少许

做法

①将诸料包好，用450毫升的热开水冲泡10～20分钟后即可饮用。②若要增加甜度，可酌量添加蜂蜜。

重点提示

1. 适量饮服即可，切勿过量。
2. 此茶饮可清肠排毒，效果甚佳。

茶效

◎茉莉花具有理气解郁的功效；迷迭香具有提神醒脑、收敛止痛的功效。此款茶饮具有提神解郁、利尿通便的作用。

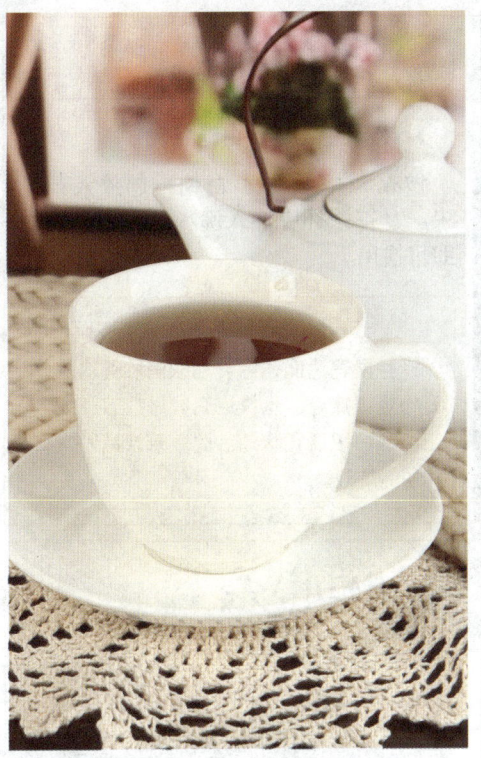

荷叶决明茶

适应证：头晕眼花、大便秘结、高血压等

🌿 **原料**

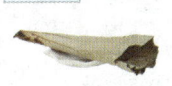 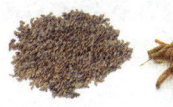 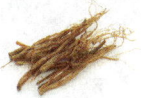

荷叶8克　　决明子粉8克　　东洋参6克

📖 **做法** ①将荷叶、决明子粉、东洋参一起倒入茶杯中。②往茶杯中倒入温开水，冲泡后即可饮用。

⚠️ **重点提示**
1. 便秘时适量常饮，效果甚佳。
2. 脾胃虚弱、泄泻者忌服。

茶效

◎荷叶粉具有清热解毒、凉血止血的功效；决明子粉具有清热明目、润肠通便的功效。此款茶饮具有清热排毒、利尿通便的作用。

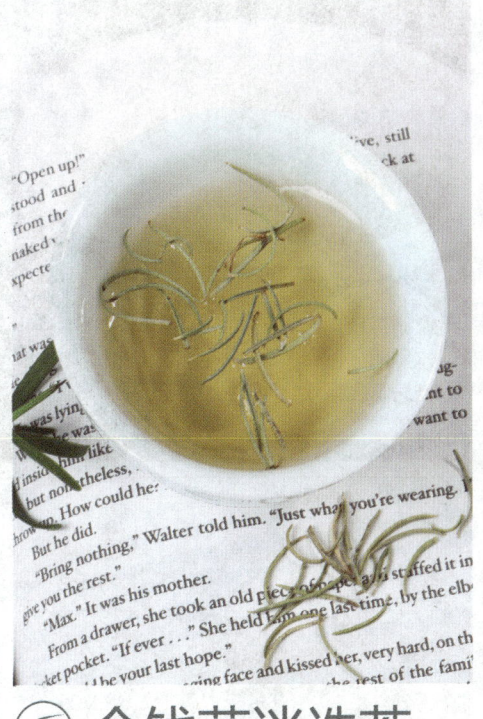

金钱草迷迭茶

适应证：小便不利、结石

🌿 **原料**

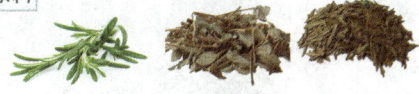

迷迭香10克　　金钱草7克　　绿茶5克

📖 **做法** ①将金钱草、迷迭香用水过滤。②将所有原料放入沸水中煮10～15分钟后，即可饮用。

⚠️ **重点提示**
1. 尿道结石患者、小便不利者适宜常饮。
2. 脾胃虚寒者最好少饮用此茶。

茶效

◎金钱草具有清热、利尿、镇咳、消肿、解毒的功效；迷迭香可以帮助尿道里的结石排出。此款茶饮具有通便利尿的作用。

第一章 喝对茶饮，为健康加分

第二章 日常保健茶饮 ◀

第三章 不同人群如何选择茶饮

第四章 四季茶饮

471

泽兰茶

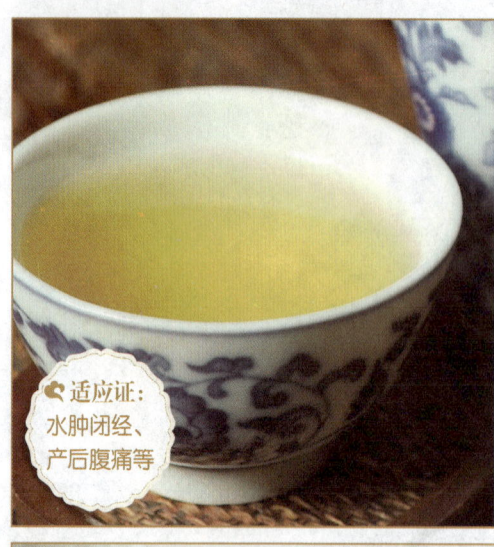

适应证： 水肿闭经、产后腹痛等

原料 泽兰20克，白糖15克。

做法 ①将泽兰、白糖一起放入茶杯中。②往茶杯中冲入沸水，3~5分钟后即可饮用。

茶效

◎泽兰具有活血通经、利尿消肿的功效，对闭经、痛经、水肿均有很好疗效；加入白糖，可以调和味道。此款茶饮具有排毒利尿的功效。

莲心茶

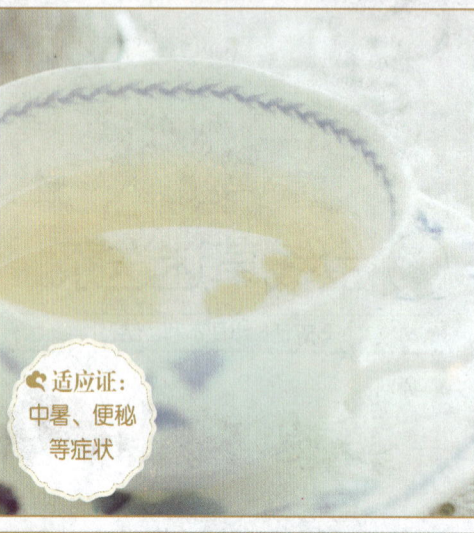

适应证： 中暑、便秘等症状

原料 莲子心6克，冬瓜皮15克。

做法 ①将莲子心、冬瓜皮一起放入茶杯中。②往茶杯中倒入沸水，冲泡，静置3分钟后即可饮用。

茶效

◎莲子心具有清心火、平肝火、泻脾火、降肺火的功效；冬瓜皮具有利尿消肿的功效。此款茶饮具有清热降火、利尿通便的作用。

白茅根绿茶

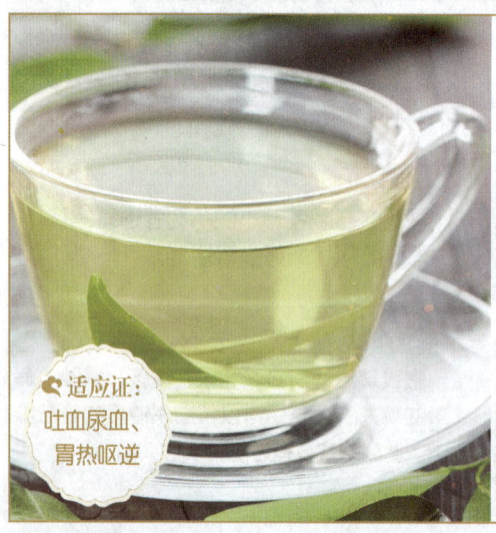

适应证： 吐血尿血、胃热呕逆

原料 新鲜白茅根15克，绿茶5克。

做法 ①白茅根择净根须，洗净。②将白茅根入砂锅，加水煮沸10分钟，再加入绿茶，稍煮片刻，去渣取汁即可。

茶效

◎白茅根具有凉血止血、清热生津、利尿通淋的功效；绿茶具有清热解暑、消炎抗菌的功效。此款茶具有排毒利尿的作用。

马蹄冬瓜茶

原料 马蹄100克，川七22.5克，芥菜、冬瓜各60克

做法 ①将马蹄、芥菜、冬瓜洗净切碎。②诸料入锅加水，煮10分钟。

茶效
◎马蹄具有清热解毒、利尿通便、消食除胀的功效；川七具有强壮腰膝、活血消肿的功效。此款茶饮具有活血排毒、利尿通便的功效。

适应证： 黄疸、便秘等症状

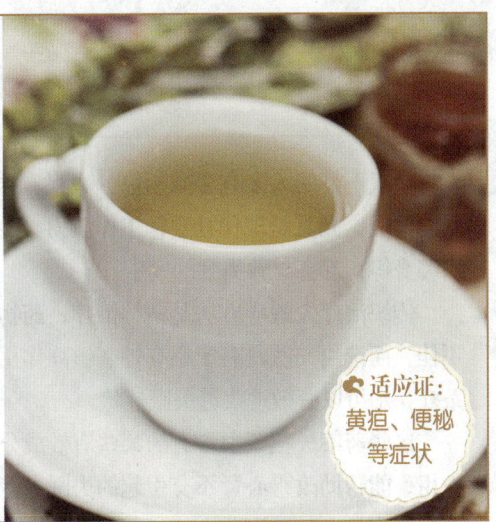

车前金钱草茶

原料 金钱草15克，车前子、鸡内金各10克，蒲公英、甜菊叶各5克

做法 ①将诸料包好后过滤。②杯中倒入450毫升热开水冲泡10分钟。

茶效
◎金钱草具有改善泌尿系统和肝胆管结石的作用；车前子利尿作用明显；鸡内金能有效改善消化不良、反胃呕吐、结石等症状。此茶饮可通便利尿。

适应证： 小便不利、尿结石

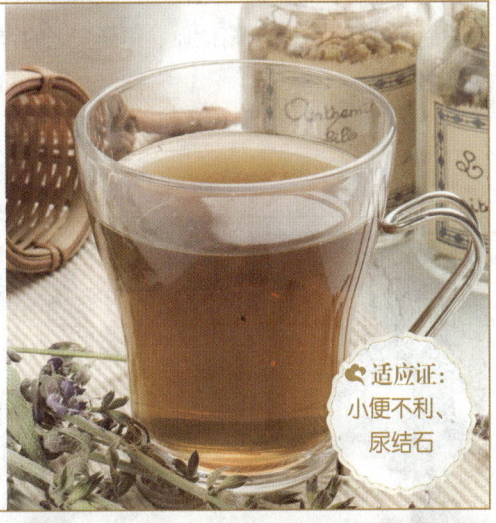

车前蒲公英茶

原料 车前子、蒲公英各12克，金银花、川七各8克，枸杞15克

做法 ①将诸料包好后过滤。②用450毫升热开水冲泡10分钟，取茶汁饮用。

茶效
◎车前子可以排除体内多余的盐分，对便秘、肾炎等有很好的疗效；蒲公英具有利尿作用，可以帮助肾脏排除毒素。此款茶饮可有效预防肾炎、通便利尿。

适应证： 肾炎、膀胱炎等症状

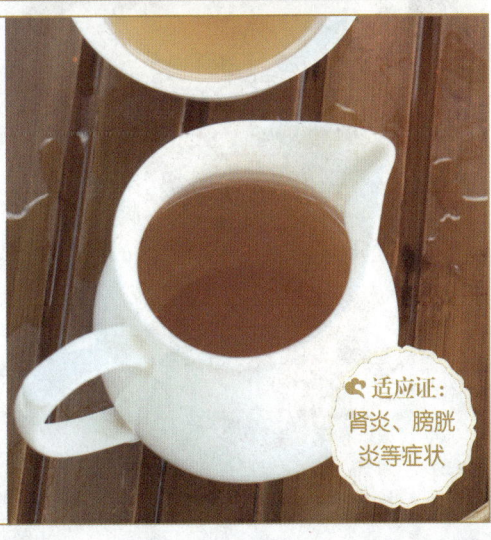

改善睡眠

睡眠不好的人多有多梦易惊、失眠、神疲困倦、精神恍惚的症状。许多人都有失眠的体会，尤其是现代社会，工作压力、生活环境严劣及种种不好的境遇，再加上疾病缠身等，都会导致失眠的发生。

传统治疗失眠症方法是精神治疗、药物治疗，但是效果都不佳，而选用一些具有宁心安神、镇静作用的药茶或花茶进行茶疗，却可以有效地改善失眠症状。

这些药茶、花茶中含有的某些有效成分，具有安神益智的作用，能帮助改善心肾不交引起的失眠多梦、健忘惊悸、神志恍惚等症状，帮助调节人体"睡眠系统"，以此确保人体脏腑功能的恢复，起到通络活血、镇静安眠的作用，使人体的气机顺畅，情绪安定，从而安然入眠。

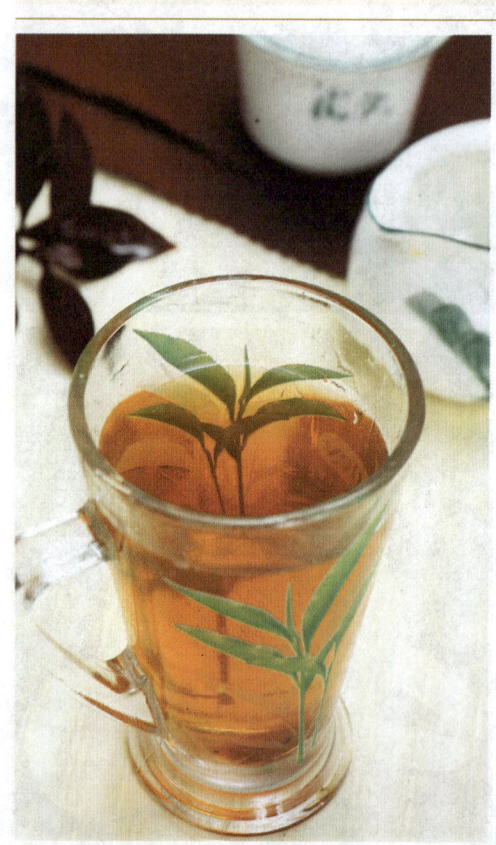

勿忘我薰衣草茶

适应证：失眠、过度紧张

原料

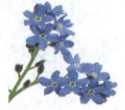　　　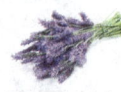

勿忘我5克　　　薰衣草3克

做法

①将勿忘我、薰衣草一起放入茶杯中。②往茶杯中倒入沸水，加盖浸泡5分钟后饮用。

⚠ 重点提示

1. 因心烦、紧张而失眠时饮用，效果颇佳。
2. 孕妇、脾胃虚寒者不宜饮用。

茶效

勿忘我具有滋阴补肾、预防雀斑的功效；薰衣草具有舒缓压力、松弛神经、改善睡眠的功效。此款茶饮具有调节神经、缓解失眠的作用。

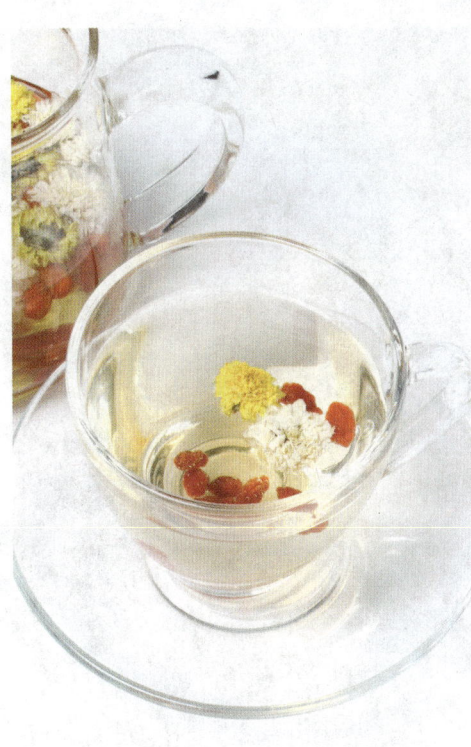

菊花人参花茶

适应证：失眠、气虚疲乏

原料

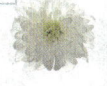 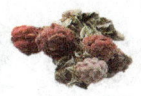 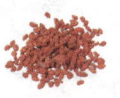

杭白菊5克　　人参花5克　　枸杞3克

做法 ①将杭白菊、人参花、枸杞同放入茶杯中。②往茶杯中倒入沸水，加盖闷泡5分钟后饮用。

重点提示

1. 睡眠不佳时饮用，效果颇佳。
2. 腹泻、感冒发烧患者不宜饮用。

茶效

◎杭白菊具有散风祛热、平肝明目、清热解毒的功效。此款茶饮具有益气补肾、镇静神经、改善睡眠、缓解气虚的功效。

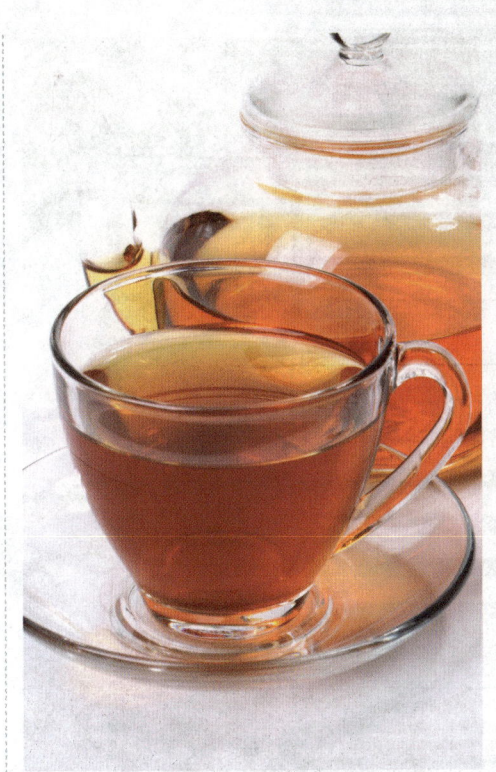

天麻防己茶

适应证：神经衰弱、失眠等症状

原料

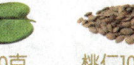

天麻15克　　川七10克　　桃仁10克

 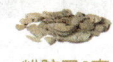 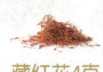

泽泻10克　粉防己8克　藏红花4克　蜂蜜少许

做法 ①将天麻、粉防己、川七、泽泻、藏红花用水过滤。②将诸料用450毫升热开水冲泡10分钟，取汁饮用，可酌量添加蜂蜜饮用。

重点提示

1. 粉防己不宜大量使用，以免损伤胃气。
2. 食欲不振及阴虚无湿热者忌饮此茶。

茶效

◎天麻能改善头痛症状，对神经衰弱有很好的疗效；粉防己有祛风止痛、利水消肿的功效。此款茶饮可有效改善神经衰弱的症状，对失眠症状有很好的改善作用。

第一章　喝对茶饮，为健康加分

第二章　日常保健茶饮 ◀

第三章　不同人群如何选择茶饮

第四章　四季茶饮

475

下篇 健康茶方 ▶ 选对一杯好茶，品味甘美人生，为健康加分！

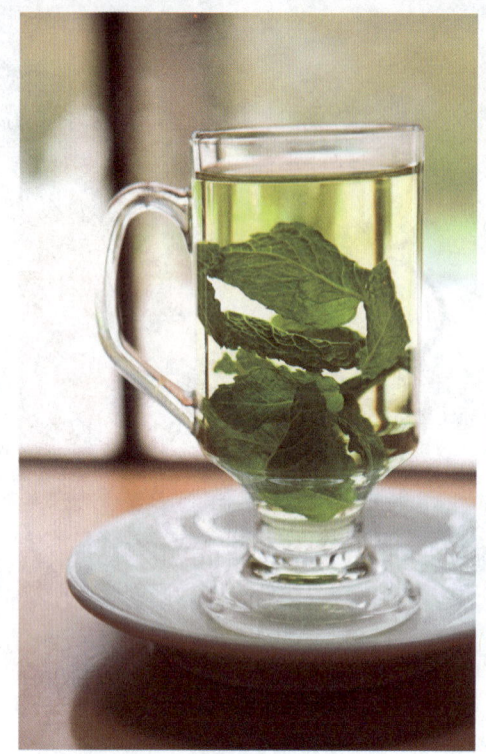

天麻绿茶

适应证：肝热引起头痛、失眠

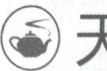 原料

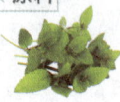 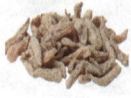 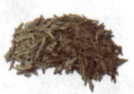

薄荷叶适量　　天麻片4克　　绿茶1克

 做法　①将薄荷叶洗净；将天麻片和绿茶放入茶包中。②将薄荷叶和茶包一起放入玻璃杯中，冲入开水冲泡，静泡8分钟左右取出茶包即可。

⚠ 重点提示

1. 失眠、头痛者饮用较佳。
2. 津液衰少、血虚、阴虚者慎用。

茶效

◎天麻有定惊止痉、平肝熄风、镇静催眠作用；绿茶具有清热解毒、安定神经的功效。此款茶饮具有清热平肝、熄风助眠的良好作用。

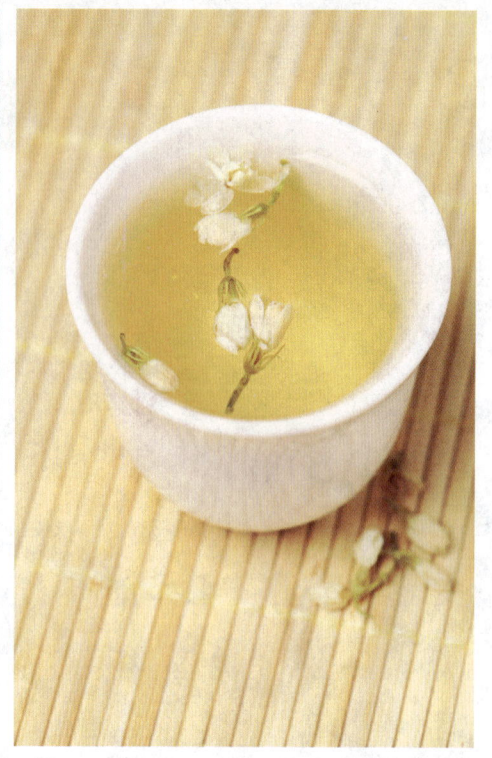

玫瑰茉莉菩提茶

适应证：失眠、疲劳

原料

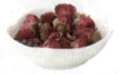 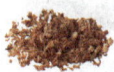

玫瑰花3克　茉莉花3克　菩提叶2克　金盏花2克

做法　①将诸药材同放入茶杯中。②倒入沸水，加盖浸泡3分钟后，滤取茶汁即可饮用。

⚠ 重点提示

1. 熬夜过度、头晕烦躁时饮用，效果颇佳。
2. 孕妇不宜饮用。

茶效

◎玫瑰花具有理气解郁、和血散瘀等功效；菩提叶具有安神排毒的功效。此款茶饮具有安神宁心、缓解疲劳的作用。

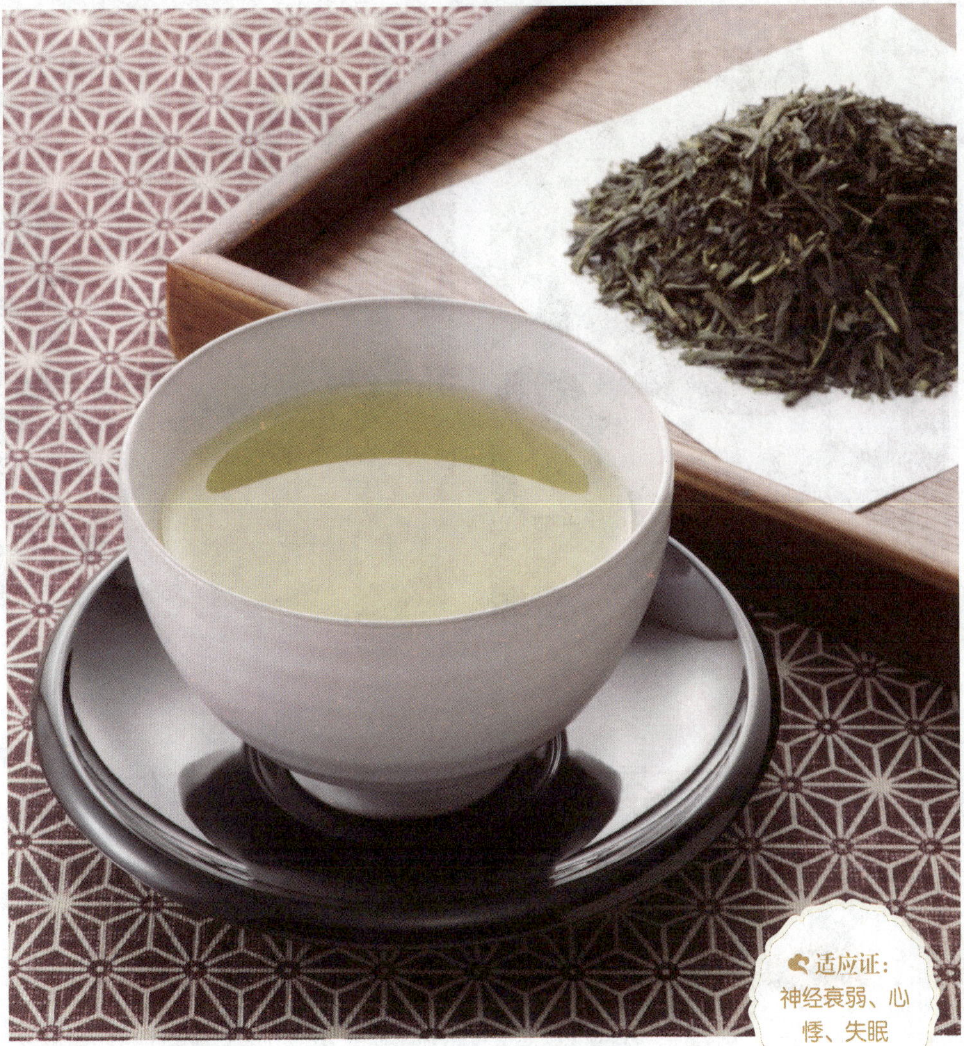

桂圆茶

适应证： 神经衰弱、心悸、失眠

原料

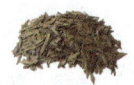
绿茶1克

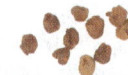
桂圆肉20克

重点提示

1. 孕妇适当饮用，可舒缓身心。
2. 腹胀、大便滑泻、慢性胃炎患者忌服。

做法

①将桂圆肉和茶叶一起放入茶壶中。②往茶壶中倒入热开水，加盖冲泡约10分钟，将茶汤倒入茶碗中，待凉后即可饮用。

茶效

◎桂圆肉具有养心健脾、补血安神、健脾止泻、利尿消肿的功效。此款茶饮具有安神助眠的作用。

红枣甘麦茶

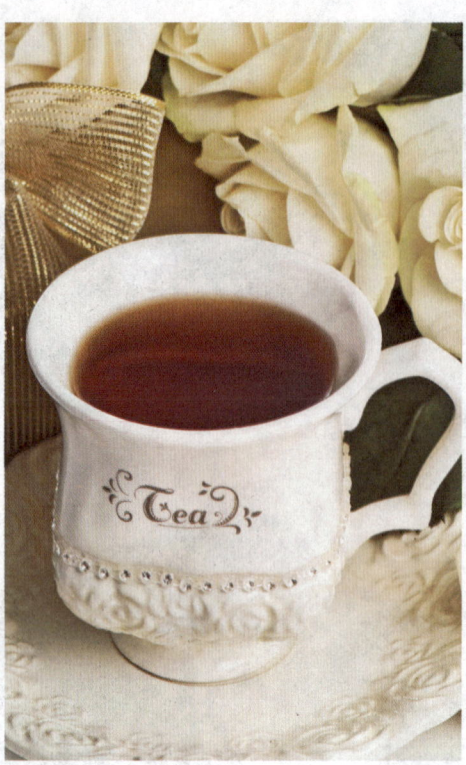

适应证：脾胃虚弱、倦怠乏力、心悸失眠

原料

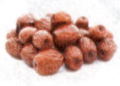 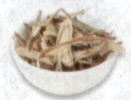 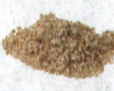

红枣10枚　甘草3片　浮小麦3克

做法　①将红枣、甘草、浮小麦一起放入砂锅中，加适量清水煎煮10分钟。②滤水取汁，待温饮服。

重点提示
1. 失眠、疲劳时饮用，效果甚佳。
2. 湿热中满、呕吐、水肿、高血压患者忌服。

茶效

◎红枣具有补脾和胃、益气生津的功效；甘草具有补脾理气、清热解毒的功效。此款茶饮具有理气安神、改善睡眠的作用。

浮小麦枣仁茶

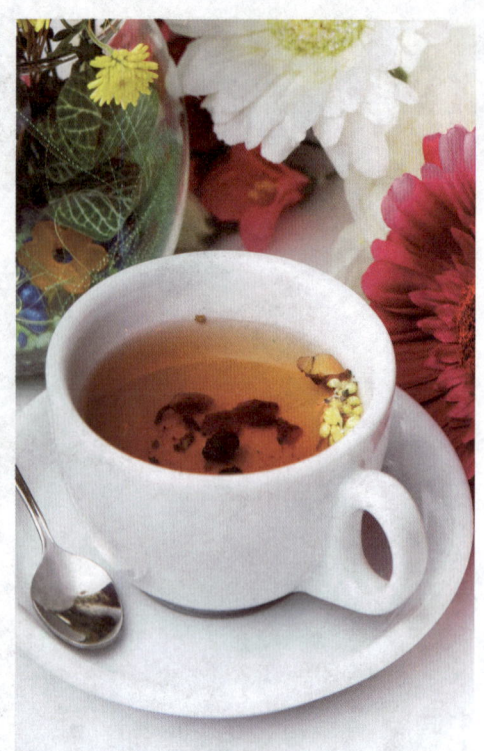

适应证：自汗、盗汗、失眠、心烦等症状

原料

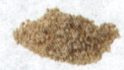 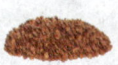 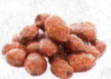 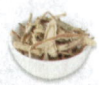

浮小麦12克　酸枣仁12克　红枣10枚　甘草6克

做法　①将浮小麦、酸枣仁、红枣、甘草一起放入砂锅中。②加水煎煮40分钟后，取汁即可。

重点提示
1. 饮用此茶，既安神又强身，效果甚佳。
2. 无汗而烦躁、虚脱汗出者忌服。

茶效

◎浮小麦具有止汗缩尿、安神镇静的功效；酸枣仁具有宁心安神、养肝敛汗的功效。此款茶饮具有安神止汗、改善睡眠的作用。

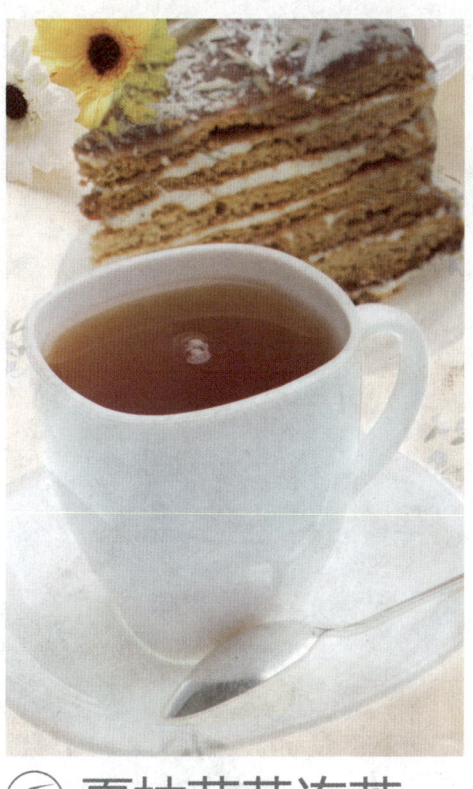

夏枯草黄连茶

适应证：头晕目眩、筋骨酸疼等

原料

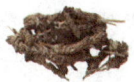
夏枯草15克

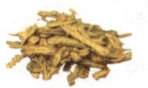
黄连6克

做法 ①将夏枯草、黄连分别制为粗末，放入保温杯中。②冲入沸水，加盖闷泡30分钟，即可饮用。

重点提示
1. 失眠时常饮，效果甚佳。
2. 脾胃虚弱、气虚者忌服。

茶效

夏枯草具有清肝散结的功效；黄连具有泻火祛湿、解毒杀虫的功效。此款茶饮具有解郁降火、改善睡眠的作用。

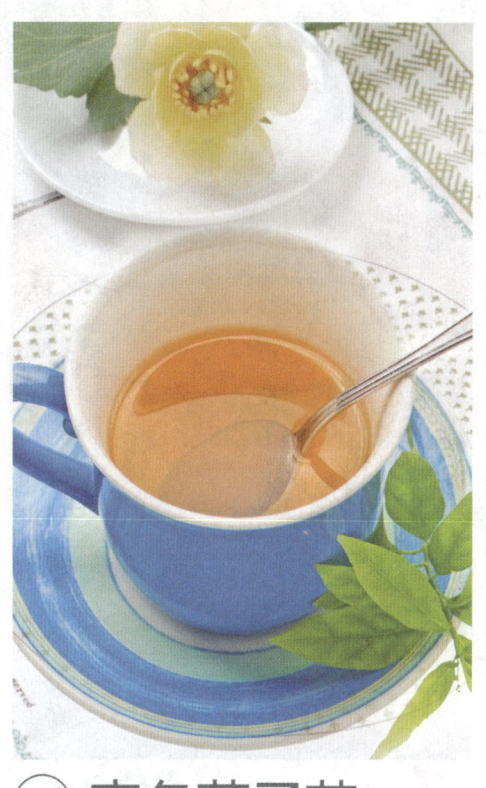

麦冬莲子茶

适应证：心烦失眠、大便溏泄等

原料

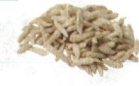
麦冬20克

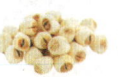
莲子15克

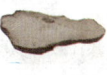
茯神10克

做法 ①将麦冬、莲子、茯神分别制为粗末，放入保温杯中。②冲入沸水，加盖闷泡30分钟，即可饮用。

重点提示
1. 勿与牛奶同饮，易加重便秘。
2. 中满痞胀、大便燥结者忌服。

茶效

麦冬具有养阴生津、润肺清心、滋润补水的功效；莲子具有补脾止泻、安神明目的功效。此款茶饮具有改善睡眠的作用。

下篇 健康茶方 ▶ 选对一杯好茶，品味甘美人生，为健康加分！

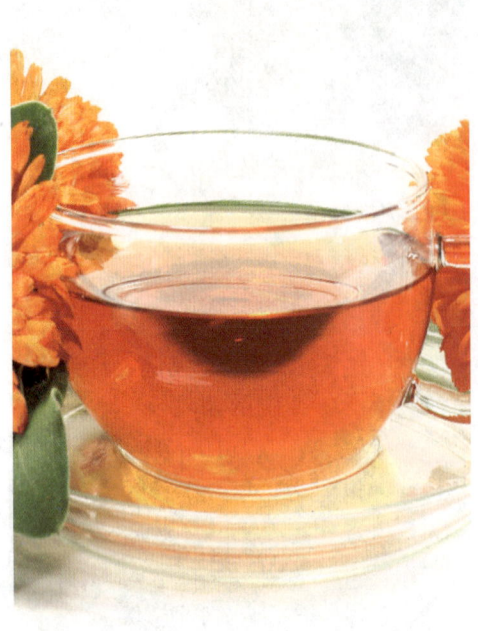

金盏菊玫瑰茶

适应证： 胃溃疡、失眠等

原料

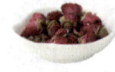   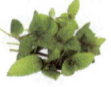

玫瑰花3克　金盏菊3克　杭白菊3克　薄荷叶1克

做法 ①玫瑰花、金盏菊、杭白菊、薄荷叶同置杯中。②加沸水，静置1分钟即可饮用。

⚠ 重点提示

1. 胃部不适的人适当饮用有益。
2. 对牛奶过敏、脾胃虚寒者不宜饮用。

茶效

◎金盏菊具有理气活血的功效；杭白菊具有散风祛湿、平肝明目、清热解毒的功效。此款茶饮具有除烦助眠、清热下火的功效。

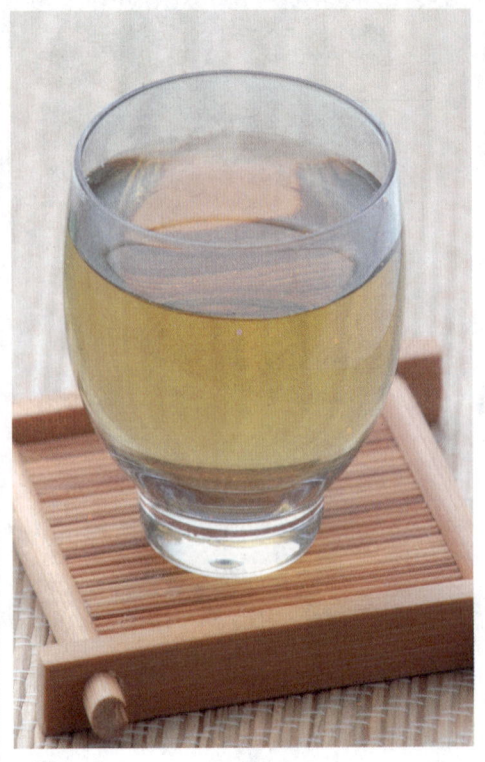

知母茶

适应证： 高热烦渴、咳嗽气喘、虚烦不眠等

原料

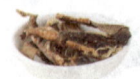

知母12克

做法 ①将知母制为粗末，然后放入茶壶中。②往茶壶中冲入沸水，静置2～3钟后即可倒入杯中饮用。

⚠ 重点提示

1. 上火、失眠患者饮用此茶效果甚佳。
2. 脾胃虚寒、大便溏泻者忌饮此茶。

茶效

◎知母具有清热泻火、生津润燥的功效，对便秘、虚烦不眠有很好的辅助治疗作用。此款茶饮具有清热除烦、安神助眠的功效。

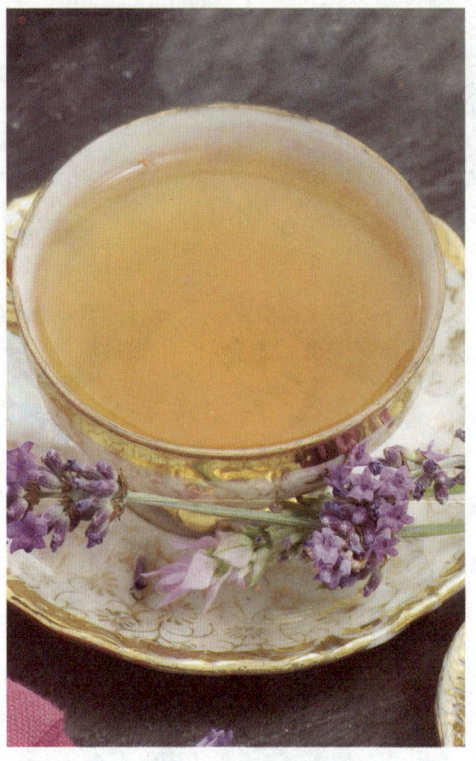

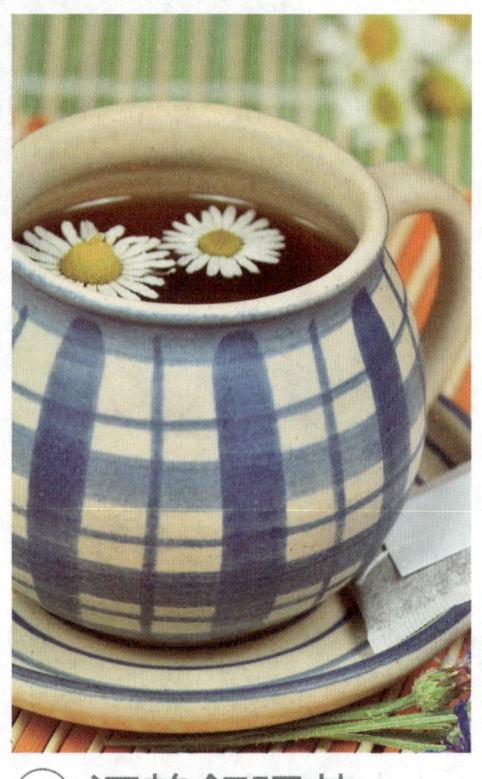

一夜好眠茶

适应证：失眠、神经衰弱等症状

原料

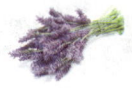   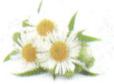

薰衣草1小匙   洋甘菊2小匙

做法 ①先将薰衣草、洋甘菊放入滤茶袋中。②再将滤茶袋放入壶中，冲入热开水，静泡3~5分钟即可饮用。

! 重点提示

1. 女性常饮，对改善失眠有益。
2. 孕妇忌服。

茶效

◎薰衣草具有舒缓压力、松弛神经、改善睡眠的功效；洋甘菊具有美容护肤、养心安神的功效。此款茶饮具有改善睡眠的作用。

沉静舒眠茶

适应证：痤疮、失眠、牙痛、经痛等症状

原料

洋甘菊适量   菩提子适量   薰衣草适量   香蜂草适量

做法 ①将洋甘菊、菩提子、薰衣草、香蜂草一起时放入壶中。②用热水冲泡后，静泡2~3分钟后，即可饮用。

! 重点提示

1. 失眠者适当适量饮用，效果甚佳。
2. 孕妇忌服。

茶效

◎洋甘菊具有美容护肤、养心安神的功效；薰衣草具有舒缓压力、松弛神经、改善睡眠的功效。此款茶饮具有安神助眠的作用。

下篇 健康茶方 ▶ 选对一杯好茶，品味甘美人生，为健康加分！

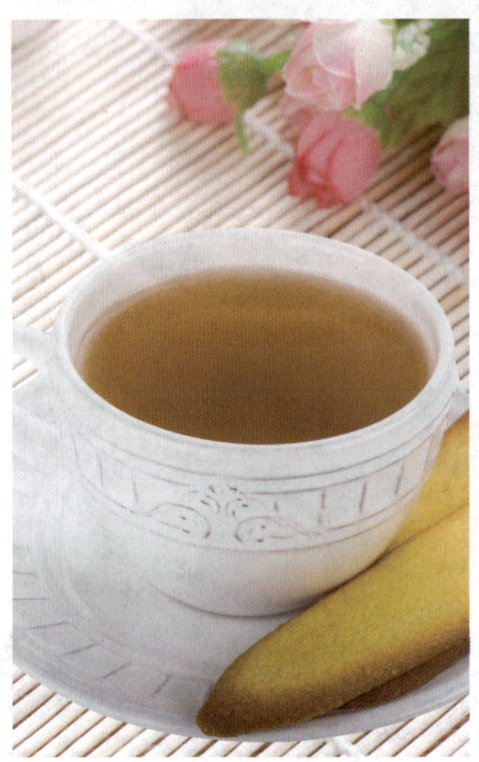

甘草芡实茶

适应证：失眠、心悸烦闷

原料

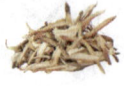 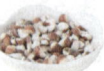 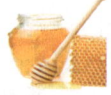

甘草10克　　芡实5克　　蜂蜜适量

做法 ①将甘草、芡实分别洗净，然后放入茶杯中。②往茶杯中倒入热开水，加盖冲泡10分钟后，调入蜂蜜饮用。

! 重点提示

湿盛胀满、浮肿、大便干结、腹胀者不宜饮用此款茶饮。

茶效

◎甘草具有补脾益气、清热解毒、祛痰止咳的功效；芡实具有补中益气、滋补强身的功效。此款茶饮具有润肺理气、安神助眠的良好作用。

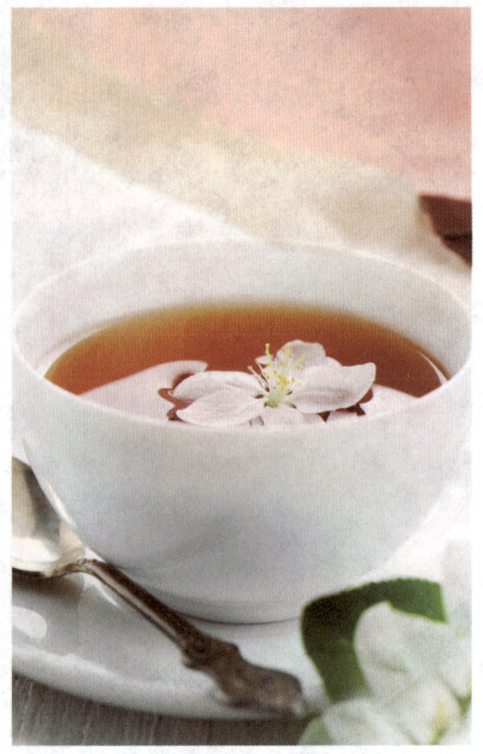

生地麦冬茶

适应证：虚劳咳嗽、心烦失眠、内热消渴等

原料

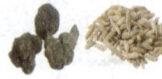 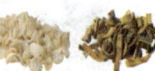 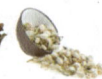

生地30克　麦冬15克　百合10克　黄柏6克　茉莉花少许

做法 ①将生地、麦冬、百合、黄柏制为粗末，放入茶壶中。②冲入沸水，加盖闷泡20分钟，滤取茶汤即可饮用，最后撒上茉莉花即可。

! 重点提示

脾胃虚寒、泄泻、风寒咳嗽者忌饮此茶。

茶效

◎生地具有清热凉血、滋阴生津的功效；麦冬具有养阴生津、润肺清心的功效。此款茶饮具有润肺滋阴、养心宁神的作用。

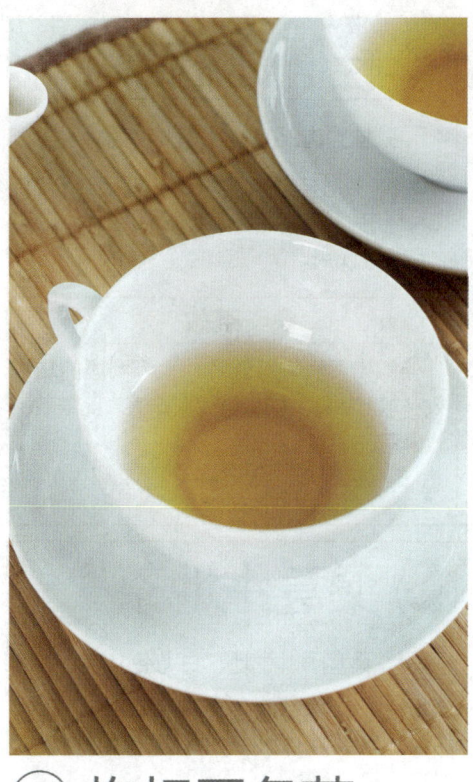

枸杞天冬茶

适应证： 慢性气管炎、肺结核、失眠等症状

原料

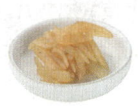
天冬20克

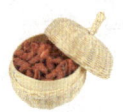
枸杞15克

做法 ①将天冬、枸杞分别制为粗末，放入保温杯中。②冲入沸水，加盖闷泡30分钟后即可饮用。

! 重点提示

1. 常饮可润肺补肾。
2. 脾胃虚寒、便溏者忌服。

茶效

◎枸杞具有补肾润肺、养肝明目的功效；天冬具有养阴生津、润肺清心的功效。此款茶饮具有润肺安神的作用。

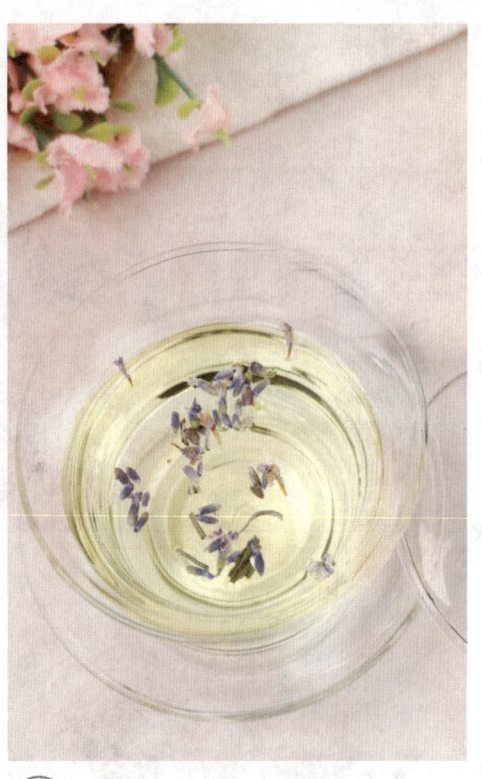

薰衣草舒眠茶

适应证： 痤疮、失眠、口臭等症状

原料

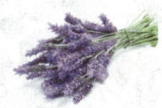
薰衣草1小匙

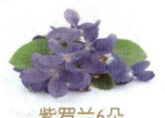
紫罗兰6朵

做法 ①热水倒入壶中湿壶后倒出，放入茶材。②冲入热开水，约3~5分钟后即可饮用。

! 重点提示

1. 精神紧张时饮用，能舒缓身心，对健康有效。
2. 孕妇忌服。

茶效

◎薰衣草具有舒缓压力、松弛神经、改善睡眠的功效；紫罗兰具有清热解毒、美白祛斑、清除异味的功效；此款茶饮具有改善睡眠的功效。

桂圆冰糖茶

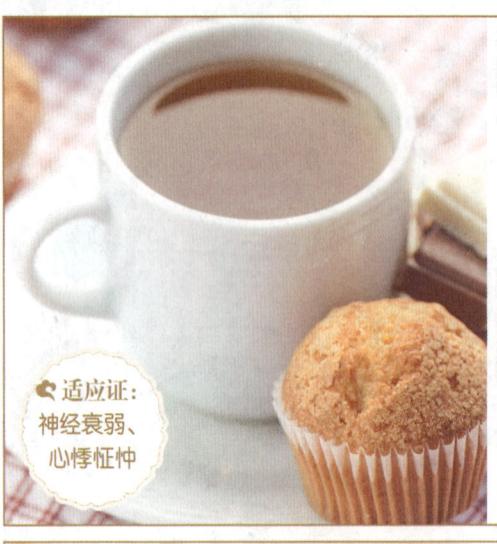

适应证： 神经衰弱、心悸怔忡

原料 桂圆肉25克，冰糖10克

做法 ①把桂圆肉洗净。②把上述材料放入杯中，沸水冲泡，加盖闷泡5～10分钟后即可饮用。

茶效

◎桂圆肉具有安神健脾、止泻利尿的功效；加上冰糖，能适当调和味道。此款茶饮具有安神助眠的作用。

桑葚生地茶

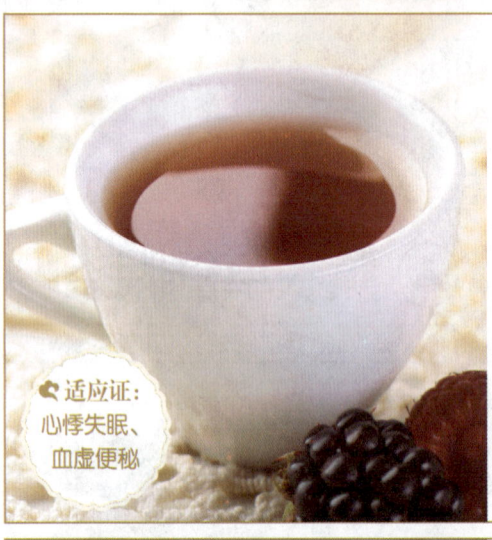

适应证： 心悸失眠、血虚便秘

原料 桑葚子、生地、白芍各15克

做法 ①将上3味制为粗末，放入保温杯中。②冲入沸水，加盖温浸30分钟，即可饮用。

茶效

◎桑葚有补血滋阴、养肝益肾的功效；生地具有清热凉血、滋阴生津的功效。此款茶饮具有滋阴润燥、宁心安神的良好作用。

菟丝子柏仁茶

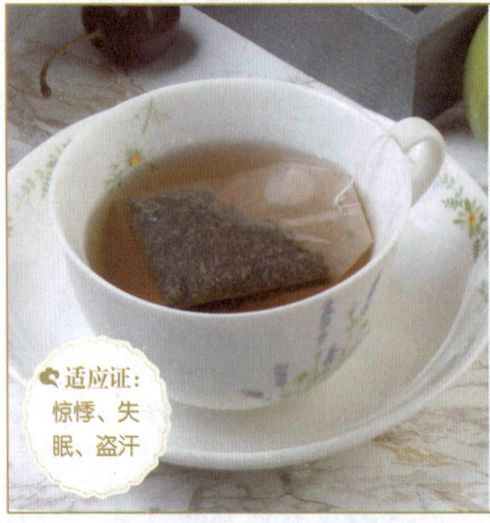

适应证： 惊悸、失眠、盗汗

原料 菟丝子15克，柏子仁9克

做法 ①将菟丝子、柏子仁捣碎，放入保温杯中。②冲入沸水，加盖闷泡30分钟后即可饮用。

茶效

◎菟丝子具有滋补肝肾、固精缩尿的功效；柏子仁具有养心安神、润肠通便的功效。此款茶饮具有安神助眠的作用。

花草木三友茶

原料 菩提子、洋甘菊、薰衣草各适量

做法 ①将菩提子、洋甘菊、薰衣草一起放入茶壶中。②往茶壶中倒入热水，冲泡后即可饮用。

茶效

◎ 洋甘菊具有美容护肤、养心安神的功效；薰衣草具有舒缓压力、松弛神经、改善睡眠的功效。此款茶饮具有改善睡眠的作用。

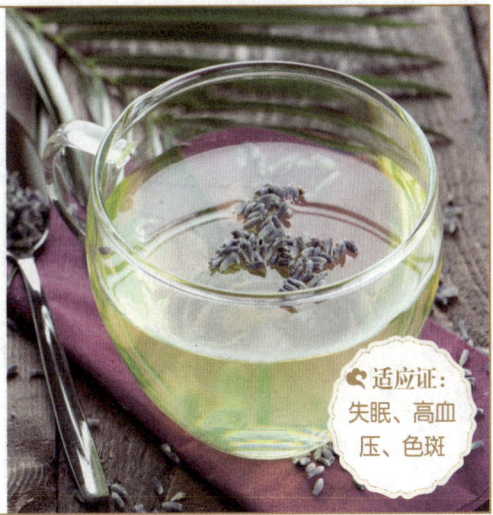

适应证： 失眠、高血压、色斑

桂圆枣仁茶

原料 桂圆肉、酸枣仁、丹参各15克。

做法 ①将上3味制为粗末，放入保温杯中。②冲入沸水，加盖闷泡30分钟。

茶效

◎ 桂圆肉具有安神健脾、止泻利尿的功效；酸枣仁具有宁心安神、养肝敛汗的功效。此款茶饮具有安神助眠的作用。

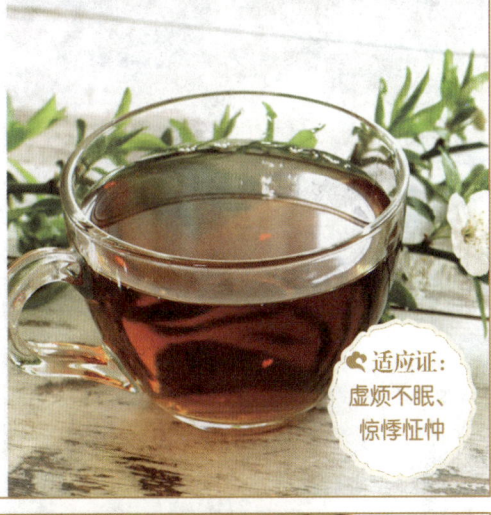

适应证： 虚烦不眠、惊悸怔忡

白芍黄连茶

原料 白芍15克，黄连5克。

做法 ①将以上2味制为粗末，放入保温杯中。②冲入沸水，加盖闷泡30分钟。

茶效

◎ 白芍具有养血补肝、缓中止痛、敛阴收汗的功效；黄连具有泻火祛湿、解毒杀虫的功效。此款茶饮具有清心安神和中下火的作用。

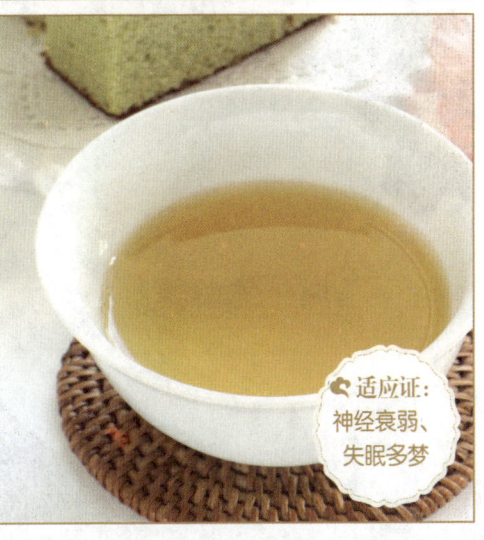

适应证： 神经衰弱、失眠多梦

下篇 健康茶方 ▶

选对一杯好茶，品味甘美人生，为健康加分！

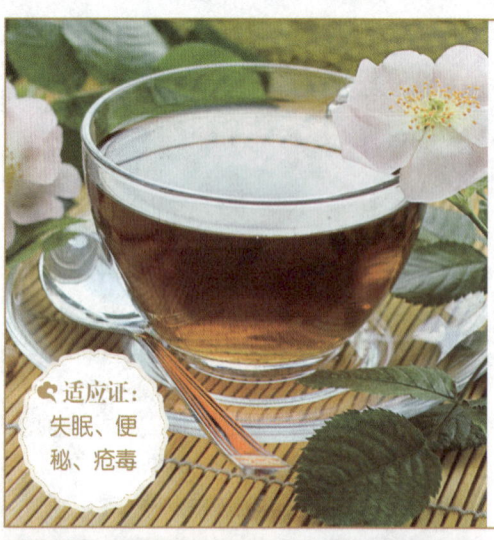

百合玄参茶

原料 百合30克，玄参12克

做法 ①将百合、玄参一起放入砂锅中。②往砂锅中加水，煎沸40分钟，取汁，即可饮用。

茶效

◎百合具有润肺止咳、清心安神的功效；玄参具有滋阴降火、除烦解毒的功效。此款茶饮具有安神除烦、改善睡眠的作用。

适应证： 失眠、便秘、疮毒

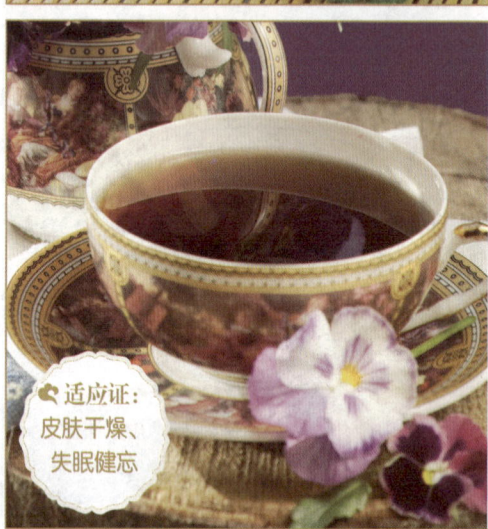

紫罗兰护肤茶

原料 紫罗兰3克，茉莉花3克，玫瑰花5克

做法 ①将紫罗兰、茉莉花、玫瑰花同放入茶杯中。②倒入沸水，5分钟后饮用。

茶效

◎紫罗兰具有清热解毒、美白祛斑的功效；茉莉花具有理气解郁的功效；金盏花具有消炎抗菌的功效。此款茶饮具有润肤、助眠的作用。

适应证： 皮肤干燥、失眠健忘

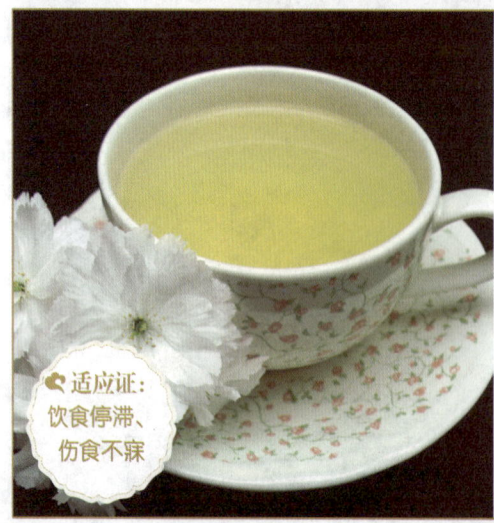

莱菔子茶

原料 莱菔子10克，生姜片2克

做法 ①将莱菔子炒黄，捣碎，与生姜片一同放入杯中。②用沸水冲泡，10分钟后即可饮用。

茶效

◎莱菔子具有消食除胀、降气化痰的功效；生姜有解表散寒、止呕化痰的功效。此款茶饮具有理气散寒、安神助眠作用。

适应证： 饮食停滞、伤食不寐

西洋参桂圆茶

原料 西洋参12克，桂圆肉、酸枣仁各15克，白糖10克

做法 ①将诸药制粗末，放入砂锅中。②加水煎煮30分钟，取汁调白糖饮用。

茶效

◎西洋参有益肺阴、清虚火、生津止渴的功效；桂圆肉具有安神健脾、止泻利尿的功效。此款茶饮具有安神清热的作用。

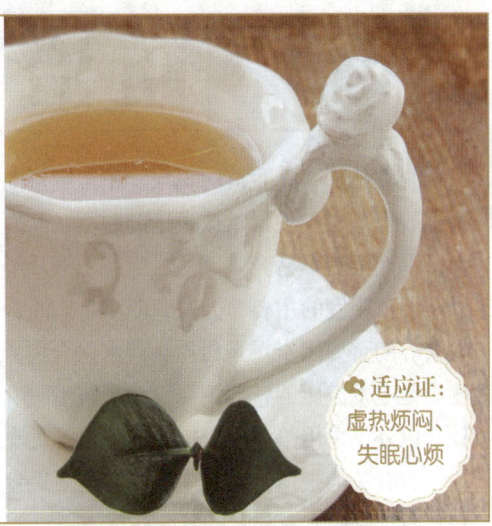

适应证： 虚热烦闷、失眠心烦

营养红茶

原料 红茶3克，麦片6克，牛奶适量

做法 ①将红茶和麦片放入杯中。②牛奶入锅加热至沸。③将牛奶倒入红茶杯中拌匀即可。

茶效

◎红茶具有助消化、增食欲、利尿消肿的功效；原味麦片具有养心安神、润肺通肠、补虚养血、促进代谢的功效。此款茶饮具有美容养颜、宁心安神的作用。

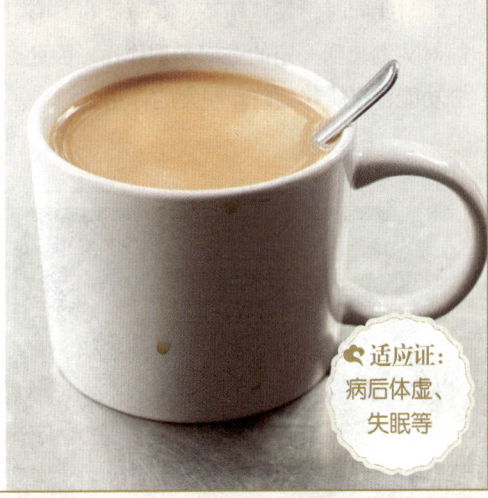

适应证： 病后体虚、失眠等

石菖蒲绿茶

原料 石菖蒲2克，茉莉花3克，绿茶4克

做法 ①将诸药同研粗末，入茶壶中。②倒入沸水冲泡，5分钟后即可饮用。

茶效

◎石菖蒲具有开窍醒神、化湿和胃、宁神益志的功效。此款茶饮具有理气化湿、安神补脑的作用。

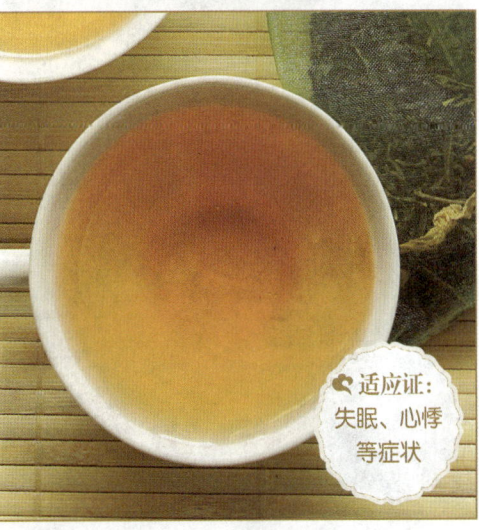

适应证： 失眠、心悸等症状

防治脱发

脱发是指头发脱落的现象。正常脱落的头发都是处于退行期及休止期的毛发；病理性脱发是指头发异常或过度的脱落，其原因很多，比如内分泌失调、精神创伤等，而且彻底根治不易。

导致脱发的主要原因是营养不足。而合理的膳食是供给毛发营养的重要因素。蛋白质、碳水化合物、脂肪、维生素、矿物质是毛发健康的营养资源。为了防治脱发，除了要合理安排饮食以外，采用茶疗也会起到不错的辅助效果。

据有关的报道，茶叶中的茶多酚对毛发的生长具有促进作用，对抑制脱发有显著的预防作用。

与此同时，某些药茶、花草茶也具有补肾、养血等多种功效，其含有的某些物质能对头发起到一定的滋润护理作用。因此，不管男女老少，适当饮茶能调节身体各部分功能，也能起到防止脱发的作用。

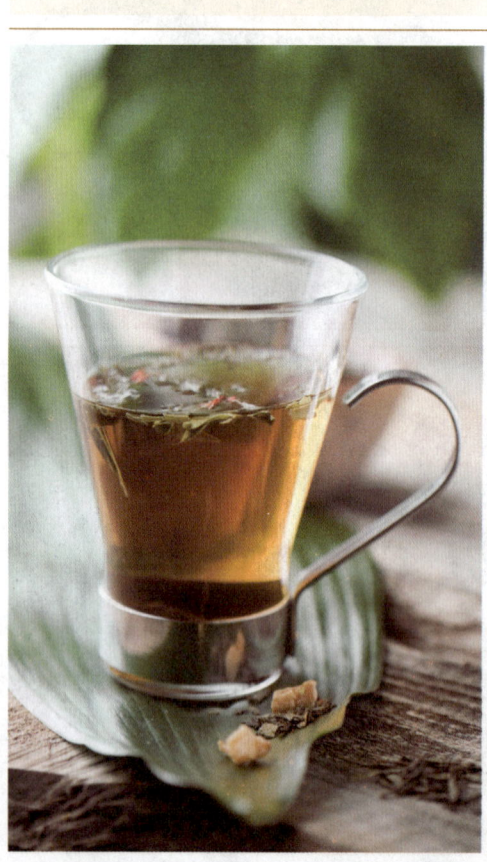

芝麻养发茶

适应证：肾阴不足、皮肤干燥、毛发干枯等

原料

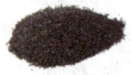

黑芝麻2克　　　　茶叶3克

做法 ①将芝麻焙黄，加入茶叶拌匀。②加适量水煎沸3分钟，待茶温即可饮用。

⚠ 重点提示

1. 肝肾不足导致视物不清、发枯发落、头发早白者饮用有益。
2. 慢性肠炎、便溏腹泻患者不宜多饮。

茶效

◎黑芝麻具有润肠、通乳、补肝、益肾、养发、强身体、抗衰老等食疗作用；茶叶可清热解毒。两者为茶，能起到滋阴补肾、固发养发的作用。

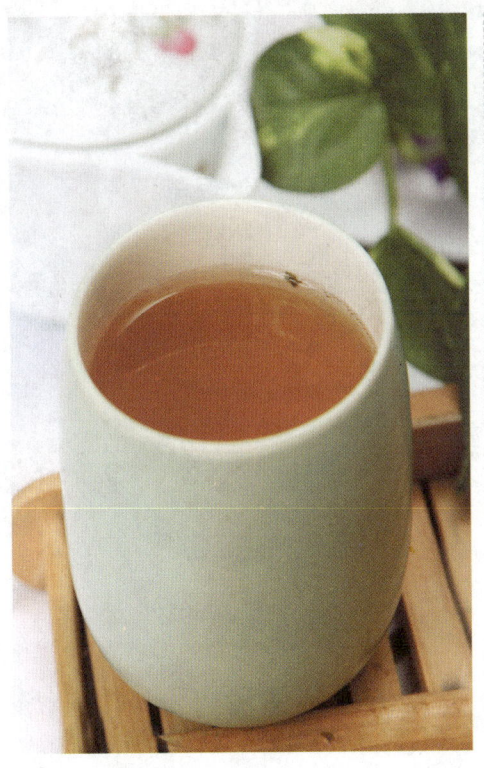

杜仲茶

适应证： 精血亏虚、头晕眼花、须发早白

原料

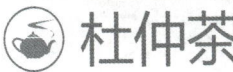

| 杜仲6克 | 绿茶适量 | 蜂蜜适量 |

做法 ①将杜仲研成粗末。②用沸水冲泡绿茶，滤出茶水冲泡杜仲，加蜂蜜即可饮用。每日2次，每次3克。

! 重点提示
1. 肝肾亏虚、头发脱落者饮用较好。
2. 阴虚火旺者慎服。

茶效

◎杜仲具有降血压、补肝肾、强筋骨、安胎气的功效。此款茶饮能起到补肝肾、强筋骨、降血压、防脱发的作用。

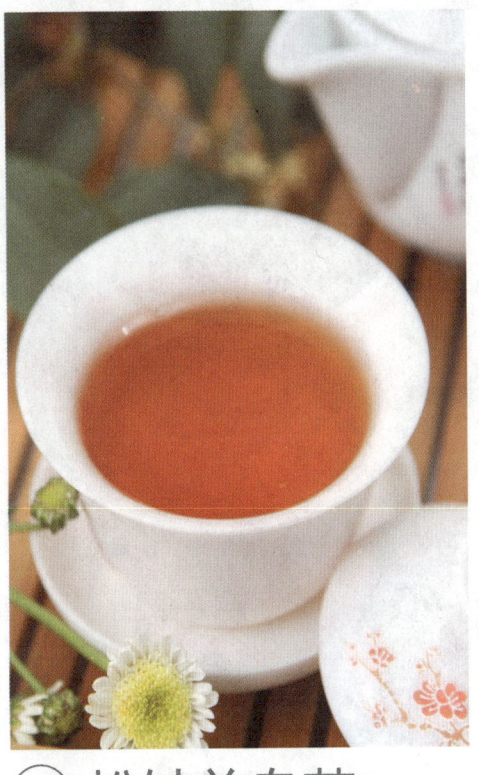

松针首乌茶

适应证： 肝肾亏虚导致脱发

原料

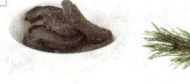 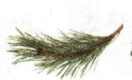 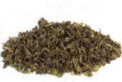

| 何首乌15克 | 松针25克 | 乌龙茶5克 |

做法 ①先将首乌、松针或松花煎沸20分钟，去渣。②以药汁冲泡乌龙茶，静泡5分钟即可饮用。每日1剂，不拘时饮服。

! 重点提示
1. 脱发者饮用较佳。
2. 大便溏泄及有湿痰者不宜服用。

茶效

◎首乌能补益精血、乌须发、强筋骨、补肝肾；松针中含有一种松针发根素，能使毛囊长出3～5根头发。此款茶可补精益血、扶正祛邪。

第一章 喝对茶饮，为健康加分

第二章 日常保健茶饮

第三章 不同人群如何选择茶饮

第四章 四季茶饮

下篇 健康茶方 ▶

选对一杯好茶，品味甘美人生，为健康加分！

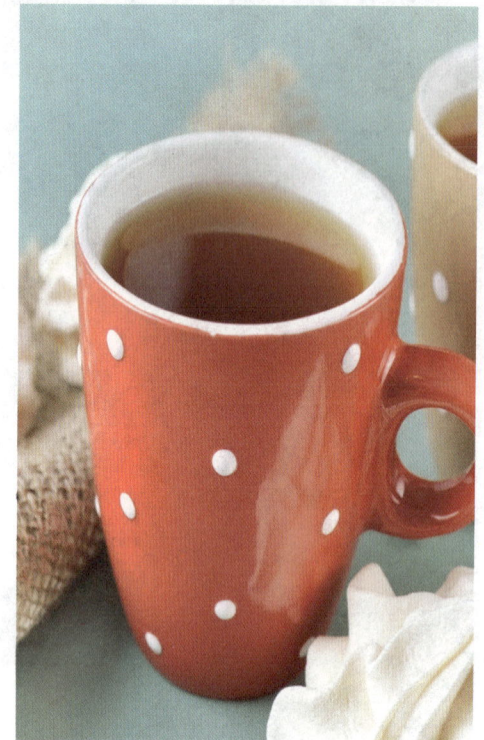

花生红枣饮

适应证：脱发

原料

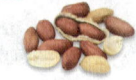 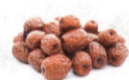 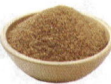

花生米90克　　红枣10枚　　红糖适量

做法 ①花生米用温水泡发，保留此水。②取花生衣与红枣同放入锅内，再倒入泡花生米的水，小火煎煮半小时，加入红糖即成。

⚠ **重点提示**
1. 适于身体虚弱者，生发、乌发效果较好。
2. 腹部胀满、便秘者忌用。

茶效

◎花生可以促进人体的新陈代谢、增强记忆力；红枣可补脾和胃、益气生津。二者为茶，能起到补气滋阴、养血生发的作用。

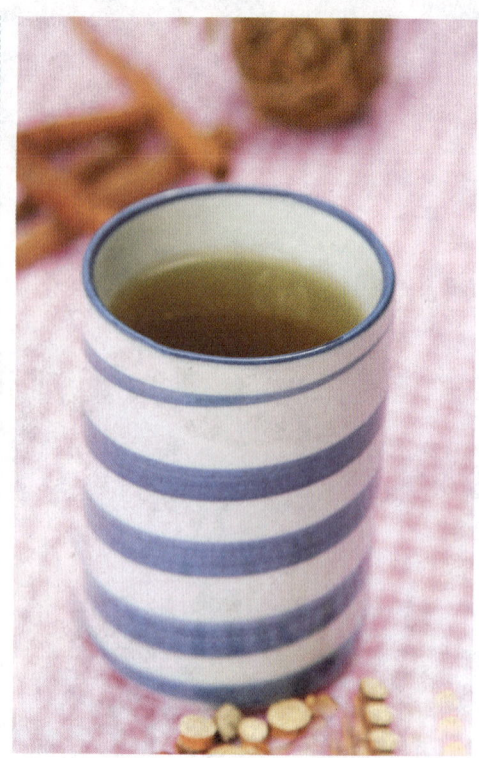

甘草白术茶

适应证：肾虚体弱、脱发

原料

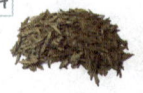 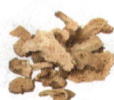 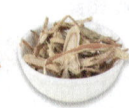

绿茶3克　　白术12克　　甘草3克

做法 ①将白术、甘草同入锅内加水500毫升。②煮沸后10分钟左右加入绿茶冲泡即可。

⚠ **重点提示**
1. 因肾虚引起少发、干发、脱发，宜饮用。
2. 湿热中阻、呕吐、水肿、高血压者忌服。

茶效

◎白术有健脾益气、燥湿利水、止汗安胎的功效；甘草有补脾益气、清热解毒、祛痰止咳、缓急止痛等作用。此款茶可健脾补肾、益气生血、乌发固发。

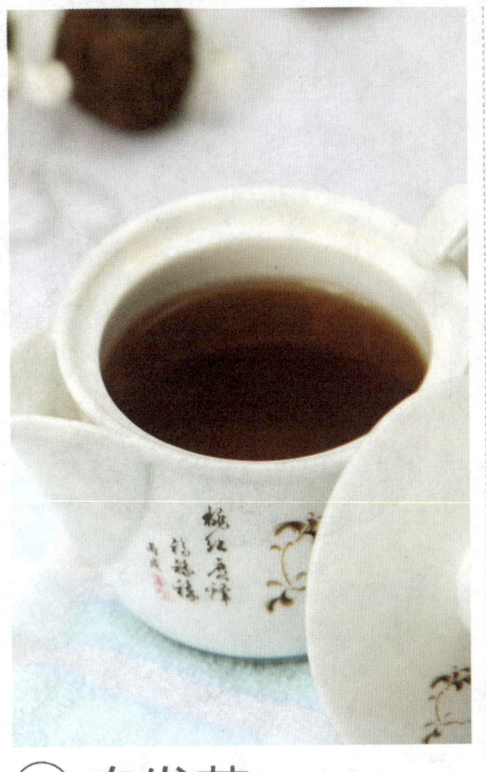

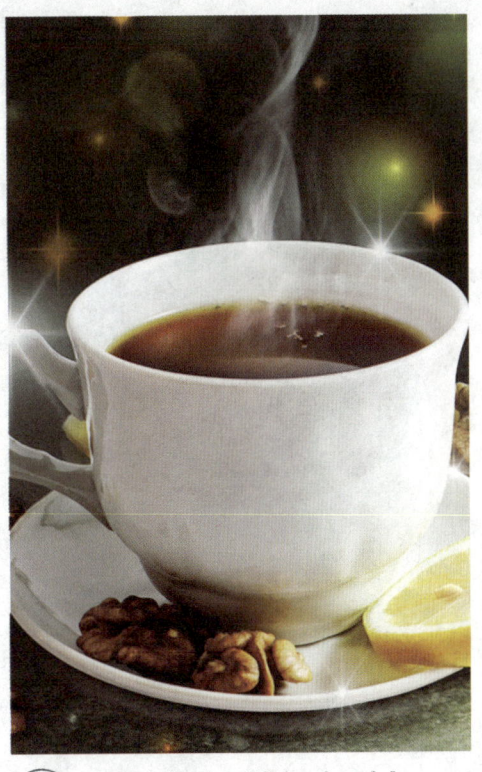

乌发茶

适应证：脱发、白发

原料

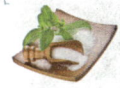 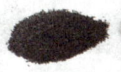 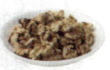

白糖10克　黑芝麻500克　核桃仁200克　茶适量

做法 ①将黑芝麻、核桃仁分别拍碎，再一起放入茶杯中。②往茶杯中加入白糖，用茶冲服后饮用。

! 重点提示

1. 头发枯黄、脱落者饮用较佳。
2. 腹泻、阴虚火旺者忌用。

茶效

◎核桃仁有温补肺肾、定喘润肠的功效，可治肝肾亏虚所致腰腿酸软、须发早白等；芝麻具有养发、抗衰老的食疗作用。二者为茶，可乌发、防脱发。

核桃仁首乌茶

适应证：须发早白、咳嗽、筋骨疼痛等症状

原料

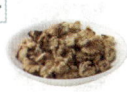 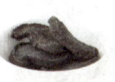 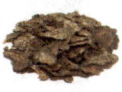

核桃仁30克　何首乌20克　川芎5克

做法 ①将核桃仁、何首乌、川芎制为粗末，放入保温杯。②冲入沸水，加盖闷泡30分钟，即可饮用。

! 重点提示

1. 常饮此茶，可止咳润肺、护发养发。
2. 腹泻、阴虚火旺者忌服。

茶效

◎核桃仁具有温补肺肾、定喘润肠的功效；何首乌具有抗衰护发、补肝益肾的功效。此款茶饮具有乌发、定喘的作用。

下篇 健康茶方 ▶ 选对一杯好茶，品味甘美人生，为健康加分！

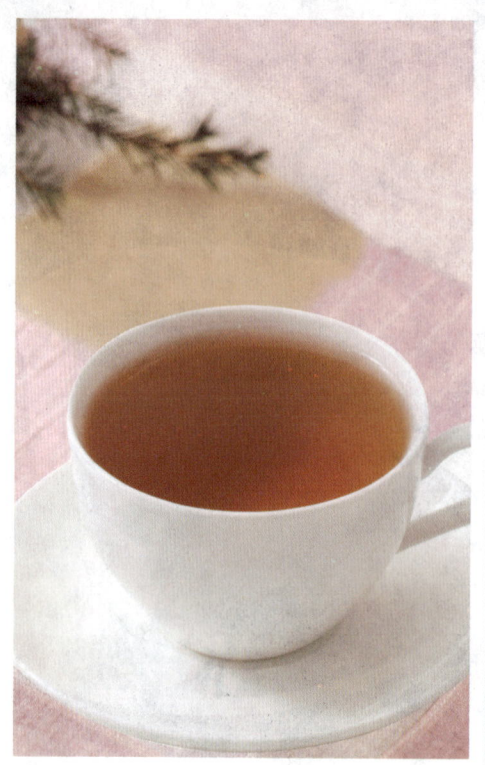

淮山生地茶

适应证：血虚风燥型脱发

原料

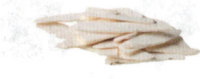
淮山片45克

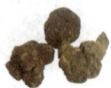
生地30克

做法 ①将淮山片和生地研成粗末，放入保温杯中。②倒入沸水冲泡，加盖静置半小时即可饮用。

⚠ 重点提示
1. 脱发者饮用此茶效果较佳。
2. 腹泻者或患有感冒、发烧者不宜服用。

茶效

◎生地具有清热凉血、养阴、生津的功效；淮山具有补脾养胃、生津益肺、补肾涩精等作用。二者为茶，能起到滋阴清热、乌发固发的作用。

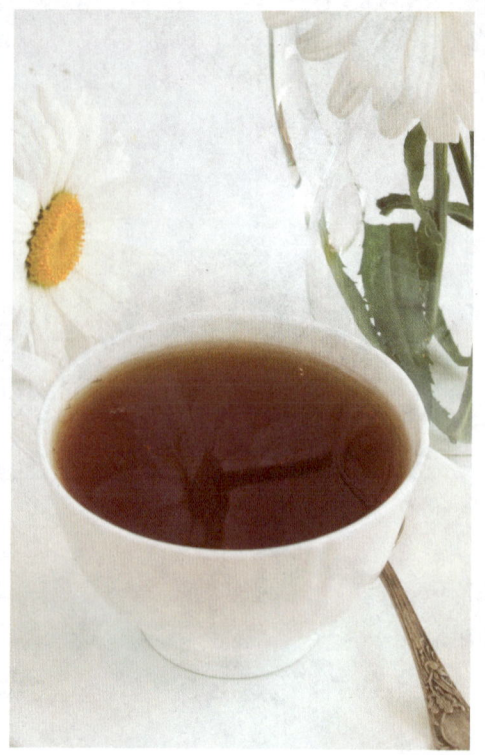

黑芝麻桑叶茶

适应证：发枯发落、眼花、头发早白等症状

原料

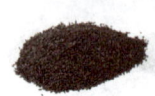
黑芝麻600克

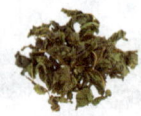
桑叶180克

做法 ①将黑芝麻略炒，与桑叶共研为末，混匀备用。②每次取药9克，放入杯中，用沸水冲泡。

⚠ 重点提示
慢性肠炎、便溏腹泻、阳痿、遗精患者，切忌服用。

茶效

◎黑芝麻具有润肠通乳、补肝益肾、养发强身的功效；桑叶具有散风清热、凉血明目的功效。此款茶饮具有补益肝肾、乌发固发的作用。

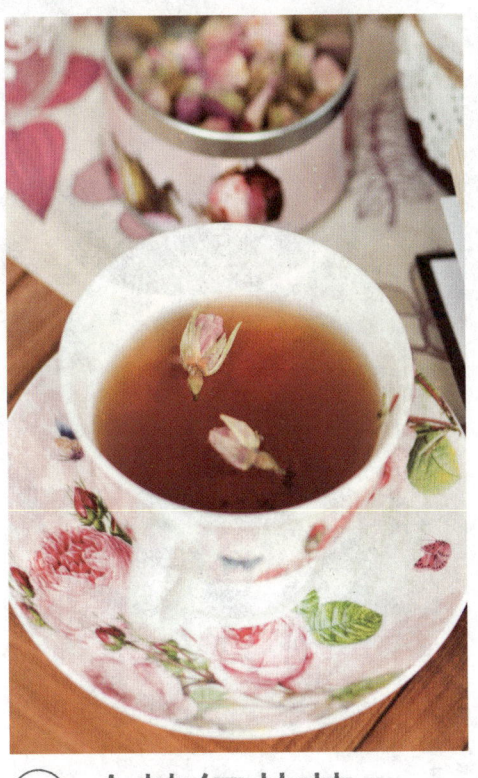
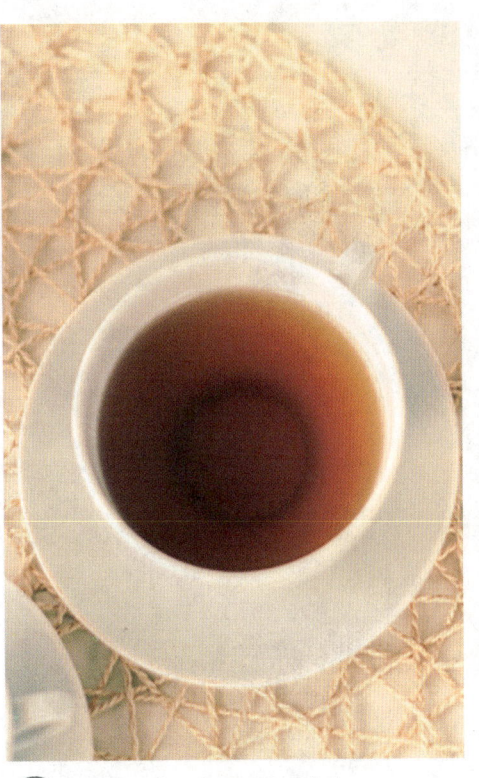

山楂红花茶

适应证：闭经、脱发、食欲不振等

原料

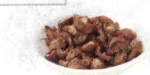　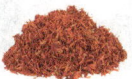　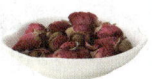
山楂15克　　红花6克　　玫瑰花10克

做法 ①将山楂、红花、玫瑰花一起放入茶壶中。②倒入适量开水冲泡，过滤取汁，待凉后即可饮用。

！重点提示
1. 女性饮用此款茶饮效果甚佳。
2. 脾胃虚弱、胃有不适者忌服。

茶效
◎山楂具有消食化积、行气散瘀的功效；红花具有活血通络、化瘀止痛的功效；此款茶饮具有活血化瘀、乌发养发的功效。

首乌红枣茶

适应证：脱发、须发早白、腰膝软弱等

原料

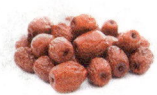　　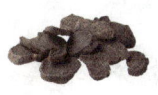
红枣8枚　　　首乌20克

做法 ①将红枣洗净，去核。②将红枣及首乌入锅，加适量清水煎煮10分钟即可滤取茶汁，待温饮用。

！重点提示
1. 女性常饮，效果甚佳。
2. 大便溏稀、腹痛痰饮者忌服。

茶效
◎红枣具有补脾和胃、益气生津的功效；首乌具有抗衰护发、补肝益肾的功效；此款茶饮具有补益肝肾、养发护发的功效。

下篇 健康茶方 ▶ 选对一杯好茶，品味甘美人生，为健康加分！

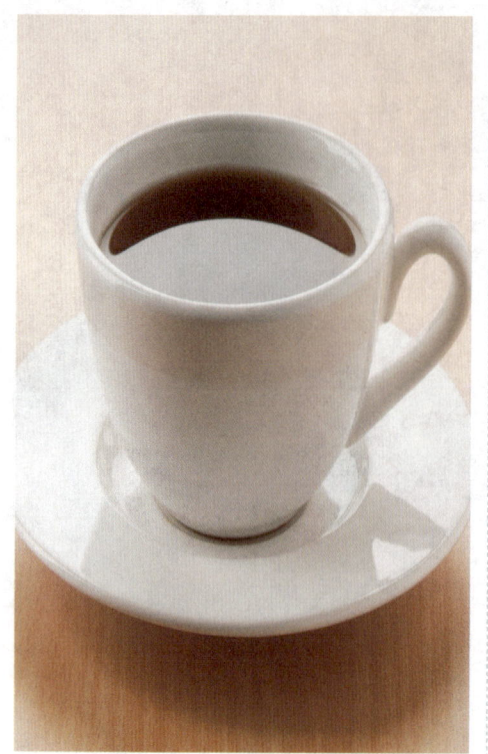

🍵 黑芝麻枸杞茶

适应证：须发早白、耳鸣耳聋等

原料

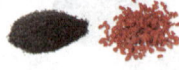

黑芝麻50克　枸杞30克　桑枝20克　制首乌20克　侧柏叶15克

做法 ①将黑芝麻、枸杞、桑枝、制首乌、侧柏叶一起放入砂锅中。②加水煎煮50分钟，取茶汁，即可饮用。

⚠ **重点提示**
腹泻腹痛、阳痿遗精者最好不用饮用此款茶饮。

茶效
◎黑芝麻具有润肠通乳、补肝益肾、养发强身的功效；制首乌具有抗衰护发、补肝益肾的功效。此款茶饮具有乌发养发的作用。

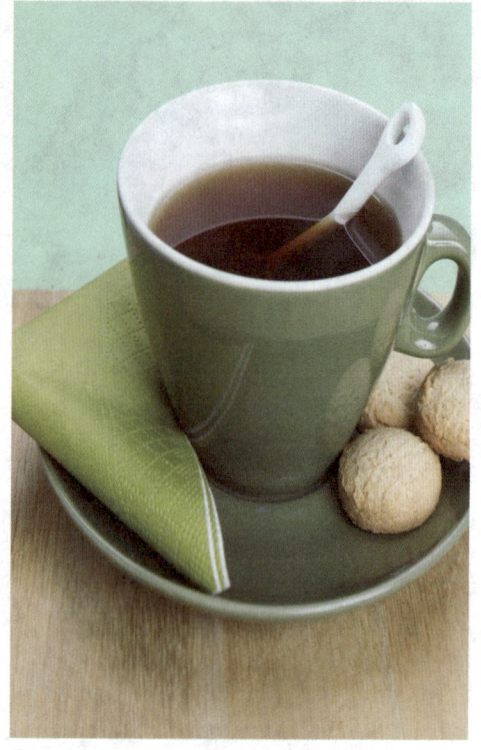

🍵 乌发养颜茶

适应证：肝肾两虚、头晕目花、脱发等

原料

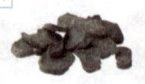 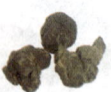 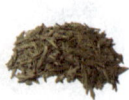

制首乌10克　　　生地5克　　　绿茶3克

做法 ①将制首乌、生地、绿茶一起放入砂锅内，加水煎煮。②取茶汁饮服。

⚠ **重点提示**
1. 未老先衰、头发早白及脱落、贫血体弱者饮用此茶效果较佳。
2. 脾虚湿滞、腹满便溏者不宜饮用此茶。

茶效
◎首乌是抗衰护发的滋补佳品，有补肝益肾、养血祛风的功效，治肝肾阴亏、发须早白；生地具有清热凉血、养阴、生津的功效。此茶能补肝肾、强筋骨、乌须发。

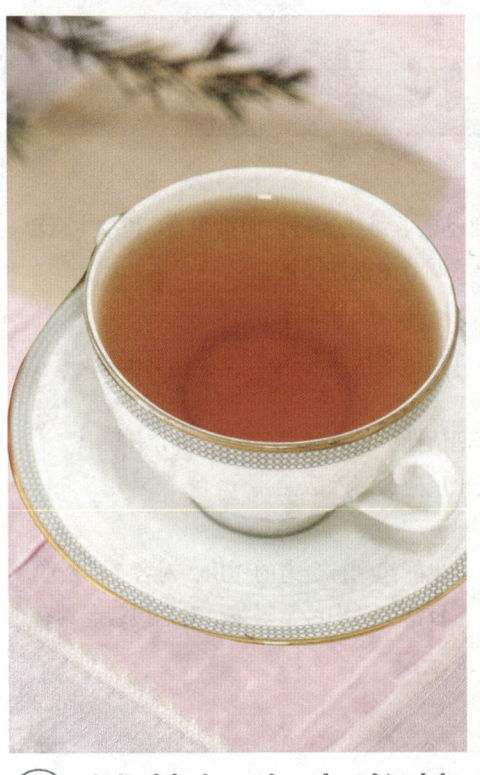

桂花红枣生发茶

适应证：脂溢性脱发

原料

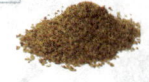 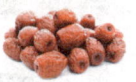

干桂花2克　　茶叶2克　　红枣5枚

做法 ①将干桂花、茶叶、红枣混合。②用沸水冲泡，静泡5分钟即可饮用，每日饮两次。

重点提示
1. 脂溢性脱发导致头皮油腻者饮用较好。
2. 腹部胀满、便秘、消化不良者忌饮。

茶效

◎红枣有补脾和胃、益气生津、调营卫、解药毒等功效；桂花能温经活血。两者与茶叶相配，能起到强肌润肤、乌发养颜的作用。

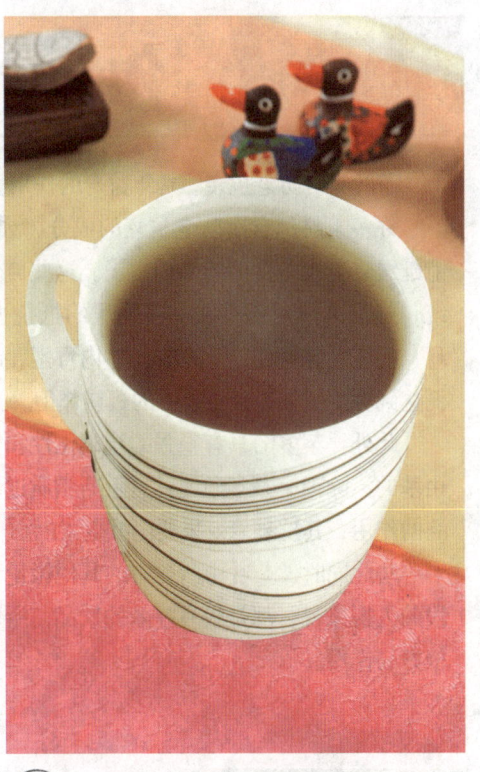

双地首乌茶

适应证：脱发、须发早白、肝肾阴亏等

原料

   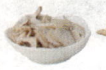

生地20克　熟地20克　何首乌20克　白芍20克　当归20克

做法 ①将上5味制为粗末，放入保温杯中。②冲入沸水，加盖温浸30分钟，即可饮用。

重点提示
1. 用于乌发防脱发，常饮有效。
2. 大便溏泄、有湿痰者忌服。

茶效

◎生地具有清热凉血、滋阴生津的功效；何首乌具有抗衰护发、补肝益肾的功效。此款茶饮具有滋阴凉血抗衰、护发的作用。

延缓衰老

茶叶具有防老抗衰、延年益寿的作用。

许多茶材都含有防老抗衰的成分，如氨基酸、维生素等，而维生素C和维生素E能延缓衰老则是众所皆知的常识。这些成分可调节中枢神经系统，提高人体对病毒或有害物质的抵抗力，并可加快身体循环、促进新陈代谢，还可排出体内毒素，改善心血管功能，从而达到养生滋补、延年益寿的极佳作用。

此外，茶多酚具有很强的抗氧化性和生理活性，是人体自由基的清除剂。茶多酚还具有阻断脂质过氧化反应、清除活性酶的作用，其抗衰老效果要比维生素E强18倍。

与此同时，茶叶中所含有的其他微量元素也能起到抗衰老的作用，对各个年龄阶段的人群来说，都是极有疗效的饮品。所以，日常生活中经常喝茶，对延缓衰老具有极好的作用。

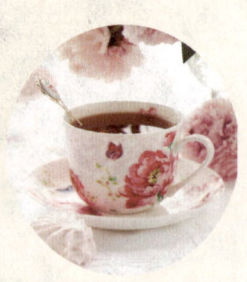

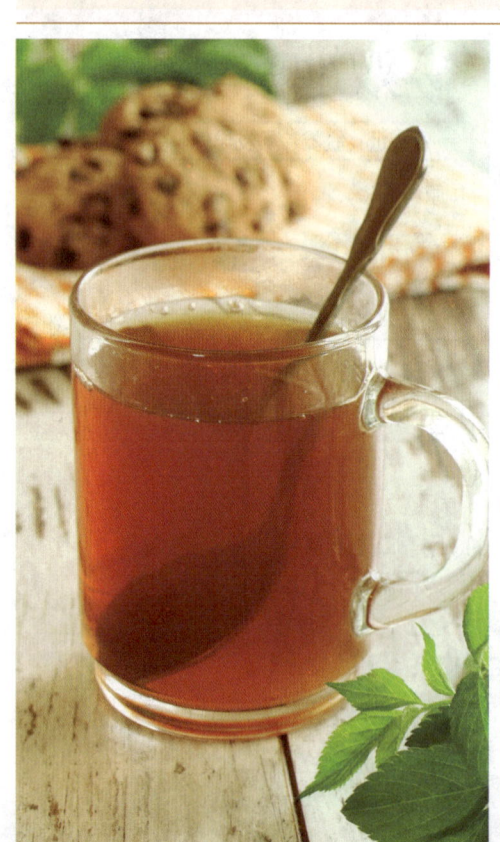

延寿红茶

适应证： 体虚神衰

原料
- 远志2克
- 淮山片2克
- 巴戟2克
- 菟丝子2克
- 五味子2克
- 红茶10克

做法
① 用500毫升水煎煮以上材料。
② 至水沸后10~15分钟后即可倒入杯中饮用。

重点提示
1. 中老年神疲力倦者饮用较佳。
2. 外有表邪、内有实热者不宜用。

茶效
◎远志安神益智、祛痰、解郁；淮山补脾养胃、生津益肺、补肾涩精；巴戟补肾阳、壮筋骨、祛风湿；五味子敛肺、滋肾、生津、收汗。此茶可延年益寿，益智宁神。

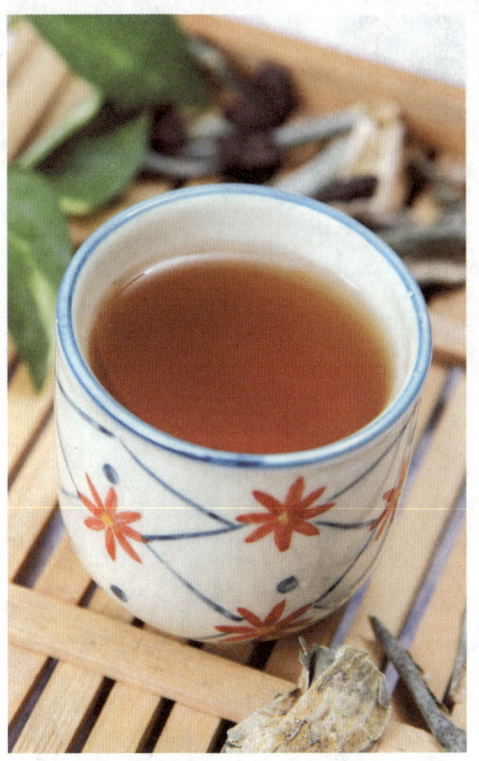

乌龙山楂茶

适应证：动脉硬化、高脂血症、须发早白等

🍵 原料

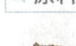  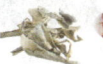

乌龙茶3克　槐角18克　何首乌30克　冬瓜皮18克　山楂肉15克

🍵 做法　①将槐角、何首乌、冬瓜皮、山楂肉一起放入砂锅中。②加水煎药，去渣，取汁冲泡乌龙茶即可。

⚠ 重点提示
1. 患有老年病的人饮用此款茶效果较佳。
2. 大便溏泄及有湿痰者不宜服用。

茶效
◎何首乌是抗衰护发的滋补佳品，有补肝益肾、养血祛风的功效；冬瓜皮清热凉血，滋阴润燥。此款茶具有抗衰防老、延年益寿的良好功效。

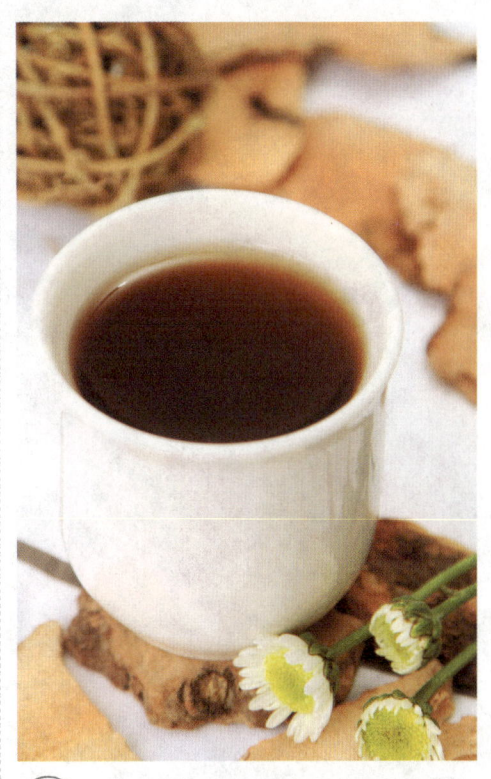

乌龙茯苓溶脂茶

适应证：咳嗽久喘、高血压、神衰力疲

🍵 原料

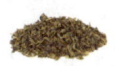  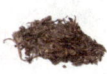

乌龙茶5克　茯苓3克　普洱茶2克　莱菔子2克

🍵 做法　①将乌龙茶、茯苓、普洱茶、莱菔子一起放入砂锅中。②加入300毫升开水中冲泡3分钟即可。

⚠ 重点提示
1. 消化不良时饮用此茶，效果甚佳。
2. 气虚、无食积、痰滞者慎服。

茶效
◎茯苓具有利水祛湿、健脾补中、宁心安神的功效；莱菔子具有消食除胀、降气化痰的功效。此款茶饮具有延缓衰老的作用。

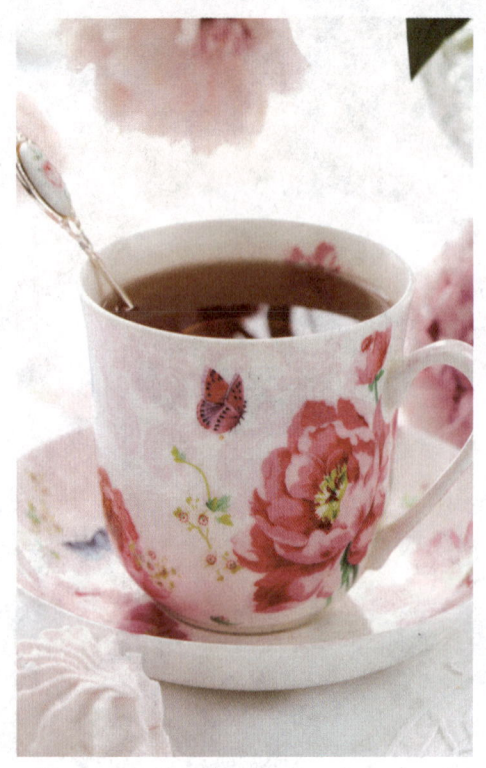

康乃馨茶

适应证：内分泌失调、心烦不安、皮肤暗沉

原料

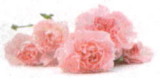

康乃馨6克

做法 ①将康乃馨放入茶杯中。②倒入沸水，加盖浸泡5分钟后饮用。

⚠ 重点提示

1. 内分泌紊乱、女性更年期时饮用，效果颇佳。
2. 寒性体质者不宜饮用。

茶效

◎康乃馨具有滋阴补肾、活血理气、乌发润肤、调节内分泌等功效。此款茶饮具有排毒养颜、延缓衰老的作用。

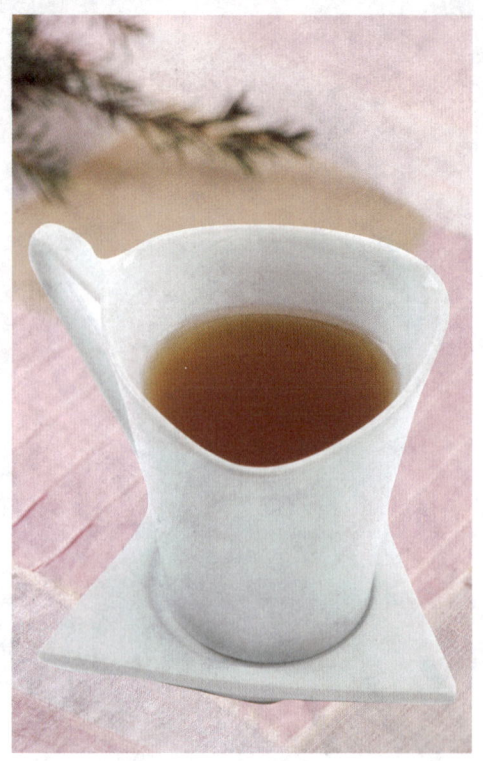

芝麻绿茶

适应证：早衰

原料

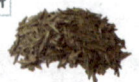 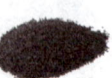 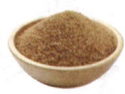

绿茶10克　　黑芝麻30克　　红糖10克

做法 ①黑芝麻入锅，炒香备用。②将绿茶放入茶壶，用沸水略冲，去除杂质后将水倒除。③茶壶中再加入黑芝麻，注入沸水，约2分钟后倒入杯中，加红糖拌匀即可。

⚠ 重点提示

慢性肠炎、便溏腹泻、阳痿遗精者忌饮。

茶效

◎黑芝麻具有润肠通乳、补肝益肾、抗衰老的功效；绿茶具有消炎抗菌、防癌抗癌的功效。此款茶饮具有延缓衰老、防癌抗癌的作用。

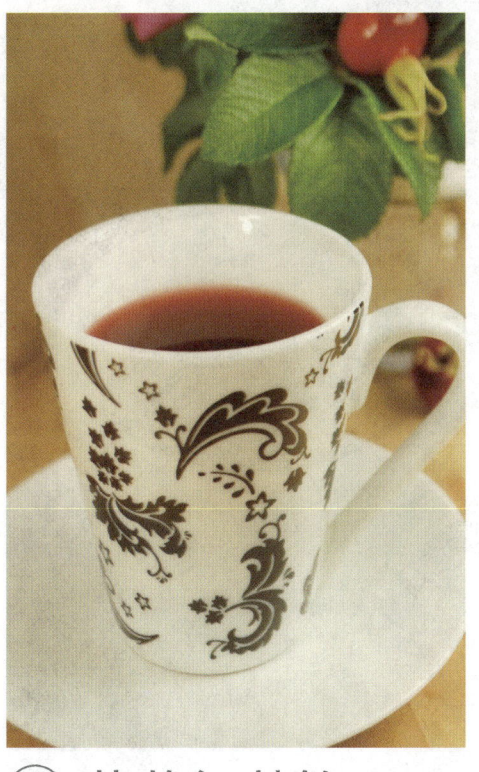

草菇红茶饮

适应证：早衰

原料

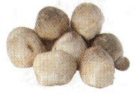 干草菇3克　　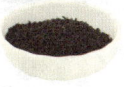 红茶3克

做法 ①将干草菇捣碎，与红茶混匀后放入杯中。②倒入开水，冲泡饮用。

! 重点提示

1. 高血压、高脂血症患者饮用最佳；老年人常饮有益。
2. 脾胃虚寒者不宜饮用。

茶效

◎草菇具有清热解暑、养阴生津、降压、降血脂、滋阴壮阳等功效。此款茶饮具有预防早衰、抗衰老的作用。

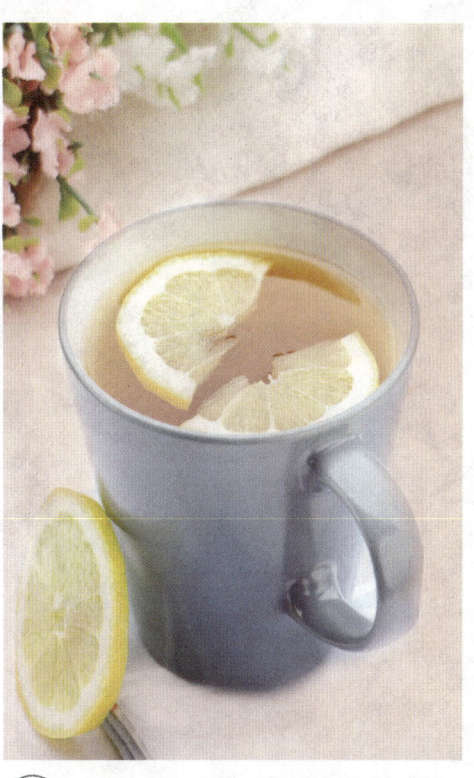

桃花百合柠檬茶

适应证：色斑、皮肤暗沉

原料

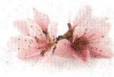 桃花3克　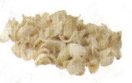 干百合5克　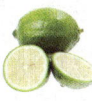 柠檬2克

做法 ①将桃花、百合、柠檬一起放入茶杯中。②往茶杯中倒入沸水，加盖闷泡5分钟后饮用。

! 重点提示

1. 皮肤松弛显老时饮用，效果颇佳。
2. 孕妇不宜饮用。

茶效

◎桃花具有改善血液循环、防治色斑形成的功效；百合具有清热降火、防止皮肤粗糙的功效；柠檬具有延缓皮肤衰老的功效。此款茶饮具有美白嫩肤、延缓衰老的作用。

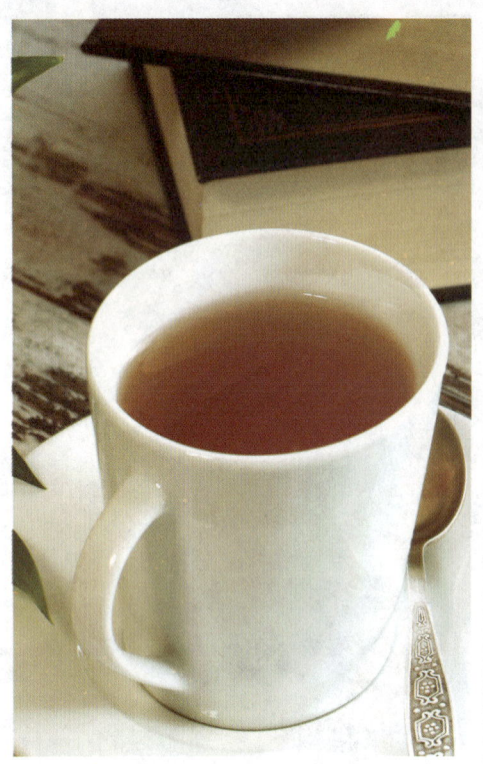

益智安神茶

适应证： 中老年人体虚、精力不济

原料

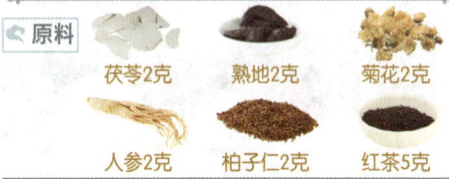

茯苓2克　　熟地2克　　菊花2克
人参2克　　柏子仁2克　红茶5克

做法 ①用500毫升水煎煮上述药材。②至水沸后12分钟左右，滤取汁液冲泡红茶饮用。

! 重点提示
1. 中老年人体力不支者饮用较佳。
2. 便溏及痰多者忌服。

茶效

◎人参可大补元气、复脉固脱；菊花可疏风清热，清肝明目；茯苓祛湿、解毒、通利关节；柏子仁养心安神、润肠通便。此茶可补脏益智、延缓衰老。

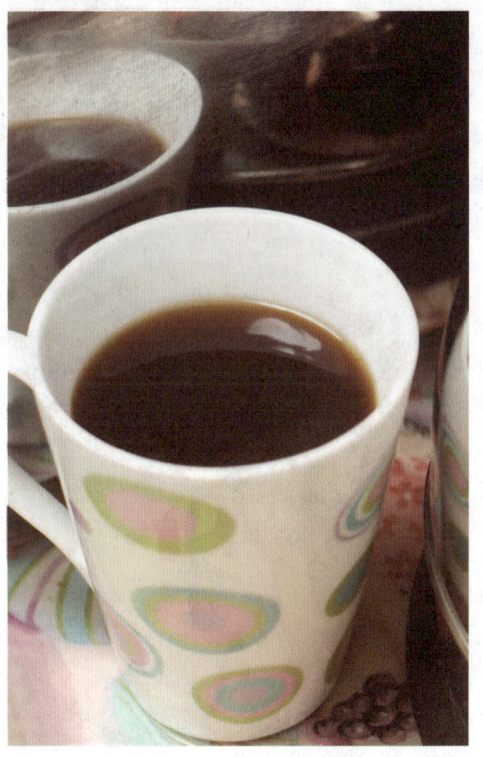

补肾健骨茶

适应证： 中老年体弱多病者

原料

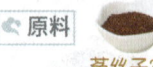 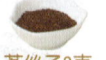 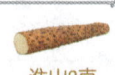

菟丝子3克　　牛膝2克　　淮山2克
茯苓2克　　续断2克　　红茶10克

做法 ①用500毫升水煎煮上药。②至水沸后10～15分钟，冲泡红茶饮用。③可冲饮至味淡。

! 重点提示
1. 中老年人体弱多病、精力不济者饮用较佳。
2. 阴虚火旺、便秘者忌用。

茶效

◎菟丝子能滋补肝肾，固精缩尿；牛膝可逐瘀通经、通利关节、利尿通淋、补益肝肾；茯苓祛湿、解毒、通利关节；续断补肝肾、续筋骨、调血脉。此款茶补脾肾、防衰老。

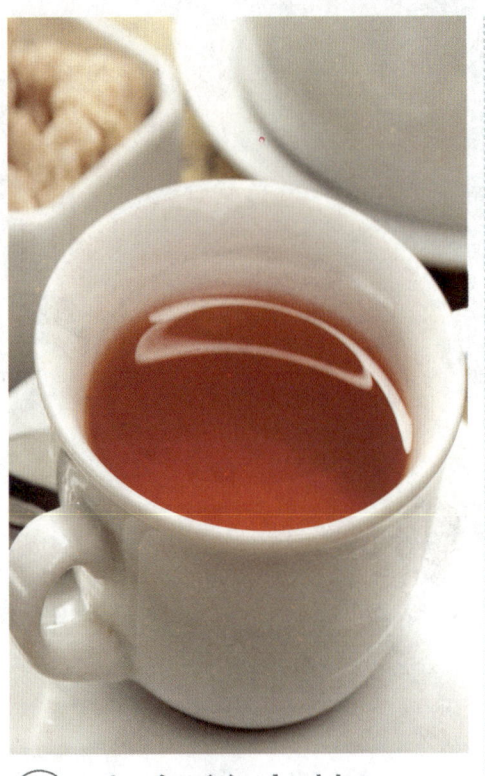

人参养生茶

适应证：体胖痰湿、筋骨酸软

🔖 原料

  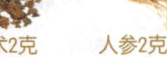 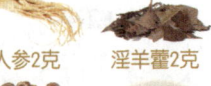
苍术2克　　人参2克　　淫羊藿2克

 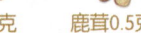
泽泻2克　　鹿茸0.5克　　红茶5克

🔖 **做法** ①砂锅中加500毫升水煎煮上药。②至水沸后12分钟左右，泡红茶饮用。可加蜂蜜。冲饮至味淡。

⚠️ **重点提示**
1. 中老年人身体较胖且有痰湿者饮用较佳。
2. 阴虚阳亢、血分有热者忌用。

茶效

◎苍术燥湿健脾、祛风散寒；人参大补元气、复脉固脱；泽泻利水、渗湿、泄热；鹿茸补肾壮阳、益精生血、强筋壮骨。此款茶可补阳祛湿，强身壮体。

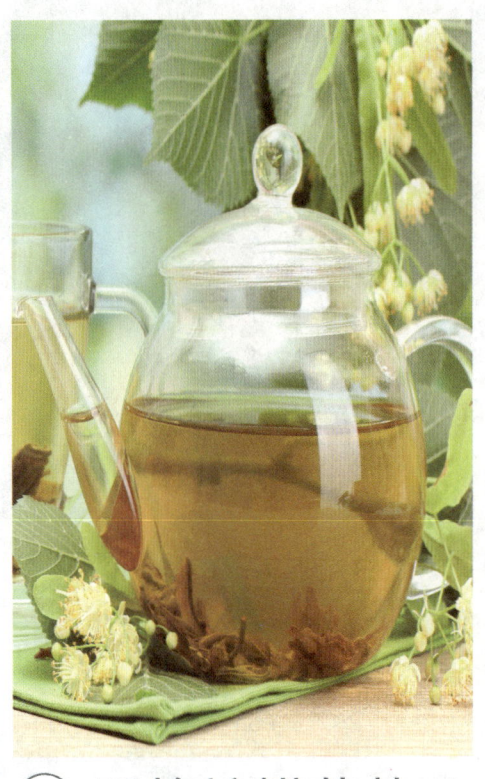

香蜂柠檬草茶

适应证：忧郁、心神不宁

🔖 原料

 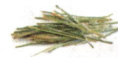 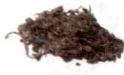
香蜂草10克　柠檬草8克　普洱茶适量　蜂蜜少许

🔖 **做法** ①将香蜂草、柠檬草、普洱茶放入茶壶中。②倒入沸水冲泡，盖上盖闷泡10分钟后即可倒茶汤至杯中，调入蜂蜜即可。

⚠️ **重点提示**
1. 心情抑郁者饮用较好。
2. 儿童和孕产妇不宜饮用此款茶饮。

茶效

◎香蜂草具有延缓衰老、抵抗抑郁的作用；柠檬草具有提神健脑、镇静安神的功效。此茶饮具有延缓衰老、增加活力的作用。

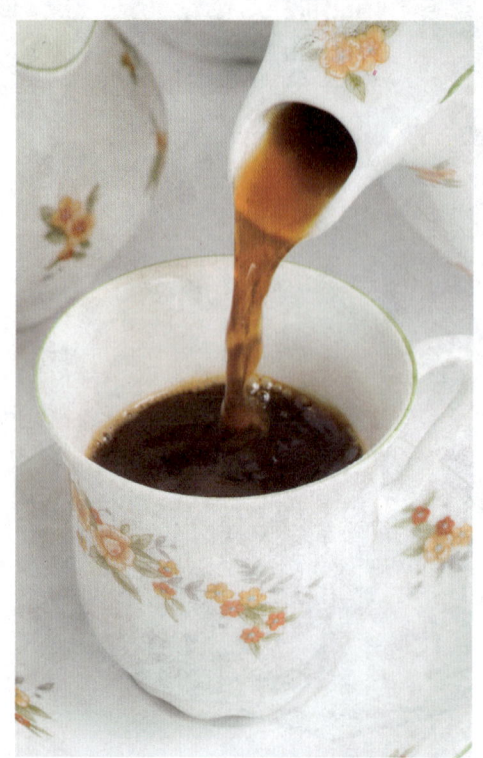
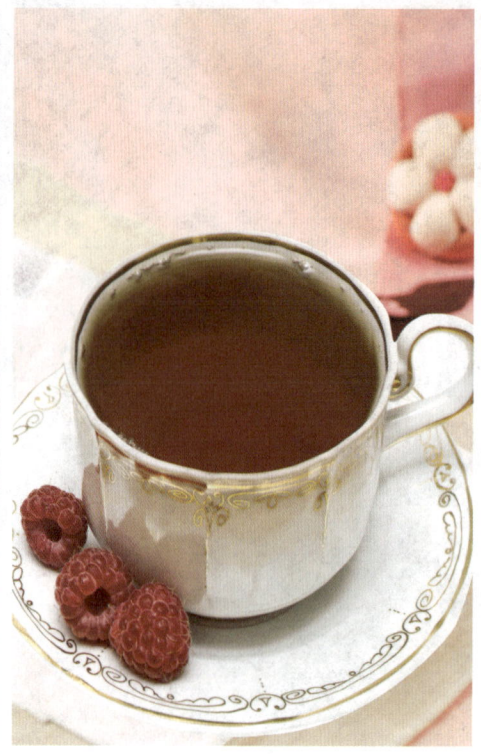

延年益寿茶

适应证: 中老年人体弱, 精力不济

原料

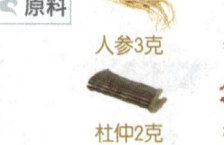
人参3克　牛膝2克　巴戟2克
杜仲2克　枸杞2克　红茶5克

做法 ①将上述材药材用500毫升水煎煮。②至水沸后12分钟左右，即可冲泡红茶饮用。

重点提示
1. 体质较弱的中老年人饮用强身健体较佳。
2. 孕妇禁用。

茶效

◎牛膝能逐瘀通经、通利关节、利尿通淋，还能补益肝肾；杜仲和巴戟也是温肾壮阳的药物；人参和枸杞能补益气血。此款茶能补益肝肾、滋补气血、养精益脑。

延龄长寿茶

适应证: 中老年肝肾不足、房事渐衰者

原料

菟丝子2克　肉苁蓉2克　枸杞2克
山茱萸2克　覆盆子2克　红茶10克

做法 ①将诸药材一起放入锅中，加水煎煮至500毫升。②将药液泡红茶饮用。

重点提示
1. 中老年肝肾不足、房事渐衰者饮用较佳。
2. 素有湿热、小便不利者不宜用。

茶效

◎菟丝子、枸杞、肉苁蓉、覆盆子、山茱萸都是滋补肝肾的良品，具有较好功效。经常饮用此款茶饮能起到滋补肝肾、延年增智的功效。

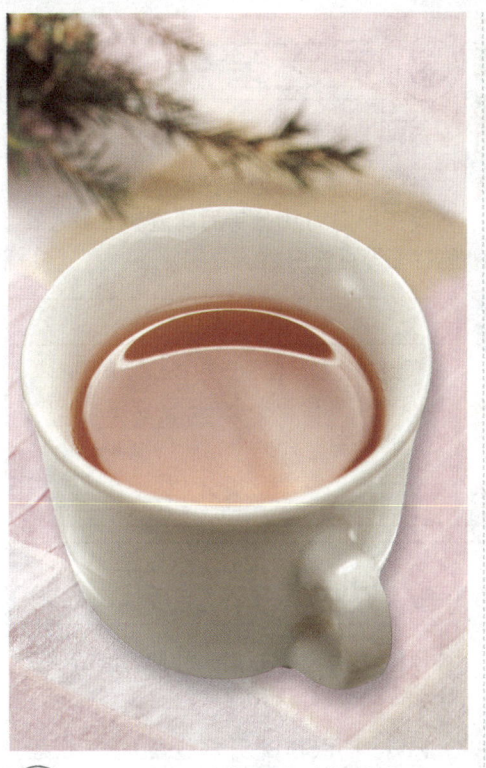

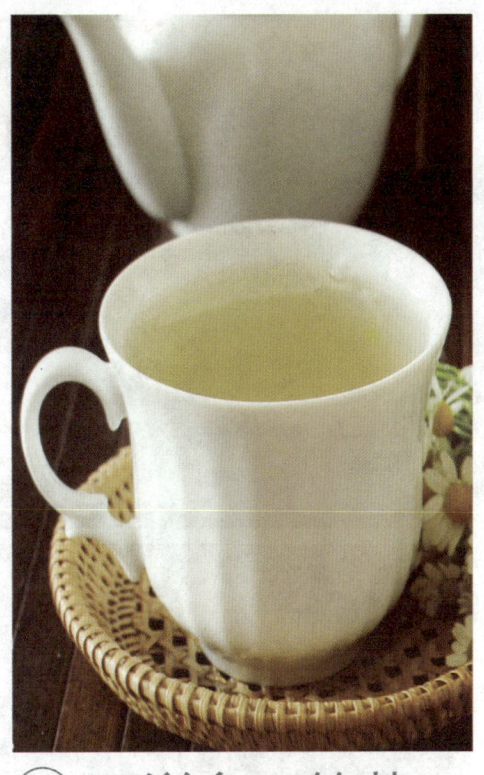

芙蓉洋甘菊茶

适应证：月经不调、失眠、发炎等症状

原料

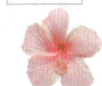 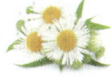 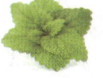 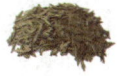

芙蓉花10克　洋甘菊10克　香蜂草10克　绿茶6克

做法 ①将上述药材用水过滤。②所有原料用450毫升的热开水冲泡，10～20分钟后即可饮用。

! 重点提示

1. 失眠烦躁时常饮，对健康有效。
2. 一般人群皆可饮用。

茶效

◎芙蓉花具有清热解毒、消肿排脓、凉血止血的功效；洋甘菊具有美容护肤、养心安神的功效。此款茶饮具有清热护肤、助眠防衰的作用。

西洋参玉竹茶

适应证：皮肤暗沉、肌肤老化、除斑祛斑

原料

   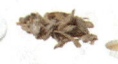

西洋参0克　玉竹10克　白芷6克　郁金5克　蜂蜜适量

做法 ①将所有药材用水过滤一遍，沥干备用。②再将所有药材用热开水冲泡10分钟，将茶汤倒出来过滤后加蜂蜜调味。

! 重点提示

体质虚寒、胃有寒湿、风寒咳嗽、消化不良者忌服。

茶效

◎玉竹可以延缓衰老，滋阴润肺；白芷有美白肌肤、养颜护肤的功效。此茶饮具有养颜护肤、延缓衰老的作用。

灵芝蜜茶

原料 灵芝30克、蜂蜜30毫升

做法 ①先将500毫升的水煮沸。②放入灵芝闷泡约10分钟后滤渣。③加入蜂蜜拌匀即可饮用。

茶效 ◎灵芝具有益气血、安心神、健脾胃的功效;蜂蜜具有润肠通便、润肤生肌的功效。此款茶饮具有延缓衰老的作用。

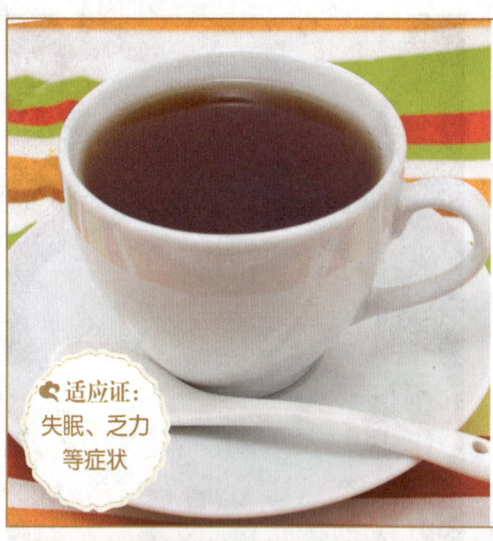

适应证:失眠、乏力等症状

延年养生茶

原料 覆盆子、石斛、杜仲、续断、五味子各2克,红茶10克

做法 ①用500毫升水煎煮上药。②至水沸后12分钟左右,泡茶饮用。

茶效 ◎覆盆子调肝肾,壮阳;石斛调肺肾、滋阴益胃、益精止渴;续断补肝肾、续筋骨、调血脉;五味子收敛固涩,生津止渴。此茶可养生延年、益智健脑。

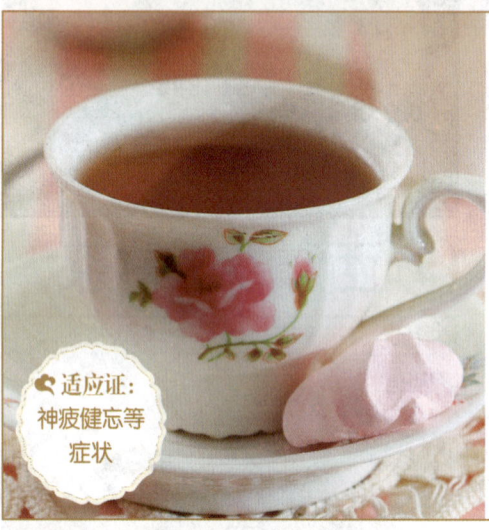

适应证:神疲健忘等症状

补气杏仁茶

原料 杏仁20克,黑芝麻20克,西洋参20克,川七20克,牛奶、蜂蜜各少许

做法 ①诸药研细入茶杯。②倒沸水冲泡10分钟。③入蜂蜜、牛奶混匀饮用。

茶效 ◎杏仁具有止咳平喘、润肠祛痰的功效;芝麻具有润肠通乳、补肝益肾、养发、抗衰老的功效。此款茶饮具有延缓衰老、美肤排毒的功效。

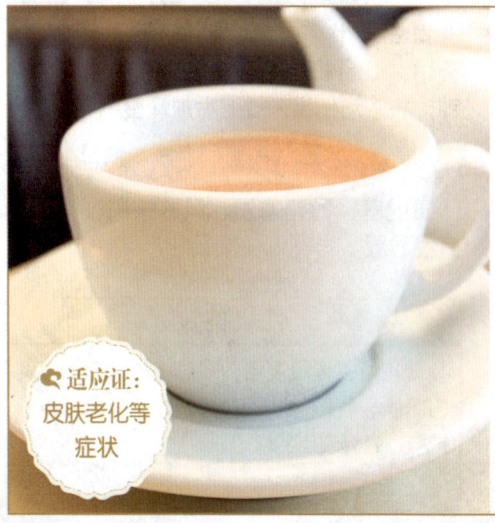

适应证:皮肤老化等症状

川七天花茶

原料 淮山、川七、天花粉、枸杞各10克，番石榴叶5克，绿茶8克

做法 ①将诸药过滤后入茶杯。②倒入沸水冲泡18分钟。③滤取茶汤饮用。

茶效
◎天花粉中富含钙、铁、镁、B族维生素等成分，具有抗组织老化、动脉硬化的功效，可以有效改善体质。此茶饮具有延缓衰老、增强食欲的作用。

适应证： 组织老化、食欲不振

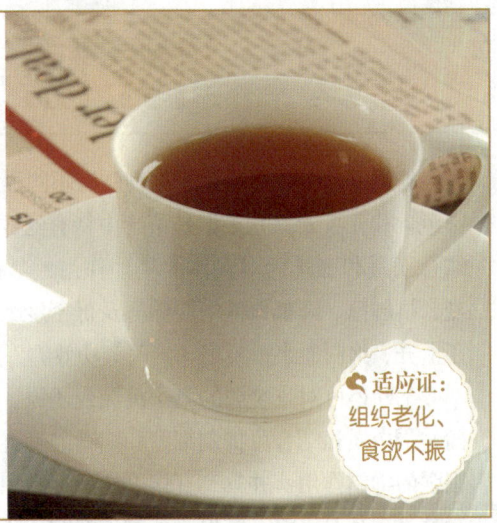

龟鹿柠檬茶

原料 龟鹿胶10克，柠檬1片，红茶少许

做法 ①将上述材料放入杯中。②往杯中倒入热开水冲泡15分钟后，将汤药倒出来过滤后即可。

茶效
◎龟鹿胶有强健筋骨，改善腰膝酸痛的症状；柠檬对人体的血液循环及钙质的吸收有一定的作用。此款茶饮有强化筋骨、延缓衰老的功效。

适应证： 骨质疏松、感冒等

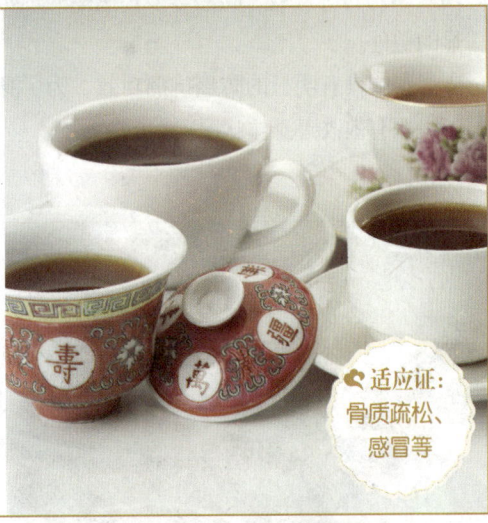

龟鹤二仙茶

原料 鹿角、龟板各2克，人参3克，枸杞、红茶各5克

做法 ①用350毫升水煎煮前三味药。②水沸25分钟，取汁冲泡后二味饮用。

茶效
◎人参强心温肾，大补元气；鹿角补肾阳，益精血；龟板滋肾潜阳、退虚热；枸杞清肝明目。此款茶具有延缓衰老、益气提神的作用。

适应证： 中老年气血虚弱

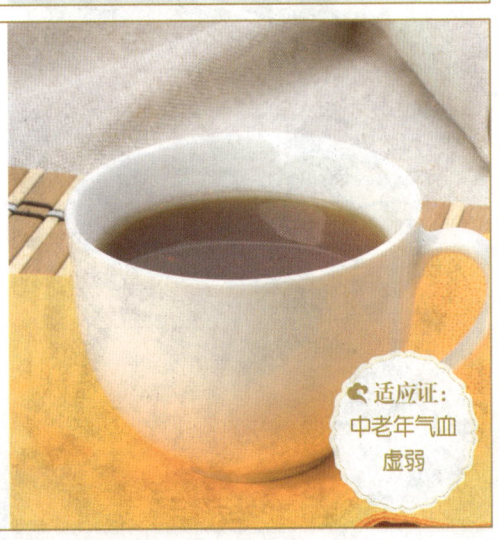

防癌抗癌

据报道，茶叶中的黄酮类物质有不同程度的体外抗癌作用,作用较强的有牡荆碱、桑色素和儿茶素。儿茶素是茶叶中特有的成分，具有苦、涩味及收敛性，可与咖啡因结合而缓和咖啡因对人体的生理作用，具抗氧化、抗突然异变、抗肿瘤、降低血液中胆固醇及低密度酯蛋白含量、抑制血压上升、抑制血小板凝集、抗菌等功效。

茶叶还可对重金属的离子沉淀或还原。茶叶中所含的茶多酚与蛋白质相结合可抑制细菌和病毒的毒害，对多种致癌物有很强的抑制作用，并具有直接杀伤癌细胞和提高机体免疫力的功效，尤其对胃癌、肠癌等多种癌症的预防和辅助治疗均有明显的益处。

茶叶具有明显的防癌抗癌功效，为了身体健康，在日常生活中可以试着尽量多饮茶，以有效改善身体状况。

冬贝茶

适应证：乳腺癌肿

原料

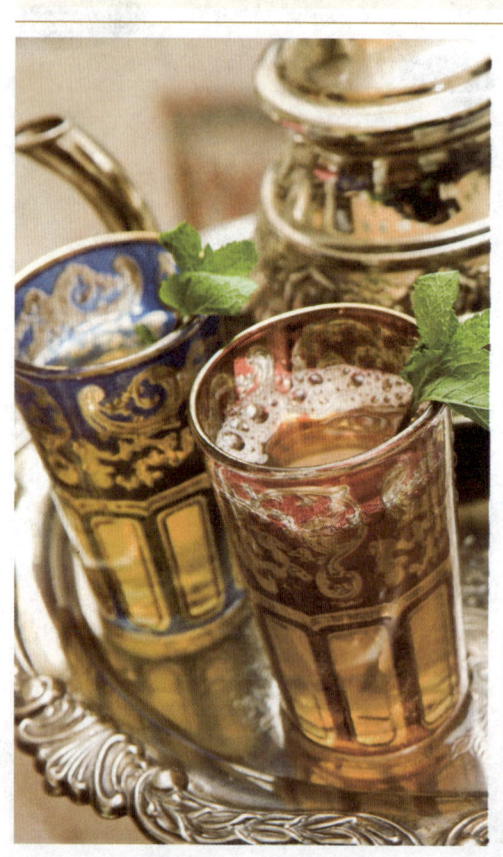

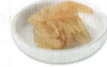
天门冬25克

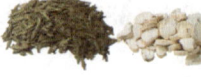
绿茶3克　浙贝母少许

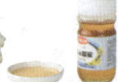
蜂蜜适量

做法

①将天门冬和浙贝母放入砂锅，加适量清水煎煮。②8分钟左右取汁泡茶加蜂蜜饮服。

重点提示

1. 虚寒泄泻、外感风寒者忌服。
2. 适当饮用，对乳腺癌肿患者有益。

茶效

◎天门冬具有养阴生津、润肺清心的功效；浙贝母能缓解肺痈喉痹、瘰疬、疮疡肿毒等症状。此款茶具有防癌、抗癌、清热解毒的功效。

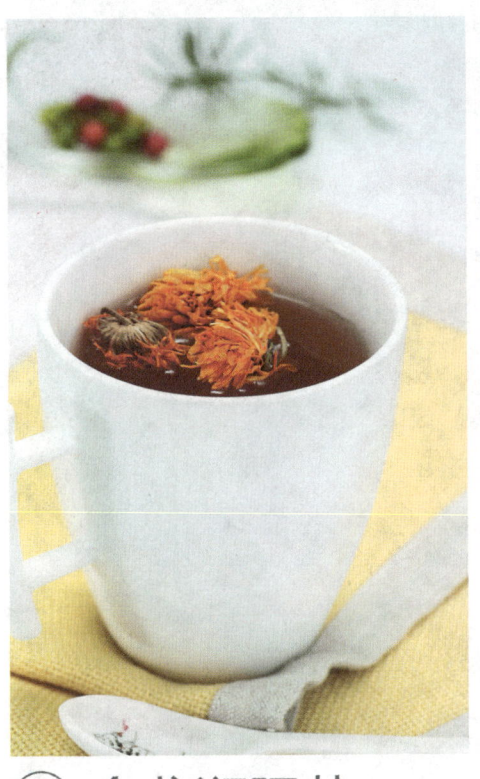

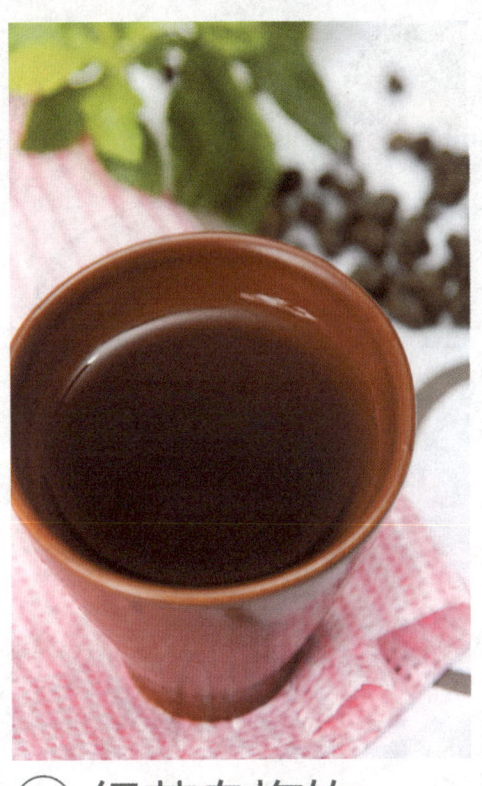

金盏润肠茶

适应证：皮肤干燥、疤痕、各类炎症

原料

 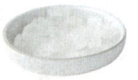

金盏菊鲜花10朵　　冰糖少许

做法

①将金盏菊洗净备用。②将洗净的金盏菊放入锅中，加冰糖，加水，煮沸。③煮沸后继续煎煮约30分钟，关火即可服用。

⚠ 重点提示

月经不调女性可适当常饮，效果甚佳。

茶效

◎金盏菊具有消炎抗菌、清热降火、治痘消炎的功效。此款茶饮具有理气消炎的功效，对防癌抗癌也能起到一定的辅助作用。

绿茶乌梅饮

适应证：肠癌、肺癌

原料

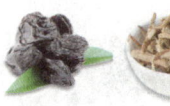 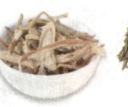 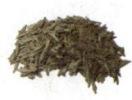

乌梅20克　　甘草5克　　绿茶2克

做法

①将乌梅洗净，与甘草同入砂锅。②加清水600毫升煮沸5分钟，放入绿茶再煮3分钟。滤取茶汤即可饮用。

⚠ 重点提示

1. 癌症见久咳不止、虚热烦渴者均可饮用。
2. 有实邪者忌饮此茶。

茶效

◎乌梅有收敛涩肠、生津止渴、杀虫解毒的作用，与绿茶相配，能起到消炎祛痰、解毒抗癌的作用。

第一章　喝对茶饮，为健康加分

第二章　日常保健茶饮

第三章　不同人群如何选择茶饮

第四章　四季茶饮

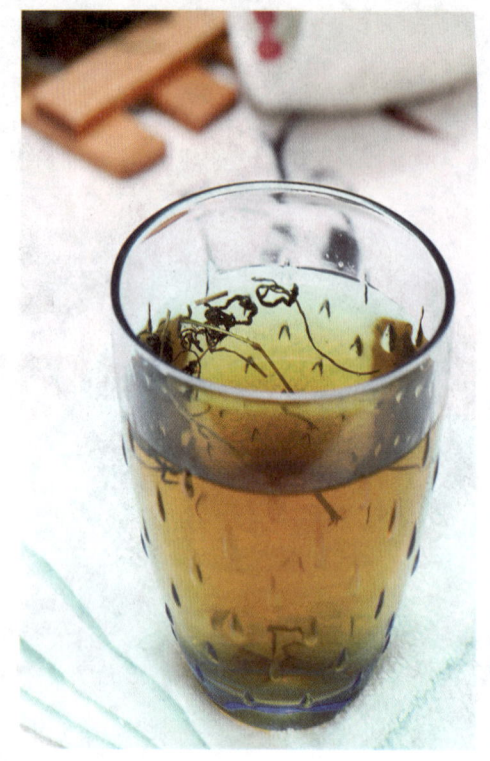

绞股蓝茶

适应证：心血管疾病、头痛

原料

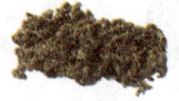

绞股蓝40克

做法

①将绞股蓝放入茶中。②倒入适量开水冲泡，5分钟后即可饮用。

重点提示

1. 有心血管疾病和偏头痛者宜饮用。
2. 胃寒、畏冷者慎用。

茶效

◎绞股蓝甘苦微寒，益气养血，消瘀散结，扶正抗癌。此茶可降压降糖、降血脂、抗癌防癌。

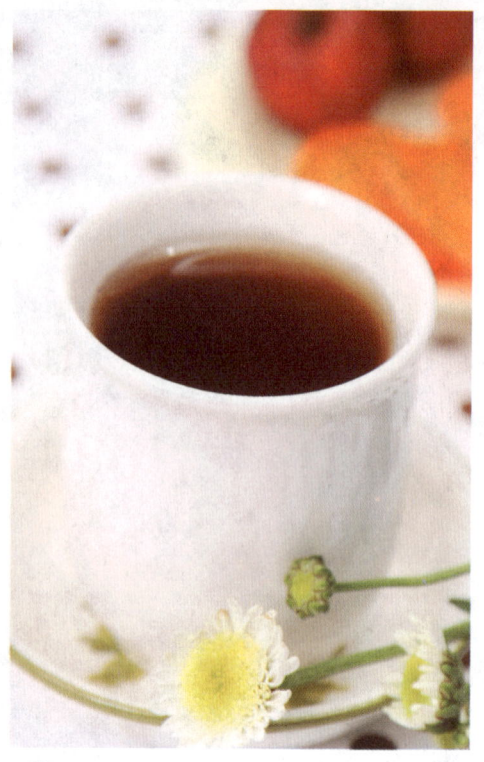

薏米红枣茶

适应证：胃虚食少、气血津液不足

原料

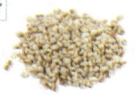 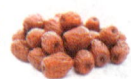 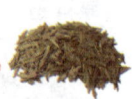

薏米50克　　红枣25克　　绿茶2克

做法

①将薏米、红枣去核洗净，放入砂锅中。②加适量清水煮至软烂。③绿茶用沸水冲泡后，入锅同煮3分钟后即可。

重点提示

1. 脾胃不和、气血不足者饮用较好。
2. 脾虚便难及妊娠期妇女慎服。

茶效

◎薏米具有健脾、补肺、清热、利湿的功效；红枣补脾和胃、益气生津；绿茶可消炎抗菌、防癌抗癌。此茶具有益气健脾、解毒抗癌的功效。

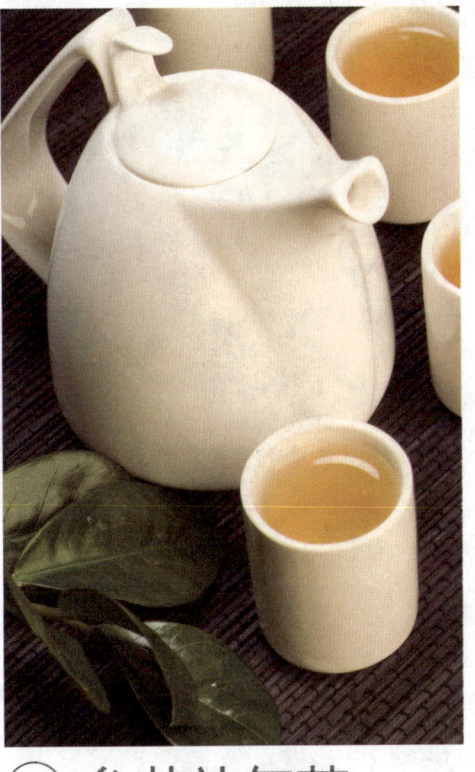

参花补气茶

适应证：面色淡白、疲乏无力

原料

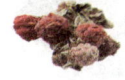 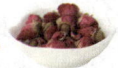

人参花3克　玫瑰花3克　金盏花2克　黄芪3克

做法 ①将诸药材一起放入茶杯中。②往茶杯中倒入沸水，加盖浸泡5分钟，倒入茶杯后即可饮用。

重点提示

1. 体虚者饮用，补气养血效果颇佳。
2. 月经期妇女不宜饮用。

茶效

人参花具有补气强身、延缓衰老的功效；玫瑰花具有理气活血的功效。此款茶饮具有强身健体、延缓衰老、防癌的功效。

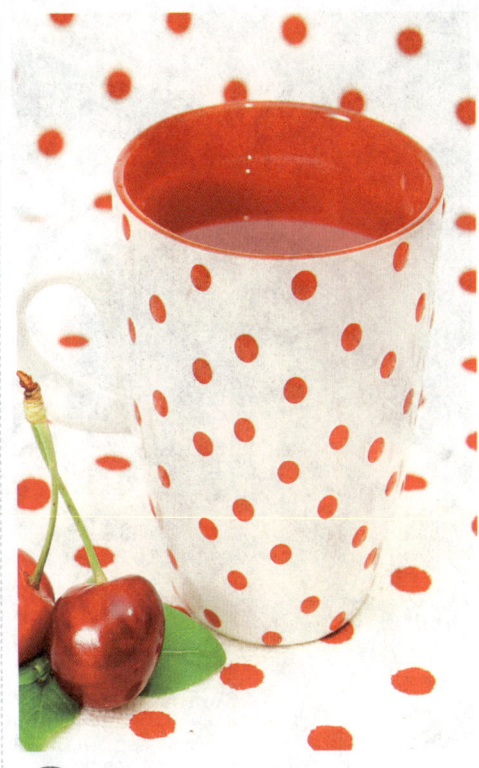

樱桃红茶

适应证：脾胃虚弱、食欲不振、四肢乏力等

原料

樱桃12颗　白兰地酒7克　白砂糖适量　红茶适量

做法 ①樱桃去梗、核，捣泥。②锅中加水烧沸，入樱桃泥煮沸，加入白兰地、白糖拌匀。③加入红茶，待茶出味后饮用。

重点提示

因多食樱桃容易发热，因此有暗风症状的人不宜食用。

茶效

樱桃具有益脾养胃、涩精止泻、生津止渴的功效，对脾胃虚弱、肝肾不足、腰膝酸软等有较好疗效。此款茶饮能起到防癌抗癌、强身健体的功效。

下篇 健康茶方 ▶ 选对一杯好茶，品味甘美人生，为健康加分！

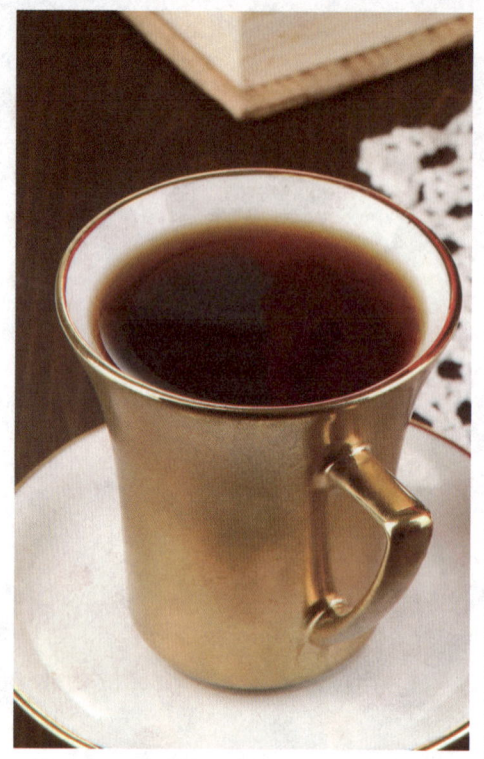

绿茶大蒜饮

适应证：肠癌、食管癌及子宫颈癌

原料

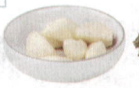 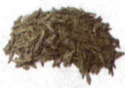 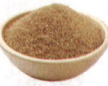

大蒜20克　　绿茶2克　　红糖20克

做法 ①将大蒜捣成泥状。②将大蒜泥、绿茶、红糖放入保温杯中。③冲入沸水适量，浸泡5分钟，温饮，每日1剂。

! 重点提示

1. 肠癌、食管癌及子宫颈癌患者饮用较有益。
2. 阴虚火旺、肺胃积热、目昏眼干者忌用。

茶效

◎大蒜性热味辛，具有祛寒湿、消肿痛的功效，与具有抗菌消炎作用的绿茶配用，能起到清热解毒、防癌抗癌的功效。

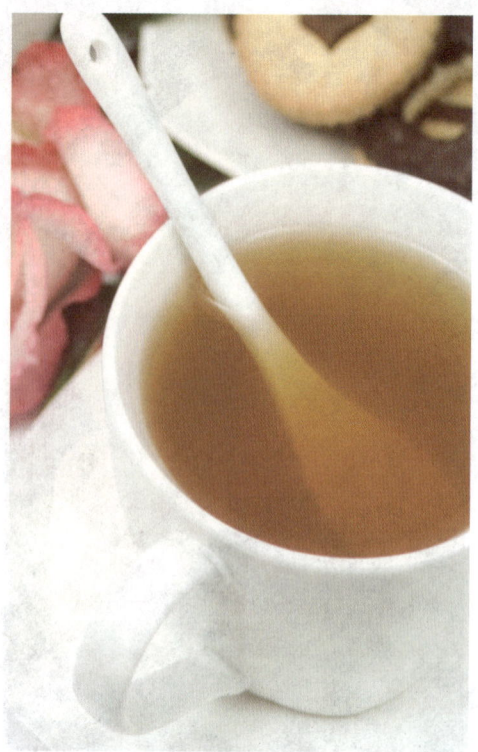

绿茶赤芍饮

适应证：防癌肿

原料

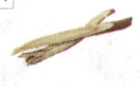 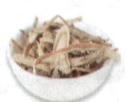 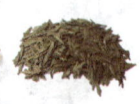

赤芍10克　　甘草5克　　绿茶2克

做法 ①将赤芍和甘草同置于砂锅内。②加水煮沸，5分钟后，滤取茶汤冲泡绿茶，待温即可饮用。

! 重点提示

1. 温毒发斑、吐血衄血者饮用较佳。
2. 血虚者慎服。

茶效

◎赤芍性凉味酸苦，能去瘀、止痛、凉血、消肿，与具有防癌抗癌作用的绿茶配用，能起到活血凉血、祛痰抗癌的功效。

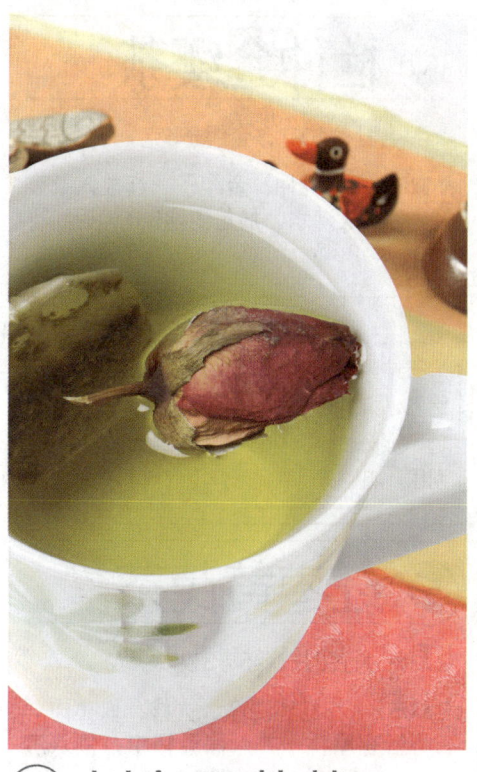

川七灵芝茶

适应证：久咳气喘、冠心病、肿瘤等

原料

川七19克　　灵芝11克　　北黄芪15克

玫瑰花11克　茯苓19克　　枸杞19克　西洋参11克

做法 ①将所有药材用水过滤，放入锅中。②加5碗水，大火煮开后转小火续煮30分钟，将茶汤倒出来过滤后即可饮用。

重点提示
此茶饮对各类出血症状，有显著辅助治疗作用。

茶效
◎川七具有强壮腰膝、活血消肿的功效；灵芝具有益气血、安心神、健脾胃的功效；◎此款茶饮具有活血理气、定喘止咳、防癌的作用。

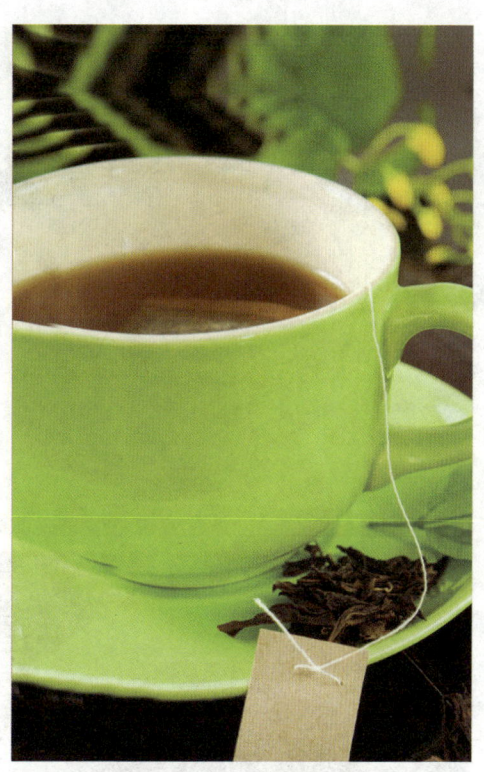

泽兰灵芝茶

适应证：肺热咳嗽、淋病、痢疾、疔疮等

原料

山泽兰19克　　绿茶7.5克　　水丁香15克

灵芝7.5克　　蜂蜜少许

做法 ①将诸药过滤。②用450毫升的热开水冲泡，10～20分钟后即可添加少许蜂蜜调味。

重点提示
1. 此茶饮能帮助排除体内毒素，效果甚佳。
2. 一般人群皆可食用。

茶效
◎山泽兰具有清热补肝、润肺止咳的功效；水丁香具有利尿消肿、清热解毒的功效。此款茶饮具有清热、补肝解毒、防癌的作用。

杜仲金缨茶

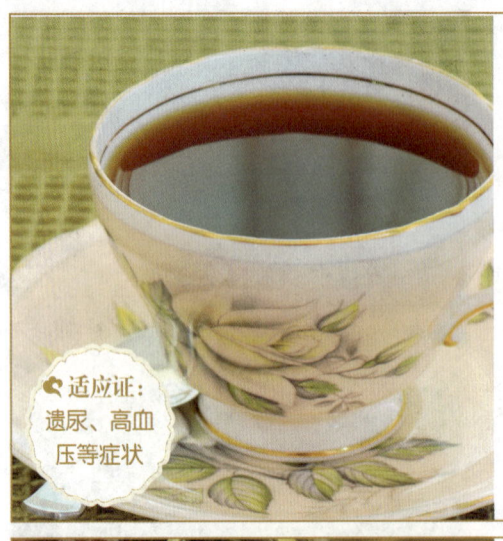

适应证： 遗尿、高血压等症状

原料 杜仲10克，金缨子5克

做法 ①将杜仲、金缨子一起放入茶壶中。②倒入沸水，加盖闷泡5分钟后即可饮用。

茶效

◎杜仲具有降血压、补肝肾、强筋骨、安胎气、抗肿瘤等功效；金缨子具有收敛固精、涩肠止泻的功效。此款茶饮具有通便利尿、防癌抗癌的良好作用。

红枣黄芪茶

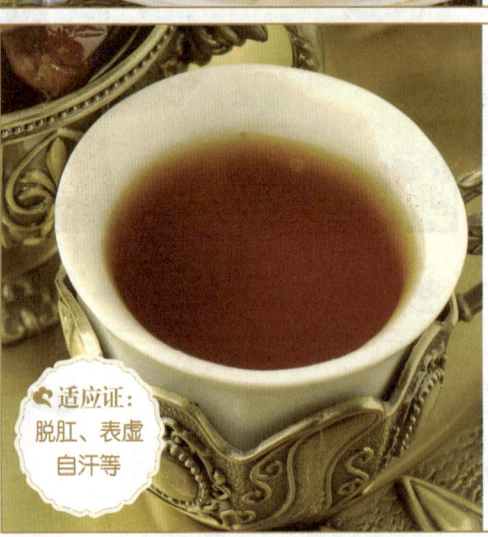

适应证： 脱肛、表虚自汗等

原料 黄芪3片，红枣3枚

做法 ①将红枣洗净、去核，取枣肉。②将所有原料一并入保温杯中，倒入沸水冲泡，加盖闷泡10分钟即可。

茶效

◎黄芪具有补气固表、利尿排毒、排脓敛疮的功效；红枣具有补脾和胃、益气生津的功效。此款茶饮具有补气排毒的作用。

灵芝茯苓茶

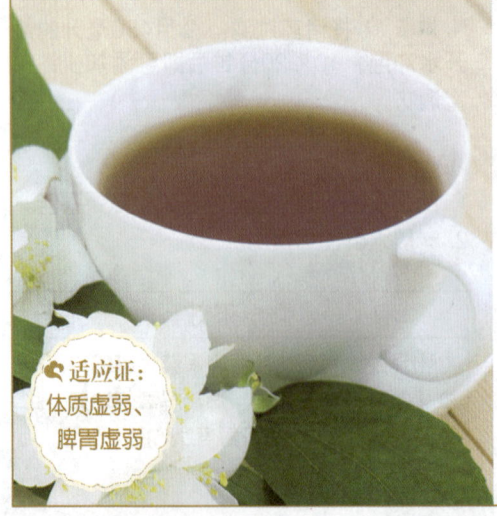

适应证： 体质虚弱、脾胃虚弱

原料 灵芝10克，茯苓22克，桑枝15克，绿茶6克

做法 ①诸料用水过滤。②开水冲泡20分钟后，取茶汤饮用。

茶效

◎灵芝具有益气血、安心神、健脾胃等功效；茯苓具有利水除湿的功效。此款茶饮具有防癌、利尿排毒、健脾开胃的作用。

绞股蓝绿茶

原料 绞股蓝8克，绿茶2克

做法 ①先将绞股蓝烘焙去腥味，研为细末，再与绿茶一道共置于杯子中。②倒入沸水冲泡，5分钟后即可饮用。

茶效

◎绞股蓝具有降血脂、降血压、助眠、消炎解毒、防正常细胞癌化、防癌抗癌的功效。此款茶饮具有防癌抗癌的功效。

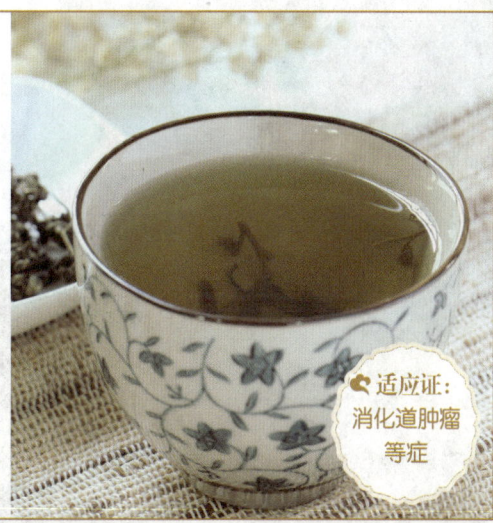

适应证： 消化道肿瘤等症

甘草绿茶

原料 甘草10克，绿茶2克

做法 ①先将甘草放入锅中，加适量清水煎煮5分钟。②再将绿茶放入，待温即可饮用。

茶效

◎甘草具有补脾理气、清热解毒的功效，对脾胃虚弱、痈肿疮毒有较好疗效。此款茶饮具有理气解毒、防癌消肿的功效。

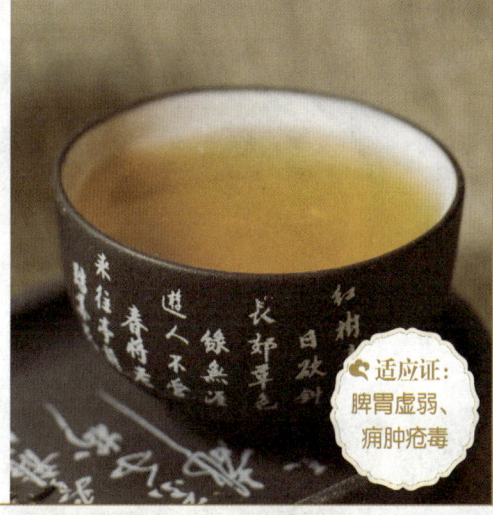

适应证： 脾胃虚弱、痈肿疮毒

萝卜香椿茶

原料 白萝卜汁、香椿、西洋参各少许

做法 ①将香椿洗净，切段，入锅中加水、西洋参煮开。②倒入杯中，加入白萝卜汁拌匀即可。

茶效

◎胡萝卜具有健脾和胃、补肝明目、理气透疹的功效；香椿具有清热解毒、健胃理气、辅助抗肿瘤的功效。此款茶饮具有理气解毒、防癌抗癌的功效。

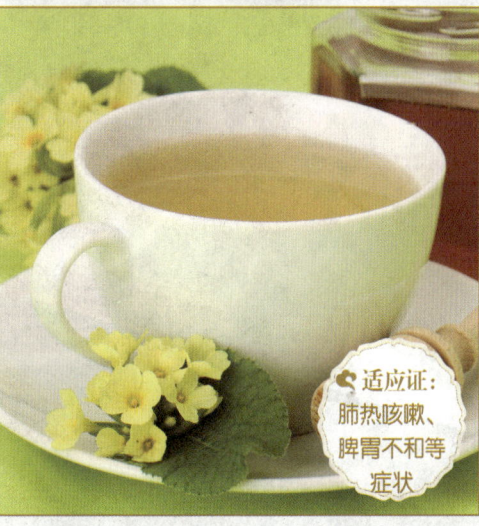

适应证： 肺热咳嗽、脾胃不和等症状

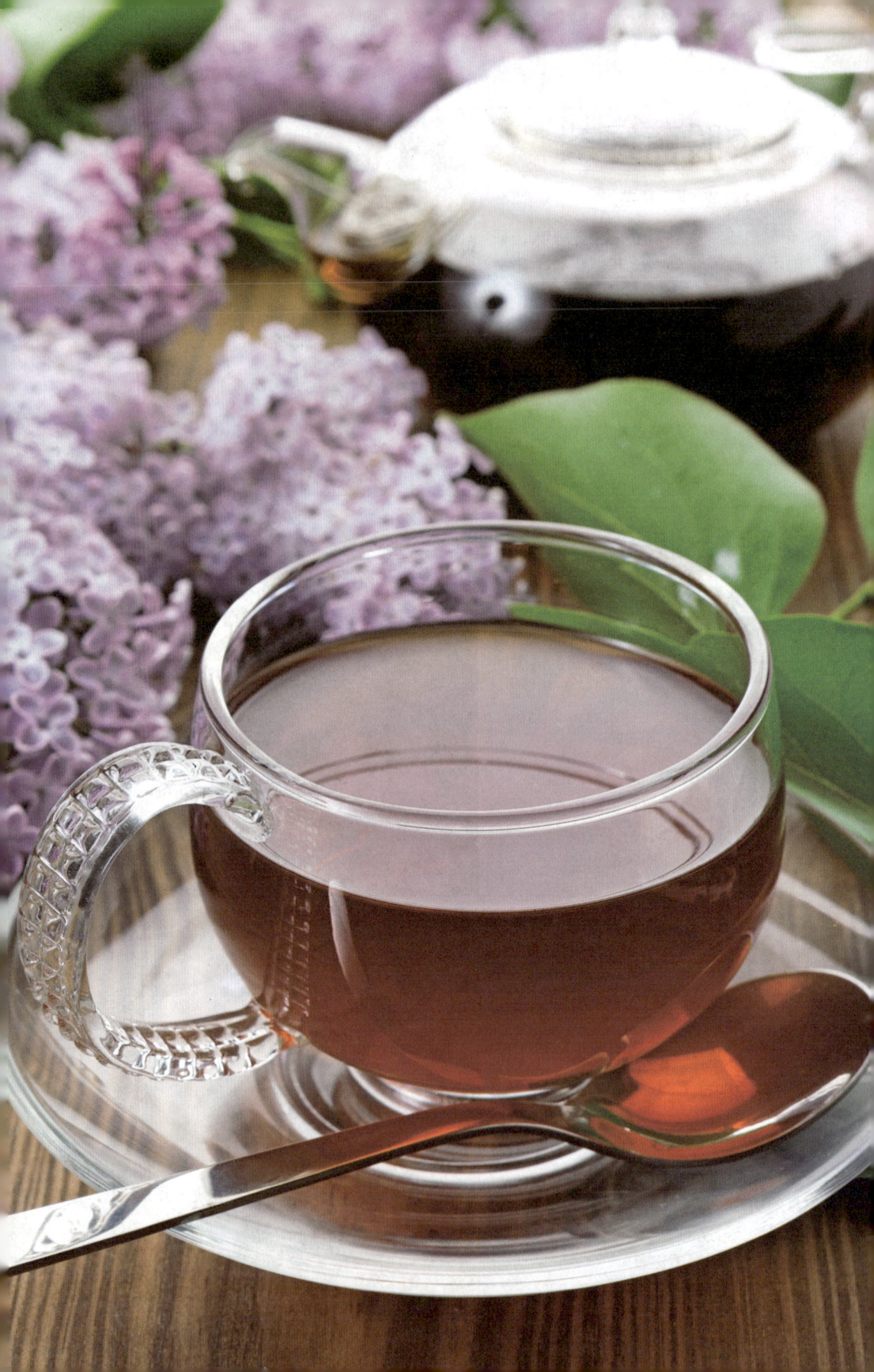

第三章

不同人群如何选择茶饮

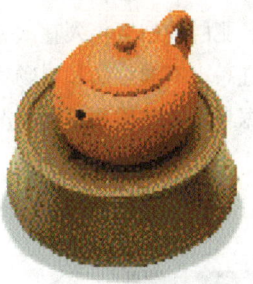

　　茶对提神健脑、涤烦除渴、强心抗癌等固然都有良好的功效,但茶也并非完美无缺,饮茶也要因人而异,因人制宜。

　　什么人该饮什么茶是很有讲究的。要根据不同的体质、年龄、工作环境、工作性质等,选择不同种类的茶叶,采用不同的方式饮用。

　　中年人身强力壮者宜饮用红茶或绿茶;老年人多肠胃不好,宜饮用红茶;而女性美容养颜以花茶为好;儿童则以饮用淡绿茶为宜;更年期的女性,以喝花茶最为有益。

　　就工作性质而言,经常接触电脑的人群,宜喝浓绿茶,以减少辐射对身体造成的伤害;上班族也应喝点高级绿茶,以提神醒思,振奋精神……

中老年人茶

中老年人最容易患上高血压、高脂血症、冠心病、脑卒中、糖尿病等心脑血管方面的疾病。

经常饮茶有利于降低血压，防止动脉硬化。因为茶叶中含有的儿茶素，具有增加微血管弹性、降低血脂以及溶解脂肪的作用，因而能防止血液或肝脏中胆固醇和中性脂肪的积聚，对防止血管硬化有一定作用。

中老年人要根据自身情况选择适合自己的茶饮。在饮茶种类上，应以红茶为主，乌龙茶可以利尿，也很适合中老年人。

高血压患者以及体质较好、肥胖的中老年人宜饮绿茶，而体质较弱、胃寒的老年人宜饮红茶。有溃疡病和胃肠功能紊乱者，不宜饮茶，尤其是性凉的绿茶。中老年人可以根据自身的体质和身体状况，选择适宜的茶，适当饮用几小杯，对健康是有益的。

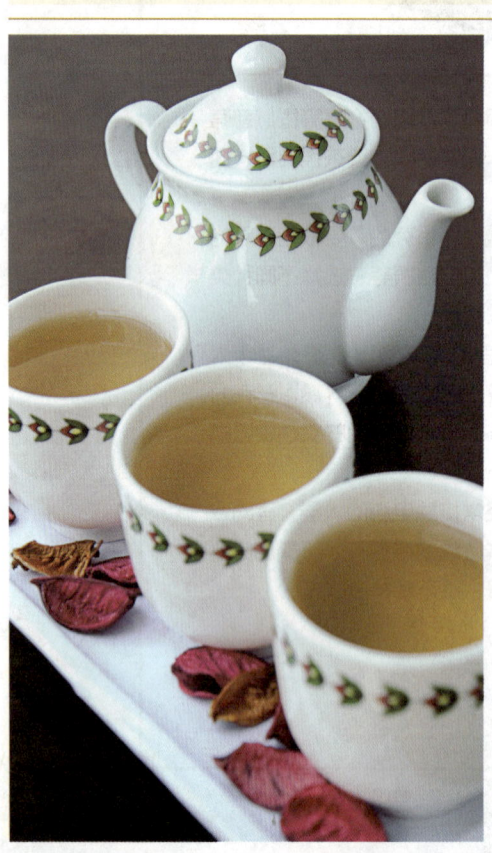

山桑降脂茶

适应证：血脂高肺热、风热咳嗽、干咳等症状

原料

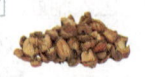 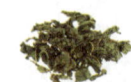

山楂5克　　　　桑叶3克

做法　①将山楂、桑叶一起放入锅中，加入适量清水进行煎煮。②5分钟后，滤取汤汁即可饮用。

① 重点提示

1. 常饮此茶，能消除脸部痤疮，效果甚佳。
2. 一般人群皆可饮用。

茶效

◎山楂具有消食化积、行气散瘀的功效；桑叶具有散风清热、凉血明目的功效；此款茶饮具有理气凉血、消食降脂的作用。

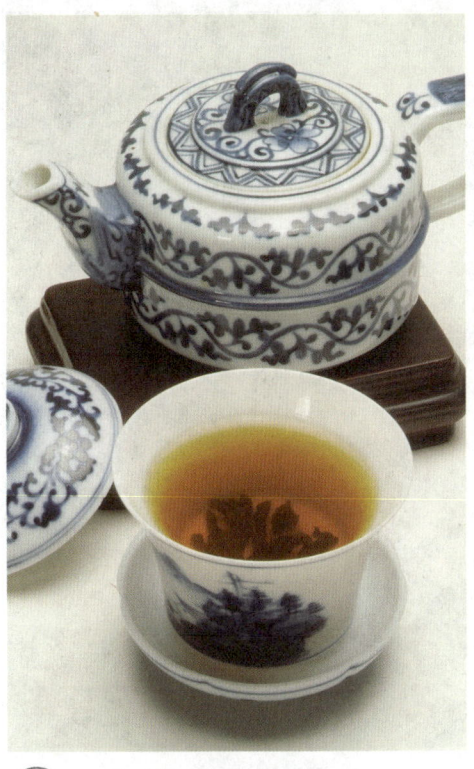

丹参绿茶

适应证：冠心病、心绞痛

 原料

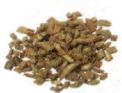 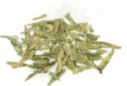

丹参8克　　　　绿茶3克

 做法　①将丹参与绿茶一起放入保温杯中。②往保温杯中倒入沸水浸泡，加盖闷泡8分钟即可饮用。

⚠ 重点提示

1. 有心血管方面疾病的患者饮用较佳。
2. 出血不停的人慎用。

茶效

◎丹参具有活血化瘀、安神宁心、止痛的功效；与有降脂、降胆固醇作用的绿茶一起为茶，可降低血脂、止痛除烦。

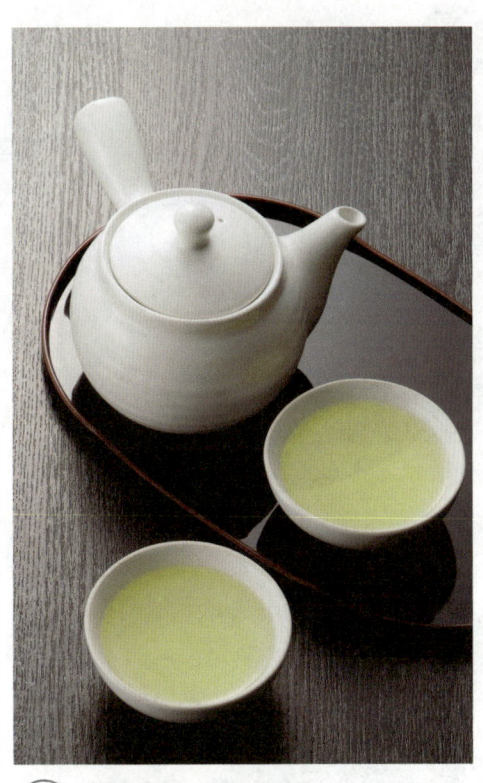

腊梅花茶

适应证：头痛、咽喉肿痛

 原料

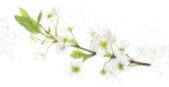

新鲜腊梅花7～8朵

做法　①将腊梅花洗净，放入保温杯中。②往杯中倒入沸水，加盖冲泡5分钟左右，即可倒入杯中饮用。

⚠ 重点提示

1. 久咳、暑热烦渴、头晕者饮用较佳。
2. 体质偏虚弱的人一般不宜服用。

茶效

◎腊梅花味甘，微苦，既是味道颇佳的食品，又能解热生津、清肝明目、疏利咽喉。以此为茶，可解暑生津、开胃散郁、解毒生肌、顺气止咳。

下篇 健康茶方 ▶ 选对一杯好茶，品味甘美人生，为健康加分！

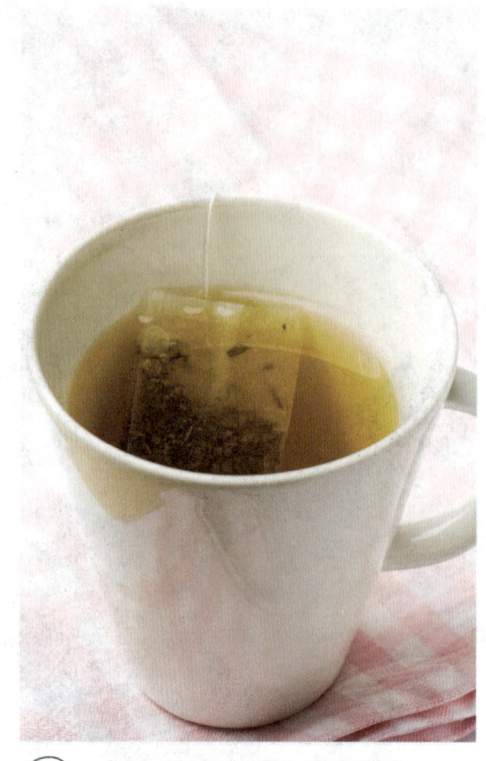

苦瓜绞股蓝茶

适应证：血脂较高

原料

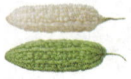

干苦瓜片3~4克　　绞股蓝5克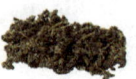

做法 ①将干苦瓜片及绞股蓝一同放入保温杯中。②加沸水冲泡，加盖闷5分钟左右即可饮用。

重点提示

1. 因血脂高引起头晕、头痛等症者饮用较好。
2. 脾胃虚寒者、腹泻者不宜饮用。

茶效

◎绞股蓝具有降血脂、调血压、消炎解毒等功效；苦瓜具有除烦、解毒、明目、清热消暑、降低血糖等作用。二者为茶，可降血脂，减少胆固醇在体内的堆积。

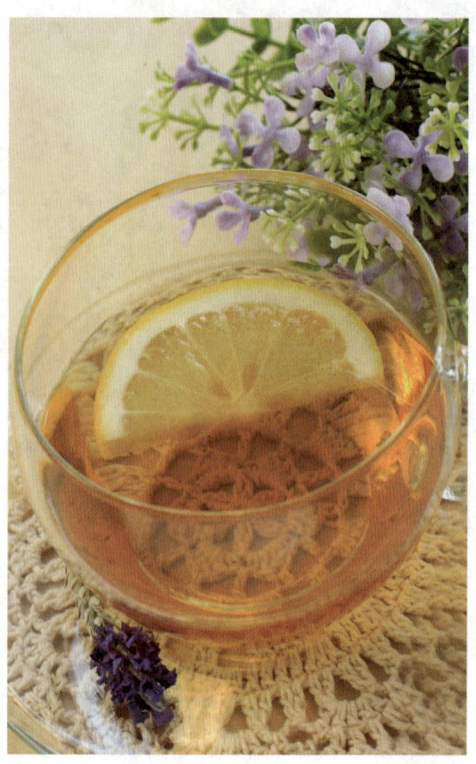

黄芪蜜茶

适应证：气虚衰弱、子宫脱垂、便秘等症状

原料

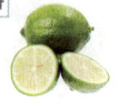 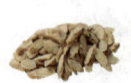 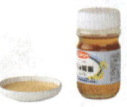

柠檬1片　　黄芪15克　　蜂蜜30毫升

做法 ①将黄芪和柠檬片放入茶壶中，加适量开水冲泡15分钟。②最后将茶汤倒入杯中，加入蜂蜜拌匀即可饮用。

重点提示

1. 常服黄芪太热，可加些知母、玄参降火。
2. 消化不良、腹胀者忌服。

茶效

◎黄芪具有补气固表、利尿解毒、排脓的功效；蜂蜜具有清热解毒的功效。此款茶饮具有降火排毒、补气提神的作用。

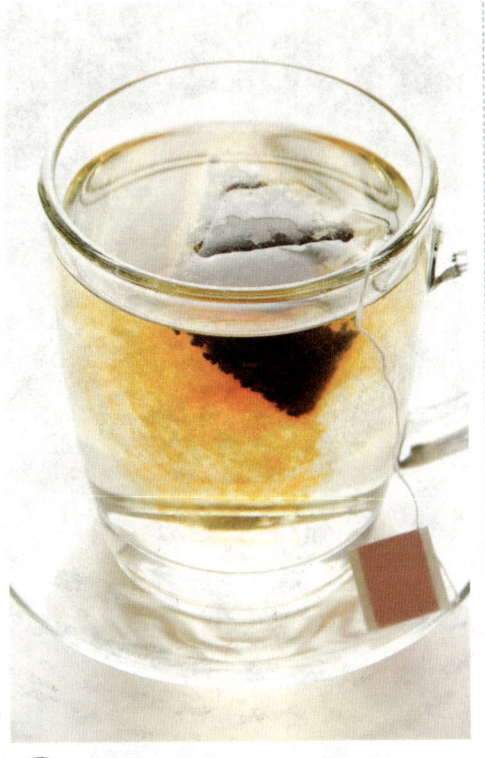

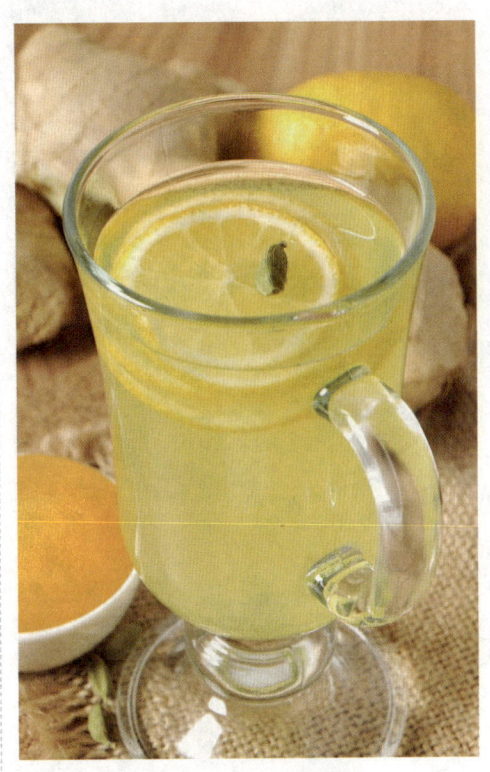

罗布麻山菊茶

适应证：水肿、感冒、心力衰竭、高血压等

原料

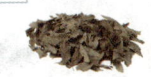 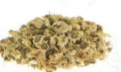 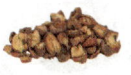

罗布麻叶12克　　菊花20克　　山楂25克

做法　①将上述材料混匀，分成10个茶包。②每次取一个茶包，倒入沸水冲泡，静泡10分钟即可饮用。

⚠ 重点提示

1. 可供中老年人日常饮用，保健效果甚佳。
2. 常饮此茶，可帮助促进新陈代谢。

茶效

◎罗布麻叶具有抗衰老、利尿、降血脂的功效；菊花具有疏风、清热、明目、解毒的功效。此款茶饮具有利尿解毒的作用。

枸杞柠檬茶

适应证：疲累无力、头痛

原料

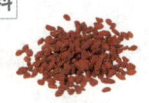 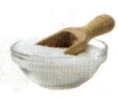

枸杞6克　　柠檬3片　　盐少许

做法　①柠檬片加少许盐，与枸杞一起置保温杯中。②用热开水冲泡即可。

⚠ 重点提示

1. 劳心劳力、精力不济时饮用较佳。
2. 外邪实热、脾虚有湿及泄泻者忌饮。

茶效

◎枸杞茶能滋肾、养肝、润肺、明目、消除疲劳，对长期使用计算机引起眼睛疲劳者尤为适宜；柠檬能醒脑提神，生津止渴。这款茶能顺气化痰、消除疲劳、减轻头痛。

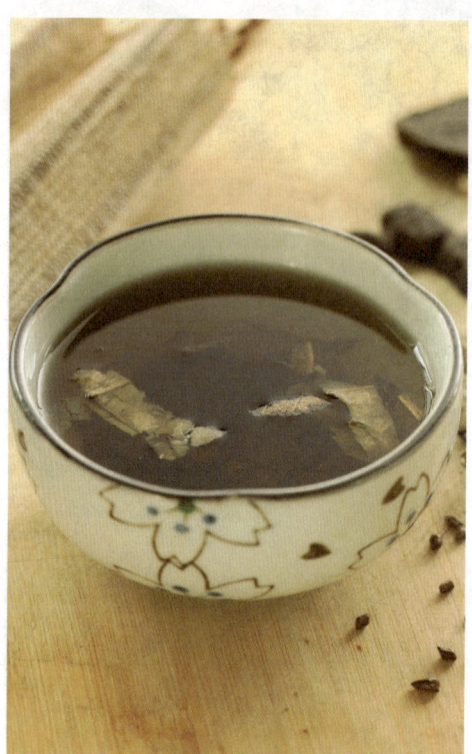

首乌决明茶

适应证：高血压、高脂血症、视物模糊等

原料

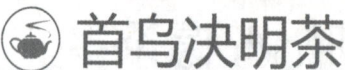

决明子30克　何首乌8克　荷叶8克　东洋参7克

做法 ①将决明子、荷叶分别先过滤，决明子用棉布袋包起来。②将所有药材用热开水冲泡10~20分钟后即可滤汁饮用。

重点提示
1. 高血压患者适量饮用此茶降压效果甚佳。
2. 大便溏泄、有湿痰者忌饮此茶。

茶效

◎决明子具有清热明目、润肠通便的功效；何首乌具有补肝益肾、养血祛风的功效。此款茶饮具有清热散风、减脂祛脂的功效。

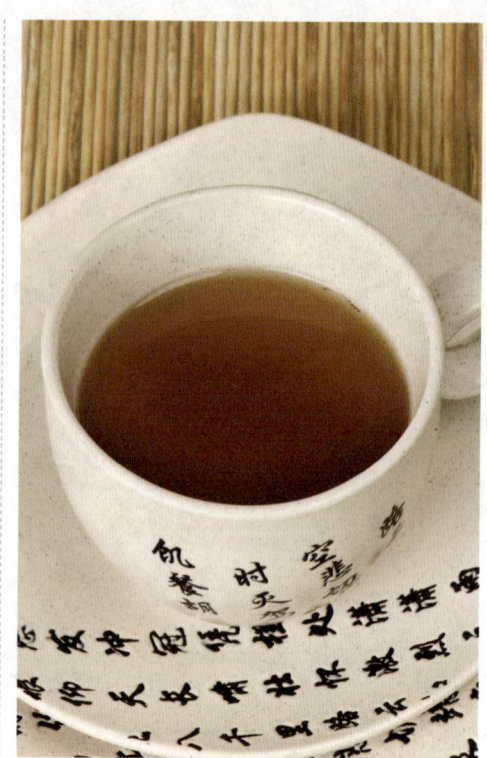

川七首乌茶

适应证：高血压、高脂血症、高血糖

原料

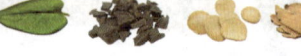

川七15克　首乌10克　泽泻10克　灵芝6克　乌龙茶少许

做法 ①将泽泻、首乌、川七等用水过滤。②将所有药材和乌龙茶用450毫升的热开水冲泡10~20分钟后，滤汁即可饮用。

重点提示
1. "三高"患者常饮此茶可降压、降糖。
2. 孕产妇和儿童慎饮此茶。

茶效

◎泽泻能起到降血压、降血糖的作用；何首乌可有效降血压，减少血栓的发生，能有效预防动脉硬化、脑卒中和心肌梗死。此款茶饮有降脂降压、排毒消肿的功效。

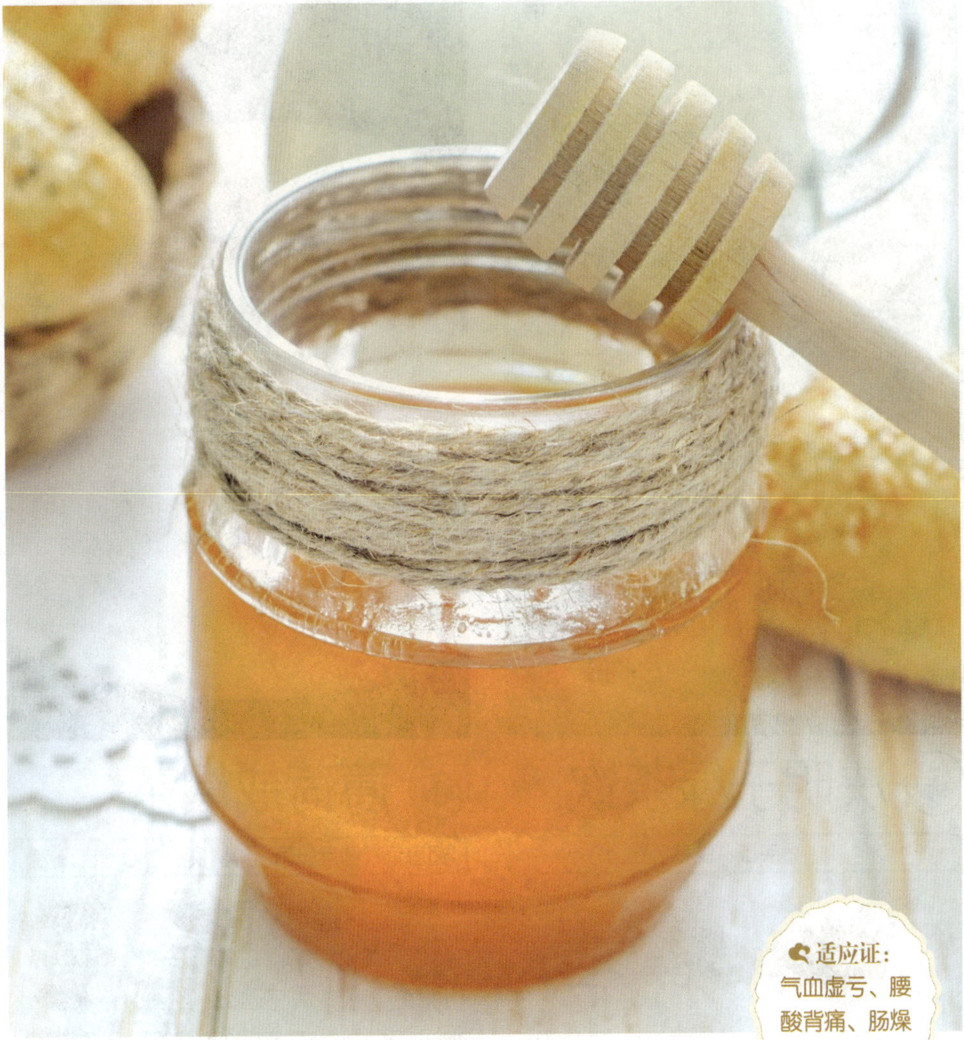

鸡蛋蜜茶

适应证： 气血虚亏、腰酸背痛、肠燥胃热

原料

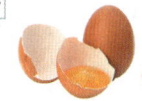
鸡蛋2个

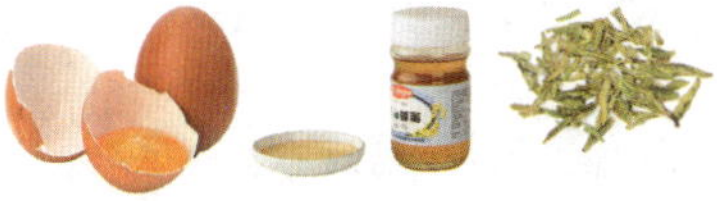

蜂蜜25毫升

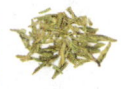
绿茶1~2克

重点提示

1. 气血不足引起腰肌劳损者饮用较佳。
2. 糖尿病患者忌用。

做法

①取新鲜的鸡蛋，并将鸡蛋打入杯中，搅拌均匀。②取新烧开的沸水适量冲入杯中，静置5分钟，调入蜂蜜混匀，即可食用（当茶饮）。

茶效

◎鸡蛋味甘、性平，能起到补阴除燥、补气养血的作用；蜂蜜与绿茶配伍，有很好的清热解毒作用。三者为茶，能补益气血、祛除毒热。

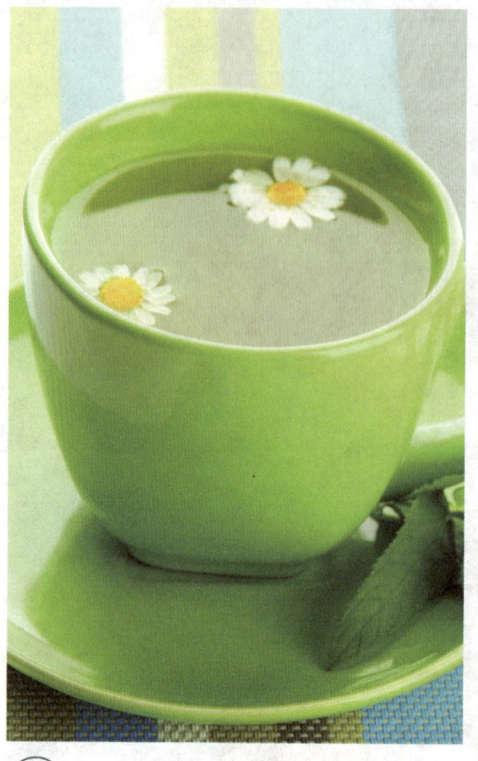
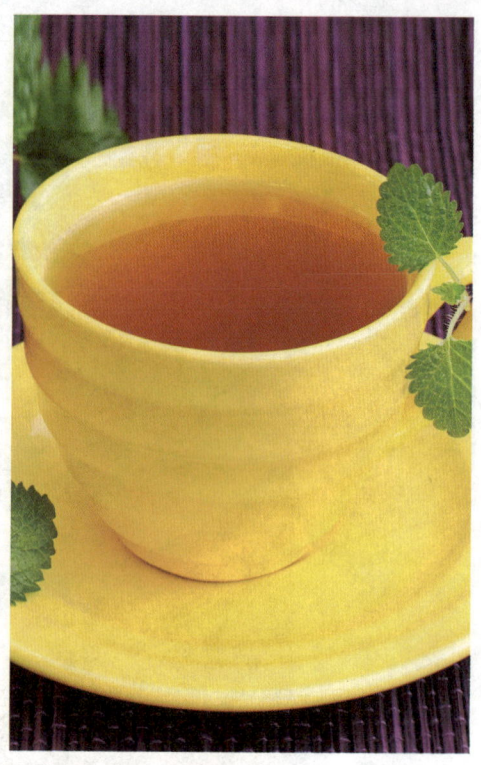

决明子绿茶饮

适应证：便秘

原料

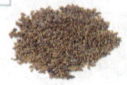 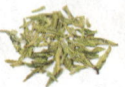 

决明子10克　　绿茶3克　　洋甘菊少许

做法 ①将决明子、绿茶、洋甘菊一同放入茶壶中。②倒入适量开水，加盖闷泡15分钟后，倒入杯中即可饮用。

重点提示
1. 便秘患者适宜常饮此款茶。
2. 脾虚泄泻、低血压患者不宜饮用此茶。

茶效

◎决明子具有清热明目、润肠通便的功效；绿茶具有清热祛火、润肺的功效。此款茶饮具有清肝益肾、润肠通便的作用。

薄荷戒烟茶

适应证：肺虚咳嗽、脾虚食少、心悸自汗等

原料

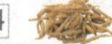 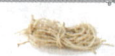

太子参15克　　薄荷8克　　鱼腥草8克

地龙5克　小苏打5克　远志10克　绿茶适量　红糖适量

做法 ①将前六种茶材混匀研成细末。②每次取细末2克，取适量绿茶与红糖，用沸水冲泡10分钟后即可饮用。

重点提示
虚寒、阴性外疡者忌服。

茶效

◎太子参具有润肺、健脾的功效；鱼腥草具有清热解毒、利尿消肿的功效。此款茶饮具有清热润肺的作用。

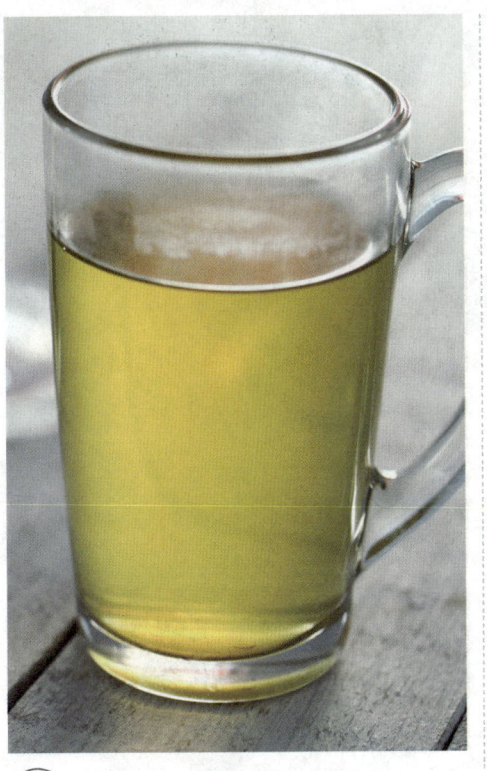

沙参麦冬茶

适应证： 皮肤粗糙、内分泌失调

原料

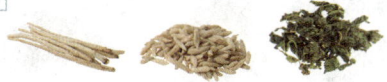

北沙参7克　　麦冬6克　　桑叶6克

做法 ①将沙参、麦冬、桑叶一起放入保温杯中。②冲入开水冲泡，静泡7分钟，即可饮用。

⚠ 重点提示

1. 皮肤起皱、无弹性的中老年女性饮用有益。
2. 风寒咳嗽和肺胃虚寒的人不能服用此茶。

🍵 茶效

◎北沙参养阴清肺，益胃生津，并能润泽皮肤；麦冬养阴生津，润肺清心，对肌肤也有很好的滋润补水作用。二者与桑叶为茶，能润肤生津，防止皮肤干燥。

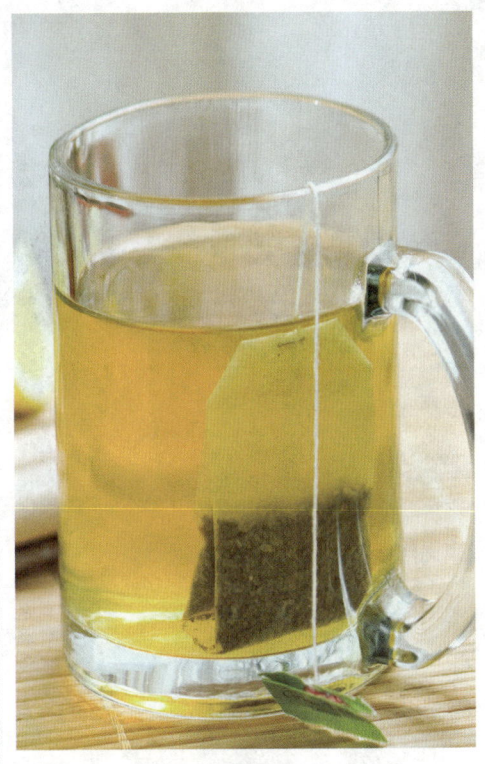

沙苑子茶

适应证： 骨质疏松症引起的腰痛

原料

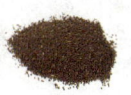 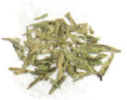

沙苑子10克　　绿茶3～4克

做法 ①将沙苑子洗净研成粗末。②将绿茶与沙苑子同入保温杯中。③倒入沸水冲泡5分钟即可饮用。

⚠ 重点提示

1. 肾虚腰痛、头晕目眩者饮用较佳。
2. 肾与膀胱偏于热者禁用。

🍵 茶效

◎沙苑子含有丰富的硒、铜、铁、锌等，味甘、性温，入肝、肾经，有补肾固经、养肝明目、强健筋骨等作用。此茶补肾强腰、润肤嫩肤。

523

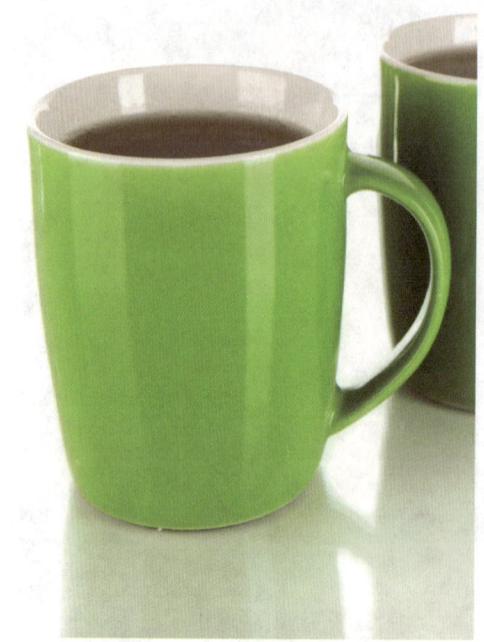
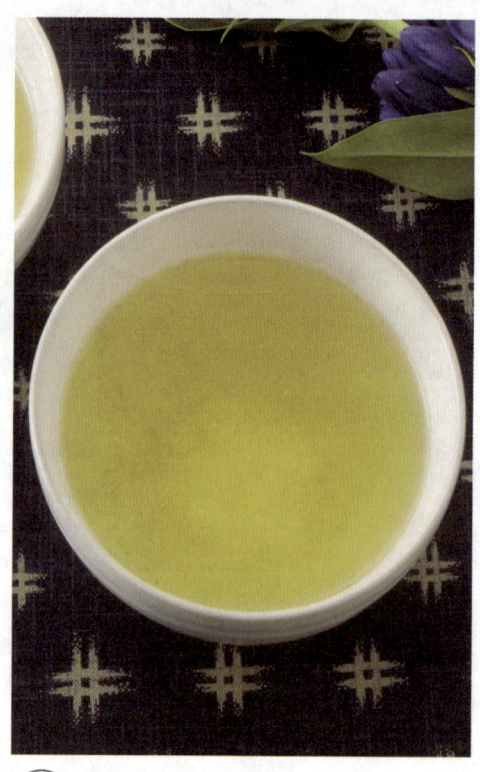

葫芦降脂茶

适应证： 牙齿松动、四肢肿痛、水肿等症状

原料

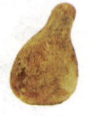 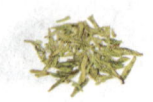

葫芦15克　　　绿茶3克

做法

①将绿茶与葫芦混合，然后研成粉末。②将粉末放入杯子中，冲入沸水，静置几分钟即可饮用。

⚠ 重点提示

1. 越是陈年的葫芦，疗效越好。
2. 老年人常饮，保健效果甚佳。

茶效

◎葫芦具有消热解毒、润肺通便的功效；绿茶具有清热祛火、润肺的功效。此款茶饮具有清热通便、利水消肿的功效。

龙茶散

适应证： 肝火鼎盛所致的高血压、口苦

原料

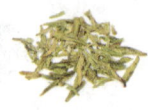 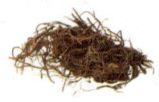

绿茶50克　　　龙胆草30克

做法

①将绿茶和龙胆草共研细末，同置杯中。②以温水冲服。每次3克，每日2次。

⚠ 重点提示

1. 高血压引起头痛、眩晕、口苦之人饮用较佳。
2. 脾胃虚弱作泄及无湿热实火者忌用。

茶效

◎龙胆草能清热燥湿小，泻肝定惊；绿茶中富含类黄酮，能减少血小板过度聚集，防范脑血栓等疾病。二者为茶，能起到清热泻火、平肝降压的功效。

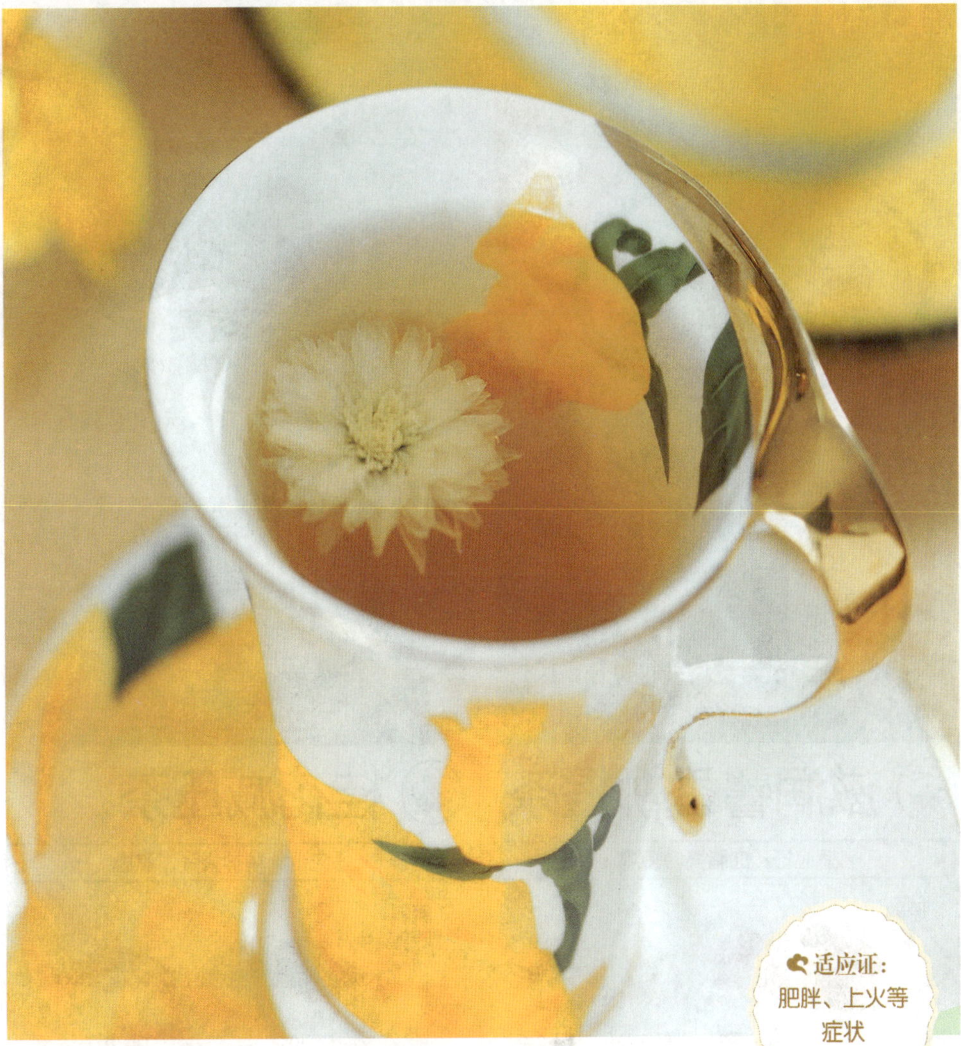

菊花决明茶

◈ 适应证：肥胖、上火等症状

原料

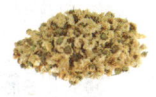
菊花10克

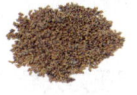
决明子15克

① 重点提示

1. 女性饮用，减肥祛脂效果颇佳。
2. 脾虚、泄泻、低血压患者不宜饮用。

做法 ①将决明子打碎。②将菊花和决明子一起放入锅中，加适量清水煎煮20分钟。③过滤，取汁即可。

茶效

◎菊花具有疏风明目、清热解毒的功效；决明子具有清热明目、润肠通便的功效。此款茶饮具有排毒养颜、纤体瘦身的作用。

下篇 健康茶方 ▶ 选对一杯好茶，品味甘美人生，为健康加分！

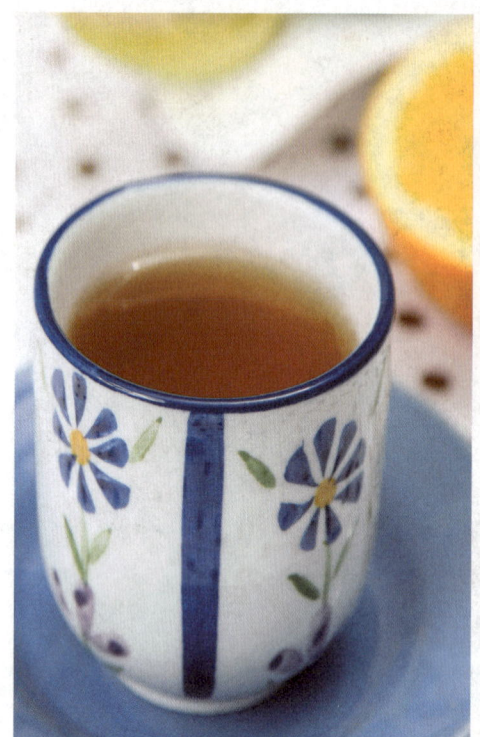

滋润馨香柳橙茶

适应证：血脂高、多渴

原料

  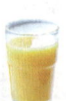

苹果干果粒2克　芙蓉花茶2克　柳橙汁10毫升　绿茶2克

做法 ①将苹果干果粒、芙蓉花茶、绿茶泡入约300毫升的开水中。②随后加入柳橙汁即可。

⚠ **重点提示**
1. 烦躁、胃口不好时饮用较好。
2. 泄泻者忌用。

茶效

◎柳橙有延缓衰老、美白肌肤、降血脂的作用；苹果和芙蓉花可以美颜抗衰。此款茶含有丰富的维生素C，可以生津润肺、预防高血压、美容养颜。

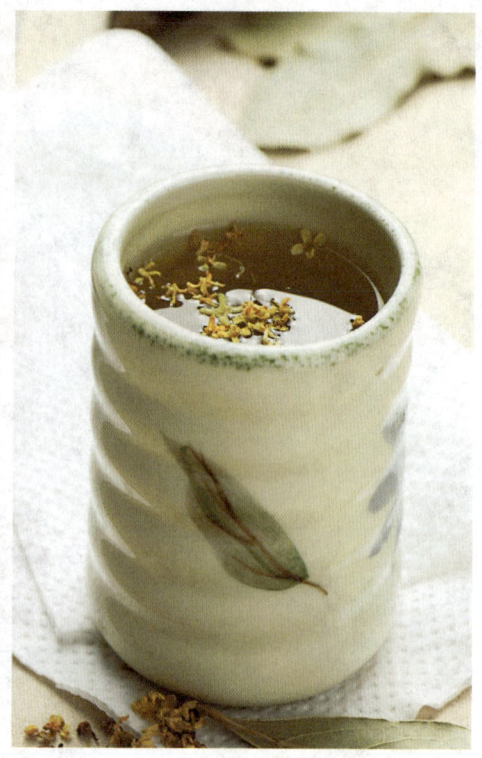

桂花减压茶

适应证：精神紧张、焦虑

原料

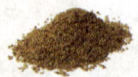 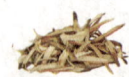

桂花10克　　　甘草少许

做法 ①将桂花、甘草一起放入杯中，再往杯中冲入热开水。②将茶汤静置5分钟后即可饮用。

⚠ **重点提示**
1. 因压力大导致身体不适时饮用较佳。
2. 服减肥药者忌用。

茶效

◎桂花茶有清香提神功效；甘草可补脾益气、清热解毒、祛痰止咳、缓急止痛。二者为茶，可化痰散瘀、缓解压力，让你的身心获得释放。

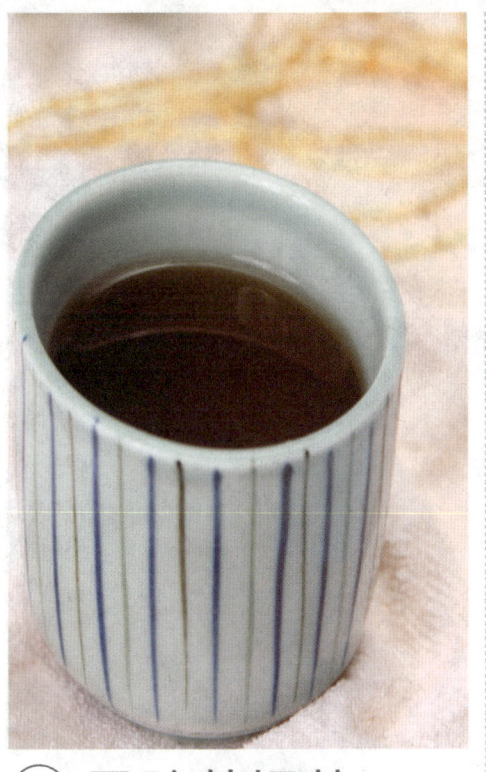
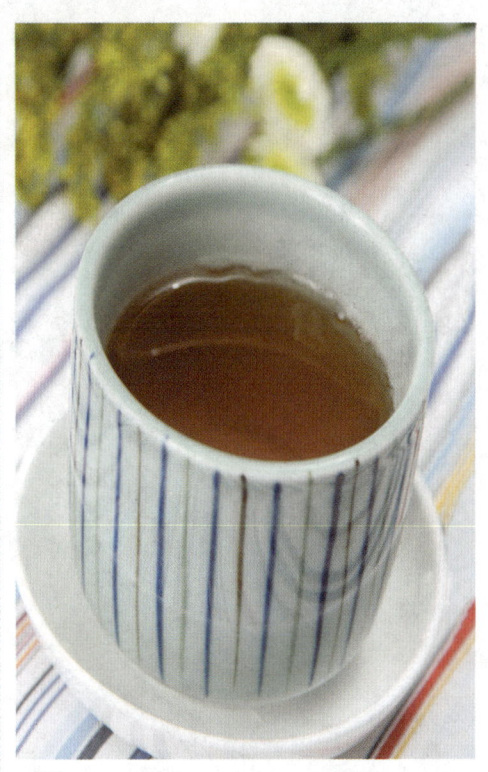

马蹄茅根茶

适应证：黄疸、便秘、吐血、肺热咳喘等

原料

 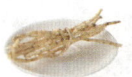

鲜马蹄100克　　鲜茅根100克　　白糖少许

做法　①鲜马蹄、鲜茅根洗净切碎，所有材料入沸水煮20分钟左右，去渣，加白糖适量，饮服。

! 重点提示
1. 一般人群皆可饮用。
2. 脾胃虚寒者忌服。

茶效

◎马蹄具有清热解毒、利尿通便、化湿祛痰、消食除胀的功效；茅根具有清热生津、利尿通淋的功效。此款茶饮具有清热祛湿的作用。

荷叶薏米茶

适应证：冠心病、高脂血症和高血压等

原料

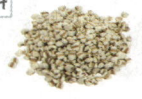 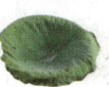 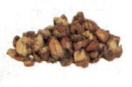

炒薏米10克　　鲜荷叶5克　　山楂5克

做法　①将炒薏米、鲜荷叶、山楂分别用沸水冲一遍，再一起放入茶壶中。②加开水浸泡约5分钟即可饮用。

! 重点提示
1. 有冠心病者饮用较佳。
2. 脾胃虚弱者慎用。

茶效

◎荷叶能软化血管，降低血脂，防止脑动脉硬化；山楂是消食健胃的好帮手，主治肉食积滞、胃脘胀满、高脂血症等病症。二者为茶，能活血化瘀、降压减脂、清热除火。

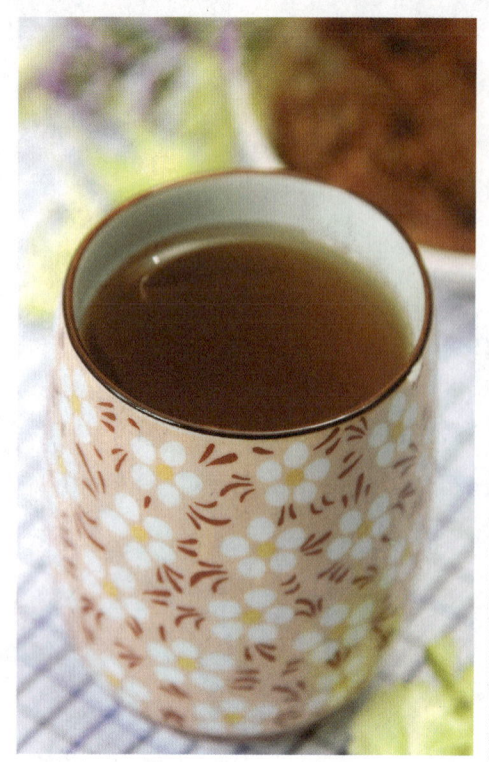

金钱玉须茶

适应证： 黄疸、水肿、小便赤灼痛、膀胱结石

原料

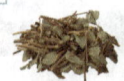 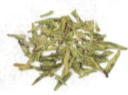

金钱草20克　　玉米须20克　　绿茶3克

做法 ①将金钱草、玉米须分别洗净。②加入清水，放入金钱草和玉米须。③煎煮15分钟后，滤出汁液，冲泡绿茶即可。

⚠ 重点提示

1. 肾、胆、尿路有结石者饮用较佳。
2. 素体虚寒者忌服。

茶效

◎金钱草有清热利胆、解毒退黄的作用；玉米须是利水通淋、降血压的良药，具有利尿、泻热、平肝、利胆的功效。二者与绿茶为茶，能清热利尿、镇咳、消肿、解毒。

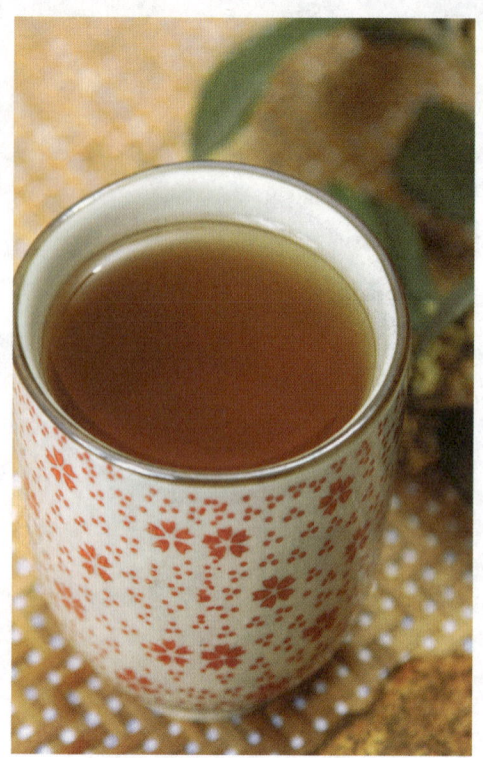

大黄绿茶

适应证： 肥胖症

原料

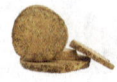 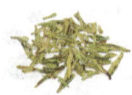

大黄3克　　　　绿茶8克

做法 ①将大黄、绿茶放入茶壶中。②倒入沸水，加盖浸泡10分钟后饮用。

⚠ 重点提示

1. 一般群体皆可饮用。
2. 气血虚弱、脾胃虚寒、孕妇、无实热郁结者不宜饮用。

茶效

◎大黄具有攻积滞、清湿热、泻火、凉血、化瘀、解毒的功效。此款茶饮具有清热解毒、消积祛脂、通便泻火的功效。

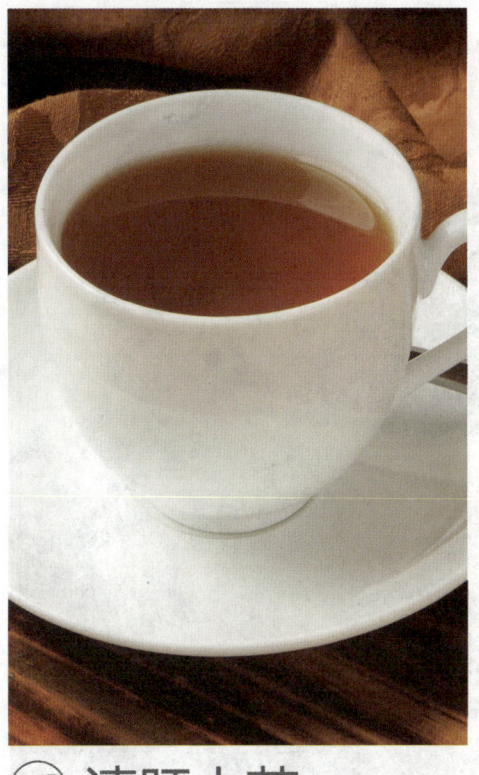
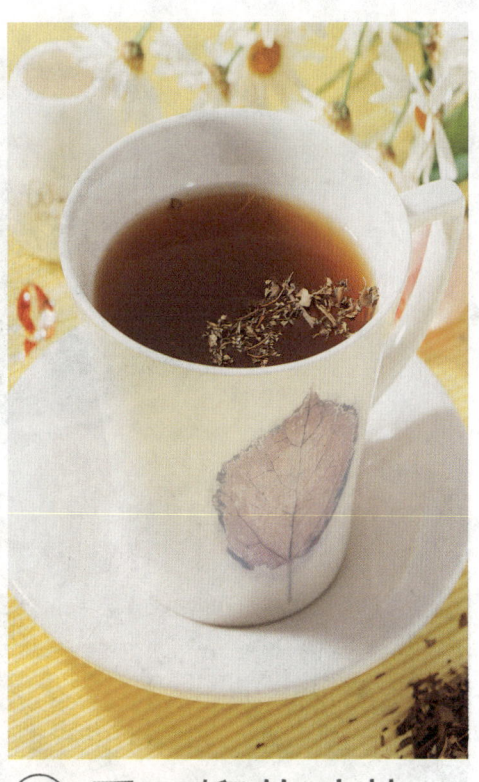

清肝火茶

适应证：眼前模糊、飞蚊症

原料

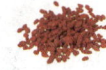 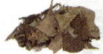 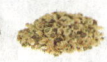

枸杞10克　淫羊藿10克　车前子6克　甘菊花6克

做法　①将上述材料放热水瓶中，冲入沸水半瓶。②加盖闷泡约20分钟，代茶频频饮用。每日1剂。

⚠ 重点提示
1. 肝肾阴亏、肝火上炎致视力下降者宜用。
2. 湿热上泛或痰湿内困者忌用。

茶效

◎菊花、车前子均能清肝明目；枸杞补肝肾，尤以养肝明目擅长。此茶具有补肾养肝、清热明目之妙。

番石榴蕊叶茶

适应证：泻痢腹痛、食积腹胀、血糖高

原料

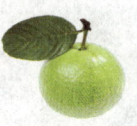

番石榴的嫩叶

做法　①将生番石榴的嫩叶晒干，取约3克。②洗净后，放入保温杯中用沸水冲泡。③约泡20分钟后，滤渣即可饮用。

⚠ 重点提示
1. 泄泻、久痢、湿疹及血糖高时饮用较好。
2. 大便秘结、泻痢积滞未清者忌服。

茶效

◎番石榴叶具有健胃消食、涩肠止泻、杀虫止痒、收敛止血的作用。近年来研究还发现，它还具有很好的降糖、降脂作用。

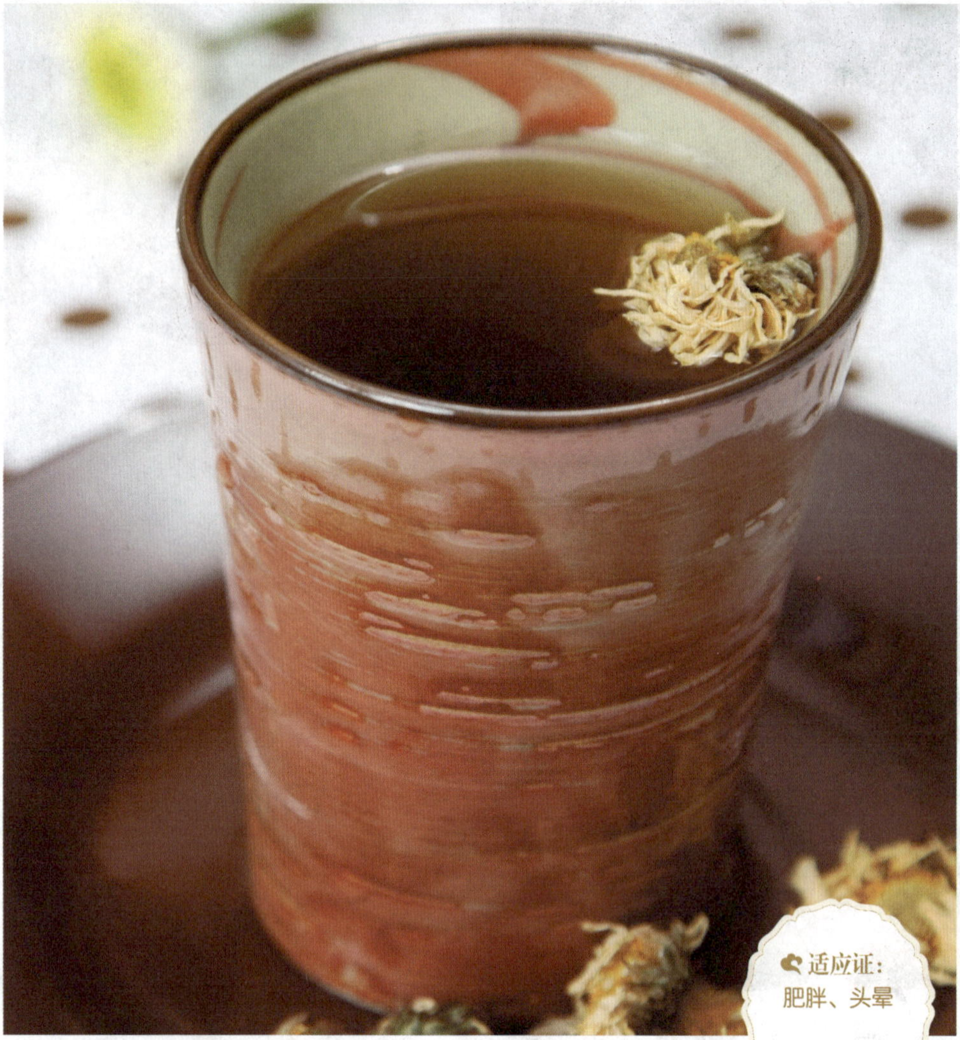

降脂茶

适应证： 肥胖、头晕

原料

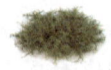 松萝3克　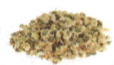 杭菊花10克　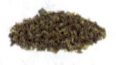 龙井茶叶3克

做法

①将菊花、茶叶、松萝一起放入陶瓷茶杯中。②往茶杯中倒入沸水，冲泡15分钟后即可饮用。

重点提示

1. 尤其适合女性排毒瘦身饮用。
2. 便溏者不宜多饮。

茶效

◎ 松萝具有清热解毒、止咳化痰的功效；杭菊花具有散风清热、平肝明目的功效。此款茶饮具有清热解毒、纤体瘦身的功效。

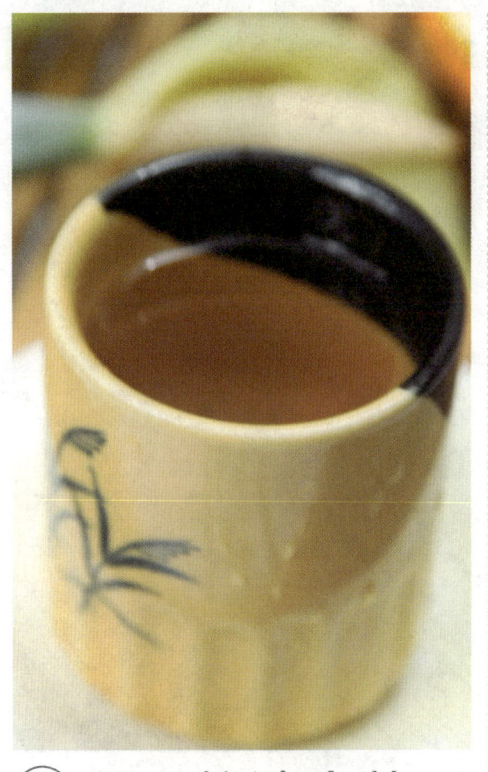

番石榴消食茶

适应证：肥胖症

原料

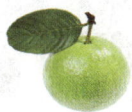
番石榴4片

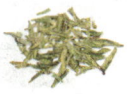
绿茶2克

做法 ①番石榴洗净，切小块，放入砂锅中，再放入绿茶，加水，用大火煮开。②转用小火续熬8分钟去渣取茶汤即可。

! 重点提示
1. 女性饮用减肥祛脂效果好。
2. 脾虚、泄泻、低血压患者最好不要饮用此茶。

茶效

◎番石榴具有收敛止泻的功效；绿茶具有清热祛火、养身润肺的功效。此款茶饮具有排毒养颜、纤体瘦身的作用。

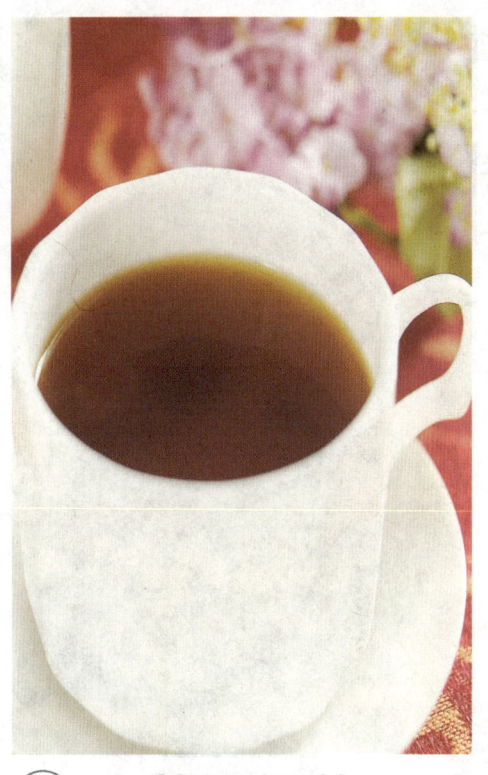

大黄通便茶

适应证：便秘、食物积滞、胸腹胀满等症状

原料

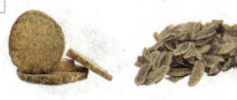
大黄10克　　番泻叶10克　　蜂蜜20毫升

做法 ①将大黄用适量水煎煮半小时。②熄火，加番泻叶、蜂蜜，加盖闷10分钟，取汁即可。

! 重点提示
痔疮、体质虚弱者，经期、孕期、产后及哺乳期妇女忌饮此茶。

茶效

◎大黄具有除积清热、泻火凉血的功效；番泻叶具有清热行滞、通便利水的功效。此款茶饮具有清热消食的作用。

下篇 健康茶方 ▶ 选对一杯好茶，品味甘美人生，为健康加分！

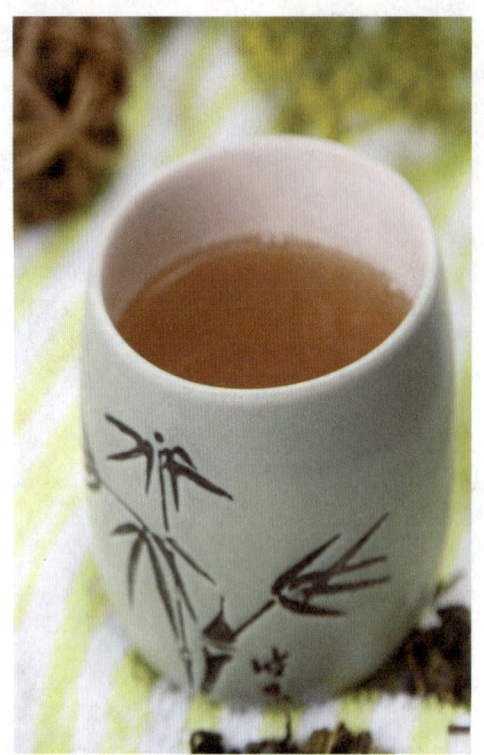

消脂山楂茶

适应证：肥胖、消化不良等症状

原料

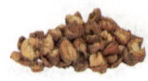 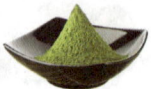

山楂5克　　绿茶粉6克

做法　①将山楂和绿茶粉一起放入砂锅中。②往砂锅中加适量清水，熬煮10分钟后，取汁饮用即可。

重点提示
1. 进食油腻、消化不良后饮用，效果颇佳。
2. 月经期妇女不宜饮用。

茶效

◎山楂具有消食化积、行气散瘀的功效；绿茶粉具有消炎抗菌、防癌抗癌的功效。此款茶饮具有消食清热的作用。

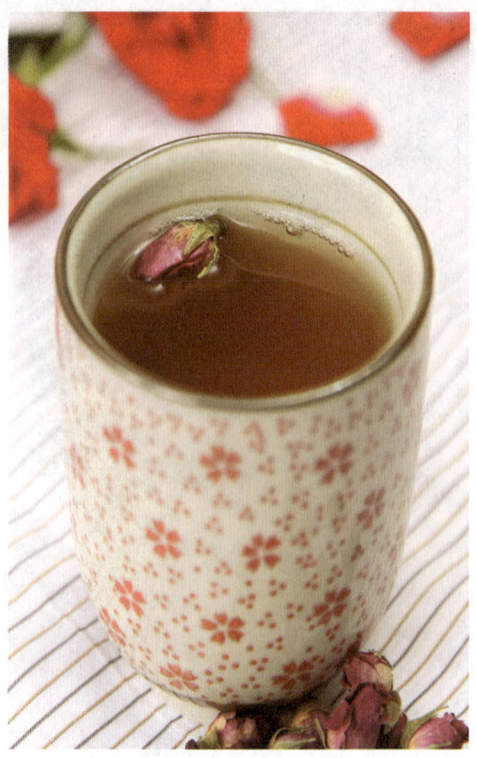

荷叶茶

适应证：疲劳、体虚、肥胖

原料

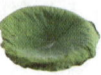 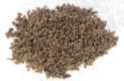 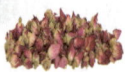

荷叶3克　　炒决明子6克　　玫瑰花3朵

做法　①将诸药同入砂锅。②加适量清水，熬煮10分钟后，取汁饮用即可。

重点提示
1. 气滞胃痛、工作压力大或食少呕吐时饮用此茶最佳。
2. 便秘、阴虚内火旺者不宜饮用。

茶效

◎玫瑰花能起到平衡内分泌、补血气、调理肝胃的作用。此款茶饮有理气活血、调理肠胃的功效。

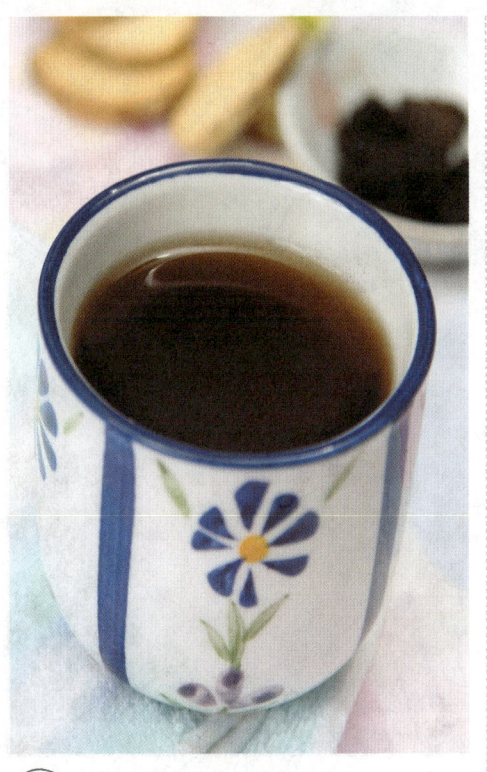

何首乌茶

适应证：脱发、肥胖症、视物不明

原料

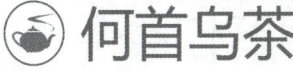

绿茶适量　何首乌适量　泽泻适量　丹参适量

做法 ①将诸药一起放入砂锅中。②往砂锅中加适量清水，熬煮10分钟后，过滤，取汁饮用即可。

重点提示
1. 肥胖及脱发者饮用较好。
2. 大便溏泄、肾虚精滑、有湿痰者忌饮。

茶效

◎何首乌具有补肝益肾、养血祛风的功效；泽泻具有利水、渗湿、泻热等功效。此款茶饮具有清热利湿、祛脂化滞、补肾乌发的功效。

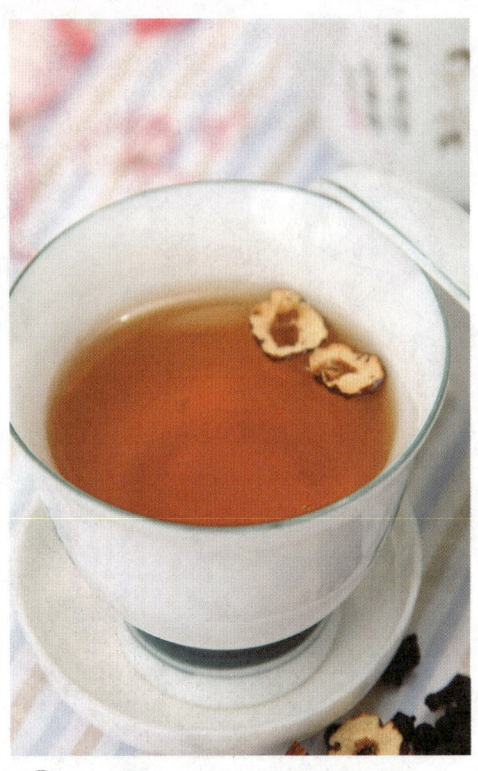

山楂五味子茶

适应证：肉食积滞、胃脘胀满

原料

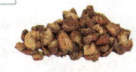

山楂50克　　五味子30克　　白糖少许

做法 ①将山楂、五味子一起放入锅中，加水煎煮2次。②取汁混匀，调入白糖，即可饮用。

重点提示
1. 腹胀腹满、消化不良者饮用较佳。
2. 脾胃虚弱者慎用。

茶效

◎山楂是消食健胃的好帮手，具有消食化积、行气散瘀的功效。此茶可大大减轻胃部消化负担，消除从肉食中摄入的油脂，同时化痰、排走残留在身体中的废物。

下篇 健康茶方 ▶ 选对一杯好茶，品味甘美人生，为健康加分！

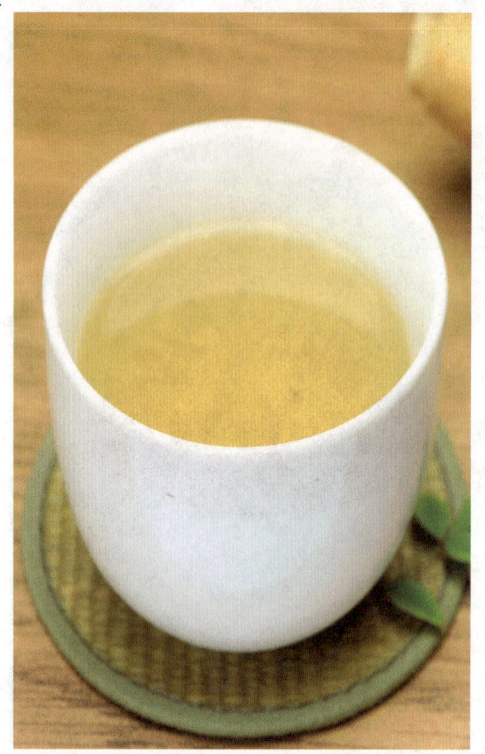

🫖 白芍姜枣茶

适应证：腹痛、自汗、盗汗、发热等症状

原料

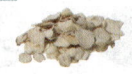 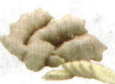 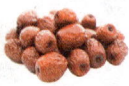

白芍12克　　生姜2片　　红枣2枚

做法　①将白芍、生姜、红枣一起放入锅内，加适量清水煮沸。②待水剩下一半时即可熄火。

重点提示
1. 自汗盗汗的女性适量常饮，效果甚佳。
2. 泄泻者以及孕妇忌服。

茶效
◎白芍具有养血柔肝、缓中止痛、敛阴收汗的功效；生姜具有解表、散寒、止呕、开痰的功效。此款茶饮具有养血散寒、调和营卫的作用。

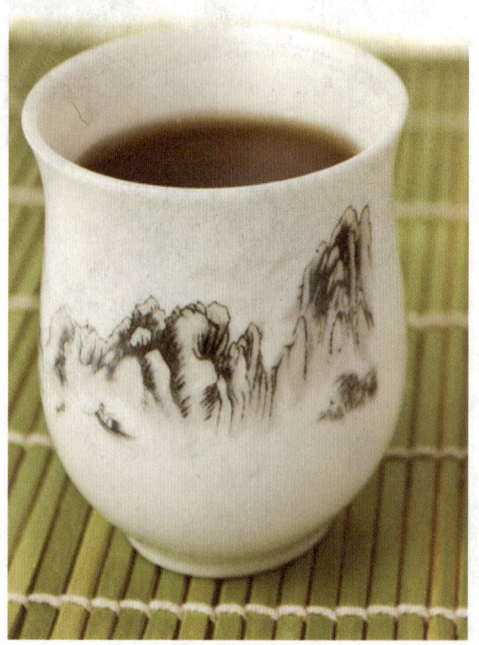

🫖 决明麻仁茶

适应证：便秘

原料

   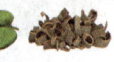

决明子12克　胡麻仁6克　川七5克　厚朴3克　莲藕4克

做法　①将莲藕切块，放入茶杯中。②将其余诸药放入棉布袋，过滤后放入茶杯。③倒入沸水，冲泡20分钟，取汁饮用。

重点提示
1. 大便不畅时饮用，效果颇佳。
2. 脾虚、泄泻、低血压患者不宜饮用。

茶效
◎决明子具有清热明目、润肠通便的功效；胡麻仁具有润肠通便的功效。此款茶饮具有改善便秘、健胃整肠的作用。

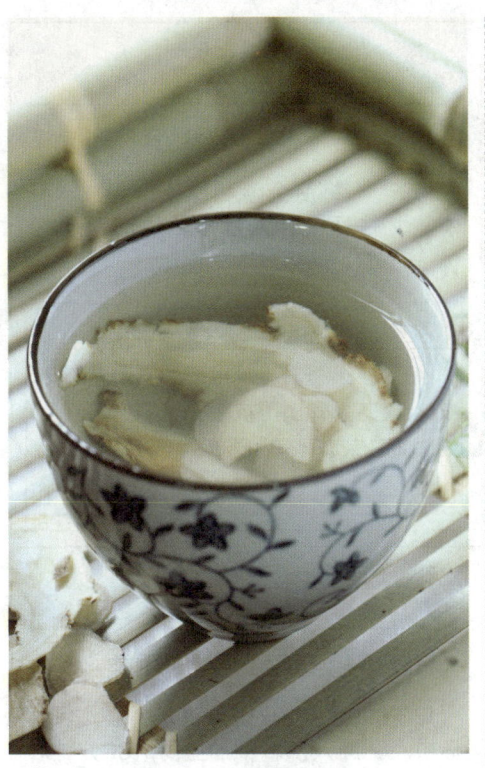
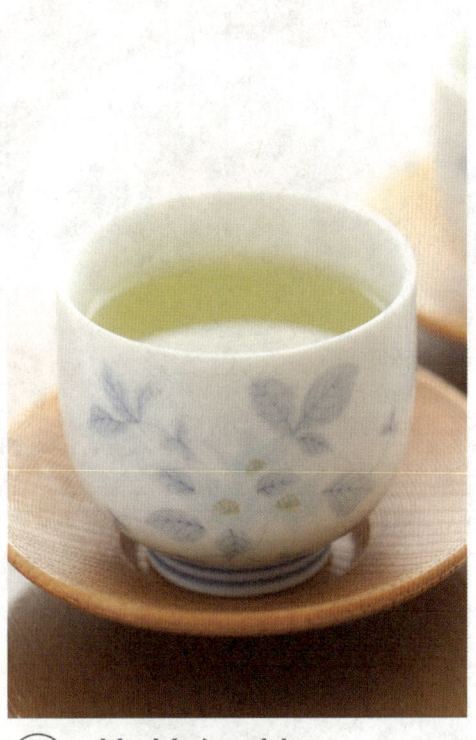

白芍当归茶

适应证：泻痢腹痛、自汗盗汗、阴虚发热

原料

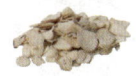 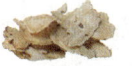

白芍12克　　　当归10克

做法　①将当归、白芍一起放入砂锅，加入适量清水，煎煮片刻。②滤取茶汁即可饮用。

① 重点提示
1. 女性适时适量常饮，效果甚佳。
2. 虚寒、泄泻者以及产后妇女忌服。

茶效
◎白芍具有养血柔肝、缓中止痛、敛阴收汗的功效；当归具有补血活血、调经止痛、润燥滑肠的功效。此款茶饮具有活血止痛、敛阴止汗的良好作用。

茯苓绿茶

适应证：小便不利、水肿、咳嗽、呕吐泄泻

原料

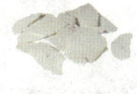 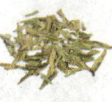 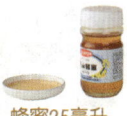

茯苓10克　　　绿茶2克　　　蜂蜜25毫升

做法　①茯苓洗净，放入砂锅。②加水适量，煎取浓汁，趁热加入绿茶、蜂蜜即可饮用。

① 重点提示
1. 常饮此茶，可养心安神，效果甚佳。
2. 虚寒精滑、气虚下陷者忌服。

茶效
◎茯苓具有利水祛湿、健脾补中、宁心安神的功效；蜂蜜具有缓急止痛、润肠通便的功效。此款茶饮能起到利水止痛、清热止痰的作用。

海金沙茶

原料 海金沙12克，绿茶3克

做法 ①将海金沙和绿茶一起放入杯中。②往杯中冲入沸水，闷泡3～5分钟，即可饮用。

茶效

◎海金沙具有清热解毒、利水通淋的功效；绿茶具有消炎抗菌、防癌抗癌的功效。此款茶饮具有通便利尿的作用。

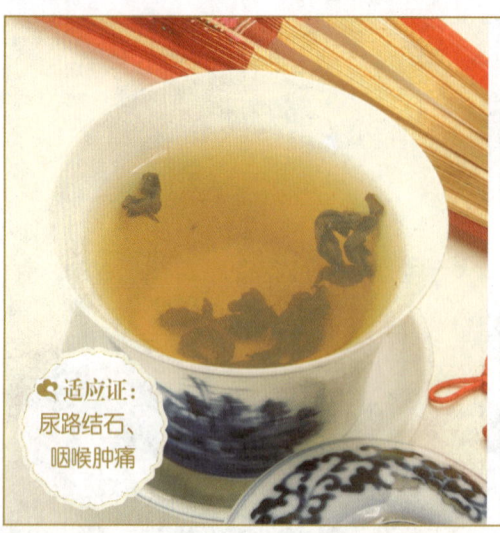

适应证：尿路结石、咽喉肿痛

双草茶

原料 金钱草30克，生甘草10克

做法 ①将上2味研为粗末，放入保温杯中。②冲入沸水，加盖闷泡30分钟后倒入杯中，待凉后即可饮用。

茶效

◎金钱草具有清热、利尿、镇咳、消肿、解毒的功效；生甘草具有补脾益气、清热解毒、缓急止痛之功。此款茶饮具有通便利尿的功效。

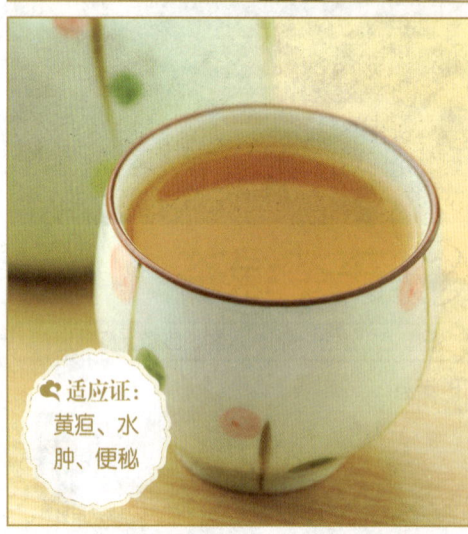

适应证：黄疸、水肿、便秘

双草茅根茶

原料 白茅根30克，灯芯草、通草各3克，绿茶6克

做法 ①将上4味放入杯中。②冲入沸水，5～10分钟后即可饮用。

茶效

◎白茅根具有凉血止血、清热生津、利尿通淋的功效；灯芯草具有清心降火、利尿通淋的功效。此款茶饮具有通便利尿的良好作用。

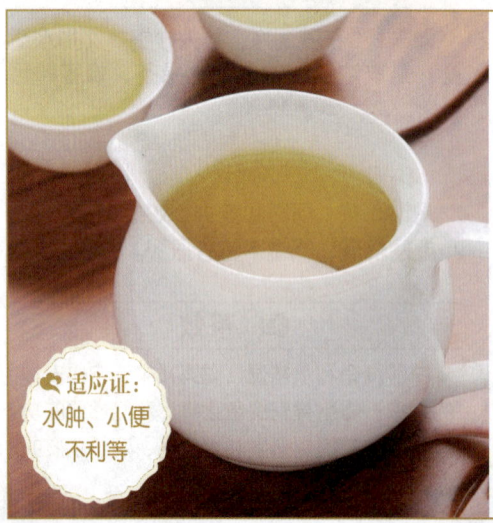

适应证：水肿、小便不利等

双色芝麻乌龙茶

原料 乌龙茶2克,黑、白芝麻各5克,沸水250毫升

做法 ①芝麻沥干;乌龙茶沸水过滤。②芝麻炒香研粗末,与乌龙茶同泡茶。

茶效

◎白芝麻具有补血明目、散风润肠、养肝护发的功效;黑芝麻具有润肠通乳、补肝益肾的功效。此款茶饮具有散风润脏的良好作用。

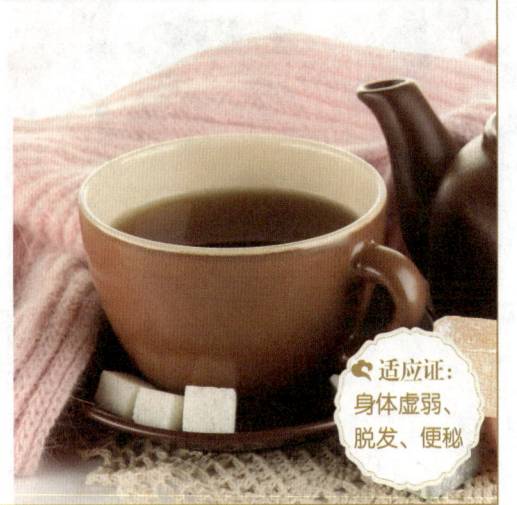

适应证: 身体虚弱、脱发、便秘

益母草陈皮茶

原料 益母草、陈皮各12克

做法 ①将益母草和陈皮一起放入杯中。②往杯中冲入沸水,3~5分钟后即可饮用。

茶效

◎益母草具有活血化瘀、利水调经的功效;陈皮具有理气健脾、燥湿化痰的功效。此款茶饮具有利水祛湿、活血调经的功效。

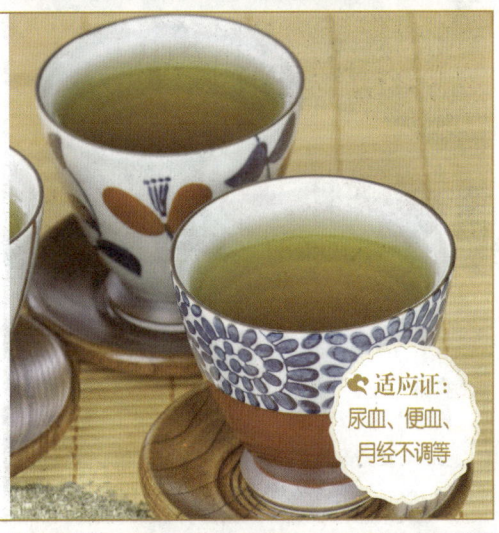

适应证: 尿血、便血、月经不调等

桑葚乌梅茶

原料 桑葚40克,乌梅汁少许

做法 ①将桑葚洗净,和乌梅汁一同倒入茶壶中。②往茶壶中加入适量开水,加盖冲泡,最后取汁即可饮用。

茶效

◎桑葚具有补血滋阴、生津润燥、助眠抗衰的功效;用乌梅汁能起到调和味道的作用。此款茶饮具有安神助眠、宁心理气、抗衰老的功效。

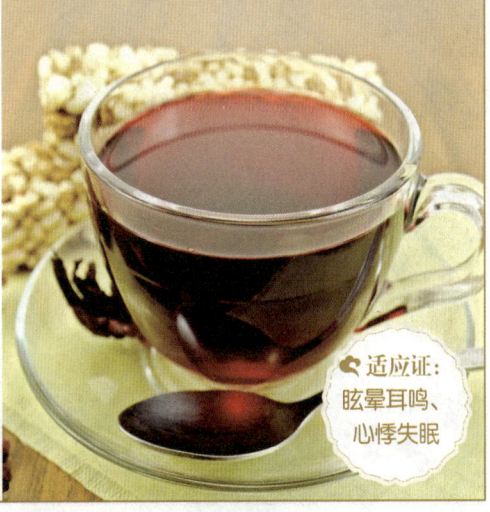

适应证: 眩晕耳鸣、心悸失眠

沙梨茶

原料 沙梨200克，绿茶1克

做法 ①将沙梨洗净，去核，切成小块。②将沙梨煎煮5分钟后，加入绿茶即可饮用。

茶效

◎沙梨具有滋阴清热、降压镇静、清暑解渴、生津收敛的功效；绿茶具有消炎抗菌、防癌抗癌的功效。此款茶饮具有滋阴润肺、降压的作用。

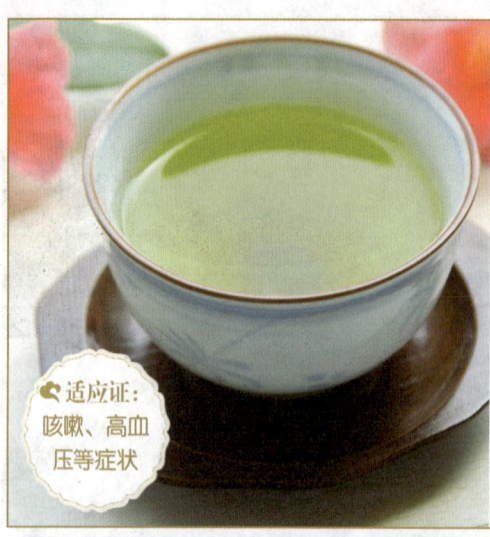

适应证： 咳嗽、高血压等症状

赤豆川七茶

原料 川七19克，淮山11克，菟丝子11克，赤小豆22.5克，东洋参11克

做法 ①将菟丝子包好，其余诸药过滤。②加4碗水，煎煮20分钟后取汁饮。

茶效

◎川七具有强壮腰膝、活血消肿的功效；淮山具有补脾养胃、生津益肺、壮骨祛湿的功效。此款茶饮具有健脾益胃的功效。

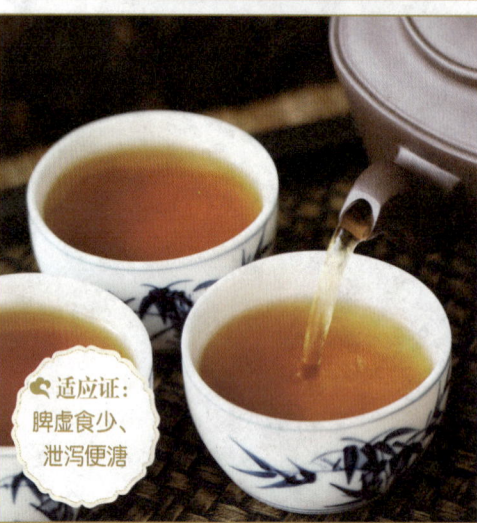

适应证： 脾虚食少、泄泻便溏

玉米须绿茶

原料 玉米须100克，绿茶2克

做法 ①将玉米须去杂质、洗净，放入锅内。②加水适量，煮沸5分钟，投入绿茶即可。

茶效

◎玉米须具有利尿清热、平肝利胆的功效；绿茶具有消炎抗菌、防癌抗癌的功效。此款茶饮具有排毒瘦身、降压利肝的作用。

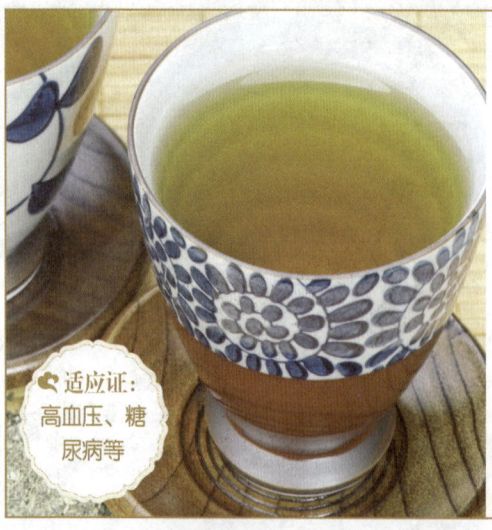

适应证： 高血压、糖尿病等

芝麻核桃蜜茶

原料 黑芝麻、核桃各5克,花茶6克,蜂蜜6毫升

做法 ①将黑芝麻、核桃捣碎。②加入花茶,用沸水冲泡,待稍凉后调入蜂蜜饮用。

茶效

◎黑芝麻具有润肠通乳、补肝益肾的功效;核桃仁具有温补肺肾、定喘润肠的功效。此款茶饮具有滋润五脏、润燥通便的作用。

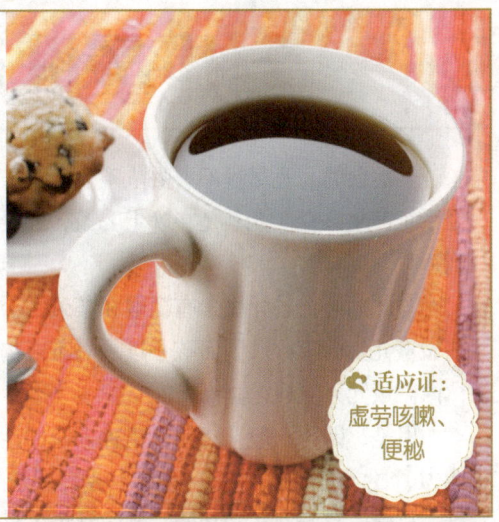

适应证:虚劳咳嗽、便秘

 ## 三味内金茶

原料 鸡内金15克,金钱草30克,海金沙12克

做法 ①将海金沙包好,与诸药同入砂锅。②加水煎煮20分钟,取汁饮用。

茶效

◎鸡内金具有消积食、止泻痢的功效;金钱草具有改善泌尿系统和肝胆管结石的功效。此款茶饮具有消食排毒的作用。

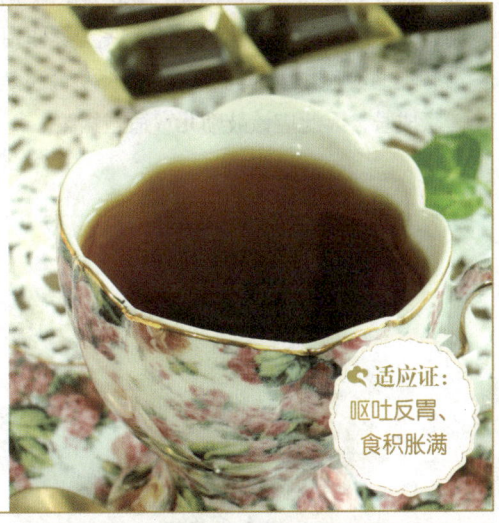

适应证:呕吐反胃、食积胀满

 ## 玫瑰花灯芯茶

原料 玫瑰花瓣10克,灯心草3克。

做法 ①将玫瑰花瓣和灯芯草一起放入杯中。②用沸水冲泡,静泡3分钟后即可饮用。

茶效

◎玫瑰花具有理气解郁、和血散瘀的功效;灯芯草具有清心降火、利尿通淋的功效。此款茶饮具有清热利尿的作用。

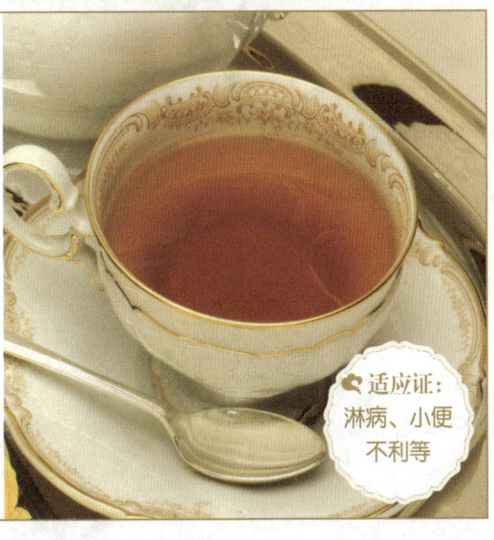

适应证:淋病、小便不利等

儿童健康茶饮

学龄前的儿童尽量不要喝浓茶。因为茶里含有茶碱等物质,很容易令人的中枢神经系统产生兴奋。尤其是在晚上喝茶,还会使孩子产生失眠、尿频等问题,从而影响到睡眠。

与此同时,茶叶里含有鞣酸和茶碱,会抑制孩子身体对一些微量元素的吸收。因而孩子过量喝茶或喝浓茶,可能会导致体内微量元素的缺乏。

但是,因为一般茶能使人精神振奋,活跃思维和增强记忆能力,还具有防暑降温,消除疲劳,促进新陈代谢,维持心脏、血管、胃肠等正常功能,预防龋齿(据英国的一次调查表明,儿童经常饮茶龋齿可减少60%)等作用,因此儿童适量饮用淡绿茶、花茶及一些具有辅助治疗作用的药茶,对成长发育还是能起到一定的积极促进作用的,有助于其健康成长,因此应该鼓励儿童适当饮茶。

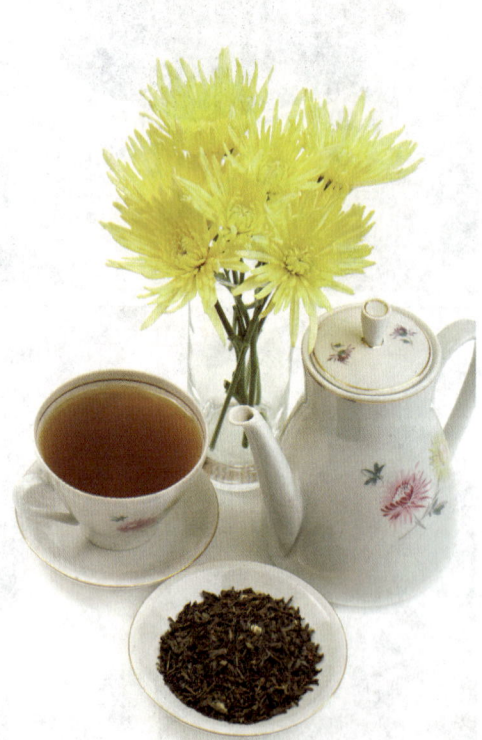

梅干红茶

适应证:感冒、小儿厌食、挑食等症状

原料

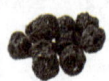 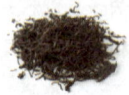

乌梅2粒　　　红茶适量

做法

①将乌梅去核,切细丝,与红茶一起入锅。②加适量清水煎煮5分钟后,待温即可饮用。

⚠ 重点提示

1. 感冒、醉酒后身体不适,饮服有效。
2. 一般人群皆可食用。

茶效

◎梅干具有抗菌解毒、调整胃肠的功效;红茶能让大脑处于放松、清醒的状态,可以让人思维活跃,灵感无限。此款茶饮具有消食健胃的功效。

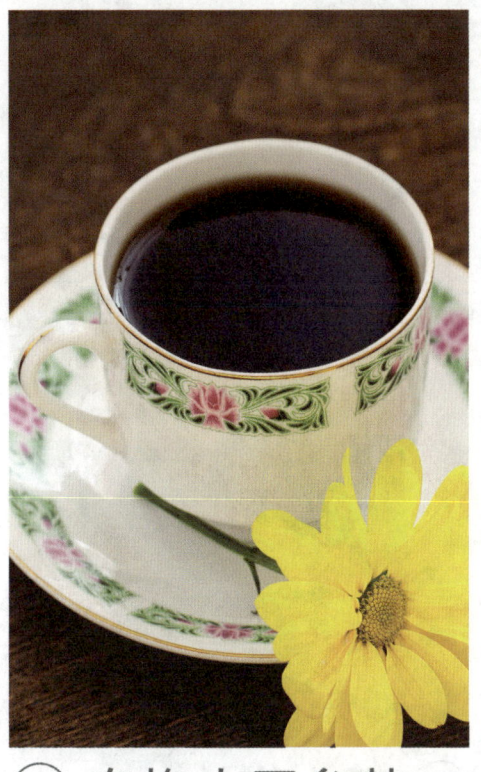

乌梅太子参茶

适应证：食欲不振、病后体虚

原料

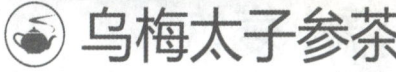

乌梅3枚　太子参5克　甘草3克　冰糖适量

做法 ①将所有原料同置于保温杯中。②加入开水冲泡，加盖静泡7分钟即可饮用。

! 重点提示

1. 食欲不佳者、儿童夜间惊泣者、病后体弱者宜饮用。
2. 水肿者不宜饮用。

茶效

◎乌梅具有收敛生津、安蛔驱虫的功效；太子参有补肺、健脾等功效，治肺虚咳嗽、脾虚食少等症。此茶可健脾养胃，特别适合儿童饮用。

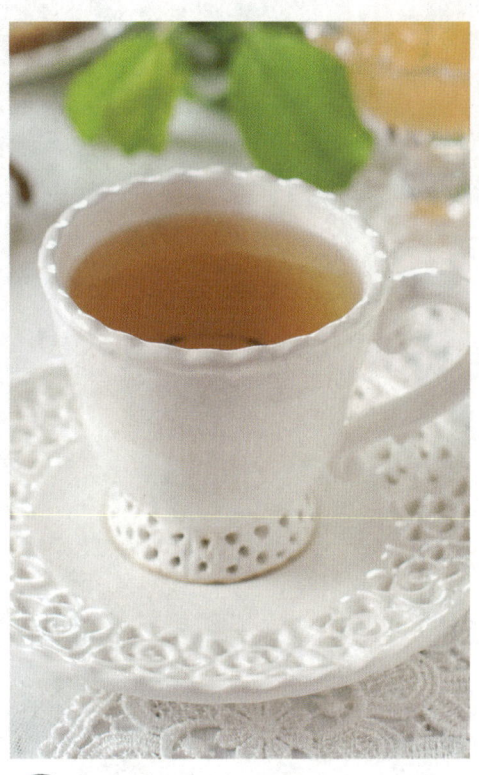

白梨绿茶

适应证：咽喉炎、小儿暑热症

原料

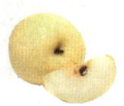 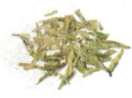

白梨250克　　绿茶2克

做法 ①将白梨洗净，切片入锅。②加水1200毫升，煮沸后改用小火煮5分钟。③再加放绿茶，续煮片刻即可。

! 重点提示

1. 有发热、口渴等暑热症的小儿饮用较佳。
2. 脾虚便溏及寒嗽者忌服。

茶效

◎梨有止咳化痰、清热降火、养血生津、润肺去燥、润五脏、镇静安神等功效；绿茶可清热祛火、消炎杀菌。二者为茶，可清热生津、润肺祛痰。

下篇 健康茶方 ▶ 选对一杯好茶，品味甘美人生，为健康加分！

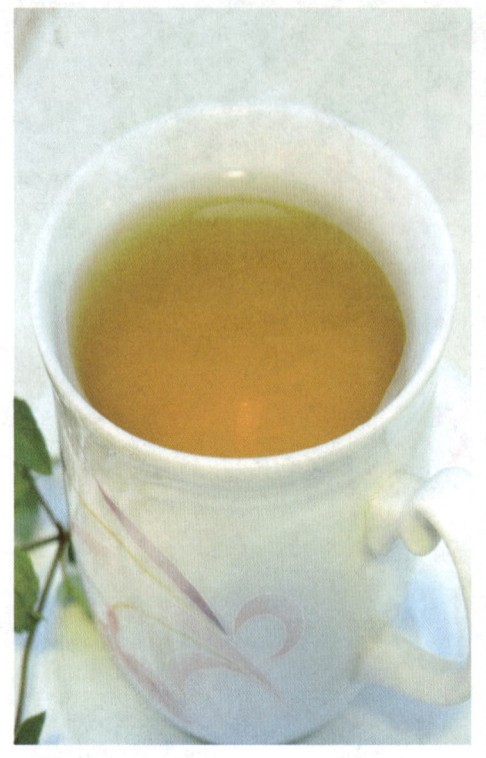

🫖 食醋绿茶

适应证：小儿腹泻

🍵 原料

 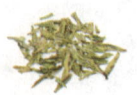

食醋适量　　　绿茶3克

 做法　①将绿茶放入茶壶内，再往茶壶中倒入沸水。②加盖浸泡，静泡5分钟，加入食醋即可。

⚠️ 重点提示
1. 肠胃不适的小儿饮用较佳。
2. 胃溃疡和胃酸过多者不宜饮用。

🍃 茶效

◎食醋具有一定的杀菌抑菌能力，可以防治腹泻、下痢；茶叶具有收敛固涩的作用，对细菌性腹泻具有抗菌止泻作用。二者为茶，可涩肠止泻、温中消食、清热解毒。

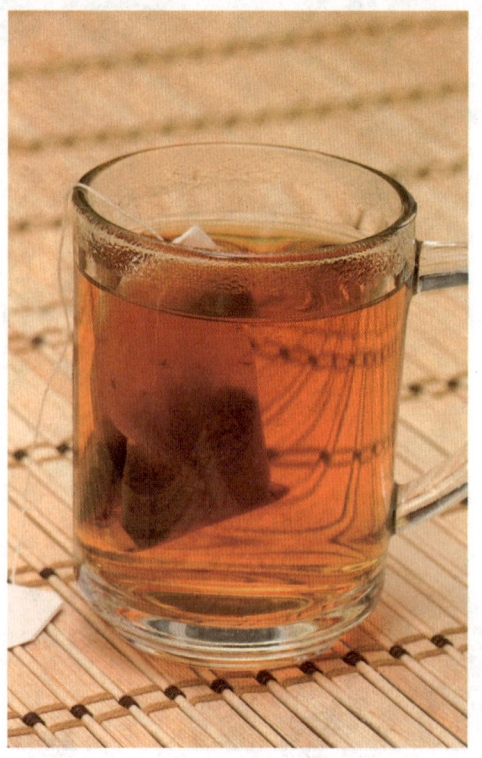

🫖 浮小麦饮

适应证：小儿夜间盗汗或白天睡着出汗

🍵 原料

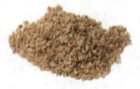 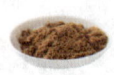

浮小麦15克　　　红糖适量

做法　①锅内加水200毫升，放入浮小麦煎煮。②10分钟后，滤取浮小麦汁100毫升，加红糖调味即可。

⚠️ 重点提示
1. 有盗汗及自汗的小儿饮用较佳。
2. 无汗而烦躁或虚脱汗出者忌用。

🍃 茶效

◎浮小麦味甘，性凉，入心经，可治骨蒸劳热、自汗、盗汗等症；红糖具有活血补益的功能，可以治疗盗汗。二者为茶，可调节小儿盗汗或白天睡着出汗症状。

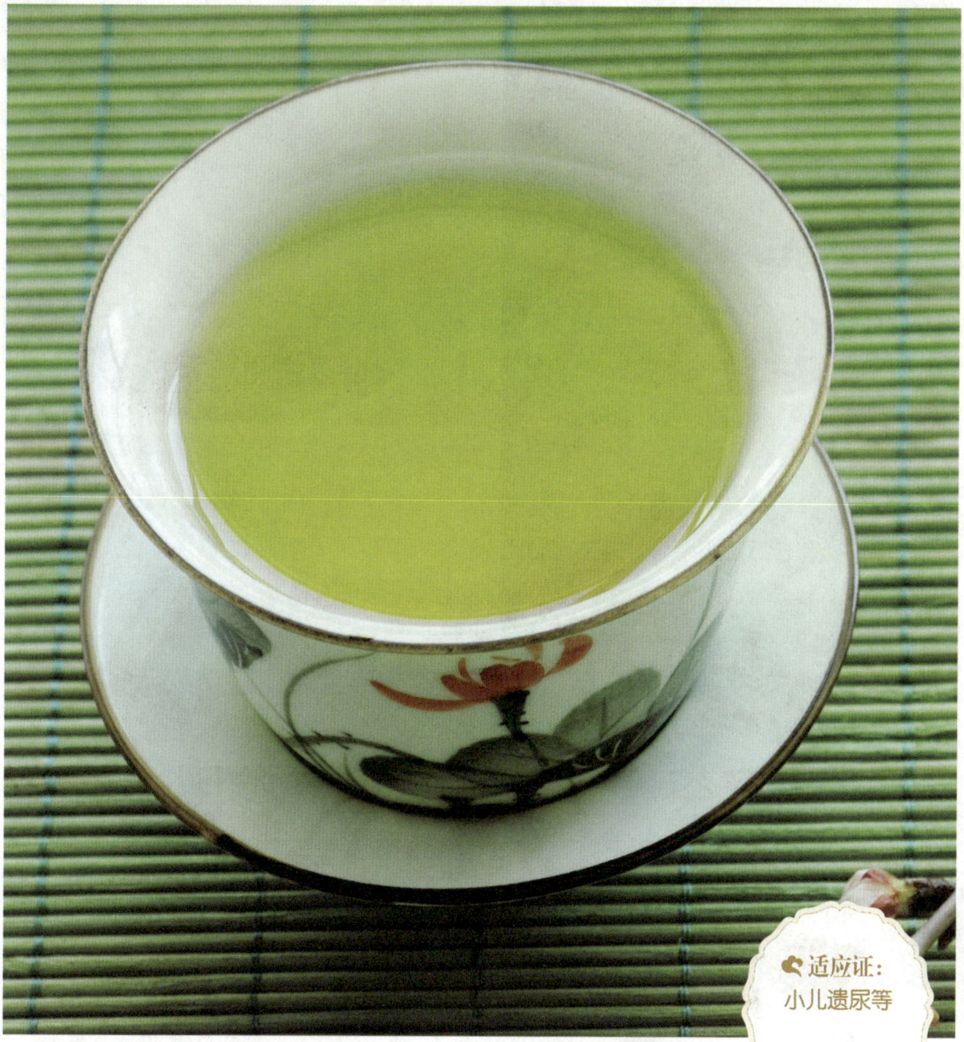

◆ 适应证：
小儿遗尿等

🫖 李子茶

🍃 原料

 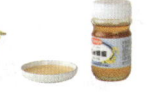

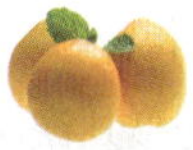

鲜李子150克 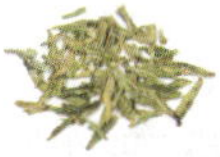　绿茶2克　蜂蜜25毫升

做法 ①将鲜李子洗净，剖开后再放入砂锅中。②往砂锅中加入适量清水，煮沸5分钟，再加入茶叶与蜂蜜，待沸后，起锅取汁即可饮用。

⚠ 重点提示

1. 肝经湿热、小儿遗尿患者适宜饮用。
2. 脾虚痰湿者不宜多用。

🍵 茶效

◎李子性平，味甘、酸，入肝、肾经，具有生津止渴、清肝除热、利水的功效；蜂蜜能滋阴、润燥、解毒、美白养颜、润肠通便。此款茶可清热利湿、柔肝散结。

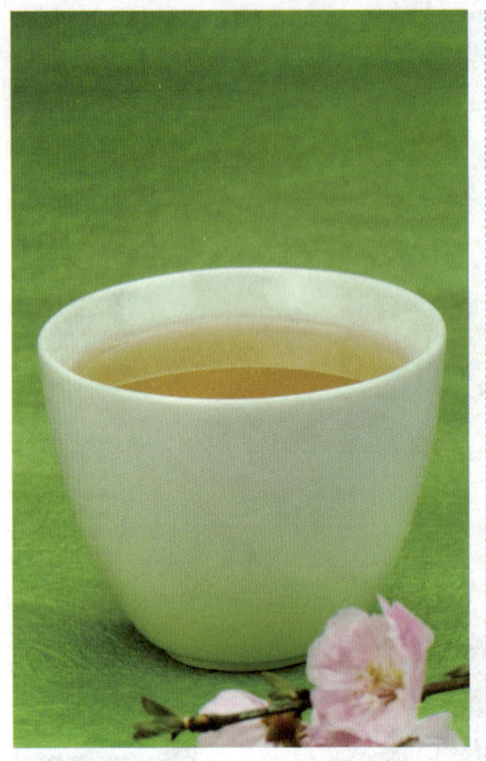
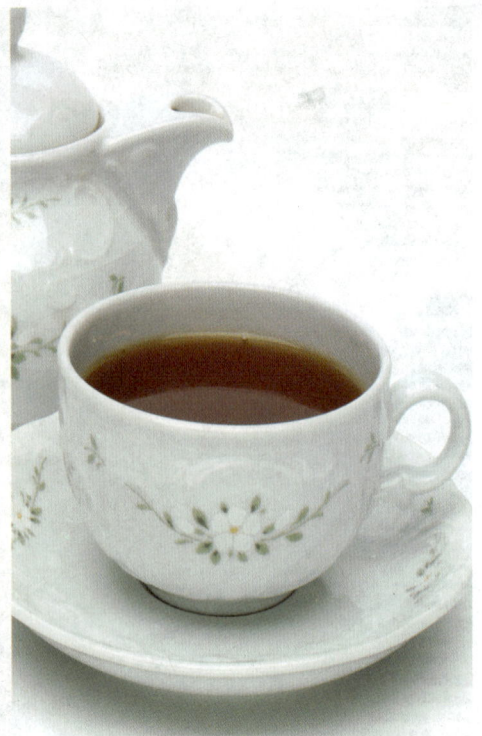

🫖 桃花蜜茶

适应证：便秘

🍃 原料

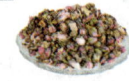 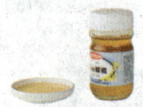

桃花5克　　　　　蜂蜜适量

做法

①将桃花放入茶杯中。②倒入沸水，加盖浸泡5分钟，过滤取茶水。③待茶温热，加入蜂蜜调匀饮用。

⚠ 重点提示

1. 燥热便秘、小便赤短时饮用，效果颇佳。
2. 孕妇、脾胃虚寒者不宜饮用。

🍵 茶效

◎桃花具有润燥滑肠、通便利水的功效；蜂蜜具有润肠通便的功效。此款茶饮具有清热润燥、泻下通畅的作用。

🫖 西洋参黑糖茶

适应证：小儿盗汗

🍃 原料

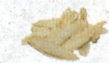 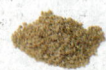 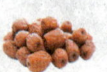

西洋参5克　浮小麦8克　红枣12粒　黑糖适量

做法

①将诸药洗净入锅。②加600毫升水，大火煮沸改以中小火煮12分钟。③加入黑糖调味，再煮3分钟让黑糖充分溶解。

⚠ 重点提示

1. 体质虚弱有盗汗症状的小儿饮用较佳。
2. 胃有寒湿、风寒咳嗽、消化不良者忌饮。

🍵 茶效

◎浮小麦味甘，性寒，有丰富的维生素和蛋白质，可以治疗盗汗和虚汗；西洋参有益肺阴、清虚火、生津止渴等功效。与红枣、黑糖四者为茶，可治疗体虚盗汗与神经衰弱。

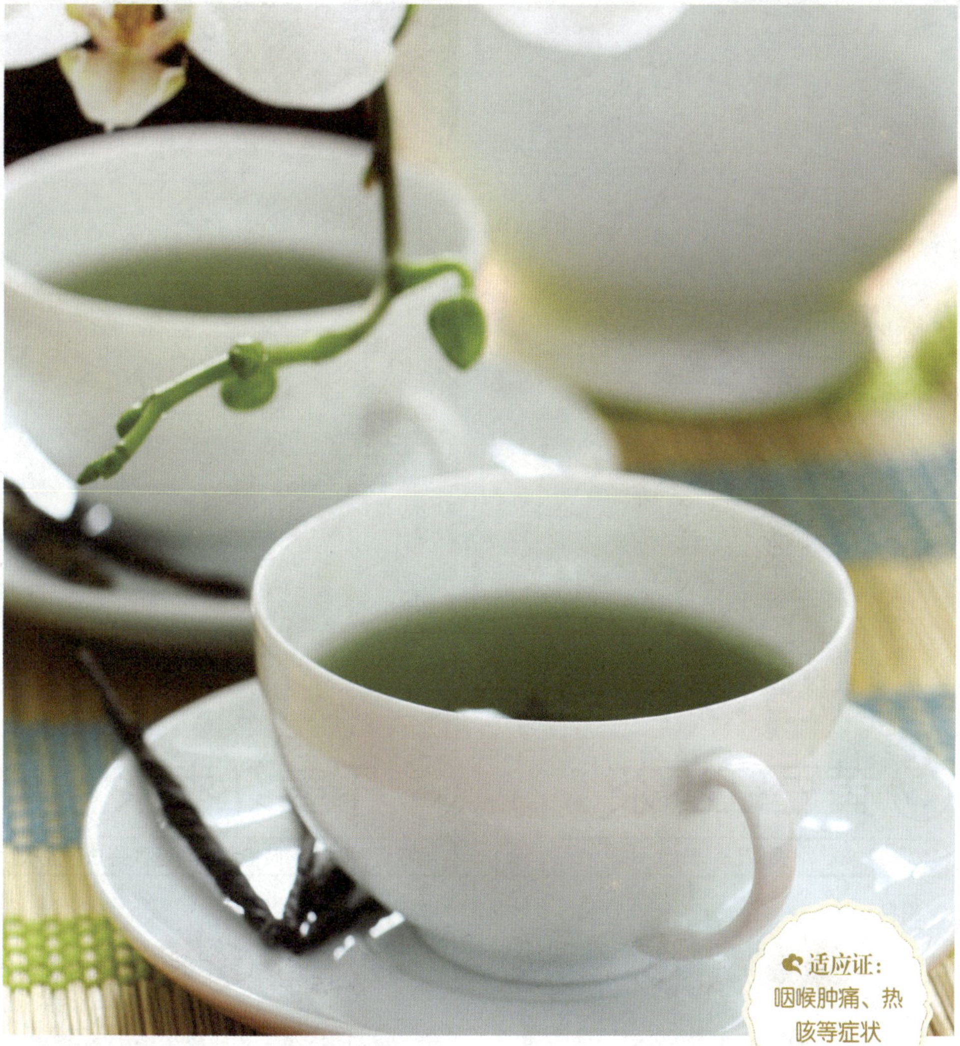

适应证：咽喉肿痛、热咳等症状

青茶绿豆冰糖茶

原料

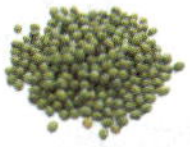

绿豆50粒

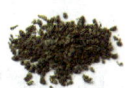
青茶3克

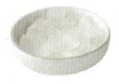
冰糖12克

重点提示

1. 有流感症状的小儿饮用较佳。
2. 寒凉体质的人忌用。

做法

①将绿豆洗净捣碎，与青茶叶、冰糖同放入茶杯。②倒入沸水，加盖闷20分钟左右即可随时饮服。

茶效

◎绿豆具有降压、降脂、保肝、清热解毒、消暑止渴、利水消肿的食疗作用；茶叶中的儿茶素具有抑制流感病毒活性的作用。二者与冰糖为茶，可减轻流感症状。

下篇 健康茶方 ▶ 选对一杯好茶，品味甘美人生，为健康加分！

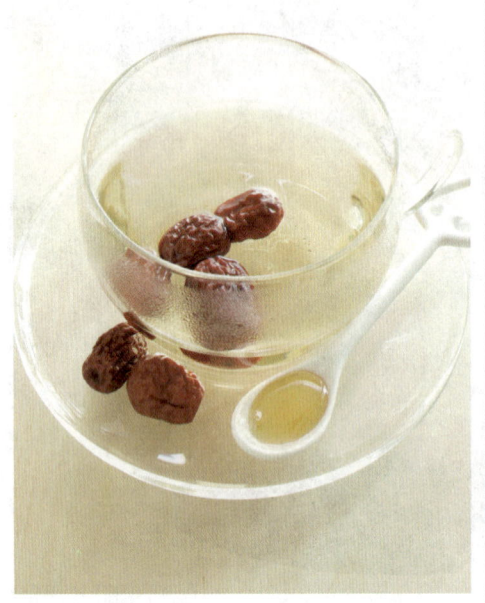

黄豆红枣茶

适应证：贫血

 原料

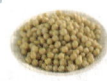 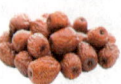 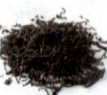

黄豆20克　　红枣20克　　红茶2克

 做法　①将红茶冲泡后，取茶汤备用。②将黄豆、红枣入砂锅煮熟。③将茶汤入砂锅，加盐调味饮用。

⚠ 重点提示
1. 缺铁性贫血儿童饮用此茶效果颇佳。
2. 糖尿病患者尽量少饮。

茶效
◎黄豆具有健脾理气、润燥补血、降胆固醇、利水抗癌的功效；红枣有补脾和胃、益气生津的功效。此款茶饮有开胃消食、补血养血、增强免疫力的作用。

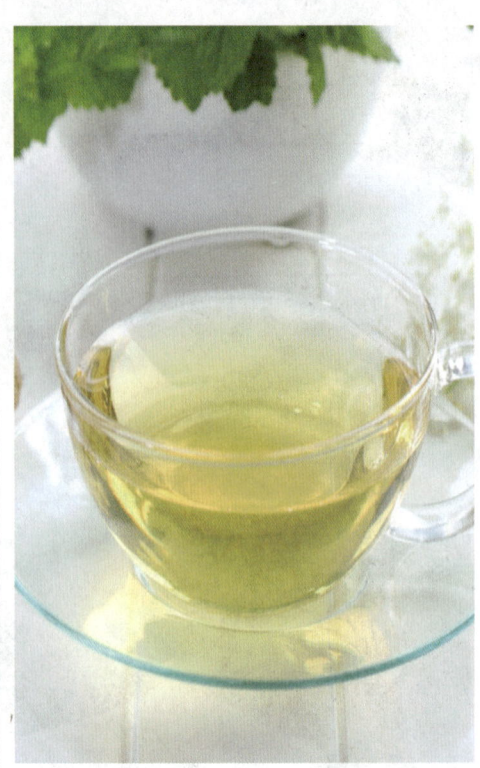

干姜红枣茶

适应证：吐泻、肢冷脉微、寒饮喘咳等症状

原料

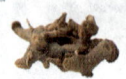 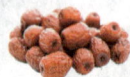 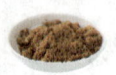

干姜15克　　红枣10枚　　红糖适量

做法　①将干姜捣碎，红枣去核，一同放入砂锅中。②加水煎煮30分钟，调入红糖，即可饮用。

⚠ 重点提示
1. 肢冷胃满的儿童饮用较好。
2. 阴虚内热、血热妄行者忌服。

茶效
◎干姜具有温中逐寒、回阳通脉的功效；红枣具有补脾和胃、益气生津的功效；此款茶饮具有温中和胃、驱寒补血的作用。

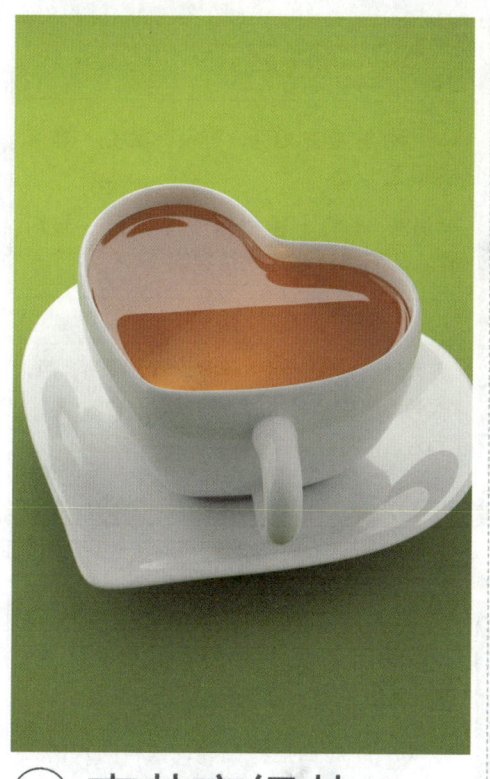
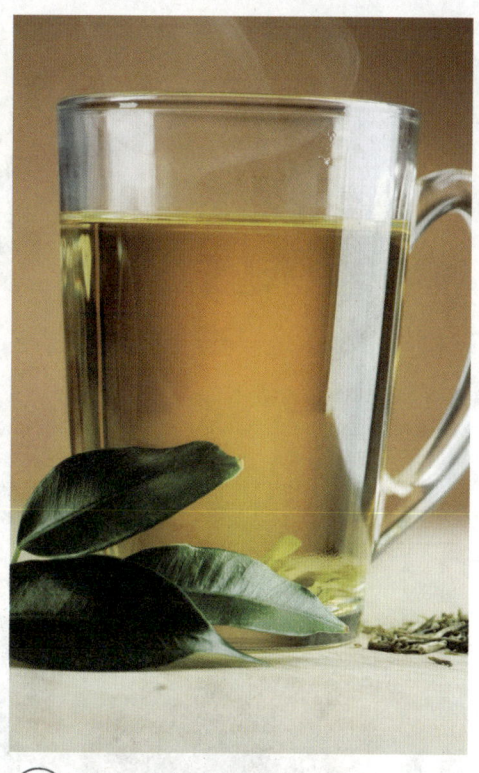

枣花蜜绿茶

适应证：细菌性痢疾、便秘、消化不良

原料

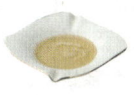 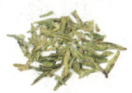

枣花蜜20毫升　　　绿茶2克

做法 ①将绿茶放入茶壶中。②往茶壶中倒入沸水，加盖冲泡几分钟后倒入杯中，加入枣花蜜混匀饮用。

! 重点提示

糖尿病患者最好少饮用此款茶饮，否则对身体不利。

茶效

◎枣花蜜具有抗菌消炎、润肺通肠、补脾益肾、解毒保肝、调剂血压血糖、改善睡眠的特殊功效。此款茶饮具有清热解毒、和胃通便的功效。

桂花绿茶

适应证：皮肤干燥、声音沙哑、牙痛等症状

原料

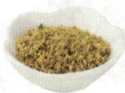 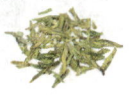

桂花3克　　　绿茶2克

做法 ①将桂花及绿茶放入茶杯中。②倒入沸水，加盖闷泡10分钟后待温即可饮用。

! 重点提示

1. 此茶饮尤其适合儿童和女性饮用。
2. 体质偏热、火热内盛者慎用。

茶效

◎桂花具有强肌滋肤、活血润喉的功效；绿茶粉具有消炎抗菌、防癌抗癌的功效。此款茶饮具有活血润肤、健胃化痰的作用。

547

下篇 健康茶方 ▶ 选对一杯好茶，品味甘美人生，为健康加分！

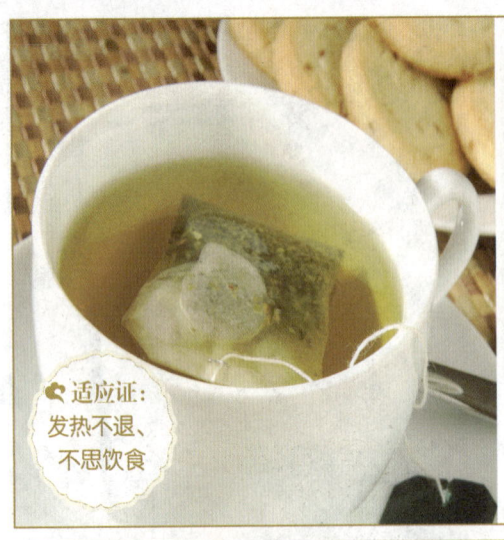

三鲜茶

原料 鲜藿香30克，鲜荷叶50克，鲜芦根80克

做法 ①将上述材料洗净，再一起切碎。②煎水，滤汁代茶频饮。

茶效

◎荷叶、藿香，芳香辟秽、清暑解热；芦根有清热生津、止渴的功效。三者为茶，有芳香化浊，清凉解暑、和中化湿之功。

适应证： 发热不退、不思饮食

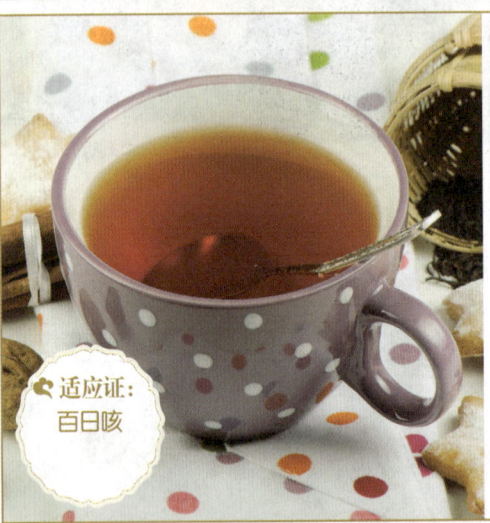

花生冰糖茶

原料 花生米、西瓜籽各5克，红花2克，冰糖30克，茶叶适量

做法 ①将西瓜籽捣碎，诸料同入锅。②加水煮30分钟，花生米一并食之。

茶效

◎花生可以促进人体的新陈代谢、增强记忆力；西瓜籽能清肺润肠，和中止渴；冰糖具有润肺、止咳、清痰、祛火的作用。此款茶饮能宣肺活血、化痰镇咳。

适应证： 百日咳

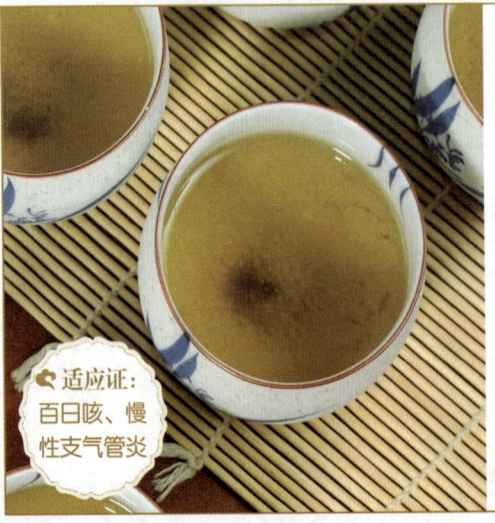

莱菔子绿茶

原料 莱菔子15克，绿茶2克，白糖适量

做法 ①莱菔子洗净，焙干研粉。②莱菔子粉与茶叶一起用开水冲饮，可加入适量白糖。

茶效

◎莱菔子具有消食除胀、降气化痰的功效，与消食化滞、清热下火的绿茶为茶，可下气定喘，消食化痰。

适应证： 百日咳、慢性支气管炎

透疹甘胡茶

原料 甘蔗、马蹄、胡萝卜各100克，茶叶、洋甘菊各适量。

做法 ①将诸料切块入锅。②加水煎煮，小火煮15分钟，入茶叶稍煮即可。

茶效

◎甘蔗、马蹄有清热祛火、温中益气之功；胡萝卜有健脾和胃、补肝明目、清热解毒、壮阳补肾、透疹、降气止咳等功效。三者与茶叶相配，可清热养阴、生津润燥。

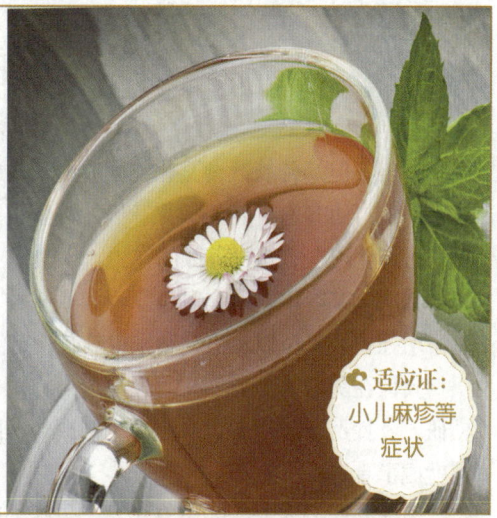

适应证： 小儿麻疹等症状

二胡茶

原料 胡萝卜100克，胡荽60克，茶叶少许。

做法 ①前二味切碎入锅。②加适量清水煎汁，加茶叶续煮3分钟，滤汁饮用。

茶效

◎胡萝卜有健脾和胃、补肝明目、清热解毒、透疹、降气止咳等功效；胡荽有发汗透疹、消食下气、开胃醒脾、调和中焦的作用。此款茶能发汗透疹、健脾化湿。

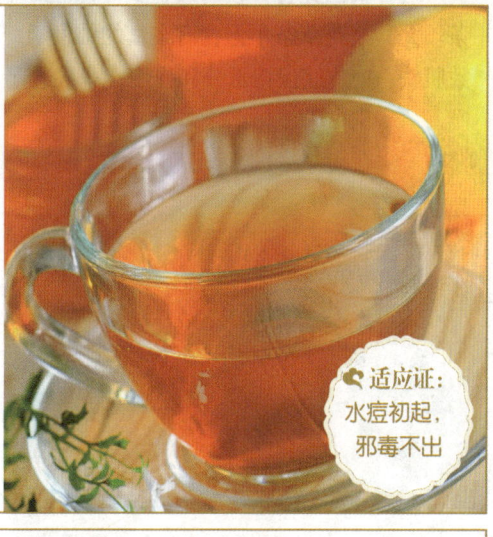

适应证： 水痘初起，邪毒不出

车前子红茶

原料 炒车前子10克，红茶1克，大米9克。

做法 ①将上述材料共研为末，搅拌均匀备用。②每日取3克左右，以沸水冲泡后服用，每日2~3次。

茶效

◎车前子能利水清热、明目祛痰，可治小便不利、暑湿泻痢、目赤障翳、痰热咳嗽等；红茶能够暖胃，还能消炎、保护胃黏膜。此茶健脾利湿、清热解毒。

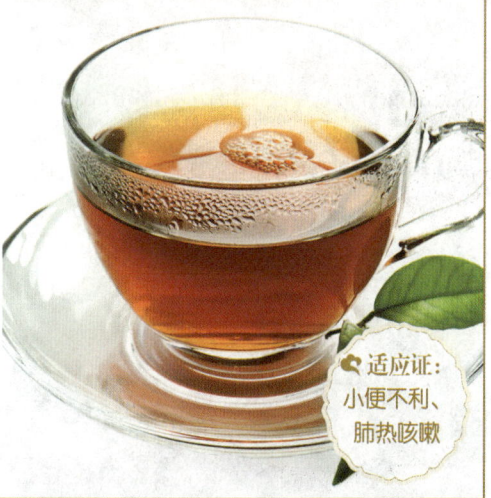

适应证： 小便不利、肺热咳嗽

女性养颜茶饮

喝茶不但是传统饮食文化，同时由于茶中含有多种抗氧化物质与抗氧化营养素，对于消除自由基有一定的效果。因此喝茶也能起到延缓衰老的作用，极具养生保健功能，可起到防老、排毒养颜的作用。

其次，茶叶中含有多种维生素和氨基酸，喝茶对于清油解腻，增强神经兴奋以及消食利尿也具有一定作用。

女性在美容养颜方面比男性更为讲究，也更愿意花心思去钻研，女性朋友也更愿意寻找更为健康便捷的方式，于是，饮茶就成了首选。

适合女性美容养颜的茶有多种，包括一般茶、药茶和花草茶。尤其是花草茶不但含有丰富的维生素，而且不含咖啡因与人造色素，能美白和紧致肌肤，使皮肤保持水分和弹性，非常适宜女性饮用。

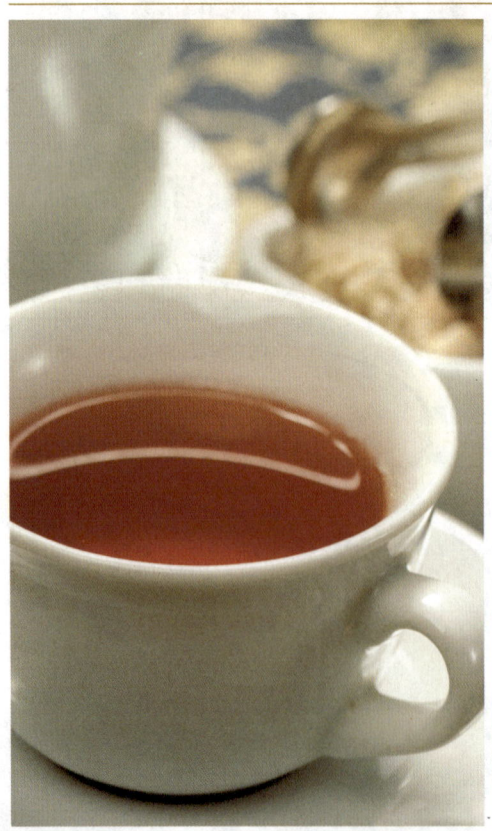

美肌润肤茶

适应证：头痛眩晕、心胸烦热、疔疮肿毒等

原料

	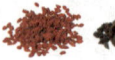	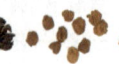	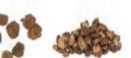	
菊花5克	枸杞5克	橄榄5克	桂圆肉5克	山楂5克

做法

①菊花、枸杞、橄榄、桂圆肉、山楂一起置于茶壶中。②用开水冲泡，静置5分钟即可滤取茶汁饮用，可重复回冲直到味淡。

⚠ 重点提示

气虚胃寒、食少泄泻者不宜饮用此茶。

茶效

◎菊花具有散风、清热、明目、解毒的功效；枸杞具有补肾润肺、养肝明目的功效。此款茶饮具有清热润燥、嫩肤美白的功效。

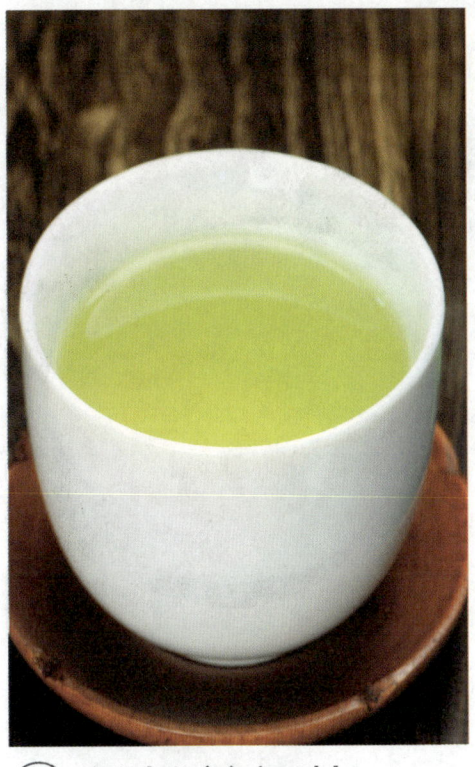
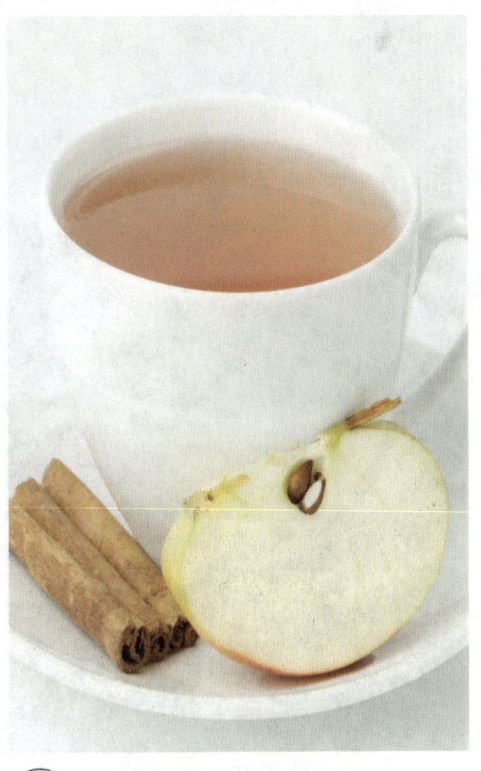

柳橙美颜茶

适应证：肌肤粗糙

原料

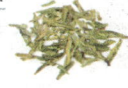  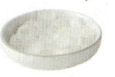

绿茶4克　　柳橙片适量　　冰糖适量

做法 ①将绿茶放入杯中。②沸水冲泡绿茶3分钟，滤取茶汁，加入柳橙片、冰糖即可饮用。

重点提示

1. 皮肤干燥，出现皱纹的女性饮用较好。
2. 糖尿病患者忌用。

茶效

◎柳橙能帮助排便、美白，还能够抗氧化；绿茶中的营养成分可抚平皱纹，令肌肤光滑柔软，富有弹性。二者为茶，可起到养颜美容、抗皱防衰的作用。

苹果红茶

适应证：皮肤粗糙，有暗斑

原料

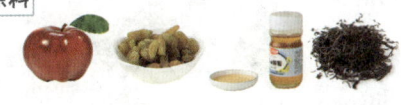

苹果1个　葡萄干15克　蜂蜜适量　红茶3克

做法 ①苹果洗净切片去籽，葡萄干洗净。②红茶用沸水冲泡5分钟左右，取汁，加入蜂蜜、苹果、葡萄干，拌匀即可。

重点提示

1. 皮肤色素沉着、暗淡的女性饮用较佳。
2. 糖尿病患者、孕妇慎用。

茶效

◎苹果中含有丰富的营养，被誉为"天然的美容护肤佳品"；葡萄干能祛病延年，是"自由基"的最佳克星。二者与红茶、蜂蜜为茶，可排毒、养颜、防便秘。

下篇 健康茶方 ▶ 选对一杯好茶，品味甘美人生，为健康加分！

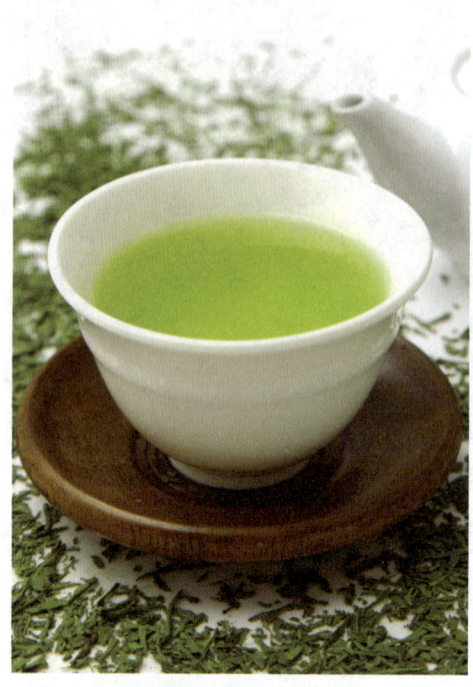

青橄榄绿茶

适应证：黑色素沉着，肌肤无光泽

原料

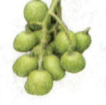 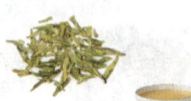

青橄榄2枚　　绿茶5克　　蜂蜜适量

做法　①青橄榄、绿茶、蜂蜜一起放入茶杯中。②往茶杯中倒入开水，冲泡5分钟即可饮用。

重点提示

1. 皮肤衰老、暗淡无光的女性饮用较好。
2. 糖尿病人、孕妇慎用。

茶效

◎青橄榄长期食用可美容养颜、降脂减肥、抗菌解毒；绿茶有清热、美容、减肥、保健的功能。二者为茶可清热润肺，保养肌肤。

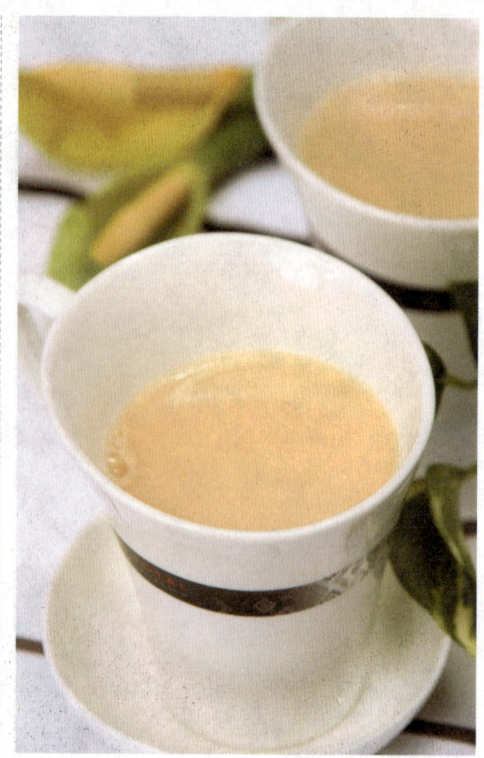

天然润白奶茶饮

适应证：肌肤暗淡、无光泽

原料

 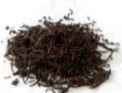 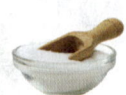

鲜牛奶100毫升　　红茶5克　　盐少许

做法　在泡好的红茶中倒入煮沸的牛奶，同时加入盐，拌匀即可。

重点提示

1. 肤质不好的女性饮用较佳。
2. 对牛奶过敏者及有腹泻便秘等肠胃问题者忌用。

茶效

◎牛奶具有天然保湿效果，能防止肌肤干燥，并可修补干纹，有洁肤、柔肤及漂白作用；红茶含有较多的微量元素，有美容护肤作用。二者为茶可以令人健美，皮肤红润。

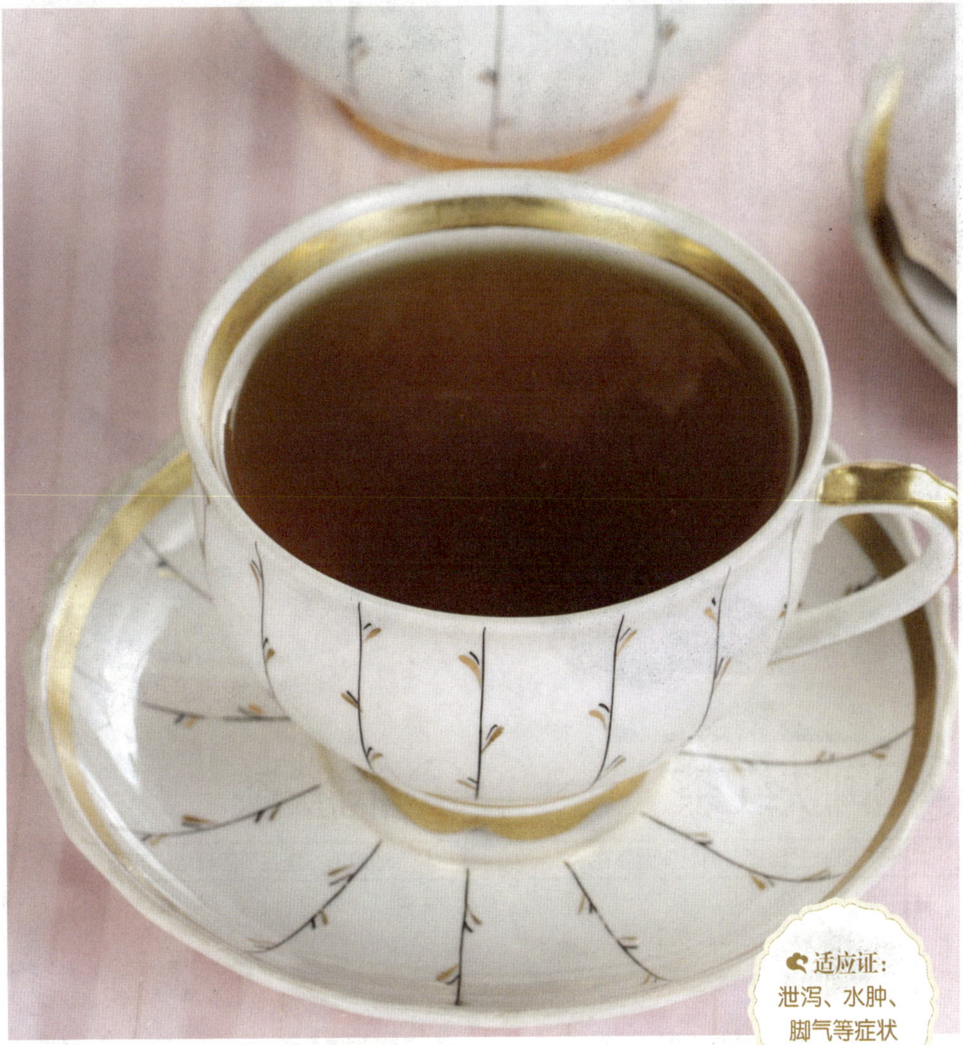

适应证： 泄泻、水肿、脚气等症状

玫瑰薏米乌龙茶

原料

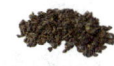 乌龙茶10克　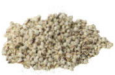 薏米10克　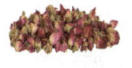 玫瑰10克

做法 ①将乌龙茶、薏米、玫瑰分别研碎，再一起放入杯中。②往茶杯中倒入开水，加盖，稍泡10分钟后即可饮用。

重点提示
1. 此茶饮常饮有效。
2. 脾虚便难、妊娠期妇女忌服。

茶效

◎薏米具有健脾、补肺、清热、利湿的功效；玫瑰具有理气解郁、和血散瘀的功效。此款茶饮具有清热除郁、健脾利湿的作用。

下篇 健康茶方 ▶
选对一杯好茶，品味甘美人生，为健康加分！

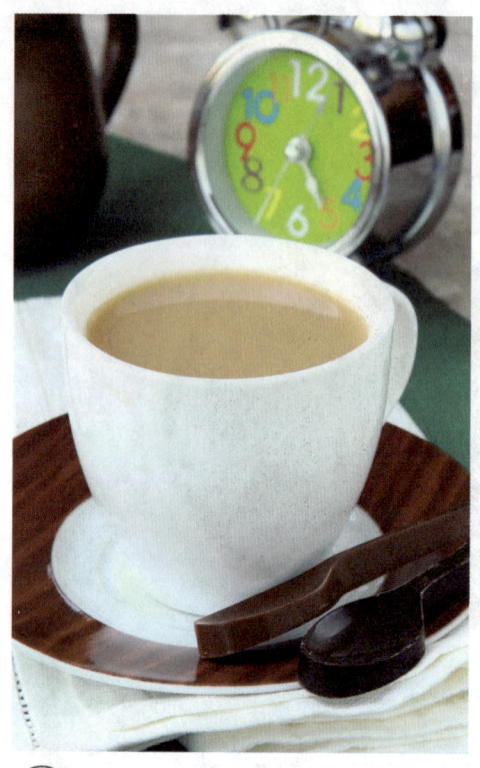

🫖 润肤红茶

适应证：肥胖症、病后体虚等症状

原料

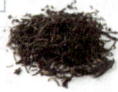 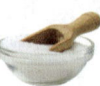

红茶3克　　鲜奶100毫升　　食盐少许

做法

①红茶放入沸水中熬煮。②鲜奶入锅煮沸，入杯加茶汤与盐，拌匀饮用。

⚠ 重点提示

1. 经期、孕期、哺乳期、更年期女性以及正在服药者忌服。
2. 切勿睡前空腹饮用。

🫖 茶效

◎红茶具有助消化、增食欲、利尿消肿的功效；鲜奶具有美容助眠的功效。此款茶饮具有消食养颜的作用。

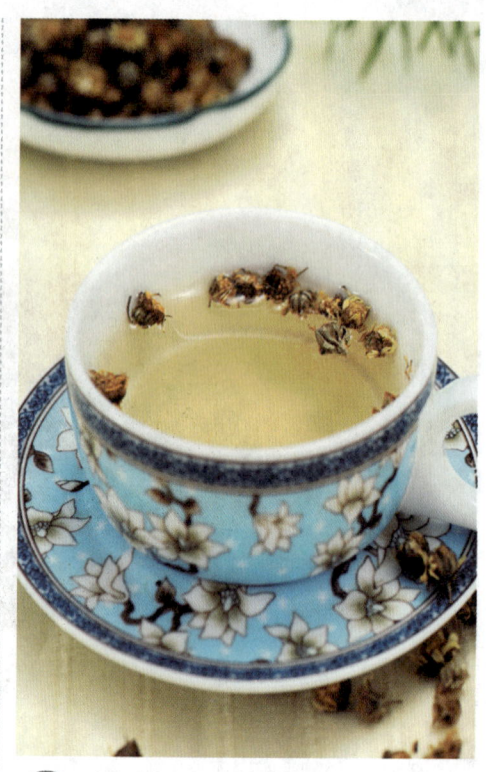

🫖 润肤茶

适应证：睡眠不佳导致皮肤暗淡

原料

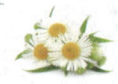 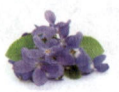 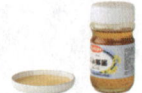

洋甘菊2克　　紫罗兰2克　　蜂蜜适量

做法

①将材料洗干净，放入茶杯中备用。②倒入热开水，可依个人口味加适量蜂蜜，3分钟后可饮用。

⚠ 重点提示

1. 睡眠不好、心烦意乱的女性饮用较好。
2. 有腹泻症状的人不宜饮用。

🫖 茶效

◎紫罗兰可以消除疲劳、清热解毒、清火养颜；洋甘菊能抗老化、润泽肌肤，有镇静作用。此款茶能为皮肤增加水分，增强光泽，防紫外线照射，除皱祛斑。

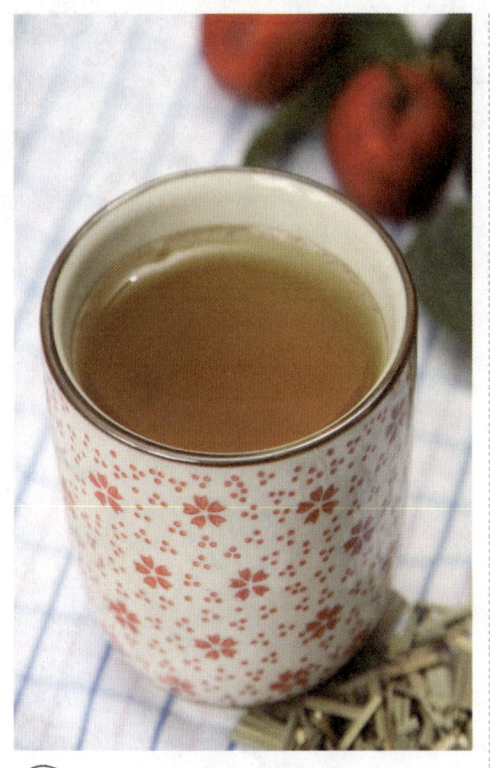

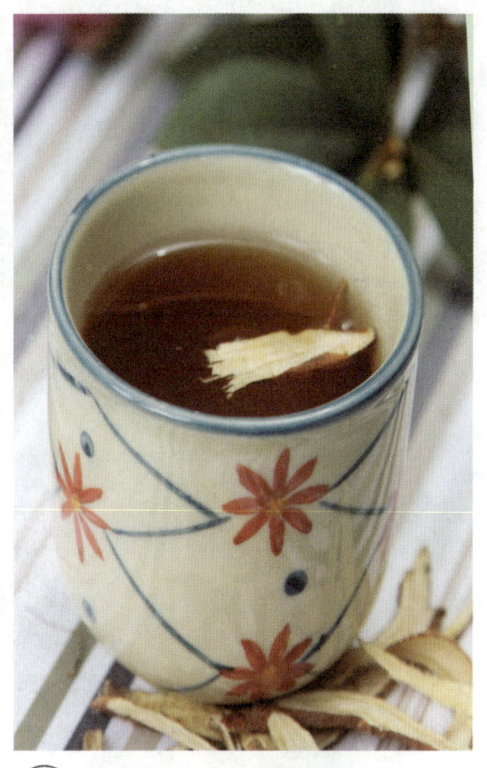

柠檬草瘦腿茶

适应证：肥胖、水肿

原料

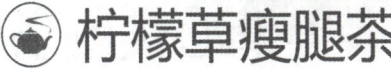

马鞭草适量　迷迭香适量　柠檬草适量

做法 ①将马鞭草、迷迭香、柠檬草一起放入茶杯中。②往茶杯中倒入适量开水进行冲泡，然后加盖，浸泡约3分钟后，即可饮用。

重点提示
肠胃虚寒者不宜多饮。

茶效
◎马鞭草茶具有提神宁心、消除呕心、促进消化的功效。此款茶饮具有消除下半身水肿、消除体内多余水分、美化双腿曲线的良好作用。

草本瘦身茶

适应证：肥胖

原料

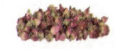 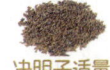 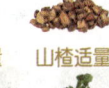

玫瑰花适量　决明子适量　山楂适量

陈皮适量　甘草适量　薄荷叶适量

做法 ①将以上所有材料一起放入茶杯中。②往茶杯中倒入沸水，冲泡15分钟后即可饮用。

重点提示
1. 女性饮用，纤体瘦身效果颇佳。
2. 脾虚、泄泻、低血压患者不宜饮用。

茶效
◎玫瑰花具有理气活血的功效；决明子具有清热明目、润肠通便的功效。此款茶饮具有排毒养颜、纤体瘦身的作用。

下篇 健康茶方 ▶ 选对一杯好茶，品味甘美人生，为健康加分！

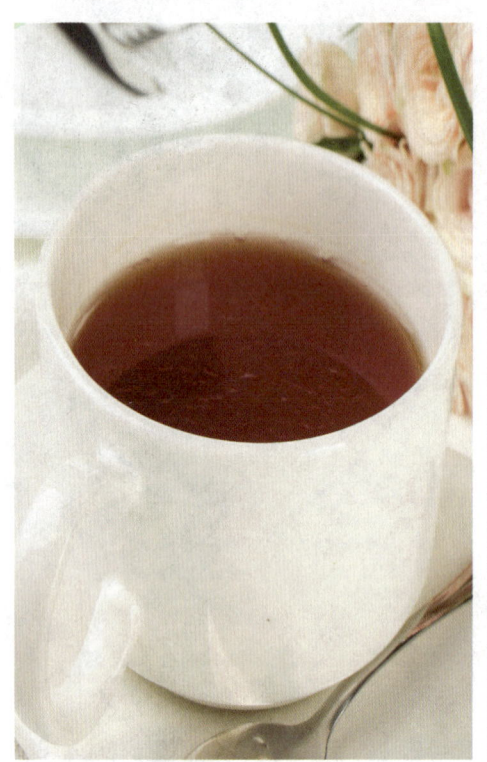

淡斑美白茶

适应证： 月经不调、经闭腹痛、肤质暗沉等

原料

 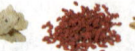

当归10克　枸杞10克　参须10克　红枣10克　黄芪10克

做法 ①将所有原料放入锅内，加适量清水煎煮20分钟。②滤取汤汁，待温即可饮用。

重点提示
1. 月经不调、肤质不好的女性饮用较佳。
2. 慢性腹泻、湿阻中满、大便溏薄、热盛出血者忌服。

茶效

◎当归具有补血活血、调经止痛、润燥滑肠的功效；枸杞具有补肾润肺、养肝明目的功效。此款茶饮具有活血调经、止痛补肾的作用。

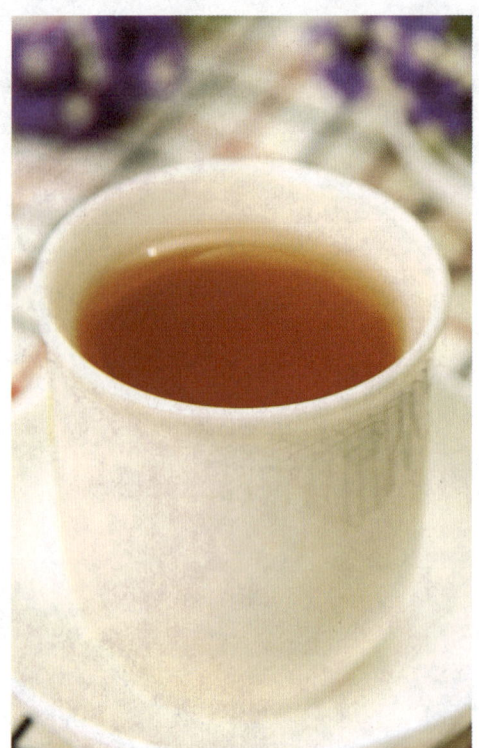

芦荟清心美颜茶

适应证： 皮肤干燥、缺乏弹性

原料

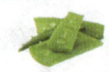 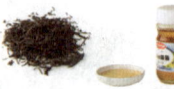

芦荟200克　菊花5克　红茶5克　蜂蜜少许

做法 ①将芦荟的绿色表皮削除后取内层白肉。②菊花、芦荟放入锅中，加40毫升水煮沸后倒入红茶中，加蜂蜜调味即可。

重点提示
1. 皮肤暗沉、有炎症的女性饮用较佳。
2. 月经来潮、妊娠、腹痛、脾虚者忌用。

茶效

◎芦荟具有清热、通便、杀虫的功效；红茶能消炎杀菌，清热解毒；菊花具有疏风、清热、明目、解毒的功效。三者为茶，可滋阴清火、安神静心，缓解皮肤干燥。

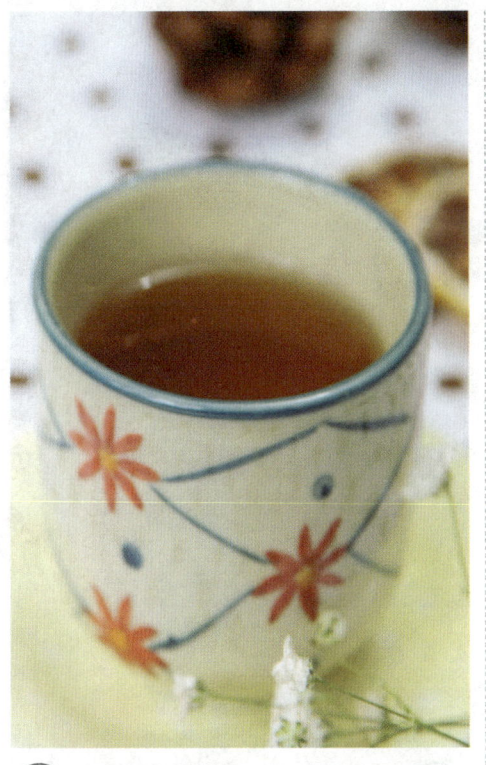

粉色甜味蜜桃茶

适应证：皮肤有黑斑、皱纹

原料

芙蓉花茶2克　蜜桃汁10毫升　菠萝汁5毫升　绿茶2克

做法　①将芙蓉花茶、绿茶用约300毫升开水冲泡。②加入蜜桃汁、菠萝汁即可。

重点提示

1. 内分泌失调、肤色暗淡的女性饮用较佳。
2. 体质虚寒者勿服。

茶效

◎芙蓉花含有丰富的维生素C，能改善体质，滋润养颜，护肤美容。二者与桃汁、菠萝汁及绿茶为茶，可滋润皮肤，除皱祛斑。

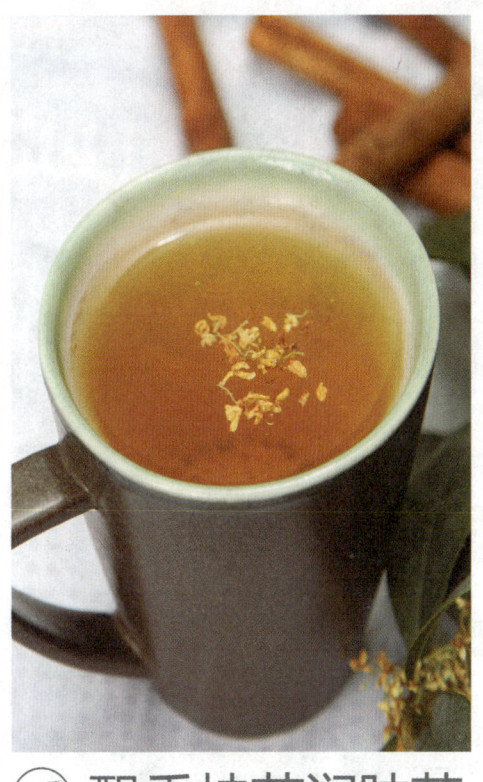

飘香桂花润肤茶

适应证：皮肤萎黄无光

原料

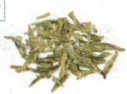 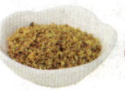 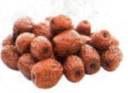

绿茶5克　　干桂花3克　　红枣3个

做法　①用约300毫升的开水冲泡干桂花加茶叶5分钟。②将枣加水煎煮成汁，二者混合搅匀即可。

重点提示

腹部胀满、便秘、消化不良、咳嗽、糖尿病等患者不宜常用。

茶效

◎桂花芳香有行气之功，能够疏肝理气、散瘀止痛、安定神经、滋润皮肤；绿茶可清热毒、消脂祛滞；红枣能补气血，美容颜。三者为茶可补益气血，延缓皮肤衰老。

下篇 健康茶方 ▶ 选对一杯好茶，品味甘美人生，为健康加分！

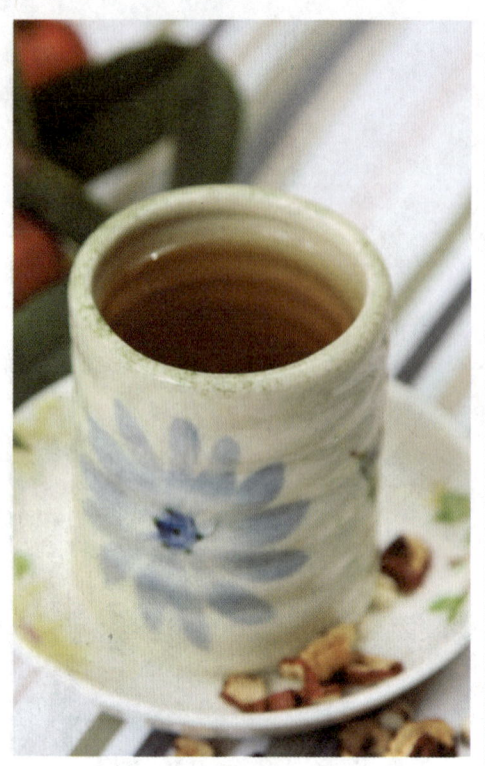

美白薏米茶

适应证：泄泻、湿痹、水肿、脚气、白带等

原料

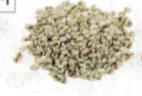 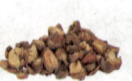 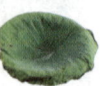

薏米10克　　山楂5克　　鲜荷叶5克

做法 ①将薏米、山楂、鲜荷叶一起放入茶杯中。②往茶杯中倒入沸水，冲泡，加盖闷泡15分钟即可。

⚠ **重点提示**
1. 女性常饮，去湿养颜效果甚佳。
2. 脾虚便难、妊娠期妇女忌服。

茶效

◎薏米具有健脾补肺、清热祛湿的功效；山楂具有消食化积、行气散瘀的功效。此款茶饮具有润脏理气的作用。

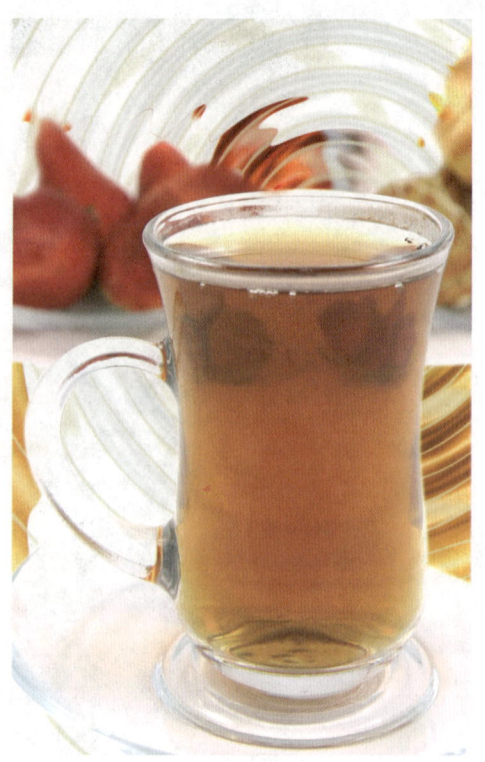

荷叶山楂减肥茶

适应证：食欲不振、消化不良、胃肠负担过重

原料

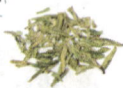 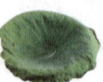 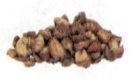

绿茶适量　　荷叶适量　　山楂适量

做法 ①将荷叶、山楂、绿茶全部切碎，混合均匀，分装成茶包。②每次取茶包冲饮即可。

⚠ **重点提示**
1. 体重偏重者饮用较佳。
2. 适量饮服即可，切勿过量。

茶效

◎荷叶具有清热解毒、凉血止血的功效；山楂具有消食化积、行气散瘀的功效。此款茶饮具有清热消食、降脂减肥的作用。

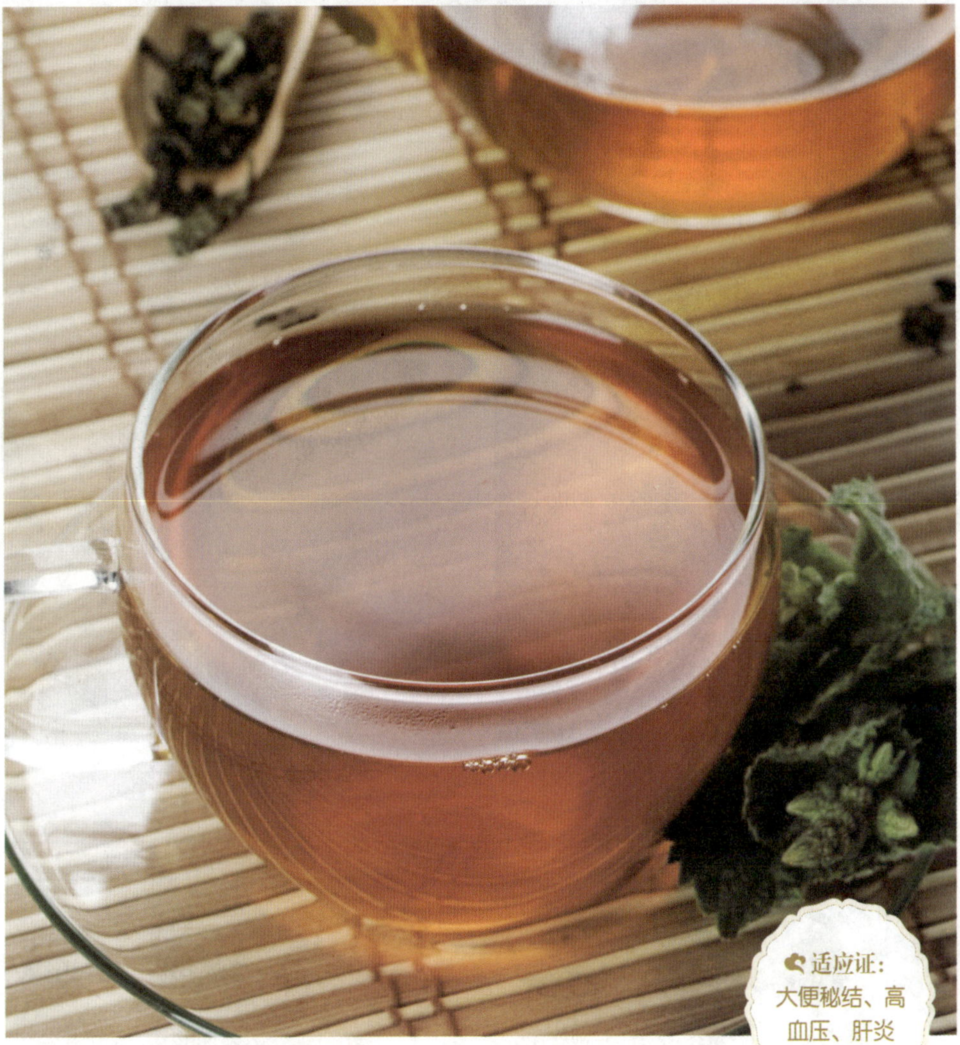

适应证： 大便秘结、高血压、肝炎

山楂减肥茶

原料

   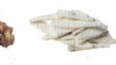

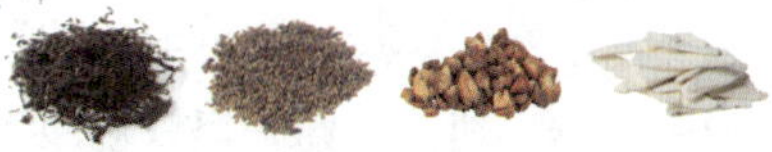

红茶适量　决明子适量　山楂适量　淮山适量

做法 ①将以上材料混合均匀，分装成茶包，方便使用。②每次取一个茶包放入茶杯中，倒入沸水浸泡，3分钟后即可滤取茶汁饮用。

重点提示

1. 此茶饮常饮，降脂减肥效果甚佳。
2. 脾虚、泄泻、低血压者忌服。

茶效

决明子具有清热明目、润肠通便的功效；山楂具有消食化积、行气散瘀的功效。此款茶饮具有清热消食、降脂降压的作用。

下篇 健康茶方 ▶ 选对一杯好茶，品味甘美人生，为健康加分！

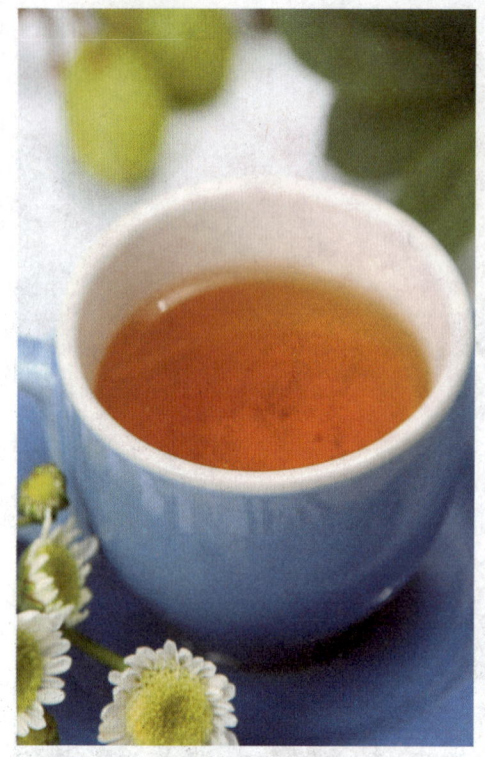

鲜活美颜茶

适应证：肌肤粗糙、发黑

原料

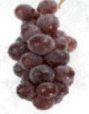 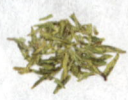 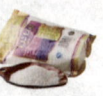

葡萄200克　　绿茶3克　　白砂糖适量

做法　将绿茶用开水泡开后加入葡萄、白砂糖、60毫升冷开水即可。

① 重点提示
1. 皮肤皱裂、有色斑的女性饮用较佳。
2. 糖尿病患者、便秘者、脾胃虚寒者应当少用。

茶效

◎葡萄具有滋补肝肾、养血益气、强壮筋骨、生津除烦、健脑养神的功效；绿茶富含可使肌肤白净的维生素C及能收缩肌肤的成分。二者为茶，可减少黑斑、雀斑。

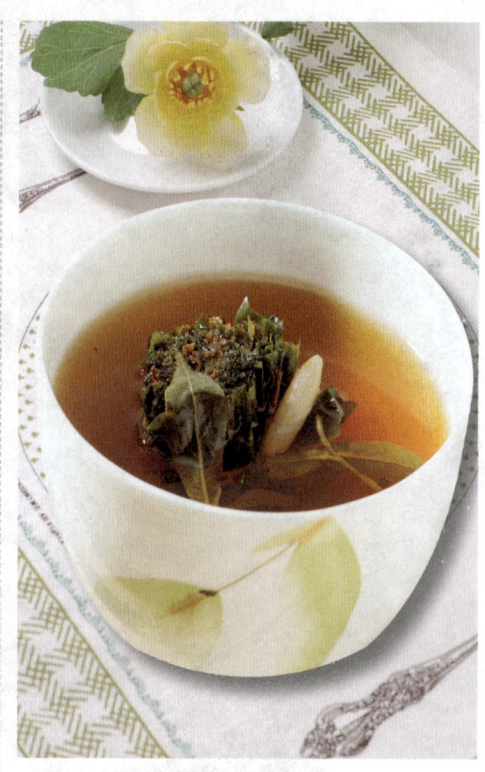

麦冬竹叶茶

适应证：皮肤粗糙、无弹性

原料

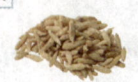 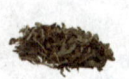 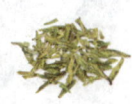

麦冬15克　　淡竹叶2卷　　绿茶3克

做法　用沸水600毫升将三者冲泡，并加盖闷20分钟，滤渣即可饮用。

① 重点提示
1. 脸上有斑点、无光泽时饮用较佳。
2. 脾胃虚寒、泄泻、胃有痰饮湿浊者均应当忌用。

茶效

◎麦冬有益阴养胃、润肺清心的功能；竹叶提取物有效成分具有优良的抗自由基、抗衰老、抗疲劳、美化肌肤等功效。二者为茶，可美白护肤，抗衰老。

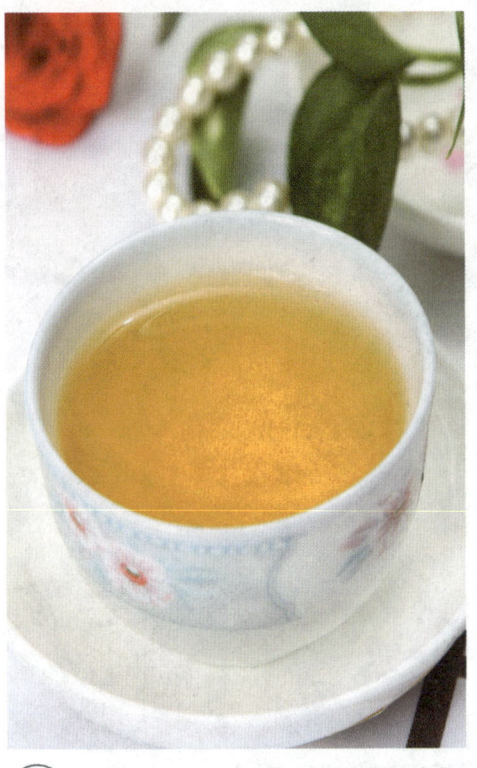

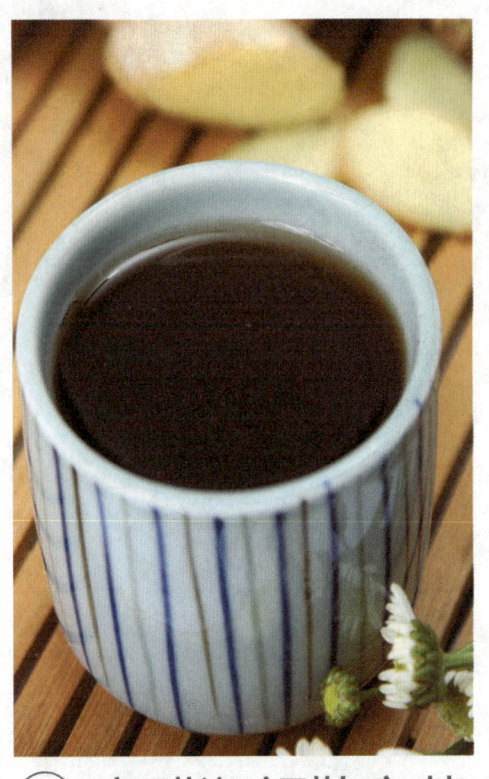

秘制珍珠净颜茶

适应证：皱纹、色斑，脸部干燥

🍵 原料

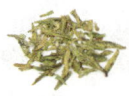 

绿茶2克　　　珍珠粉1克

🍵 做法　将绿茶放入茶杯中，再用300毫升开水冲泡绿茶，随后倒入珍珠粉搅匀，即可饮用。

⚠ 重点提示

1. 皮肤干燥、有斑点的女性饮用较佳。
2. 血压极低者勿用。

🍵 茶效

◎绿茶富含可使肌肤白净的维生素C及能收缩肌肤的成分；珍珠粉富含维生素和蛋白质，可消除皱纹，使肌肤光洁。二者为茶，可以使肌肤白嫩，富有质感。

蜜醋润颜散寒茶

适应证：气血不足所致皮肤暗淡

🍵 原料

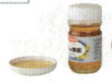

蜂蜜5毫升　醋10毫升　姜汁2毫升　绿茶2毫升

🍵 做法　①蜂蜜、姜汁、醋放入杯中搅拌均匀后，倒入5倍量的纯净水。②绿茶用开水冲泡，随后两者合并即可饮用。

⚠ 重点提示

1. 气血不畅导致皮肤问题的女性饮用较佳。
2. 正在服用某些西药者不宜饮用。

🍵 茶效

◎蜂蜜具有滋补护肤的作用；醋能减少体内的过氧化脂质，使颜面肌肤润泽；老生姜含一种类似水杨酸的化合物，可防衰老。三者为茶能使粗糙的皮肤变得细嫩润泽。

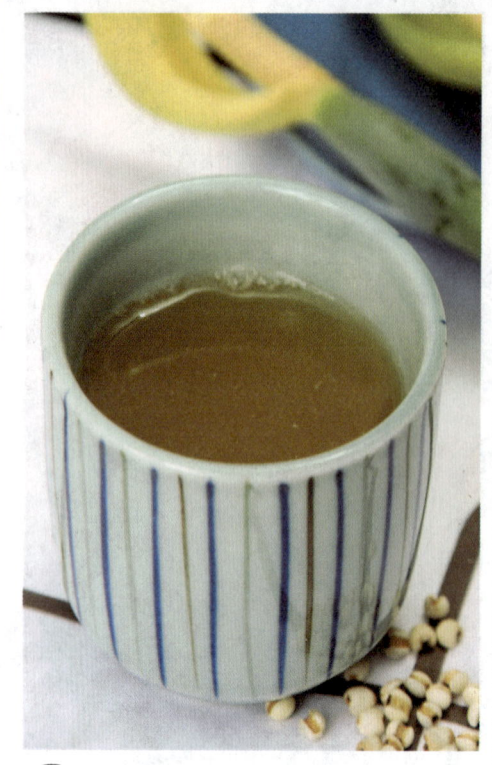
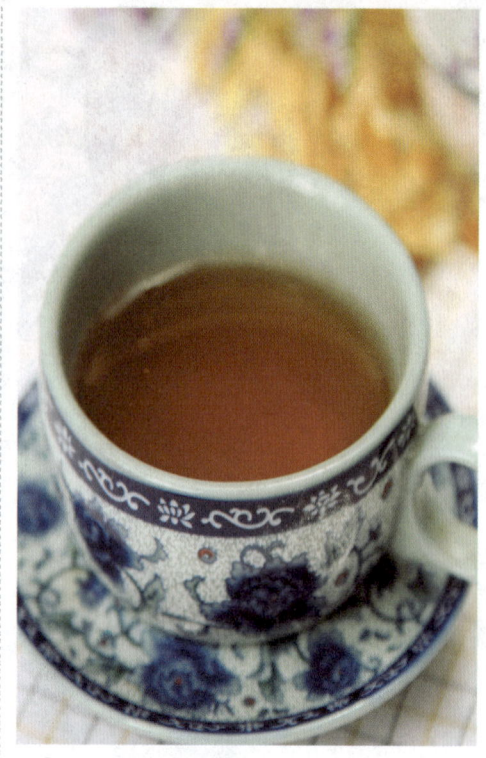

薏米焕彩茶

适应证：皮肤老化、无光泽

原料

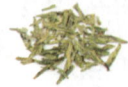 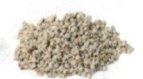

绿茶5克　　薏米粉4克

做法　①将薏米粉炒熟，再将绿茶倒入杯中。②往杯中冲入开水后，加入炒熟的薏米粉即可。

⚠ 重点提示

1. 内分泌失调、有色斑的女性饮用较佳。
2. 妊娠期妇女慎用。

茶效

◎薏米有健脾益胃、淡化黑斑、美白肌肤的功效；绿茶有美容、减肥、保健的功能，能增进肌肤抵抗力。二者为茶可补充皮肤流失的水分，美白与紧实肌肤。

养颜茶

适应证：肌肤粗糙、无光亮

原料

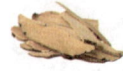 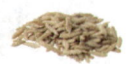

灵芝适量　　玉竹适量　　麦冬适量

做法　①将灵芝、玉竹、麦冬一起放入杯中。②往杯中加入沸水，冲泡10分钟后即可饮用。

⚠ 重点提示

1. 肤色不好、出现暗斑的女性饮用较好。
2. 脾胃虚寒、泄泻者不宜饮用。

茶效

◎灵芝具有益气血、安心神、健脾胃等功效；玉竹能养阴润燥、除烦止渴；麦冬具有养阴生津、润肺清心的功效。三者为茶，可补气生血、养颜美容。

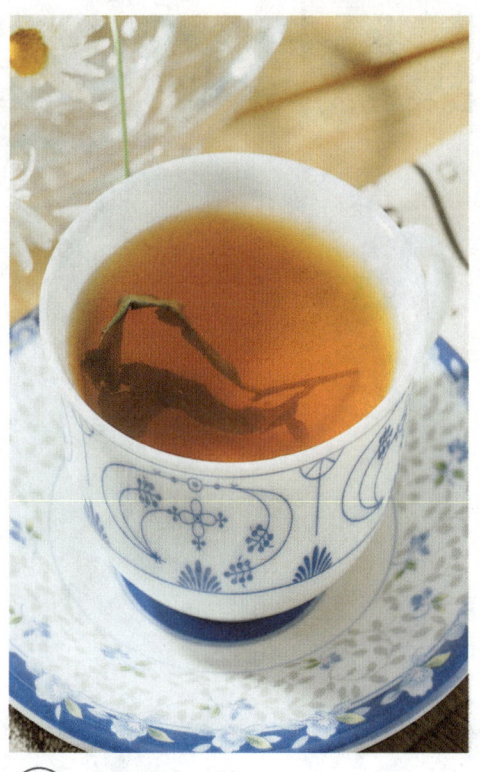

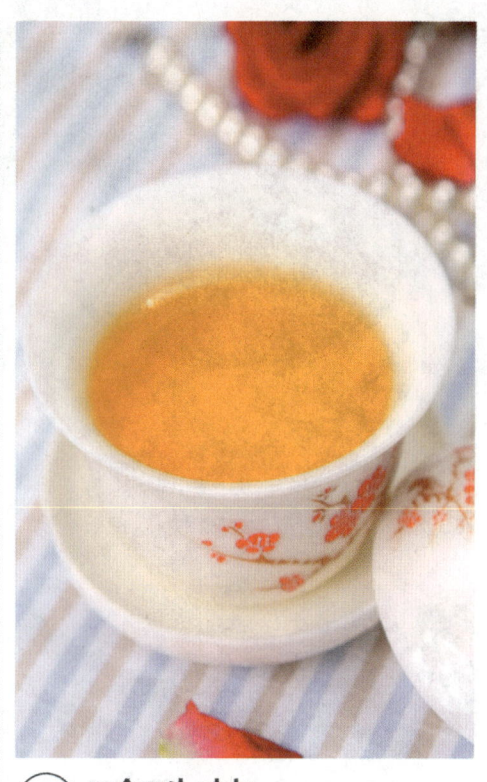

绿茶

适应证：皮肤无光泽、无弹性

原料

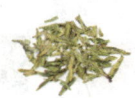

绿茶3~6克

做法 ①将绿茶放入保温杯，先用沸水泡1分钟，将水倒掉，借此去除茶叶中的污秽灰尘。②再冲沸水，泡20分钟后即可饮用。

! 重点提示

失眠、胃寒、孕妇及产妇在哺乳期者忌饮绿茶。

茶效

◎绿茶具有抗氧化的作用，能使肌肤更紧实而有弹性。它含有的丰富的维生素C，具有防止皮肤老化、清除肌肤不洁物的功能。此茶美容养颜、洁肤护肤。

珍珠茶

适应证：皱纹、肤质暗沉

原料

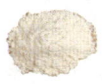　　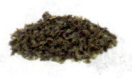

珍珠粉少许　　茶叶少许

做法 ①将茶叶放入茶杯中。②往茶杯中倒入沸水，冲泡茶叶。③每次饮用时，用茶汁送服珍珠粉即可。

! 重点提示

1. 女性适当常饮，美容效果颇佳。
2. 孕妇、老人、过敏、虚寒体质者不宜饮用。

茶效

◎珍珠粉具有安神定惊、清热解毒、润肤美白、消炎止痒、抗氧化的功效。此款茶饮具有消除活性氧、保持肌肤细致白皙的作用。

下篇 健康茶方 ▶ 选对一杯好茶，品味甘美人生，为健康加分！

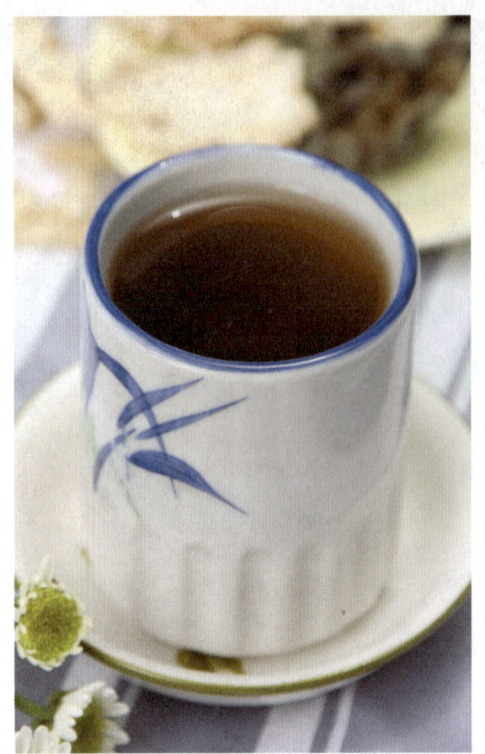

🫖 银耳美白润颜茶

适应证：体虚、咳嗽、头晕、月经不调等

原料

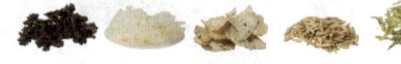

黑木耳10克　银耳10克　当归3克　麦冬3克　绿茶5克

做法　①将黑木耳、银耳洗净泡开后去蒂，撕成片状。②将当归研碎，与麦冬一起装入纱布袋；将纱布袋、绿茶、黑木耳、银耳放在杯中，以开水冲泡。

⚠ 重点提示
外感风寒者忌服。

🍵 茶效

◎银耳具有滋补生津、润肺养胃的功效；当归具有补血活血、调经止痛、润燥滑肠的功效。此款茶饮具有补血润肠、美白肌肤的作用。

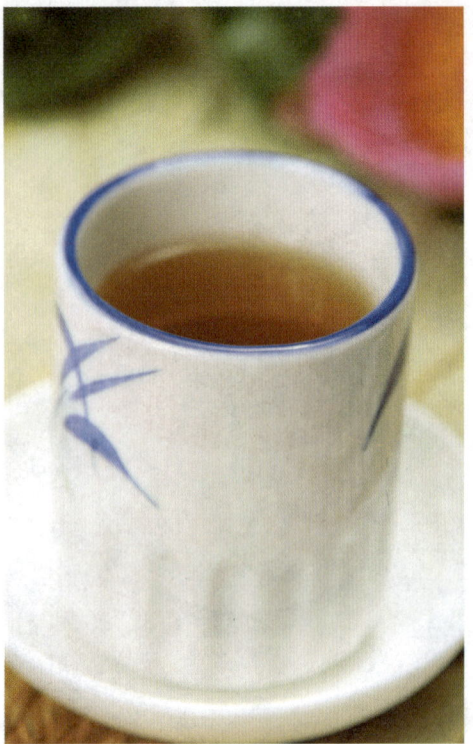

🫖 菊枣养颜茶

适应证：肤质暗沉

原料

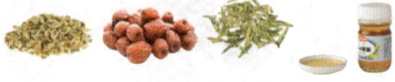

菊花瓣10克　红枣6个　绿茶150毫升　蜂蜜少许

做法　①将红枣去核后捣烂，加菊花瓣和600毫升水煮沸5分钟。②然后加入蜂蜜、绿茶即可。

⚠ 重点提示
1. 女性常饮，美容养颜效果颇佳。
2. 气虚胃寒、食少泄泻者不宜饮用。

🍵 茶效

◎菊花具有疏风明目、清热解毒的功效；红枣具有治疗胃虚食少、脾虚便溏、心慌失眠、神经衰弱的功效。此款茶饮具有美白肌肤的良好作用。

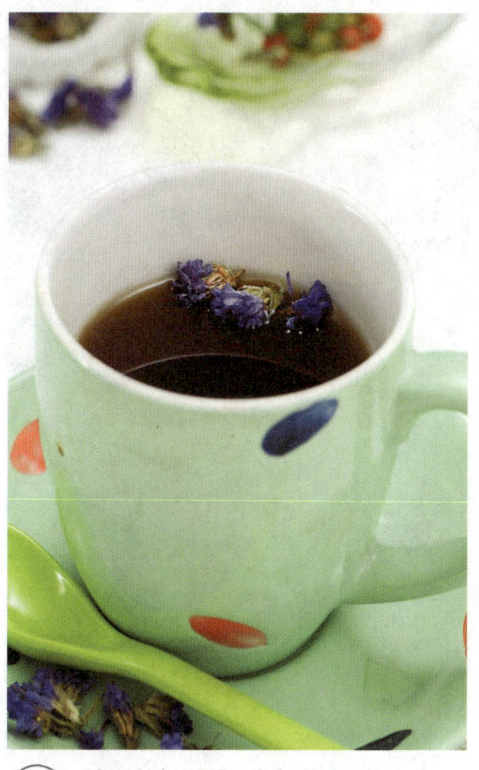

勿忘我花茶

适应证：雀斑、粉刺、皮肤粗糙

原料

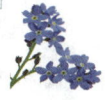 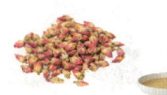 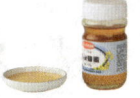

勿忘我5克　　玫瑰花5克　　蜂蜜适量

做法 ①将勿忘我、玫瑰花同入茶杯中。②倒入沸水，加盖闷泡5分钟，取汁。③将茶水凉至温热，加入蜂蜜调匀饮用。

重点提示

1. 女性内分泌失调时饮用，效果颇佳。
2. 体质虚寒者不宜饮用。

茶效

◎勿忘我具有滋阴补肾、预防雀斑的功效；玫瑰花具有促进黑色素代谢、补脾理气的功效。此款茶饮具有消炎美肤、祛斑美白的良好作用。

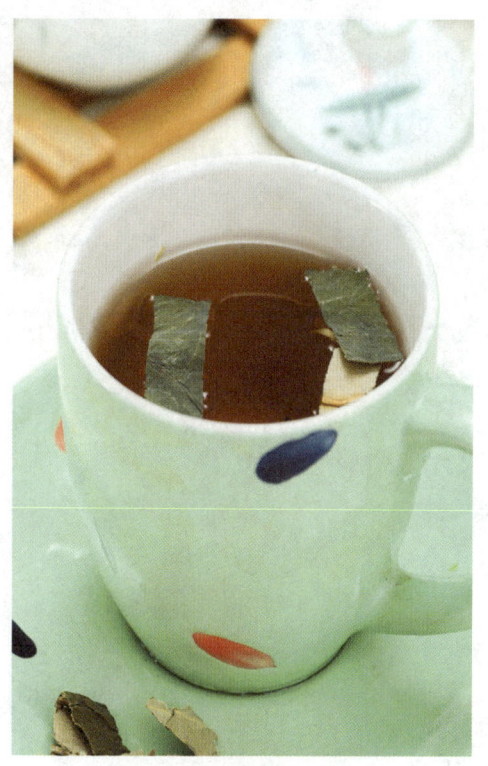

荷叶减肥茶

适应证：肥胖

原料

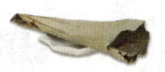

荷叶干品5克

做法 ①将干荷叶洗干净，放入锅中，加水煮沸后熄火，加盖闷泡约10~15分钟。②滤出茶渣后即可饮用。

重点提示

1. 女性饮用减肥瘦身效果佳。
2. 荷叶最好先用温水浸泡一下。

茶效

◎荷叶具有清热解暑、除湿祛瘀、利尿通便的作用。饮用荷叶茶之后可以使人体肠壁上形成一层脂肪隔离膜，从而有效阻止脂肪的吸收，因此可以达到排毒瘦身的效果。

茉莉紫罗兰茶

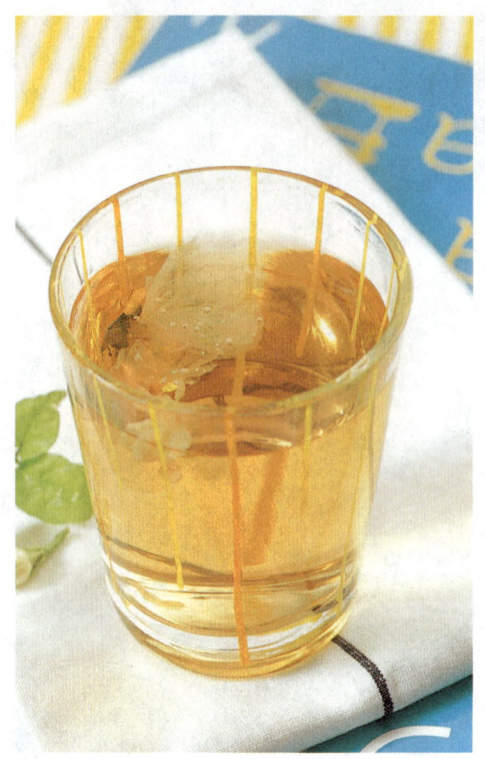

适应证： 皮肤衰老、目赤肿痛、疮疡肿毒等

原料

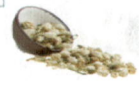 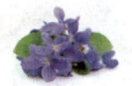

干燥茉莉2小匙　　干燥紫罗兰3～5朵

做法

①将所有干燥花用热开水浸泡再冲净。②将做法1中的材料放入壶中，冲入热开水。③浸泡约3分钟即可饮用。可回冲2次，回冲时需浸泡5分钟。

重点提示

孕妇忌饮此茶。

茶效

◎茉莉具有理气和中、开郁辟秽的功效；紫罗兰具有清热解毒、美白祛斑、清除异味的功效。此款茶饮具有美容养颜的作用。

莲花心金盏茶

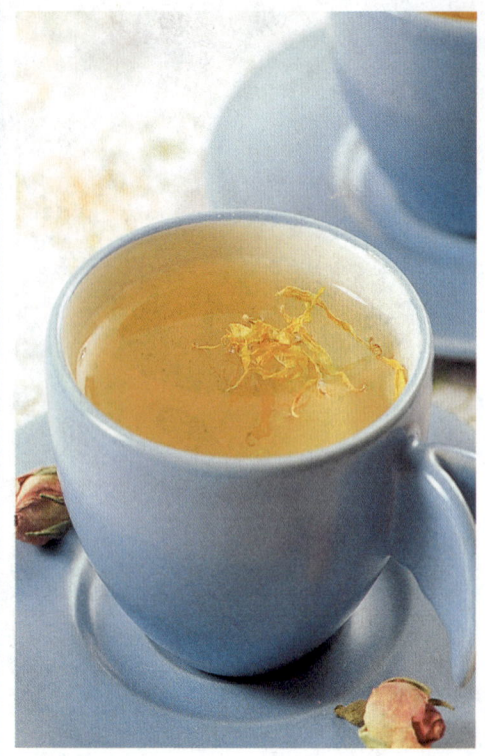

适应证： 肤质暗沉

原料

    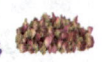

新鲜薄荷2枝　莲花心1朵　金盏花1小匙　紫罗兰1小匙　粉玫瑰3朵

做法

①将新鲜薄荷洗净，用热开水冲一遍；将所有干燥花先用热开水浸泡30秒再沥干。②将做法1材料放入壶中，冲入500～600毫升热开水。③浸泡约3分钟即可饮用。可回冲2次，回冲时需浸泡5分钟。

重点提示

气虚胃寒、食少泄泻者不宜饮用。

茶效

◎莲花心具有清热止血、固精涩精、安神宁心的功效；金盏花具有消炎抗菌的功效。此款茶饮具有美白肌肤、宁心安神的作用。

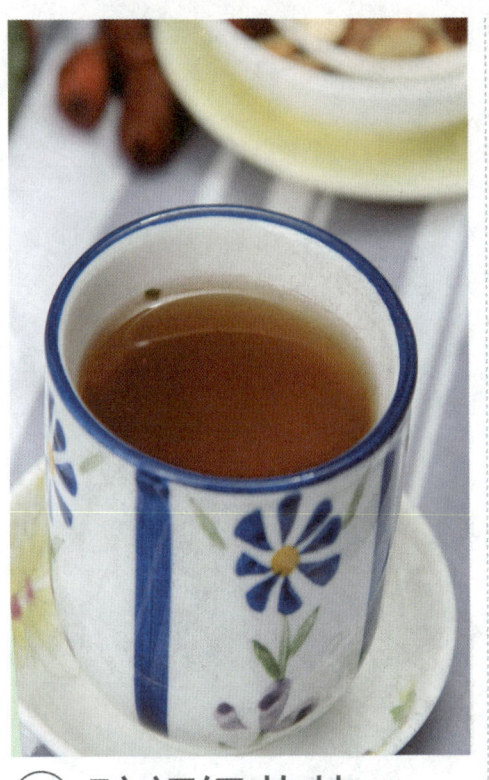

驻颜绿药茶

适应证：肤质暗淡

原料

 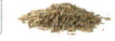 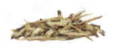 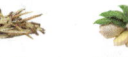

小茴香9克　甘草9克　生姜9克

 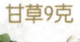

红枣9克　丁香5克　沉香5克　绿茶3克

做法 ①将上述材料（除绿茶）全都研成粗末，加水1000毫升煎煮成汁，再将绿茶用150毫升开水冲泡，两者混合搅匀即可饮用。

⚠ 重点提示
1. 女性常饮，美容效果颇佳。
2. 热病及阴虚内热者不宜饮用。

茶效
◎红枣有补脾和胃、益气生津的功效；丁香具有温中暖肾、降逆的功效。此款茶饮具有美白肌肤的功效。

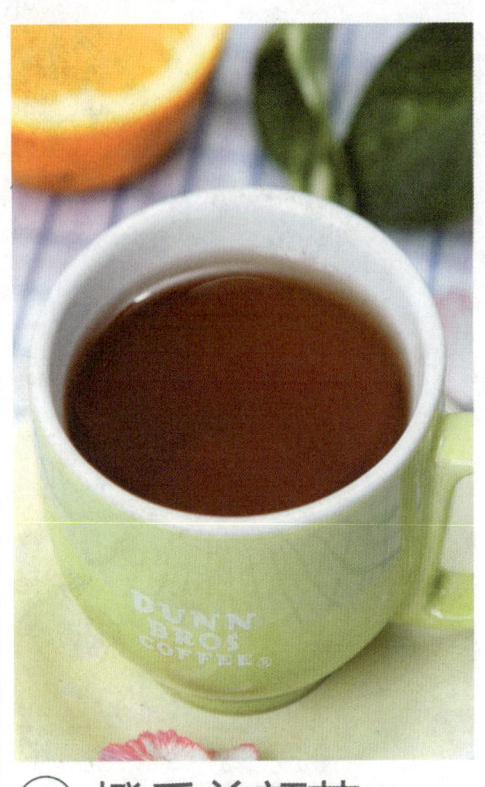

橙香美颜茶

适应证：肤质暗沉、色斑

原料

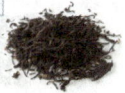 

红茶1包　柳橙半个　冰糖适量

做法 ①将红茶包置于杯中或冲茶器中，以热水冲泡。②加入适量的冰糖或蜂蜜。③将柳橙切片，直接加入即可。

⚠ 重点提示
1. 女性常饮，肤质改善效果颇佳。
2. 阴虚内热者不宜饮用。

茶效
◎橙子具有化痰、健脾和胃、助消化、增食欲、降低血脂等功效。此款茶饮具有美白肌肤功效。

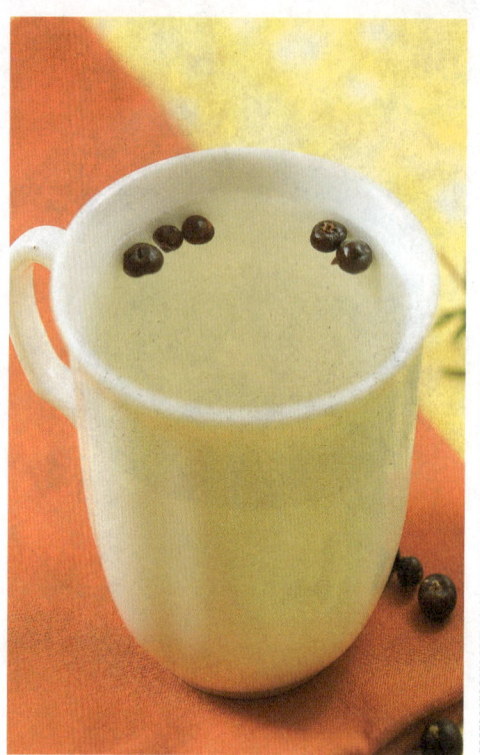

迷迭杜松果茶

适应证：肤质暗沉

原料

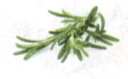 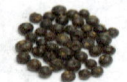

新鲜迷迭香2枝　　干燥杜松果10颗

做法

①将迷迭香以开水冲洗，杜松果用热开水浸泡再冲净、压碎。②将①中的材料入壶，冲入热开水。③浸泡约3分钟即饮。

重点提示

1. 女性饮用，排毒瘦身效果颇佳。
2. 孕妇不宜饮用。

茶效

◎迷迭香具有消胀祛痛、增强记忆的功效；杜松果具有改善肤质的功效。此款茶饮具有排毒瘦身的作用。

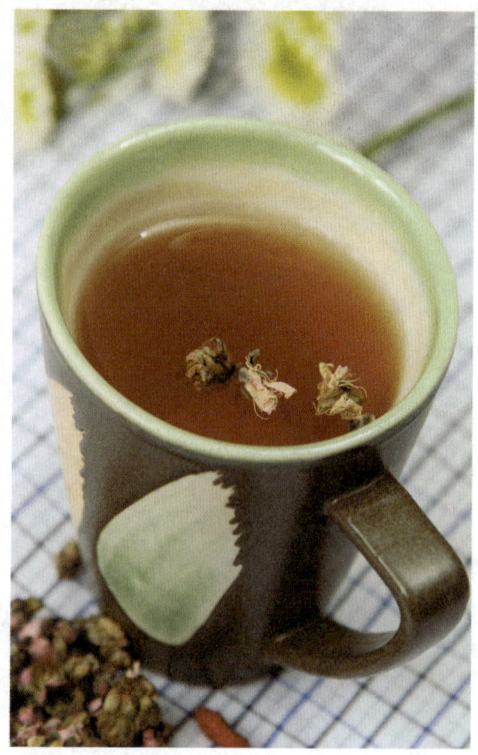

减腹茶

适应证：消化不良、食欲不振等症状

原料

   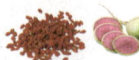

山楂2克　麦芽3克　槐花2克　枸杞6克　萝卜1根

做法

①萝卜削皮切小块，将1500毫升的水煮沸后，放入萝卜煮熟。②最后加入山楂、麦芽、槐花、枸杞再煮15分即可。

重点提示

1. 便秘时常饮，效果甚佳。
2. 哺乳期妇女慎服。

茶效

◎山楂具有消食化积、行气散瘀的功效；麦芽具有消食利中、降火下气的功效。此款茶饮具有理气消食的作用。

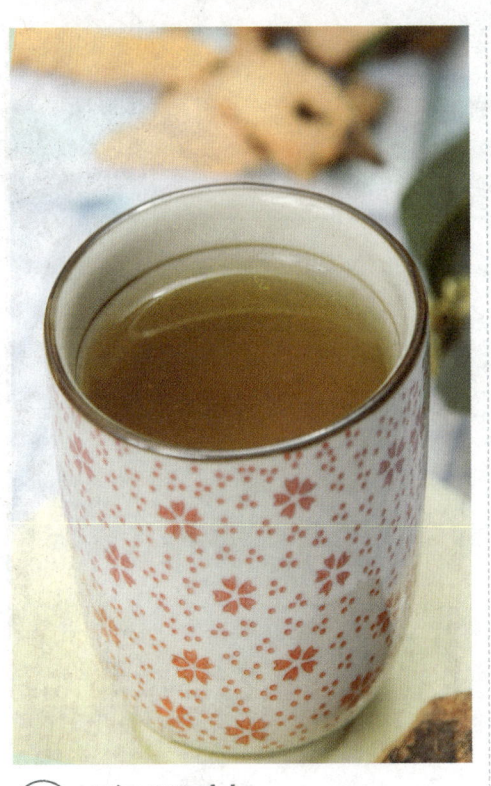

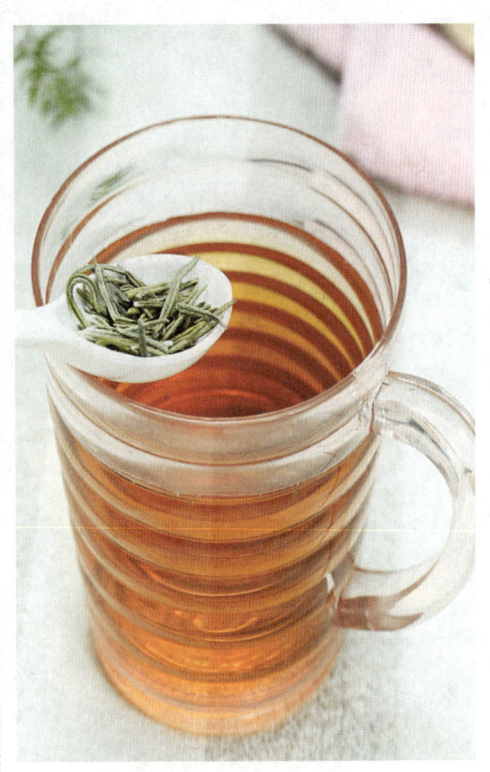

降压茶

适应证：头晕目眩等高血压症状

原料

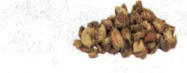   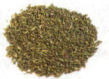   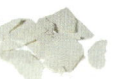

山楂30~50克   槐花6克   茯苓10克

做法
①将山楂连同茯苓一起放入砂锅中，煮沸10分钟左右滤去渣，取汁备用。②再用茶汁冲泡槐花，温服。

❗ 重点提示
1. 尤其适合老年人饮用。
2. 气虚胃寒、食少泄泻者最好不用饮用此款茶饮。

茶效
◎山楂消食化滞、减脂降压缩；茯苓有利水除湿、益脾和胃之功；槐花能凉血止血、疏散风热。三者为茶，可降压减脂、清热解毒。

迷迭香茶

适应证：肥胖

原料

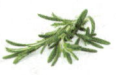   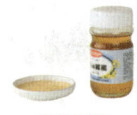

迷迭香5克   蜂蜜适量

做法
①将迷迭香放入茶壶中，再往茶壶中倒入热开水冲泡。②加入冰糖或蜂蜜，调匀即可。

❗ 重点提示
1. 女性饮用，消脂减肥效果颇佳。
2. 孕妇不宜饮用。

茶效
◎迷迭香具有消胀祛痛、增强记忆的功效；蜂蜜能调节味道。此款茶饮具有排毒养颜、纤体瘦身的功效。

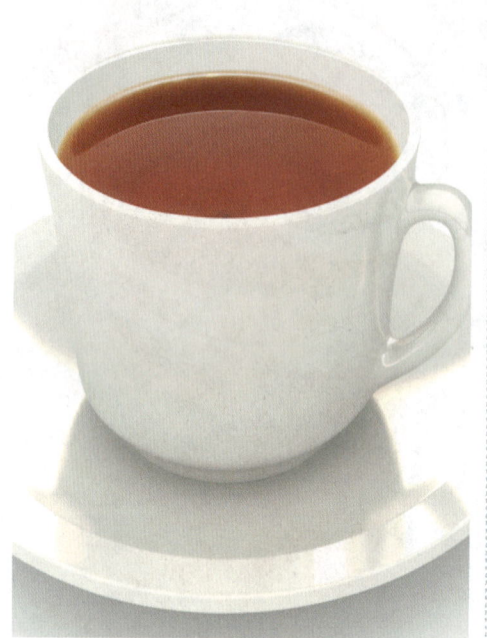

🫖 红豆养血茶

适应证：气血不足、神经衰弱、失眠健忘等

原料

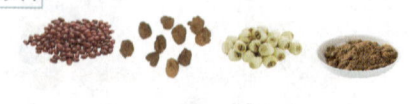

红豆20克　桂圆肉12克　莲子9克　红糖适量

做法 ①将莲子、红豆洗净、泡发备用。②将红豆入锅，加水煮沸，转小火再煮1小时，入莲子、桂圆煮熟，调入红糖即可。

⚠ 重点提示
1. 孕妇常饮，补血安神效果甚佳。
2. 痰多火盛、大便滑泻者忌服。

茶效

◎红豆具有解毒消肿、利尿止泻、健脾养胃、抗菌消炎的功效；桂圆具有养心宁神、健脾止泻的功效。此款茶饮具有解毒止泻、养心和胃的作用。

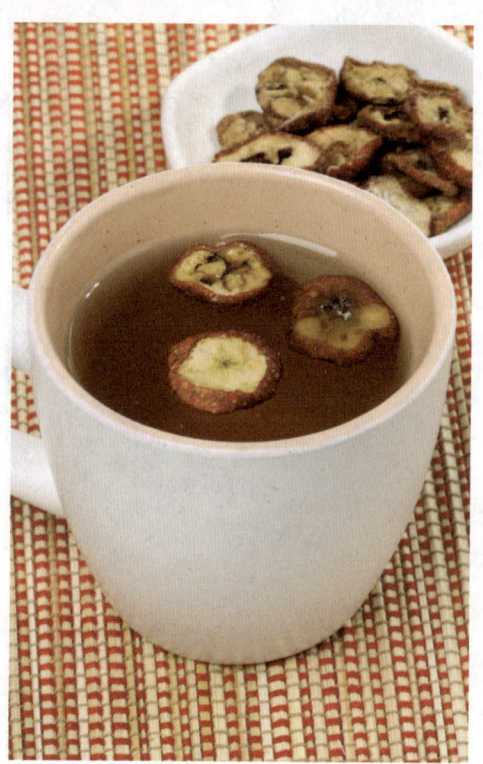

🫖 山楂陈皮茶

适应证：食积、胃痛、高脂血症等症状

原料

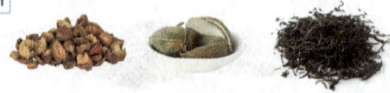

生山楂及炒山楂各6克　炒陈皮8克　红茶适量

做法 ①将上述材料同入茶壶中。②冲入沸水，盖紧盖子，静置10分钟即可滤取茶水饮用。

⚠ 重点提示
1. 适量饮服即可，切勿过量。
2. 脾胃虚弱、胃酸过多者忌服。

茶效

◎山楂具有消食化积、行气散瘀的功效；炒陈皮具有理气健脾、燥湿化痰的功效。此款茶饮具有消食理气的作用。

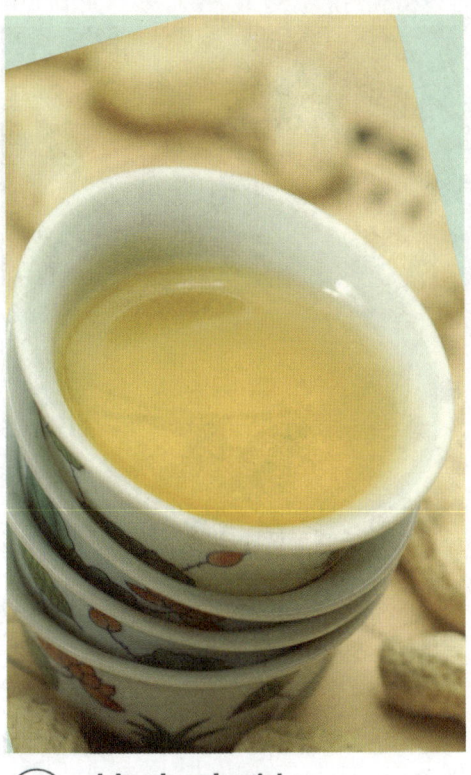

花生壳茶

适应证：久咳气喘、咳痰带血等症状

原料

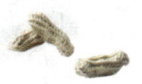 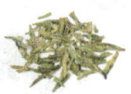

花生壳30克　　　绿茶10克

做法 ①将花生壳制为粗末，与绿茶一起放入杯中。②用沸水冲泡10分钟，过滤取汁，即可饮用。

重点提示

1. 食多油腻时饮，可除腻消脂。
2. 一般人群皆可饮用。

茶效

◎花生壳具有敛肺止咳的功效；绿茶具有消炎抗菌、防癌抗癌的功效。此款茶饮具有排毒消炎的功效。

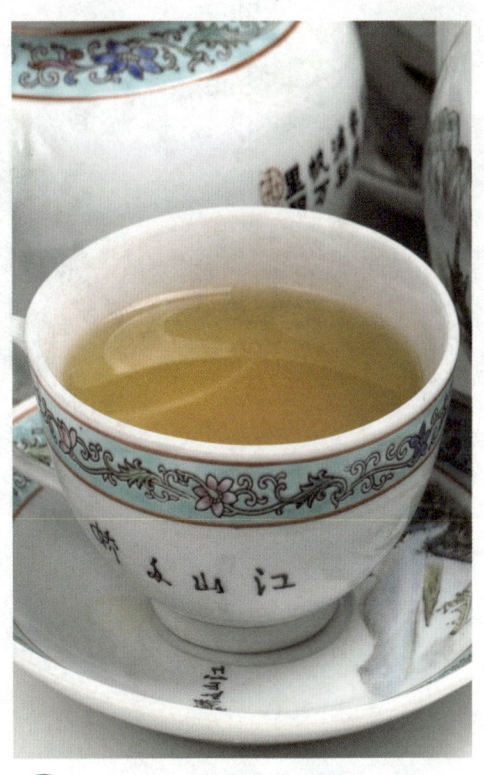

党参陈皮麦芽茶

适应证：食积不消、脘腹胀满

原料

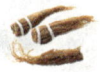

党参3克　陈皮3克　炒麦芽2克　白术3克

做法 ①将党参、陈皮、白术洗净，与炒麦芽一同放入保温杯内。②倒入沸水冲泡，盖上杯盖，静置15分钟左右即可。

重点提示

1. 消化不良者饮用此款茶饮效果甚佳。
2. 热证、实证者及哺乳期女性忌用。

茶效

◎党参具有补中益气、健脾益肺的功效；白术可祛湿利水；陈皮具有理气、健脾、调中、燥湿、化痰之功；麦芽是疏肝醒脾、退乳的常用药。此茶可调理肠胃、健脾祛湿。

下篇 健康茶方 ▶ 选对一杯好茶，品味甘美人生，为健康加分！

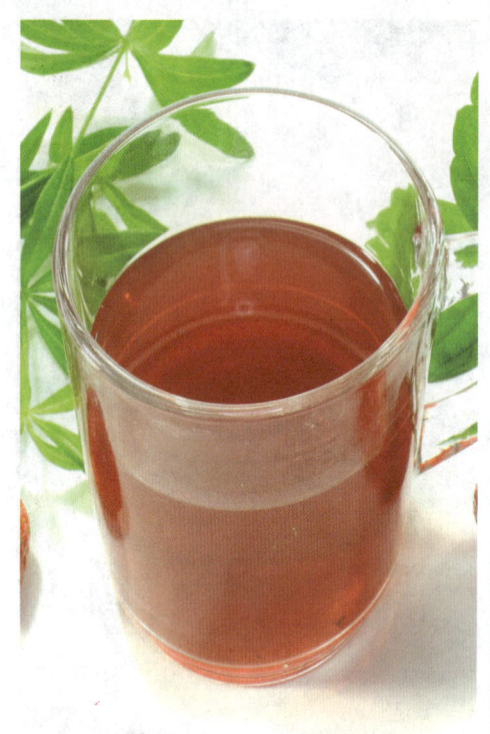

🍵 草莓红茶

适应证：食积腹胀、小便浊痛

原料

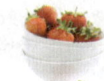 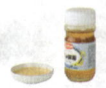

新鲜草莓15颗　草莓果酱15克　蜂蜜10毫升　红茶适量

做法 ①草莓去蒂捣泥，加水煮沸。②入草莓酱与蜂蜜，再沸时入红茶即可饮用。

⚠ 重点提示

1. 女性适量常饮，对健康有效。
2. 切勿睡前饮服。

🍃 茶效

◎草莓具有生津润肺、养血润燥、健脾解酒的功效；蜂蜜具有调补脾胃、润肺止咳、润肠通便的功效。此款茶饮具有润肺排毒、消食化积的作用。

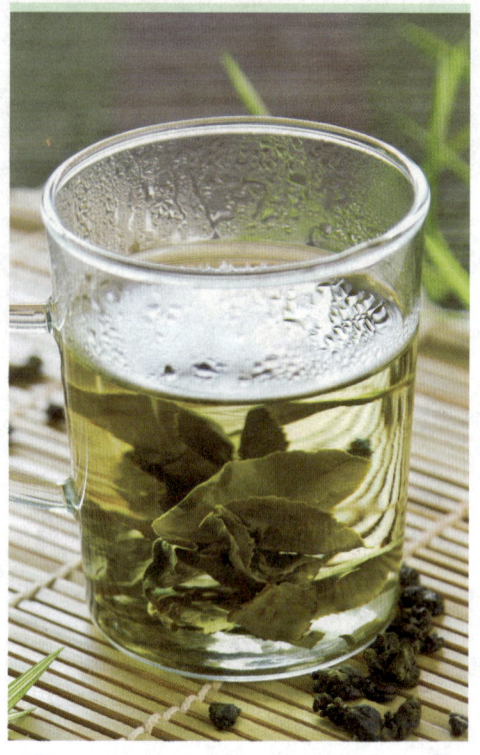

🍵 消脂乌龙茶

适应证：高血压、小便不利、干呕等症状

原料

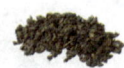 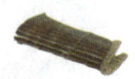

乌龙茶5克　　　杜仲叶5克

做法 ①将乌龙茶、杜仲叶放入茶壶中。②往茶壶中倒入热开水，泡3~4分钟即可饮用。

⚠ 重点提示

1. 常饮可改善肤质，降脂效果甚佳。
2. 女性用于减肥，可搭配饮用。

🍃 茶效

◎乌龙茶具有提神除倦、生津利尿、清热消暑、杀菌消炎、消食去腻的功效；杜仲叶具有补肝肾、强筋骨、降血压的功效。此款茶饮具有消食减肥、消脂降压的作用。

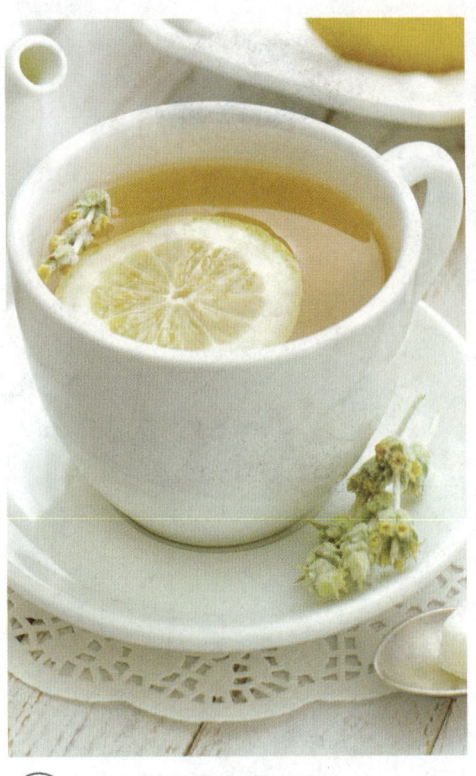

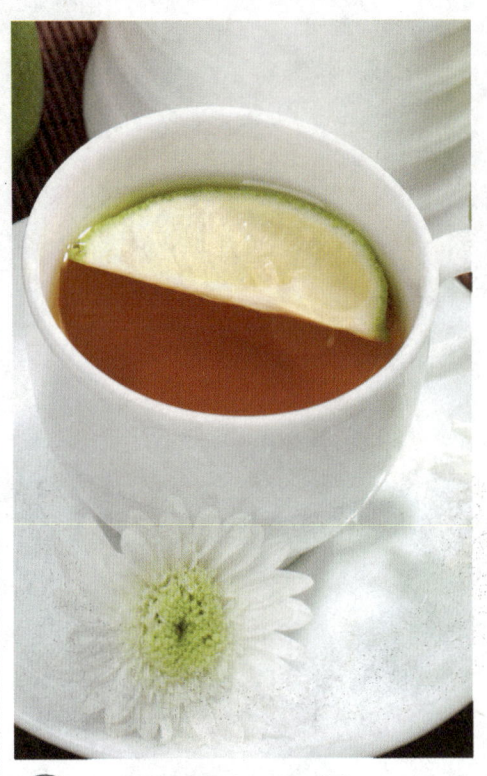

减肥祛湿茶

适应证： 小便不利、咳嗽、食少脘闷、失眠

原料

茯苓10克　薏米10克　柠檬1片　白术5克　陈皮5克

做法

①锅内加适量清水煎煮上述材料。②至水沸后10～15分钟即可熄火，待茶温即可滤取茶汤饮用。

重点提示

1. 一般人群皆可饮用。
2. 虚寒精滑、气虚下陷者忌服。

茶效

◎茯苓具有利水祛湿、健脾和中、宁心安神的功效；薏米具有健脾、补肺、清热、利湿的功效。此款茶饮具有健脾祛湿的功效。

柠檬橙子茶

适应证： 感冒、发烧、头痛、高血压等症状

原料

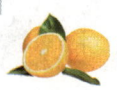 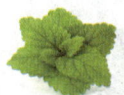 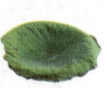

橙子2个　柠檬香蜂草干品4克　鲜薄荷叶5克

做法

①将橙子榨汁，另一个取果肉。②将柠檬香蜂草、薄荷叶同入杯，加沸水冲泡。③待温热，入橙汁和果肉拌匀即可。

重点提示

1. 一般人群皆可饮用。
2. 体虚者慎用。

茶效

◎橙子有化痰消食、健脾和胃、降低血脂的功效；柠檬香蜂草具有助消化、减压镇静的功效。此款茶饮具有强身纤体的功效。

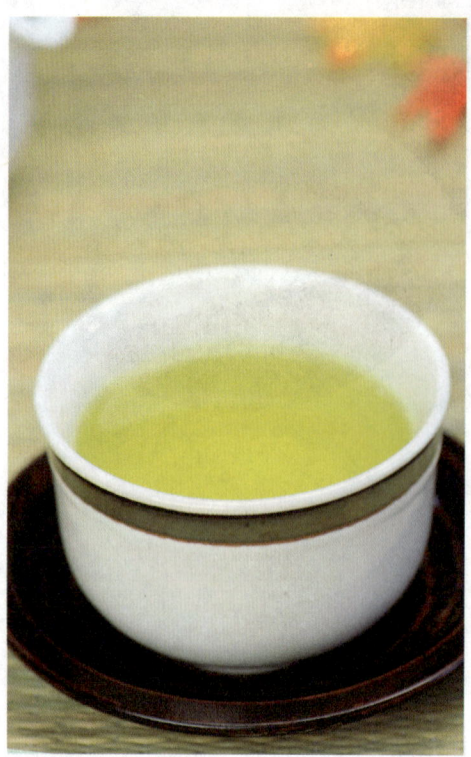

窈窕绿茶

适应证：胃脘胀满、产后瘀阻、高脂血症等

原料

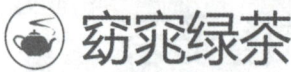

| 绿茶粉6克 | 山楂5克 |

做法

①将绿茶粉和山楂同置于锅中，加入适量清水煮沸。②煎煮5分钟，即可于饭后饮用。

⚠ 重点提示

1. 适量饮服可瘦身纤体，切勿过量。
2. 脾胃虚弱、胃酸过多者忌饮此茶。

茶效

◎绿茶粉具有消炎抗菌、防癌抗癌的功效；山楂具有消食化积、行气散瘀的功效。此款茶饮具有消食解郁、降脂减压的作用。

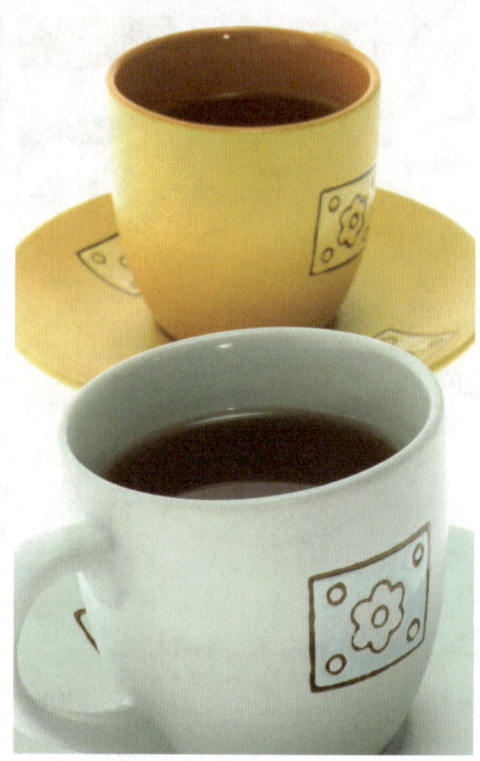

海带薏米茶

适应证：夜盲症、甲亢、水肿、脚气、泄泻

原料

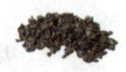 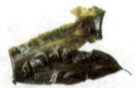 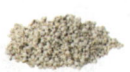

| 乌龙茶适量 | 干海带适量 | 薏米适量 |

做法

①将以上材料混匀后研成粉末，放入杯子中。②冲入沸水，盖紧盖子，静置10分钟即可滤取茶水饮用。

⚠ 重点提示

1. 此茶饮适宜久服，对健康有效。
2. 脾虚便难、妊娠期妇女忌饮此茶。

茶效

◎干海带能化痰软坚、清热降压；薏米具有健脾、补肺、清热、利湿的功效。此款茶饮具有清热瘦身的功效。

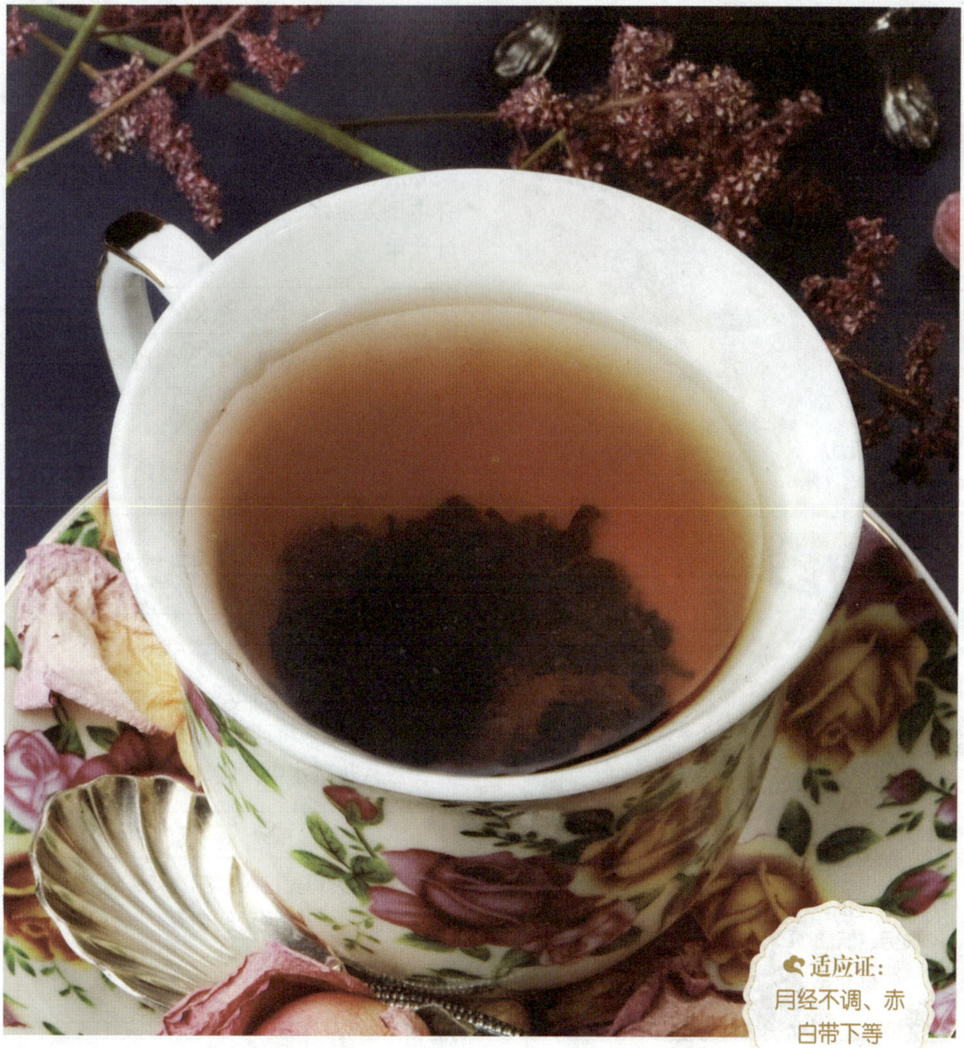

> 适应证：
> 月经不调、赤白带下等

🫖 乌龙玫瑰茶

🍃 原料

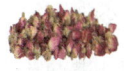
玫瑰花5克

乌龙茶包1个

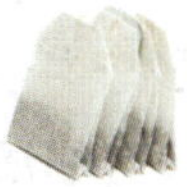

❗ 重点提示

女性常饮，可纤体排毒。

🍃 做法 ①将玫瑰花和乌龙茶包一起放入茶壶中。②往茶壶中冲入沸水，静泡5分钟，待茶渣沉淀后，即可滤取茶水，倒入杯中饮用。

🍵 茶效

◎玫瑰花具有理气解郁、和血散瘀的功效；乌龙茶具有清热消暑、消食祛腻的功效。此款茶饮有理气消食的作用。

575

下篇 健康茶方 ▶ 选对一杯好茶，品味甘美人生，为健康加分！

月季花茶

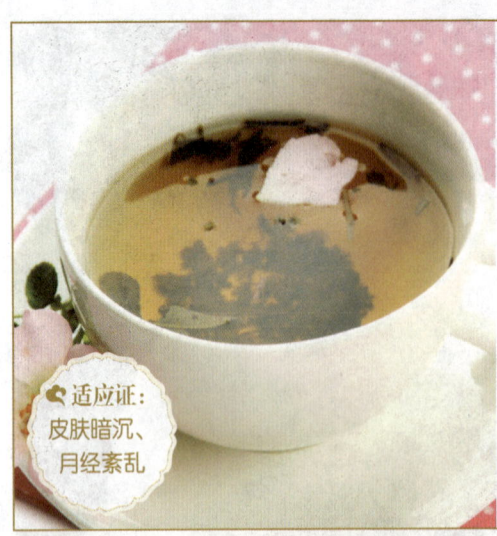

适应证： 皮肤暗沉、月经紊乱

原料 月季花5克

做法 ①将月季花放入茶杯中。②往茶杯中倒入沸水，加盖，浸泡3分钟后，取汁饮用。

茶效

◎月季花具有活血调经、消肿解毒的功效。此款茶饮具有活血理气、缓解皮肤干燥的作用。

西红柿绿茶

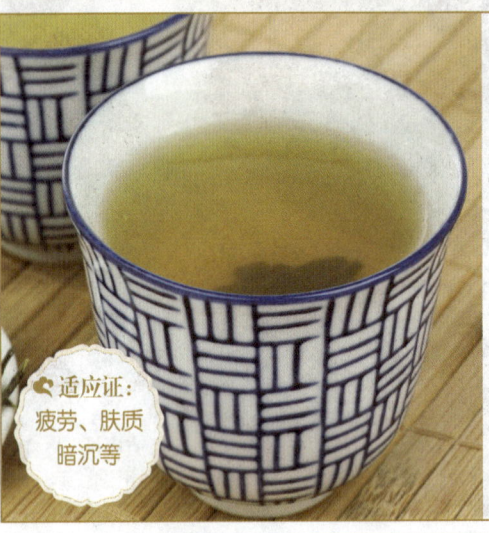

适应证： 疲劳、肤质暗沉等

原料 西红柿1个，绿茶5克

做法 ①将绿茶加85℃沸水浸泡3分钟，滤取茶水。②将西红柿烫后去皮，切薄片，放入热茶水中，调匀后饮用。

茶效

◎西红柿具有美白肌肤的功效；绿茶具有美容养颜、消除疲劳的功效。此款茶饮具有润肤美白、清热解暑的作用。

洋菊银花茶

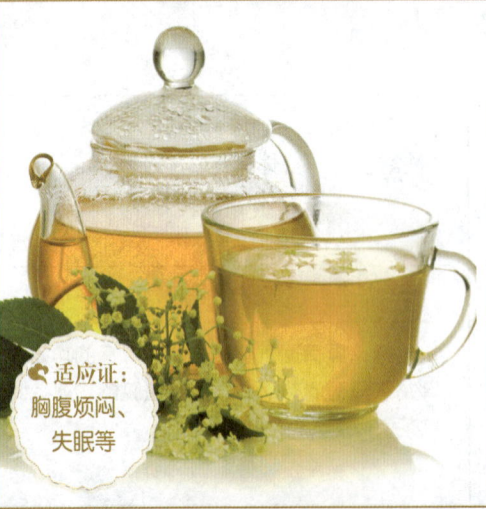

适应证： 胸腹烦闷、失眠等

原料 洋甘菊12克，金银花、菊花各8克，绿茶5克，甜菊叶少许

做法 ①将所有原料用茶包包起来，入壶。②倒入热开水冲泡20分钟即饮。

茶效

◎洋甘菊具有美容护肤、养心安神的功效；菊花具有疏风清热、明目解毒的功效。此款茶饮具有排毒养颜、宁心安神的作用。

勿忘我美容茶

原料 勿忘我适量,绿茶2克,蜂蜜少许

做法 ①将勿忘我、绿茶放入茶壶。②倒入沸水,加盖浸泡10分钟后,加入蜂蜜即可饮用。

茶效

◎勿忘我具有滋阴补肾、祛皱消斑、补血抗衰老的功效;蜂蜜具有调补脾胃、润肺止咳、润肠通便的功效。此款茶饮具有美容养颜的作用。

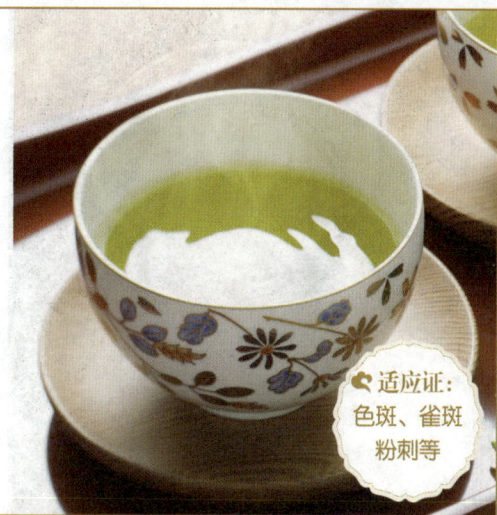

适应证: 色斑、雀斑粉刺等

桑叶桑葚茶

原料 桑叶15克,桑葚6粒,乌龙少许

做法 ①将桑叶、乌龙茶稍洗,用500毫升热开水冲泡10分钟,滤取汁。②桑葚压碎入茶包挤汁,入茶汁调匀即饮。

茶效

◎桑叶具有清热解毒的作用,可以改善身体内热引起的头痛、口渴、眼睛红肿等现象;桑葚具有补血养颜的功效。此款茶饮有美容养颜、调理补血的作用。

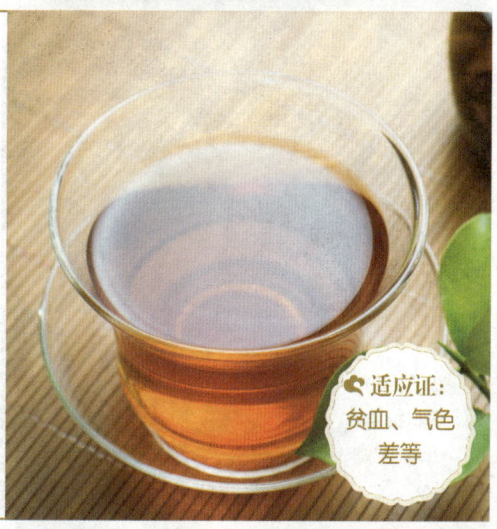

适应证: 贫血、气色差等

三叶瘦身茶

原料 荷叶5克,番泻叶5克,绿茶5克

做法 ①将荷叶、番泻叶撕碎后,与绿茶同放入茶杯中。②倒入沸水,浸泡5分钟后饮用。

茶效

◎荷叶具有清热减脂的功效;番泻叶具有通便利水的功效。此款茶饮具有改善便秘、通便排毒、减脂瘦身的作用。

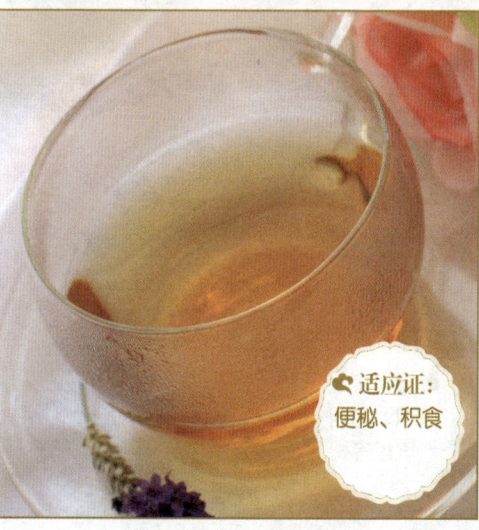

适应证: 便秘、积食

下篇 健康茶方 ▶ 选对一杯好茶，品味甘美人生，为健康加分！

荷叶茵陈茶

原料 鲜荷叶1张，茵陈30克

做法 ①将荷叶洗净切条，与茵陈一同放入砂锅中。②加水煎煮15分钟，取汁，即可饮用。

茶效

◎荷叶具有清热解毒、凉血止血的功效；茵陈具有清湿热、退黄疸的功效。此款茶饮具有清热排毒的作用。

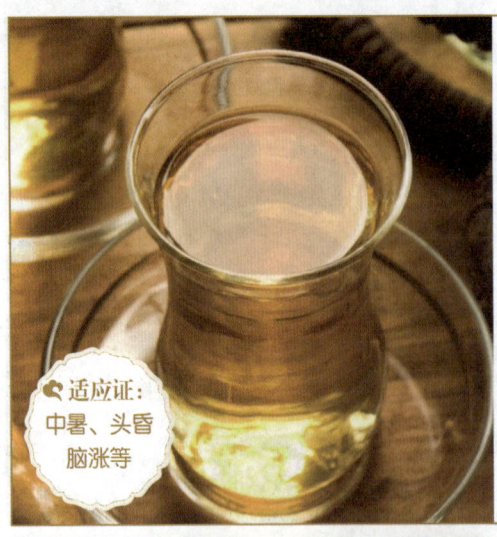

适应证：中暑、头昏脑涨等

橘皮荷叶茶

原料 橘皮20克，荷叶、生麦芽各15克，炒山楂5克

做法 ①将以上4味放入茶壶中。②用沸水冲泡，取汁，即可饮用。

茶效

◎橘皮具有疏肝理气、散结消痰的功效；荷叶具有清热解毒、凉血止血的功效。此款茶饮具有理气瘦身的作用。

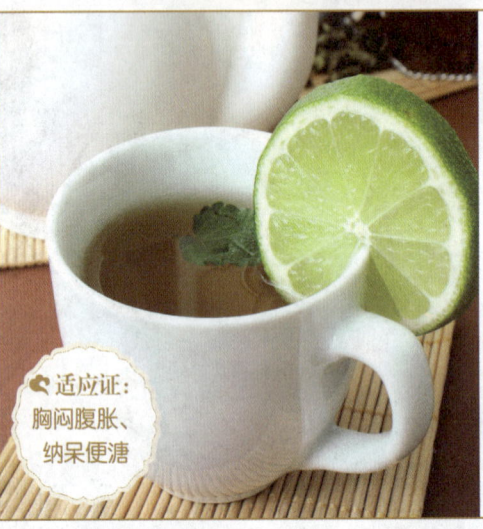

适应证：胸闷腹胀、纳呆便溏

郁金川七茶

原料 郁金10克，七叶胆、丹参、甜菊叶、川七各5克

做法 ①将诸药过滤放入壶中。②用热开水冲泡，20分钟后即可饮用。

茶效

◎郁金具有疏肝解郁、清心开窍的功效；七叶胆具有降脂降压、消炎解毒、止咳化痰的功效。此款茶饮具有疏肝止咳、安神养颜的作用。

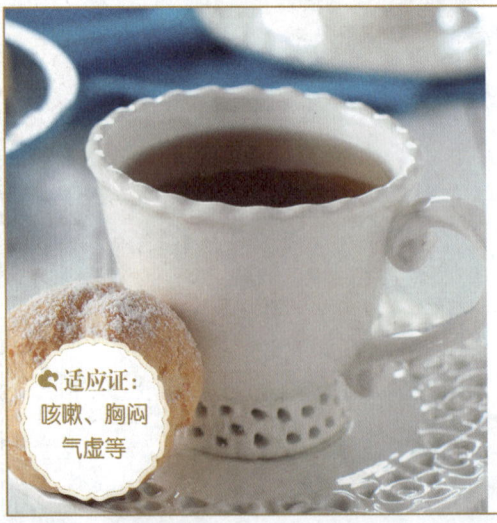

适应证：咳嗽、胸闷气虚等

洋甘菊马鞭草茶

原料 迷迭香7克，洋甘菊10克，马鞭草10克，洛神花7克

做法 ①将诸料过滤。②用450毫升热开水冲泡10分钟后即可饮用。

茶效

◎迷迭香具有提神醒脑、收敛止痛的功效；洋甘菊具有美容护肤、养心安神的功效。此款茶饮具有安神润肤、止痛的作用。

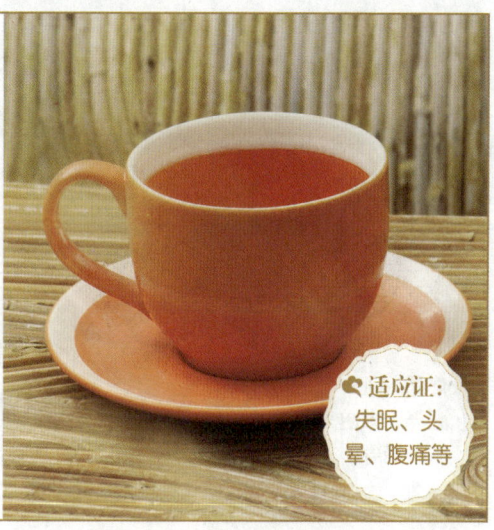

适应证： 失眠、头晕、腹痛等

洛神牡丹茶

原料 牡丹皮20克，洛神花15克，铁马鞭10克，甜菊叶、铁观音各5克

做法 ①将诸料包好，过滤。②用450毫升热开水冲泡10分钟后即可饮用。

茶效

◎牡丹皮具有清热利水、凉血祛湿的功效；洛神花具有消除疲劳、通便利尿、促进代谢的功效。此款茶饮具有除倦祛湿、通便利水的作用。

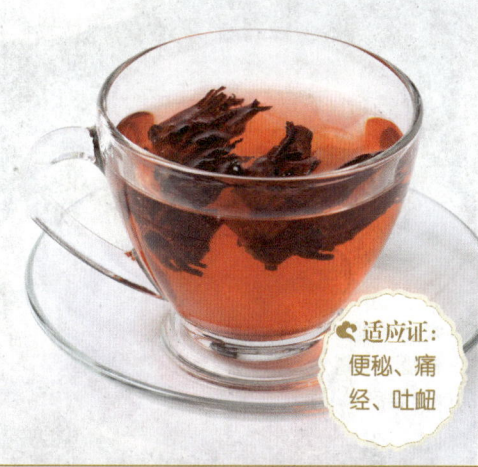

适应证： 便秘、痛经、吐衄

玉米须茶

原料 玉米须30克

做法 ①将玉米须洗净，制为粗末，放入茶杯中。②往茶杯中倒入沸水冲泡，取汁，即可饮用。

茶效

◎玉米须具有利尿清热、平肝利胆的功效，对水肿、高血压、糖尿病等疾病有很好的辅助治疗作用。此款茶饮具有排毒瘦身、降压利胆的功效。

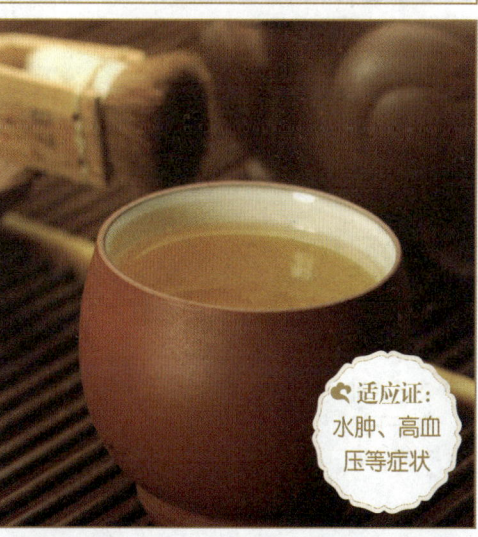

适应证： 水肿、高血压等症状

乌龙金银花减肥茶

原料 乌龙茶3克，金银花2克，杭菊花3克，罗汉果8克

做法 ①将罗汉果拍碎，与诸料同入茶杯。②倒入沸水加盖闷泡8分钟后饮用。

茶效

◎金银花具有清热解毒的功效；与龙茶能降脂减肥。此款茶饮具有祛腻减脂、减少肠管对胆固醇的吸收、清肠排毒的作用。

适应证： 肥胖、大便干结等

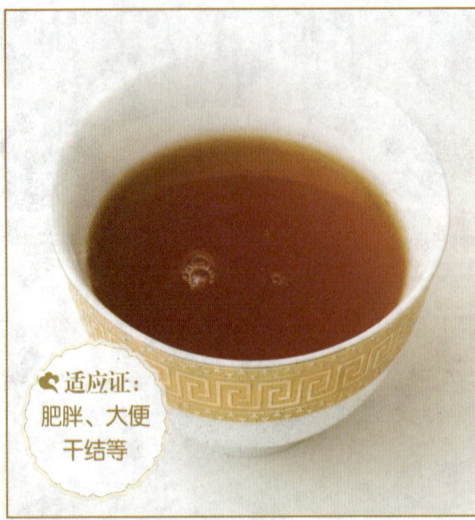

甘菊罗兰茶

原料 洋甘菊5克，紫罗兰5克，决明子3克

做法 ①将诸药同入茶杯中。②倒入沸水，加盖闷泡5分钟后饮用。

茶效

◎洋甘菊具有舒缓神经、改善睡眠的功效；紫罗兰具有清热解毒、清火养颜、润肤防辐射的功效。此款茶饮具有清肠热、退肝火、润肠排毒的功效。

适应证： 便秘、肠胃燥热

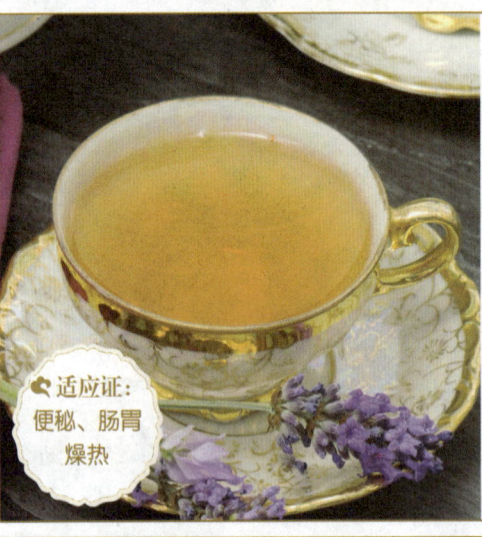

金盏马鞭草茶

原料 金盏菊3克，马鞭草5克

做法 ①将金盏菊和马鞭草一同放入保温杯中。②倒入沸水浸泡，3分钟后即可滤取茶汁饮用。

茶效

◎金盏菊具有消炎抗菌、清热降火、治痘消炎的功效；马鞭草具有抗炎、止痛、镇咳的功效。此款茶饮具有清热润肤、止痛的作用。

适应证： 皮肤干燥、胃痛等

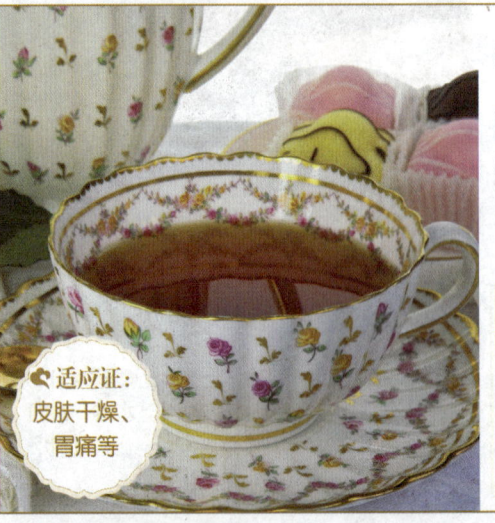

勿忘我番泻叶茶

原料 勿忘我5克，番泻叶3克

做法 ①将勿忘我、番泻叶同放入茶杯中。②倒入沸水，加盖闷泡5分钟后，滤取汁液即可饮用。

茶效

◎勿忘我具有祛斑抗皱的功效；番泻叶具有泻热行滞、通便利水的功效。此款茶饮能起到清热解毒、减脂降火、润肠通便等作用。

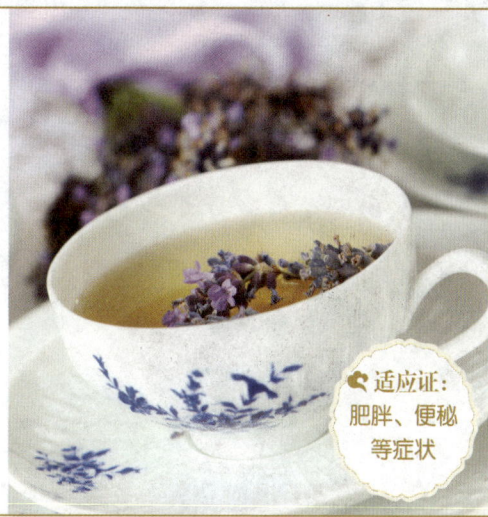

适应证： 肥胖、便秘等症状

猕猴桃柠檬茶

原料 新鲜柠檬2～3片，猕猴桃半个，红茶包1包

做法 ①将水果入锅入500毫升开水中煮1分钟。②倒入红茶饮用。

茶效

◎柠檬具有生津祛暑、化痰止咳、健脾消食的功效；猕猴桃具有调中下气、养颜抗衰老的功效。此款茶饮具有消食养颜、化痰止渴的作用。

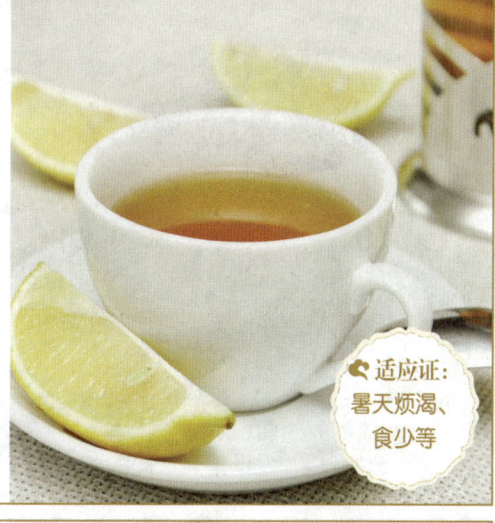

适应证： 暑天烦渴、食少等

苹果普洱茶

原料 普洱2克，苹果2克

做法 ①将500毫升热开水倒入锅中，烧开。②加入普洱茶和苹果肉，浸泡5分钟，去渣取汁。

茶效

◎苹果肉具有润肺健胃、生津止渴、消食理气的功效。此款茶饮能起到消食减肥作用。

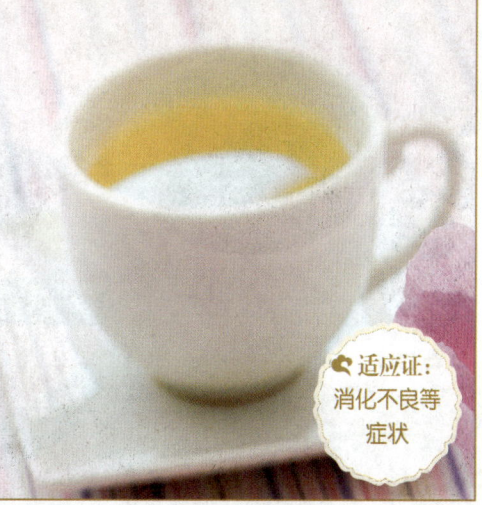

适应证： 消化不良等症状

灵芝车前草茶

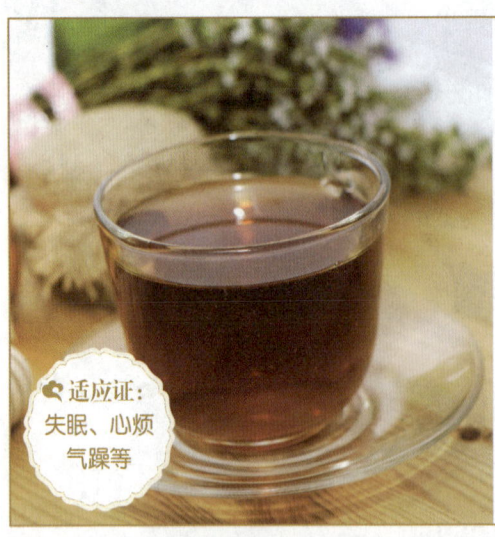

原料 灵芝15克，铁马鞭7.5克，甜菊叶3.75克，百鹤灵芝7.5克，车前草7.5克

做法 ①车前草洗2次，滤余药。②诸药包好，用开水冲泡10分钟饮用。

茶效

◎灵芝具有益气血、安心神、健脾胃的功效；铁马鞭具有散风活络、理气安神的功效。此款茶饮具有理气安神的作用。

适应证：失眠、心烦气躁等

荷叶纤体茶

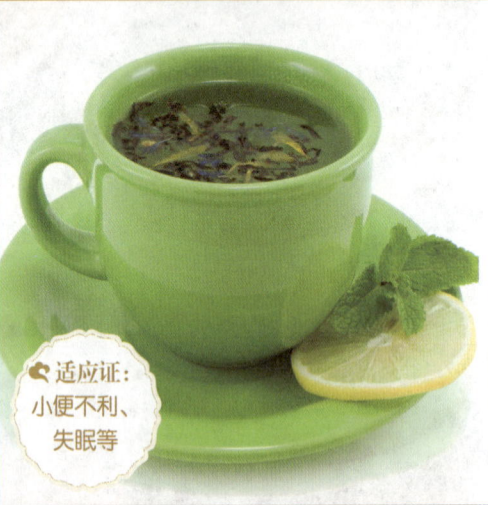

原料 荷叶8克，淡竹叶5克，薄荷3克，绿茶6克

做法 ①将诸药入壶。②绿茶包好后入壶，用500毫升热开水冲泡10分钟即饮。

茶效

◎荷叶具有清热解毒、凉血止血的功效；淡竹叶具有清热除烦、利尿的功效。此款茶饮具有清热除烦、通利小便的作用。

适应证：小便不利、失眠等

清络茶

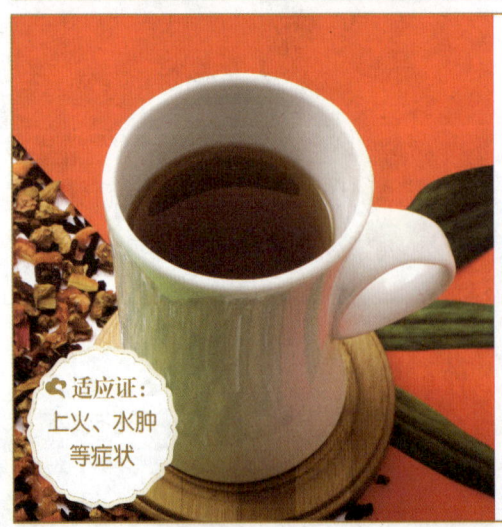

原料 丝瓜皮5克，干荷叶40克，乌龙茶5克，西瓜翠衣5克

做法 ①诸料包好，浸泡洗净。②加适量清水，放入诸药，煮到水沸，温饮。

茶效

◎干荷叶具有清热解毒、凉血止血的功效；丝瓜皮具有清热、消肿、解毒的功效。此款茶饮具有清热消食的作用。

适应证：上火、水肿等症状

丁茉绿茶

原料 丁香、茉莉花、绿茶适量

做法 ①将丁香、茉莉花、绿茶一起放入锅内。②加水适量,煮沸15分钟即可饮用。

茶效

◎丁香具有温中暖肾、降逆的功效；茉莉花具有理气和中、清热解毒的功效。此款茶饮具有温中解毒的作用。

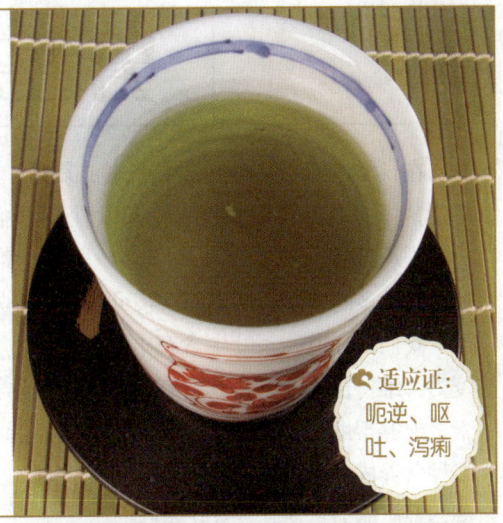

适应证： 呃逆、呕吐、泻痢

枸杞知母茶

原料 枸杞、知母各12克

做法 ①将上2味制为粗末,加入保温杯中。②冲入沸水,加盖温浸30分钟,即可饮用。

茶效

◎枸杞具有补肾润肺、养肝明目的功效；知母具有清热泻火、生津润燥的功效。此款茶饮具有排毒瘦身的作用。

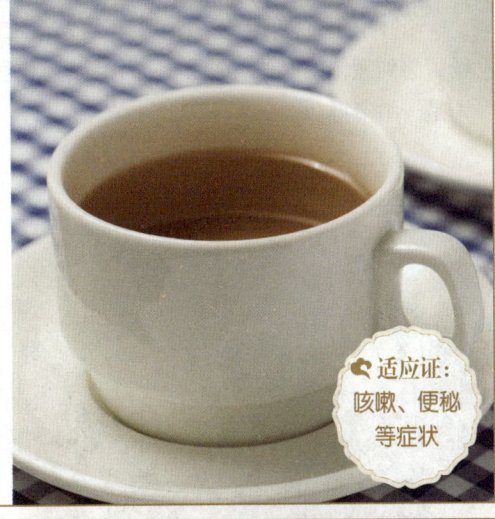

适应证： 咳嗽、便秘等症状

代代花茶

原料 代代花5克

做法 ①将代代花放入茶杯中。②往茶杯中倒入沸水,加盖闷泡10分钟后即可饮用。

茶效

◎代代花具有行气宽中、消食化痰的作用。此款茶饮具有减脂瘦身、疏肝和胃、理气解郁、促进血液循环、安神宁心等多种功效。

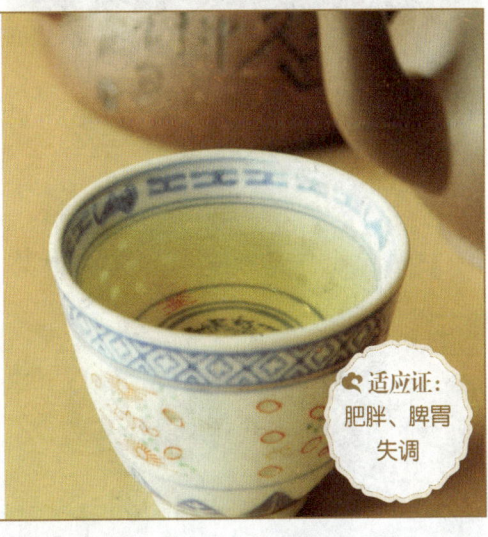

适应证： 肥胖、脾胃失调

男性茶饮

在日常生活中,男性承受着来自家庭、工作等各方面的多重压力,对生理和心理都造成了极其严重的负担。比起女性,男性更应该学会如何调理身体,以此疏解压力,平衡身心。

在众多的减压方法中,饮茶可以说是较为简便的一种。

我们都知道,茶叶中含有丰富的矿物质,可以帮助增强免疫力,维持机体健康;其含有的多种抗氧化物质与抗氧化营养素,能够帮助消除自由基,帮助恢复机体活力;茶叶中还含有多种营养成分,可以补充人体缺失的营养,为身心疲惫的男性群体补充体力,使其恢复正常状态。

茶叶中不含咖啡碱,不像咖啡容易产生负作用,男性朋友可以在加班或者心情不畅,感到疲倦的时候,冲一杯茶徐饮,就能轻松缓解身心,提高效率,恢复活力,可谓是一举多得。

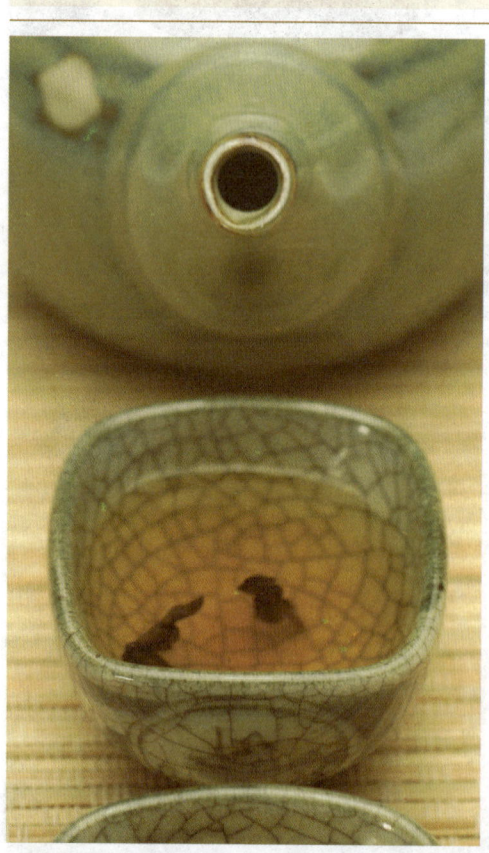

橘叶茶

适应证: 胁痛、咳嗽、胸膈痞满等症状

原料

鲜橘叶500克

做法 ①将橘叶入沸水锅中烫一下,捞出晾干。②每次取出12克,放入杯中,用沸水冲泡即可饮用。

⚠ 重点提示
1. 一般人群皆可食用。
2. 男性饮服,效果甚佳。

茶效

◎鲜橘叶具有疏肝理气、化痰消毒的功效,尤其可辅助治疗咳喘等症状。此款茶饮具有清热理气的作用。

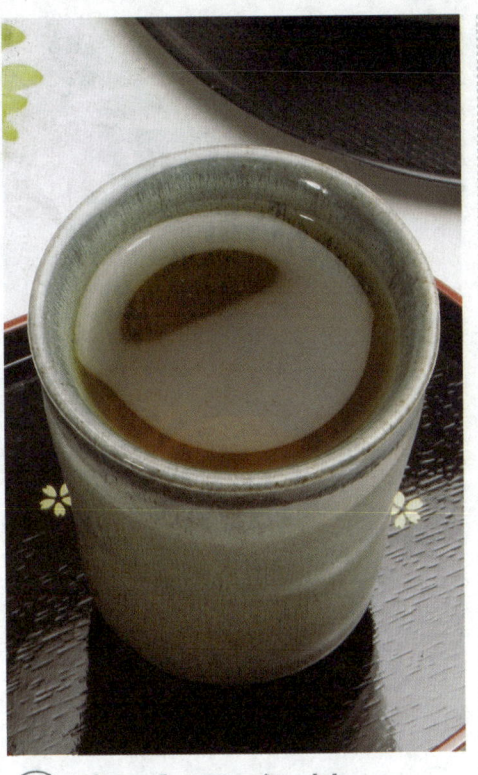

郁金丹参茶

适应证： 脘腹疼痛、跌打损伤等症状

🔖 原料

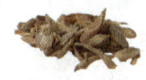 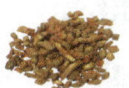

郁金5克　　　　丹参5克

🔖 做法　①砂锅中倒入500毫升的水，煮沸。②放入郁金、丹参，小火闷煮20分钟。③过滤将茶汁倒出，待凉后即可饮用。

❗ **重点提示**
1. 女性常饮，效果甚佳。
2. 孕妇、阴虚失血、无气滞血瘀者忌服。

茶效
◎郁金具有疏肝解郁、清心开窍的功效；丹参具有活血化瘀、安神宁心的功效。此款茶饮具有疏肝止痛、清热解郁的作用。

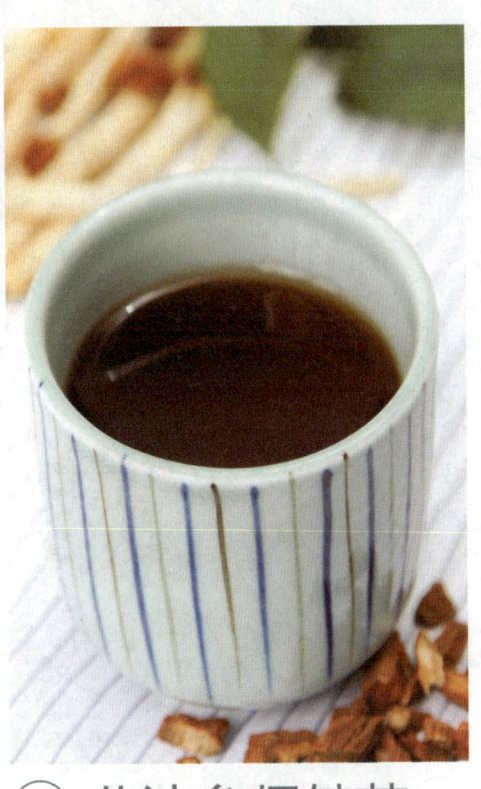

北沙参保健茶

适应证： 骨节疼痛、失眠、恶疮肿毒等症状

🔖 原料

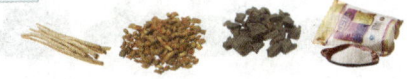

北沙参15克　丹参15克　何首乌15克　白糖少许

🔖 做法　①将前3味药放入砂锅，加水1000毫升，煎沸15分钟，取汁倒入茶杯。②加放白糖，搅匀待温饮用。每日1剂，分2次饮服。

❗ **重点提示**
1. 若饮用后出现不良现象，应减少饮用量。
2. 出血不停者忌服。

茶效
◎北沙参具有滋阴清肺、益胃生津、润泽皮肤的功效；丹参具有活血化瘀、安神宁心、排脓止痛的功效。此款茶饮具有滋润五脏、宁心安眠的作用。

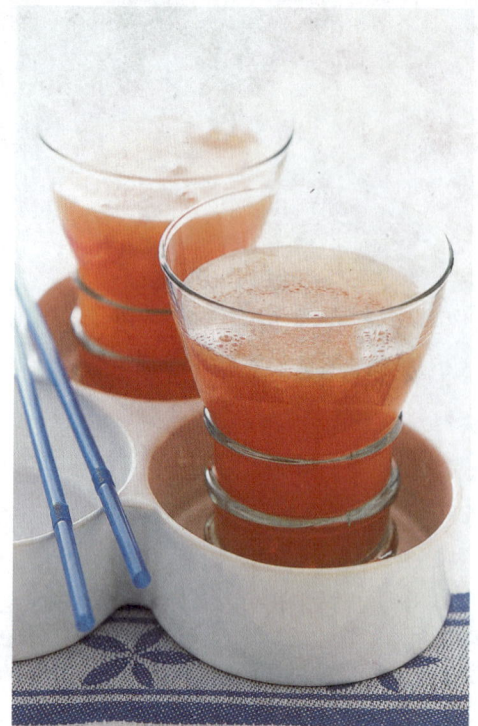

🫖 土牛膝川七茶

适应证：痛风

🌿 原料

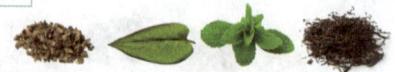

土牛膝20克　川七20克　甜菊叶8克　红茶8克

做法

①将诸药材用水过滤，放入茶杯中。②将红茶放入茶杯中，倒入沸水，冲泡20分钟，过滤取汁饮用。

⚠ 重点提示

1. 应酬过多、酗酒时饮用，效果颇佳。
2. 脾虚、孕妇、月经过多者不宜饮用。

🍵 茶效

◎土牛膝具有活血散瘀、祛湿利尿、清热解毒的功效；川七具有活血补血的功效。此款茶饮具有利尿排毒、止血止痛的作用。

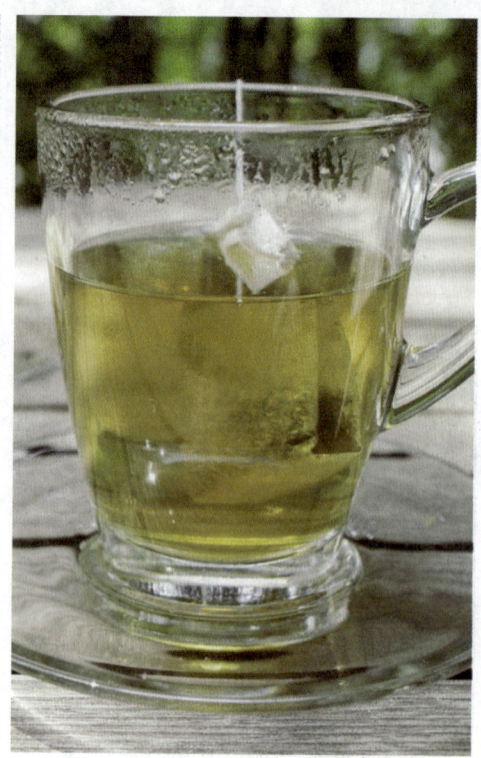

🫖 人参川七茶

适应证：心绞痛、高血压、高胆固醇

🌿 原料

人参10克　丹参10克　川七10克　天麻5克

做法

①将所有药材用水过滤。②将所有药材用450毫升的热开水冲泡10～20分钟后，将汤药倒出来过滤即可饮用。

⚠ 重点提示

1. 高血压、高胆固醇的老年人饮用甚佳。
2. 孕产妇不宜饮用此款茶饮。

🍵 茶效

◎人参能帮助滋补，起到补气血的功效；川七具有活血化瘀的功效。此款茶饮可滋补活血，降低胆固醇。

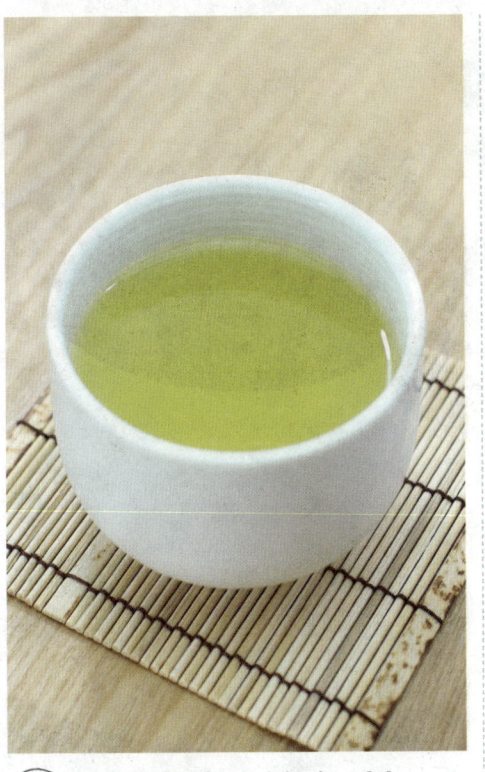

陈皮东洋参茶

| 适应证：宿醉 |

原料

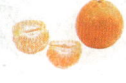   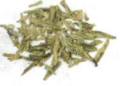

橘红20克　　东洋参20克　　绿茶8克

做法　①将橘红、东洋参用水过滤，放入茶杯中。②杯中入绿茶，倒入沸水，冲泡10分钟后即可饮用。

重点提示

1. 醉酒时饮用，效果颇佳。
2. 酒醒即可，适量饮用。

茶效

◎橘红具有化痰理气、健脾祛湿的功效；东洋参具有疏风散热、宣肺透疹、解毒利咽的功效。此茶提神醒脑、理心解毒。

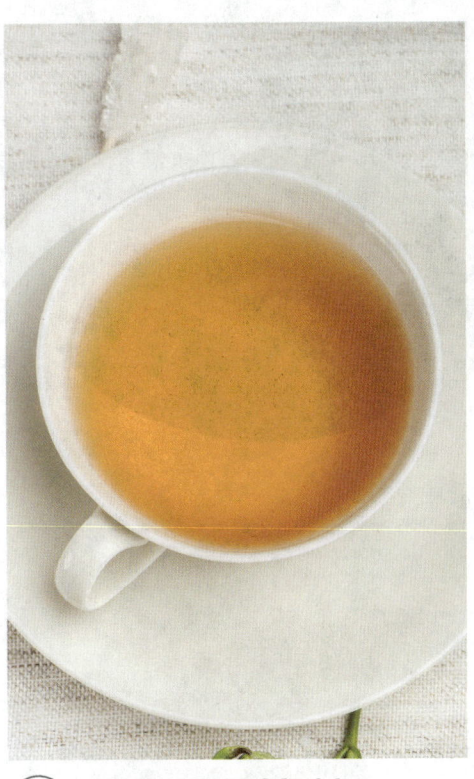

枸杞槐花茶

| 适应证：头晕目眩、咽喉肿痛等症状 |

原料

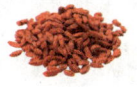   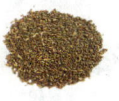

枸杞15克　　槐花12克

做法　①将枸杞、槐花一起放入杯中。②往茶杯中倒入沸水进行冲泡，取汁，即可饮用。

重点提示

1. 应酬族适量常饮，保健效果甚佳。
2. 脾胃虚寒、阴虚发热而无实火者忌服。

茶效

◎枸杞具有补肾润肺、养肝明目的功效；槐花具有凉血止血、清肝泻火的功效。此款茶饮具有滋润五脏、清热解毒的功效。

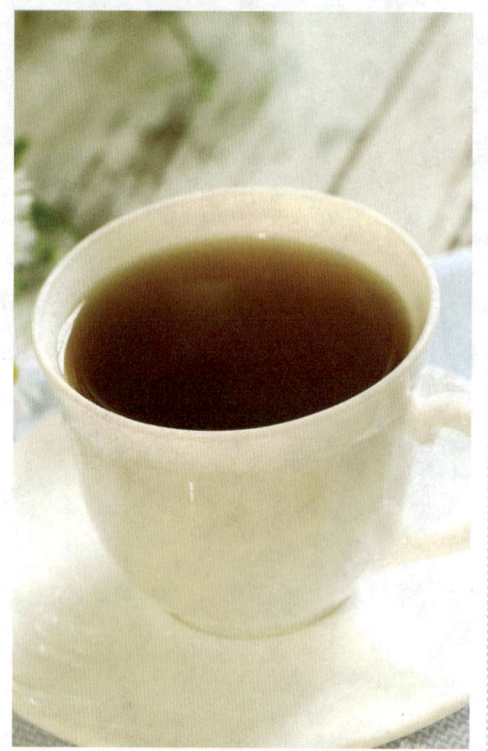

菖蒲天麻茶

适应证：头晕、头痛

原料

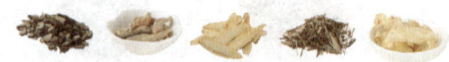

石菖蒲20克 天麻20克 西洋参15克 柴胡10克 玉竹10克

做法 ①将诸药材用水过滤，放入茶杯中。②倒入沸水，冲泡15分钟，过滤取汁饮用。

! 重点提示

1. 应酬过多、酗酒时饮用，醒神效果颇佳。
2. 阴虚阳亢、汗多精滑者不宜饮用。

茶效

◎石菖蒲具有开窍醒神、化湿和胃、宁神益志的功效；天麻具有熄风、定惊的功效。此款茶饮具有提神醒脑、镇静情绪的作用。

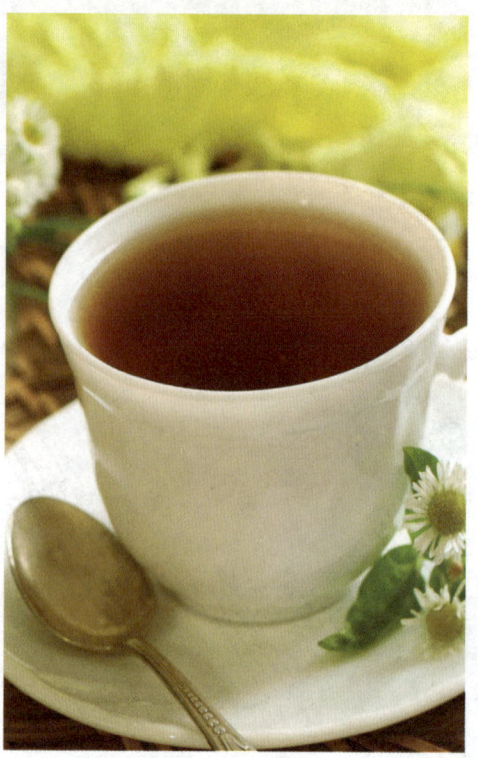

橄榄阿胶茶

适应证：声音嘶哑

原料

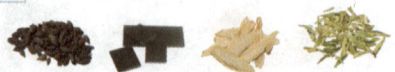

橄榄5粒 阿胶10克 西洋参10克 绿茶5克

做法 ①将诸药材一起放入茶杯中。②往茶杯中倒入沸水，冲泡10分钟后即可放心饮用。

! 重点提示

1. 应酬过多导致声音嘶哑，饮用有益。
2. 潮热盗汗者不宜饮用。

茶效

◎橄榄具有清热解毒、化痰的功效；阿胶具有滋阴润燥补血、止血安胎的功效。此款茶饮具有润肺止渴、生津化痰的作用。

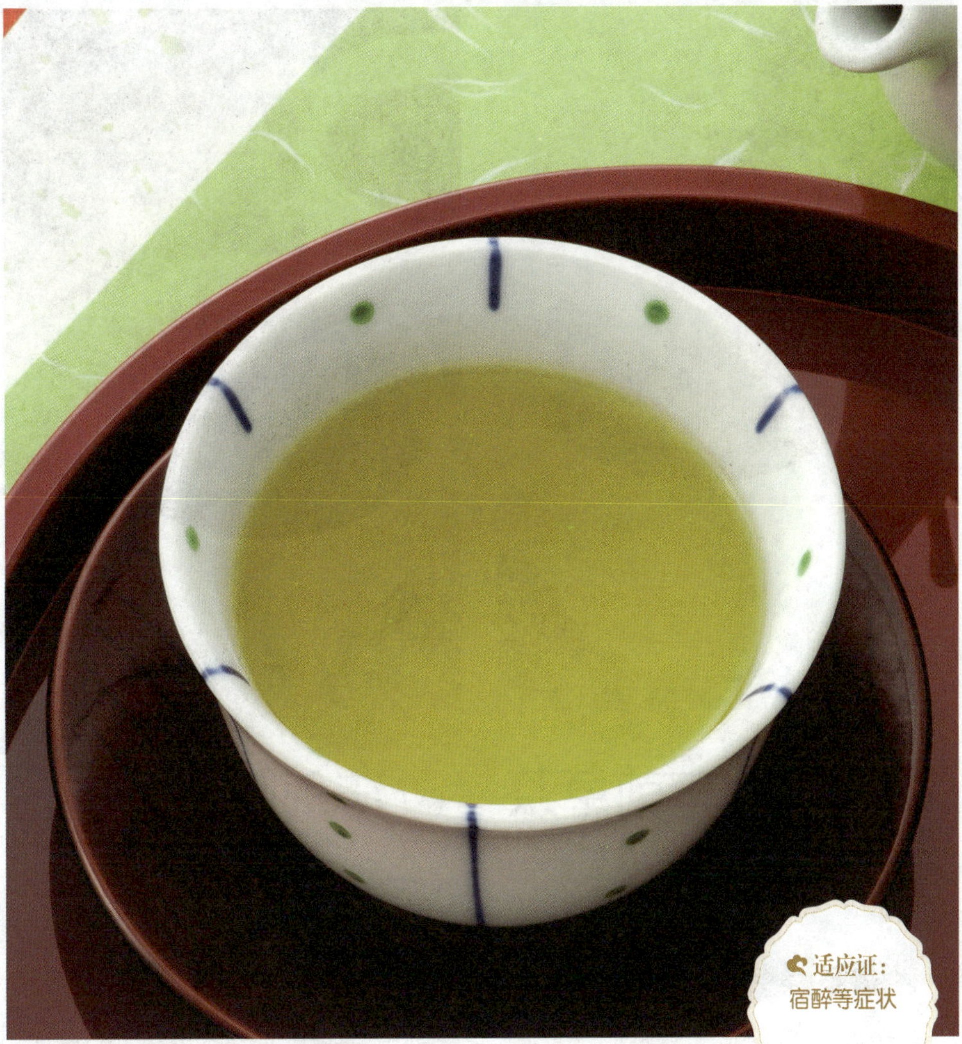

> 适应证：
> 宿醉等症状

绿豆莲藕茶

原料

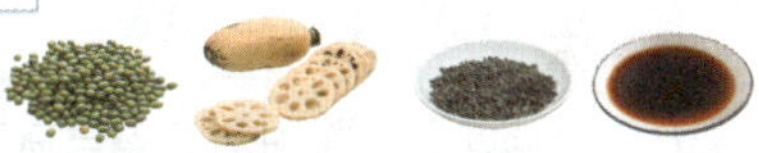

绿豆25克　莲藕25克　牛蒡12克　食醋少许

做法 ①将莲藕、牛蒡切片，与绿豆同放入果汁机，加100毫升水打汁。②将浆汁放入电饭锅内，加一碗水煮熟。③调入食醋，混匀饮用。

重点提示

1. 解酒时饮用对醒神非常有效。
2. 酒醒即可，适量饮用。

茶效

◎绿豆具有降压降脂、滋补强身、清热解毒、消暑止渴、利水消肿的功效；莲藕味甘多液，清热凉血。此款茶饮具有缓解疲劳、消暑除烦的功效。

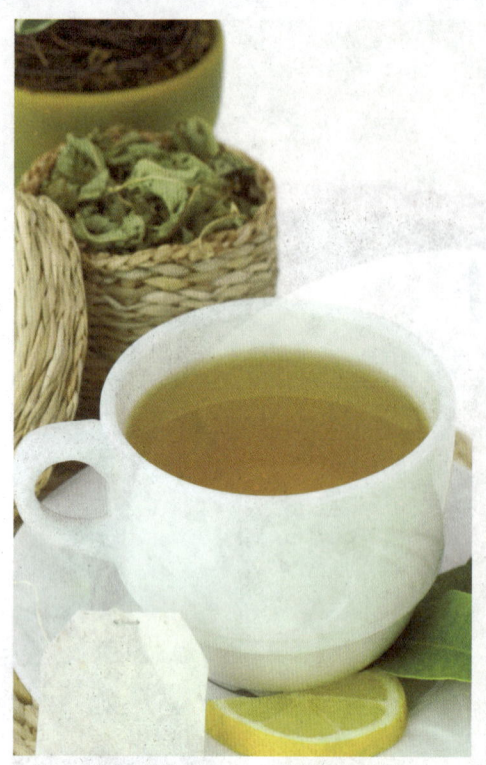

土牛膝车前草茶

适应证：痛风

原料

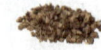 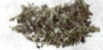 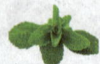 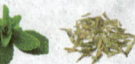

土牛膝15克　车前草8克　甜菊叶8克　绿茶5克

做法 ①将诸药材放入棉布袋，并用水过滤。②将棉布袋、绿茶放入茶杯中，倒入沸水，冲泡20分钟后饮用。

重点提示
1. 应酬时喝酒过度及痛风者饮用有益。
2. 脾虚泄泻者不宜饮用。

茶效

◎土牛膝具有活血散瘀、祛湿利尿、清热解毒的功效；车前草具有清热利湿、消肿化瘀的功效。此款茶饮具有清热消炎、降低尿酸的作用。

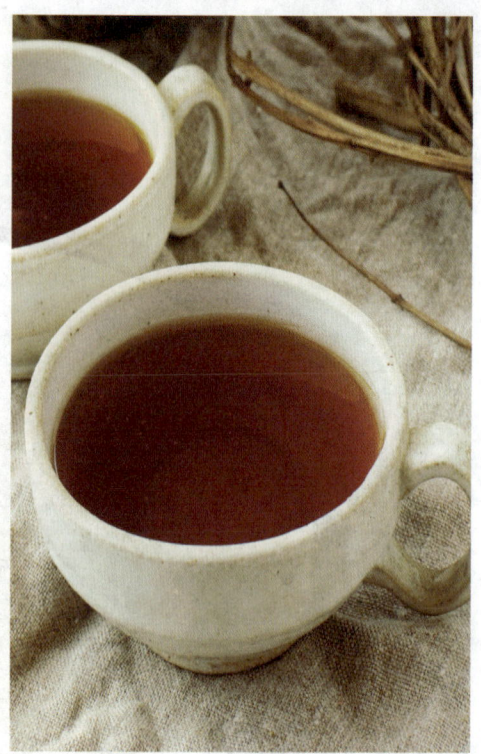

车前防己茶

适应证：体虚、醉酒

原料

 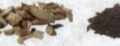

粉防己15克　车前子20克　川七10克　山茱萸10克　泽泻10克

做法 ①将车前子放入棉布袋，与其余诸药材用水过滤。②将诸药材放入茶杯中，倒入沸水，冲泡20分钟后饮用。

重点提示
1. 应酬时喝酒过度，饮用对醒酒有益。
2. 食欲不振、阴虚无湿热者不宜饮用。

茶效

◎车前子具有利水清热、明目祛痰的功效；粉防己具有利水消肿、祛风止痛的功效。此款茶饮具有消除水肿、缓解酸痛的作用。

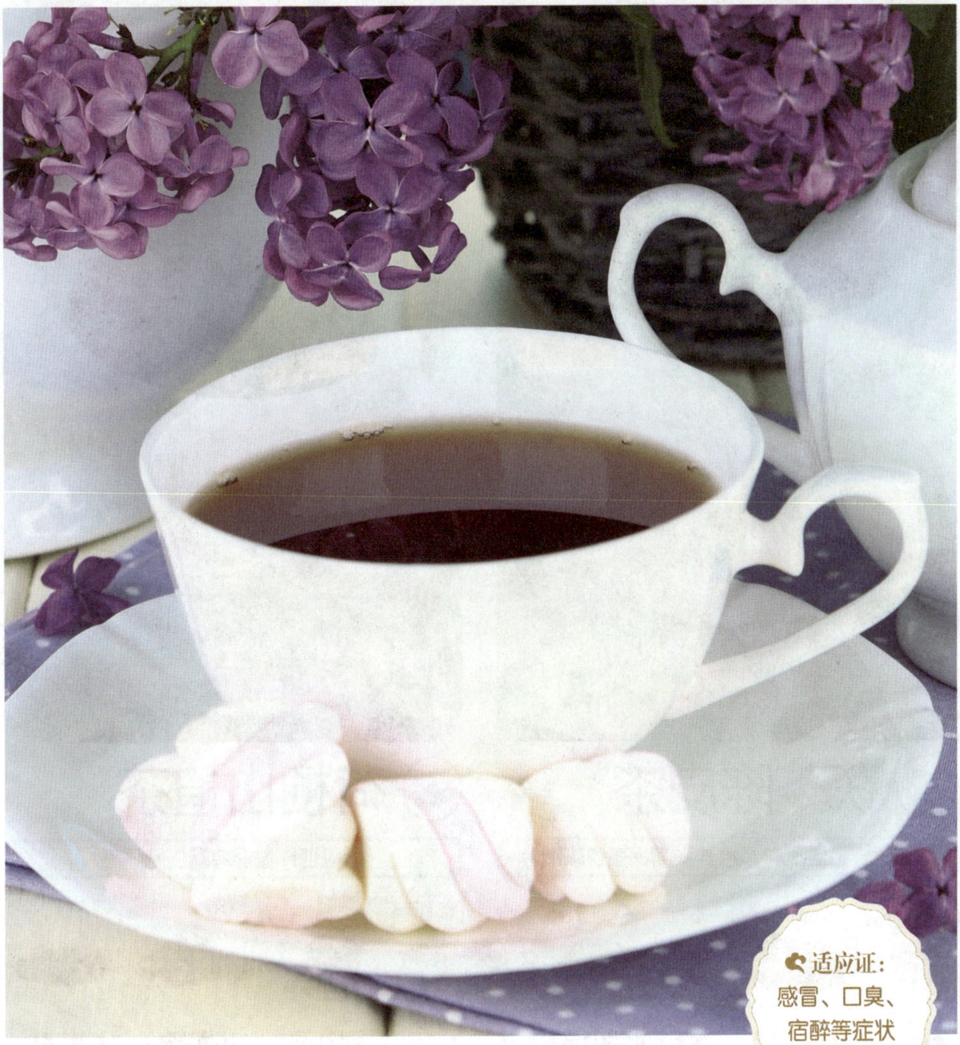

适应证：
感冒、口臭、宿醉等症状

紫罗兰迷迭茶

原料

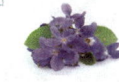 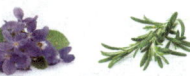

紫罗兰10克　　迷迭香10克 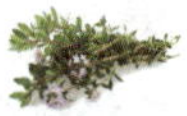　　百里香10克

做法 ①将所有芳香花草用水过滤。②将芳香花草用450毫升的热开水冲泡10~20分钟，将汤药倒出来过滤后，即可饮用。

重点提示

1. 男性常饮，提神效果甚佳。
2. 切勿过量饮用。

茶效

◎紫罗兰具有清热解毒、美白祛斑、清除异味的功效；迷迭香具有提神醒脑、收敛止痛的功效。此款茶饮具有清热止痛的作用。

下篇 健康茶方 ▶ 选对一杯好茶，品味甘美人生，为健康加分！

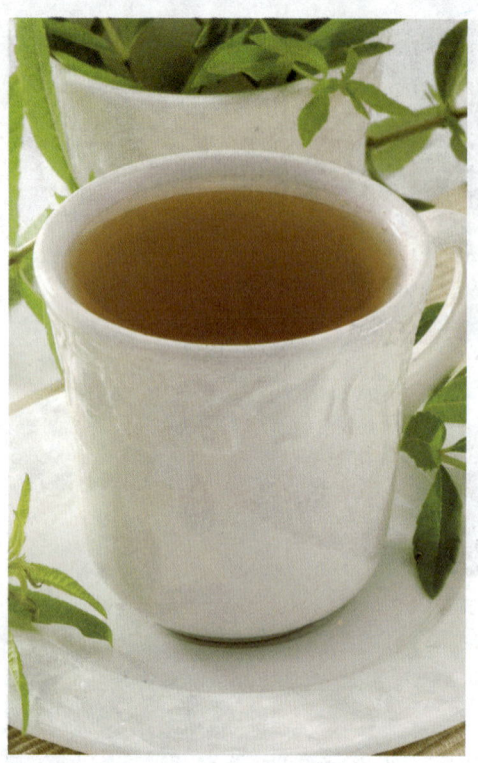

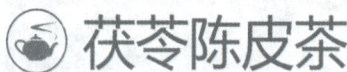 茯苓陈皮茶

适应证：小便不利、水肿胀满、痰饮咳嗽等

 原料

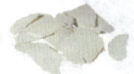
白茯苓30克

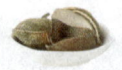
陈皮15克

做法 ①将白茯苓、陈皮制为粗末，一起放入茶壶中。②用沸水冲泡，取汁，即可饮用。

⚠ **重点提示**
1. 心神不宁时饮服，效果甚佳。
2. 虚寒精滑、气虚下陷者忌服。

茶效
◎白茯苓具有祛湿利水、健脾和胃、宁心安神的功效；陈皮具有理气健脾、祛湿化痰的功效。此款茶饮具有清热祛湿、和胃安神的功效。

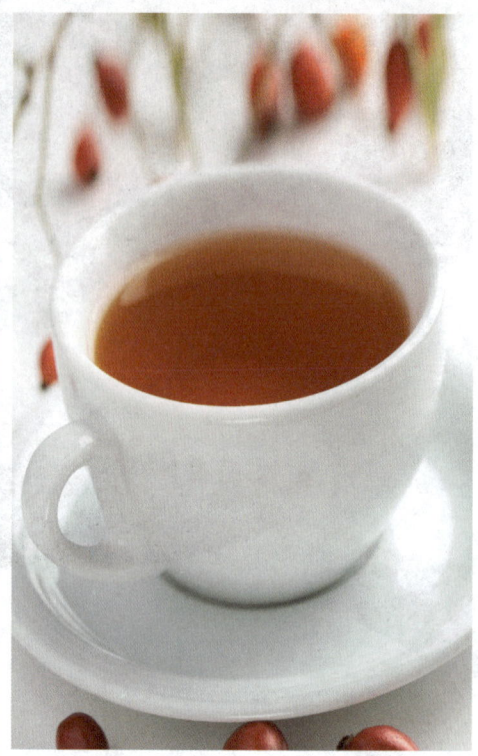

荷梗山楂茶

适应证：暑湿胸闷、肥胖等

原料

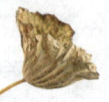
荷梗15克

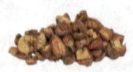
山楂15克

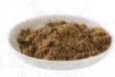
红糖10克

做法 ①将荷梗制为粗末，与山楂片、红糖一起放入保温杯中。②冲入沸水，加盖温浸30分钟，即可饮用。

⚠ **重点提示**
1. 男性常饮，效果甚佳。
2. 清热消食、胃酸过多者忌服。

茶效
◎荷梗具有清热消暑、理气祛湿、和胃安胎的功效；山楂具有消食化积、行气散瘀的功效。此款茶饮具有清热理气、和胃化积的作用。

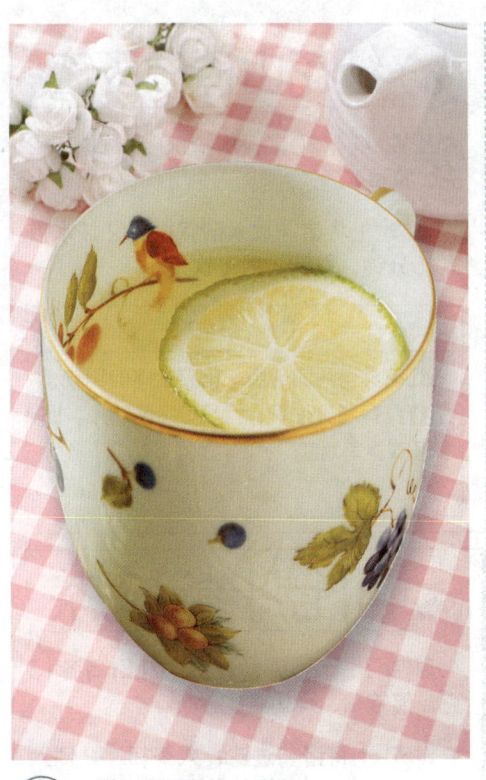

柠檬蜜茶

适应证：烦渴、高脂血症

原料

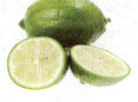 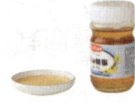

柠檬1个　　　　　蜂蜜1匙

做法 ①将柠檬洗净，榨出原汁。②把柠檬原汁与蜂蜜放入500毫升的温开水中，调匀即可。

⚠ 重点提示
1. 多渴多饮、高脂血症患者饮用较好。
2. 柠檬不宜搭配海鲜食用。

茶效

◎柠檬具有生津祛暑、化痰止咳、健脾消食之功效，可用于暑天烦渴、孕妇食少、胎动不安、高脂血症等症。此款茶可解热祛渴、降血脂。

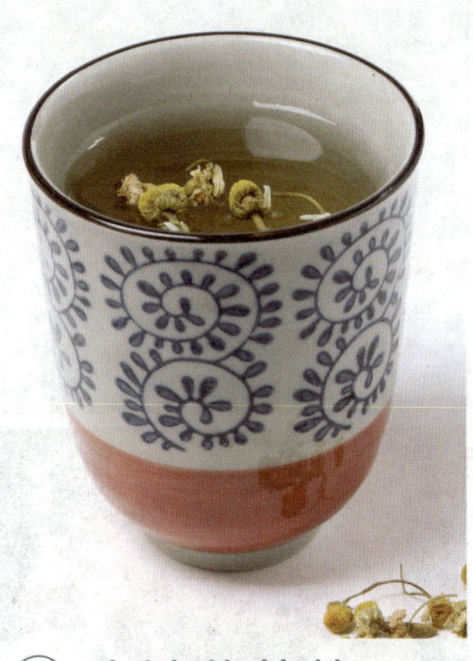

生地菊花茶

适应证：咽喉肿痛、头晕、吐血等症状

原料

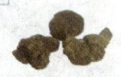 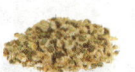 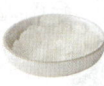

生地30克　　菊花12克　　冰糖10克

做法 ①将生地切细，与菊花、冰糖一起放入保温杯中。②冲入沸水，加盖温浸30分钟，即可饮用。

⚠ 重点提示
1. 应酬繁多，常饮有保健之功。
2. 脾虚湿滞、腹满便溏者忌服。

茶效

◎生地具有清热凉血、滋阴生津的功效；菊花具有散风、清热、明目、解毒的功效。此款茶饮具有清热解毒的作用。

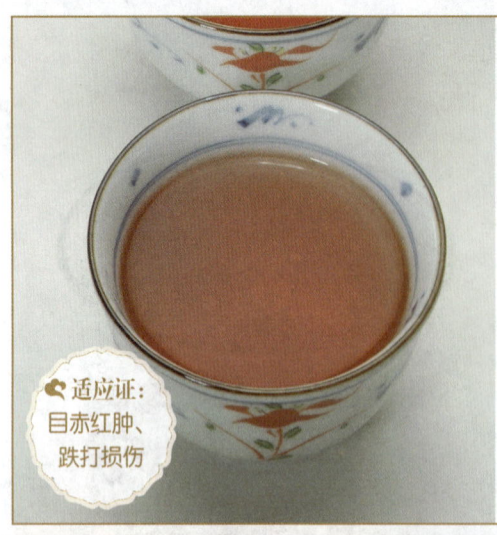

红花山楂橘皮饮

原料 红花10克，山楂50克，橘皮12克，黄芪12克

做法 ①将诸药放入砂锅中。②加水煎煮15分钟，取汁，即可饮用。

茶效

◎红花具有活血通经、化瘀止痛的功效；山楂具有消食化积、行气散瘀的功效。此款茶饮具有活血化瘀的作用。

适应证： 目赤红肿、跌打损伤

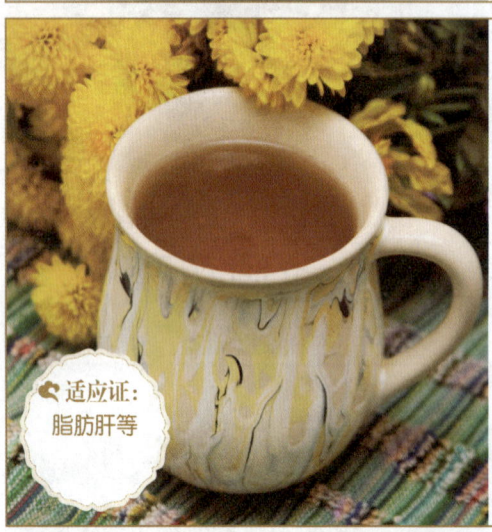

川七丹参泽泻茶

原料 川七20克，丹参、红田乌各15克，何首乌、泽泻各8克

做法 ①将诸药过滤，入茶杯。②倒入沸水，冲泡20分钟，过滤取汁饮用。

茶效

◎川七具有活血补血的功效；丹参具有活血化瘀、安神宁心、排脓止痛的功效。此款茶饮具有降低血糖、改善脂肪肝的良好作用。

适应证： 脂肪肝等

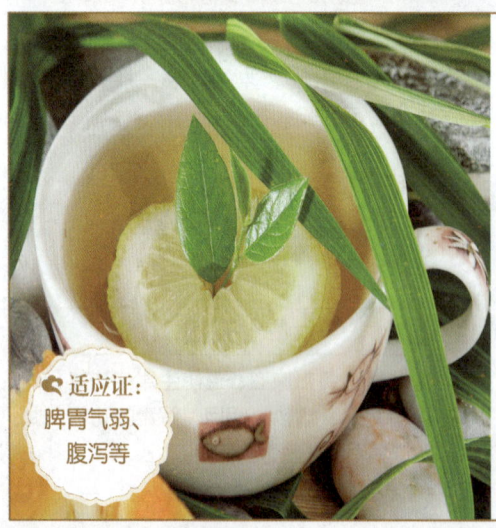

白术茶

原料 白术15克，柠檬1片

做法 ①将白术制为粗末，放入茶包中，与柠檬片一同放入茶壶中。②冲入沸水，加盖闷泡15分钟后即可。

茶效

◎白术具有健脾益气、燥湿利水、止汗安胎的功效。此款茶饮具有清热补脾的良好作用。

适应证： 脾胃气弱、腹泻等

芹荷茶

原料 芹菜根50克，荷叶30克

做法 ①将上述材料放入锅内。②往锅中加水，煎煮10~15分钟后，取汁，即可饮用。

茶效

◎芹菜根具有清热、利尿、降血压的功效；荷叶具有清热解毒、凉血止血的功效。此款茶饮具有清热凉血、降压利尿的作用。

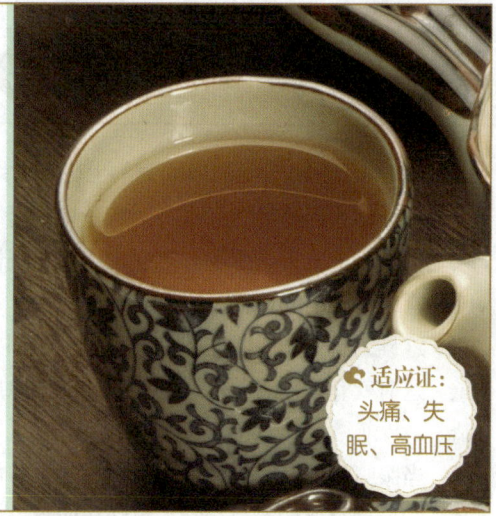

适应证： 头痛、失眠、高血压

郁金枸杞茶

原料 郁金15克，枸杞30克，川七19克，白鹤灵芝、东洋参、牡丹皮各11克

做法 ①将诸药过滤。②用450毫升热开水冲泡10~20分钟后滤汁即可饮用。

茶效

◎郁金具有疏肝解郁、清心开窍的功效；枸杞具有补肾润肺、养肝明目的功效。此款茶饮具有清热养肝的作用。

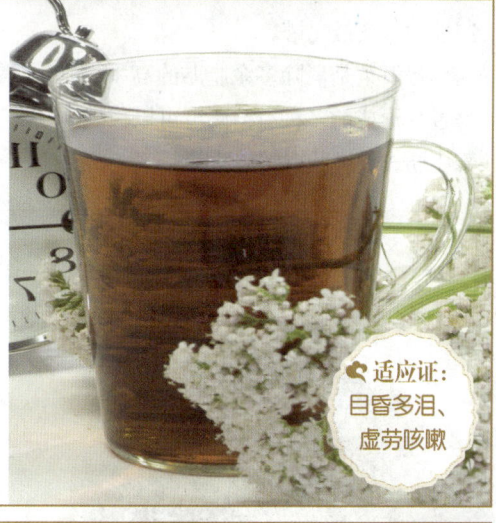

适应证： 目昏多泪、虚劳咳嗽

龙井菊花茶

原料 菊花10克，金线莲、龙井茶各5克

做法 ①将上述3味用水过滤。②将龙井茶、金线莲、菊花用热开水冲泡10分钟后，去渣取汁即可饮用。

茶效

◎菊花具有散风、清热、明目、解毒的功效；金线莲具有清热凉血、祛风利湿的功效。此款茶饮具有清热散风的作用。

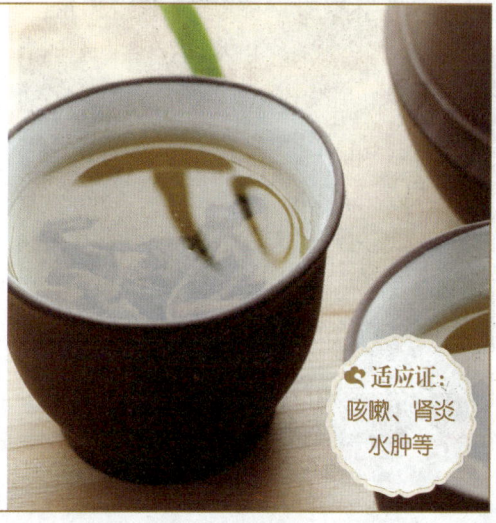

适应证： 咳嗽、肾炎水肿等

上班族茶饮

最适合日出而作、日落而息的上班族饮用的茶是花茶、绿茶、枸杞茶、普洱茶。

上班族大部分为"久坐"一族。"久坐"者面临压力就常常表现出烦躁易怒,心火上炎,肝火上升,引起心态变化。而花茶性微凉,味甘,入肺、肾经,有平肝理气、润肺养颜之功效。

这族人需要好眼力,但用眼过度长此以往,眼睛却很疲惫。这时就宜饮用绿茶。绿茶性凉,能祛除肝火,进而养护眼睛。

当眼睛疲劳时,可掂枸杞而绿茶泡之,能清心养眼。枸杞是一味口碑很好的补血药材,可降压明目。但枸杞易上火,与凉性的绿茶最配搭。

普洱茶是消除多余脂肪的高手,其中含有大量茶多酚、叶绿素、维生素C等,发酵过程形成的多种有益菌群可以减少小肠对三酰甘油和糖的吸收,提高酵素分解腰腹部脂肪,促进肠胃蠕动功能。

杂锦果茶

适应证:消化不良、失眠健忘、神经衰弱等

原料

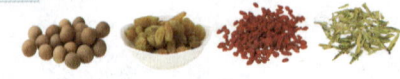

桂圆肉5克　葡萄干3克　枸杞3克　绿茶3克

做法 ①将上述材料一起放入茶杯中,再往茶杯中倒入开水,冲泡。②加盖泡3分钟,即可饮用。

重点提示
1. 孕妇平日常饮,效果颇佳。
2. 痰多火盛、大便滑泻、慢性胃炎者忌服。

茶效
◎桂圆肉具有养血宁神、健脾止泻、利尿消肿的功效;葡萄干具有滋补肝肾、生津除烦的功效。此款茶饮具有健脑养神、养血除烦的作用。

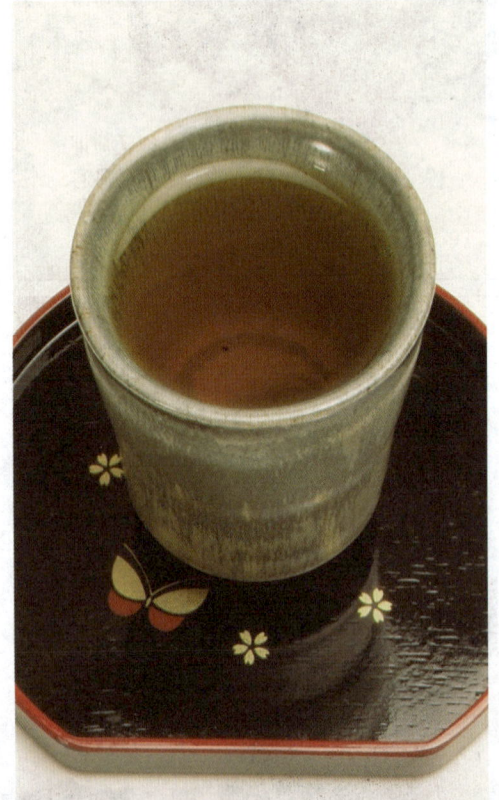

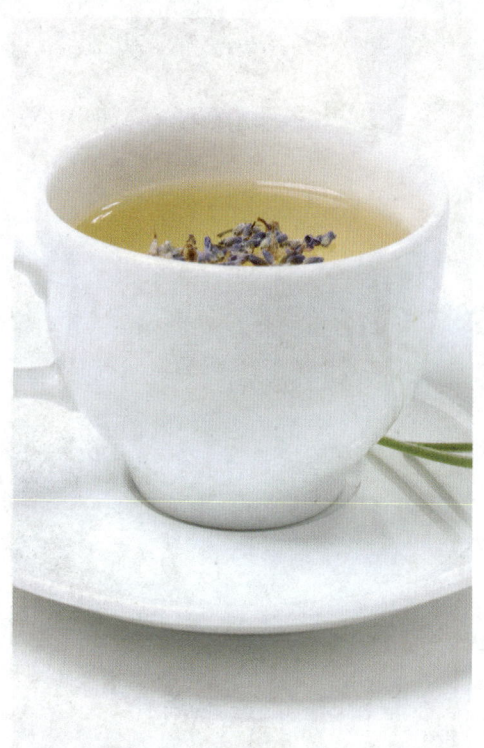
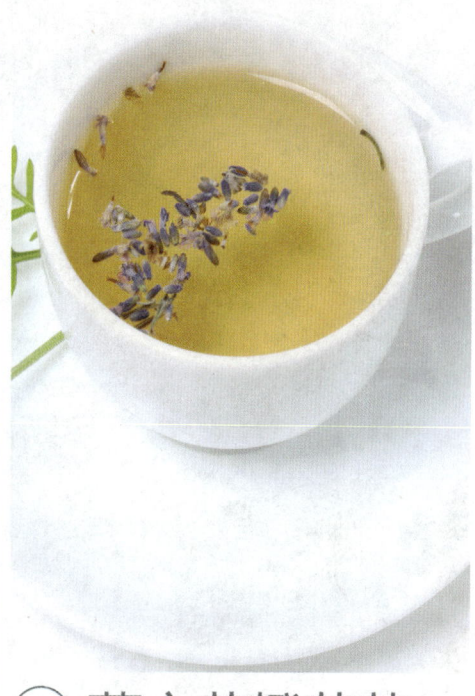

薰衣茉莉茶

适应证：心烦不安、失眠

原料

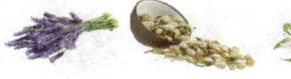

薰衣草10克　茉莉花15克　洋甘菊8克

做法

①将薰衣草、茉莉花、洋甘菊放入棉布袋，并用水过滤。②将棉布袋放入茶杯中，倒入开水冲泡20分钟后饮用。

⚠ 重点提示

1. 因加班劳累导致失眠时饮用，效果颇佳。
2. 孕妇不宜饮用。

🍵 茶效

◎薰衣草具有舒缓压力、松弛神经、改善睡眠的功效；茉莉花具有理气解郁的功效。此款茶饮具有清热除烦、润肺助眠的作用。

薰衣草橙花茶

适应证：精神过度紧张

原料

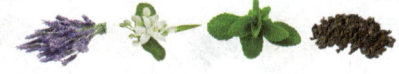

薰衣草10克　橙花10克　甜菊叶4克　乌龙茶5克

做法

①将花草放入棉布袋，再放入茶杯中。②将乌龙茶放入茶杯中。③倒入沸水，冲泡10分钟，拿掉棉布袋后饮用。

⚠ 重点提示

1. 压力大、精神紧张时饮用，效果颇佳。
2. 如需注意力集中时，不宜饮用。

🍵 茶效

◎薰衣草具有舒缓压力、松弛神经、改善睡眠的功效；橙花具有镇静解郁、舒缓压力的功效。此款茶饮具有放松身心、预防痉挛的作用。

下篇 健康茶方 ▶ 选对一杯好茶，品味甘美人生，为健康加分！

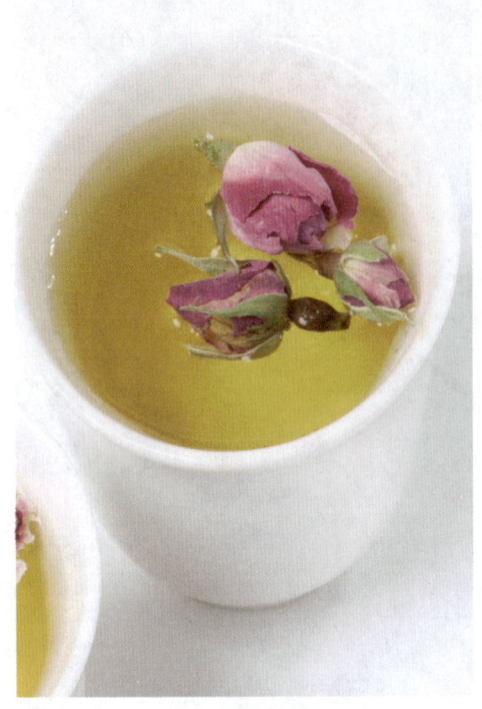

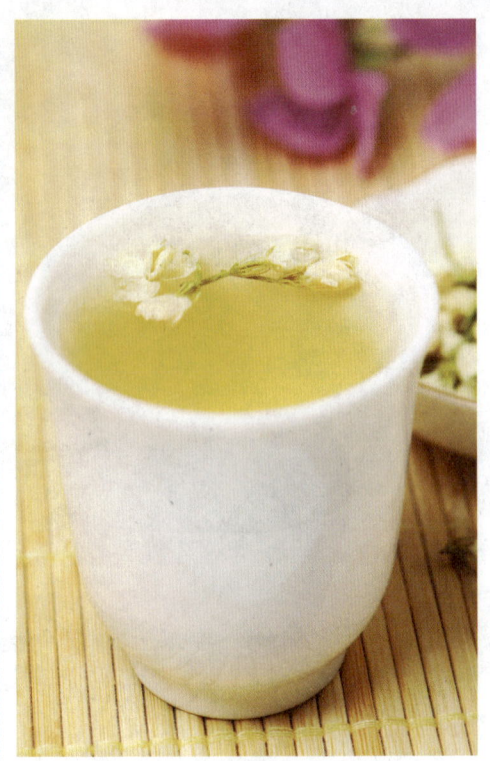

玫瑰薰衣茶

适应证：疲劳、失眠

原料

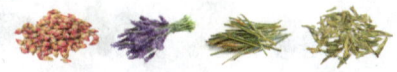

玫瑰花15克　薰衣草10克　柠檬草8克　绿茶5克

做法 ①将玫瑰花、薰衣草、柠檬草放入棉布袋，再放入茶杯中。②将绿茶放入茶杯中，倒入沸水，冲泡20分钟后饮用。

⚠ 重点提示
1. 工作过度紧张而疲乏时饮，效果颇佳。
2. 阴虚火旺者不宜饮用。

茶效

◎玫瑰花具有理气解郁、和血散瘀等功效；薰衣草具有舒缓压力、松弛神经、改善睡眠的功效。此款茶饮具有安神助眠、缓解忧郁的作用。

茉莉醒脑茶

适应证：健忘、注意力不集中

原料

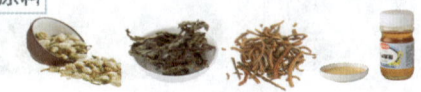

茉莉花15克　薄荷10克　肉桂8克　蜂蜜适量

做法 ①将茉莉花、薄荷、肉桂用水过滤，放入茶杯中。②倒入沸水，冲泡20分钟，加蜂蜜调味饮用。

⚠ 重点提示
1. 疲乏健忘时饮用，效果颇佳。
2. 肺虚咳嗽、阴虚发热者不宜饮用。

茶效

◎茉莉花具有理气解郁的功效；薄荷具有疏风散热、辟秽解毒的功效。此款茶饮具有消除疲劳、清新解郁、提神醒脑的作用。

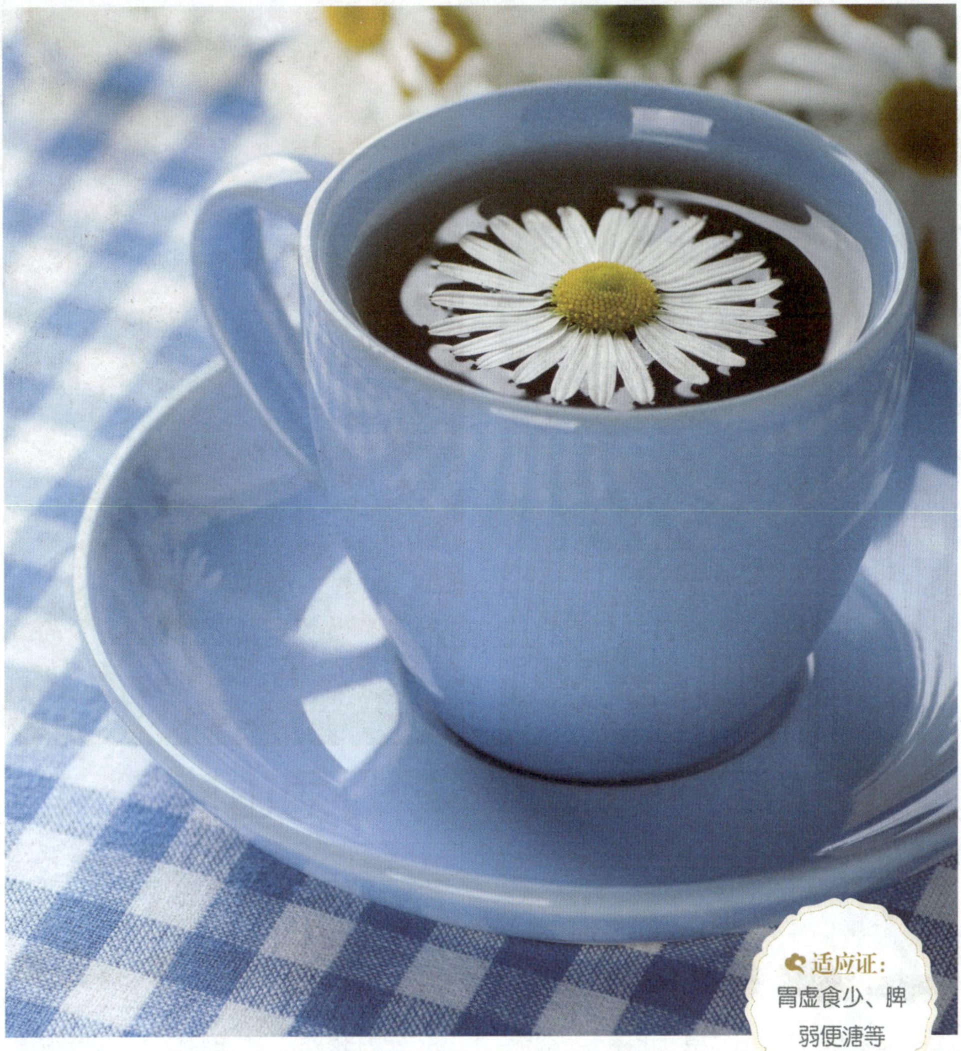

> 适应证：
> 胃虚食少、脾弱便溏等

🫖 红枣菊花绿茶

🔖 原料

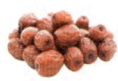
红枣20克

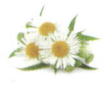
洋甘菊10克

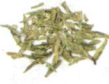
绿茶5克

🔖 做法 ①红枣去核洗净。②将红枣、洋甘菊、绿茶一起放入杯中，再往杯中倒入开水冲泡，并加盖泡15分钟，即可饮用。

❗ 重点提示

1. 长期食欲不振饮用此茶，效果甚佳。
2. 龋齿疼痛、腹部胀满、便秘、消化不良、咳嗽、糖尿病患者忌服。

🍵 茶效

◎红枣具有补脾和胃、益气生津、调卫解毒的功效；洋甘菊具有散风明目、清热解毒的功效。此款茶饮具有滋润五脏、清热散风的良好作用。

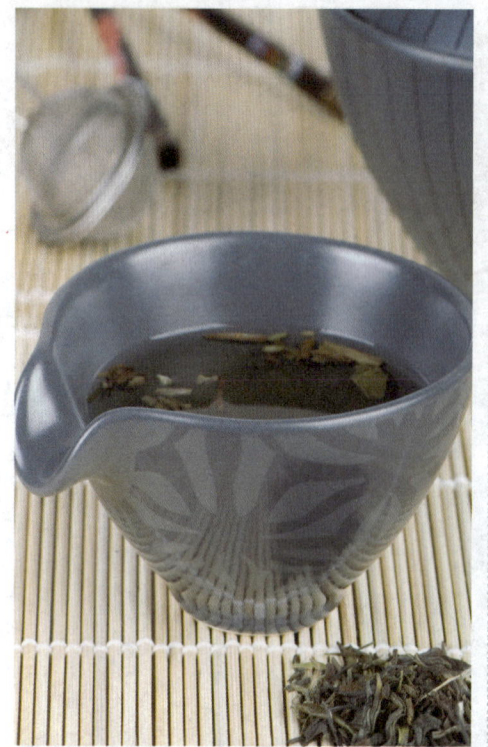

夏枯草枸杞茶

适应证： 用眼过度、辐射

原料

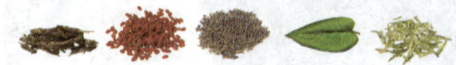

夏枯草12克　枸杞12克　决明子12克　川七8克　绿茶3克

做法 ①将诸药材用水过滤，放入茶杯中。②倒入沸水，加盖闷泡10分钟，过滤取汁饮用。

! 重点提示

久坐电脑前，皮肤干燥、眼睛疲劳时饮用，效果颇佳。但脾胃虚弱者不宜饮用。

茶效

◎夏枯草具有清肝散结的功效；枸杞具有滋肾润肺、补肝明目的功效。此款茶饮具有养肝滋补、美容抗老的作用。

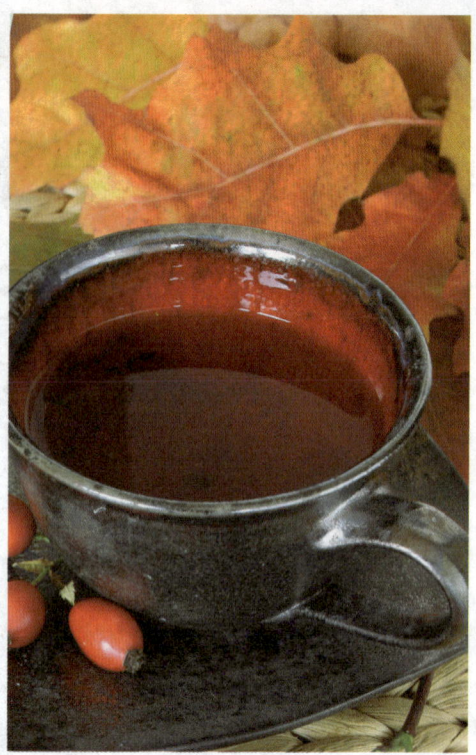

丹菊山楂茶

适应证： 头痛、头晕、眼酸等症状

原料

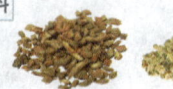 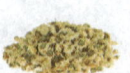 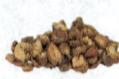

丹参9克　　　菊花6克　　　山楂9克

做法 ①将丹参、山楂切薄片。②将三者用沸水冲泡，取汁，即可饮用。

! 重点提示

1. 久坐电脑前，容易头晕目眩，常饮此茶，效果甚佳。
2. 出血不停者忌服。

茶效

◎丹参具有活血化瘀、安神宁心、排脓止痛的功效；菊花具有散风明目、清热解毒的功效。此款茶饮具有活血散风、养心除烦的良好作用。

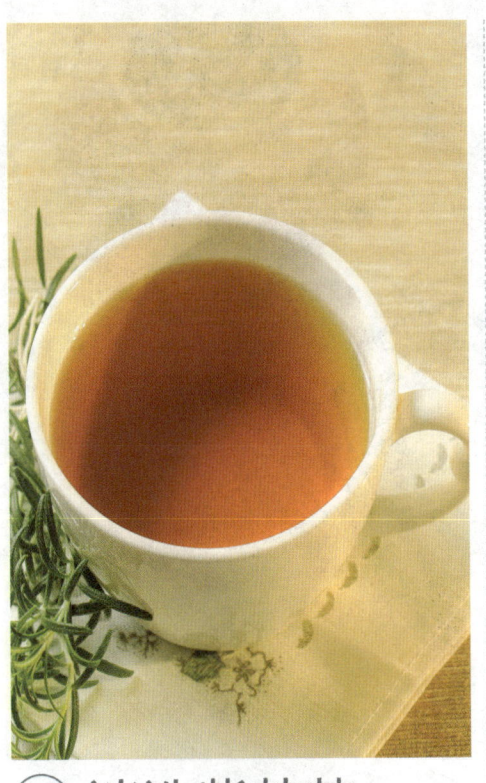

🫖 迷迭紫苏茶

适应证：压力大、失眠

原料

迷迭香12克　紫苏10克　西洋参10克　包种茶8克

做法 ①将迷迭香、紫苏放入棉布袋，并用水过滤。②将棉布袋和其余诸药材放入茶杯中。③倒入沸水，冲泡20分钟后饮用。

⚠ 重点提示
1. 因工作压力大时饮用，提神醒脑效果颇佳。
2. 风热感冒、高热气弱者不宜饮用。

🍵 茶效

◎迷迭香具有消胀祛痛、增强记忆力的功效；紫苏具有解表、散寒、理气的功效。此款茶饮具有镇静安神、止咳助眠的作用。

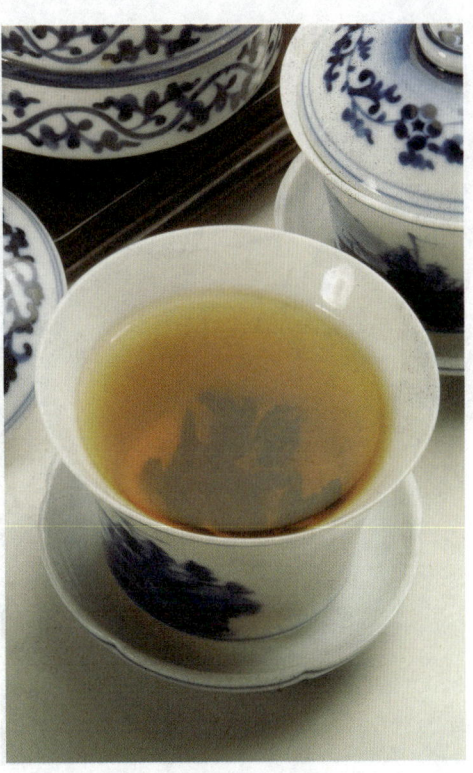

🫖 普洱提神茶

适应证：目涩、脾胃虚弱、失眠等症状

原料

普洱茶10克　　　莲子3颗

做法 ①莲子洗净、沥干，与普洱茶一起放入壶中，先以70毫升热开水冲去杂质。②续入热开水，约2分钟即饮。

⚠ 重点提示
1. 适当饮用此茶，可消除疲劳，改善身心。
2. 中满痞胀、大便燥结者忌服。

🍵 茶效

◎莲子具有养心醒脾、补脾止泻、安神明目、健脾补胃的功效。此款茶饮具有养心润肺、滋补身心、补脾明目的作用。

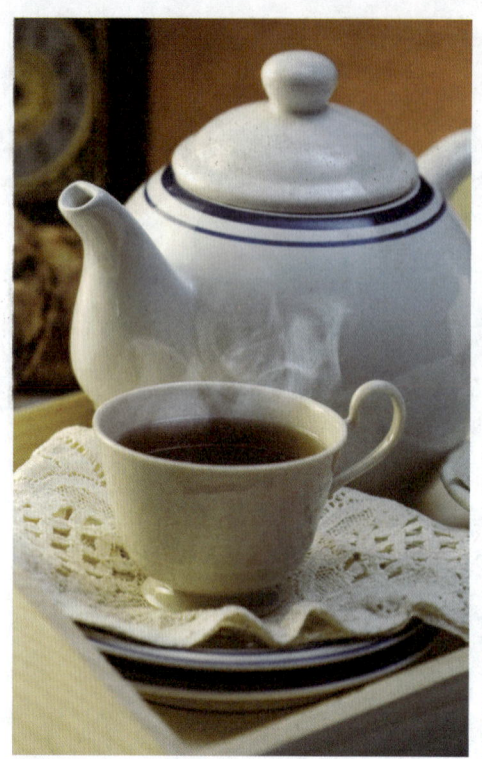

浮小麦洋参茶

适应证： 失眠、心烦

原料

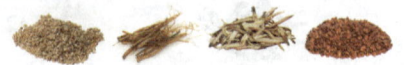

浮小麦20克　东洋参10克　甘草8克　酸枣仁10克

做法 ①将东洋参、甘草过滤，酸枣仁炒透敲碎。②将浮小麦、甘草、酸枣仁包好再入茶杯。③倒入沸水冲泡20分钟，再放入东洋参浸泡5分钟后饮用。

重点提示

无汗而烦躁、出虚汗者不宜饮用。

茶效

◎浮小麦具有止汗、镇静、止泻的功效；东洋参具有疏风散热、宣肺透疹、解毒利咽等功效。此款茶饮具有养心安神、舒缓情绪的作用。

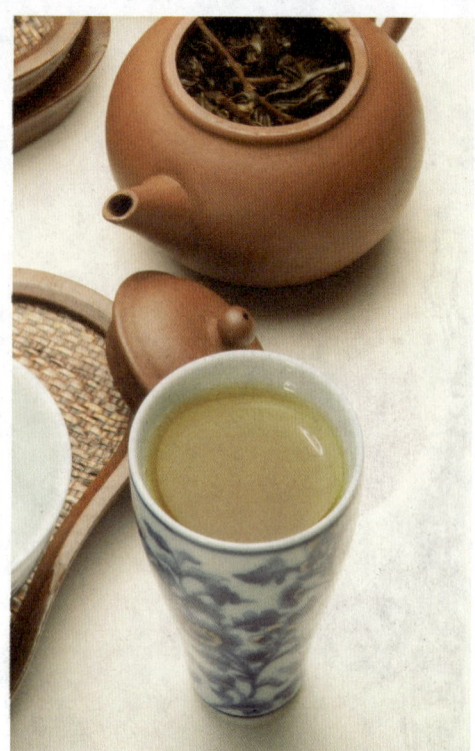

花旗参蜂蜜绿茶

适应证： 咽干口渴、虚热烦倦等症状

原料

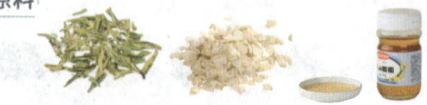

绿茶3克　　花旗参3克　　蜂蜜适量

做法 ①将绿茶、花旗参一同放杯中。②用开水冲泡，加盖稍候片刻，待茶水稍凉调入蜂蜜即可饮用。

重点提示

1. 平日小饮，能调理身心，对上班族人群有益。
2. 体虚胃寒、风寒咳嗽、消化不良者忌服。

茶效

◎花旗参具有滋阴润肺、清热降火、生津止渴的功效。此款茶饮具有清热解毒、消暑除烦的作用。

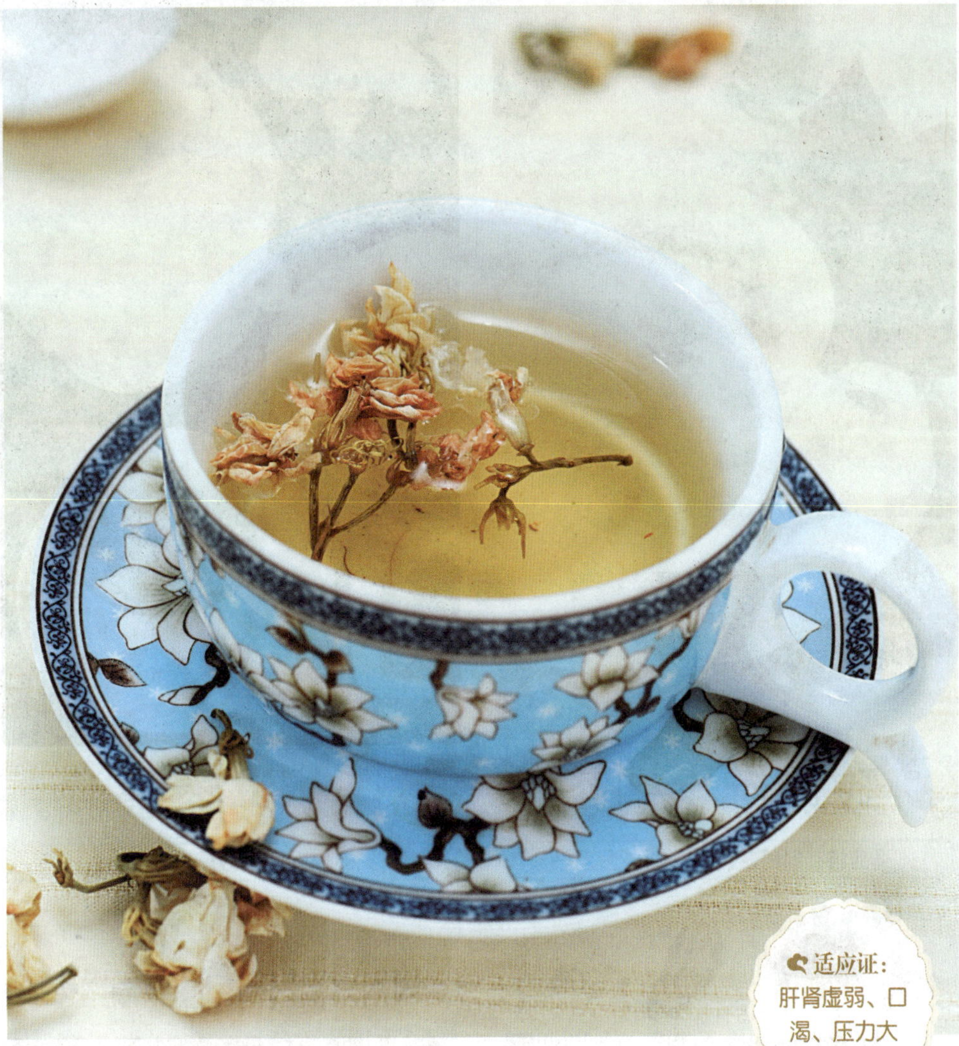

清香安神茶

适应证： 肝肾虚弱、口渴、压力大

原料

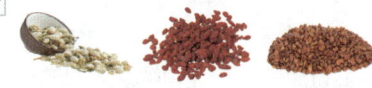

茉莉5克　　枸杞10克　　生、熟酸枣仁各6克

做法 ①先将生、熟枣仁压碎，装入纱布袋中备用。②将纱布袋、茉莉、枸杞放入杯中，用热水冲泡。③约10分钟后过滤取汁，即可饮用。

重点提示

1. 压力大时饮，对疏肝解郁颇有良效。
2. 脾胃有湿及泄泻者忌服。

茶效

◎茉莉具有理气和中、抗菌消炎的功效；枸杞具有养肝护肾、润肺降压的功效。此款茶饮具有安神宁心、清热舒郁的作用。

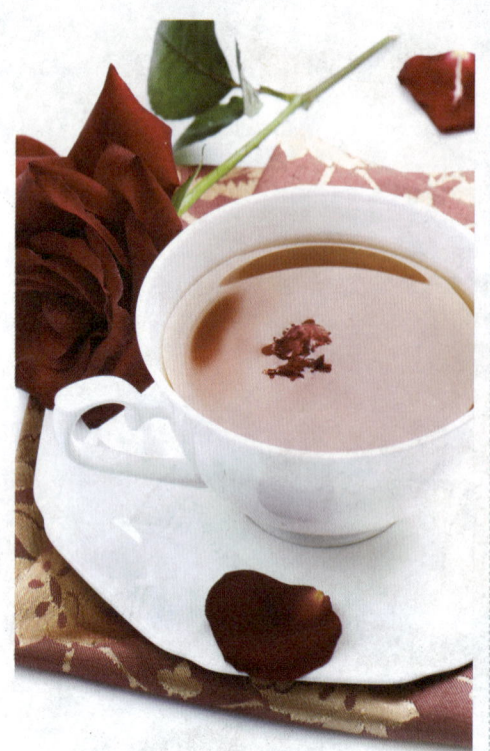
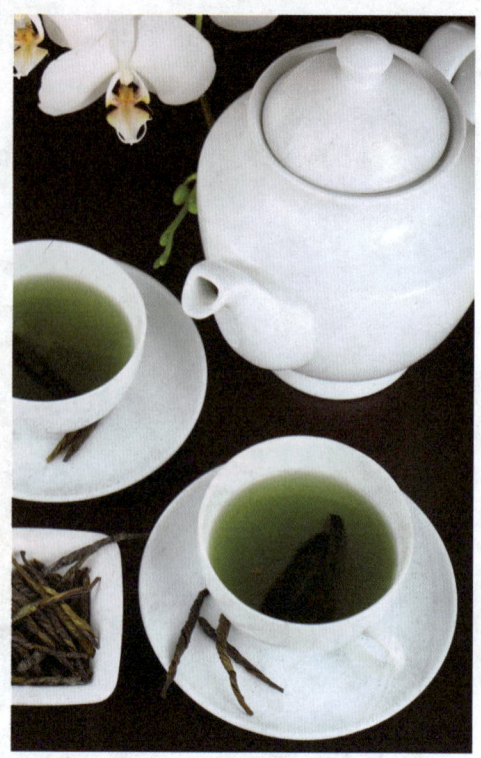

玫瑰佛手柑茶

适应证：抑郁症、头晕胸闷等症状

原料

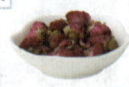 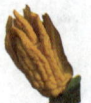 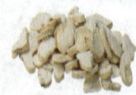

玫瑰花15克　佛手柑11克　浙贝母11克

做法 ①将上述材料用水过滤。②将上述所有药材用热开水冲泡10～20分钟后滤汁即可饮用。

! 重点提示
1. 压力大时饮，对疏肝解郁颇有良效。
2. 勿与动物肝脏、螃蟹同食。

茶效
◎玫瑰花具有理气解郁、和血散瘀的功效；佛手柑具有舒肝解郁、理气和中、化痰止咳的功效。此款茶饮具有活血和中、理气解郁的作用。

柴胡洋参茶

适应证：疲劳、压力大

原料

柴胡6克　西洋参6克　丹参3克　乌龙茶3克　食醋少许

做法 ①将柴胡、西洋参、丹参分别研粉，放入茶杯中。②将乌龙茶、食醋放入茶杯中。③倒入沸水，冲泡10分钟后饮用。

! 重点提示
1. 上班族常饮，提神解乏效果颇佳。
2. 体质虚寒、风寒咳嗽者不宜饮用。

茶效
◎柴胡具有和解表里、疏肝、升阳等功效；西洋参具有益肺阴、清虚火、生津止渴等功效。此款茶饮具有增强免疫力、抗压解郁的作用。

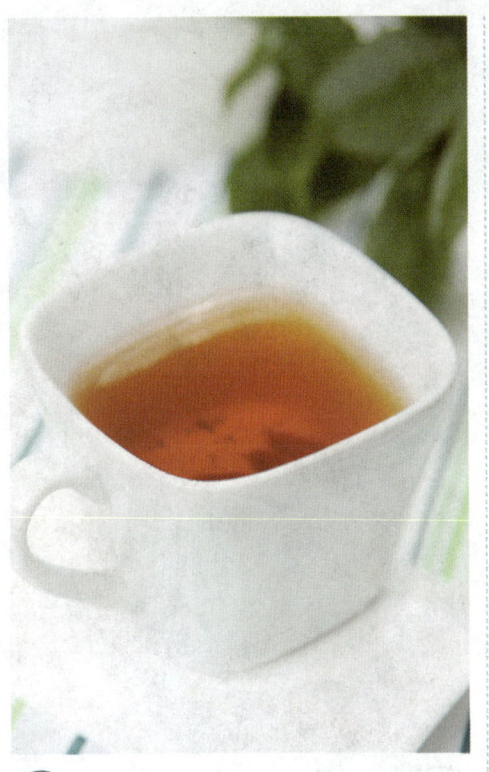
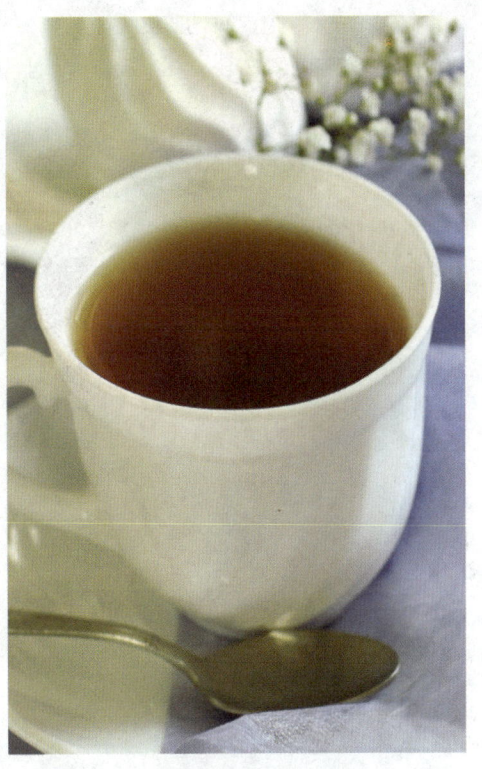

牛蒡子清热祛脂茶

适应证：咳嗽、咽喉肿痛、压力大等症状

原料

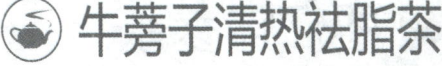

牛蒡子10克　　枸杞5克　　绿茶20毫升

做法

①枸杞洗净后与牛蒡子一起放入锅中，加500毫升水用小火煮至沸腾。②倒入杯中后，再加入绿茶汁搅匀即可饮用。

! 重点提示

1. 久坐电脑前，常饮有益。
2. 大便溏泻、出痘疹、气血虚弱者忌服。

茶效

◎牛蒡子具有疏散风热、润肺透疹、消肿解毒的功效；枸杞具有滋肾润肺、补肝明目的功效。此款茶饮具有清热消肿的作用。

菖蒲苁蓉茶

适应证：耳鸣、头痛

原料

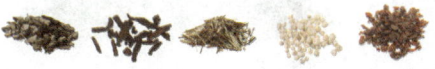

石菖蒲15克　肉苁蓉15克　柴胡10克　半夏10克　山茱萸10克

做法

①将诸药材用水过滤，放入砂锅中。②加4碗水，用大火煮开，转小火续煮30分钟，过滤取汁饮用。

! 重点提示

1. 久用耳机致头晕耳鸣时，常饮有益。
2. 胃弱便溏、实热便秘者不宜饮用。

茶效

◎石菖蒲具有开窍醒神、化湿和胃、宁神益志的功效；肉苁蓉具有补肾阳、益精血、润肠通便的功效。此款茶饮具有缓解头痛、改善耳鸣的作用。

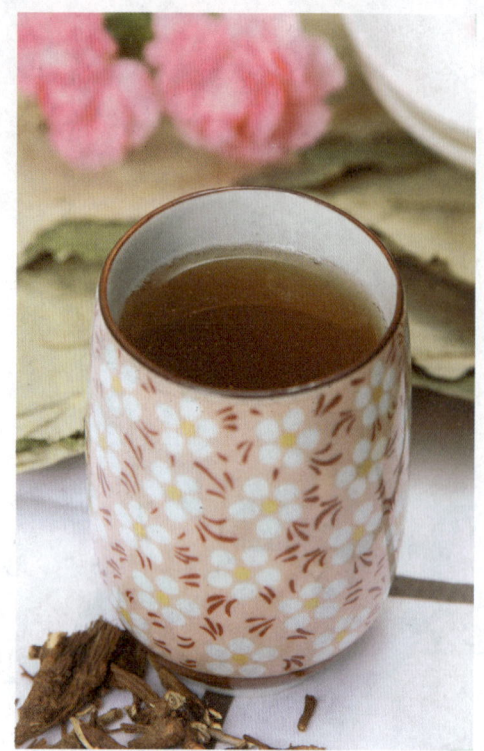
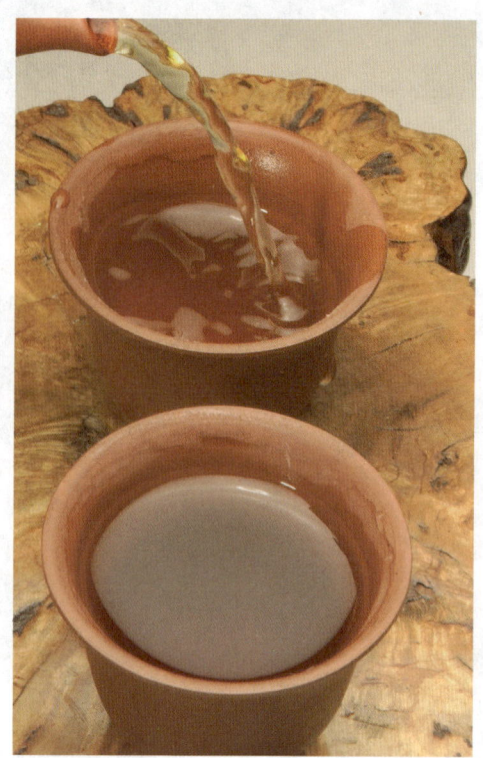

柴胡绿茶

适应证：流感、头晕目眩

原料

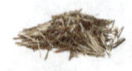
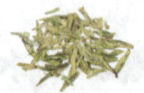

柴胡3克　　　绿茶2克

做法 ①将以上材料一起放入茶壶中。②往壶中倒入适量开水冲泡3分钟后，将茶汤倒入杯中即可饮用。

⚠ 重点提示
1. 流感患者常饮此茶可尽早恢复健康。
2. 凡阴虚所致的咳嗽、潮热不宜用柴胡。

🍵 茶效

◎柴胡有和解表里、疏肝、升阳等功效。现代医学证明，柴胡对流感病毒有强烈的抑制作用。柴胡还可以治疗头晕目眩。此茶能解热镇痛、镇静降压。

枣仁洋参茶

适应证：失眠、精神不济等

原料

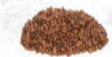

酸枣仁6克　西洋参6克　浮小麦3克　食醋少许

做法 ①将酸枣仁、西洋参、浮小麦分别研粉，放入茶杯中。②将食醋倒入茶杯，倒入沸水冲泡10分钟后饮用。

⚠ 重点提示
1. 因心烦而失眠时饮用，效果颇佳。
2. 实邪郁火、有滑泄症者不宜饮用。

🍵 茶效

◎酸枣仁具有养肝、宁心安神、敛汗的功效；西洋参具有补气生津、清热除烦、养阴润肺的功效。此款茶饮具有清热除烦、润肺助眠的作用。

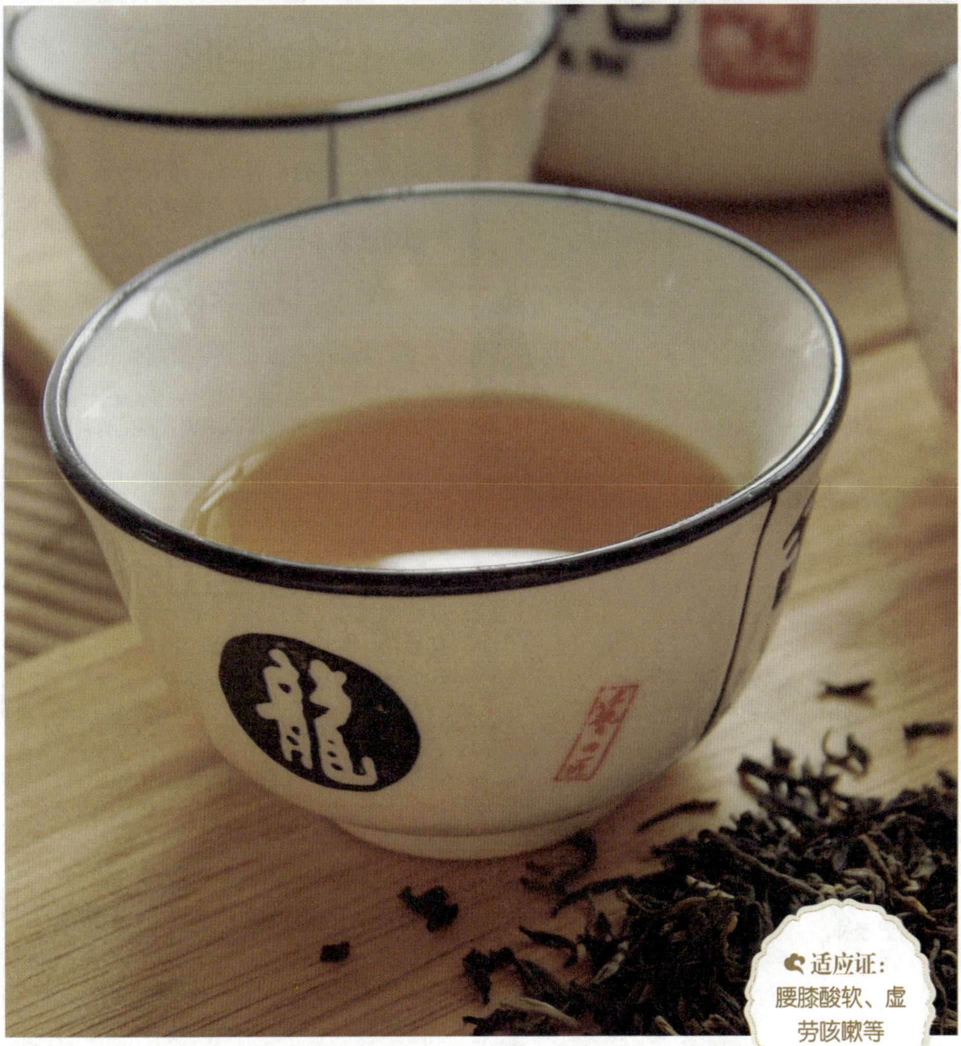

菊花枸杞红茶

适应证： 腰膝酸软、虚劳咳嗽等

原料

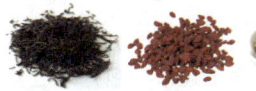

红茶1克　枸杞10克 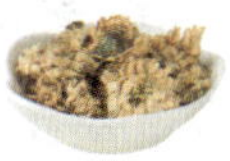　白菊花10克

做法

①将红茶、枸杞、白菊花备好，一起放入茶壶中。②往茶壶中冲入沸水，加盖，闷泡10分钟后即可饮用。

！重点提示

1. 久坐不动，常饮此茶，能治疗各种亚健康疾病。
2. 外邪实热、脾虚泄泻者忌服。

茶效

◎枸杞具有补肾润肺、养肝明目的功效；白菊花具有平肝明目的功效。此款茶饮具有滋润五脏、明目养神的作用。

杏仁润肠茶

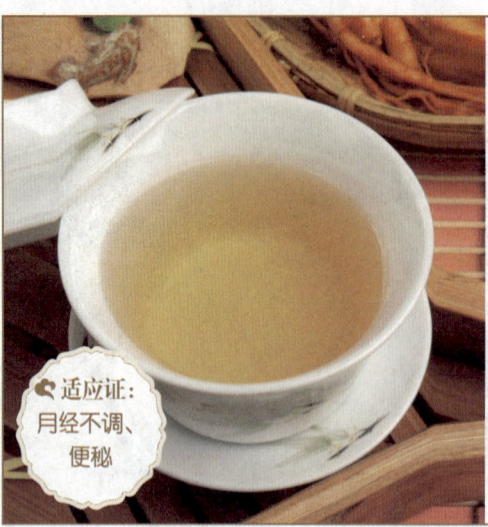

原料 杏仁2克，人参须6克，当归6克

做法 ①将杏仁弄碎，与人参须、当归一同放入壶中。②倒入沸水冲泡，5分钟后即可滤取茶汁饮用。

茶效
○杏仁具有祛痰止咳、平喘润肠的功效；当归具有补血活血、调经止痛、润燥滑肠的功效。此款茶饮具有降火润燥的作用。

适应证： 月经不调、便秘

枸杞淮山茶

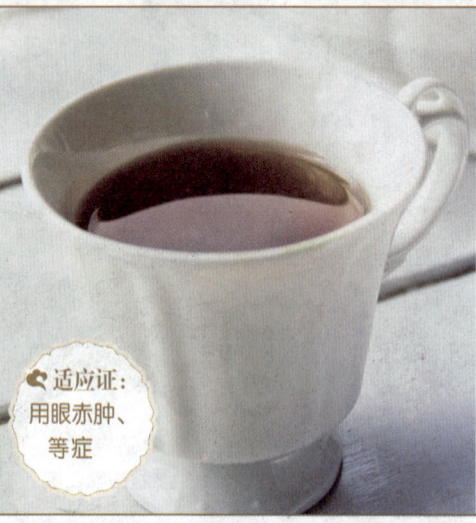

原料 枸杞10克，淮山10克，生地5克，牡丹皮5克，鹿茸胶3克

做法 ①将诸药过滤，入茶杯。②倒入沸水，冲泡15分钟，过滤取汁饮用。

茶效
○枸杞具有滋肾润肺、补肝明目的功效；淮山具有补脾养胃、生津益肺、补肾涩精等功效。此款茶饮具有补血护眼、帮助消化的作用。

适应证： 用眼赤肿、等症

甘菊洋参茶

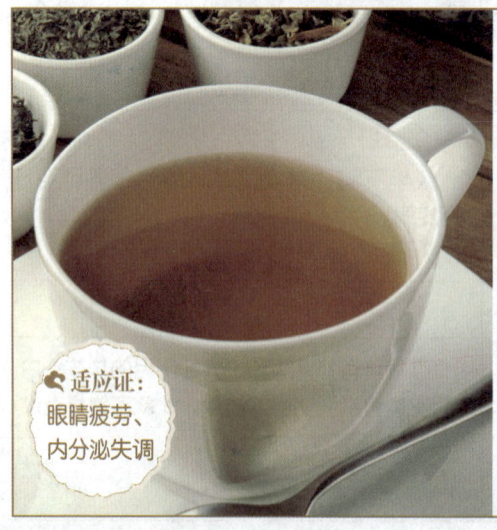

原料 洋甘菊10克，西洋参10克，菊花10克，香椿8克，枸杞15克，乌龙茶8克

做法 ①将上述茶材包好，过滤。②倒入沸水冲泡20分钟，过滤后饮用。

茶效
○洋甘菊具有养颜美容、调节内分泌失调的功效；西洋参有益肺阴、清虚火、生津止渴等功效。此款茶饮具有改善近视、消除眼睛疲劳的作用。

适应证： 眼睛疲劳、内分泌失调

玫瑰奶茶

原料 红茶、玫瑰花各5克，牛奶100毫升

做法 ①将红茶加沸水，5分钟后滤取茶汤。②将玫瑰花加到茶汤中，再泡5分钟，调入牛奶，即可饮用。

茶效

◎红茶具有助消化、增食欲、利尿消肿的功效；玫瑰花苞具有理气解郁、和血散瘀的功效。此款茶饮具有理气解郁、消食润脏的作用。

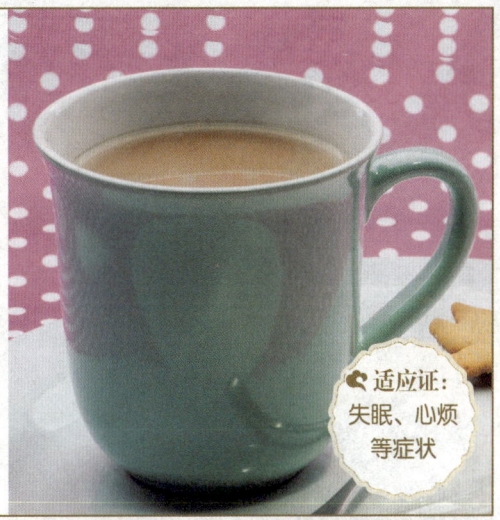

适应证： 失眠、心烦等症状

玫瑰百里香茶

原料 玫瑰5朵，柠檬百里香1枝，混合果粒茶1匙，50毫升开水及冷开水各两份

做法 ①混合果粒茶泡茶，待凉制冰块。②余料泡茶，配果粒茶块食用。

茶效

◎玫瑰花苞具有理气解郁、和血散瘀的功效；柠檬百里香具有祛痰止咳、助消化的功效。此款茶饮具有宁心养颜的作用。

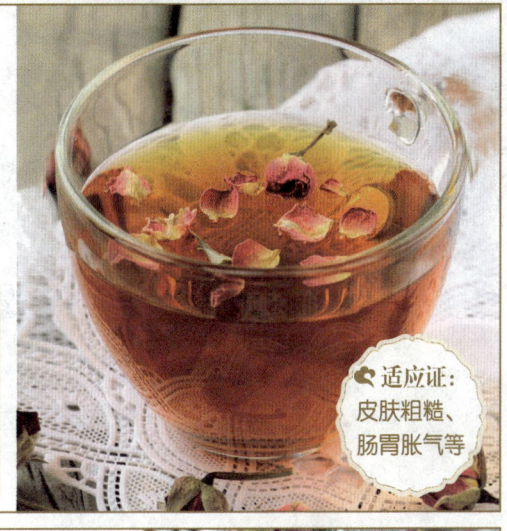

适应证： 皮肤粗糙、肠胃胀气等

玫瑰红花茶

原料 玫瑰花12克，红花、鹿茸胶各5克

做法 ①将玫瑰花包好，过滤。②用450毫升热开水冲泡茶材10分钟，取汁饮用。

茶效

◎玫瑰花具有理气解郁、和血散瘀的功效；红花具有活血通经、化瘀止痛的功效。此款茶饮具有理气活血、安眠的作用。

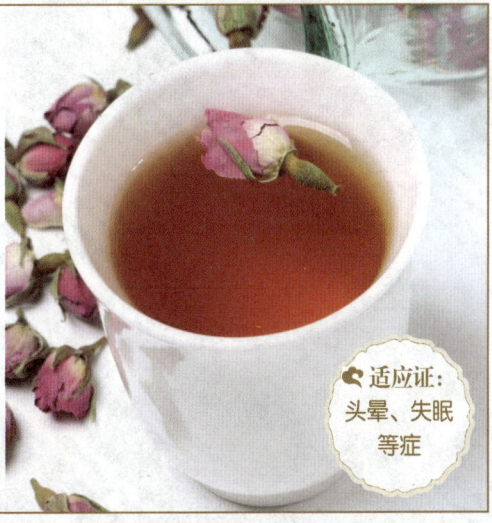

适应证： 头晕、失眠等症

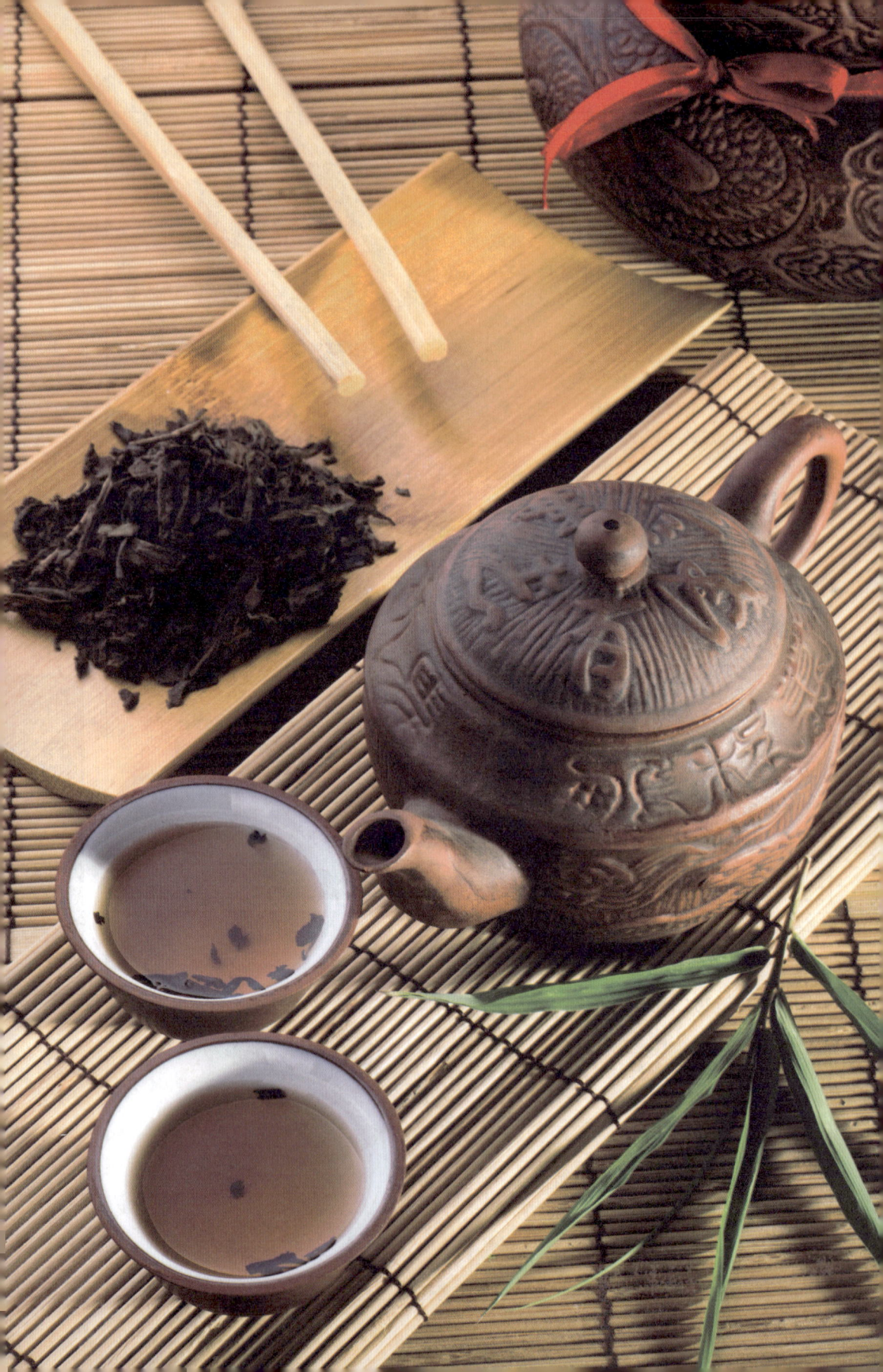

第四章

四季茶饮

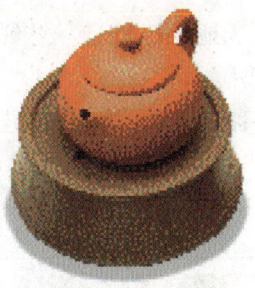

　　饮茶有益于人的身体健康，已为大众所认可，但饮茶也有四季之别。一年因有四季轮回，所以有春夏秋冬之别，而茶叶也因产地、品种不同，而有寒热温凉四性之分，而且不同的季节，人的生理需求也不同，因此饮茶对人体的功效、作用也就各异。茶的功效随季节的变化而变化，因此不同的季节不同的人宜选用不同性味的茶饮，这样才能对身体更有益。

　　我国大部分地区都属于四季分明的季风性气候区：春季花开，温暖宜人；夏季树木繁茂，相对较为炎热；秋季天高云淡，秋高气爽；冬季万物凋零，则相对较为寒冷。而我国历来有春饮花茶、夏饮绿茶、秋饮乌龙茶、冬饮红茶的说法。这种四季养生茶饮的理论就是从中医学的观点分析和理解茶疗与四季养生的关系，更好地运用茶这一古老的养生形式来呵护现代人的健康的。

春季茶饮

春天万物复苏，生机待展，人体却因阳气升发，新陈代谢旺盛，导致身体不堪负荷，容易感到困倦乏力、无精打采。

春季宜饮花茶和绿茶、红茶。

春天喝花茶，首先可以解"春困"。花茶中花气芳香袭人，不仅可以提神醒脑，清除睡意，使"春困"自消，也利于驱除冬天积聚在人体内的寒邪，令人神清气爽。

最宜春天饮用的花茶为茉莉花、菊花、玫瑰花、金银花、槐花等。

春季的绿茶，集天露之华，大地之阳，因其滋味鲜爽、香气浓烈，历来备受追捧，中外皆然。

又因春茶富含维生素C和多种氨基酸，饮之能促进人体阳气的生发，有益健康，所以春季可多饮绿茶。

甘蔗红茶

适应证：咽干口渴、喉痒咳嗽

原料

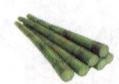 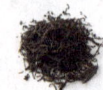 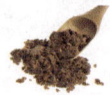

甘蔗500克　　红茶5克　　红糖少许

做法 ①甘蔗洗净削皮，切碎。②锅内加清水，放入甘蔗、红茶和少许红糖煎煮，取汁饮用。

⚠ 重点提示

1. 热病伤津、心烦口渴者宜饮用此茶。
2. 有胃寒、便泄等症的病人慎用。

茶效

◎甘蔗具有清热、生津、下气、润燥及解酒等功效，对肺燥咳嗽、大便燥结、醉酒等有食疗作用。此茶能清热生津，是理想的保健茶饮。

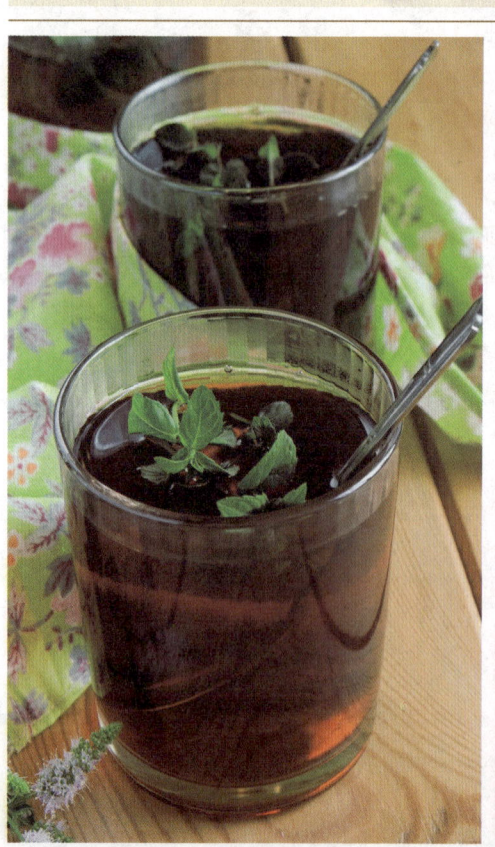

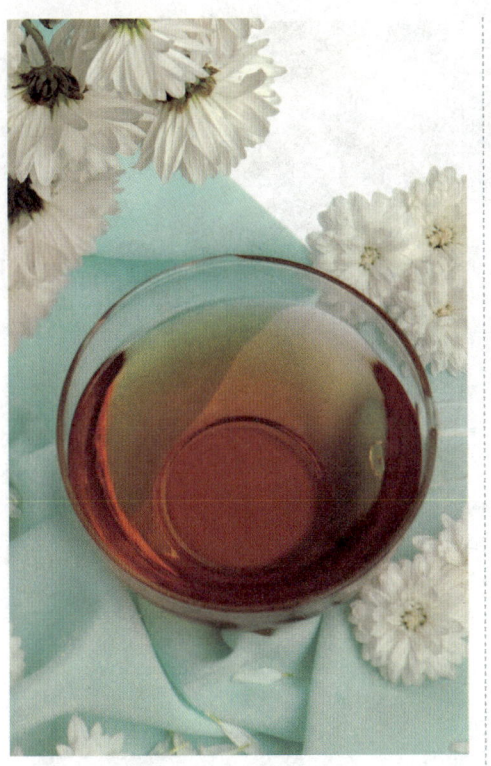

菊杞药茶

适应证：清肝明目、滋阴润燥

🔹 原料

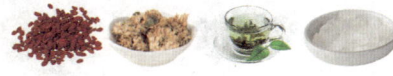

枸杞9克　白菊花9克　绿茶9克　冰糖9克

🔹 做法　①把上述材料同置于保温杯中。②用沸水泡浸，静置10分钟，即可饮用。

⚠ 重点提示

1. 视力不好、口干、头晕目眩者适合服用。
2. 手足冰冷、脾虚、易腹泻者不适合饮用。

🍵 茶效

◎菊花味甘苦，有清肝明目的功效；枸杞甘平，滋阴润燥；绿茶清热祛火、消炎杀菌。三者与冰糖配用为茶，可清肝明目、润燥止渴。

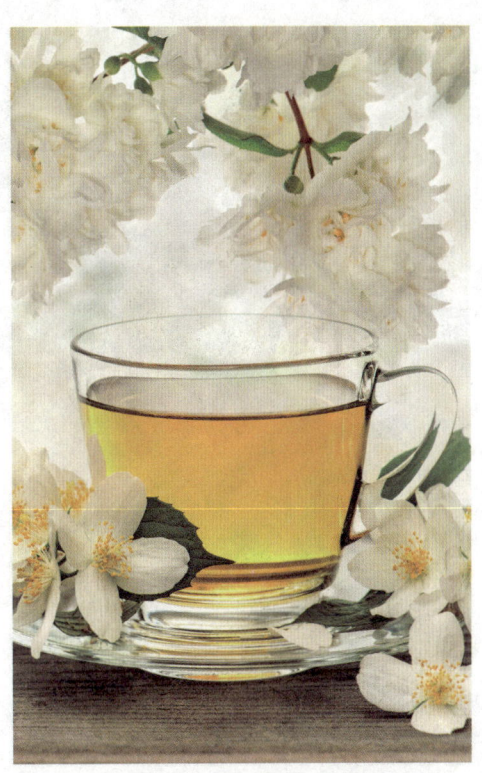

茉莉金银花茶

适应证：咽喉不适、感冒咳嗽

🔹 原料

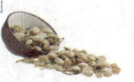 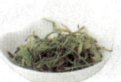

茉莉花6克　金银花9克　冰糖适量

🔹 做法　①将茉莉花、金银花放入茶杯中，以热开水冲开。②再加入冰糖搅拌均匀即可。

⚠ 重点提示

1. 春季用于预防病毒性感冒效果较好。
2. 脾胃虚寒及气虚、疮疡患者忌服。

🍵 茶效

◎金银花具有清热解毒、疏利咽喉的功效；茉莉花有解郁散结、行气止痛的作用。二者为茶，可解毒化湿、利咽护胃，咽喉不适、感冒咳嗽可多饮用。

下篇 健康茶方 ▶ 选对一杯好茶,品味甘美人生,为健康加分!

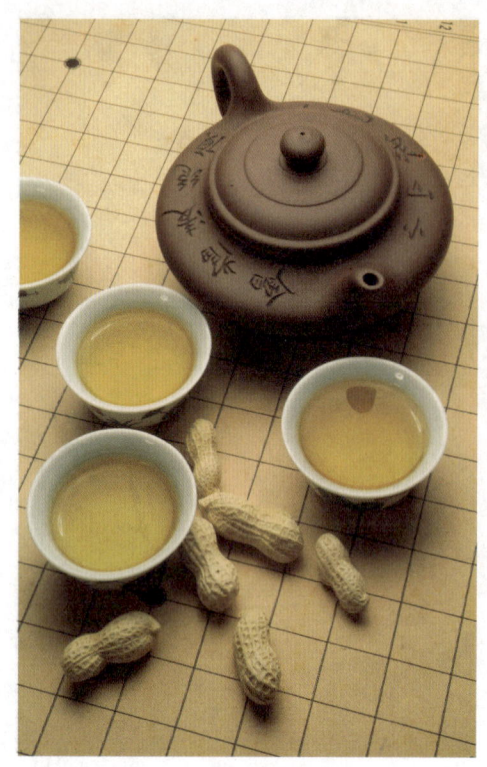

蒲公英龙井茶

适应证: 风热感冒、咽喉肿痛

原料

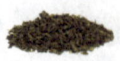 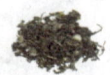

龙井茶3克　　　蒲公英20克

做法

①将蒲公英洗净,与龙井茶一起放入茶壶中。②以沸水冲泡,静置5分钟,即可代茶饮之。

❗重点提示

1. 春季心火过旺之失眠、头痛者饮用较佳。
2. 阳虚外寒、脾胃虚弱者忌用。

茶效

◎蒲公英具有清热解毒、利尿散结的功效;龙井茶能抗菌杀菌、益思健脑。二者为茶,可清热消炎、健脑明目,有风热感冒、咽喉肿痛者可多饮用。

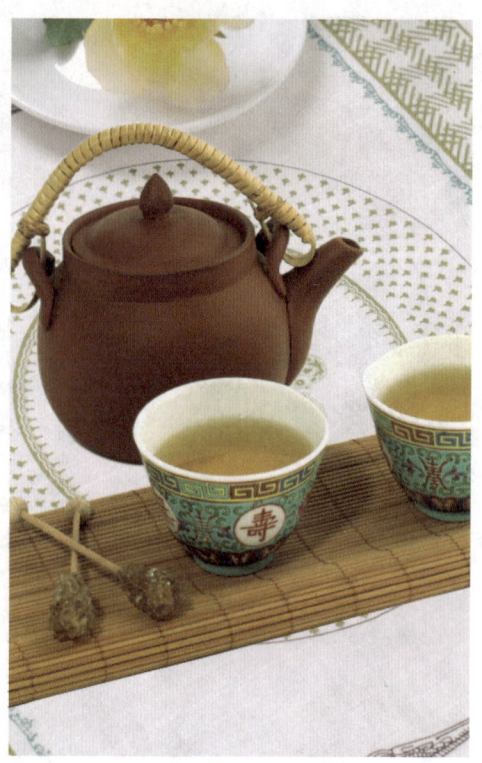

枇杷叶百合茶

适应证: 肺热痰多、咳嗽呕吐

原料

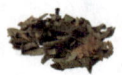 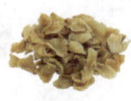

枇杷叶6克　　　干百合5克

做法

①将百合、枇杷叶一起放入保温杯中。②加入沸水冲泡,静置10分钟左右即可饮用。

❗重点提示

1. 咳嗽痰多者饮用此款茶饮效果甚佳。
2. 体质虚寒者最好不要饮用。

茶效

◎枇杷叶能平喘、镇咳、祛痰;百合有润肺止咳、清热解毒之功。此茶可清热养阴、润肺祛燥,肺热痰多、咳嗽呕吐者可经常饮用。

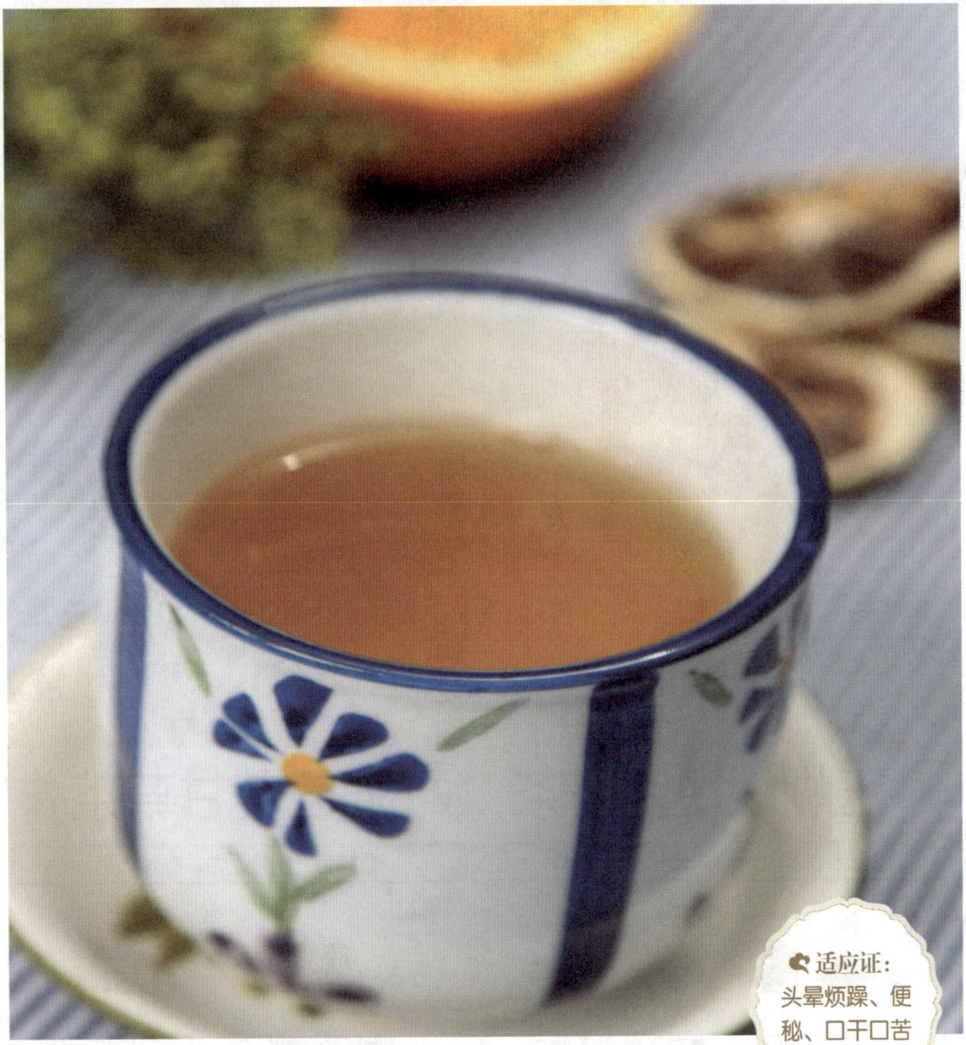

> 适应证：
> 头晕烦躁、便秘、口干口苦

决明子柠檬茶

原料

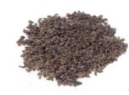
决明子5克

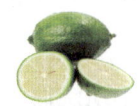
柠檬半个

做法 ①将决明子、柠檬一起放入茶杯内。②加入沸水，冲泡10分钟即可饮用。

! 重点提示

1. 春季易头晕、心烦郁闷者宜饮用。
2. 腰酸尿频、肾阳虚弱者，不适合饮用。

茶效

◎决明子具有清热明目、润肠通便的功效，用于目赤涩痛、头痛眩晕、目暗不明、大便秘结、风热赤眼、高血压、肝炎、肝硬化腹水等病症。此茶散热明目，润肠通便。

下篇 健康茶方 ▶ 选对一杯好茶，品味甘美人生，为健康加分！

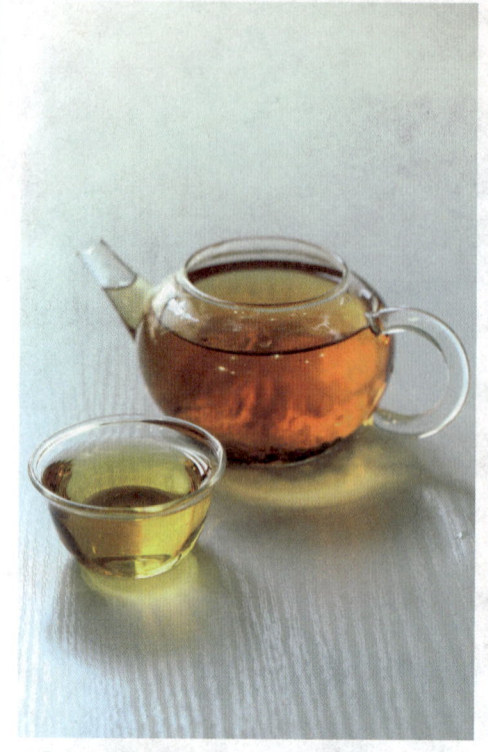

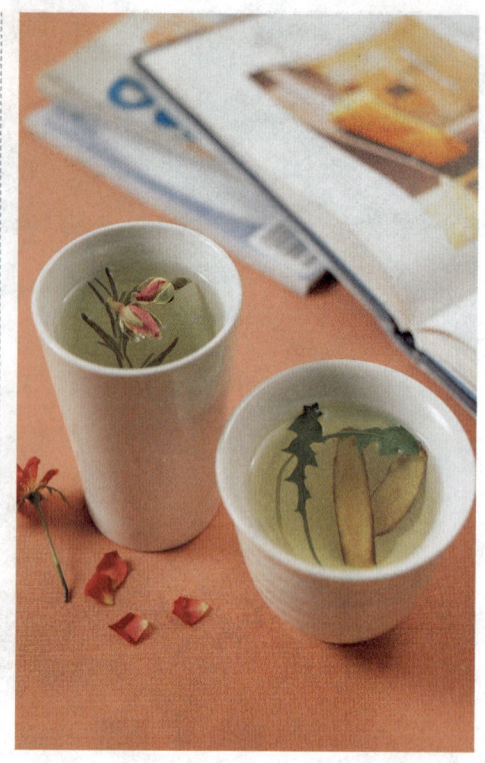

🫖 玉蝴蝶决明子茶

适应证：头痛眩晕、大便秘结等症状

🍃 原料

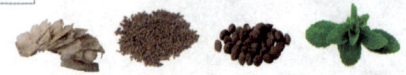

玉蝴蝶2片　决明子8克　胖大海1颗　甜菊叶2片

🍃 做法　①将上述材料全部放入茶壶中，冲入沸水浸泡。②盖上壶盖静泡15分钟即可滤取茶汤饮用。

⚠ 重点提示

1. 便秘的老年人常饮，效果甚佳。
2. 脾虚、泄泻、低血压者不宜饮用。

🍃 茶效

◎玉蝴蝶具有滋阴润肺、疏肝、和胃的功效；决明子具有清热明目、润肠通便的功效。此款茶饮具有清热润肺、和胃通便的作用。

🫖 蒲公英甘草茶

适应证：倦怠乏力、心悸气短

🍃 原料

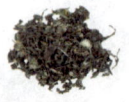　　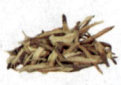

新鲜蒲公英叶3片　　甘草2片

🍃 做法　①将蒲公英及甘草洗净，用热开水冲一遍。②滤净水后放入壶中，冲入500毫升热开水，浸泡3分钟即可饮用。

⚠ 重点提示

1. 春困无力时饮用较好。
2. 脾胃虚弱者忌用。

🍃 茶效

◎甘草有补脾益气、清热解毒、祛痰止咳、缓急止痛等功效；蒲公英具有清热解毒、利尿散结、宁心安神的功效。此茶有清热解毒、镇静心神的作用。

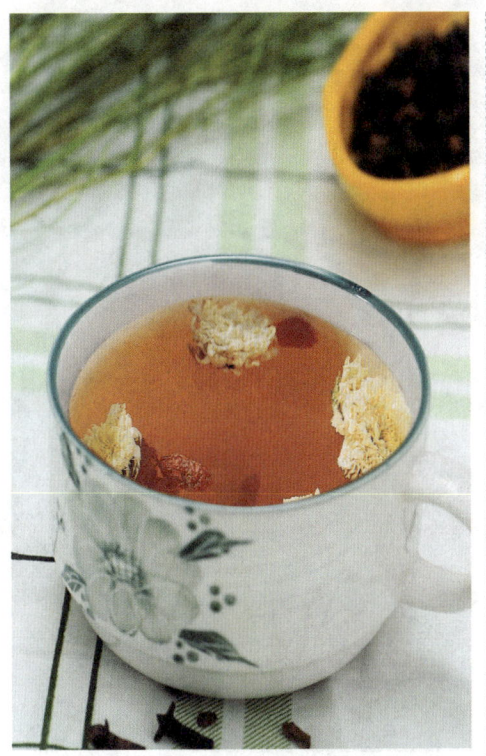

乌龙杞菊养肝茶

适应证：头昏耳鸣、视力模糊等

🍵 原料

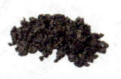 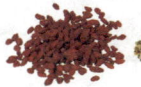 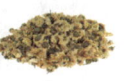

乌龙茶4克　　枸杞3克　　菊花3克

🍵 做法　①将所有原料一起放入杯中。②加沸水冲泡，盖盖子，静泡4分钟左右即可饮用。

❗ 重点提示

1. 一般人均可饮用，尤其适合男性饮用。
2. 消化不良者、脾胃虚弱者不宜饮用。

🍵 茶效

◎乌龙茶可降脂保肝；枸杞性平，味甘，归肝、肾经，具有清肝明目的功效；菊花能疏风清热、消肿解毒、清肝火。此茶养肝清火，是春季养肝佳品。

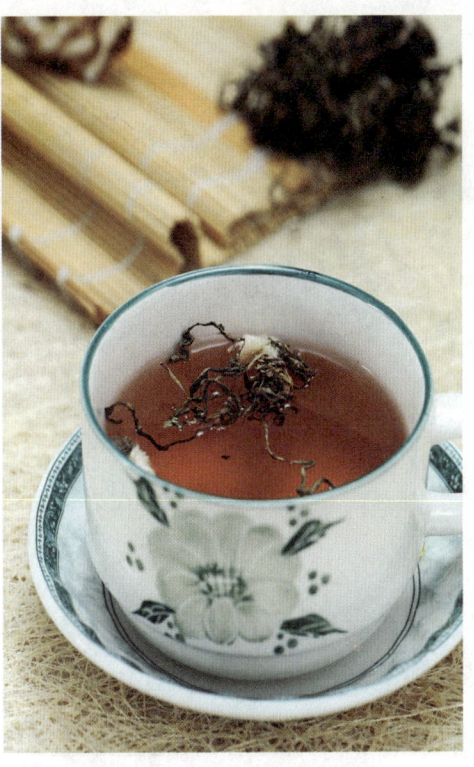

蒲公英清凉茶

适应证：感冒发热、胃炎、肝炎等

🍵 原料

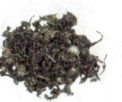

蒲公英75克

🍵 做法　①蒲公英洗净，加水煮沸，转小火再煮1小时。②去除茶渣，凉后即可饮用。

❗ 重点提示

1. 饮用此茶，可舒缓病痛，达到辅助治疗的效果。
2. 脾胃虚弱者忌服。

🍵 茶效

◎蒲公英具有清热解毒、利尿散结的功效。此款茶饮具有增强免疫力、清热解郁的作用。

下篇 健康茶方 ▶ 选对一杯好茶，品味甘美人生，为健康加分！

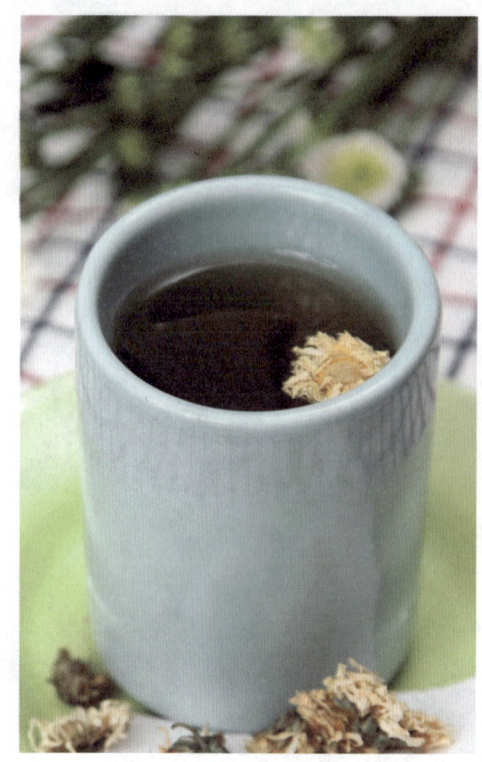

茯苓清菊消肿茶

适应证： 感冒咳嗽、免疫力低下等症状

原料

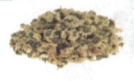 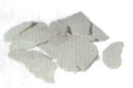 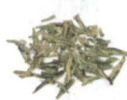

菊花5克　　茯苓7克　　绿茶2克

做法

①将茯苓磨粉后，混合菊花、绿茶拌匀。②用300毫升左右的开水冲泡即可饮用。

重点提示

1. 女性常饮，能起到调理身心的作用。
2. 无湿热或阴液亏损者，不宜长期饮用。

茶效

◎菊花有疏风消肿、健脑明目等功效；茯苓具有祛湿解毒、通利关节的功效。此款茶饮具有清热解毒、祛湿消肿、健脑明目的作用。

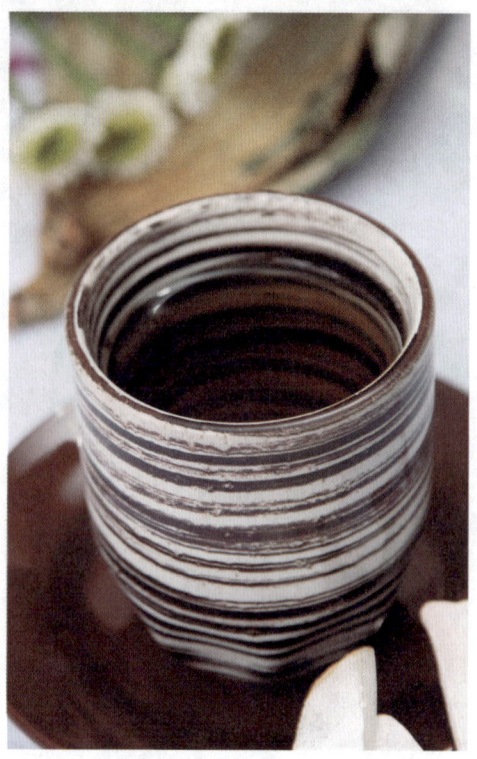

两山柳枝茶

适应证： 脾虚食少、久泻不止、尿频等症状

原料

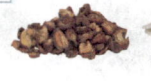 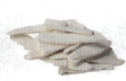 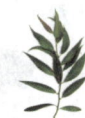

山楂10克　　淮山10克　　鲜柳枝(带叶)90克

做法

将鲜柳枝（带叶）洗净，切碎，与山楂、淮山一同放入砂锅内，用水煎2次，去渣，取汁后混匀，代茶饮用。

重点提示

1. 不宜与碱性药物共服。
2. 感冒、发烧者忌服。

茶效

◎山楂具有健胃消食、行气散瘀的功效；淮山具有补脾养胃、生津益肺、补肾涩精的功效。此款茶饮具有滋润五脏、养脾补胃的作用。

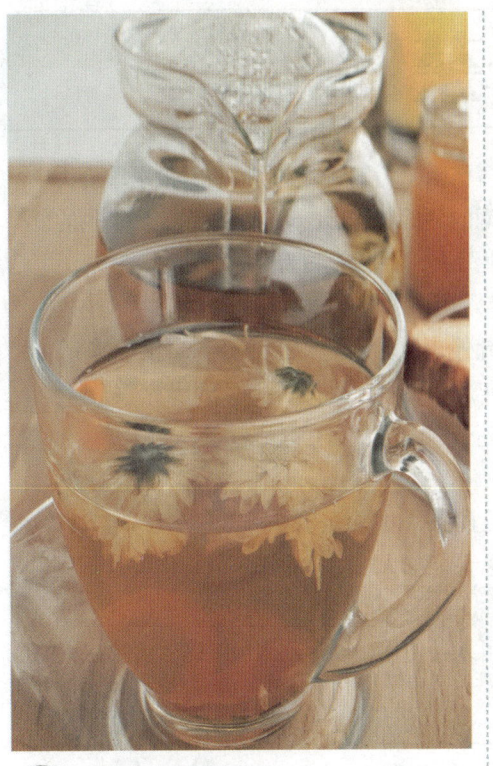

荷楂菊茶

适应证：肝火上炎、肺热咳嗽

原料

  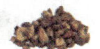 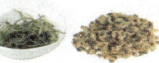

荷花6克　山楂12克　金银花3克　菊花10克

做法 ①把所有原料放入锅内，加入500毫升的清水中煮开。②煮沸滤汁即可饮用。

⚠ 重点提示

1. 春季肝火及肺热太盛者饮用较好。
2. 容易疲倦、溏便、脸色苍白者，不适合饮用。

茶效

◎荷花性平温味甘，清肺热，祛湿消肿；山楂味酸甘，行瘀血；金银花味甘性寒，清热；菊花性微寒，味甘，清肝明目。四者为茶，清热祛火，滋阴润燥。

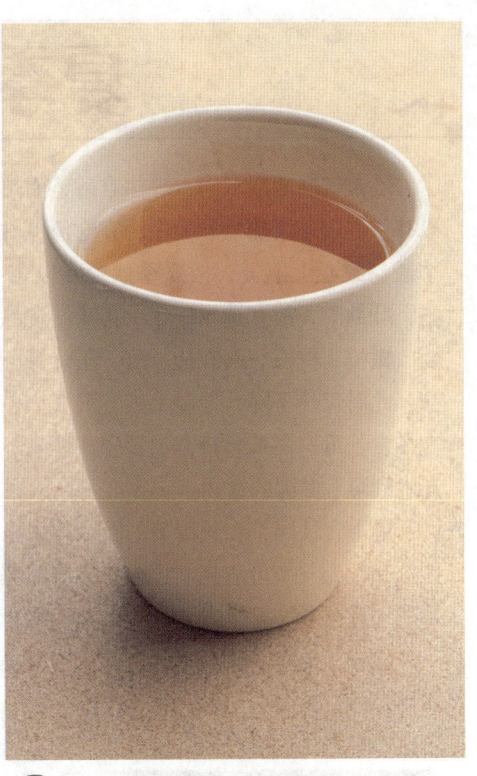

生姜葱白茶

适应证：感冒头痛

原料

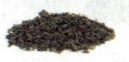 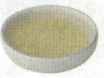 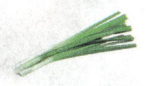

茶叶10克　生姜汁1匙　葱白适量

做法 ①将葱白洗净切细，放锅内加适量清水烧开。②放入茶叶，倒入生姜汁，煎煮3分钟，即可趁热饮用。每日1剂。

⚠ 重点提示

1. 春季预防感冒，用来保健养生较好。
2. 阴虚、内有实热或患痔疮者忌用。

茶效

◎葱白其气味辛辣，性温，有发汗解表、散寒通阳的功效；生姜汁温中止呕、发汗解表、润肺止咳。此款茶可温通阳气、清利头目、消食下气。

夏季茶饮

夏季气候潮湿多雨，暑热难耐，而热多伤阴、耗气，最宜伤脾胃，故夏季食物应以补气养阴、清热祛暑为主，宜吃清凉甘润的冬瓜、苦瓜、菊花、绿豆等。炎热的夏季最易致心火上炎，故夏季饮食宜以苦寒泻火，补肝养心为主。肝欲酸，故宜选用酸味、苦味的食品，如山楂、杨梅、葡萄、橄榄、柠檬、西红柿、醋、茶叶等。此外，长夏为夏秋之交，此时天热下降，地湿上蒸，湿气为一年之中最盛，故长夏宜多食丝瓜、冬瓜、茯苓、藿香、薏米、莲子、山药、扁豆等渗水利湿、健脾的食物。

夏季宜饮绿茶和花草茶。因绿茶属未发酵茶，叶绿汤清，性苦寒，而"寒可清热"。绿茶有清凉感，最能祛火、生津止渴、消食化痰，而且氨基酸含量较多，故能清热解毒、消暑降温。

此外，带有清凉感、质重的花草茶也可入茶使用，以达到涤烦除渴、清热祛火的作用。

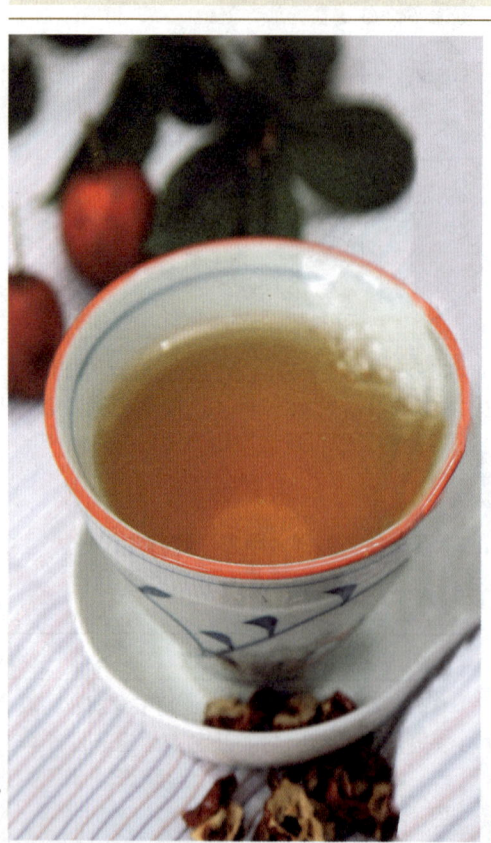

麦芽山楂茶

适应证：纳差、便溏或成人高脂血症

原料

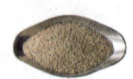
炒麦芽5克

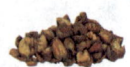
山楂5克

做法
①将炒麦芽、山楂一起放入杯内。②加入适量沸水，冲泡静置10分钟即可饮用。

⚠ 重点提示
1. 夏季食欲不振、脾胃不健者饮用较佳。
2. 哺乳期妇女不宜服用。

茶效
◎麦芽是疏肝醒脾、退乳的常用药，具有消食、和中、下气的功效；山楂是消食健胃的好帮手，具有消食化积、行气散瘀的作用。二者为茶可疏肝健胃、消食下气。

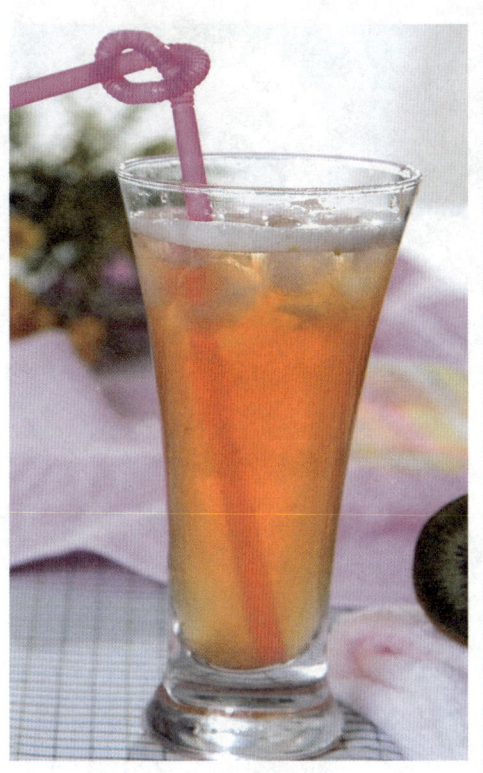
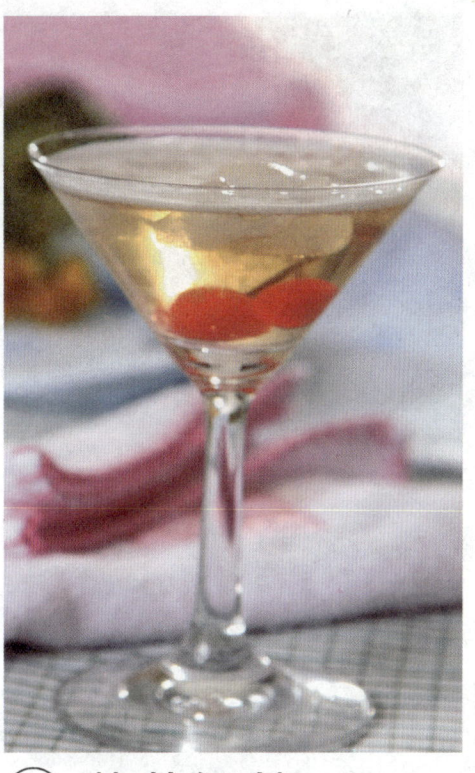

泡沫绿茶

适应证：食欲不振、暑热口渴

🍵 **原料**

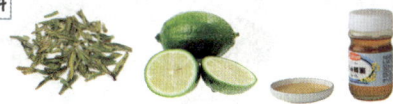

泡开后的绿茶250毫升　柠檬汁15毫升　蜂蜜30毫升

🍵 **做法**　①将冰块放入雪克杯内约2/3满。②绿茶放凉后倒入雪克杯内。柠檬汁倒入杯内，再加入蜂蜜，摇匀即可。

⚠️ **重点提示**
1. 夏季儿童无食欲、烦躁不安时饮用较好。
2. 胃酸过多者忌用。

🍵 **茶效**

◎柠檬具有生津祛暑、健脾消食之功效，可用于暑天烦渴、孕妇食少、胎动不安、高脂血症等症，与具有消脂减肥作用的绿茶相配，可起到生津止渴、提神醒脑的作用。

薄荷绿茶

适应证：感冒引起的发热、头痛、咽喉肿痛

🍵 **原料**

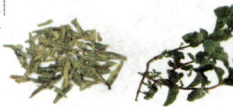 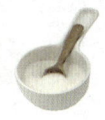

绿茶250毫升　薄荷叶15毫升　果糖15克

🍵 **做法**　①将冰块放入雪克杯内约2/3满。②绿茶放凉，倒入杯内。③加入果糖、薄荷汁，摇匀即可食用。

⚠️ **重点提示**
1. 夏季风热感冒引起身体不适时饮用效果较佳。
2. 肺虚咳嗽、阴虚发热者不宜用。

🍵 **茶效**

◎薄荷能消除夏日的火气与胃肠郁积；绿茶能清热祛火，消炎抗菌。二者与果糖配用成茶，可清火祛燥，消除胃热。如果夏季风热感冒，这是一道很不错的饮品。

下篇 健康茶方 ▶ 选对一杯好茶，品味甘美人生，为健康加分！

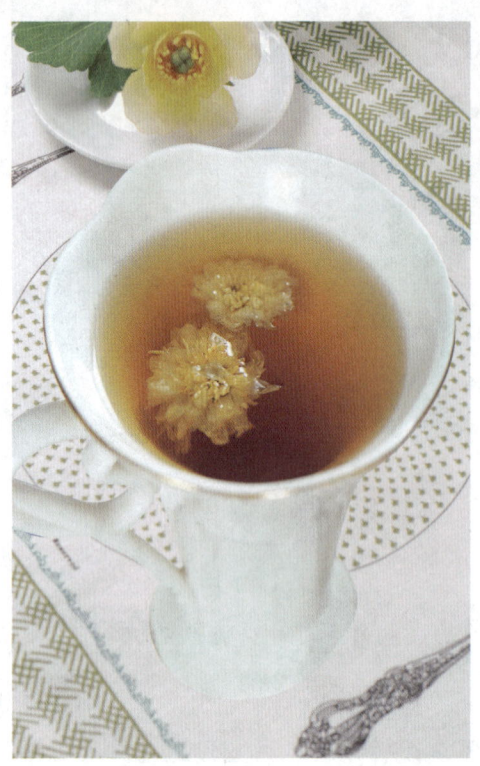

菊花山楂茶

适应证： 食欲不振、食积等

原料

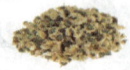   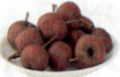

菊花15克　　　生山楂20克

做法

①将菊花、生山楂洗净。②将原料放入煲锅内，水煎10分钟。③滤出茶水即可饮用。

⚠ 重点提示

1. 夏季胃口不开时饮用此款茶饮较好。
2. 脾胃虚弱者慎用。

茶效

◎菊花清热解毒、平肝明目；山楂健胃消食、行气散瘀。菊花山楂茶有健脾消食、清热降脂的功效。

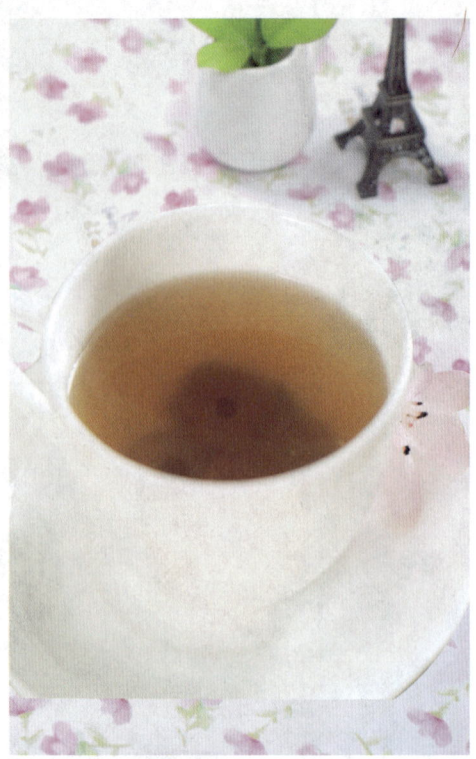

山楂绿茶饮

适应证： 胸闷、食欲不振

原料

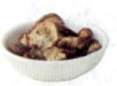   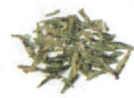

山楂片25克　　　绿茶2克

做法

①将山楂片洗净。②将绿茶、山楂片入锅，加水煮沸即可。

⚠ 重点提示

1. 夏季食欲不振、心烦气躁的老年人饮用较好。
2. 脾胃虚弱者慎饮此茶。

茶效

◎山楂具有消食化积、行气散瘀的功效；绿茶能消脂降压。二者为茶，可消food健胃、解毒降脂、减肥轻身，夏季经常胸闷、食欲不振、心悸者可经常饮用。

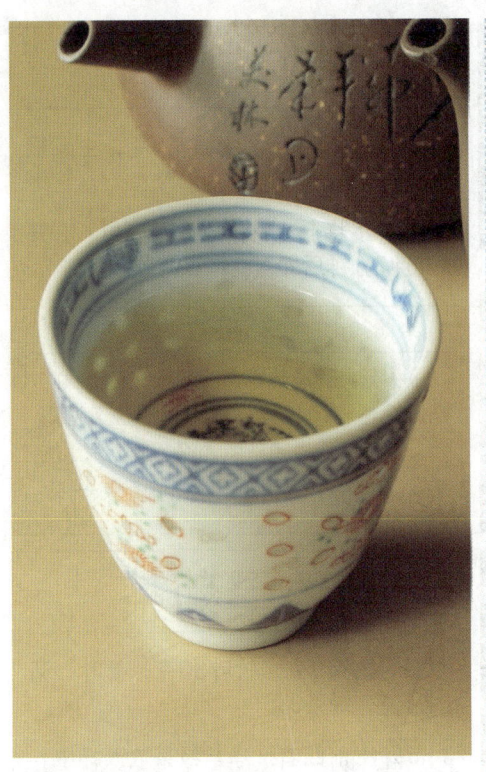

🫖 藿香茶

适应证：感冒、头痛、呕吐、泄泻等症

🍃 原料

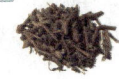 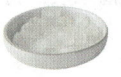 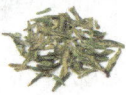

藿香5克　　冰糖10克　　绿茶3克

🍵 做法　①将上述材料放入茶壶中。②开水冲泡7分钟，待温可饮用。

⚠️ 重点提示
1. 中暑或消化不良致腹胀、腹泻、腹痛者，服用此茶，效果甚佳。
2. 阴虚火旺、邪实便秘者忌服。

🍵 茶效

◎藿香具有利气、快膈、和中、祛湿的功效。此款茶饮具有消暑理气、清热祛湿的作用，有感冒、头痛、呕吐、泄泻等症状的人夏天可多饮用。

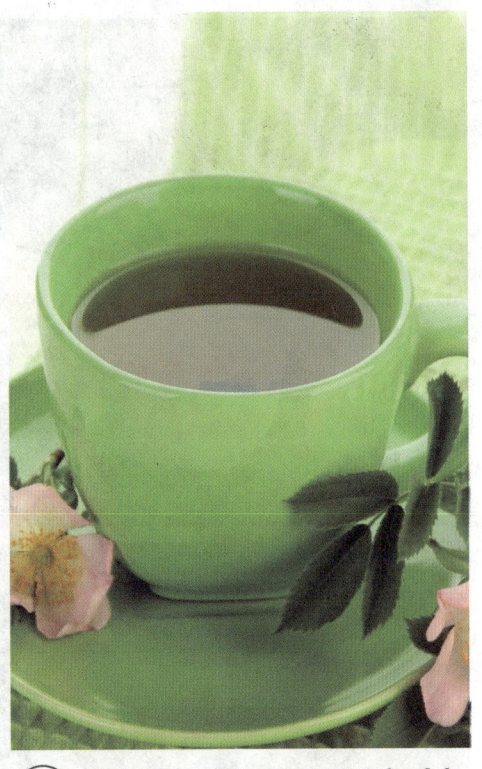

🫖 薄荷罗汉果凉茶

适应证：咽喉炎、失音、暑热烦渴

🍃 原料

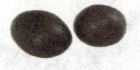 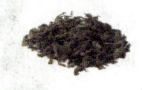

罗汉果25克　　薄荷10克

🍵 做法　①先将罗汉果切薄片，薄荷切小段。②将上述材料一同入锅内水煎取汁饮用。

⚠️ 重点提示
1. 咽喉不爽、暑热烦渴者饮用较好。
2. 肺虚咳嗽、阴虚发热者不宜用。

🍵 茶效

◎罗汉果有清热润肺、止咳化痰、润肠通便之功效；薄荷具有疏散风热、止痒、健胃、祛风、消炎等作用。罗汉果薄荷茶有生津润燥、利咽润喉之功效。

下篇 健康茶方 ▶ 选对一杯好茶，品味甘美人生，为健康加分！

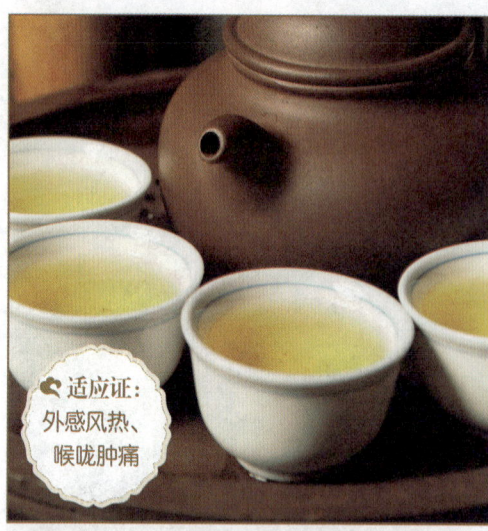

生葱茶

原料 绿茶10克，金银花5克，生葱根3根

做法 ①将上述材料放入茶壶中。②开水冲泡7分钟后即可滤取茶汁饮用。

茶效

◎金银花具有清热解毒的功效，其花藤的祛风活络作用较强，可用于治疗风湿痹痛。此款茶饮具有散风通络、清热解毒的功效。

适应证： 外感风热、喉咙肿痛

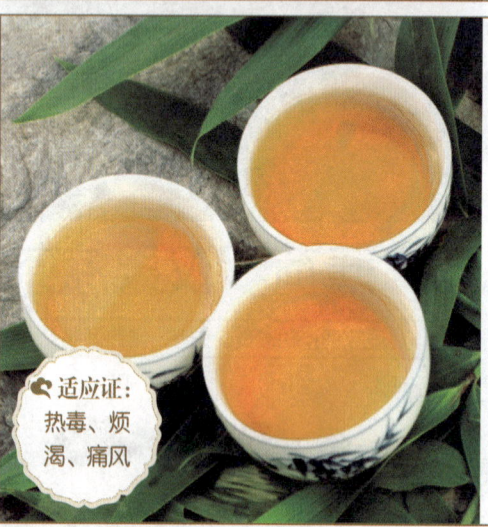

薄竹桑菊茶

原料 薄荷3克，竹叶30克，桑叶、菊花各5克，绿茶9克

做法 ①前四者洗净与绿茶放入杯中。②以沸水冲泡，静置5分钟，即可饮之。

茶效

◎薄荷具有散风清热、健胃消炎的功效；竹叶具有清热除烦、利尿止痒的功效。此款茶饮具有清热解毒、止痒消炎、除烦解渴的作用。

适应证： 热毒、烦渴、痛风

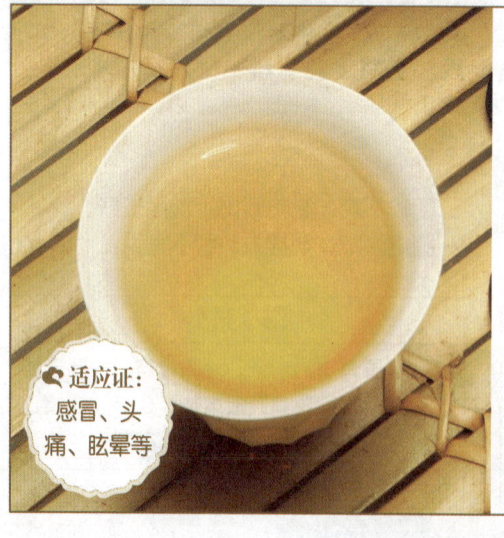

绿菊茶

原料 绿豆、菊花各15克，绿茶10克，糖适量

做法 绿豆捣烂，与绿茶、菊花入锅加清水煎煮10分钟，加糖拌匀即可。

茶效

◎绿豆具有清热解毒、消暑止渴、利水消肿的功效；菊花具有散风、明目的功效。此款茶饮具有清热散风、消暑消肿的作用。

适应证： 感冒、头痛、眩晕等

薄荷茶

原料 薄荷3克,绿茶10克,冰糖适量

做法 ①将薄荷、绿茶、冰糖放入保温杯中。②冲入沸水浸泡5分钟后即可饮用。

茶效

◎薄荷具有疏风散热、辟秽解毒的功效。此款茶饮具有清热解毒、散风除湿的作用,适合患皮肤瘙痒、湿疹、皮疹的人群夏天饮用。

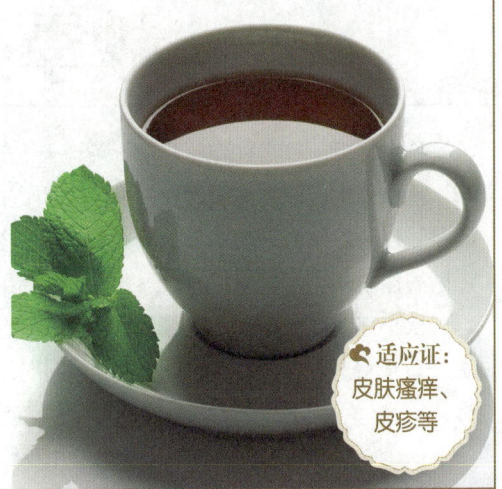

适应证:皮肤瘙痒、皮疹等

百合红枣茶

原料 干百合20克(或鲜百合45克),红枣20枚,白糖少许

做法 ①百合片浸泡3小时后入锅煮沸。②加入红枣、白糖,煮5分钟即可。

茶效

◎百合具有润肺止咳、清心安神的功效;红枣补脾和胃、益气生津。二者与白糖相配为茶,具有养阴润肺、安心宁神的作用。

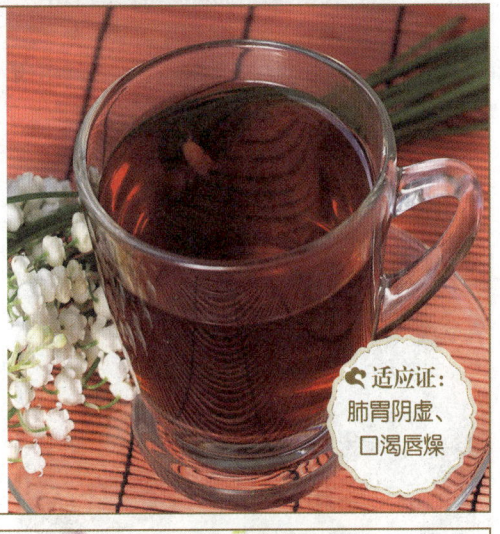

适应证:肺胃阴虚、口渴唇燥

西瓜皮凉茶

原料 西瓜皮、白糖各适量

做法 ①将西瓜外皮绿色的那一层瓜皮利用起来,洗净后切碎去渣取汁。②再加入少量白糖搅拌均匀。

茶效

◎西瓜皮又叫"西瓜翠衣",是清热解暑、生津止渴的良药;白糖除了具备红糖的一些功效外,还具有润肺、生津的功能。二者为茶,有祛暑利尿、解毒之功。

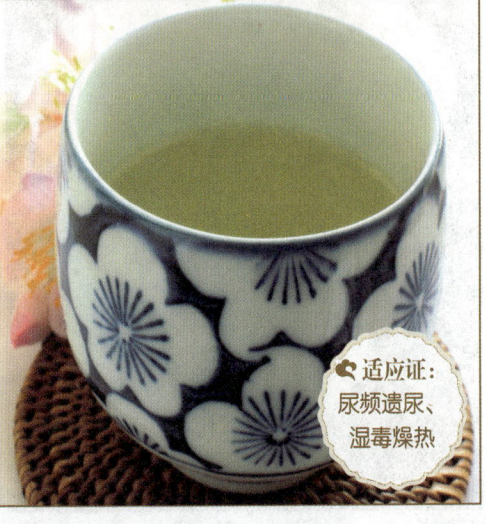

适应证:尿频遗尿、湿毒燥热

秋季茶饮

秋高气爽，月明风清，万物萧条，天干气燥，这是秋季最显明的特点。

秋季养生应放在滋阴润燥、润肺益胃方面。因此这个季节宜饮用茶质沉重、收敛的茶，以清除体内残留的夏天的余热，并达到祛痰止咳、润肺滋阴的作用。

秋季宜饮蔬果茶和乌龙茶；同时要多吃养阴润燥的蔬菜和水果；最好少吃辛燥、油腻的食物；同时还应该忌吃冷饮冷食。

秋季茶饮讲究滋阴润燥，因此可用秋天的蔬果类入茶饮用，以免秋燥伤阴。如秋天盛产的萝卜、百香果、金橘、香蕉、罗汉果等。

此外，乌龙茶也很适合秋天饮用。因为乌龙茶介于绿茶和红茶之间，既有绿茶的清香，也有红茶的醇厚，茶汤绿润，温凉适中，内质馥郁，有清热除燥、润肺生津的功效。

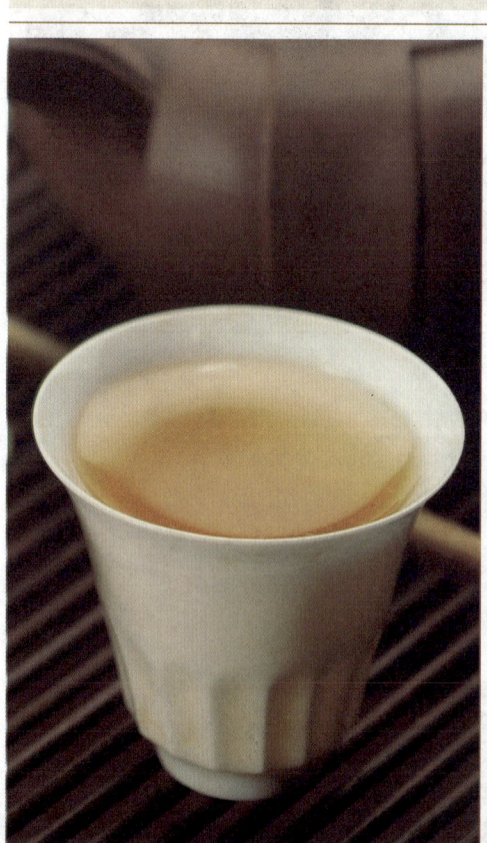

萝卜茶

适应证：咳嗽痰多、纳食不香

原料

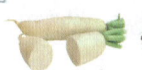 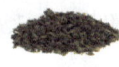 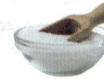

白萝卜90克　茶叶5克　食盐少许

做法

①白萝卜切片，加少量食盐煮烂。②再将茶叶以开水冲泡，5分钟后倒入萝卜汁内服用，每天2次，不拘时限。

重点提示

1. 秋天天气燥，咽喉不利时饮用较好。
2. 脾胃虚弱者，如大便较稀者慎食。

茶效

◎白萝卜含钙且有药用价值，营养丰富，可清热化痰，配茶饮用，能清肺热、化痰湿，稍加食盐可清肺消炎。此茶有清热化痰、理气开胃之功。

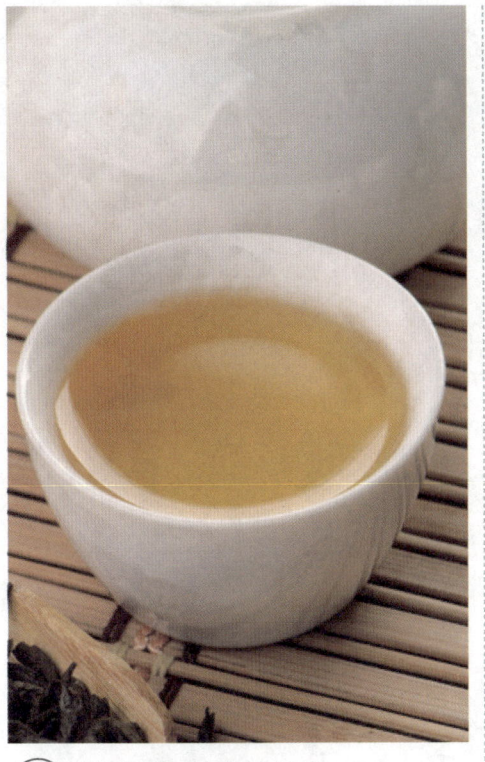

养生姜茶

适应证：预防流感、伤寒、咳嗽

原料

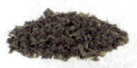 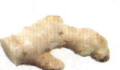

茶叶7克　　　生姜10片

做法
①将去皮的姜片与茶叶放入锅内。②加适量清水煎煮成汁，饭后饮服。

重点提示
1. 秋季流感、伤寒、咳嗽患者饮用，颇有疗效。
2. 风热感冒者忌饮本品。

茶效
◎姜可温暖胃部，帮助食物吸收，抑制恶心感。姜茶可发汗解表、温肺止咳，有辛辣的刺激性香味，能促进肢体末端的血液循环，建议怕冷的人多喝。

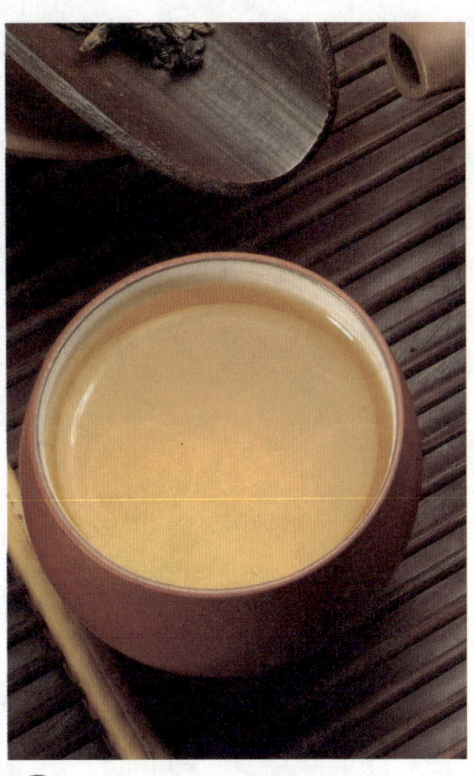

养生盐茶

适应证：感冒咳嗽、火眼、牙痛

原料

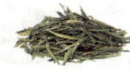 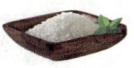

茶叶5克　　　盐少许

做法
①将茶叶和盐一起放入茶壶中。②加开水冲泡5分钟，待凉后即可饮用。

重点提示
1. 秋季天干气燥引起上火症状时饮用较好。
2. 水肿患者忌饮本品。

茶效
◎食盐可清火、凉血、解毒；茶叶有清热解毒、消炎抗菌之功。二者为茶，可明目消炎、化痰降火，适合感冒咳嗽、牙痛等患者饮用。

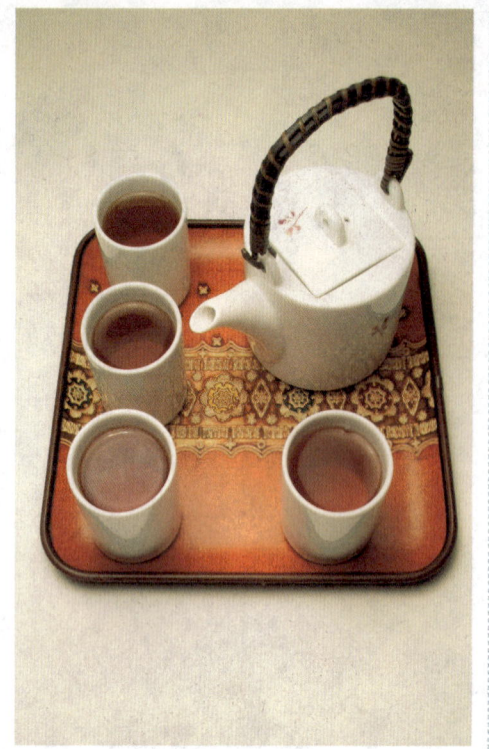

养生糖茶

适应证：大便不通、小腹冷痛、妇女经痛

原料

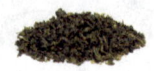 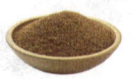

茶叶3克　　　　红糖10克

做法 ①将茶叶与糖放杯中。②用开水冲泡，加盖静置5分钟左右即可饮用。

! 重点提示

1. 秋燥引致便秘及月经期痛经者饮用较佳。
2. 糖尿病患者忌用。

茶效

◎每日饭后一杯，有和胃暖脾、补中益气之功效，非常适合大便不通、小腹冷痛、妇女痛经等患者饮用。

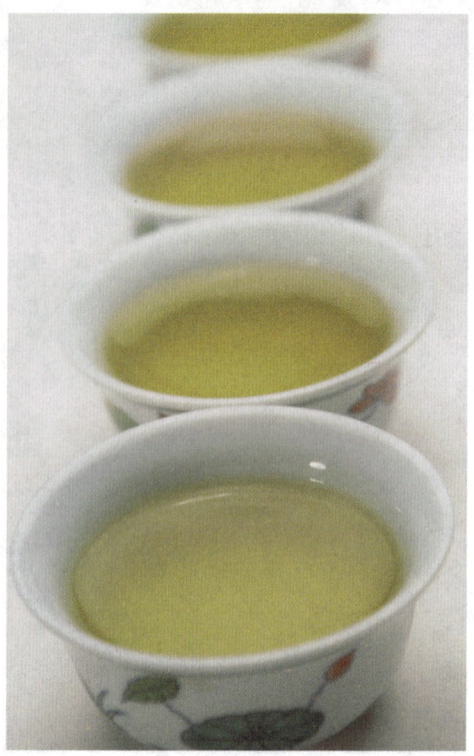

银耳茶

适应证：阴虚咳嗽

原料

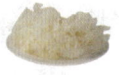 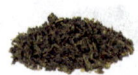 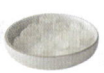

银耳20克　　茶叶5克　　冰糖20克

做法 ①先将银耳洗净，锅中加水与冰糖炖熟。②再将茶叶泡5分钟，滤取汁和入银耳汤，搅拌均匀服用。

! 重点提示

1. 秋季痰多咳嗽者饮用此款茶饮效果甚佳。
2. 外感风寒者忌用。

茶效

◎银耳配冰糖可得滋养润肺、止咳化痰之功，配茶叶取其消痰火于利湿之中，兼有消炎之功效。此款茶有润肺止咳、滋阴降火的作用。

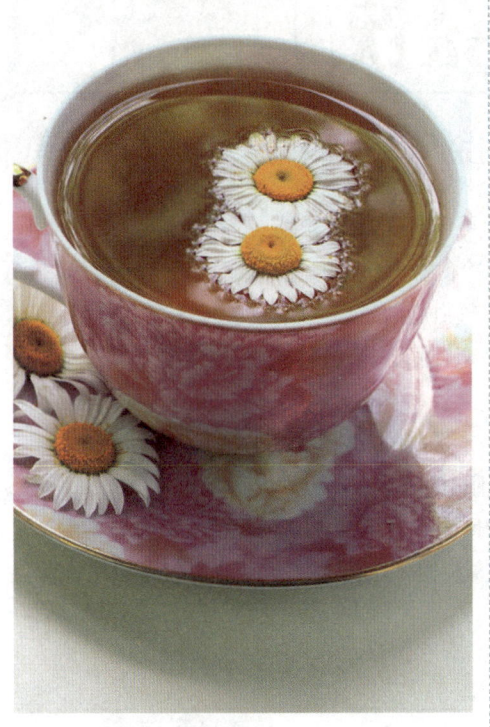

菊花茶

适应证：感冒风热、头痛

原料

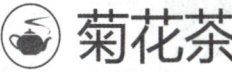

杭白菊5~6朵

做法 ①将杭白菊放入玻璃杯中。②将85摄氏度的开水冲入玻璃杯中，3分钟后即可饮用。

⚠ 重点提示

1. 眩晕、头痛、耳鸣者饮用有较好疗效。
2. 脾虚胃寒者包括容易腹泻者不宜饮用。

茶效

◎菊花味甘苦，性微寒，有散风清热、清肝明目和解毒消炎等作用，对口干、火旺、目涩有一定的疗效。秋天喝菊花茶可清肝明目，有缓解眼睛劳损、养阴防燥的效用。

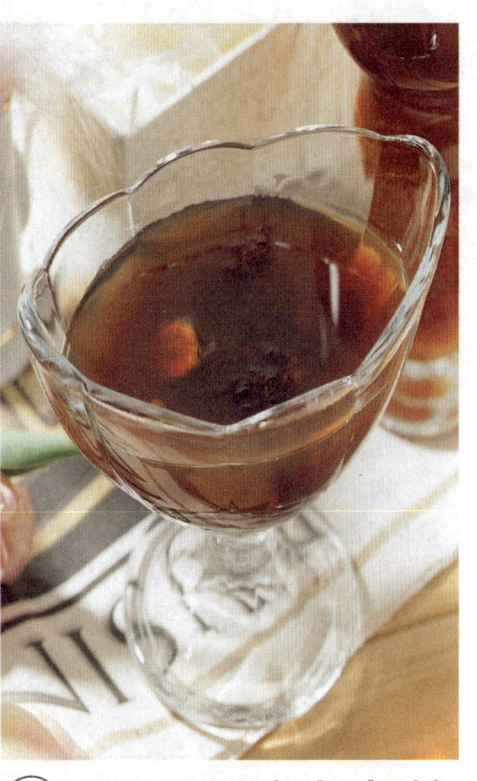

罗汉果胖大海茶

适应证：干咳无痰、喉痛、音哑

原料

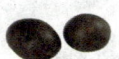 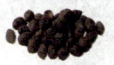

罗汉果1个　　　胖大海5个

做法 ①罗汉果洗净拍碎。②胖大海洗净后与罗汉果放入1500毫升水中，煮沸后用小火再煮20分钟，滤渣，可加冰糖调味。

⚠ 重点提示

1. 秋天咽喉不适、肺燥心烦者饮用较佳。
2. 便溏者忌服。

茶效

◎罗汉果有清热润肺、止咳化痰、润肠通便的作用；胖大海有清热、润肺、利咽、解毒等功效。二者为茶，可滋阴润肺、清咽利嗓。

冬季茶饮

冬天天气寒冷，冰霜来袭，大地呈现一片凋零之色。冬季是万物闭藏、蓄势待发的阶段，阳气闭藏，阴气旺盛。寒冷是这个季节最大的特点。

冬季养生最主是要防寒驱寒，在饮食上可以多吃富含维生素、矿物质和蛋白质的食物，同时应该忌生冷食物。

冬季人体适应季节的变化，阳气收藏，气血趋向于里。因此茶质宜温热，茶气宜辛散，并以此达到驱寒补阳、补益身体的作用。

因此，冬季宜饮红茶。因为红茶性温热，蛋白质及糖分含量相对比较高。冬天饮用红茶有助于滋养阳气，具有增热添暖、生热暖腹，从而增强人体对冬季气候的适应能力功效。

以下将为大家介绍一些适宜冬季饮用的茶饮，让你在寒冬时节不仅可以防寒驱寒，而且还能起到补阳补气的作用。

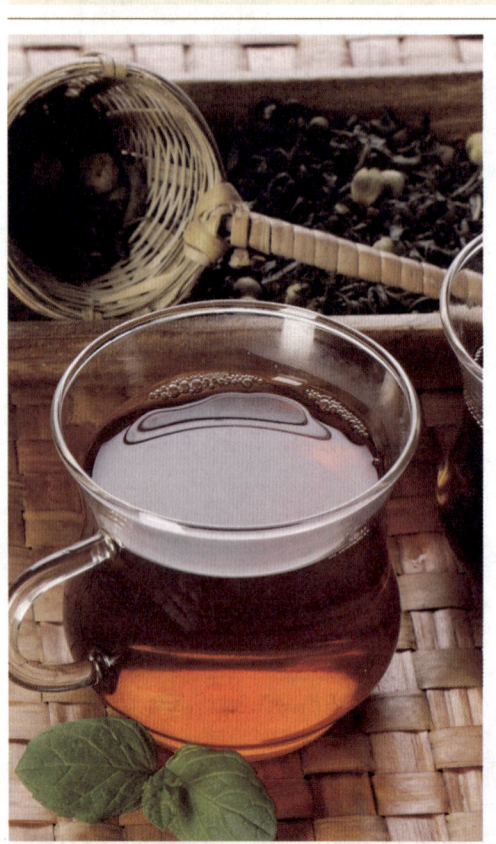

糯米红茶

适应证：身体虚弱

原料

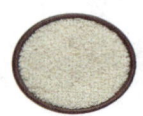 糯米50克　　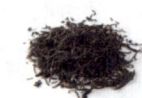 红茶5克

做法　①糯米洗净，放入锅中。②加入清水煮熟。③加入红茶，即可饮用。

重点提示

1. 贫血、腹泻、脾胃虚弱者饮用较佳。
2. 腹胀、咳嗽、痰黄、发热及糖尿病患者不宜用。

茶效

◎糯米具有温补脾胃、益气养阴的作用，能够缓解盗汗、腰腹坠胀等症。糯米与具有帮助胃肠消化、可利尿、消肿的红茶配用，能益气养血，改善劳损后气短乏力等症状。

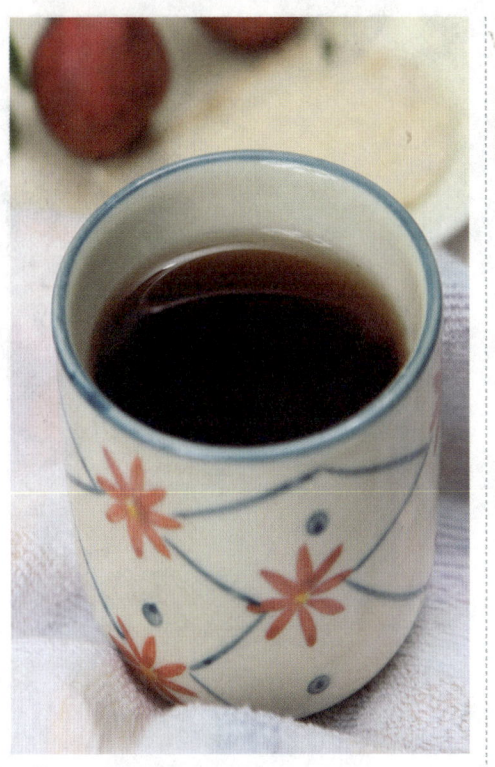

黄芪红茶

适应证：身体虚弱等症状

原料

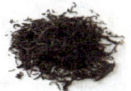 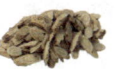

红茶1克　　　　黄芪15克

做法　把黄芪加入水中，沸腾5分钟左右，加入红茶即可。分3次温饮，每日服1剂。

⚠ 重点提示
1. 食欲不佳、心烦意乱时饮用较好。
2. 高血压、面部感染等患者应慎用。

茶效
◎黄芪味甘性平，有补气生阳、调和脾胃、润肺生津、祛痰之功效，可改善身体虚弱症状；红茶可以帮助胃肠消化、利尿、消除水肿。此款茶饮可安神益阴，补虚弱。

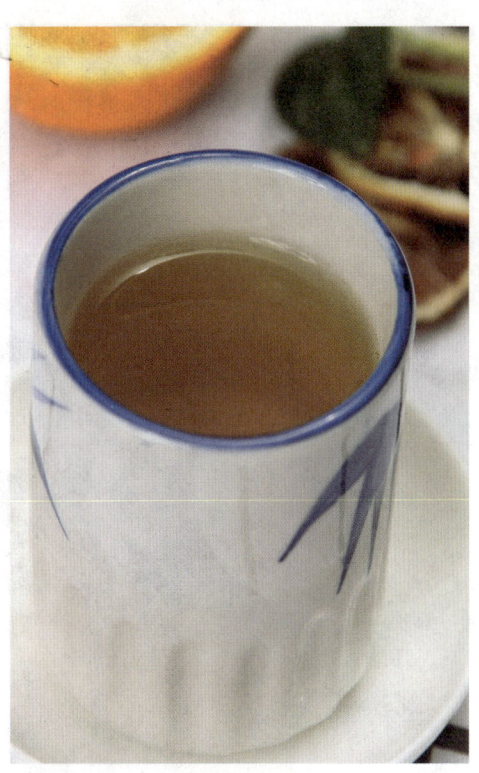

加味绿茶

适应证：肌肤黑色素沉着

原料

  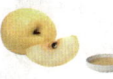 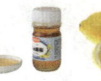

绿茶1小包　葡萄9粒　雪梨2片　蜂蜜1小匙　柠檬2片

做法　①绿茶包放在杯中以开水浸泡7分钟。②雪梨片与葡萄粒榨成汁。③将所有材料同时倒入杯中拌匀即可饮用。

⚠ 重点提示
1. 冬天皮肤暗淡、有黑斑者饮用较佳。
2. 脾胃虚弱者慎用。

茶效
◎绿茶有抗衰老、抗菌、美白、防紫外线作用。绿茶与具有滋补肝肾、养血益气的葡萄等水果配成茶，能促进肌肤新陈代谢，加强血液循环，分解表皮层的黑色素。

下篇 健康茶方 ▶ 选对一杯好茶，品味甘美人生，为健康加分！

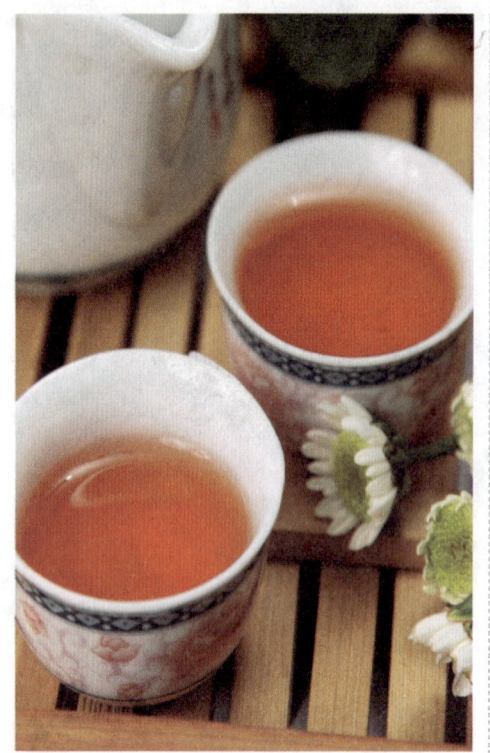

芦荟红茶

适应证：皮肤粗糙、大便秘结

原料

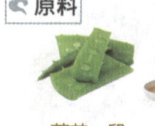 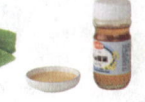 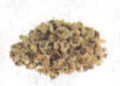

芦荟一段　蜂蜜少许　菊花少许　红茶少许

做法

①芦荟洗净，去皮，只取内层白肉。②锅中加清水，将芦荟和菊花放入小火慢煮。③水沸后加红茶包和蜂蜜即可。

重点提示

1. 冬季便秘、皮肤干燥者饮用效果更佳。
2. 月经来潮、妊娠者忌饮此茶。

茶效

◎芦荟是兼有美容效果的润肠药品，具有清热、通便的功效。与红茶配用，可提高细胞活力，加速脂肪消化，减慢皮肤老化，是冬季美白养颜的良方。

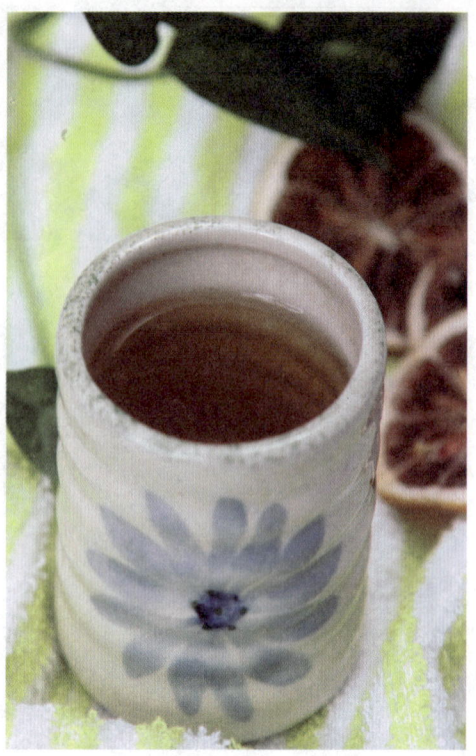

柠檬蜜糖茶

适应证：肠燥便秘、风疹瘙痒、手足皲裂等

原料

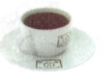 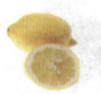 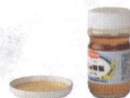

茶末煎浓汁10克　柠檬半只　蜂蜜10毫升

做法

①柠檬洗净，粉碎成汁，倒入预先放有浓茶汁的杯中。②用长匙调匀，冲开水，待水温后再加进蜂蜜混合即可饮用。

重点提示

1. 冬季适当饮服，滋阴润燥效果甚佳。
2. 低血糖、过敏者及儿童忌服。

茶效

◎柠檬具有生津消暑、化痰止咳、健脾消食的功效；蜂蜜具有补脾养胃、润肺止咳、润肠通便的功效。此款茶饮具有健脾和胃、润肠通便的作用。

补血养生茶

原料 绿豆、红枣各25克,红糖适量

做法 ①绿豆和红枣洗净后沥干。②绿豆和红枣下入锅中,加入清水,大火煮熟后转小火,至豆烂,加入红糖即可。

茶效

◎绿豆具有清热消暑、利尿、润喉止渴、明目降压的作用;红枣有补脾和胃、益气生津、调营卫、解药毒等功效。二者与红糖为茶,可补益气血、美容养颜。

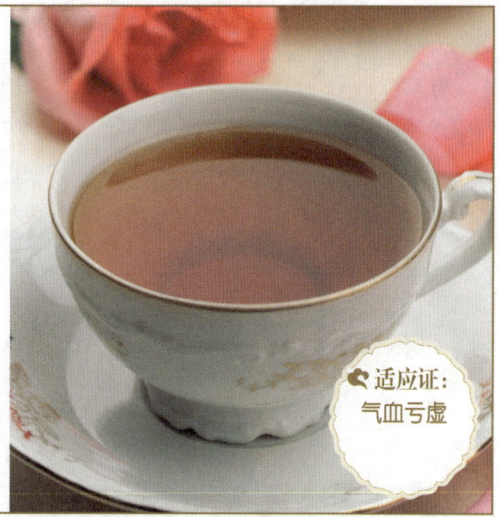

适应证:气血亏虚

桑菊银花茶

原料 桑叶、金银花各5克,菊花、甘草各4克,薄荷2克

做法 ①将所有原料装于滤袋中。②用沸水冲泡5分钟,温服。

茶效

◎桑叶具有散风清热、凉血明目的功效;金银花具有清热解毒的功效。此款茶饮具有清热明目、美肤消肿的作用。

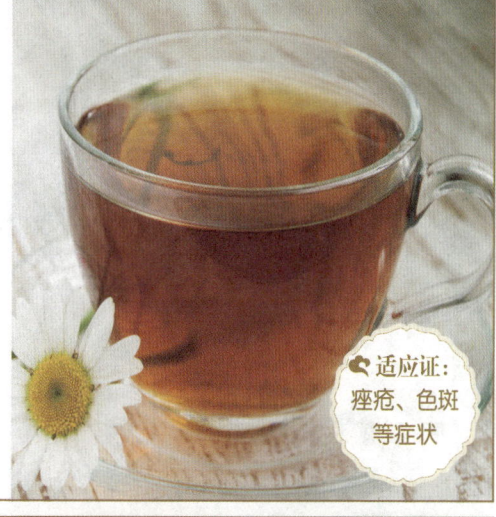

适应证:痤疮、色斑等症状

脾胃保健茶

原料 松子2颗,花生米4颗,核桃3颗,乌龙茶2克

做法 ①花生米炒熟去皮,与松子、核桃磨成粉,倒入乌龙茶壶中泡浸即可。

茶效

◎松子、核桃、花生具有防癌、抗老、增强身体抵抗力的作用。三者配乌龙茶为茶,具有健脾胃功效,对于脾胃虚弱之人有调理改善作用。

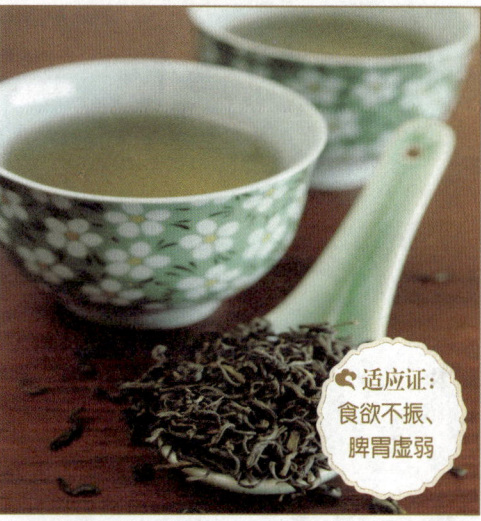

适应证:食欲不振、脾胃虚弱

绿豆菊花柠檬茶

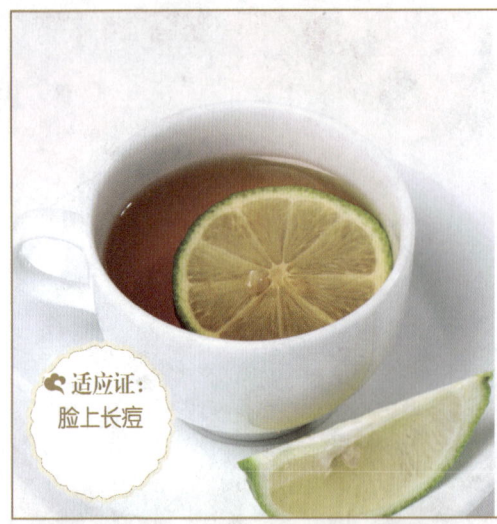

适应证： 脸上长痘

原料 绿豆25克，菊花10克，柠檬6克，蜂蜜少许

做法 ①前二者放入锅中煮沸，滤汁。②柠檬榨汁一起注入杯中加蜂蜜搅拌。

茶效

◎绿豆具有保肝、清热解毒、消暑止渴、利水消肿的食疗作用。与清热排毒的菊花、柠檬等配用为茶，可排毒养颜，平整脸上粗孔，使肌肤光洁，是去痘的妙方。

大麦茶

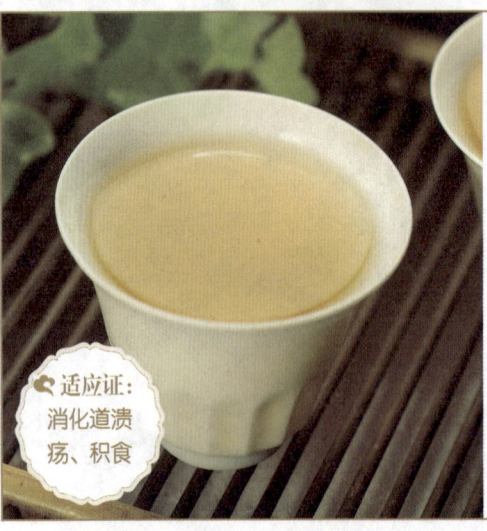

适应证： 消化道溃疡、积食

原料 大麦茶20克

做法 ①大麦茶放入保温杯内。②冲入沸水加盖闷5分钟即可饮用。

茶效

◎大麦茶具有止咳利尿、降压降脂、祛油解腻的功效。此款茶饮具有健脾胃、助消化的功效，适合小儿积食、消化道溃疡者饮用。

银耳山楂茶

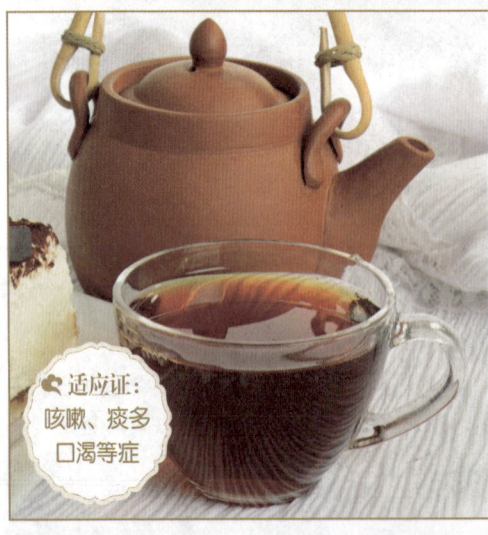

适应证： 咳嗽、痰多口渴等症

原料 山楂20克，银耳18克

做法 ①银耳用温水泡发；山楂洗净。②锅内放入清水，将山楂和银耳放入锅内，煮半个小时，盛出即可。

茶效

◎山楂具有健胃消食的功效；银耳具有滋补生津、润肺养胃的功效。此款茶饮具有和胃生津、健胃消食、清热祛湿的作用，适合咳嗽痰多、口渴者饮用。

虾仁乌龙茶

原料 虾仁12粒，乌龙茶3克

做法 ①将适量虾仁和乌龙茶一同放入较大的茶壶中。②倒入适量沸水冲泡，加壶盖静泡10分钟即可。

茶效

◎虾仁具有补肾、壮阳、通乳的功效。此款茶饮具有滋阴补肾、祛湿除躁的作用，阳痿、失眠者可多饮用。

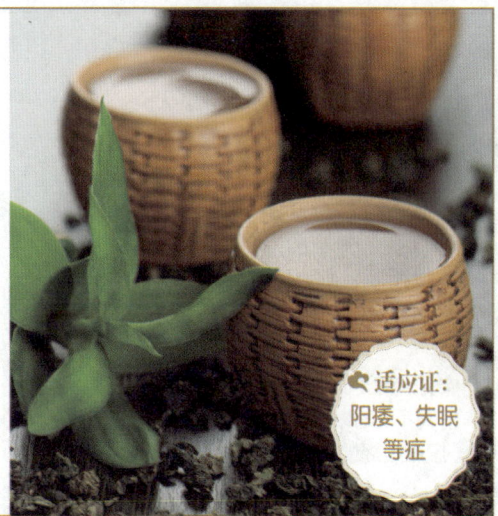

适应证：阳痿、失眠等症

清热解毒养生茶

原料 丝瓜200克，茶叶5克，食盐少许

做法 ①将丝瓜洗净切片，加食盐、水各适量煎煮。②将茶叶以沸水冲泡5分钟后取汁，倒入丝瓜汤内即可饮用。

茶效

◎丝瓜有清暑凉血、解毒通便、祛风化痰、润肌美容、通经络、行血脉、下乳汁等功效，配用具有解毒功能的食盐为茶，则可清热解毒，止咳化痰，利咽。

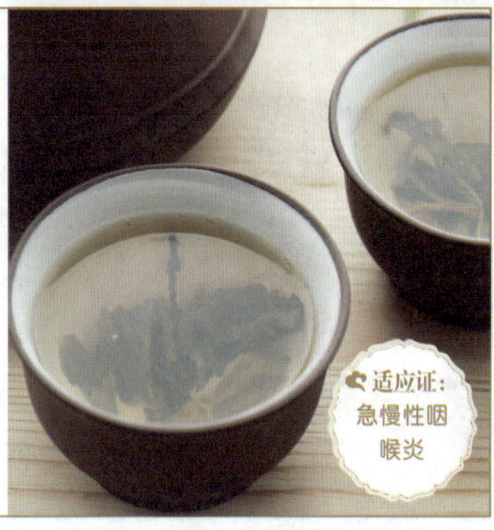

适应证：急慢性咽喉炎

党参黑枣茶

原料 党参30克，黑枣10枚

做法 ①将党参、黑枣洗净，加适量水煎煮，水沸改用小火再煮40分钟。②熄火后即可盛出饮用。

茶效

◎党参具有补中益气、健脾益肺的功效；黑枣具有滋润心肺、生津止渴、抗老化的功效。此款茶饮具有和胃补中、健脾生津的作用。

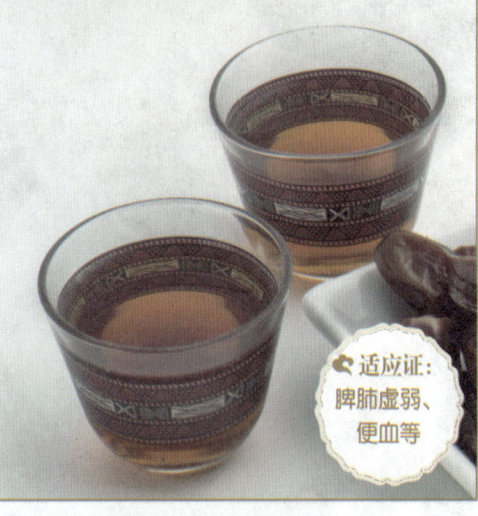

适应证：脾肺虚弱、便血等

下篇 健康茶方 ▶ 选对一杯好茶，品味甘美人生，为健康加分！

绿萼梅茶

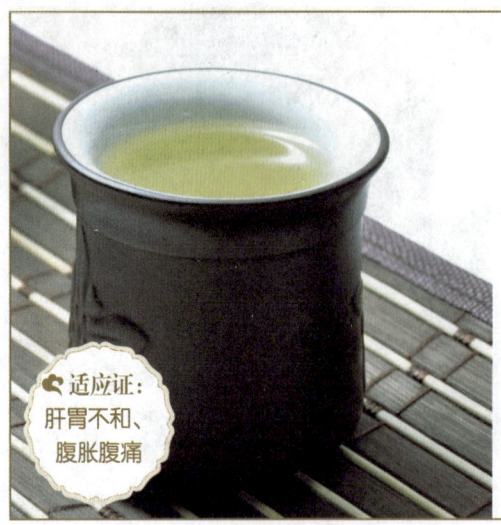

适应证： 肝胃不和、腹胀腹痛

原料 绿茶、绿萼梅各6克

做法 ①将绿茶和绿萼梅一起放入保温杯中。②往保温杯中注入适量开水，加盖浸泡5分钟后饮用。

茶效

◎绿萼梅舒肝、和胃、化痰，治梅核气、肝胃气痛、食欲不振、头晕、瘰疬；绿茶有收敛肠胃、下气消食的作用。此茶有疏肝理气、和胃止痛的功用。

山楂鲜柚茶

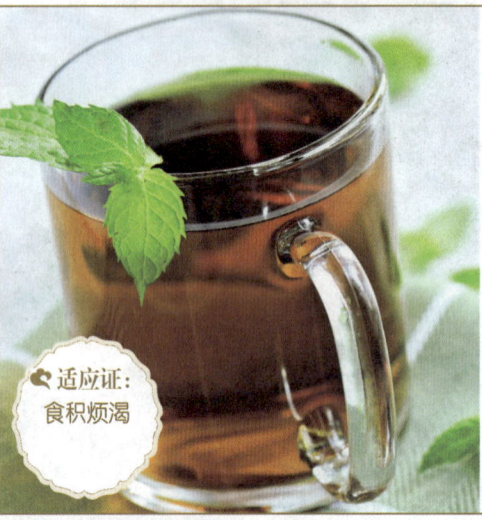

适应证： 食积烦渴

原料 山楂、陈皮各3克，葡萄柚半个，绿茶包1个，冰糖适量

做法 ①前三者入锅煎煮5分钟。②加入绿茶包，煮3分钟，加入冰糖即可。

茶效

◎柚子具有健胃、润肺、补血、清肠、利便等功效，可促进伤口愈合；山楂具有消食化积、行气散瘀的功效。此款茶可消食化滞、清热解渴。

马蹄胡萝卜茶

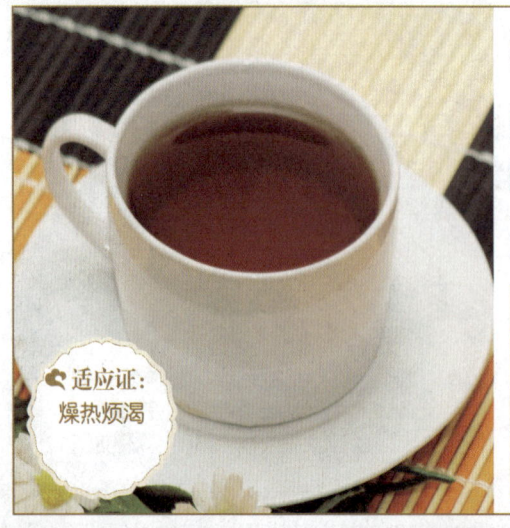

适应证： 燥热烦渴

原料 马蹄45克，胡萝卜50克

做法 ①马蹄、胡萝卜洗净，去皮，切成小块加入清水中。②待水沸，再改小火煮20分钟即可。

茶效

◎胡萝卜有健脾和胃、生津止渴、清热解毒等功效；马蹄可养阴生津、凉血解毒。此茶能解冬季燥热烦渴、消食化积。